U. Schwabe/D. Paffrath (Hrsg.)

Arzneiverordnungs-Report 2000

Springer-Verlag Berlin Heidelberg GmbH

Ulrich Schwabe Dieter Paffrath (Hrsg.)

Arzneiverordnungs-Report 2000

Aktuelle Daten, Kosten, Trends und Kommentare

Volume I

Mit Beiträgen von

Manfred Anlauf
J. Christian Bode
Volker Dinnendahl
Uwe Fricke
Hans-Georg Joost
Karl-Friedrich Hamann
Knut-Olaf Haustein
Karl Hans Holtermüller
Adalbert Keseberg
Gerald Klose
Björn Lemmer
Martin J. Lohse
Klaus Mengel

Bernd Mühlbauer
Bruno Müller-Oerlinghausen
Hartmut Oßwald
Thomas Rabe
Gerhard Schmidt
Harald Schmidt
Hasso Scholz
Helmut Schröder
Ulrich Schwabe
Gisbert W. Selke
Sabine Wittkewitz-Richter
Reinhard Ziegler

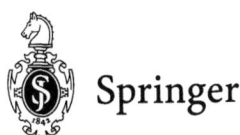 Springer

Prof. Dr. med. Ulrich Schwabe
Pharmakologisches Institut der Universität Heidelberg
Im Neuenheimer Feld 366
69120 Heidelberg

Dr. rer. soc. Dieter Paffrath
Bachstraße 29
50858 Köln

ISBN 978-3-540-67573-0   ISBN 978-3-642-56832-9 (eBook)
DOI 10.1007/978-3-642-56832-9

© Springer-Verlag Berlin Heidelberg 2001
Ursprünglich erschienen bei Springer-Verlag Berlin Heidelberg New York 2001

Herstellung: PRO EDIT GmbH, D-69126 Heidelberg
Einbandgestaltung: design & production, D-69121 Heidelberg
Satz: Mitterweger & Partner Kommunikationsgesellschaft mbH, D-68723 Plankstadt
SPIN 10838099   14/3111-5 4 3 2 1 – Gedruckt auf säurefreiem Papier

Vorwort der Herausgeber

Im Arzneiverordnungs-Report 2000 haben wir neue Akzente in unserem jährlichen Bericht über die vertragsärztlichen Arzneiverordnungen gesetzt. Die Verordnungsanalysen wurden erstmals auf die 2500 meistverordneten Präparate ausgedehnt, wodurch jetzt 92 % der Rezepte für die Patienten der gesetzlichen Krankenkassen erfaßt werden. Damit stehen die Verordnungsdaten von 18600 Fertigarzneimitteln zur Verfügung. In dieser Ausgabe haben wir erstmals ein Kapitel über die neu eingeführten Wirkstoffe des Jahres 1999 mit Evidenz-basierter Literatur zur therapeutischen Wirksamkeit aufgenommen. Als Schwerpunktthema haben wir in diesem Jahr die Generika und Analogpräparate gewählt, weil die Patente mehrerer therapeutisch wichtiger Arzneimittel abgelaufen sind und dadurch neue Möglichkeiten für eine wirtschaftliche Arzneitherapie geschaffen wurden. Wie in den vorangehenden Jahren wurden uns die Verordnungsdaten des GKV-Arzneimittelindex, der vom Wissenschaftlichen Institut der AOK (WIdO) erstellt wird, dankenswerterweise von den Projektträgern zur Verfügung gestellt.

Trotz knapper Termine haben unsere Autoren wieder zügig und kompetent am Arzneiverordnungs-Report 2000 mitgewirkt, wofür wir ihnen herzlich danken. Zu besonderem Dank sind wir allen Beratern der Herausgeber verpflichtet, die sich an der Durchsicht der Manuskripte beteiligt haben und uns wertvolle Anregungen zukommen ließen. Wir danken ferner Frau Rosemarie LeFaucheur, die in bewährter Weise alle Manuskripte des Buches vorbildlich für den Druck vorbereitet hat. Schließlich gilt unser Dank Herrn Dr. Mager vom Springer-Verlag für die kompetente Planung und Betreuung der diesjährigen Ausgabe und Frau G. Wiegel von der Pro Edit GmbH für die Herstellung des Buches in schnellstmöglicher Zeit.

Heidelberg und Köln, 14. Juli 2000
Ulrich Schwabe
Dieter Paffrath

Autorenverzeichnis

Prof. Dr. med. M. Anlauf, Medizinische Klinik II des Zentralkrankenhauses Reinkenheide, Postbrookstraße 18, 27574 Bremerhaven

Prof. Dr. med. J. Ch. Bode, Robert-Bosch-Krankenhaus, Auerbachstraße 110, 70376 Stuttgart

Prof. Dr. rer. nat. V. Dinnendahl, Deutsches Apothekerhaus, Ginnheimer Straße 26, 65760 Eschborn, e-mail: v.dinnendahl@abda.aponet.de

Prof. Dr. rer. nat. U. Fricke, Institut für Pharmakologie der Universität zu Köln, Gleueler Straße 24, 50931 Köln, e-mail: Uwe.Fricke@medizin.uni-koeln.de

Prof. Dr. med. K.-F. Hamann, Hals-Nasen-Ohrenklinik und Poliklinik der Technischen Universität München, Ismaninger Straße 22, 81675 München

Prof. Dr. med. K.-O. Haustein, Institut für Nikotinforschung und Raucherentwöhnung, Johannesstraße 85–87, 99084 Erfurt, e-mail: haustein@inr-online.de

Prof. Dr. med. K. H. Holtermüller, St. Markus-Krankenhaus, 1. Medizinische Klinik, Wilhelm-Epstein-Straße 2, 60431 Frankfurt am Main, e-mail: med1.mk@diakonie-kliniken.de

Prof. Dr. med. Dr. rer. nat. Hans-Georg Joost, Institut für Pharmakologie und Toxikologie der RWTH Aachen, Wendlingweg 2, 52074 Aachen

Prof. Dr. med. A. Keseberg, Am Hahnacker 36, 50374 Erftstadt-Liblar

Prof. Dr. med. G. Klose, Medizinische Klinik, Zentralkrankenhaus links der Weser, Senator-Weßling-Straße 1, 28277 Bremen, e-mail: postmaster@zkhldw.de

Prof. Dr. med. B. Lemmer, Institut für Pharmakologie und Toxikologie, Fakultät für Klinische Medizin Mannheim der Universität Heidelberg, Maybachstraße 14–16, 68169 Mannheim, e-mail: blemmer@rumms.uni-mannheim.de

Prof. Dr. med. M. J. Lohse, Institut für Pharmakologie und Toxikologie der Universität Würzburg, Versbacher Straße 9, 97078 Würzburg, e-mail: i-pharmakologie@toxi.uni-wuerzburg.de

Dr. med. K. Mengel, Institut für Pharmakologie und Toxikologie, Fakultät für Klinische Medizin Mannheim der Universität Heidelberg, Maybachstraße 14–16, 68169 Mannheim, kmengel@rumms.uni-mannheim.de

Privatdozent Dr. med. B. Mühlbauer, Pharmakologisches Institut der Universität, Wilhelmstraße 56, 72074 Tübingen, e-mail: muehlbauer@uni-tuebingen.de

Prof. Dr. med. B. Müller-Oerlinghausen, Psychiatrische Klinik und Poliklinik (WE 12), Freie Universität Berlin, Eschenallee 3, 14050 Berlin, e-mail: bmoe@zedat.fu-berlin.de

Prof. Dr. med. H. Oßwald, Pharmakologisches Institut der Universität, Wilhelmstraße 56, 72074 Tübingen, e-mail: osswald@uni-tuebingen.de

Prof. Dr. med. T. Rabe, Universitäts-Frauenklinik, Voßstraße 9, 69115 Heidelberg, e-mail: thomas_rabe@med.uni-heidelberg.de

Prof. Dr. med. G. Schmidt, Institut für Pharmakologie und Toxikologie der Universität, Robert-Koch-Straße 40, 37075 Göttingen, e-mail: fvetterl@med.uni-goettingen.de

Prof. Dr. med. H. Schmidt, Rudolf-Buchheim-Institut für Pharmakologie, Frankfurter Straße 107, 35392 Gießen, e-mail: Harald.Schmidt@pharma.med.uni-giessen.de

Prof. Dr. med. H. Scholz, Institut für Experimentelle und Klinische Pharmakologie und Toxikologie, Universitäts-Krankenhaus Eppendorf, Martinistraße 52, 20246 Hamburg, e-mail: h.scholz@uke.uni-hamburg.de

H. Schröder, Marienforster Weg 11, 53343 Wachtberg-Ließem

Prof. Dr. med. U. Schwabe, Pharmakologisches Institut der Universität Heidelberg, Im Neuenheimer Feld 366, 69120 Heidelberg, e-mail: Ulrich.Schwabe@urz.uni-heidelberg.de

G. W. Selke, Martin-Legros-Str. 64, 53123 Bonn, e-mail: gisbert@tapirsoft.de

Frau S. Wittkewitz-Richter, Gottesgabe 16, 22955 Hoisdorf

Prof. Dr. med. R. Ziegler, Medizinische Universitätsklinik, Abteilung Innere Medizin I, Bergheimer Straße 58, 69115 Heidelberg, e-mail: sekretariat_ziegler@krzmail.krz.uni-heidelberg.de

Berater der Herausgeber

Prof. Dr. med. J. Bauer, Universitätsklinik für Psychiatrie und Psychosomatik, Hauptstraße 5, 79104 Freiburg

Dr. med. J. Bausch, Bad Sodener Straße 19, 63628 Bad Soden-Salmünster

Prof. Dr. med. W. Brech, Werastraße 33, 88045 Friedrichshafen

Dr. med. F. Buettner, Wulfsteert, 24340 Eckernförde

Prof. Dr. med. F. Daschner, Institut für Umweltmedizin und Krankenhaushygiene, Hugstetter Str. 55, 79106 Freiburg

Prof. Dr. med. H.C. Diener, Neurologische Universitäts-Klinik, Hufelandstr. 55, 45147 Essen

Frau Dr. rer. nat. U. Galle-Hoffmann, Heisterbacher Straße 162, 53332 Bornheim

Prof. Dr. med. R. Gugler, I. Medizinische Klinik, Städtisches Klinikum Karlsruhe, Moltkestraße 90, 76133 Karlsruhe

Dr. med. H. Harjung, Bessunger Straße 101, 64347 Griesheim

W. Hartmann-Besche, Volksgartenstraße 36, 50677 Köln

Prof. Dr. med. H. Holzgreve, Medizinische Poliklinik der Universität München, Pettenkoferstraße 8a, 80336 München

Prof. Dr. med. H. Huland, Urologische Klinik und Poliklinik, Universitätskrankenhaus Eppendorf, Martinistraße 52, 20246 Hamburg

W. Kaesbach, Saturnstr. 2 b, 45277 Essen

Prof. Dr. med. K.M. Koch, Medizinische Hochschule Hannover, Abteilung Nephrologie, Zentrum Innere Medizin und Dermatologie, Carl-Neuberg-Straße 1, 30625 Hannover

Prof. Dr. med. M.M. Kochen, Georg-August-Universität Göttingen, Zentrum Innere Medizin, Abteilung Allgemeinmedizin, Humboldtallee 38, 37073 Göttingen

Prof. Dr. med. J. Köbberling, Medizinische Klinik, Ferdinand-Sauerbruch-Klinikum, Arrenbergstraße 20, 42117 Wuppertal

Prof. Dr. med. D. Maas, Klinik Dr. Baumstark, Viktoriaweg 18, 61350 Bad Homburg

Prof. Dr. med. T. Meinertz, Klinik und Poliklinik für Innere Medizin, Abteilung für Kardiologie, Universitätsklinikum Hamburg-Eppendorf, Martinistraße 52, 20246 Hamburg

Prof. Dr. med. H.F. Merk, Hautklinik, Universitätsklinikum der RWTH Aachen, Pauwelsstraße 30, 52074 Aachen

Dr. med. W. Niebling, Scheuerlenstraße 2, 79822 Titisee-Neustadt

Prof. Dr. med. N. Pfeiffer, Augenklinik der Johannes-Gutenberg-Universität Mainz, Langenbeckstraße 1, 55131 Mainz

Prof. Dr. med. H. Rieger, Aggertalklinik Engelskirchen, 51766 Engelskirchen

B. Rostalski, Kurfürstenstraße 67, 56218 Mülheim-Kärlich

Prof. Dr. med. A. Warnke, Klinik und Poliklinik für Kinder- und Jugendpsychiatrie, Füchsleinstraße 15, 97080 Würzburg

Prof. Dr. med. E. Wenzel, Universitätskliniken des Saarlandes, Abteilung für klinische Hämostaseologie und Transfusionsmedizin, Gebäude 75, 66421 Homburg/Saar

Prof. Dr. med. R. Wettengel, Karl-Hansen-Klinik für Atemwegserkrankungen, Allergie und Umweltmedizin, Antoniusstraße 19, 33175 Bad Lippspringe

Prof. Dr. med. V. Wienert, Hautklinik, Dermatologische Phlebologie, Universitätsklinikum der RWTH Aachen, Pauwelsstraße 30, 52074 Aachen

Inhaltsverzeichnis

1. Überblick über die Arzneiverordnungen im Jahre 1999

ULRICH SCHWABE

Entgegen allen Befürchtungen haben die Kosten der kassenärztlichen Arzneiverordnungen 1999 nur moderat zugenommen. Im Vergleich zu 1998 stiegen die Arzneimittelausgaben um 2,9 % auf 36,8 Mrd. DM an und lagen damit um 1051 Mio. DM höher. Dieser Kostenzuwachs ist etwa nur halb so hoch wie 1998 (+4,8 %) und liegt auch im langfristigen Vergleich der letzten zehn Jahre weit unter dem Durchschnitt (Abbildung 1.1). Ausnahmen sind nur die Kostenrückgänge in den Jahren 1993 (−12,0 %) und 1997 (−1,7 %), die jeweils durch einschneidende gesetzliche Maßnahmen zur Sicherung der Arzneimittelversorgung bedingt waren.

Diese maßvolle Entwicklung der Arzneimittelkosten ist im wesentlichen auf das „Gemeinsame Aktionsprogramm zur Einhaltung der

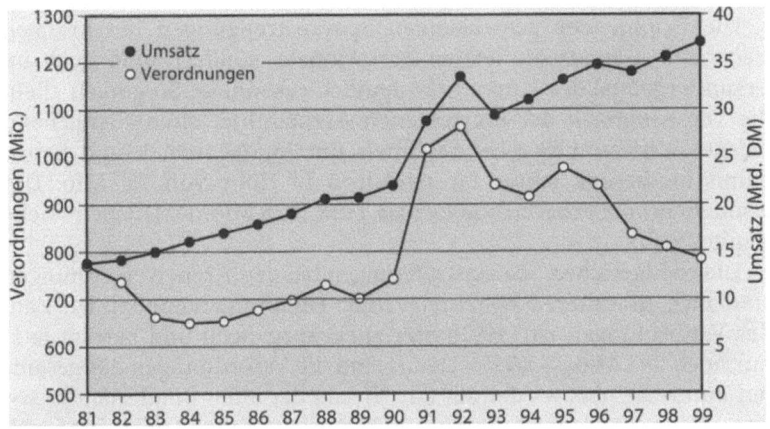

Abbildung 1.1: Entwicklung von Verordnungen und Umsatz 1981 bis 1999 auf dem GKV-Fertigarzneimittelmarkt (ab 1991 mit neuen Bundesländern)

1

Arzneimittel- und Heilmittelbudgets 1999" zurückzuführen, das auf den Entwürfen des Notprogramms der Kassenärztlichen Bundesvereinigung aufbaute und zusammen mit den Spitzenverbänden der Krankenkassen und der Bundesgesundheitsministerin am 16. September 1999 in Berlin vorgestellt wurde. Ziel des Aktionsprogramms war die Unterstützung der Ärzte bei der Realisierung von Einsparpotentialen durch Umstellung der Medikation auf preiswerte Generika, verstärkte Berücksichtigung der Arzneimittelrichtlinien und Verzicht auf die Verordnung umstrittener Arzneimittel sowie teurer Schrittinnovationen mit nicht gesichertem therapeutischem Zusatznutzen. Ende Dezember 1999 wurde das gemeinsame Aktionsprogramm auf Antrag von zwei Pharmafirmen durch das Landgericht Hamburg per einstweiliger Verfügung gestoppt, weil die Kassenärztliche Bundesvereinigung gegen das Kartellrecht verstoße und ihre Kompetenzen überschreite. Eine Firma hatte gegen die im Aktionsprogramm veröffentlichte Liste von Arzneimitteln mit umstrittener Wirksamkeit aus dem Arzneiverordnungs-Report 1998 geklagt, weil in der Rubrik „Dermatika (sonstige)" nicht angegeben war, welche Präparate dazu gehören sollten. Eine andere Arzneimittelfirma klagte dagegen, daß ein bestimmtes Arzneimittel als zweifelhaftes Therapieprinzip bezeichnet worden war. Das Aktionsprogramm war aber bereits im September 1999 an alle Vertragsärzte verteilt worden und hatte schon im Oktober 1999 zu Einsparungen von etwa 120 Mio. DM geführt (Brückner 1999).

Die Erfolge der gemeinsamen Sparanstrengungen beschränken sich nicht nur auf die letzten drei Monate, sondern sind auch im Gesamtergebnis des Jahres 1999 deutlich erkennbar. So gingen allein die Verordnungen der umstrittenen Arzneimittel ohne ausreichend belegte Wirksamkeit 1999 nochmals um 13,5 % zurück und haben damit in diesem Sektor Einsparungen in Höhe von 735 Mio. DM ermöglicht, die erheblich höher als 1998 (275 Mio. DM) lagen (siehe Kapitel 51).

Die erfolgreichen Sparanstrengungen bei den Arzneiverordnungen sind auch an weiteren kostenrelevanten Faktoren erkennbar. Die Zahl der Verordnungen ist 1999 weiter zurückgegangen und beträgt jetzt nur noch 783 Mio. (−3,0 %). Damit sind die Verordnungen des gesamten Bundesgebiets wieder auf das Niveau der alten Bundesländer vor der Wiedervereinigung im Jahre 1989 zurückgefallen (Abbildung 1.1). Die Zahl der verordneten Tagesdosen ist 1999 mit 27,75 Mrd. DDD (+0,15 %) gegenüber dem Vorjahr praktisch konstant geblieben. Der scheinbar höhere Anstieg im Vergleich zu den im Vorjahr publizierten Werten von 1998 (27,1 Mrd. DDD) beruht auf der Ausweitung unserer Verordnungsanalyse auf 2500 Arzneimittel und auf der damit vervollständigten Berechnung von DDD-Werten. Auch die Zahl der Versicherten hat sich nur unwesentlich auf 71,32 Mio. (+0,09%) erhöht. Die Verordnung von Großpackungen ist 1999 nur noch wenig angestiegen (+0,4%), so daß eine wesentliche Komponente früherer Kostenanstiege an Bedeutung verlor.

Durch die erfolgreichen Sparanstrengungen der Ärzteschaft sind zugleich mehrere kostensteigernde Elemente aufgefangen worden, die allein durch neue gesetzliche Maßnahmen und gerichtliche Entscheidungen im Arzneimittelbereich entstanden sind:

- Die Veröffentlichung der Neufassung der Arzneimittelrichtlinien vom 8. Januar 1999 wurde auf Antrag von drei Pharmafirmen vor dem geplanten Inkrafttreten am 1. April 1999 per einstweiliger Verfügung blockiert. Damit waren Einsparungen von 650 Mio. DM nicht realisierbar.
- Das bisherige Festbetragsverfahren liegt durch erfolgreiche Klagen von Pharmafirmen auf Eis, so daß seit $1\frac{1}{2}$ Jahren eine rechtssichere Festbetragsregelung aussteht, wodurch 1999 Mehrkosten von ca. 550 Mio. DM entstanden sind.
- Die Erhöhung der Mehrwertsteuer um 1% ab 1. April 1998 hat 1999 zusätzliche Arzneimittelkosten von 87 Mio. DM zur Folge gehabt.

Damit sind im Jahre 1999 insgesamt 1287 Mio. DM an zusätzlichen Arzneimittelkosten im GKV-Bereich entstanden, die deutlich über den tatsächlichen Mehrausgaben von 1051 Mio. DM liegen.

Unter diesen insgesamt schwierigen Rahmenbedingungen hat die Ärzteschaft ihre Bemühungen um eine maßvolle Modernisierung der Arzneitherapie fortgesetzt. Mit den genannten Einsparungen bei den umstrittenen Arzneimitteln sind auch die notwendigen Ressourcen erwirtschaftet worden, um neue Arzneimittel gegen Bluthochdruck, Herzinfarkt, multiple Sklerose, Virushepatitis und psychische Krankheiten anwenden zu können. In welchem Umfang die Fortschritte der Arzneitherapie den Patienten zugute kommen, zeigen die kräftigen Verordnungsanstiege von innovativen Arzneimittelgruppen wie AT_1-Rezeptorantagonisten (+50,0%), Cholesterinsynthesehemmern (+23,9%), Immuntherapeutika (+16,3%), atypischen Neuroleptika (+21,1%) und selektiven Antidepressiva (+30,7%). Allein für diese

fünf Arzneimittelgruppen betrugen die Mehrkosten 1999 770 Mio.
DM, die damit einen großen Teil des Umsatzanstieges des Jahres 1999
in Höhe von 1051 Mio. DM erklären können. Bei den AT_1-Rezeptor-
antagonisten besteht schon eher der Verdacht, daß sie aufgrund der
intensiven Herstellerwerbung nicht nur bei Unverträglichkeit der
ACE-Hemmer eingesetzt wurden, weil sie inzwischen einen Anteil
von 20 % an den ACE-Hemmerverordnungen erreicht haben, die
Nebenwirkungen von ACE-Hemmern aber nur bei 5–20 % der Patienten vorkommen (siehe Kapitel 3, ACE-Hemmer und Angiotensinrezeptorantagonisten). Bei den Lipidsenkern wurden 1999 nach den
stark gestiegenen Statinverordnungen insgesamt 708 Mio. definierte
Tagesdosen verordnet, die einer Dauertherapie von 1,94 Mio. Patienten entsprechen und damit eine Sekundärprophylaxe bei 65 % der
3,0 Mio. Patienten mit koronarer Herzkrankheit in Deutschland
ermöglichen (siehe Lipidsenkende Mittel, Kapitel 34). Mit diesem
Beispiel werden Behauptungen des Verbandes Forschender Arznei-
mittelfirmen (VFA) über angeblich dramatische Defizite im GKV-
Bereich widerlegt, wonach 87 % der behandlungsbedürftigen Patienten keine oder keine ausreichende Therapie mit Lipidsenkern erhalten (Brückner 2000).

Verordnungsschwerpunkte

Die kassenärztlichen Arzneiverordnungen konzentrieren sich schwerpunktmäßig auf einen kleinen Teil der 86 Indikationsgruppen der
Roten Liste. Zur schnellen Orientierung wird ein tabellarischer Überblick über die 20 verordnungsstärksten Indikationsgruppen vorangestellt, der bereits die wichtigsten therapeutischen Entwicklungen
erkennen läßt (Tabelle 1.1). Dieses Marktsegment enthält 598,1 Mio.
Verordnungen und erfaßt damit 76 % des Gesamtmarkts. Eine vollständige Übersicht über alle Indikationsgruppen findet sich in
Tabelle 55.3 in der ergänzenden statistischen Übersicht (Kapitel 55).
   Die Rangfolge der ersten 13 Indikationsgruppen hat sich 1999
nicht geändert, obwohl es bei Verordnungen und Umsätzen deutliche
Verschiebungen gegeben hat (Tabelle 1.1). Überdurchschnittliche
Verordnungszunahmen haben Antihypertonika (+10,4 %), Sexualhormone (+2,4 %), Antidiabetika (+2,1 %) und Schilddrüsentherapeutika (+3,1 %) erreicht. Diese Zuwächse sind jeweils therapeutisch
gut begründbar. Der auffällige Zuwachs der Antihypertonika ist in

Tabelle 1: Die verordnungsstärksten Indikationsgruppen 1999.

Rang 99 (98)	Indikationsgruppe	Verordnungen Mio.	Änd. %	Umsatz Mio. DM	Änd. %
1 (1)	Analgetika/Antirheumatika	91,5	−1,9	1871,7	2,5
2 (2)	Antitussiva/Expektorantia	53,9	−6,5	691,3	−8,9
3 (3)	Beta-, Ca-Bl., Angiotensin-Hemmst.	48,1	0,1	2980,0	1,9
4 (4)	Antibiotika/Antiinfektiva	46,3	1,0	2176,1	5,6
5 (5)	Magen-Darm-Mittel	41,4	−5,6	2259,8	−2,8
6 (6)	Psychopharmaka	39,2	−2,1	1919,8	7,7
7 (7)	Dermatika	33,4	−3,5	846,4	−4,6
8 (8)	Ophthalmika	29,5	1,1	627,6	7,7
9 (9)	Broncholytika/Antiasthmatika	28,4	0,0	1961,6	4,6
10 (10)	Rhinologika/Sinusitismittel	23,0	−9,4	229,1	−8,3
11 (11)	Sexualhormone	22,6	2,4	1208,2	4,7
12 (12)	Antihypertonika	22,5	10,4	2550,0	10,0
13 (13)	Antidiabetika	20,7	2,1	1776,8	10,2
14 (15)	Schilddrüsentherapeutika	16,9	3,1	314,9	3,6
15 (16)	Diuretika	16,5	0,7	638,8	1,6
16 (14)	Koronarmittel	16,3	−6,0	776,8	−7,2
17 (18)	Mineralstoffpräparate	13,1	−6,7	383,7	−2,8
18 (17)	Hypnotika/Sedativa	12,8	−12,1	262,1	−9,0
19 (19)	Antimykotika	11,2	−4,7	493,1	−3,2
20 (22)	Antiallergika	10,8	0,9	629,2	11,2
Summe der Ränge 1 bis 20		598,1	−2,0	24596,9	3,0
Gesamtmarkt GKV-Rezepte mit Fertigarzneimitteln		782,6	−3,0	36773,8	2,9

erster Linie durch das starke Wachstum der AT_1-Rezeptorantagonisten zu erklären, die in der Roten Liste bei den Antihypertonika eingeordnet sind, während sie im Arzneiverordnungs-Report zusammen mit den ACE-Hemmern dargestellt werden, weil beide auf das Renin-Angiotensin-System wirken. Bei den Sexualhormonen ist der Anstieg vor allem durch die Östrogenpräparate zur Hormonsubstitution und Osteoporoseprophylaxe im Klimakterium bedingt. Antidiabetika sind infolge der vermehrten Anwendung von Insulin im Rahmen der intensivierten Diabetestherapie häufiger verordnet worden, teilweise auch bedingt durch die Strukturverträge der Krankenkassen mit den Kassenärztlichen Vereinigungen zur besseren Versorgung der Diabetiker. Bei den Schilddrüsentherapeutika nahmen die Thyroxinverordnungen zu, weil in Deutschland immer noch keine ausreichende Iodversorgung zur Prophylaxe der Iodmangelstruma gewährleistet ist.

1

Die überdurchschnittlichen Verordnungsrückgänge in mehreren Indikationsgruppen sind ebenfalls pharmakologisch-therapeutisch gut erklärbar. In der Gruppe der Antitussiva/Expektorantien (−6,5 %) gehören die Expektorantien ausnahmslos zu den Arzneimitteln mit umstrittener Wirksamkeit. Sie sind außerdem ebenso wie die Rhinologika (−9,4 %) als sogenannte Bagatellarzneimittel bei geringfügigen Gesundheitsstörungen von der Verordnung ausgeschlossen. Der Verordnungsrückgang der Magen-Darm-Mittel (−5,6 %) resultiert vor allem aus den Abnahmen bei Enzymkombinationen, Darmfloramitteln und Antidiarrhoika, die größtenteils zu den umstrittenen Arzneimitteln gehören und damit therapeutisch ebenfalls entbehrlich sind. Gleiches gilt bei den Mineralstoffpräparaten (−6,7 %) für die Gruppe der Magnesiumpräparate. Der weitere Rückgang der Schlafmittelverordnungen (−12,1 %) ist aus Gründen der Arzneimittelsicherheit zu begrüßen, weil neben den Problemen der Toleranz und Schlafmittelabhängigkeit möglicherweise immer noch mehr Menschen Schlafmittel einnehmen, als medizinisch gerechtfertigt ist (siehe Hypnotika und Sedativa, Kapitel 28). Der geringere Einsatz von Koronarmitteln (−6,0 %) beruht wohl im wesentlichen auf der erfolgreichen Behandlung der koronaren Herzkrankheit mit interventionellen Verfahren (Angioplastie, Bypass-Chirurgie) und auf dem zunehmenden Einsatz von Thrombozytenaggregationshemmern und Lipidsenkern zur Sekundärprophylaxe. Nicht mehr unter den führenden 20 Indikationsgruppen sind die Kardiaka vertreten, die als früher bedeutsame Indikationsgruppe in den letzten zehn Jahren mehr als die Hälfte ihrer Verordnungen verloren haben. Hauptgrund ist hier der Wechsel zu wirksameren Arzneimittelgruppen (ACE-Hemmer, Betarezeptorenblocker), die in großen klinischen Studien eine lebensverlängernde Wirkung bei herzkranken Patienten gezeigt haben, während für die klassischen Herzglykoside nur eine Verbesserung der Lebensqualität und seltenere Krankenhauseinweisungen nachweisbar waren. Erstmals sind die Antiallergika unter den verordnungshäufigsten Indikationsgruppen vertreten. Hier sind die Verordnungen (+0,9 %) nur geringfügig, der Umsatz (+11,2 %) aber besonders deutlich angestiegen, weil in zunehmendem Maße die relativ teuren Hyposensibilisierungsmittel bei allergischer Rhinitis und Asthma bronchiale eingesetzt werden.

In zwölf Indikationsgruppen sind die Verordnungen überdurchschnittlich (mehr als 1 %) angestiegen (Tabelle 1.2). An der Spitze stehen die Thrombozytenaggregationshemmer mit einer ungewöhnlich

Tabelle 1.2: Änderungen bei verordnungsstarken Indikationsgruppen nach Verordnungen 1999.

Indikationsgruppe	Verordnungsänderung in %	Tsd.	Umsatzänderung Mio. DM
Aufsteiger			
Thrombozytenaggregationshemmer	48,5	1943,8	122,5
Antihypertonika	10,4	2126,2	232,5
Gichtmittel	5,4	297,4	3,1
Lipidsenker	4,9	438,4	205,0
Schilddrüsentherapeutika	3,1	509,7	10,8
Corticoide (Interna)	2,9	214,0	-3,8
Sexualhormone	2,4	535,9	53,8
Antiepileptika	2,4	113,4	47,3
Antidiabetika	2,1	431,8	164,3
Parkinsonmittel	1,4	59,5	28,9
Ophthalmika	1,1	316,0	44,9
Antibiotika/Antiinfektiva	1,0	463,9	116,1
Summe der Aufsteiger	**3,9**	**7450,0**	**1025,4**
Absteiger			
Gynäkologika	-3,2	-340,1	-13,3
Dermatika	-3,5	-1205,0	-40,7
Antianämika	-4,0	-204,9	45,0
Antimykotika	-4,7	-555,2	-16,4
Wundbehandlungsmittel	-5,4	-398,8	-7,4
Magen-Darm-Mittel	-5,6	-2473,7	-65,4
Koronarmittel	-6,0	-1046,4	-60,2
Antitussiva/Expektorantia	-6,5	-3730,1	-67,5
Vitamine	-6,5	-454,8	-15,2
Kardiaka	-6,6	-747,2	-20,0
Mineralstoffpräparate	-6,7	-939,4	-10,9
Mund- und Rachentherapeutika	-8,2	-684,0	-4,2
Spasmolytika	-8,2	-412,1	-8,2
Rhinologika/Sinusitismittel	-9,4	-2385,8	-20,9
Urologika	-9,5	-1022,0	-20,2
Hypnotika/Sedativa	-12,1	-1755,4	-25,8
Durchblutungsfördernde Mittel	-14,8	-824,7	-55,7
Antidementiva (Nootropika)	-18,4	-1605,7	-89,3
Venentherapeutika	-23,8	-1947,1	-67,1
Summe der Absteiger	**-7,4**	**-22732,3**	**-563,3**

hohen Zunahme von fast 50 %, die auch zu einem hohen Umsatzzuwachs geführt hat. Hauptgrund ist der schnell wachsende Einsatz der recht teuren ADP-Rezeptorantagonisten (Ticlopidin, Clopidogrel) in der interventionellen Kardiologie und bei anderen arteriellen Gefäßverschlüssen, die über die Krankenhäuser in die ambulante Patientenversorgung gelangen (siehe Abschnitt Spezialpräparate). Einen hohen Verordnungs- und Umsatzanstieg weisen auch die Antihypertonika auf, der vor allem durch die AT_1-Rezeptorantagonisten bedingt ist. Insgesamt hat der Umsatz der Aufsteiger um 1025 Mio. DM zugenommen.

Eine weitaus größere Zahl von Indikationsgruppen weist 1999 überdurchschnittliche Verordnungsverluste (über 3 %) gegenüber dem Vorjahr auf, die mit Ausnahme der Antianämika mit entsprechenden Umsatzabnahmen einhergehen. Insgesamt sind die Umsätze der Absteiger um 563 Mio. DM gefallen. Hauptsächlich betroffen sind Indikationsgruppen mit einem hohen Anteil umstrittener Arzneimittel wie z.B. durchblutungsfördernde Mittel, Antidementiva und Venentherapeutika, die alle um mehr als 10 % abgenommen haben (Abbildung 1.2).

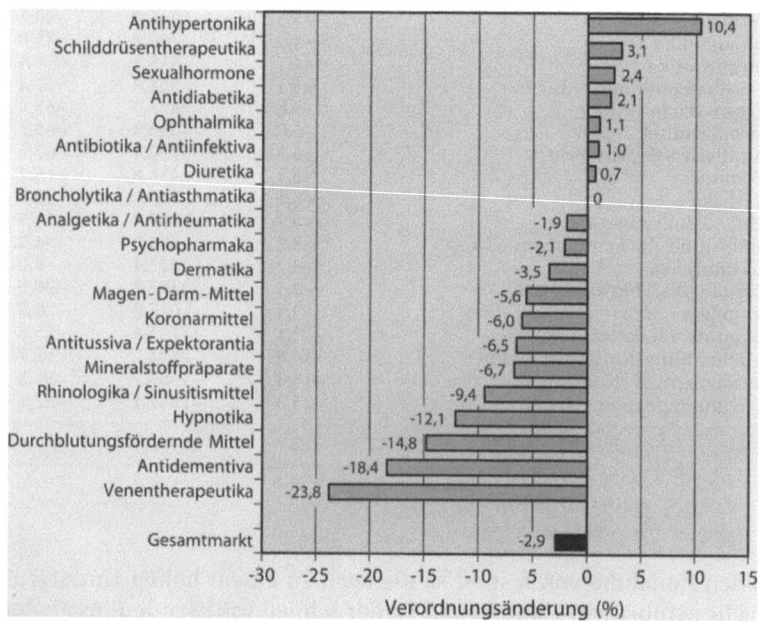

Abbildung 1.2: Verordnungsentwicklung verordnungsstarker Indikationsgruppen 1999

Spezialpräparate

1

Bei den Spezialpräparaten hat sich die Wachstumsdynamik der vergangenen Jahre weiter fortgesetzt (Abbildung 1.3). Im Jahre 1999 sind die Verordnungen (+7,4 %) und vor allem der Umsatz (+15,2 %) erneut stark angestiegen (Tabelle 1.3). Dadurch sind Mehrkosten von 619 Mio. DM entstanden, die einen großen Anteil an den Umsatzänderungen der Strukturkomponente haben (siehe unten). Durch diese hohen Zuwachsraten ist das Umsatzvolumen dieses Marktsegments seit 1995 von 1,2 auf 4,7 Mrd. DM gestiegen und hat 1999 einen Umsatzanteil von 12,9 % am Gesamtmarkt erreicht. Dagegen liegen die 8,5 Mio. Verordnungen dieses Bereichs nur bei 1,1 % des Gesamtmarktes. Damit sind Spezialpräparate trotz der kleinen Verordnungsvolumina besonders teure Arzneimittel.

Spezialpräparate haben häufig eine Brückenfunktion zwischen klinischer und praktischer Medizin. Ausgangspunkt für die Einführung dieser Präparate sind in der Regel spezielle Therapieverfahren in klinischen Zentren. Später wird die Behandlung in der ambulanten Nachsorge fortgeführt. Typische Spezialpräparate werden in der Transplantationsmedizin, in der Onkologie, bei AIDS-Patienten und in der Reproduktionsmedizin angewendet.

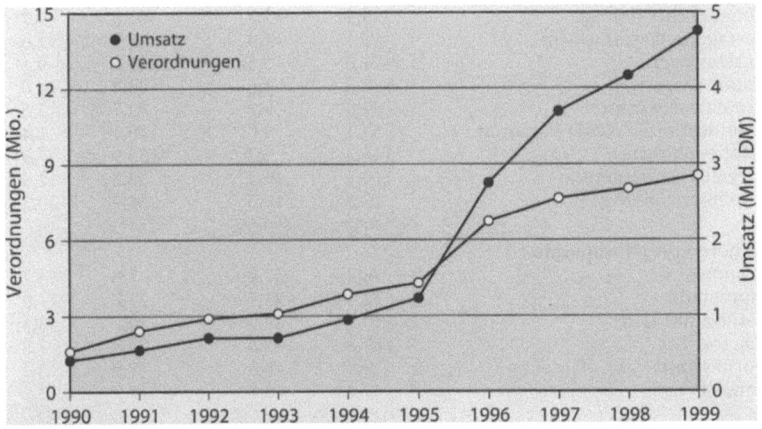

Abbildung 1.3: Entwicklung von Verordnung und Umsatz der Spezialpräparate von 1990–1999.

1

Tabelle 1.3: Verordnungen und Umsatz von Spezialpräparaten 1999

Arzneimittelgruppen	Verordnungen in Tsd.	Änd. %	Umsatz Mio. DM	Änd. %
Blutbildungs- und Blutgerinnungsmittel				
Erythropoetin	527,3	19,0	356,5	18,9
Niedermolekulare Heparine	1184,4	-0,4	199,2	5,0
Standardheparine	554,6	-1,9	84,0	16,3
ADP-Rezeptorantagonisten	1042,8	30,8	270,5	77,2
Gerinnungsfaktoren	24,8	172,0	46,1	174,2
	333,8	11,0	956,4	30,8
Antiretrovirale Therapeutika				
Nukleosidanaloga	364,7	2,7	261,2	20,8
NNRT-Inhibitoren	63,5	241,1	50,3	314,5
HIV-Proteasehemmer	115,6	-1,9	115,5	-4,8
	543,8	10,6	427,0	22,1
Hypophysenhormone				
Gonadotropine	408,0	-1,9	241,6	1,5
Wachstumshormon	38,8	-17,0	183,5	-13,7
	446,7	-3,5	425,1	-5,7
Immuntherapeutika				
Interferone	259,0	21,9	566,9	34,4
Immunsuppressiva	845,3	10,3	470,9	12,1
Hyposensibilisierungsmittel	369,0	31,9	174,8	32,8
Immunglobuline	175,9	-0,9	162,3	19,6
	1649,1	14,8	1374,9	24,0
Onkologische Präparate				
Zytostatika	718,5	1,3	312,4	7,9
Calciumfolinat	58,6	1,7	51,9	-15,2
Gonadorelinanaloga	379,9	-2,4	367,6	9,7
Gestagene, Estramustin	68,1	-1,4	58,3	-2,6
Antiöstrogene	471,8	-2,5	71,8	-9,1
Antiandrogene	127,5	-1,6	43,4	16,0
Aromatasehemmer	89,0	9,2	82,7	5,6
Koloniestimulierende Faktoren	59,1	9,0	120,1	1,4
Bisphosphonate	145,3	9,2	133,9	7,9
Spezielle Antiemetika	174,1	16,4	56,3	12,9
Somatostinanaloga	25,5	16,5	66,7	20,7
	2317,4	1,7	1365,1	6,0
Weitere Spezialpräparate				
Acamprosat	58,4	-37,1	7,8	-36,7
Alprostadil	34,8	-28,1	27,0	-27,9
Botulinumtoxin	30,0	29,0	30,7	33,3
Riluzol	19,8	-0,4	20,8	5,8
Dornase alfa	9,4	48,8	17,9	3,2
Ganciclovir	9,4	48,8	17,9	3,2
	168,7	-171	140,3	0,0
Summe	8459,6	7,4	4688,7	15,2

1

Die höchsten Kosten entfallen auf die Immuntherapeutika mit 1375 Mio. DM (Tabelle 1.3). Besonders hohe Zuwachsraten haben die Interferone (siehe Immuntherapeutika und Zytostatika, Kapitel 30) und die Hyposensibilisierungsmittel (siehe Antiallergika, Kapitel 5), während der Anstieg bei den Immunsuppressiva und Immunglobulinen geringer war.

Unmittelbar danach folgen die onkologischen Präparate mit Kosten von insgesamt 1365 Mio. DM. Neben den Zytostatika sind hier verschiedene Hormonpräparate (Gonadorelinanaloga, Gestagene, Estramustin, Antiöstrogene, Antiandrogene, Aromatasehemmer, Somatostatinanaloga), Calciumfolinat, Koloniestimulierende Faktoren und spezielle Antiemetika aus der Gruppe der 5-HT$_3$-Antagonisten zusammengefaßt worden. Die Verordnungen der onkologischen Präparate haben sich 1999 im Vergleich zum Vorjahr nur geringfügig erhöht, der Umsatz ist dagegen stärker angestiegen.

Den höchsten Umsatzzuwachs zeigten die Blutbildungs- und Blutgerinnungsmittel. Hier sind verschiedene Arzneimittelgruppen zusammmgengefaßt worden, von denen die Thrombozytenaggregationshemmer aus der Gruppe der ADP-Rezeptorantagonisten besonders stark angestiegen sind. Die möglichen Ursachen werden im Kapitel 14, Antikoagulantien und Thrombozytenaggregationshemmer, genauer erläutert. Ein hoher Zuwachs ist auch wieder bei Erythropoetin eingetreten (siehe auch Antianämika, Kapitel 6). Erstmals aufgeführt sind hier auch die Gerinnungsfaktoren (Faktor-VIII-Präparate) zur Behandlung von Hämophiliepatienten. Hier ist aber nur ein Teil der Verordnungen erfaßt, da diese Präparate häufig über Direktlieferanten abgegeben werden.

Bei den antiretroviralen Therapeutika hat sich der Schwerpunkt der Verordnungsentwicklung zu den neuen Nichtnukleosid-Reverse-Transkriptase-Inhibitoren (NNRT-Inhibitoren) verlagert, während die HIV-Proteasehemmer etwas zurückgegangen sind.

In der Gruppe der Hypophysenhormone haben die Verordnungen der Gonadotropine geringfügig und die der Wachstumshormonpräparate deutlich abgenommen. Möglicherweise wird die Indikation zur Anwendung der sehr teuren Somatropintherapie trotz der Ausweitung der Zulassung auf Erwachsene wieder strenger gestellt (siehe auch Hypophysen- und Hypothalamushormone, Kapitel 29).

1

Einsparpotentiale

Den steigenden Kostenbelastungen der Arzneitherapie durch teure Innovationen und aufwendige Spezialpräparate für lebenswichtige Indikationen stehen bedeutsame Einsparpotentiale in wichtigen Arzneimittelsektoren gegenüber. Eckpunkte zur Sicherung einer wirtschaftlichen Arzneimittelversorgung sind:

- Umstellung der Verordnung von Originalpräparaten auf preisgünstige Generika,
- Verzicht auf teure Analogpräparate (Me-too-Präparate) durch Einsatz pharmakologisch-therapeutisch vergleichbarer Wirkstoffe,
- Einschränkung der Verordnung umstrittener Arzneimittel und ggf. Substitution durch wirksame Alternativen.

Auf diese verschiedenen Einsparmöglichkeiten ist wiederholt in den vorangehenden Ausgaben des Arzneiverordnungs-Reports hingewiesen worden. Auch das gemeinsame Aktionsprogramm der Kassenärztlichen Bundesvereinigung, der Spitzenverbände der Krankenkassen und des Bundesministeriums für Gesundheit hat diese Hauptelemente herangezogen, um die Ärzte bei der Realisierung von Einsparpotentialen zur Einhaltung des Arzneimittelbudgets zu unterstützen. Das gemeinsame Aktionsprogramm war trotz der Blockadeversuche einiger Pharmafirmen erfolgreich und hat in allen drei Arzneimittelsektoren zu sichtbaren Entlastungen bei den Arzneimittelausgaben geführt. Besonders deutlich ist diese Entwicklung an dem verstärkten Einsatz von Generika und an dem auffälligen Verordnungsrückgang umstrittener Arzneimittel erkennbar. In Zukunft werden sich die Einsparpotentiale in den drei Arzneimittelsektoren unterschiedlich entwickeln, da ein großer Teil der vorhandenen Rationalisierungsmöglichkeiten bereits realisiert worden ist.

Generika

Der Gesamtumsatz der generikafähigen Wirkstoffe hat 1999 im Vergleich zu 1998 deutlich zugenommen. Ein wichtiger Faktor ist das Auslaufen des Patentschutzes für die beiden umsatzstarken Wirkstoffe Omeprazol und Enalapril, die zusammen ein Umsatzvolumen von fast 800 Mio. DM hatten. Außerdem sind ca. 70 weitere Wirkstoffe vor allem aus dem Bereich der Mineralstoffe und der pflanzlichen Arzneimittel in die Auswertung der generikafähigen Stoffe einbezogen worden (siehe Kapitel 50, Generika und Analogpräparate). Beide Faktoren haben dazu beigetragen, daß das ausweisbare Einsparvolumen durch Anwendung von preisgünstigen Generika mit mindestens 50000 Verordnungen im Jahre 1999 nochmals gegenüber 1998 zugenommen hat und jetzt fast 3 Mrd. DM beträgt (Tabelle 1.4).

Analogpräparate

Auch bei den Analogpräparaten hat der Gesamtumsatz dieser Arzneimittelgruppe im Vergleich zu 1998 deutlich zugenommen. Im Jahre 1999 wurden insgesamt 17 Arzneimittelgruppen bezüglich des Analogpräparateanteils analysiert (siehe Generika und Analogpräparate, Kapitel 50). Für die in Tabelle 1.4 dargestellte Umsatzanalyse sind die 1999 analysierten Wirkstoffgruppen auf das Jahr 1998 zurückgerechnet worden, um einen validen Vergleich mit dem Vorjahr durchführen zu können. Bei der ersten Analyse des Einsparpotentials durch

Tabelle 1.4: Einsparpotentiale durch Generika, Analogpräparate und umstrittene Arzneimittel

Arzneimittelgruppe	Umsatz 1998 Mio. DM	Umsatz 1999 Mio. DM	Differenz Mio. DM
Generikafähige Wirkstoffe			
Gesamtumsatz	11.765,5	14.465,2	+2.699,7
Preisgünstigster Umsatz	9.274,0	11.497,6	
Einsparpotential	2.491,5	2.967,6	+476,1
Analogpräparate			
Gesamtumsatz (17 Stoffgruppen)	3.513,4	4.429,7	+916,3
Umsatz nach generischer Substitution	2.983,8	3.870,7	
Umsatz nach Wirkstoffsubstitution	1.190,3	1.608,6	
Einsparpotential	1.793,2	2.262,0	+468,8
Umstrittene Arzneimittel			
Gesamtumsatz	5.441.2	4.706,6	−734,6
Substitution durch wirksame Arzneimittel	1.992,0	1.712,1	−279,9
Einsparpotential	3.349,2	2.994,5	−354,7
Gesamtsumme der Einsparpotentiale	7.633,9	8.224,1	+590,2

1

die Substitution von Analogpräparaten mit pharmakologisch-therapeutisch vergleichbaren Wirkstoffen für die Verordnungen im Jahre 1998 waren im vorjährigen Arzneiverordnungs-Report nur zehn Wirkstoffgruppen analysiert worden, weshalb die dort publizierten Zahlen nicht direkt mit den diesjährigen Umsatzwerten vergleichbar sind.

Auch bei den Analogpräparaten findet sich ein deutlicher Anstieg des Gesamtumsatzes um ca. 900 Mio. DM, der hier vor allem durch die bereits im Abschnitt Generika genannten Wirkstoffe Omeprazol und Enalapril mit einem gemeinsamen Umsatzvolumen von ca. 800 Mio. DM bedingt ist. Dadurch errechnet sich 1999 ein deutlich höheres Einsparpotential durch die Wirkstoffsubstitution mit pharmakologisch-therapeutisch vergleichbaren Arzneimitteln, wobei die Einsparmöglichkeiten durch preislich günstige Generika (generische Substitution) schon berücksichtigt sind. Insgesamt liegt damit das Einsparpotential für Analogpräparate bei 2,3 Mrd. DM im Jahre 1999. Auch hier ist eine Zunahme um fast 500 Mio. DM im Vergleich zu 1998 eingetreten.

Umstrittene Arzneimittel

Im Gegensatz zu den generikafähigen Wirkstoffen und den Analogpräparaten ist der Gesamtumsatz der umstrittenen Arzneimittel 1999 im Vergleich zum Vorjahr um 735 Mio. DM zurückgegangen. Dieser Rückgang ist jedoch nicht von einer entsprechenden Verminderung des Einsparpotentials begleitet, da 1999 nach Abzug der Substitutionskosten durch wirksame Arzneimittel nach wie vor ein Betrag von 3,0 Mrd. DM als Einsparpotential für umstrittene Arzneimittel errechnet werden kann (siehe Umstrittene Arzneimittel, Kapitel 51).

Die deutliche Abnahme der Substitutionsmöglichkeiten bei den umstrittenen Arzneimitteln zeigt aber auch, daß in den beiden vergangenen Jahren offenbar schon viele Substitutionsmöglichkeiten von umstrittenen Arzneimitteln durch eine wirksame Arzneitherapie umgesetzt worden sind. So zeigt sich beispielsweise bei den pflanzlichen Prostatamitteln, daß hier die Verordnungen in diesem Zeitraum deutlich zurückgegangen sind (siehe Tabelle 51.6). Parallel hat sich dazu auch das Substitutionsvolumen mit einem wirksamen Alpha$_1$-Rezeptorantagonisten (z.B. Tamsulosin) um ca. 50 Mio. DM vermindert. Ähnlich ist die Situation bei den oral angewendeten Enzymkombinationen für gastroenterologische Indikationen, für die 1997 noch ein Substitutionsvolumen von 290 Mio. DM berechnet worden ist, im Jahre 1999 dagegen nur noch von ca. 170 Mio. DM (siehe Tabelle 51.6).

1

Ökonomische Bedeutung der Einsparpotentiale

Zusammengenommen ergibt sich ein Gesamteinsparvolumen von 8,2 Mrd. DM durch den Einsatz von Generika sowie Verzicht auf teure Analogpräparate und umstrittene Arzneimittel. Gegenüber der Auswertung für das Jahr 1998 hat die Gesamtsumme der Einsparpotentiale um 590 Mio. DM zugenommen. Mit diesem hohen Anstieg steigt der Anteil von Arzneimittelgruppen mit potentiellen Einsparreserven auf 22 % des Gesamtmarktes. Während die Einsparmöglichkeiten bei den umstrittenen Arzneimitteln abnehmen, wachsen sie bei generikafähigen Wirkstoffen und Analogpräparaten. Diese Entwicklung ist vor allem durch das Auslaufen des Patentschutzes umsatzstarker Wirkstoffe bedingt. Eine ähnliche Zunahme des generikafähigen Arzneimittelmarktes ist auch in den kommenden Jahren durch den Patentablauf bei therapeutisch wichtigen Arzneimittelgruppen zu erwarten, wie z.B. den HMG-CoA-Reduktasehemmstoffen, Makrolidantibiotika und neueren, wenig sedierenden H_1-Antihistaminika. Durch Nutzung der damit verbundenen Sparpotentiale werden andererseits wichtige Ressourcen frei, um die hohen Kosten für zukünftige innovative Arzneimittel aufzubringen.

Allerdings hängt die Realisierung dieser großen Einsparvolumina ganz entscheidend davon ab, ob die Vertragsärzte von ihren Kassenärztlichen Vereinigungen darüber detailliert informiert werden können. Durch die einstweiligen Verfügungen gegen das Gemeinsame Aktionsprogramm im Dezember 1999 und gegen die neuen Arzneimittelrichtlinien des Bundesausschusses der Ärzte und Krankenkassen im März 1999 sind den Kassenärztlichen Vereinigungen für konkrete Therapieempfehlungen weitgehend die Hände gebunden.

Wirtschaftliche Aspekte

Der Anstieg des Arzneimittelumsatzes im Gesamtmarkt um 2,9 % auf 36,8 Mrd. DM beruht 1999 hauptsächlich auf der Entwicklung der

1

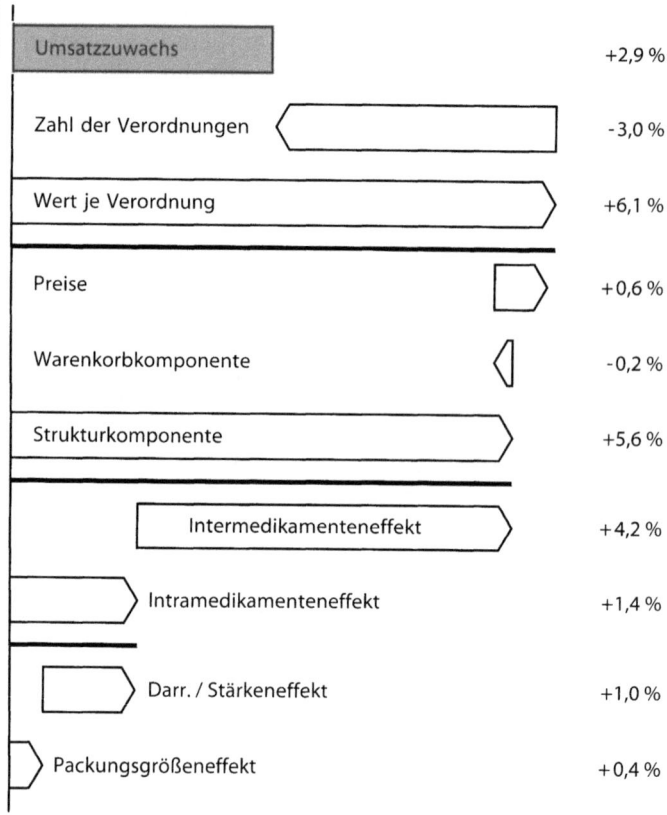

Umsatzzuwachs	+2,9 %
Zahl der Verordnungen	-3,0 %
Wert je Verordnung	+6,1 %
Preise	+0,6 %
Warenkorbkomponente	-0,2 %
Strukturkomponente	+5,6 %
Intermedikamenteneffekt	+4,2 %
Intramedikamenteneffekt	+1,4 %
Darr. / Stärkeneffekt	+1,0 %
Packungsgrößeneffekt	+0,4 %

Umsatzniveau 1998

Abbildung 5: Komponentenanalyse der Umsatzentwicklung 1998/1999

abermals hohen Strukturkomponente (+5,6 %), während die Verordnungen (−2,9 %) erneut abnahmen. Leichte Veränderungen des Preisindex (+0,6 %) und der Warenkorbkomponente (−0,2 %) waren von untergeordneter Bedeutung. Eine Aufgliederung der umsatzrelevanten Faktoren zeigt die Komponentenzerlegung des GKV-Arzneimittelindex (Abbildung 1.4).

Umschichtungen im Verordnungsspektrum werden bei der Umsatzanalyse als „Strukturkomponente" bezeichnet. Die Struktur-

1

komponente gibt an, welcher Teil der Umsatzänderungen auf den Wechsel zu anderen Arzneimitteln („Intermedikamenteneffekt") oder bei identischen Arzneimitteln auf den Wechsel zu anderen Packungsgrößen, Darreichungsformen und Wirkstärken („Intramedikamenteneffekt") zurückzuführen ist (Einzelheiten siehe Kapitel 55). Die Strukturkomponente des Jahres 1999 (+5,6 %) entspricht einem Umsatzanstieg von 1991 Mio. DM. Die Aufgliederung der Strukturkomponente zeigt, daß von der Marktverschiebung hin zu anderen Arzneimitteln der größte Teil des Umsatzeffektes ausgeht (+4,2 %), während auf den Intramedikamenteneffekt ein geringerer Anteil (+1,4 %) entfällt. Beteiligt am Intramedikamenteneffekt ist 1999 in erster Linie die Verordnung von teureren Darreichungsformen und Wirkstärken (+0,3 %), während der Packungsgrößeneffekt (+0,4 %) im Vergleich zu 1998 (+2,0 %) deutlich abgenommen hat.

Weitere Einzelheiten der statistischen Analyse und eine ausführliche Erläuterung der angewendeten Berechnungsmethoden sind gesondert dargestellt (siehe Kapitel 55).

Literatur

Brückner K.H. (1999): Aktionsprogramm gerichtlich gestoppt. Pharm. Ztg. 144: 16.
Brückner K.H. (2000): Zwei-Klassen-Medizin durch Arzneimittelbudget etabliert. Pharm. Ztg. 145: 23–26.

2. Neue Arzneimittel

UWE FRICKE UND ULRICH SCHWABE

Die Verordnungen neuer Arzneimittel haben in den beiden vergangenen Jahren überdurchschnittlich stark zugenommen. Hauptgrund für diese Entwicklung dürfte der stetige Aufwärtstrend der neuen Wirkstoffe sein, die jährlich in Deutschland auf den Markt kommen (Abbildung 2.1). Die zunehmende therapeutische Bedeutung der Neueinführungen hat uns dazu veranlaßt, die neuen Wirkstoffe des Jahres 1999 und ihre Verordnungsentwicklung ausführlicher zu besprechen und deshalb erstmals in einem eigenen Kapitel darzustellen.

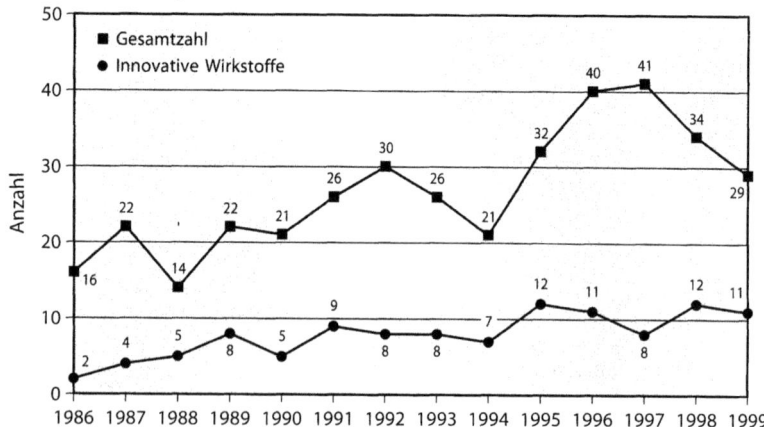

Abbildung 2.1: Markteinführung neuer Arzneistoffe und Anzahl innovativer Wirkstoffe (Bewertung A, siehe Tabelle 2.1) in den Jahren 1986–1999.

Neue Wirkstoffe des Jahres 1999

Im Jahr 1999 sind in Deutschland 1905 Humanarzneimittel zugelassen worden (Vorjahr 2153), darunter befanden sich 453 Fertigarzneimittel mit neuen, bisher wissenschaftlich nicht allgemein bekannten Arzneistoffen (Vorjahr 389). Unter diesen sind 29 neue Wirkstoffe, die 1999 erstmals in Deutschland in den Markt eingeführt wurden (Tabelle 2.1).

2

Tabelle 2.1: Arzneimittel mit neuen Wirkstoffen
Die Bewertung wurde von Fricke (1999) übernommen: A: Innovative Struktur bzw. neuartiges Wirkprinzip mit therapeutischer Relevanz, B: Verbesserung pharmakodynamischer oder pharmakokinetischer Eigenschaften bereits bekannter Wirkprinzipien, C: Analogpräparat mit keinen oder nur marginalen Unterschieden zu bereits eingeführten Präparaten, D: Eingeschränkter therapeutischer Wert bzw. nicht ausreichend gesichertes Wirkprinzip.

Wirkstoff	Handelsname (Einführungsdatum)	Indikation	Bewertung
Abacavir	Ziagen (15.07.99)	HIV-Infektion	C
Amisulprid	Solian (15.01.99)	Neuroleptikum	C
Cetrorelix	Cetrotide 03.05.99)	Gonadorelinantagonist	A
Daclizumab	Zenapax (30.03.99)	Nierentransplantat- abstoßung	B
Dexketoprofen	Sympal (15.04.99)	Schmerzen	C
Efavirenz	Sustiva (01.06.99)	HIV-Infektion	A/B
Emedastin	Emadine (15.02.99)	Allergische Konjunktivitis	C
Eptifibatid	Integrilin (05.07.99)	Infarktprävention	A/C
Fomivirsen	Vitravene (01.12.99)	Cytomegalievirusretinitis	A
Imidapril	Tanatril (01.10.99)	Hypertonie	C
Infliximab	Remicade (01.09.99)	Morbus Crohn	A
Insulin Aspart	NovoRapid (01.10.99)	Diabetes mellitus	C
Interferon alfacon-1	Inferax (01.11.99)	Hepatitis C	A/C
Leflunomid	Arava (08.11.99)	Rheumatoide Arthritis	A
Lornoxicam	Telos (01.03.99)	Schmerzen/Entzündungen	C
Mifepriston	Mifegyne (29.11.99)	Schwangerschaftsabbruch	A
Moroctococ alfa	ReFacto (01.05.99)	Faktor-VIII-Mangel	B
Moxifloxacin	Avalox (01.09.99)	Gyrasehemmer	C
Oxaliplatin	Eloxatin (06.09.99)	Kolorektales Karzinom	B
Palivizumab	Synagis (01.09.99)	RSV-Infektion	A
Rimexolon	Vexol (01.06.99)	Uveitis	C
Rofecoxib	Vioxx (22.11.99)	Schmerzen/Entzündungen	B
Sibutramin	Reductil (01.02.99)	Adipositas	C
Tasonermin	Beromun (20.09.99)	Weichteilsarkom	A
Telmisartan	Micardis (15.01.99)	Hypertonie	C
Temozolomid	Temodal (01.03.99)	Malignes Gliom	C
Tibolon	Liviella (01.03.99)	Klimakterische Beschwerden	B/C
Zaleplon	Sonata (01.06.99)	Schlafstörungen	C
Zanamivir	Relenza (01.10.99)	Influenza A + B	A

2

Für in diesen Zulassungszahlen enthaltene 111 Fertigarzneimittel und insgesamt 17 Wirkstoffe wurde die Zulassung durch die Europäische Kommission in Brüssel aufgrund eines Votums der European Medicines Evaluation Agency (EMEA) erteilt. Damit gewinnt das zentrale Zulassungsverfahren der Europäischen Union zunehmend an Bedeutung für die Neueinführung neuer Arzneimittel. Seit dem 1. Januar 1998 besteht die Verpflichtung für das zentrale europäische Zulassungsverfahren, wenn ein Arzneimittel in mehr als einem Mitgliedsstaat in Verkehr gebracht werden soll. Neben dem bisher gültigen nationalen Zulassungsverfahren in Deutschland durch das Bundesinstitut für Arzneimittel und Medizinprodukte (BfArM) gibt es noch das dezentrale Zulassungsverfahren als gegenseitiges Anerkennungsverfahren innerhalb von 90 Tagen, wenn bereits in einem anderen Mitgliedsstaat der europäischen Union eine Zulassung erteilt wurde.

Die therapeutische Bewertung der neuen Wirkstoffe zeigt, daß elf Wirkstoffe als wirklich innovative Substanzen bzw. als neuartige Wirkprinzipien mit therapeutischer Relevanz bezeichnet werden können (Fricke 1999), wenn auch ein Arzneistoff (Efavirenz) im wesentlichen Verbesserungen in pharmakokinetischer Hinsicht und zwei weitere Wirkstoffe (Eptifibatid, Interferon alfacon-1) zwar von der Struktur her neuartig sind, eine über bisherige Vertreter der jeweiligen Stoffgruppen hinausgehende therapeutische Bedeutung aber nicht klar erkennbar ist. Bei weiteren fünf Wirkstoffen sind die pharmakodynamischen oder pharmakokinetischen Eigenschaften bereits bekannter Wirkstoffe verbessert worden, bei einem Präparat in dieser Gruppe (Tibolon) jedoch nur eingeschränkt. Die übrigen Wirkstoffe wurden als Analogpräparate klassifiziert, die zu bereits eingeführten Präparaten keine oder nur marginale Unterschiede aufweisen. Im folgenden werden die pharmakologisch-therapeutischen Eigenschaften der neuen Wirkstoffe unter Berücksichtigung der wichtigsten kontrollierten klinischen Studien dargestellt.

Abacavir

Abacavir (*Ziagen*) ist ein weiterer Vertreter der nukleosidischen Reverse-Transkriptase-Inhibitoren (NRTI) zur antiviralen Kombinationstherapie bei HIV-infizierten Erwachsenen mit nur marginalen Unterschieden zu bereits eingeführten Wirkstoffen dieser Gruppe. In einer Dreifachkombination mit Zidovudin und Lamivudin ist Abacavir – gemessen an der Veränderung von Surrogatparametern wie der HIV-RNS und der $CD4^+$-Zellzahl – nach 48 Wochen ähnlich effektiv wie der Proteaseinhibitor Indinavir (Staszewski et al. 1998). Einen möglichen Vorteil bietet Abacavir im Rahmen der Salvage-Therapie nach Versagen herkömmlicher Kombinationsschemata. Nachteilig sind Überempfindlichkeitsreaktionen (ca. 3 %) im Sinne eines Multiorgansyndroms mit zum Teil tödlichem Verlauf. In diesen Fällen muß Abacavir sofort abgesetzt werden. Eine Reexposition hat unbedingt zu unterbleiben. Abacavir wird in einer Dosierung von zweimal täglich 300 mg eingesetzt. Die Tagesbehandlungskosten liegen im oberen Bereich anderer NRTI. Als bevorzugte Therapiealternativen gelten derzeit Kombinationen von drei NRTI oder Kombinationen eines Proteaseinhibitors oder nichtnukleosidischen Reverse-Transkriptase-Inhibitors (NNRTI) mit (mindestens) zwei weiteren NRTI.

2

Amisulprid

Amisulprid (*Solian*) ist ein Neuroleptikum aus der Gruppe der selektiven D_2/D_3-Dopaminrezeptorantagonisten mit ähnlichen Eigenschaften wie das strukturverwandte Sulpirid (z.B. *Dogmatil*) und wird daher ebenfalls nur als Analogpräparat ohne therapeutische Vorteile bewertet. Das pharmakologische Profil ist durch eine bevorzugte Blockade präsynaptischer Dopaminrezeptoren und limbischer Strukturen geprägt, wodurch es zu einer erhöhten neuronalen Dopaminfreisetzung kommt. Niedrige Dosen von Amisulprid (100–150 mg/Tag) wirken auf die Negativsymptomatik schizophrener Patienten nicht besser als Haloperidol (Speller et al. 1997). Höhere Dosen von Amisulprid (600–1200 mg/Tag) zeigen ein konventionelles antipsychotisches Profil mit Wirkung auf positive Symptome und mit einer etwas besseren Verträglichkeit als Haloperidol (Möller et al. 1997). Allerdings verursachten diese Dosen von Amisulprid typische neuroleptische Nebenwirkungen wie extrapyramidalmotorische Störungen, Gewichtszunahme und endokrine Symptome aufgrund einer ausgeprägten Hyperprolaktinämie (Coulouvrat und Dondey-Nouvel 1999). Es erfüllt damit nicht die Voraussetzungen für die Klassifikation als atypisches Neuroleptikum. Darüber hinaus sind die mittleren Tagesbehandlungskosten deutlich höher als die der in klinischen Studien als äquieffektiv ausgewiesenen Vergleichspräparate.

Cetrorelix

2

Cetrorelix (*Cetrotide*) ist der erste peptidische Gonadorelinantagonist zur Verhinderung eines vorzeitigen Eisprungs nach ovarieller Stimulation bei assistierter Reproduktion. Durch die direkte Blockade der hypophysären Gonadotropinausschüttung werden die FSH- und LH-Plasmaspiegel ohne einen vorangehenden Anstieg bereits nach 6–12 Stunden maximal gesenkt, während die bisher verwendeten Gonadorelinagonisten vom Typ des Buserelin zunächst einen Gonadotropinanstieg induzieren. Durch eine einmalige Injektion von Cetrorelix wird der LH-Gipfel verschoben und dadurch über mindestens vier Tage ein vorzeitiger Eisprung verhindert. Im Vergleich zu Buserelin sind mit Cetrorelix aufgrund einer kürzeren Behandlungsdauer ovarielle Hyperstimulationssyndrome seltener (Albano et al. 2000, Olivennes et al. 2000). Der Wirkstoff verkörpert damit ein neuartiges Wirkprinzip von therapeutischer Bedeutung. Die Therapiekosten sind allerdings nahezu doppelt so hoch wie die der Gonadorelinagonisten.

Daclizumab

Der rekombinante humanisierte Interleukin-2-Rezeptorantikörper Daclizumab (*Zenapax*) wird ähnlich wie Basiliximab (*Simulect*) in Kombination mit Ciclosporin und Corticosteroiden zur Prophylaxe der akuten Transplantatabstoßung nach allogener Nierentransplantation eingesetzt. Wie mit Basiliximab werden akute Abstoßungsreaktionen innerhalb von sechs Monaten von 47 % auf 28 % (Placebo plus Ciclosporin und Glucocortioide) vermindert. Auch das Einjahrestransplantatüberleben war im Vergleich zur Kontrollgruppe geringfügig verlängert (88 % vs. 83 %), ohne allerdings Signifikanz zu erreichen (Nashan et al. 1999). Ein möglicher Vorteil ist die gegenüber dem chimären Antikörper Basiliximab geringere Antigenität von Daclizumab, da der murine Anteil des Antikörpers auf 10 % reduziert werden konnte. Schwere Überempfindlichkeitsreaktionen sind jedoch in Einzelfällen beschrieben, und auch Anti-Daclizumab-Antikörper finden sich in 15 % der Fälle. Die Therapiekosten für Daclizumab sind mehr als doppelt so hoch wie für Basiliximab.

Dexketoprofen

Dexketoprofen (*Sympal*) ist ein weiterer Vertreter der nichtsteroidalen Antiphlogistika mit ähnlichen Eigenschaften wie Ketoprofen. Als wirksames, rechtsdrehendes Enantiomer wird Dexketoprofen halb so hoch wie das Razemat Ketoprofen dosiert. Die verminderte Substanzbelastung führt jedoch nicht zu erkennbaren Vorteilen bei der Verträglichkeit. Dexketoprofen zeigt als Analogpräparat keine Unterschiede zu seinem Vorläuferpräparat und ist sogar vierfach teurer als entsprechende Ketoprofenpräparate (z.B. *Gabrilen*). Trotzdem ist *Sympal* von allen neueingeführten Wirkstoffen 1999 am häufigsten verordnet worden (Tabelle 2.2).

Efavirenz

Efavirenz (*Sustiva*) ist nach Nevirapin (*Viramune*) der zweite Vertreter der nichtnukleosidischen Reverse-Transkriptase-Inhibitoren (NNRTI) zur antiretroviralen Kombinationsbehandlung von HIV-Patienten. In der Kombination mit Zidovudin und Lamivudin zeigt Efavirenz eine höhere antivirale Aktivität und eine bessere Verträglichkeit als der

Tabelle 2.2: Verordnungen von Arzneimitteln mit neuen Wirkstoffen 1999. Angegeben sind Verordnungen und Umsatz der Präparate mit mindestens 50000 Verordnungen im Jahr 1999

Präparat	Wirkstoff	Verordnungen in Tsd.	% Änd.	Umsatz Mio. DM	% Änd.
Antirheumatika					
Sympal	Dexketoprofen	264,2	(neu)	4,9	(neu)
Telos	Lornoxicam	124,4	(neu)	4,7	(neu)
Antibiotika und Chemotherapeutika					
Avalox	Moxifloxacin	155,8	(neu)	10,6	(neu)
Antihypertonika					
Micardis	Telmisartan	105,9	(neu)	16,3	(neu)
Ophthalmika					
Emadine	Emedastin	56,3	(neu)	1,7	(neu)
Sexualhormone					
Liviella	Tibolon	80,7	(neu)	11,2	(neu)
Summe		787,5	(neu)	49,4	(neu)

2

Proteasehemmer Indinavir (Staszewski et al. 1999). Die unerwünschten Wirkungen entsprechen den von Nevirapin bekannten Nebenwirkungen und betreffen vor allem die Haut und das ZNS. Darüber hinaus sind hepatotoxische Wirkungen zu beachten. Für Nevirapin sind schwere Leber- und Hautreaktionen einschließlich klinisch manifester Hepatitis und Stevens-Johnson-Syndrom beschrieben. Sie haben kürzlich zu einer Änderung der Fachinformation geführt und machen eine engmaschige Überwachung der Leberfunktion sowie ggfs. ein dauerhaftes Absetzen von Nevirapin erforderlich. Ein Vorteil von Efavirenz ist die lange Halbwertszeit von 40–55 Stunden, so daß die Dosis einmal täglich gegeben werden kann. Die Tagesbehandlungskosten sind um ein Drittel höher als für Nevirapin. Zu beachten sind wie bei anderen HIV-Antiinfektiva aufgrund einer Beeinflussung arzneimittelabbauender Enzyme in der Leber Arzneimittelwechselwirkungen mit weiteren antiretroviralen Mitteln und zahlreichen anderen Arzneistoffen.

Emedastin

Emedastin (*Emadine*) ist ein topisch angewendeter H_1-Rezeptorantagonist zur Behandlung der allergischen Konjunktivitis mit ähnlichen Eigenschaften und vergleichbarer klinischer Wirksamkeit (European Agency for the Evaluation of Medicinal Products 1999) wie Levocabastin (*Levophta, Livocab*). Daher hat es nur die Bedeutung eines Analogpräparats. Bei der lokalen Applikation können Reizerscheinungen wie Brennen, Stechen, trockenes Auge, Hyperämie, Juckreiz, Konjunktivitis und Keratitis auftreten. Preislich ist es etwas günstiger als Levocabastin, jedoch teurer als Diphenhydramin (*Pheramin N*). *Emadine* gelangte 1999 in die Gruppe der 2500 verordnungshäufigsten Arzneimittel (Tabelle 2.2).

Eptifibatid

Eptifibatid (*Integrilin*) ist ein synthetisches zyklisches Heptapeptid aus der Gruppe der reversiblen GPIIb/IIIa-Rezeptorantagonisten zur Hemmung der Thrombozytenaggregation mit ähnlichen Wirkungen wie Abciximab (*RheoPro*) oder Tirofiban (*Aggrastat*). Bei Patienten mit instabiler Angina pectoris oder Nicht-Q-Wellen-Infarkt senkte

Eptifibatid in Kombination mit Acetylsalicylsäure die Inzidenz von Todesfällen und nichttödlichen Herzinfarkten in einem Zeitraum bis zu 30 Tagen von 15,7 % auf 14,3 %. Die Notwendigkeit von Bypass-Operationen innerhalb der ersten 72 Stunden wurde gegenüber der Placebo-Kontrollgruppe um 45 % gesenkt (The PURSUIT Trial Investigators 1998). Wie bei Abciximab oder Tirofiban traten als häufigste Nebenwirkungen Blutungen auf, wobei die Inzidenz von hämorrhagischen Schlaganfällen nicht zunahm. Die Behandlung mit Eptifibatid ist etwas kostengünstiger als die Prävention mit Abciximab, allerdings etwas teurer als mit Tirofiban.

2

Fomivirsen

Fomivirsen (*Vitravene*) wurde als erstes Arzneimittel aus der Gruppe der Antisense-Oligonukleotide in Deutschland in die Therapie eingeführt und gehört damit zu den innovativen Wirkstoffen. Das Virustatikum wird zur intraokulären Lokaltherapie der Zytomegalievirusretinitis bei AIDS-Patienten nach Versagen anderer Therapien eingesetzt. Fomivirsen bindet an komplementäre Sequenzen auf der viralen Messenger-RNS, die von der Major Immediate Early Region II des Virus transkribiert werden. Diese Messenger-RNS-Region kodiert mehrere für die Regulierung der viralen Genexpression verantwortliche Proteine. Das Oligonukleotid wird in den Glaskörper des Auges injiziert und unterliegt dort einem Abbau durch Exo- und Endonukleasen bis zu Mononukleotiden, so daß außerhalb des Auges nur geringe Mengen der Substanz oder seiner Oligonukleotidmetaboliten nachweisbar sind. Bei Patienten mit erstmals diagnostizierter Zytomegalievirusretinitis verlängerte Fomivirsen in einer Dosierung von 165 µg alle 2 Wochen die Zeit bis zur frühen Krankheitsprogression von 13 auf 71 Tage, wobei fast die Hälfte der Patienten ein Jahr lang behandelt werden konnten. Entsprechend der zugelassenen Indikation vorbehandelte und therapieresistente Patienten profitieren bei einer Dosierung von 330 µg Fomivirsen alle 4 Wochen mit einer Verzögerung der Krankheitsprogression um 90 Tage (Perry und Balfour 1999). Die Behandlungskosten liegen im Bereich der anderen Therapieoptionen zur Behandlung der Zytomegalievirusretinitis, z.B. Ganciclovir (*Cymeven*), Foscarnet (*Foscavir*) oder Cidofovir (*Vistide*).

Imidapril

2

Imidapril (*Tanatril*) ist ein langwirkender ACE-Hemmer mit ähnlichen Eigenschaften wie Enalapril (z.B. *Pres*). In einer Tagesdosis von (5–)10 mg ist Imidapril als Antihypertonikum etwa gleich wirksam wie (5–)10 mg Enalapril (Saruta et al. 1995). Imidapril bietet als Analogpräparat nur marginale Vorteile. In einer Vergleichsstudie an 489 Hypertoniepatienten trat in der Imidaprilgruppe seltener Husten auf (15,2 % der Patienten) als in der Enalaprilgruppe (38,6 %) (Saruta et al. 1999). Ob daraus – wie der Hersteller empfiehlt – ein Substitutionsversuch bei Patienten mit ACE-Hemmer-induziertem Husten abgeleitet werden kann, erscheint fragwürdig und sollte durch weitere klinische Studien abgesichert werden. Imidapril ist etwa doppelt so teuer wie die Generikapräparate des Vergleichspräparats Enalapril (z.B. *Enabeta*) oder des ebenfalls langwirksamen ACE-Hemmers Lisinopril (z.B. *Lisihexal*) und wird daher in der Vielzahl der bereits verfügbaren ACE-Hemmer kaum große Marktchancen haben.

Infliximab

Infliximab (*Remicade*) ist der erste Vertreter der Tumor-Nekrose-Faktor-alpha-Antagonisten (TNFα-Antagonisten) und gehört damit zu den innovativen Wirkstoffen des Jahres 1999. Anwendungsgebiete sind die schwergradige aktive Form des Morbus Crohn sowie Crohn-Patienten mit Fistelbildung, die auf eine konventionelle Therapie nicht ansprechen. Darüber hinaus wurde es kürzlich auch zur Behandlung der rheumatoiden Arthritis (Juni 2000) zugelassen. Infliximab ist ein monoklonaler chimärer human-muriner TNFα-Antikörper, der die lösliche Untereinheit von TNFα und die membrangebundene Vorstufe von TNFα hochselektiv bindet. Dadurch wird die TNFα-vermittelte Freisetzung weiterer proinflammatorischer Zytokine verhindert und möglicherweise auch eine komplementabhängige Lyse TNFα-bildender Zellen induziert.

Nach einmaliger intravenöser Infusion (5 mg/kg) senkte Infliximab innerhalb von vier Wochen bei 81 % der Crohn-Patienten die Entzündungsaktivität nach dem Crohn's Disease Activity Index (CDAI) um $\geq$ 70 Punkte (auf einer Skala von 0–600 Punkten). In der Placebogruppe lag die Responderrate bei 17 %. Die Wirkung setzte nach zwei Wochen ein, nach 12 Wochen betrug die Responderrate noch 48 % (Infliximab) bzw. 12 % (Placebo). Im gleichen Zeitraum waren nach 4 Wochen 47 % der Patienten gegenüber 4 % unter Placebo und nach 12 Wochen noch 30 % gegenüber 8 % in Remission (definiert als CDAI < 150 Punkte) (Targan et al. 1997). In einer weiteren Studie wurde bei wiederholter Gabe von 5 mg/kg Infliximab ein Verschluß aller Fisteln bei 55 % der Crohn-Patienten im Vergleich zu 13 % der Patienten in der Placebogruppe erreicht (Present et al. 1999).

Weiterhin gibt es Hinweise auf eine überlegene Wirksamkeit von Infliximab bei anderen TNFα-vermittelten Erkrankungen, wie z.B. bei der rheumatoiden Arthritis (Maini et al. 1998). Die Responderrate liegt hier unter einer Basistherapie mit Methotrexat nach intravenöser Infusion von 10 mg/kg Infliximab alle 8 Wochen im Bereich einer Behandlung mit langsam wirkenden Antirheumatika (siehe Leflunomid). Zu beachten sind akute und verzögert auftretende Überempfindlichkeitsreaktionen, insbesondere unter erneuter Behandlung nach „Drug-holidays" (2–4 Jahre). Infliximab sollte daher bei wiederholter Anwendung nicht später als 14 Wochen nach der letzten Infusion angewendet werden. Häufiger als unter Placebo waren auch Infektionen und lymphoproliferative Erkrankungen. Ferner könnte die Bildung antichimärer Antikörper auf längere Sicht den Therapieerfolg mindern. Darüber hinaus wird der Nachweis antinukleärer Antikörper mit dem seltenen Auftreten eines Lupus-ähnlichen Syndroms in Verbindung gebracht. Die Kosten pro Therapiezyklus liegen bei ca. 1800 DM.

Insulin Aspart

Insulin Aspart (*NovoRapid*) ist nach Insulin lispro (*Humalog*) der zweite Vertreter der schnellwirkenden Analoga des Humaninsulins. Durch den Austausch von Prolin gegen Asparaginsäure in der Position B28 wird die Bildung von dimeren und hexameren Komplexen herabgesetzt und dadurch die Diffusion ins Blut im Vergleich zu normalen Humaninsulinen beschleunigt. Da bisher keine Vergleichsstudien mit Insulin lispro durchgeführt wurden, ist davon auszugehen, daß Insulin Aspart lediglich ein etwas teureres Analogpräparat mit marginalen Unterschieden zu dem 1996 eingeführten Insulin lispro darstellt.

Interferon alfacon-1

Interferon alfacon-1 (*Inferax*) ist ein rein synthetisches Interferon zur Behandlung der chronischen Hepatitis C. Es vereinigt die an jeder Position am häufigsten vorkommenden Aminosäuren von 14 natürlichen humanen Interferonen des Typ 1 (Consensusinterferon, CIFN). Bezogen auf antivirale Einheiten hatte Interferon alfacon-1 dieselbe Aktivität wie Interferon alfa-2a und Interferon alfa-2b, zeigte aber eine höhere Affinität zu Typ-1-Interferon-Rezeptoren. In einer vergleichenden Studie an 472 Patienten über 24 Wochen war Interferon alfacon-1 (3mal 9 µg pro Woche) mindestens genauso wirksam wie Interferon alfa-2b (3 Mio. I.E. 3mal pro Woche) (Jensen et al. 1999). Die Therapiekosten sind deutlich geringer als für Interferon alfa-2a (*Roferon*) und liegen auch geringfügig unter den Kosten für Interferon alfa-2b (*Intron A*).

Leflunomid

Leflunomid (*Arava*) ist ein langsam wirkendes Antirheumatikum (slow acting antirheumatic drug, SAARD) mit einem neuartigen Wirkungsmechanismus zur Behandlung der rheumatoiden Arthritis. Die Wirkung beruht auf einer verminderten Proliferation aktivierter T-Lymphozyten durch Hemmung der Pyrimidinsynthese auf der Ebene der Dihydroorotatdehydrogenase, da aktivierte Lymphozyten achtmal mehr Pyrimidin für die Nukleotidsynthese benötigen als ruhende Zellen. Der sogenannte Ausweichstoffwechsel der Pyrimidin-Nukleotidsynthese ruhender Zellen wird dagegen nicht beeinträchtigt. Leflunomid ist daher nicht zytotoxisch.

Bei Patienten mit rheumatoider Arthritis wurde die Zahl der geschwollenen und schmerzhaften Gelenke nach 24 Wochen durch Leflunomid um 44–52 % gesenkt, durch Placebo dagegen nur um 21–26 % (Smolen et al. 1999). Unterschiede zu anderen langsam wirkenden Antirheumatika wie Methotrexat (z.B. *Lantarel*) oder Sulfasalazin (z.B. *Azulfidine RA*) ergeben sich jedoch nicht (Furst et al., 1999; Smolen et al. 1999). Die Wirkung setzt erst nach einer Latenzzeit von einem Monat ein, bleibt aber über mindestens zwei Jahre erhalten. Leflunomid wird in der Leber unter Ringöffnung in einen aktiven Metaboliten umgewandelt, der für alle Wirkungen verantwortlich ist und eine ungewöhnlich lange Halbwertszeit von 15–18

Tagen hat. Die Verträglichkeit ist mit der von Sulfasalazin und Methotrexat vergleichbar. Die Tagestherapiekosten für Leflunomid sind allerdings dreifach (Sulfasalazin) bis zehnfach (Methotrexat) so hoch wie die Vergleichsmedikation, so daß Leflunomid allenfalls eine Bedeutung als Reservemittel bei Versagen oder Unverträglichkeit der bisherigen Standardtherapie hat. Leflunomid ist teratogen und daher während der Schwangerschaft kontraindiziert. Bei Kinderwunsch ist eine Wartezeit von mindestens zwei Jahren einzuhalten. Sie kann durch Gabe von Colestyramin (z.B. *Quantalan*) deutlich auf mindestens 1,5 Monate (bei Männern mindestens drei Monate) abgekürzt werden. Dieses Vorgehen wird auch bei schweren Nebenwirkungen unter Leflunomid empfohlen.

Lornoxicam

Lornoxicam (*Telos*) ist ein nichtsteroidales Antiphlogistikum aus der Gruppe der Oxicame mit ähnlichen Eigenschaften wie Piroxicam. Daten zur Selektivität der Hemmwirkung auf die beiden Cyclooxygenasen liegen im Gegensatz zu anderen Oxicamen (z.B. Meloxicam) nicht vor. Laut Herstellerangaben weist Lornoxicam „eine ausgewogene Hemmung der beiden COX-Isoenzyme" auf. Auch aus dem Nebenwirkungsprofil ist abzuleiten, daß Lornoxicam vermutlich ähnlich wie Piroxicam sowohl die konstitutive Cyclooxygenase-1 wie auch die inflammatorisch induzierbare Cyclooxygenase-2 hemmt. Der einzige Unterschied gegenüber Piroxicam ist die deutlich kürzere Halbwertszeit von 3–4 Stunden, aus der sich jedoch keine bessere Verträglichkeit bei den typischen gastrointestinalen Nebenwirkungen der nichtselektiven Cyclooxygenasehemmer ergibt. Insgesamt ist Lornoxicam als Analogpräparat ohne besondere Vorteile gegenüber vergleichbaren Wirkstoffen zu bewerten. Ein weiterer Nachteil sind die relativ hohen Tagestherapiekosten von 1,79 DM, die drei- bis fünffach höher liegen als die von häufig verwendeten Diclofenacpräparaten (z.B. *Voltaren* oder *Diclofenac-ratiopharm*). Trotzdem gelangte *Telos* bereits 1999 in die Gruppe der 2500 meistverordneten Arzneimittel (Tabelle 2.2).

Mifepriston

2

Nach einer zehnjährigen Diskussion ist Mifepriston (*Mifegyne*) im Juli 1999 auch in Deutschland zur medikamentösen Schwangerschaftsunterbrechung zugelassen worden und im November 1999 in den Markt eingeführt worden. Die Substanz wurde 1980 bei der französischen Firma Roussel-Uclaf synthetisiert und nach der 1982 eingeleiteten klinischen Prüfung 1988 erstmals in Frankreich für den Schwangerschaftsabbruch zugelassen. Weitere Zulassungen folgten in Großbritannien, Schweden, Israel und China.

Mifepriston (RU 486) ist der erste hochwirksame Progesteronrezeptorantagonist, der mit einer fünffach höheren Affinität als Progesteron an den Progesteronrezeptor reversibel gebunden wird. Dadurch werden die Progesteronwirkungen auf die Gebärmutter blockiert und in der Schwangerschaft die Empfindlichkeit für die kontraktionsauslösenden Wirkungen der Prostaglandine gesteigert. Weiterhin wird der Gebärmutterhals erweitert und geöffnet. In zahlreichen klinischen Studien ist gezeigt worden, daß Mifepriston in Kombination mit den Prostaglandinderivaten Gemeprost oder Misoprostol bis zum 49. Schwangerschaftstag eine Erfolgsrate von 95–96 % ohne weitere chirurgische Eingriffe erreicht (Silvestre et al. 1990, El-Refaey et al. 1995). Im Vergleich zu dem bisher angewendeten operativen Verfahren wird eine Narkose vermieden und das Verletzungs- und Infektionsrisiko vermindert. Nachteile des medikamentösen Abbruchs sind größere Schmerzen, länger anhaltende Blutungen, Übelkeit, Unsicherheit über den Erfolg des Eingriffs und mindestens drei klinische Vorstellungstermine. Mifepriston ist als Antiprogesteron auch bei weiteren geburtshilflichen und gynäkologischen Indikationen wie Geburtseinleitung, Endometriose, Kontrazeption, Myom und Progesteronrezeptor-positivem Mammakarzinom erfolgreich eingesetzt worden. Allerdings gibt es für diese weiteren Anwendungsgebiete bisher keine Zulassung. Mifepriston wirkt außerdem beim Menschen als Glucocorticoidrezeptorantagonist und induziert dadurch eine reaktive Hormonausschüttung von Corticotropin und Cortisol.

Die Verschreibung von Mifepriston unterliegt besonderen gesetzlichen Regelungen. Der verordnende Arzt einer Einrichtung des Schwangerschaftskonfliktgesetzes übermittelt seine Verschreibung an den pharmazeutischen Unternehmer, der die mit fortlaufender Numerierung versehene Packung direkt an den verordnenden Arzt abgibt. Dieser muß den Erhalt und die Anwendung des Arzneimittels auf der Verschreibungsdurchschrift vermerken und die Durchschrift fünf Jahre lang aufbewahren.

Die polemische Diskussion über Mifepriston als „Abtreibungspille" richtet sich nur vordergründig gegen die neuen Möglichkeiten dieses medikamentösen Verfahrens und zielt im Grunde gegen den Schwangerschaftsabbruch überhaupt. Unbestreitbar ist, daß mit Mifepriston eine weniger invasive und schonendere Alternative zum chirurgischen Verfahren zur Verfügung steht. Untersuchungen aus Großbritannien und Frankreich zeigen, daß 60–80 % der Frauen in den ersten sieben Schwangerschaftswochen das medikamentöse Verfahren bevorzugen. Nach Erfahrungen in Frankreich hat sich auch nicht die Befürchtung bestätigt, daß nach der Einführung von Mifepriston die Schwangerschaftsabbrüche zugenommen haben.

2

Moroctococ alfa

Moroctococ alfa (*ReFacto*) ist ein weiterer gentechnisch hergestellter Blutgerinnungsfaktor VIII für die Substitutionsbehandlung von Patienten mit Hämophilie A. Der natürliche Faktor VIII liegt im Plasma als Heterodimer vor, bestehend aus einer schweren Kette mit den Domänen A1, A2 und B sowie einer leichten Kette mit den Domänen A3, C1 und C2. Als erstes gentechnisch hergestelltes Faktor-VIII-Präparat wurde 1993 *Rekombinate* in Deutschland eingeführt, später folgten *Cogenate, Helixate* und *Bioclate*. Alle diese rekombinanten Faktor-VIII-Präparate haben die gleiche Aminosäurenzusammensetzung und eine ähnliche Pharmakokinetik wie die aus Blutplasma gewonnen Faktor-VIII-Konzentrate. Das Risiko einer Krankheitsübertragung durch pathogene Erreger aus dem menschlichen Blut (insbesondere Hepatitisviren und HIV) ist noch einmal geringer als bei hitzeinaktivierten und immunaffinitätschromatographisch gereinigten Präparaten.

Im Unterschied zu den bisher verfügbaren rekombinanten Faktor-VIII-Präparaten handelt es sich bei Moroctococ alfa um ein Molekül mit einer Deletion der B-Domäne, da dieser Molekülabschnitt für die hämostatische Aktivität des Faktor VIII nicht erforderlich ist (Lee 1999). Der B-deletierte Faktor VIII hat eine höhere Stabilität gegenüber einem proteolytischen Abbau und benötigt daher zur Stabilisierung kein Humanalbumin. Diese Eigenschaft wird als zusätzlicher

2

Sicherheitsfaktor in Bezug auf die Übertragung humaner Viren angesehen, obwohl Humanalbumin auch bei der Herstellung dieses rekombinanten Faktor-VIII-Präparates angewendet wird und aufgrund der Pasteurisierung ein exzellentes Sicherheitsprofil aufweist. Ob dieses neue albuminfreie rekombinante Faktor-VIII-Präparat tatsächlich einen Fortschritt darstellt, erscheint bisher nicht gesichert (Pollmann und Aledort 1999). Die Therapiekosten liegen im Bereich anderer Faktor-VIII-Präparate.

Moxifloxacin

Moxifloxacin (*Avalox*) ist ein weiterer Vertreter der Gyrasehemmer aus der Gruppe der Fluorchinolone mit verbesserter antibakterieller Aktivität gegen grampositive Erreger und Anaerobier. Pseudomonas aeruginosa wird dagegen nicht erfaßt. Das antibakterielle Wirkungsspektrum entspricht damit demjenigen von Trovafloxacin (*Trovan*), das bereits 1998 in den Markt eingeführt wurde, allerdings ein Jahr später wegen schwerer, teilweise tödlich verlaufender Leberfunktionsstörungen wieder vom Markt genommen werden mußte. Im Vergleich zu Ciprofloxacin wirkt Moxifloxacin gegen Staphylokokken, Pneumokokken und Bacteroides fragiles in ca. achtfach geringeren Konzentrationen (Balfour und Wiseman 1999). Der neue Gyrasehemmer hat damit Bedeutung als Reservemittel bei ambulant erworbenen Pneumonien und akuten Exazerbationen chronischer Bronchitiden. Kostenmäßig zählt Moxifloxacin zu den preiswerten Vertretern der Gyrasehemmer. Möglicherweise hat das dazu beigetragen, daß *Avalox* bereits 1999 in die Gruppe der 2500 meistverordneten Arzneimittel gelangte (Tabelle 2.2). Wichtige Voraussetzung für eine sichere Anwendung ist die genaue Beachtung der Kontraindikationen, insbesondere eingeschränkte Leberfunktion (siehe oben) und Herzrhythmusstörungen. Letztere waren im Oktober 1999 auch Anlaß für die Marktrücknahme des im August 1997 in den Markt eingeführten Grepafloxacin (*Vaxar*).

Oxaliplatin

Oxaliplatin (*Eloxatin*) ist ein Zytostatikum aus der Gruppe der Platinkomplexverbindungen, das ähnlich wie Cisplatin die DNS-Synthese durch Brückenbildungen zwischen den DNS-Strängen blockiert. Oxaliplatin enthält einen größeren Trägerliganden, der die Zytotoxizität erhöht, gleichzeitig aber die renale und hämatologische Verträglichkeit verbessert. Bei Patienten mit metastasierendem kolorektalen Karzinom steigt die Ansprechbarkeit und die progessionsfreie Überlebenszeit, wenn Oxaliplatin zusammen mit der derzeitigen Standardtherapie aus Fluorouracil und Calciumfolinat gegeben wird. Aufgrund seiner verbesserten pharmakodynamischen Eigenschaften wird Oxaliplatin als eine neue therapeutische Option für die zytostatische Kombinationstherapie des kolorektalen Karzinoms angesehen (Cvitkovic und Bekradda 1999). Demgegenüber hat ein Expertengremium der amerikanischen Zulassungsbehörde FDA Oxaliplatin in Kombination mit Fluorouracil und Folinsäure nicht zur First-line-Therapie des fortgeschrittenen Kolonkarzinoms empfohlen, sondern sich für die Kombination von Fluorouracil, Calciumfolinat und Irinotecan (*Campto*) ausgesprochen. Letzteres ist allerdings um etwa ein Drittel teurer als Oxaliplatin.

Palivizumab

Palivizumab (*Synagis*) ist ein humanisierter Immunglobulinantikörper zur Prävention schwerer Erkrankungen der unteren Atemwege durch das Respiratory-syncytial-Virus (RSV) bei pädiatrischen Hochrisikopatienten. Palivizumab verhindert durch Bindung an das virale Fusionsprotein die Verschmelzung des RSV mit der Zellmembran der Schleimhautepithelzelle und hemmt dadurch die pulmonale Virusreplikation. Durch eine fünfmonatige Prophylaxe wurde die RSV-Hospitalisierungsrate von Frühgeborenen und Kleinkindern mit bronchopulmonaler Dysplasie von 10,6 % in der Placebogruppe auf 4,8 % in der Palivizumabgruppe gesenkt (The IMpact-RSV Study Group 1998). Nachdem das mit gleicher Indikation eingesetzte Ribavirin (*Virazole*) wegen fraglicher Wirksamkeit nicht mehr empfohlen wird (American Academy of Pediatrics 1996), ist Palivizumab das derzeit einzige Arzneimittel zur Behandlung der RSV-Infektion. Wegen der hohen Kosten von 8800–13500 DM (je nach Körpergewicht) für eine fünfmonatige Prophylaxe wird jedoch eine restriktive Anwendung empfohlen (Joffe et al. 1999).

Rimexolon

2

Rimexolon (*Vexol*) ist ein weiteres Glucocorticoid zur topischen Behandlung von Entzündungen nach Augenoperationen und anderen steroidsensiblen nichtentzündlichen Augenkrankheiten, wie z.b. Uveitis und Iridozyklitis. Unterschiede in der klinischen Wirksamkeit gegenüber anderen Glucocorticosteroiden, z.b. Prednisolonacetat, ergeben sich nicht (Foster et al. 1996). Die topische Applikation von Glucocorticoiden am Auge kann bei Normalpersonen und Glaukompatienten zu einer Steigerung des Augeninnendrucks führen. Rimexolon verursacht nach obiger Studie seltener als Prednisolon einen klinisch bedeutsamen Anstieg des intraokulären Drucks. Trotzdem muß der Intraokulardruck auch unter der Therapie mit Rimexolon regelmäßig überwacht werden. Die Tagestherapiekosten sind etwas höher als die anderer topischer Glucocorticoide.

Rofecoxib

Rofecoxib (*Vioxx*) ist der erste in Deutschland eingeführte Vertreter der spezifischen Inhibitoren der Cyclooxygenase-2 (COX-2) mit antiphlogistischen, analgetischen und antipyretischen Eigenschaften. Der neue Wirkstoff ist allerdings bisher nur für die symptomatische Behandlung von Reizzuständen bei degenerativen Gelenkkrankheiten (Arthrosen) zugelassen. Rofecoxib weist auf der Basis der halbmaximalen Hemmkonzentration im Vollblutassay eine etwa 60fache COX-2-Selektivität auf und hemmt damit die konstitutiv exprimierte COX-1 erst in sehr hohen Dosen, die unter therapeutischen Bedingungen nicht erreicht werden (Vane et al. 1999).

In klinischen Studien war die Gesamtinzidenz unerwünschter Wirkungen unter Rofecoxib und anderen nichtsteroidalen Antirheumatika allerdings nicht unterschiedlich (Laine et al. 1999). Auch dyspeptische Beschwerden waren etwa vergleichbar (Langman et al. 1999). Dagegen wurden endoskopisch gesicherte gastroduodenale Ulzera ($\geq$ 3 mm) nach sechsmonatiger Behandlung mit Rofecoxib in der maximal zulässigen Dosis von 25 mg/d nicht häufiger als unter Placebo beobachtet (Laine et al. 1999). Auch schwere gastrointestinale Nebenwirkungen (Perforation, Ulzera, Blutungen) lagen nach viermonatiger Behandlung mit 0,9 % im Bereich der Placebo-Kontrollgruppe, während die Inzidenz unter anderen nichtsteroidalen Antirheumatika mit 1,6 % deutlich höher war. Allerdings waren in dieser Analyse die Vergleichsdosen von Ibuprofen (2400 mg/Tag) und Diclofenac (150 mg/Tag) relativ hoch. Darüber hinaus nahm nach einjähriger Therapie die Häufigkeit schwerer gastrointestinaler Nebenwirkungen unter Rofecoxib (1,3 %) relativ stärker zu als unter den herkömmlichen nichtsteroidalen Antiphlogistika Ibuprofen oder Diclofenac (1,8 %) (Langman et al. 1999), was theoretisch auf eine verzögerte Wundheilung zurückgeführt werden könnte (siehe unten). So ist eine abschließende Risikobewertung derzeit kaum möglich, zumal die COX-2 in vielen Organen konstitutiv exprimiert wird (Nieren, Gehirn, Rückenmark, Uterus, Magen) und in ihren physiologischen Funktionen noch nicht vollständig geklärt ist. Wie bei den nichtselektiven Cyclooxygenaseinhibitoren sind daher aufgrund der konstitutiv exprimierten COX-2 in der Niere renale Nebenwirkungen nicht ausgeschlossen. Auch Störungen bei der Abheilung bereits vorhandener gastroduodenaler Läsionen sind zu erwarten, da die COX-2 bei Wundheilungsvorgängen verstärkt exprimiert wird. Vorteilhaft ist die einmal tägliche Gabe von Rofecoxib aufgrund der langen Halbwertszeit von 17 Stunden. Nachteilig sind die hohen Tagestherapiekosten von *Vioxx* (3,58 DM), die ca. zehnfach höher liegen als die von preisgünstigen Diclofenac-Generika wie z.B. von dem häufig verordneten *Diclac* (0,33 DM).

Sibutramin

Sibutramin (*Reductil*) ist ein weiteres Abmagerungsmittel zur unterstützenden Behandlung einer ernährungsbedingten Adipositas. Der zentral wirkende Hemmstoff der neuronalen Noradrenalin- und Serotoninrückaufnahme wurde zunächst als Antidepressivum entwickelt (King und Devaney 1988). In klinischen Studien ließ sich jedoch keine antidepressive Wirkung nachweisen, stattdessen wurde ein Gewichtsverlust beobachtet. Sibutramin senkt das Körpergewicht durch ein gesteigertes Sättigungsgefühl und vermutlich auch durch eine vermehrte Thermogenese. Die Wirkung entspricht der älterer Appetitzügler mit einer Gewichtsabnahme von ca. 5 kg innerhalb von drei Monaten (Lean 1997). Auch in Kombination mit einer niedrigkalorischen Reduktionskost wurde mit Sibutratmin über die Dauer eines Jahres eine zusätzliche Gewichtsabnahme von etwa 5 kg erzielt, die jedoch wie bei anderen Appetitzüglern drei Monate nach Absetzen wieder nahezu vollständig kompensiert war (Apfelbaum et al. 1999).

Da Sibutramin unter anderem die Herzfrequenz und den Blutdruck erhöht, ist es besonders wichtig, daß die diesbezüglichen Kontraindikationen eingehalten werden und eine engmaschige Überwachung von Puls und Blutdruck bei allen Patienten durchgeführt wird. Nach dem Verbot weiterer Appetitzügler wie Amfepramon, Mefenorex und Norpseudoephedrin durch die EU-Kommission am 28. März 2000, das aufgrund von Herstellereinsprüchen allerdings noch nicht rechtskräftig ist, wird der Markt auf wenige Substanzen reduziert. Einziger wesentlicher Konkurrent ist dann nur noch Orlistat (*Xenical*). Im Vergleich zu diesem ist *Reductil* mit Tagesbehandlungskosten von 5,07 DM um etwa ein Drittel preiswerter.

Tasonermin

Tasonermin (*Beromun*) ist ein rekombinanter Tumornekrosefaktor alfa-1a zur lokoregionalen Perfusionstherapie des nicht resezierbaren Weichteilsarkoms. Tasonermin wird vorwiegend in Makrophagen gebildet und induziert eine hämorrhagische Nekrose von Tumoren. Wegen hoher systemischer Toxizität ist die therapeutische Anwendung nur begrenzt möglich. Die isolierte hyperthermische Extremitätenperfusion in Kombination mit dem alkylierenden Zytostatikum Melphalan verbessert bei 85–90 % der Patienten die lokale Tumorkontrolle (Lev-Celouche et al. 1999). Ein Einfluß auf die Gesamtprognose ist aber nicht gesichert. Die Kosten pro Behandlungszyklus liegen bei ca. 22000 DM.

Telmisartan

Telmisartan (*Micardis*) ist der sechste Vertreter der AT_1-Rezeptorantagonisten zur Hochdruckbehandlung. Nach klinischen Vergleichsstudien (z.B. Mallion et al. 1999) hat das Präparat in einer Dosierung von 40 mg/d eine ähnliche blutdrucksenkende Wirkung wie 50 mg/d Losartan (*Lorzaar*) und entspricht damit einem Analogpräparat ohne besondere therapeutische Vorteile. Preislich liegt das neue Präparat im unteren Bereich bisher verfügbarer AT_1-Rezeptorantagonisten. *Micardis* gelangte bereits 1999 unter die 2500 meistverordneten Arzneimittel (Tabelle 2.2).

Temozolomid

Temozolomid (*Temodal*) ist ein alkylierendes Zytostatikum aus der Gruppe der Triazenderivate zur Behandlung des rezidivierenden oder progredienten Glioblastoma multiforme. Temozolomid zerfällt als Prodrug unter physiologischen Bedingungen spontan in den aktiven Metaboliten Monomethyltriazenoimidazolcarboxamid (MTIC), der im Körper auch als aktiver Metabolit des schon länger bekannten Triazenderivats Dacarbazin (DTIC) entsteht. In den Zielzellen wird aus MTIC reaktives Diazomethan als methylierendes Agens gebildet, das hauptsächlich Methyladdukte an Guanin-reichen DNS-Sequenzen bildet. Temozolomid passiert die Blut-Hirn-Schranke relativ gut und erreicht im Liquor ca. 30 % der Plasmakonzentration. Bei Glioblastompatienten wurde in einer unkontrollierten Studie mit Temozolomid eine mittlere Überlebenszeit von 14 Monaten beobachtet, während die durchschnittliche Überlebenszeit bei diesem Hirntumor normalerweise nur 6 Monate beträgt. In einer Vergleichsstudie mit Procarbazin wurde die Überlebenszeit durch Temozolomid gegenüber der Kontrollgruppe ebenfalls leicht (um 1,6 Monate) erhöht (Yung et al. 1999). Allerdings sind die Therapiekosten für Temozolomid etwa 20mal so hoch wie für Procarbazin (*Natulan*).

Tibolon

Tibolon (*Liviella*) ist ein 19-Nortestosteronderivat zur Behandlung klimakterischer Beschwerden, das bereits vor zehn Jahren in Großbritannien und den Niederlanden als Alternative zur Substitution mit natürlichen Östrogenen eingeführt wurde. Nach oraler Gabe wird Tibolon in der Leber weitgehend in drei aktive Metaboliten umgewandelt wird, wobei 3α-Hydroxytibolon und 3β-Hydroxytibolon überwiegend östrogen wirken, während Δ^4-Tibolon stärkere gestagene und androgene Eigenschaften aufweist. Tibolon verminderte in klinischen Studien ähnlich wie Östrogen-Gestagen-Kombinationen klimakterische Ausfallserscheinungen und das Osteoporoserisiko (Hammar et al. 1998, Beardsworth et al. 1999). Durch das Überwiegen gestagener Tibolonmetaboliten wird der Endometriumaufbau vermindert und die Blutungsrhythmik abgeschwächt. Als Folge des Androgen-betonten Steroidprofils wird das Sexualleben positiv beeinflußt (Nathorst-Boos und Hammar 1997). Gleichzeitig führt die

2

erhöhte Androgenaktivität jedoch zu einer Abnahme der HDL-Plasmaspiegel, so daß der positive Effekt der konventionellen Östrogen-Gestagen-Substitution auf Serumlipide und die damit verbundene Abnahme des kardiovaskulären Risikos ausbleibt (Farish et al. 1999). Die Tagestherapiekosten liegen 3–4fach höher als für typische Östrogen-Gestagenkombinationen (0,48–0,71 DM, s. Tabelle 45.4). Trotz dieser Nachteile gelangte *Liviella* bereits im Jahr der Einführung in die Gruppe der 2500 verordnungshäufigsten Arzneimittel (Tabelle 2.2).

Zaleplon

Zaleplon (*Sonata*) ist ein kurzwirkendes Hypnotikum aus der Gruppe der Nicht-Benzodiazepine mit ähnlichen Eigenschaften wie Zolpidem (*Bicalm, Stilnox*). Beide Substanzen binden bevorzugt an die Alpha$_1$-Untereinheit des GABA-A-Rezeptors und wirken dadurch weniger muskelrelaxierend, antikonvulsiv und anxiolytisch. Zaleplon ist in einer Dosis von 20 mg ungefähr äquieffektiv mit 10 mg Zolpidem, wirkt aber aufgrund einer sehr kurzen Halbwertszeit von nur einer Stunde kürzer (Greenblatt et al. 1998). Während die Schlaflatenz unter Zaleplon gegenüber Placebo deutlich verkürzt wird, wird die Schlafdauer nicht wesentlich verlängert (Elie et al. 1999). Absetzphänomene sind ähnlich wie bei Benzodiazepinen und anderen Nicht-Benzodiazepinderivaten. Das Abhängigkeitspotential wird nach einer Untersuchung an Probanden mit früherem Arzneimittelmißbrauch ähnlich wie bei Triazolam eingeschätzt (Rush et al. 1999). Insgesamt ist Zaleplon also ein Analogpräparat mit marginalen pharmakokinetischen Vorteilen, das jedoch aufgrund der geringeren Wirkungsstärke möglicherweise höher dosiert werden muß als Zolpidem. Auf der Basis der WHO-DDD ist Zaleplon preislich etwas günstiger als andere Nicht-Benzodiazepine.

Zanamivir

Zanamivir (*Relenza*) ist der erste Vertreter einer neuen Klasse von Virostatika zur Behandlung der Influenza A und B. Zanamivir hemmt die virale Neuraminidase, die als Oberflächenprotein die Freisetzung neugebildeter Viren aus infizierten Zellen fördert und damit die Virusausbreitung in den Atemwegen ermöglicht. Durch inhalative

Applikation gelangt der Wirkstoff direkt an den Ort der Virusvermehrung in den Atemwegen. In einer Placebo-kontrollierten Studie verkürzte Zanamivir die Dauer typischer Grippesymptome von 6,5 auf 5 Tage (The MIST Study Group 1998), wenn die Behandlung innerhalb von 36–48 h nach Auftreten der ersten Symptome begonnen wurde. Etwas günstigere Ergebnisse werden erzielt, wenn der Behandlungsbeginn < 30 h nach dem Auftreten der Grippesymptome liegt. Eine in Europa durchgeführte Studie zeigte eine Verkürzung der Krankheitsdauer um 2,5 Tage (Mäkelä et al. 2000). Im Gegensatz dazu hatte eine nordamerikanische Studie nur einen Behandlungseffekt von knapp einem Tag und zeigte keine statistisch signifikante Wirksamkeit, obwohl in dieser Studie die größte Zahl von Patienten untersucht worden war (Lalezari et al. 1999). Eine Wirksamkeit ist ebenfalls nicht nachgewiesen für Patienten über 65 Jahre bzw. mit chronischen Atemwegserkrankungen und Hochrisikopatienten mit kardiovaskulären Krankheiten.

Aufgrund der begrenzten Wirksamkeit hat die amerikanische Food and Drug Administration die Zulassung nur unter der Voraussetzung erteilt, daß der Hersteller noch weitere Belege der Wirksamkeit vorlegt. In Großbritannien hat sich das National Institute for Clinical Excellence gegen eine Anwendung von Zanamivir im staatlichen Gesundheitsdienst (National Health Service) ausgesprochen (Yamey 1999). Diese Entscheidung wird jedoch aufgrund einer Intervention des Handels- und Industrieministeriums noch einmal überprüft, nachdem Glaxo Wellcome mit einer Verlagerung der Firma von Großbritannien nach USA gedroht haben soll. Zanamivir wird zweimal täglich über insgesamt fünf Tage inhalativ appliziert. Bronchospastische Reaktionen – insbesondere bei Asthmatikern – sind in Einzelfällen beobachtet worden. Asthmapatienten sollten daher bei Anwendung von Zanamivir ein kurzwirkendes Betasympathomimetikum zur Verfügung halten. Die Kosten für die fünftägige Behandlung mit *Relenza* betragen 58,19 DM. Deutlich preiswerter und über die gesamte Saison wirksam ist die Grippeschutzimpfung.

Neue Wirkstoffe seit 1990

Die neuen Wirkstoffe, die seit 1990 zugelassen wurden und sich erfolgreich am Markt etabliert haben, nahmen im Durchschnitt kräftig zu. Die erfolgreichsten Neueinführungen dieses Zeitraums sind in

Tabelle 2.3: Erfolgreiche Neueinführungen 1990 bis 1999. Angegeben sind Verordnungen und Umsatz von Präparaten, die seit 1990 neu eingeführt wurden und 1999 einen Umsatz von mindestens 100 Mio. DM erreicht haben.

Jahr	Präparat	Wirkstoff	Verordnungen in Tsd.	% Änd.	Umsatz Mio. DM	% Änd.
1990	Rulid	Roxithromycin	2.175,9	−12,1	106,7	−12,8
	Glucobay	Acarbose	1.858,3	−16,2	145,2	−14,1
	Zyrtec	Cetirizin	2.047,0	−4,1	104,2	−3,8
	Zocor	Simvastatin	1.247,0	+4,0	293,6	+8,9
	Denan	Simvastatin	560,8	−9,5	127,3	−5,4
	Delix	Ramipril	926,1	+11,9	112,5	+15,7
1991	Klacid	Clarithromycin	2.104,0	−8,0	127,5	−9,7
	Pravasin	Pravastatin	512,5	+4,7	110,4	+10,0
	Neupogen	Filgrastim	52,4	+8,1	109,1	+0,5
	Sempera	Itraconazol	400,4	−8,6	101,5	−7,4
1993	Agopton	Lansoprazol	804,4	−22,6	114,5	−13,4
1994	Norvasc	Amlodipin	2.542,8	+14,6	377,0	+18,5
	Pantozol	Pantoprazol	977,4	+2,9	152,6	+11,6
	Rifun	Pantoprazol	703,8	−13,4	110,5	−3,7
	Flutide	Fluticason	995,2	+6,2	122,5	+10,1
	Risperdal	Risperidon	423,2	+39,6	107,8	+50,3
1995	Lorzaar	Losartan	700,3	+10,3	114,2	+11,7
1996	Betaferon	Interferon-beta	58,1	+40,9	138,1	+37,1
	Amaryl	Glimepirid	1.621,4	+21,2	130,9	+35,9
	Zyprexa	Olanzapin	357,0	+67,3	131,6	+54,0
	Gonal	Follitropin alfa	93,9	+4,7	107,0	−3,5
1997	Sortis	Atorvastatin	2.148,8	+31,5	465,2	+38,4
	Lipobay	Cerivastatin	915,7	+37,6	170,2	+55,9
	Avonex	Interferon-beta	50,8	+53,5	113,0	+50,8
Summe			24.277,2		3.693,1	
Summe aller Neueinführungen			65.282,5	+7,6	8.477,0	+18,6
Anteil aller Neueinführungen am Gesamtmarkt (%)			8,3		23,1	

der Tabelle 2.3 zusammengefaßt. Hier sind alle Wirkstoffe mit einem Umsatz von mehr als 100 Mio. DM im Jahre 1999 aufgelistet worden.

Der erfolgreichste Wirkstoff der seit 1990 eingeführten neuen Arzneimittel war 1999 der Lipidsenker Atorvastatin (*Sortis*), der mit einem Umsatz von 465 Mio. DM sogar Simvastatin (*Zocor, Denan*) übertraf. Auffällig an dieser Entwicklung ist die Tatsache, daß sich damit ein weiteres Analogpräparat aus der Gruppe der HMG-CoA-Reduktasehemmer erfolgreich gegen den ersten innovativen Vertreter dieser Arzneimittelgruppe (Lovastatin) durchsetzen konnte. Auffällig ist weiterhin, daß Atorvastatin erst 1997 auf den Markt kam und sich in nur drei Jahren an die Spitze der Statine setzte. Möglicherweise beruht der Markterfolg des Atorvastatins auf der relativ starken cholesterinsenkenden Wirkung, die bereits mit der niedrigsten im Handel befindlichen Dosis (10 mg) erreicht wird. Simvastatin (*Zocor, Denan*) steht mit einem Gesamtumsatz von 421 Mio. DM weiterhin an zweiter Stelle der umsatzstarken Neueinführungen und unterstreicht damit zugleich die Marktbedeutung der Statine.

Die dritte erfolgreiche Substanz ist der Calciumantagonist Amlodipin (*Norvasc*), der 1994 neu eingeführt wurde und seit 1998 der am häufigsten verordnete Wirkstoff unter den Calciumantagonisten ist. Vermutlich beruht diese Entwicklung auf seiner besonders langen Wirkungsdauer und vor allem dem langsamen Anfluten der Substanz, wodurch reflektorische Tachykardien vermieden werden. Die bisher führenden Substanzen (z.B. Nifedipin) mit schneller und kurzer Wirkung waren in retrospektiven Analysen mit einem erhöhten Risiko eines Herztodes assoziiert (siehe auch Calciumantagonisten, Kapitel 20).

Die seit 1990 neueingeführten Wirkstoffe haben 1999 einen Umsatzanteil von 23,1 % am Gesamtmarkt erreicht (Tabelle 2.4). Die Steigerungsrate dieses Marktsegments (+18,6 %) liegt deutlich höher als im Gesamtmarkt (+2,9 %). Allein durch die vermehrte Verordnung von Neueinführungen sind die Arzneimittelkosten 1999 um 1329 Mio. DM gestiegen. Dieser Betrag liegt sogar noch über dem Umsatzzuwachs des Gesamtmarktes in Höhe von 1051 Mio. DM (Tabelle 1.1).

Eine Reihe von Arzneimitteln sind wegen besonderer Risiken in dem Zeitraum von 1985 bis 1999 vom Markt genommen worden (Tabelle 2.5). Es fällt auf, daß allein in den letzten drei Jahren bei acht Präparaten Marktrücknahmen erforderlich waren. Im Jahre 1999 waren davon die beiden Gyrasehemmer Trovafloxacin (*Trovan*) (Markteinführung August 1998, Marktrücknahme Juni 1999) und Grepafloxacin (*Vaxar*) (Markteinführung August 1997, Marktrücknahme Oktober 1999) sowie erst kürzlich das 1990 eingeführte Prokinetikum Cisaprid (*Alimix, Propulsin*) betroffen.

Tabelle 2.4: Verordnungen von Arzneimitteln mit neuen Wirkstoffen 1999.
Angegeben sind alle Präparate, die von 1990 bis 1999 eingeführt wurden und in
einem Jahr seit 1990 mindestens 50 Tsd. Verordnungen erreicht haben und 1999
noch mindestens 20 Tsd. Verordnungen aufweisen.

Präparat	Wirkstoff	Verordnungen in Tsd.	% Änd.	Umsatz Mio. DM	% Änd.
Neue Wirkstoffe 1990					
Rulid	Roxithromycin	2.175,9	−12,1	106,7	−12,8
Zyrtec	Cetirizin	2.047,0	−4,1	104,2	−3,8
Glucobay	Acarbose	1.858,3	−16,2	145,2	−14,0
Zocor	Simvastatin	1.247,0	4,0	293,6	8,9
Propulsin	Cisaprid	1.036,7	−17,5	73,1	−14,9
Delix	Ramipril	926,1	11,9	112,5	15,7
Denan	Simvastatin	560,8	−9,5	127,3	−5,4
Vesdil	Ramipril	405,1	2,0	50,1	7,6
Baymycard	Nisoldipin	349,9	−17,3	39,3	−13,0
Fungata	Fluconazol	263,5	−6,8	7,6	−6,7
Vascal	Isradipin	163,8	−18,9	21,9	−17,5
Unacid PD	Sultamicillin	146,8	25,0	9,2	25,1
Fluctin	Fluoxetin	129,6	−22,3	30,0	−22,3
Nipolept	Zotepin	102,0	−9,6	7,2	−17,1
Diflucan	Fluconazol	96,7	−20,6	45,5	6,6
Triapten	Foscarnet	83,0	−26,9	2,3	−26,2
Lomir	Isradipin	70,6	−27,0	9,5	−27,2
Antagonil	Nicardipin	69,1	−27,3	6,8	−27,0
Alimix	Cisaprid	46,7	−35,6	3,0	−38,0
Sandostatin	Octreotid	25,5	16,5	66,7	20,7
		11.804,2	−8,9	1.261,6	−2,7
Neue Wirkstoffe 1991					
Klacid	Clarithromycin	2.104,0	−8,0	127,5	−9,7
Stilnox	Zolpidem	1.577,3	−10,6	50,4	−3,4
Ximovan	Zopiclon	1.083,3	−15,2	34,9	−9,3
Dilatrend	Carvedilol	707,4	17,0	93,7	20,4
Bikalm	Zolpidem	674,8	−8,5	21,6	−1,4
Cynt	Moxonidin	641,6	15,9	79,3	22,7
Pravasin	Pravastatin	512,5	4,7	110,4	10,0
Modip	Felodipin	487,3	−8,7	70,3	−8,2
Accupro	Quinapril	457,0	−0,1	49,0	13,2
Suprax	Cefixim	424,9	3,8	28,5	0,1
Orelox	Cefpodoxim	416,2	−6,7	26,7	−6,6
Querto	Carvedilol	414,8	11,6	54,6	11,8
Sempera	Itraconazol	400,4	−8,6	101,5	−7,4
Physiotens	Moxonidin	275,6	2,8	35,2	7,9
Munobal	Felodipin	273,7	1,5	39,8	0,9
Podomexef	Cefpodoxim	252,9	13,8	15,8	13,5
Cephoral	Cefixim	234,6	−20,4	17,1	−21,4
Skinoren Creme	Azelainsäure	204,6	2,9	7,9	4,2
Liprevil	Pravastatin	196,6	−0,5	40,9	8,5
Aurorix	Moclobemid	187,2	−14,8	32,9	−6,5

Tabelle 2.4: Verordnung von Arzneimitteln mit neuen Wirkstoffen 1999 (Forts.)

Präparat	Wirkstoff	Verordnungen in Tsd.	% Änd.	Umsatz Mio. DM	% Änd.
Neue Wirkstoffe 1991					
Biaxin HP	Clarithromycin	139,6	−19,7	20,7	−20,1
Zofran	Ondansetron	105,2	13,2	39,7	13,9
Fenizolan	Fenticonazol	100,9	−18,3	1,1	−16,2
Siros	Itraconazol	87,6	−16,3	3,6	−11,4
Neupogen	Filgrastim	52,9	9,0	110,1	1,4
Importal	Lactitol	27,5	−19,5	0,9	−21,2
Target	Felbinac	21,9	−44,2	0,4	−46,1
		12.062,4	**−4,7**	**1.214,6**	**1,5**
Neue Wirkstoffe 1992					
Torem	Torasemid	531,9	25,5	51,8	24,9
Unat	Torasemid	501,8	15,6	50,1	22,2
Fosinorm	Fosinopril	387,2	12,0	40,0	14,2
Lamisil Tabletten	Terbinafin	332,8	0,1	76,9	10,7
Psorcutan	Calcipotriol	310,2	12,9	30,2	9,9
Seroxat	Paroxetin	224,7	36,2	48,6	38,5
Dynacil	Fosinopril	211,6	−4,4	21,5	−2,1
Dynorm	Cilazapril	207,1	−2,4	24,4	4,5
Loceryl	Amorolfin	166,2	−8,7	16,2	−8,6
Bambec	Bambuterol	113,7	−22,3	14,8	−21,5
Allergodil	Azelastin	103,5	17,2	3,3	44,6
Lamisil Creme	Terbinafin	86,1	−21,3	1,8	−21,5
Nivadil	Nilvadipin	85,5	−7,1	13,1	−5,3
Aredia	Pamidronsäure	77,4	17,4	62,8	25,1
Tagonis	Paroxetin	76,7	−2,1	17,4	−4,2
Sabril	Vigabatrin	58,0	4,6	16,0	8,2
Allergodil Tabs	Azelastin	40,4	58,4	1,1	26,7
Escor	Nilvadipin	25,0	−17,3	3,9	−16,4
		3.540,0	**7,8**	**493,8**	**12,6**
Neue Wirkstoffe 1993					
Zithromax	Azithromycin	2.065,5	3,2	97,6	3,7
Ecural	Mometason	839,7	1,7	19,8	−0,7
Agopton	Lansoprazol	804,4	−22,6	114,5	−13,4
Keimax	Ceftibuten	610,3	7,6	41,6	8,5
Cibacen	Benazepril	478,5	2,8	50,3	6,2
Imigran	Sumatriptan	404,6	−7,1	56,0	−7,9
Lamictal	Lamotrigin	222,5	14,4	81,5	27,9
Nasonex	Mometason	222,2	(neu)	5,7	(neu)
Lorafem	Loracarbef	195,2	−39,5	15,9	−31,5
Parkotil	Pergolid	116,9	−11,0	38,0	−0,4
Udrik	Trandolapril	84,8	−22,0	8,7	−22,8
Gopten	Trandolapril	44,9	8,5	4,7	12,8
		6.089,5	**−0,7**	**534,1**	**0,2**

Tabelle 2.4: Verordnung von Arzneimitteln mit neuen Wirkstoffen 1999 (Forts.)

Präparat	Wirkstoff	Verordnungen in Tsd.	% Änd.	Umsatz Mio. DM	% Änd.
Neue Wirkstoffe 1994					
Norvasc	Amlodipin	2.542,8	14,6	377,0	18,5
Flutide	Fluticason	995,2	6,2	122,5	10,1
Pantozol	Pantoprazol	977,4	2,9	152,6	11,6
Advantan	Methylprednisolon-aceponat	753,0	15,0	15,2	12,5
Rifun	Pantoprazol	703,8	−13,4	110,5	−3,7
Livocab Augentropfen	Levocabastin	534,9	9,7	23,1	8,4
Cranoc	Fluvastatin	447,6	−11,2	67,2	−2,2
Risperdal	Risperidon	423,2	39,6	107,8	50,3
Locol	Fluvastatin	326,3	0,9	49,9	9,8
Atemur	Fluticason	257,0	−18,5	30,6	−15,0
Andante	Bunazosin	172,1	−24,9	23,0	−21,2
Proscar	Finasterid	150,4	14,2	37,4	21,3
Livocab Nasenspray	Levocabastin	140,9	−4,1	4,2	−3,9
Fungisan	Omoconazol	87,3	−5,7	1,4	−5,7
Globocef	Cefetamet	86,9	−50,3	5,9	−50,6
Levophta	Levocabastin	63,2	−14,1	1,7	−13,8
Flutivate	Fluticason	30,0	−29,7	1,0	−29,0
		8.691,9	**3,5**	**1.131,0**	**11,0**
Neue Wirkstoffe 1995					
Lorzaar	Losartan	700,3	10,3	114,2	11,7
Serevent	Salmeterol	695,5	−6,6	69,9	3,7
Trusopt	Dorzolamid	550,3	−9,3	61,8	1,2
Uroxatral	Alfuzosin	225,1	12,2	23,1	13,2
Aeromax	Salmeterol	223,3	−11,6	21,9	−0,7
Urion	Alfuzosin	137,3	−1,1	14,7	4,7
Neurontin	Gabapentin	108,1	68,7	23,8	50,7
Globocef	Cefetamet	86,9	−50,3	5,9	−50,6
Fumaderm	Fumarsäurealkylester	71,9	−8,7	23,0	23,4
Prograf	Tacrolimus	70,7	1,2	68,1	−1,2
Zalain	Sertaconazol	68,9	−9,9	1,6	−5,9
Dostinex	Cabergolin	43,5	−0,1	6,4	6,5
Quinodis	Fleroxacin	41,4	−41,8	1,2	−45,1
Valtrex	Valaciclovir	26,3	−18,8	7,3	−19,1
Iopidine	Apraclonidin	21,8	−46,9	1,4	−46,7
		3.071,3	**−4,9**	**444,3**	**4,7**
Neue Wirkstoffe 1996					
Amaryl	Glimepirid	1.621,4	21,2	130,9	35,9
Mobec	Meloxicam	671,0	−30,2	34,4	−20,8
Humalog	Insulin lispro	417,0	73,0	92,8	77,5
Diovan	Valsartan	389,1	3,5	65,8	5,8
Alna	Tamsulosin	361,7	9,3	60,1	13,8
Zyprexa	Olanzapin	357,0	67,3	131,6	54,0

Tabelle 2.4: Verordnung von Arzneimitteln mit neuen Wirkstoffen 1999 (Forts.)

Präparat	Wirkstoff	Verordnungen in Tsd.	% Änd.	Umsatz Mio. DM	% Änd.
Neue Wirkstoffe 1996					
Omnic	Tamsulosin	339,8	12,7	57,1	21,8
Remergil	Mirtazapin	297,3	44,5	59,8	56,8
Cipramil	Citalopram	283,3	50,3	52,9	66,3
Fosamax	Alendronat	231,6	11,7	57,7	16,4
Trevilor	Venlafaxin	195,4	45,8	39,5	52,1
Differin	Adapalen	170,2	5,3	3,8	5,6
Zerit	Stavudin	98,3	−1,4	58,3	−0,3
Gonal	Follitropin alfa	93,9	4,7	107,0	−3,5
Epivir	Lamivudin	77,1	−17,6	42,6	−16,0
CellCept	Mycophenolatmofetil	60,5	32,4	67,0	48,8
Campral	Acamprosat	58,4	−37,1	7,8	−36,7
Betaferon	Interferon-beta	58,1	40,9	138,1	37,1
Curatoderm	Tacalcitol	58,0	−25,3	4,7	−25,4
		5.839,0	**12,3**	**1.211,8**	**24,6**
Neue Wirkstoffe 1997					
Sortis	Atorvastatin	2.147,3	31,4	465,0	38,4
Lipobay	Cerivastatin	915,7	37,6	170,2	55,9
Foradil	Formoterol	696,5	33,6	74,5	40,7
Oxis	Formoterol	679,0	36,2	62,8	64,6
Telfast	Fexofenadin	603,4	26,7	31,2	44,4
Atacand	Candesartan	493,3	34,6	86,6	50,2
Nebilet	Nebivolol	431,0	54,2	51,4	56,0
Blopress	Candesartan	422,8	68,0	73,1	84,9
Beofenac	Aceclofenac	347,4	22,8	9,8	24,5
Xalatan	Latanoprost	343,1	50,2	44,7	66,0
Ascotop	Zolmitriptan	296,2	22,6	30,6	27,3
Aprovel	Irbesartan	266,7	9,2	48,3	20,0
Teveten	Eprosartan	262,5	−4,3	27,3	10,9
Karvea	Irbesartan	247,3	16,2	44,3	29,1
Zoloft	Sertralin	177,6	29,0	30,8	46,8
Vaxar	Grepafloxacin	175,0	−25,5	12,5	−25,6
Quadropril	Spirapril	166,3	4,4	16,3	13,7
Naramig	Naratriptan	131,2	14,6	13,9	7,0
Alomide	Lodoxamid	97,3	−23,2	1,5	−19,3
Gladem	Sertralin	94,4	7,2	16,5	26,2
Parkinsan	Budipin	93,6	75,9	21,6	121,0
Femara	Letrozol	78,4	166,2	36,3	33,1
Aricept	Donepezil	76,4	35,8	40,9	50,4
Requip	Repinirol	56,5	24,0	13,0	62,8
Avonex	Interferon-beta	50,8	53,5	113,0	50,8
Fempress	Moexipril	27,3	−20,8	2,5	−21,0
Anemet	Dolasetron	24,7	102,3	3,8	127,8
Vectavir	Penciclovir	24,3	−1,9	0,6	−0,3
Nefadar	Nefazodon	20,6	−32,3	2,5	−22,0
		9.446,6	**28,4**	**1.545,7**	**42,8**

Tabelle 2.4: Verordnung von Arzneimitteln mit neuen Wirkstoffen 1999 (Forts.)

Präparat	Wirkstoff	Verordnungen in Tsd.	% Änd.	Umsatz Mio. DM	% Änd.
Neue Wirkstoffe 1998					
Tavanic	Levofloxacin	580,0	121,0	37,4	123,0
Plavix	Clopidogrel	321,1	703,5	96,5	821,6
Iscover	Clopidogrel	300,2	441,0	91,3	474,4
Mizollen	Mizolastin	284,2	20,0	14,5	27,6
Singulair	Montelukast	261,1	91,8	55,0	109,0
Detrusitol	Tolterodin	255,0	50,2	31,8	62,5
Diastabol	Miglitol	237,2	240,5	16,6	264,5
Alphagan	Brimonidin	235,8	75,8	22,0	122,3
Zolim	Mizolastin	220,2	177,9	10,8	175,3
Pariet	Rabeprazol	220,1	2.094,5	21,4	2.544,4
NovoNorm	Repaglinid	217,8	1.609,3	18,8	2.082,4
Motens	Lacidipin	176,8	208,6	20,4	250,7
Maxalt	Rizatriptan	172,9	894,1	16,3	976,2
Trovan	Trovafloxacin	128,5	119,8	9,0	124,4
Comtess	Entacapon	65,6	979,1	15,1	1.009,9
Sifrol	Pramipexol	50,9	409,7	16,7	518,3
Exelon	Rivastigmin	44,9	205,4	12,3	246,7
Viramune	Nevirapin	39,3	111,0	27,1	123,3
Edronax	Reboxetin	37,9	308,2	5,1	377,5
Evista	Raloxifen	37,0	480,6	7,8	617,2
Topamax	Topiramat	33,1	336,5	8,8	356,8
Viracept	Nelfinavir	31,1	29,5	36,2	29,4
		3.950,5	175,1	590,7	222,0
Neue Wirkstoffe 1999					
Sympal	Dexketoprofen	264,2	(neu)	4,9	(neu)
Avalox	Moxifloxacin	155,8	(neu)	10,6	(neu)
Telos	Lornoxicam	124,2	(neu)	4,7	(neu)
Micardis	Telmisartan	105,9	(neu)	16,3	(neu)
Liviella	Tibolon	80,7	(neu)	11,2	(neu)
Emadine	Emedastin	56,3	(neu)	1,7	(neu)
		787,1		49,4	
Summe		65.282,5	7,6	8.477,0	18,6
Anteil am Gesamtmarkt (%)		8,3		23,1	

Tabelle 2.5: Marktrücknahmen von Arzneimitteln 1985–1999

Präparat	Wirkstoff	Einführung	Marktrücknahme
Pacyl	Isoxicam	1983	Oktober 1985
Carnivora	Venusfliegenfallenpresssaft	1984	Januar 1986
Cronassial	Hirnganglioside	1986	August 1989
Alival	Nomifensin	1976	Januar 1986
Neuralgin (u.a.)	Phenacetin	1887	April 1986
Laxenta (u.a.)	Datron		Januar 1987
Edrul	Muzolimin	1985	Juli 1987
Catergen	Cianidanol	1981	Juli 1987
Tercospor	Terconazol	1985	Dezember 1988
Milid	Proglumid	1978	Januar 1989
Rengasil	Pirprofen	1984	März 1990
Mictrol	Terolidin	1990	August 1991
Teflox	Temofloxacin	1992	Juni 1992
Fragivix	Benzaron	1972	Oktober 1992
Centoxin	Nebacumac	1991	Januar 1993
Toratex	Ketorolac	1992	Juni 1993
Roxiam	Remoxiprid	1991	Dezember 1993
Bonnecor	Tiracizin	1990	Januar 1994
Peroxinorm	Orgotein	1981	März 1994
Ponderax	Fenfluramin	1973	September 1997
Isomeride	Dexfenfluramin	1993	September 1997
Muskel-Tranquopal	Chlormezanon	1972	Oktober 1997
Posicor	Mibefradil	1997	Juni 1998
Cerate	Mibefradil	1997	August 1998
Tasmar	Tolcapon	1997	November 1998
Serdolect	Sertindol	1997	Dezember 1998
Trovan	Trovafloxacin	1998	Juni 1999
Vaxar	Grepafloxacin	1997	Oktober 1999
Alimix	Cisaprid	1990	Juni 2000
Propulsin	Cisaprid	1990	Juni 2000

Literatur

Albano C., Felberbaum R.E., Smitz J., Riethmüller-Winzen H., Engel J., Diedrich K., Devroey P. (2000): Ovarian stimulation with HMG: results of a prospective randomized phase III European study comparing the luteinizing hormone-releasing hormone (LHRH)-antagonist cetrorelix and the LHRH-agonist buserelin. Hum. Reprod. 15: 526–531.

American Academy of Pediatrics, Committee on Infectious Diseases (1996): Reassessment of the indications for ribavirin therapy in respiratory syncytial virus infections. Pediatrics 97: 137–140.

Apfelbaum M., Vague P., Ziegler O., Hanotin C., Thomas F., Leutenegger E. (1999): Long-term maintenance of weight loss after a very-low-calorie diet: a randomized blinded trial of the efficacy and tolerability of sibutramine. Am. J. Med. 106: 179–184.

Balfour J.A.B., Wiseman L.R. (1999): Moxifloxacin. Drugs 57: 363–373.

Beardsworth S.A., Kearney C.E., Purdie D.W. (1999): Prevention of postmenopausal bone loss at lumbar spine and upper femur with tibolone: a two-year randomised controlled trial. Br. J. Obstet. Gynaecol. 106: 678–683.

Coulouvrat C., Dondey-Nouvel L. (1999): Safety of amisulpride (Solian): a review of 11 clinical studies. Int. Clin. Psychopharmacol. 14: 209–218.

Cvitkovic E., Bekradda M. (1999): Oxaliplatin: a new therapeutic option in colorectal cancer. Semin. Oncol. 26: 647–662.

Elie R., Rüther E., Farr I. et al. and the Zaleplon Clinical Study Group (1999): Sleep latency is shortened during 4 weeks of treatment with zaleplon, a novel nonbenzodiazepine hypnotic. J. Clin. Psychiatry 60: 536–544.

El-Refaey H., Rajasekar D., Abdalla M., Calder L., Templeton A. (1995): Induction of abortion with mifepristone (RU 486) and oral or vaginal misoprostol. New Engl. J. Med. 332: 983–987.

European Agency for the Evaluation of Medicinal Products (EMEA) (1999): Emadine, European Public Assessment Report (EPAR), 27 January 1999.

Farish E., Barnes J.F., Fletcher C.D., Ekevall K., Calder A., Hart D.M. (1999): Effects of tibolone on serum lipoprotein and apolipoprotein levels compared with a cyclical estrogen/progesteron regimen. Menopause 6: 98–104.

Foster C.S., Alter G., DeBarge L.R., Raizman M.B., Crabb J.L., Santos C.I. et al. (1996): Efficacy and safety of rimexolone 1 % ophthalmic suspension vs 1 % prednisolone acetate in the treatment of uveitis. Am. J. Ophthalmol. 122: 171–182.

Fricke U. (1999): Neue Arzneimittel – Ein Überblick. Therapiesymposium '99. Arzneimittelkommission der deutschen Ärzteschaft, Frankfurt am Main.

Furst D.E., Weaver A. for the Leflunomide US Investigators Group, and Strand V. (1999): A comparison of leflunomide, placebo, and methotrexate for the treatment of active rheumatoid arthritis. XIV EULAR Congress, Glasgow, Scotland, 6–11 June 1999: 398.

Greenblatt D.J., Harmatz J.S., von Moltke L.L., Ehrenberg B.L., Harrel L., Corbett K. et al. (1998): Comparative kinetics and dynamics of zaleplon, zolpidem, and placebo. Clin. Pharmacol. Ther. 64: 553–561.

Hammar M., Christau S., Nathorst-Boos J., Rud T., Garre K. (1998): A double-blind, randomised trial comparing the effects of tibolone and continuous combined hormone replacement therapy in postmenopausal women with menopausal symptoms. Br. J. Obstet. Gynaecol. 105: 904–911.

Jensen D.M., Krawitt E.L., Keeffe E.B., Hollinger F.B., James S.P., Mullen K. et al. (1999): Biochemical and viral response to consensus interferon (CIFN) therapy in chronic hepatitis C patients: effect of baseline viral concentration. Consensus Interferon Study Group. Am. J. Gastroenterol. 94: 3583–3588.

Joffe S., Ray T., Escobar G.J., Black S.B., Lieu T.A. (1999): Cost-effectiveness of respiratory syncytial virus prophylaxis among preterm infants. Pediatrics 104: 419–427.

King D.J., Devaney N. (1988): Clinical pharmacology of sibutramine hydrochloride (BTS 54524), a new antidepressant, in healthy volunteers. Br. J. Clin. Pharmacol. 26: 607–611.

Laine L., Harper S., Simon T. et al. For the Rofecoxib Osteoarthritis Endoscopy Study Group (1999): A randomized trial comparing the effect of rofecoxib, a cyclooxygenase 2-specific inhibitor, with that of ibuprofen on the gastroduodenal mucosa of patients with osteoarthritis. Gastroenterol. 117: 776–783.

Lalezari J., Klein T., Stapleton J. et al. (1999): The efficacy and safety of inhaled zanamivir in the treatment of influenza in otherwise healthy and „high risk" individuals in North America. J. Antimicrob. Chemother. 44 Suppl. A: 42.

Langman M.J., Jensen D.M., Watson D.J., Harper S.E., Zhao P.-L., Quan H. et al. (1999): Adverse upper gastrointestinal effects of rofecoxib compared with NSAIDs. JAMA 282: 1929–1933.

Lean M.E.J. (1997): Sibutramine – a review of clinical efficacy. Int. J. Obesity 21: S30–S36.

Lee C. (1999): Recombinant clotting factors in the treatment of hemophilia. Thromb. Haemost. 82: 516–524.

Lev-Celouche D., Abu-Abeid S., Kollander Y., Meller I.,Isakov J., Merimsky O. et al. (1999): Multifocal soft tissue sarcoma: limb salvage following hyperthermic isolated limb perfusion with high-dose tumor necrosis factor and melphalan. J. Surg. Oncol. 70: 185–189.

Mäkelä M.J., Pauksens K., Rostila T., Fleming D.M., Man C.Y. Keene O.N., Webster A. (2000): Clinical efficacy and safety of the orally inhaled neuraminidase inhibitor zanamivir in the treatment of influenza: a randomized, double-blind, placebo-controlled European study. J. Infection 40: 42–48.

Maini R.N., Breedveld F.C., Kalden J.R., Smolen J.S. et al. (1998): Therapeutic efficacy of multiple intravenous infusions of anti-tumor necrosis factor α monoclonal antibody combined with low-dose weekly methotrexate in rheumatoid arthritis. Arthritis & Rheumatism 41: 1552–1563.

Mallion J.M., Siche J.P., Lacourcière Y., and the Telmisartan Blood Pressure Monitoring Group (1999): ABPM comparison of the antihypertensive profiles of the selective angiotensin II receptor antagonist telmisartan and losartan in patients with mild-to-moderate hypertension. J. Hum. Hypertens. 13: 657–664.

Möller H.J., Boyer P., Fleurot O., Rein W., PROD-ASLP Study Group (1997): Improvement of acute exacerbation phases of schizophrenia with amisulpride: comparison with haloperidol. Psychopharmacology 132: 396–401.

Nashan B., Light S., Hardie I.R. et al. for the Daclizumab Double Therapy Study Group (1999): Reduction of acute renal allograft rejection by daclizumab. Transplantation 67: 110–115.

Nathorst-Boos J., Hammar M. (1997): Effect on sexual life – a comparison between tibolone and a continuous estradiol-norethisterone acetate regimen. Maturitas 26: 15–20.

Olivennes F., Belaisch-Allart J., Emperaire J.C., Dechaud H., Alvarez S., Moreau L. et al. (2000): Prospective, randomized, controlled study of in vitro fertilization-embryo transfer with a single dose of a luteinizing hormone-releasing hormone (LH-RH) antagonist (cetrorelix) or a depot formula of an LH-RH agonist. Fertil. Steril. 73: 314–320.

Perry C.M., Balfour J.A. (1999): Fomivirsen. Drugs 57: 375–380.

Pollmann H., Aledort L. (1999): Albumin-free formulated recombinant factor VIII preparations – how big a step forward? Thromb. Haemost. 82: 1370–1371.

Present D.H., Rutgeerts P., Targan S., Hanauer S.B., Mayer L.,van Hogezand R.A. et al. (1999): Infliximab for the treatment of fistulas in patients with Crohn's disease. New Engl. J. Med. 340: 1398–1405.

Rush C.R., Frey J.M., Griffiths R.R. (1999): Zaleplon and triazolam in humans: acute behavioral effects and abuse potential. Psychopharmacol. 145: 39–51.

Saruta T., Omae T., Kuramochi M., Iimura O., Yoshinaga K., Abe K. et al. (1995): Imidapril hydrochloride in essential hypertension: a double-blind comparative study using enalapril maleate as a control. J. Hypertens. 13 (Suppl. 3): S23–S30.

Saruta T., Arakawa K., Iimura O., Yoshinaga K., Abe K., Matsuoka H. et al. (1999): Difference in the incidence of cough induced by angiotensin converting enzyme inhibitors: a comparative study using imidapril hydrochloride and enalapril maleate. Hypertens. Res. 22: 197–202.

2

2

Silvestre L., Dubois C., Renault M., Rezvani Y., Baulieu E.-E., Ulmann A. (1990): Voluntary interruption of pregnancy with mifepristone (RU 486) and a prostaglandin analogue. New Engl. J. Med. 322: 645–648.

Smolen J.S., Kalden J.R., Scott D.L., Rozman B., Kvien T.K., Larsen A. et al. (1999): Efficacy and safetey of leflunomide compared with placebo and sulphasalazine in active rheumatoid arthritis: a double-blind, randomised, multicentre trial. The Lancet 353: 259–266.

Speller J.C., Barnes T.R.E., Curson D.A., Pantelis C., Alberts J.L. (1997): One-year, low-dose neuroleptic study of in-patients with chronic schizophrenia characterised by persistent negative symptoms. Br. J. Psychiat. 171: 564–568.

Staszewski S., Katlama C., Harrer T., Massip P., Yeni P., Cutrell A. et al. (1998): A dose-ranging study to evaluate the safety and efficacy of abacavir alone or in combination with zidovudine and lamivudine in antiretroviral treatment-naive subjects. AIDS 12: F197–202.

Staszewski S., Morales-Ramirez J., Tashima K.T., Rachlis A., Skiest D., Stanford J. et al. (1999): Efavirenz plus zidovudine and lamivudine, efavirenz plus indinavir, and indinavir plus zidovudine and lamivudine in the treatment of HIV-1 infection in adults. New Engl. J. Med. 341: 1865–1873.

Targan S.R., Hanauer S.B., van Deventer S.J.H., Mayer L., Present D.H., Braakman T. et al. (1997): A short-term study of chimeric monoclonal antibody cA2 to tumor necrosis factor α for Crohn's disease. New Engl. J. Med. 337: 1029–1035.

The IMpact-RSV Study Group (1998): Palivizumab, a humanized respiratory syncytial virus monoclonal antibody, reduces hospitalization from respiratory syncytial virus infection in high-risk infants. Pediatrics 102: 531–537.

The MIST Study Group (1998): Randomised trial of efficacy and safety of inhaled zanamivir in treatment of influenza A and B virus infections. Lancet 352: 1877–1881.

The PURSUIT Trial Investigators (1998): Inhibition of platelet glycoprotein IIb/IIa with eptifibatide in patients with acute coronary syndromes. New Engl. J. Med. 339: 436–443.

Vane J.R., Botting R., Emery P. (1999): Clinician's manual on COX-2 inhibition and arthritis. Science Press Ltd., UK.

Yamey G. (1999): NICE to rule on influenza flu drug zanamivir. Brit. Med. J. 319: 937.

Yung W.K., Prados M.D., Yaya-Tur R., Rosenfeld S.S., Brada M., Friedman H.S. et al. (1999): Multicenter phase II trial of temozolomide in patients with anaplastic astrocytoma or anaplastic oligoastrocytoma at first relapse. Temodal Brain Tumor Group. J. Clin. Oncol. 17: 2762–2771.

3. ACE-Hemmer und Angiotensin-rezeptorantagonisten

MANFRED ANLAUF

Die Wirkung einer medikamentösen ACE-Hemmung besteht in einer verminderten Bildung von Angiotensin II aus Angiotensin I. Ebenfalls gehemmt wird der Abbau von Bradykinin. Angiotensin II wirkt stark vasokonstringierend im arteriellen, aber auch im venösen System. Es führt zu einer vermehrten Freisetzung von Aldosteron und Catecholaminen. Nachgewiesen wurden außerdem trophische Effekte in Zellkulturen, die Bedeutung für die vaskulären und kardialen Veränderungen bei Hochdruck- und Nierenkrankheiten haben. Nachdem oral wirksame Angiotensinrezeptorantagonisten entwickelt wurden, hatte sich gezeigt, daß die Rezeptoren für Angiotensin II in mindestens zwei Gruppen, AT_1- und AT_2-Rezeptoren, mit teilweise

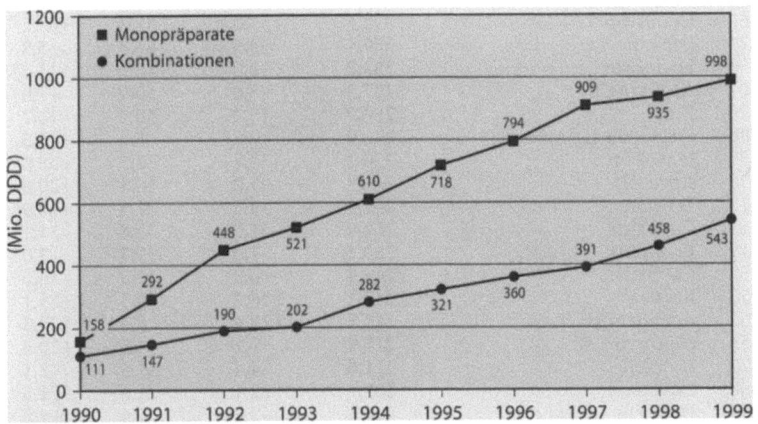

Abbildung 3.1: Verordnungen von ACE-Hemmern 1990 bis 1999
Gesamtverordnungen nach definierten Tagesdosen (ab 1991 mit neuen Bundesländern)

Tabelle 3.1: Verordnungen von ACE-Hemmern und Angiotensinrezeptorantagonisten 1999. Angegeben sind die verordnungshäufigsten Präparate mit Verordnungsrang, Verordnungen und Umsatz 1999 im Vergleich zu 1998.

Rang	Präparat	Verordnungen		Umsatz	
		in Tsd.	Änd. %	Mio. DM	Änd. %
47	Captohexal	1687,9	+9,4	41,9	+11,6
61	Xanef	1484,7	−5,7	155,7	−3,7
85	ACE-Hemmer-ratiopharm	1232,8	+14,6	29,8	+19,0
145	Delix	926,1	+11,9	112,5	+15,7
166	Benalapril	822,4	(>1000)	44,2	(>1000)
168	Acerbon	818,4	−2,0	81,0	−2,4
206	Captohexal comp.	701,5	+72,7	24,7	+76,3
207	Lorzaar	700,3	+10,3	114,2	+11,7
214	Delix plus	693,3	+20,5	102,8	+24,3
246	Lopirin	628,6	−23,4	51,1	−28,5
250	Lorzaar plus	621,3	+44,5	104,2	+52,8
304	Captobeta	540,1	+14,2	12,4	+13,8
307	Acercomp	536,0	+1,7	81,8	+3,4
321	Accuzide	520,0	+1,0	67,7	+2,7
344	Atacand	493,3	+34,6	86,6	+50,2
354	Cibadrex	483,0	+7,5	59,7	+11,5
355	Renacor	479,9	−0,7	71,8	+0,4
357	Cibacen	478,5	+2,8	50,3	+6,2
380	Accupro	457,0	−0,1	49,0	+13,2
404	Acenorm	432,9	−15,1	27,3	−13,5
419	Captogamma	423,7	+0,5	10,7	+3,8
422	Vesdil plus	422,8	−5,0	66,0	−3,0
423	Blopress	422,8	+68,0	73, 1	+84,9
450	Vesdil	405,1	+2,0	50, 1	+7,6
467	Codiovan	392,6	+55,9	65,7	+66,2
477	Diovan	389,1	+3,5	65,8	+5,8
480	Fosinorm	387,2	+12,0	40,0	+14,2
609	Arelix ACE	307,2	+5,0	50,0	+7,8
670	Pres	280,9	−13,2	30,4	−11,2
688	Captopril Heumann	270,9	+12,7	6,4	+16,5
689	tensobon	270,2	−34,7	22,5	−38,5
696	Aprovel	266,7	+9,2	48,3	+20,0
711	Teveten	262,5	−4,3	27,3	+10,9
718	Capozide	260,9	−31,5	38,8	−31,1
719	Pres plus	260,3	−7,6	39,7	−5,0
752	Capto-Isis	248,4	−16,8	17,3	−16,0
755	Karvea	247,3	+16,2	44,3	+29,1
763	Acenorm HCT	243,8	+22,4	8,7	+29,3
853	capto von ct	217,9	+9,1	4,8	+10,8
876	Dynacil	211,6	−4,4	21,5	−2,1
890	Coversum	208,7	+22,1	21,6	+21,5
899	Dynorm	207,1	−2,4	24,4	+4,5
993	Captopril AL	182,8	+18,9	3,6	+13,1
1016	Adocor	178,4	+11,0	5,0	−28,2
1060	Tensiomin	167,9	−9,1	5,5	+13,2

Tabelle 3.1: Verordnungen von ACE-Hemmern und Angiotensinrezeptorantagonisten 1999 (Fortsetzung). Angegeben sind die verordnungshäufigsten Präparate mit Verordnungsrang, Verordnungen und Umsatz 1999 im Vergleich zu 1998.

Rang	Präparat	Verordnungen		Umsatz	
		in Tsd.	Änd. %	Mio. DM	Änd. %
1069	Quadropril	166,3	+4,4	16,3	+13,7
1083	tensobon comp	163,1	−34,4	24,7	−34,5
1100	Dynorm Plus	160,5	+4,6	24,9	−46,2
1148	Capto-ISIS plus	153,2	+27,0	5,5	+28,0
1158	CORIC	152,2	−9,8	16,1	−8,8
1221	Captopril Pfleger	143,2	+9,7	3,6	+12,8
1223	Tensostad	142,9	+1,5	3,9	+−3,1
1253	Coaprovel	138,5	(>1000)	22,7	(>1000)
1294	Tarka	133,4	+5,5	21,2	+9,2
1315	Capto Puren	131,2	−14,0	4,8	−1,7
1388	Unimax	121,9	(>1000)	19,3	(>1000)
1424	Delmuno	118,2	(>1000)	18,7	(>1000)
1528	Captoflux	108,5	+29,7	3,1	+45,8
1554	Micardis	105,9	(neu)	16,3	(neu)
1559	CORIC plus	105,6	+6,1	16,0	+8,3
1584	Karvezide	103,0	(>1000)	16,8	(>1000)
1646	Adocomp	97,8	+103,8	3,4	+119,9
1669	Udramil	95,8	−10,0	15,4	−3,7
1717	Captopril HCT comp. Stada	92,1	+82,1	3,3	+93,0
1732	Capto Dura M	90,9	+282,7	2,8	+295,3
1738	Captopril Stada	90,6	+63,0	2,3	+70,5
1814	Udrik	84,8	−22,0	8,7	−22,8
1854	ACE-Hemmer-ratiopharm comp	82,0	(>1000)	2,7	(>1000)
2010	Capto ABZ	71,6	+59,8	1,4	+69,7
2173	Captobeta comp.	63,5	+339,6	2,1	+328,2
2181	Fosinorm comp	63,0	+368,4	7,9	+446,7
2186	Enahexal	62,8	(neu)	3,9	(neu)
2215	Sigacap	60,6	−38,9	1,7	−35,2
2253	Coronorm	59,0	−7,9	2,0	+19,3
2293	Captomerck	57,3	−7,8	1,3	−7,8
2320	capto comp. v. ct	56,2	(>1000)	1,8	(>1000)
2362	Mundil	54,2	−11,3	2,2	−10,0
2369	Captopril Basics	53,9	+43,4	1,2	+43,7
Summe		25258,5	+13,0	2458,2	+14,3
Anteil an der Indikationsgruppe		52,5%		82,5%	
Gesamte Indikationsgruppe		48104,4	+0,1	2980,0	+1,9

3

gegensätzlichen Effekten gegliedert werden müssen. Die antihypertensive Wirkung erfolgt über AT_1-Rezeptorblockade.

1999 befanden sich auf dem deutschen Markt zwölf oral anwendbare ACE-Hemmer und sechs Angiotensinrezeptorantagonisten. Unterschiede zwischen den ACE-Hemmern liegen vor allem in der Kinetik. Während Captopril und Lisinopril keine „Prodrugs" sind, müssen Benazepril, Cilazapril, Enalapril, Fosinopril, Moexipril, Perindopril, Spirapril, Quinapril, Ramipril und Trandolapril in der Leber in die aktive Substanz umgewandelt werden. Die Plasmahalbwertszeiten der Wirksubstanzen liegen zwischen 2 (Captopril) und 24 Stunden. Für die Dosierung bei Dauertherapie haben sie jedoch nur eine untergeordnete Bedeutung, eine ein- oder zweimal tägliche Gabe ist in der Regel ausreichend, für Captopril wird eine 2–3mal tägliche Gabe empfohlen.

Fosinopril, in geringerem Maße auch Benazepril, Moexipril, Quinapril, Ramipril und Trandolapril haben neben einem renalen auch einen hepatischen Ausscheidungsweg. Die Unterschiede der ACE-Hemmer in Wirkungen und Nebenwirkungen sind gering. Für die Behandlung der Hypertonie sind alle Präparate, für die Herzinsuffizienz (Fachinformationen I/99) alle Monopräparate außer Cilazapril, Spirapril und Trandolapril, für die diabetische Nephropathie aber nur Captopril zugelassen.

Unterschiede zwischen den in dieser Liste vertretenen Angiotensinrezeptorantagonisten bestehen vor allem in der Pharmakokinetik. Trotz etwas unterschiedlicher Halbwertszeiten wird in der Regel eine einmal tägliche Gabe empfohlen.

Verordnungsspektrum

ACE-Hemmer und Angiotensinrezeptorantagonisten zeigen eine weitere Steigerung der Verordnungen. Der Verordnungszuwachs betrifft mit 164 Mio. DDD die ACE-Hemmer und die kostenintensiveren Angiotensinrezeptorantagonisten mit 122 Mio. DDD (Abbildung 13.2). Die Umsatzsteigerung beider Stoffgruppen unter den 2500 meistverordneten Präparaten betrug 1999 über 300 Mio. DM. Auffällig ist bei der Marktentwicklung der ACE-Hemmer, daß die Captoprilpräparate 1999 nach der Stagnation im Vorjahr wiederum deutlich zugenommen haben, obgleich 1999 die ersten Generika des langwirkenden ACE-Hemmers Enalapril auf den Markt kamen (Tabelle 3.2) und einen kräftigen Zuwachs der Enalaprilpräparate induzierten.

Tabelle 3.2: Verordnungen von ACE-Hemmern 1999 (Monopräparate). Angegeben sind die 1999 verordneten Tagesdosen, die Änderungen gegenüber 1998 und die mittleren Kosten je DDD 1999.

Präparat	Bestandteile	DDD in Mio.	Änderung in %	DDD-Kosten in DM
Captopril				
Captohexal	Captopril	97,1	(+12,8)	0,43
ACE-Hemmer-ratiopharm	Captopril	67,6	(+22,3)	0,44
Captobeta	Captopril	32,0	(+15,9)	0,39
Lopirin	Captopril	27,2	(–22,3)	1,88
Captogamma	Captopril	25,1	(+6,3)	0,43
Acenorm	Captopril	23,1	(–12,1)	1,18
Captopril Heumann	Captopril	13,9	(+19,1)	0,46
Capto-Isis	Captopril	12,6	(–14,2)	1,37
tensobon	Captopril	12,0	(–33,6)	1,87
capto von ct	Captopril	10,7	(+11,1)	0,44
Captopril AL	Captopril	9,7	(+18,9)	0,37
Adocor	Captopril	9,1	(+12,8)	0,55
Tensiomin	Captopril	8,9	(–7,9)	0,62
Tensostad	Captopril	8,5	(+7,2)	0,46
Captopril Pfleger	Captopril	7,7	(+15,0)	0,47
Captoflux	Captopril	7,5	(+60,1)	0,41
Capto Puren	Captopril	7,3	(–8,7)	0,66
Captopril Stada	Captopril	4,8	(+67,7)	0,48
Capto Dura M	Captopril	4,6	(+296,4)	0,62
Capto ABZ	Captopril	3,9	(+84,4)	0,36
Sigacap	Captopril	3,2	(–33,1)	0,53
Coronorm	Captopril	3,0	(–3,4)	0,65
Mundil	Captopril	3,0	(–10,9)	0,72
Captomerck	Captopril	2,7	(–8,6)	0,48
Captopril Basics	Captopril	2,5	(+41,0)	0,49
		407,8	**(+6,4)**	**0,66**
Enalapril				
Xanef	Enalapril	112,0	(–1,1)	1,39
Benalapril	Enalapril	36,7	(>1000)	1,21
Pres	Enalapril	22,3	(–9,3)	1,36
Enahexal	Enalapril	4,6	(neu)	0,84
		175,6	**(+25,9)**	**1,33**
Andere langwirkende ACE-Hemmer				
Delix	Ramipril	102,3	(+15,3)	1,10
Acerbon	Lisinopril	56,8	(–0,1)	1,43
Cibacen	Benazepril	49,4	(+6,5)	1,02
Vesdil	Ramipril	44,4	(+8,0)	1,13
Fosinorm	Fosinopril	28,8	(+14,4)	1,39
Accupro	Quinapril	28,5	(+8,0)	1,72
Dynorm	Cilazapril	20,5	(+5,4)	1,19
Dynacil	Fosinopril	15,0	(–1,3)	1,43
Coversum	Perindopril	15,0	(+22,0)	1,45

Tabelle 3.2: Verordnungen von ACE-Hemmern 1999 (Monopräparate). Angegeben sind die 1999 verordneten Tagesdosen, die Änderungen gegenüber 1998 und die mittleren Kosten je DDD 1999. (Fortsetzung)

Präparat	Bestandteile	DDD in Mio.	Änderung in %	DDD-Kosten in DM
Andere langwirkende ACE-Hemmer				
Quadropril	Spirapril	13,3	(+5,3)	1,22
CORIC	Lisinopril	11,5	(−7,4)	1,40
Udrik	Trandolapril	6,0	(−21,8)	1,44
		391,6	(+7,5)	1,26
Summe		975,0	(+9,9)	1,02

Nach verordneten DDD wurden 1999 etwa 4 Millionen Patienten mit einem der hier genannten ACE-Hemmer-Monopräparate oder einer fixen ACE-Hemmerkombination behandelt. Mit Ausnahme von Moexipril (*Fempress*) befanden sich alle ACE-hemmenden Substanzen zumindest mit einem Monopräparat in der Gruppe der meistverordneten Arzneimittel. Die mittleren Tagesbehandlungskosten für ACE-Hemmer-Monopräparate sind im Vergleich zum Vorjahr um 0,06 DM auf 1,02 DM gefallen, und zwar durch weitere Abnahme der Kosten für Captoprilpräparate um 0,12 DM und der Kosten für die übrigen ACE-Hemmer um 0,04 DM.

ACE-Hemmer-Kombinationen haben 1999 wieder stärker zugenommen als die Monopräparate (Abbildung 3.1). Dabei stiegen die Captoprilkombinationen stärker als die Kombinationen der langwirkenden ACE-Hemmer (Tabellen 3.3 und 3.4). Fixe Kombinationen von ACE-Hemmern mit Diuretika verstärken die Blutdrucksenkung und sind – wie andere antihypertensive Zweierkombinationen – in der Regel preisgünstiger als freie Kombinationen in der gleichen Dosierung. Als Kombinationspartner für den ACE-Hemmer wurde mit einer Ausnahme (*Arelix ACE*) Hydrochlorothiazid verwendet. Bei Kombination mit kaliumsparenden Diuretika besteht die Gefahr der Hyperkaliämie. Die fixe Kombination aus einem ACE-Hemmer (Trandolapril bzw. Ramipril) und einem Calciumantagonisten (Verapamil bzw. Felodipin) erfuhren im Vergleich zum Vorjahr nahezu eine Verdopplung der Verordnungen. Die Kombination ist prinzipiell sinnvoll (s. Kapitel Antihypertonika). Die Anmerkung in der Roten Liste „... bei Patienten, deren Blutdruck mit den beiden Einzelkom-

Tabelle 3.3: Verordnungen von Captopril-Kombinationen mit Diuretika 1999.
Angegeben sind die 1999 verordneten Tagesdosen, die Änderungen gegenüber
1998 und die mittleren Kosten je DDD 1999.

Präparat	Bestandteile	DDD in Mio.	Änderung in %	DDD-Kosten in DM
Captohexal comp.	Captopril Hydrochlorothiazid	60,5	(+76,9)	0,41
Capozide	Captopril Hydrochlorothiazid	24,0	(−30,9)	1,62
Acenorm HCT	Captopril Hydrochlorothiazid	20,8	(+28,5)	0,42
tensobon comp	Captopril Hydrochlorothiazid	14,8	(−34,1)	1,68
Capto-ISIS plus	Captopril Hydrochlorothiazid	13,4	(+28,0)	0,41
Adocomp	Captopril Hydrochlorothiazid	8,3	(+119,7)	0,41
Captopril HCT comp. Stada	Captopril Hydrochlorothiazid	8,1	(+93,3)	0,41
ACE-Hemmer-ratiopharm comp	Captopril Hydrochlorothiazid	6,5	(>1000)	0,41
Captobeta comp.	Captopril Hydrochlorothiazid	5,3	(+352,3)	0,40
capto comp. v. ct	Captopril Hydrochlorothiazid	4,5	(>1000)	0,40
Summe		166,2	(+30,5)	0,70

ponenten im selben Dosisverhältnis normalisiert ist" wäre auch bei
anderen antihypertensiven Fixkombinationen zu begrüßen.

Bei der Herzinsuffizienz wurden wegen der Gefahr schwerer Hypotonie niedrige Dosisstärken als «cor»- oder «card»-Varianten z.B. der
Captopril, Enalapril, Lisinopril und Perindopril enthaltenden Arzneimittel hergestellt. Wegen ihres Preises ist deren Verordnung bei
Hypertonie wenig sinnvoll und bei Herzinsuffizienz durch Teilung
von Tabletten mit höherem Wirkstoffgehalt häufig vermeidbar. Aus
Gründen der Konsistenz wurden alle mit einem Basiswarenzeichen
bezeichneten Präparate in einem Standardaggregat zusammenge-
führt. Die Konsequenz ist, daß die gemittelten DDD-Kosten bei Präparaten mit einem wesentlichen Umsatz an Niedrigdosispräparaten
auffällig hoch sind.

Obgleich für Angiotensinrezeptorantagonisten die Tagesbehandlungskosten erheblich höher als für ACE-Hemmer liegen, sind ihre

Tabelle 3.4: Verordnungen von langwirkenden ACE-Hemmer-Kombinationen 1999. Angegeben sind die 1999 verordneten Tagesdosen, die Änderungen gegenüber 1998 und die mittleren Kosten je DDD 1999.

Präparat	Bestandteile	DDD in Mio.	Änderung in %	DDD-Kosten in DM
Mit Diuretika				
Delix plus	Ramipril Hydrochlorothiazid	54,2	(+24,1)	1,90
Acercomp	Lisinopril Hydrochlorothiazid	44,7	(+3,1)	1,83
Accuzide	Quinapril Hydrochlorothiazid	43,7	(+2,0)	1,55
Renacor	Enalapril Hydrochlorothiazid	40,9	(+0,4)	1,75
Cibadrex	Benazepril Hydrochlorothiazid	38,4	(+8,6)	1,55
Vesdil plus	Ramipril Hydrochlorothiazid	35,2	(−4,0)	1,87
Arelix ACE	Ramipril Piretanid	24,5	(+7,9)	2,04
Pres plus	Enalapril Hydrochlorothiazid	22,7	(−4,9)	1,75
Dynorm Plus	Cilazapril Hydrochlorothiazid	13,3	(+9,3)	1,88
CORIC plus	Lisinopril Hydrochlorothiazid	8,8	(+8,5)	1,82
Fosinorm comp	Fosinopril Hydrochlorothiazid	4,6	(+461,5)	1,73
		330,9	(+6,7)	1,78
Mit Calciumantagonisten				
Tarka	Trandolapril Verapamil	11,0	(+9,3)	1,92
Unimax	Ramipril Felodipin	8,3	(>1000)	2,33
Delmuno	Ramipril Felodipin	8,2	(>1000)	2,29
Udramil	Trandolapril Verapamil	8,0	(−3,4)	1,92
		35,5	(+92,8)	2,10
Summe		366,3	(+11,5)	1,81

Tabelle 3.5: Verordnungen von Angiotensinrezeptorantagonisten 1999
Angegeben sind die 1999 verordneten Tagesdosen, die Änderungen gegenüber
1998 und die mittleren Kosten je DDD 1999.

Präparat	Bestandteile	DDD in Mio.	Änderung in %	DDD-Kosten in DM
Monopräparate				
Atacand	Candesartan	57,4	(+56,1)	1,51
Lorzaar	Losartan	54,2	(+11,5)	2,11
Blopress	Candesartan	49,1	(+92,8)	1,49
Diovan	Valsartan	32,5	(+9,4)	2,03
Aprovel	Irbesartan	27,7	(+24,0)	1,74
Karvea	Irbesartan	24,8	(+35,1)	1,78
Teveten	Eprosartan	12,4	(+9,1)	2,20
Micardis	Telmisartan	10,1	(neu)	1,62
		268,2	(+39,2)	1,77
Kombinationspräparate				
Lorzaar plus	Losartan Hydrochlorothiazid	49,6	(+53,5)	2,10
Codiovan	Valsartan Hydrochlorothiazid	31,3	(+67,2)	2,10
Coaprovel	Irbesartan Hydrochlorothiazid	9,6	(>1000)	2,37
Karvezide	Irbesartan Hydrochlorothiazid	7,1	(>1000)	2,35
		97,7	(+90,4)	2,14
Summe		365,8	(+50,0)	1,87

Verordnungen erneut um 50 % gestiegen (Tabelle 3.5). Dies spricht
dafür, daß sie entgegen vielen Empfehlungen nicht nur zur Vermei-
dung aufgetretener oder befürchteter Nebenwirkungen von ACE-
Hemmern eingesetzt werden, z.B. wenn ein störender Husten auftritt,
insbesondere bei chronisch obstruktiven Pulmonalerkrankungen.
Durch ihre hohe Verordnungsdynamik haben die AT_1-Rezeptorant-
agonisten inzwischen einen Anteil von 20 % an den Gesamt-DDD von
Hemmstoffen des Renin-Angiotensin-Systems erreicht, obwohl ACE-
Hemmer nur bei 5–20 % der Patienten Husten auslösen (Israili und
Hall 1992). In direktem Vergleich wurden in einer kontrollierten Stu-
die mit 3125 Patienten therapierelevante Nebenwirkungen in der
Captoprilgruppe bei 15 % und in der Losartangruppe bei 10 % der
Patienten einschließlich Husten (2,7 % versus 0,3 %) beobachtet (Pitt
et al. 2000). AT_1-Rezeptorantagonisten sind daher bis auf weiteres vor

allem bei Unverträglichkeit der ACE-Hemmer eine sinnvolle Alternative zur Blockade des Renin-Angiosin-Systems (Heart Failure Society of America (HFSA) Practice Guidelines 1999).

3 Therapeutische Aspekte

Zur Behandlung der Herzinsuffizienz mit ACE-Hemmern liegen seit der ersten Studie (CONSENSUS Trial Study Group 1987) inzwischen eine Reihe weiterer Studien vor. Die in der AIRE-Studie (1993) nachgewiesene Erhöhung der Überlebenswahrscheinlichkeit durch Ramipril bei herzinsuffizienten Patienten nach akutem Myokardinfarkt war auch fünf Jahre nach Therapiebeginn noch nachweisbar (Hall et al. 1997). Überwiegend handelte es sich um Patienten mittleren Alters mit koronarer Herzkrankheit oder dilatativer Kardiomyopathie. Dabei wurden ACE-Hemmer in der Regel als Zusatz zu einer Basistherapie mit Diuretika, Digitalisglykosiden oder Koronarmitteln verwendet. Bei guter Verträglichkeit und Zunahme der Leistungsfähigkeit wurde eine Senkung der Morbidität erreicht. In einzelnen Studien wurde eine signifikante Senkung der Letalität beobachtet. Obgleich optimale Dosierung, sinnvolle Begleitmedikation und Behandlungsdauer weiter diskutiert werden, hat als Folge der genannten Studien die ACE-Hemmergabe zu Recht einen festen Platz in der Behandlung der Herzinsuffizienz. Erfahrungen in der routinemäßigen oralen Anwendung von Captopril bei Verdacht auf einen akuten Myokardinfarkt haben zu einer Reduktion der Todesrate um 5 pro 1000 Patienten im ersten Monat geführt (ISIS-4 1995). Eine soeben erschienene Analyse der Daten von 12763 Patienten aus verschiedenen Studien kommt zu dem Schluß, daß die Gabe von ACE-Hemmern Teil des Routinevorgehens bei Patienten mit linksventrikulärer Dysfunktion oder Herzinsuffizienz mit oder ohne durchgemachtem Herzinfarkt sein sollte (Flather et al. 2000). Gefürchtete Nebenwirkung bei akutem Myokardinfarkt und schwerer Herzinsuffizienz ist eine ausgeprägte und anhaltende Senkung des ohnehin meist niedrigen Blutdrucks. Vorsichtsmaßnahmen sind: Vermeiden eines starken Natriumverlustes vor Therapiebeginn (Diuretika!), Beginn mit sehr niedriger Dosierung und mehrstündige ärztliche Beobachtung nach Behandlungsbeginn. Durch eine Verbesserung der Myokardfunktion wird nicht selten eine Normalisierung zuvor erniedrigt gemessener Blutdruckwerte beobachtet.

Zusätzliche Faszination ist entstanden, nachdem gezeigt wurde, daß die Insulinresistenz, möglicherweise eine gemeinsame pathophysiologische Ursache verschiedener kardiovaskulärer Risiken, durch ACE-Hemmer vermindert werden kann. In einer Langzeitstudie an Typ-2-Diabetikern (UK Prospective Diabetes Study Group 1998) wurde allerdings keine Überlegenheit von Captopril im Vergleich zu Atenolol bei der Vermeidung diabetischer Komplikationen nachgewiesen, lediglich die Therapietreue war unter dem ACE-Hemmer besser.

Von klinischer Bedeutung ist, daß nach einigen Studien ACE-Hemmer bei Nephropathie infolge Diabetes mellitus Typ 1 (Lewis et al. 1993 mit Captopril), aber auch bei anderen Nierenerkrankungen (Maschio et al. 1996 mit Benazepril, The GISEN Group 1997 mit Ramipril) besser als andere Antihypertensiva in der Lage sind, die Progression, vielleicht sogar die Entwicklung (The EUCLID Study Group 1997) einer Niereninsuffizienz aufzuhalten. Statistisch tritt dieser Effekt auch unabhängig von der Blutdrucksenkung auf (Kasiske et al. 1993). In der EUCLID Study wurde auch die Progression der diabetischen Retinopathie durch ACE-Hemmer vermindert.

Die Attraktivität der ACE-Hemmer für die Behandlung der Hypertonie besteht in der guten subjektiven Verträglichkeit, sieht man von dem häufig (ca. 10 %) auftretenden Reizhusten und anderen, sehr seltenen, aber teils lebensbedrohlichen Nebenwirkungen (s. unten) ab. Das weitgehende Fehlen des Hustens nach Gabe von Angiotensinrezeptorantagonisten (s. oben) beweist, daß, wie vermutet, die Wirkung der ACE-Hemmer auf den Bradykininstoffwechsel für diese Nebenwirkung verantwortlich ist. Dies scheint für das angioneurotische Ödem nicht zuzutreffen, das auch unter Losartan beobachtet wurde, allerdings seltener als unter ACE-Hemmern.

Bei der weit überwiegenden Zahl der Hypertoniepatienten, die lediglich eine primäre Hypertonie unterschiedlicher Schweregrade aufweisen, lagen lange jedoch keine Belege vor, daß eine Behandlung mit ACE-Hemmern einer Therapie mit Betarezeptorenblockern oder Diuretika in der Senkung von kardiovaskulärer Morbidität und Letalität gleichwertig oder sogar überlegen ist. Das Captopril Prevention Project (CAPPP), eine Studie mit 10985 Patienten über 6,1 Jahre, zeigte, daß Captopril im Vergleich zu einer konventionellen Hochdrucktherapie mit Diuretika und Betarezeptorenblockern keine Unterschiede in der Morbidität und Letalität bewirkt (Hansson et al. 1999). Eine geringere kardiovaskuläre Letalität durch Captopril wurde durch eine höhere Rate tödlicher und nicht tödlicher Schlaganfälle ausgeglichen. Als Erklärung für den Unterschied werden höhere Blutdruckwerte zu Behandlungsbeginn diskutiert.

Möglicherweise muß der Stellenwert der ACE-Hemmer vor allem bei kardiovaskulären Hochrisikopatienten und unabhängig von ihrer blutdrucksenkenden Potenz gesucht werden. Die Heart Outcomes Prevention Evaluation Studie (2000) mußte vorzeitig abgebrochen werden, weil bei Hochrisikopatienten ohne Herzinsuffizienz die Gabe von 10 mg Ramipril pro Tag die Rate von Todesfällen, Herzinfarkten und Schlaganfällen, bei Diabetikern auch von Nephropathien deutlich reduzierte. Dabei lagen die Blutdruckwerte bei Studienbeginn im Mittel bei 139/79 mmHg und sanken unter der Therapie lediglich auf 136/76 mmHg.

Seltene schwere Nebenwirkungen der ACE-Hemmer sind Leukopenie (auch als Wechselwirkung mit Allopurinol), Erythema multiforme, exfoliative Dermatitis, Angioödem im Schlundbereich, dialysepflichtige Niereninsuffizienz (z.B. bei Stenosen der Nierenarterien) und kindliche Mißbildungen bei Nichtbeachtung der Kontraindikation Schwangerschaft. Diese Kontraindikation gilt auch für Angiotensinrezeptorantagonisten.

Mit der Entwicklung und Vermarktung der Angiotensinrezeptorantagonisten zeigt sich eine Tendenz, Wirksamkeitsbelege für eine Morbiditäts- und Letalitätssenkung früher zu erarbeiten, als dies bei den ACE-Hemmern der Fall war. Eine erste Vergleichsstudie zwischen Captopril und Losartan bei älteren Patienten zur Frage der Beeinflussung der Nierenfunktion ergab überraschenderweise eine Überlegenheit für Losartan bei der Behandlung der Herzinsuffizienz (Pitt et al. 1997). Diese konnte allerdings in einer Nachfolgestudie mit dem primären Endpunkt Mortalität nicht bestätigt werden (Pitt et al. 2000). Wahrscheinlich werden weitere aussagekräftige vergleichende klinische Studien in wenigen Jahren klären, ob die Angiotensinrezeptorantagonisten den ACE-Hemmern in der Behandlung der Herzinsuffizienz, aber auch der diabetischen und nichtdiabetischen Nephropathie und der Prophylaxe nach Myokardinfarkt überlegen, gleichwertig oder unterlegen sind.

Literatur

CONSENSUS Trial Study Group (1987): Effects of enalapril on mortality in severe congestive heart failure: Results of the Cooperative North Scandinavian Enalapril Survival Study (CONSENSUS). New Engl. J. Med. 316: 1429–1435.

Flather M.D., Yusuf S., Kober L., Pfeffer M. et al. (2000): Long-term ACE-inhibitor therapy in patients with heart failure or left-ventricular dysfunction: a systematic overview of data from individual patients. Lancet 355: 1575–1581.

Hall A.S., Murray G.D., Ball S.G. (AIREX Study Group Investigators) (1997): Follow-up study of patients randomly allocated ramipril or placebo for heart failure after myocardial infarction: AIRE extension (AIREX) study. Lancet 349: 1493–1497.

Hansson L., Lindholm L.H., Niskanen L., Lanke J., Hedner T., Niklason A., Luomanmaki K., Dahlof B., de Faire U., Morlin C., Karlberg B.E., Wester P.O., Bjorck J.E. (1999): Effect of angiotensin-converting-enzyme inhibition compared with conventional therapy on cardiovascular morbidity and mortality in hypertension: the Captopril Prevention Project (CAPPP) randomised trial. Lancet 353: 611–616.

Heart Failure Society of America (HFSA) practice guidelines (1999): HFSA guidelines for management of patients with heart failure caused by left ventricular systolic dysfunction – pharmacological approaches. J. Card. Fail. 5: 357–382.

ISIS-4 Collaborative Group (1995): ISIS-4: a randomised factorial trial assessing early oral Captopril, oral mononitrate and intravenous magnesium sulphate in 58050 patients with suspected acute myocardial infarction. Lancet 345: 669–685.

Israili Z.H., Hall W.D. (1992): Cough and angioneurotic edema associated with angiotensin-converting enzyme inhibitor therapy. A review of the literature and pathophysiology. Ann. Intern. Med. 117: 234–242.

Kasiske B.L., Kalili R.S.N., Ma J.Z., Liao M., Keane W.F. (1993): Effect of antihypertensive therapy on the kidney in patients with diabetes: a meta-regression analysis. Ann. Intern. Med. 118: 129–138.

Lewis E.J., Hunsicker L.G., Bain R.P., Rohde R.D. for the Collaborative Study Group (1993): The effect of angiotensin-converting-enzyme inhibition on diabetic nephropathy. N. Engl. J. Med. 329: 1456–1462.

Maschio G., Albert D., Ganin G., Locatelli F., Mann J.F.E. et al. (1996): Effect of the angiotensin-converting-enzyme inhibitor benazepril on the progression of chronic renal insufficiency. N. Engl. J. Med. 334: 939–945.

Pitt B., Segal R., Martinez F.A., Meurers G., Cowley A..J. et al. (Elite study investigators) (1997): Randomized trial of losartan versus captopril in patients over 65 with heart failure (Evaluation of the losartan in the elderly study, ELITE). Lancet 349: 747–752.

Pitt B., Poole-Wilson P.A., Segal R., Martinez F.A. et al. (2000): Effect of losartan compared with captopril on mortality in patients with symptomatic heart failure: randomised trial – the Losartan Heart Failure Survival Study ELITE II. Lancet 355: 1582–1587.

The Acute Infarction Ramipril Efficacy (AIRE) Study Investigators (1993): Effect of ramipril on mortality and morbidity of survivors of acute myocardial infarction with clinical evidence of heart failure. Lancet 342: 821–828.

The EUCLID Study Group (1997): Randomised placebo-controlled trial of lisinopril in normotensive patients with insulin-dependent diabetes and normoalbuminuria or microalbuminuria. Lancet 349: 1787–1792.

The GISEN Group (1997): Randomised placebo-controlled trial of effect of rami-
    pril on decline in glomerular filtration rate and risk of terminal renal failure in
    proteinuric, non-diabetic nephropathy. Lancet 349: 1857–1863.
The Heart Outcomes Prevention Evaluation Study Investigators (2000): Effects of
    an angiotensin-converting-enzyme inhibitor, Ramipril, on cardiovascular events
    in high-risk patients. N. Engl. J. Med. 342: 145–153.
UK Prospective Diabetes Study Group. (1998): Efficacy of atenolol and captopril in
    reducing risk of macrovascular and microvascular complications in type 2 dia-
    betes: UKPDS 39. Br. Med. J. 317: 713–720.

3

4. Analgetika

GERHARD SCHMIDT

Für die Schmerzbehandlung werden in erster Linie Opioide und nichtopioide Analgetika eingesetzt. Die nichtopioiden Analgetika wirken zusätzlich antipyretisch, einige auch entzündungshemmend. In manchen Fällen bereitet es Schwierigkeiten, eine eindeutige Trennung von Analgetika gegenüber den Antirheumatika und Antiphlogistika vorzunehmen. So wird die Acetylsalicylsäure besonders in Deutschland vorzugsweise zur Behandlung von Schmerzen eingesetzt. Sie wirkt aber in höheren Dosen auch antiphlogistisch. Seit mehreren Jahren wird das nichtsteroidale Antiphlogistikum Ibuprofen in geringerer Dosis als rezeptfreies Schmerzmittel verwendet.

Verordnungsspektrum

Die Analgetika sind mit 82 Präparaten weiterhin eine bedeutende Arzneimittelgruppe unter den 2500 verordnungshäufigsten Präparaten (Tabelle 4.1). Die Abbildung 4.1 zeigt, daß bei den opioiden Analgetika die Verordnungen 1999 gegenüber dem Vorjahr erneut angestiegen sind. Es handelt sich um eine Tendenz, die bereits in den zurückliegenden Jahren zu beobachten war. Gründe für diese Entwicklung sind vor allem die abermals stark angestiegenen Verordnungen von Tramadol, die nach Auslaufen des Patentschutzes für *Tramal* durch zahlreiche Generika zu beobachten sind. Auch die stark wirksamen Opioide (Morphin, Fentanyl) sind in der Verordnung deutlich angestiegen. Das ist offenbar Folge der zum 1. Februar 1998 erfolgten Vereinfachung der betäubungsmittelrechtlichen Verordnungsvorschriften. Dieser Effekt hat sich erst 1999 deutlich bemerkbar gemacht, vermutlich deshalb, weil die Liberalisierung der Betäubungsmittel-Verschreibungsvorschriften erst langsam ausreichend bekannt wurde. Von Seiten der Schmerztherapeuten ist wiederholt an

Tabelle 4.1: Verordnungen von Analgetika 1999. Angegeben sind die verordnungshäufigsten Präparate mit Verordnungsrang, Verordnungen und Umsatz 1999 im Vergleich zu 1998.

Rang	Präparat	Verordnungen in Tsd.	Änd. %	Umsatz Mio. DM	Änd. %
1	Paracetamol-ratiopharm	6147,0	+6,3	22,1	+6,5
8	ASS-ratiopharm	4124,4	−25,8	23,5	−33,9
14	ben-u-ron	2999,4	−9,9	13,6	−7,4
40	Paracetamol Stada	1829,3	+4,3	5,4	+4,7
58	Novalgin	1538,7	+4,0	15,4	−0,7
64	Tramal	1471,9	−8,3	86,2	−5,7
65	Novaminsulfon-ratiopharm	1470,8	+21,4	16,7	+29,0
72	Gelonida Schmerz	1368,5	−15,4	12,3	−13,8
73	Berlosin	1345,8	−11,8	7,3	−13,5
76	Valoron N	1302,6	−5,7	125,3	−16,4
127	paracetamol von ct	993,8	+17,1	2,9	+12,5
142	ParaCetaMol Lichtenstein	929,4	+0,1	3,0	−3,0
149	Paracetamol BC	907,6	+7,0	2,4	+4,4
150	dolomo TN	900,5	+6,9	7,8	+20,5
152	Tramadolor	885,9	+33,5	33,9	+53,8
192	ASS-Hexal	725,0	+46,9	4,0	+51,8
200	Novaminsulfon Lichtenstein	708,8	+23,2	9,0	+17,3
234	ASS von ct	649,9	+27,7	3,4	+20,6
237	Tramadol-ratiopharm	642,9	+10,8	19,5	+1,5
277	Paracetamol-1A Pharma	571,7	+50,3	1,9	+57,3
280	talvosilen	570,0	+5,0	4,7	+10,2
281	Paracetamol Hexal	569,2	+33,5	2,0	+37,0
282	Katadolon	568,2	+28,1	23,5	+45,8
315	Tramundin	526,9	+23,9	36,1	+4,5
318	Analgin	521,7	−9,9	2,8	−10,3
381	Tilidin-ratiopharmplus	455,4	+16,4	27,5	+1,1
442	MST Mundipharma	410,4	+3,4	97,4	+17,1
479	Paracetamol comp. Stada	388,5	−1,1	2,6	+4,8
511	Nedolon P	363,8	−6,0	2,8	−9,0
543	Durogesic	342,3	+49,2	108,7	+95,3
563	ASS Stada	332,4	−1,3	1,3	+0,9
600	Tilidalor Hexal	312,4	+37,9	18,1	+15,6
671	Titretta S/T	280,6	−24,7	5,8	−22,7
700	Trancopal Dolo	265,8	−23,6	8,7	−13,3
827	Azur compositum	224,5	−13,5	1,8	−4,1
898	Combaren	207,1	+11,1	12,1	+17,4
969	Tramadol Stada	189,3	−4,9	7,5	−4,5
1045	Doloreduct	171,8	+9,6	0,6	+5,9
1053	Dolviran N	169,1	−23,0	2,4	−22,4
1063	Tramagit	167,3	+3,9	6,9	+9,5
1085	Tramagetic	162,9	+36,2	4,5	+20,9
1108	Gelonida NA Saft	159,2	−18,9	2,3	−18,3
1112	Aspisol	158,9	−20,0	7,9	−15,7
1218	Captin	143,4	−9,6	0,6	−8,3
1219	Paracetamol Heumann	143,3	+17,4	0,4	+12,2

Tabelle 4.1: Verordnungen von Analgetika 1999 (Fortsetzung). Angegeben sind die verordnungshäufigsten Präparate mit Verordnungsrang, Verordnungen und Umsatz 1999 im Vergleich zu 1998.

Rang	Präparat	Verordnungen in Tsd.	Änd. %	Umsatz Mio. DM	Änd. %
1301	Morphin Merck/-retard	132,8	−9,2	8,6	+16,5
1325	DHC Mundipharma	129,7	−10,1	15,1	−1,9
1377	L-Polamidon	123,0	−23,9	8,0	−21,9
1385	Treupel comp.	122,1	−16,0	0,6	−18,2
1389	Temgesic	121,9	−18,9	10,8	+4,8
1411	Tramadura	119,9	−2,9	3,5	−14,3
1450	Optalidon N	116,1	−17,3	1,1	−16,5
1455	Acesal	115,8	+109,7	0,7	+94,4
1495	Lonarid	111,4	−18,8	0,9	−19,4
1499	Thomapyrin	111,2	−26,8	0,8	−26,8
1561	ParacetaCod-ratiopharm	105,4	+18,5	0,5	+16,9
1591	Paedisup K/S	102,3	−1,2	0,7	+3,2
1625	Oxygesic	99,6	+271,0	26,0	+372,4
1697	Neuralgin	94,0	−24,5	0,7	−19,8
1735	Amadol TAD	90,8	+2,6	2,1	+5,9
1740	Mono Praecimed	90,3	+2,7	0,4	+7,2
1808	Tramabeta	85,2	+8,0	1,9	+10,8
1825	Delgesic	84,2	−0,3	1,0	+1,1
1982	Tramadol AL	73,3	+19,8	2,1	+32,3
1993	Trama KD	72,7	+52,4	1,3	+21,8
2021	Fensum	71,0	+25,2	0,2	+32,5
2116	Aspirin	66,7	−27,9	0,5	−24,3
2159	Paedialgon	64,3	+31,5	0,2	+36,0
2174	Paracetamol Saar	63,5	+10,2	0,2	+16,7
2222	MSI Mundipharma	60,3	+1,8	5,6	+10,9
2265	Tramadol-Lichtenstein	58,4	−2,2	1,4	−0,7
2306	Tilidin comp. Stada	56,8	+2,3	3,4	−12,6
2322	M Long	56,0	−6,3	11,4	+13,3
2371	tramadol von ct	53,8	+0,4	1,7	+11,9
2386	paracet comp. v. ct	53,3	+26,9	0,3	+27,6
2392	Tramadol Heumann	52,9	+8,2	2,0	+12,7
2399	Sevredol	52,7	+60,1	4,8	+65,7
2423	ASS 100 Lichtenstein	51,5	−24,2	0,4	−19,7
2437	Dilaudid-Atropin	50,8	+83,4	0,8	+99,9
2444	Dipidolor	50,4	+34,9	1,1	+34,9
2481	Gelonida NA Tabl./Supp.	49,0	−16,3	0,6	−16,2
2483	Dolantin	48,9	+1,3	2,2	+25,8
Summe		42380,5	−0,1	928,1	+10,1
Anteil an der Indikationsgruppe		46,3%		49,6%	
Gesamte Indikationsgruppe		91517,6	−1,9	1871,7	+2,5

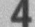

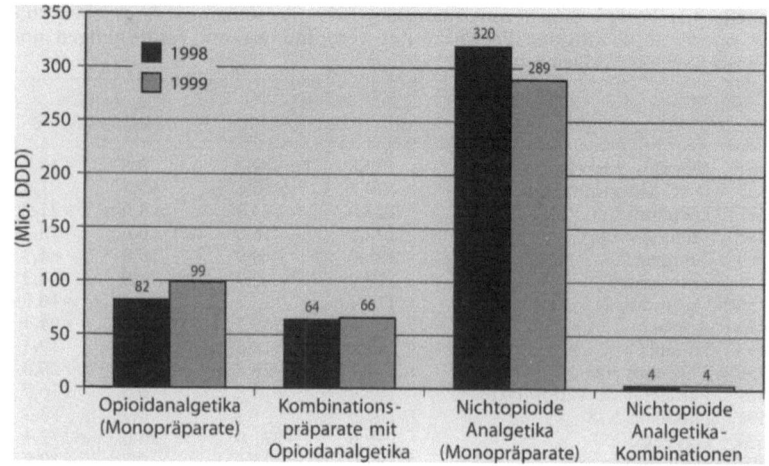

Abbildung 4.1: Verordnungen von Analgetika 1999. DDD der 2500 meistverordneten Arzneimittel.

die übrigen Bereiche der praktischen Medizin appelliert worden, Patienten mit schweren Schmerzen nicht aufgrund einer unbegründeten Angst vor einer Opioidabhängigkeit eine effektive Schmerztherapie vorzuenthalten. Der Verbrauch an Opioiden in Deutschland, insbesondere von Morphin, liegt immer noch sehr viel niedriger als in anderen europäischen Ländern (Angarola 1990).

Bei den nichtopioiden Analgetika fällt auf, daß die Verordnungszahlen im Gegensatz zu den Opioiden gegenüber dem Vorjahr einen Rückgang aufweisen (Abb. 4.1). In den zurückliegenden Jahren war 1994 ein starker Rückgang in den Verordnungszahlen der nichtopioiden Analgetika zu beobachten (Abb. 4.2). Dieser Abfall 1994 war kein realer Verordnungsrückgang, sondern Folge der im Januar 1994 eingeführten Zuzahlungsregelung, die seit dieser Zeit auf die jeweilige Normpackungsgröße bezogen ist. Dadurch lag bei vielen Acetylsalicylsäure- und Paracetamolpräparaten die Zuzahlung höher als der jeweilige Packungspreis, was in der Regel dazu führt, daß der Patient den geringeren Packungspreis bezahlt und das Rezept nicht zu Lasten der gesetzlichen Krankenversicherung abgerechnet wird.

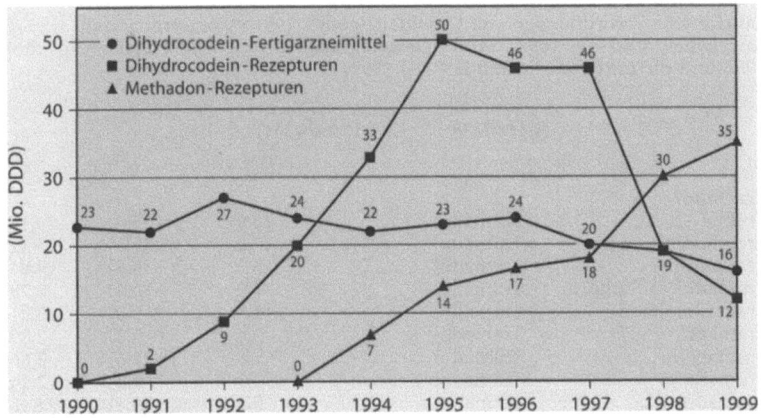

Abbildung 4.2: Verordnungen von Dihydrocodein-Präparaten 1989 bis 1998. Gesamtverordnungen nach definierten Tagesdosen (ab 1991 mit neuen Bundesländern)

Opioidanalgetika

Bei der Verordnung von Opioiden als Monopräparate hat das nicht dem Betäubungsmittelgesetz unterstellte Arzneimittel Tramadol weiter um mehr als 10 % zugenommen (Tabelle 4.2). Die Substanz ist durch die steigende Verordnung von Generika mit großem Abstand das am meisten verordnete Opioid. Das Erstanbieterpräparat *Tramal* führt die Verordnungsliste zwar weiter an, weist aber im Gegensatz zu den meisten Generikapräparaten erstmals einen Rückgang in den Verordnungszahlen gegenüber dem Vorjahr auf. Nach wie vor wird die Mehrzahl der Tagesdosen in Tropfenform verordnet, obwohl für die Therapie chronischer Schmerzen grundsätzlich langwirkende Arzneiformen in Retardform gegeben werden sollten. Dagegen wird Morphin in oraler Form fast nur als Retardpräparat (z.B. *MST Mundipharma*) verschrieben. Es wird vorzugsweise in der Behandlung von Tumorschmerzen eingesetzt. Die Verordnungszahlen für die Morphinpräparate sind insgesamt gegenüber 1998 deutlich angestiegen.

Besonders auffällig ist erneut der starke Zuwachs des Opioids Fentanyl (*Durogesic*) als Membranpflaster zur transdermalen Opioidzufuhr. Das besonders gut an Haut und Blut-Hirnschranke penetrierende Opioid Fentanyl eignet sich zur Dauertherapie schwerer chro-

Tabelle 4.2: Verordnungen von Opioidanalgetika 1999 (Monopräparate). Angegeben sind die 1999 verordneten Tagesdosen, die Änderungen gegenüber 1998 und die mittleren Kosten je DDD 1999.

Präparat	Bestandteile	DDD 1998 in Mio.	Änderung in %	DDD-Kosten in DM
Tramadol				
Tramal	Tramadol	20,9	(−5,5)	4,12
Tramadolor	Tramadol	10,2	(+49,3)	3,32
Tramundin	Tramadol	8,2	(+30,8)	4,41
Tramadol-ratiopharm	Tramadol	7,0	(+14,4)	2,78
Tramadol Stada	Tramadol	2,7	(−3,0)	2,81
Tramagit	Tramadol	2,4	(+9,2)	2,89
Tramagetic	Tramadol	1,6	(+32,6)	2,86
Tramadura	Tramadol	1,3	(+1,3)	2,74
Tramadol AL	Tramadol	0,9	(+36,2)	2,43
Amadol TAD	Tramadol	0,8	(+7,6)	2,51
Tramabeta	Tramadol	0,8	(+15,0)	2,54
tramadol von ct	Tramadol	0,7	(+24,4)	2,64
Tramadol Heumann	Tramadol	0,7	(+12,1)	3,11
Tramadol-Lichtenstein	Tramadol	0,5	(−0,2)	2,66
Trama KD	Tramadol	0,5	(+22,5)	2,59
		59,1	**(+11,7)**	**3,57**
Morphin				
MST Mundipharma	Morphin	9,4	(+20,8)	10,36
M Long	Morphin	1,2	(+6,2)	9,26
Morphin Merck/-retard	Morphin	1,0	(−0,5)	9,03
MSI Mundipharma	Morphin	0,7	(−4,4)	7,49
Sevredol	Morphin	0,3	(+63,9)	14,74
		12,7	**(+16,4)**	**10,10**
Andere Opioide				
Durogesic	Fentanyl	15,5	(+91,0)	7,02
Oxygesic	Oxycodon	4,1	(+389,3)	6,32
L-Polamidon	Levomethadon	3,8	(−23,9)	2,13
DHC Mundipharma	Dihydrocodein	2,5	(−8,9)	5,98
Temgesic	Buprenorphin	1,0	(+15,8)	10,42
Dolantin	Pethidin	0,2	(+32,0)	11,25
Dipidolor	Piritramid	0,1	(+34,9)	12,64
		27,2	**(+53,2)**	**6,32**
Summe		**98,9**	**(+21,3)**	**5,16**

nischer Schmerzen. Die unerwünschten Wirkungen von Fentanyl am Gastrointestinaltrakt (spastische Obstipation) sind geringer als bei anderen Opioiden. Das liegt daran, daß aufgrund der guten Lipidlöslichkeit von Fentanyl der Anteil, welcher in das Gehirn eindringt, größer ist als bei anderen therapeutisch verwendeten Opioiden. Das Verhältnis von zentralnervöser analgetischer Wirkung zu peripherer Darmmotilitätshemmung ist deshalb bei Fentanyl besonders günstig.

Erstmals vertreten ist Oxycodon, ein seit 80 Jahren bekanntes Opioidanalgetikum, das in Deutschland bis 1989 als *Eukodal* im Handel war und im August 1998 unter dem Namen *Oxygesic* in Retardform wieder auf den Markt gebracht wurde. Ähnlich wie Morphin ist es für die orale Dauertherapie schwerer bis sehr schwerer Schmerzen geeignet, hat aber durch eine höhere orale Verfügbarkeit (65 %) und eine längere Halbwertszeit (4–6 Stunden) pharmakokinetische Vorteile gegenüber Morphin.

Bei Levomethadon (*L-Polamidon*) ist 1999 ein Rückgang gegenüber 1998 eingetreten. Wesentlich höher liegen die Verordnungsmengen von racemischem D,L-Methadon in Form von Rezepturen aus Apotheken. Mit der Verwendung von Methadon zur oralen Substitutionsbehandlung von Opioidabhängigen, die 1993 durch eine Änderung der Betäubungsmittel-Verschreibungsverordnung (BtmVV) eingeführt wurde, haben die Methadonrezepturen in den letzten fünf Jahren stark zugenommen und 1999 bereits 863 kg (1995: 353 kg) erreicht. Von Levomethadon wurden dagegen in Form des Fertigarzneimittels *L-Polamidon* nur 156 kg (1995: 129 kg) in Apotheken abgegeben (Bundesopiumstelle 2000). Wenn man diese Mengenangaben unter Zugrundelegung der definierten Tagesdosen der WHO von 25 mg für Methadon und 12,5 mg für Levomethadon umrechnet, wurden 1999 34,5 Mio. DDD von Methadon als Rezeptur (Abbildung 4.2) und 12,5 Mio. DDD von Levomethadon verordnet, von letzterem 3,7 Mio. DDD für GKV-Versicherte (Tabelle 4.2).

Der Einsatz von *DHC-Mundipharma* (Dihydrocodein) ist mit 2,5 Mio. Tagesdosen gegenüber 1998 erneut zurückgegangen (Tabelle 4.2). Wesentlich mehr Tagesdosen (12,4 Mio.) entfallen auf die beiden als Antitussiva im Handel befindlichen Dihydrocodeinpräparate *Paracodin* und *Remedacen*. Die Verordnungsmengen sind allerdings nur bedingt vergleichbar, da die nach Herstellerangaben berechnete DDD für *DHC-Mundipharma* mindestens 120 mg Dihydrocodein (als Hydrogentartrat) entspricht, während die Antitussivapräparate im Mittel nur halb so hoch dosiert sind. Am höchsten liegen die Verordnungsmengen von Dihydrocodeinrezepturen, die von 38 kg im Jahre 1990 auf 6020 kg im Jahre 1995 angestiegen sind und 1999 mit 1397 kg weiter stark rückläufig waren (Goedecke et al. 1994, Bundesopiumstelle 2000). Die Relation zu den verordneten Fertigarzneimit-

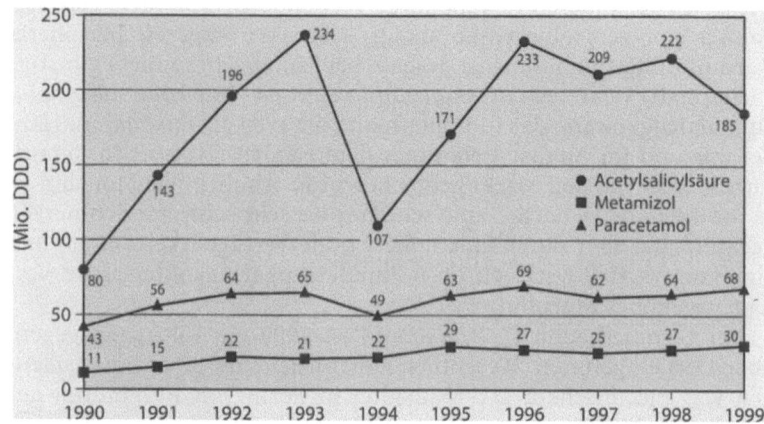

Abbildung 4.3: Verordnungen von Acetylsalicylsäure, Paracetamol und Metamizol 1990 bis 1999. Gesamtverordnungen nach definierten Tagesdosen (ab 1991 mit neuen Bundesländern)

teln wird auch hier deutlicher, wenn die Dihydrocodeinrezepturen auf eine definierte Tagesdosis von 120 mg Dihydrocodein (als Hydrogentartrat) umgerechnet werden, wie es in Abbildung 4.2 geschehen ist. Die enormen Verbrauchsmengen von Dihydrocodeinrezepturen resultieren fast ausschließlich aus der nicht sachgerechten Substitutionsbehandlung von Drogenabhängigen, die mit wesentlich höheren Tagesdosen durchgeführt werden und zu einer alarmierenden Zunahme von Dihydrocodein-assoziierten Todesfällen geführt haben (Penning et al. 1993). Aus diesem Grunde ist die Betäubungsmittel-Verschreibungsverordnung (BtmVV) zum 1. Februar 1998 geändert worden. Es ist dort festgelegt, daß zur Substitution opioidabhängiger Patienten „nur Zubereitungen von Levomethadon, Methadon oder ein zur Substitution zugelassenes Arzneimittel oder in anders nicht behandelbaren Ausnahmefällen Codein oder Dihydrocodein" verschrieben werden dürfen. Die Landesbehörden können für diese nicht anders zu behandelnden Ausnahmefälle nähere Festlegungen treffen. Damit soll die häufige unkritische Substitutionsbehandlung mit Dihydrocodein unterbunden werden. Für andere Indikationen sollen die beiden Wirkstoffe weiterhin wie bisher von der BtmVV ausgenommen bleiben.

Tabelle 4.3: Verordnungen von Opioidkombinationen 1999. Angegeben sind die 1999 verordneten Tagesdosen, die Änderungen gegenüber 1998 und die mittleren Kosten je DDD 1999.

Präparat	Bestandteile	DDD in Mio.	Änderung in %	DDD-Kosten in DM
Tilidinkombinationen				
Valoron N	Tilidin Naloxon	26,2	(−3,3)	4,79
Tilidin-ratiopharm plus	Tilidin Naloxon	10,1	(+19,8)	2,72
Tilidalor Hexal	Tilidin Naloxon	6,6	(+34,0)	2,76
Tilidin comp. Stada	Tilidin Naloxon	1,2	(+7,5)	2,73
		44,1	(+6,1)	3,95
Hydromorphonkombinationen				
Dilaudid-Atropin	Hydromorphon Atropinsulfat	0,2	(+69,5)	3,89
Summe		44,3	(+6,3)	3,95

4

Unter den Kombinationspräparaten mit Opioiden nehmen Tilidinkombinationen eine Sonderstellung insofern ein, als sie für die Bekämpfung schwerer Schmerzen in ähnlicher Weise verwendet werden können wie stark wirkende Opioide, die unter der BtmVV stehen. Durch den Zusatz von Naloxon sind diese Tilidinkombinationen aus der Bestimmung der BtmVV ausgenommen. Das Originalpräparat *Valoron N* weist 1999 gegenüber dem Vorjahr erneut einen Rückgang der Verordnungen auf. Dafür ist die Verordnung der seit 1997 verfügbaren Generika, die erheblich preisgünstiger sind, weiter stark angestiegen, so daß für die Tilidinverordnungen insgesamt erneut ein Zuwachs gegenüber dem Vorjahr eingetreten ist (Tabelle 4.3). Nach einem starken Anstieg ist auch die Hydromorphonkombination *Dilaudid-Atropin* wieder vertreten.

Bei den Kombinationspräparaten mit Codein und nichtopioiden Analgetika ist die Verordnungshäufigkeit weiter rückläufig (Tabelle 4.4). Nach neueren Metaanalysen hat Codein keine zusätzlichen, klinisch relevanten Effekte auf die analgetische Wirkung von Acetylsalicylsäure (Zhang und Po 1997), während es den analgetischen Effekt von Paracetamol verstärkt (Zhang und Po 1996).

Tabelle 4.4: Verordnungen von Codeinkombinationen 1999. Angegeben sind die 1999 verordneten Tagesdosen, die Änderungen gegenüber 1998 und die mittleren Kosten je DDD 1999.

Präparat	Bestandteile	DDD in Mio.	Änderung in %	DDD-Kosten in DM
Codein mit Paracetamol				
Gelonida Schmerz	Paracetamol Codein	5,0	(−10,9)	2,48
talvosilen	Paracetamol Codein	2,3	(+15,7)	2,07
Paracetamol comp. Stada	Paracetamol Codein	1,5	(+8,2)	1,76
Nedolon P	Paracetamol Codein	1,1	(−7,0)	2,67
Lonarid	Paracetamol Codein	0,3	(−19,1)	2,68
Treupel comp.	Paracetamol Codein	0,3	(−18,0)	1,86
ParacetaCod-ratiopharm	Paracetamol Codeinphosphat	0,3	(+16,4)	1,90
paracet comp.v.ct	Paracetamol Codein	0,2	(+29,3)	1,81
		10,9	(−3,1)	2,28
Andere Codeinkombinationen				
dolomo TN	Acetylsalicylsäure Paracetamol Coffein/Codein	3,7	(+4,5)	2,10
Combaren	Diclofenac Codein	2,2	(+17,9)	5,39
Titretta S/T	Propyphenazon Codein	2,1	(−24,0)	2,74
Azur compositum	Paracetamol Codein Coffein	0,9	(−12,9)	1,93
Gelonida NA Saft	Paracetamol Codein Natriumsalicylat	0,6	(−18,5)	4,13
Dolviran N	Acetylsalicylsäure Codein	0,5	(−23,1)	4,59
Gelonida NA Tabl./Supp.	Acetylsalicylsäure Paracetamol Codein	0,3	(−16,3)	1,72
		10,4	(−5,9)	3,15
Summe		21,3	(−4,5)	2,70

Nichtopioide Analgetika

Bei den nichtopioiden Analgetika hat sich die Tendenz zum Einsatz von Monopräparaten weiter stabilisiert. Die Verordnung der Monopräparate ist bei Paracetamol und Metamizol gegenüber dem Vorjahr angestiegen, bei der Acetylsalicylsäure dagegen rückläufig, was insgesamt zu einer Abnahme im Gesamtbereich der nichtopioiden Analgetika führt (Abbildung 4.3, Tabelle 4.5).

Monopräparate

Bei den Monopräparaten der Acetylsalicylsäure ist 1999 gegenüber dem Vorjahr eine Abnahme bei den Verordnungszahlen eingetreten (Tabelle 4.5). Besonders deutlich ist der Rückgang bei *Aspirin*. Das hängt vornehmlich damit zusammen, daß die niedrig dosierten Arzneiformen unter einer gesonderten Bezeichnung (*Aspirin protect*) ausschließlich zur Thrombozytenaggregationshemmung angeboten werden und daher in der Roten Liste in die entsprechende Indikationsgruppe umgruppiert worden sind (siehe Kapitel 13). Auch bei anderen Acetylsalicylsäurepräparaten (*ASS-ratiopharm, ASS von ct, ASS-Hexal*) entfällt der weitaus größte Anteil der Verordnungen auf die 100 mg-Tabletten, die wohl überwiegend zur Prophylaxe des Myokardinfarkts und nach zerebralen Ischämien eingesetzt werden.

Die zweite wichtige Monosubstanz, das vorzugsweise zentral analgetisch wirksame Paracetamol, hat um knapp 5 % zugenommen (Tabelle 4.5). Einige Generikapräparate von Paracetamol weisen besonders große Zuwächse auf, während das teurere *ben-u-ron* im Gegensatz zur Gesamtheit der Paracetamolpräparate einen Rückgang in den Verordnungszahlen aufweist.

Bei dem verschreibungspflichtigen Metamizol ist ebenfalls eine auffällige Zunahme bei den Verschreibungen eingetreten (Tabelle 4.5). Es ist immer wieder darauf hingewiesen worden, daß die Gefahr der Sensibilisierung und Auslösung von Agranulozytosen und Schockreaktionen (nach i.v. Gabe) zu einer Einschränkung der Indikation für die Verwendung von Metamizol führen muß. Die zuverlässige schmerzstillende Wirkung von Metamizol durch intravenöse Anwendung z.B. bei Steinkoliken wäre sicherer, wenn nicht durch Einsatz bei leichten Schmerz- und Fieberzuständen die Sensibilisierungsrate gegenüber Pyrazolanalgetika kritiklos gesteigert

Tabelle 4.5: Verordnungen von nichtopioiden Analgetika 1999 (Monopräparate). Angegeben sind die 1999 verordneten Tagesdosen, die Änderungen gegenüber 1998 und die mittleren Kosten je DDD 1999.

Präparat	Bestandteile	DDD in Mio.	Änderung in %	DDD-Kosten in DM
Salicylate				
ASS-ratiopharm	Acetylsalicylsäure	137,3	(−25,9)	0,17
ASS-Hexal	Acetylsalicylsäure	20,1	(+53,6)	0,20
ASS von ct	Acetylsalicylsäure	19,0	(+28,2)	0,18
ASS Stada	Acetylsalicylsäure	5,4	(+5,2)	0,25
ASS 100 Lichtenstein	Acetylsalicylsäure	1,7	(−18,0)	0,21
Aspisol	Lysin-Acetylsalicylat	0,9	(−20,0)	9,24
Delgesic	Lysin-Acetylsalicylat	0,6	(−18,2)	1,85
Aspirin	Acetylsalicylsäure	0,6	(−33,5)	0,88
Acesal	Acetylsalicylsäure	0,4	(+78,5)	1,60
		185,9	(−16,7)	0,23
Paracetamol				
Paracetamol-ratiopharm	Paracetamol	29,1	(+6,8)	0,76
ben-u-ron	Paracetamol	13,6	(−7,8)	1,00
Paracetamol Stada	Paracetamol	6,4	(+4,1)	0,84
ParaCetaMol Lichtenstein	Paracetamol	3,8	(−2,1)	0,80
paracetamol von ct	Paracetamol	3,4	(+14,0)	0,85
Paracetamol Hexal	Paracetamol	2,8	(+35,0)	0,73
Paracetamol-1A Pharma	Paracetamol	2,7	(+50,8)	0,70
Paracetamol BC	Paracetamol	2,4	(+7,4)	1,02
Doloreduct	Paracetamol	0,9	(+7,7)	0,72
Captin	Paracetamol	0,6	(−10,6)	1,02
Paracetamol Heumann	Paracetamol	0,5	(+10,7)	0,82
Mono Praecimed	Paracetamol	0,4	(+6,3)	0,89
Fensum	Paracetamol	0,3	(+21,4)	0,71
Paedialgon	Paracetamol	0,2	(+50,2)	0,95
Paracetamol Saar	Paracetamol	0,1	(+15,6)	1,05
		67,1	(+5,2)	0,83
Pyrazolderivate				
Novaminsulfon-ratiopharm	Metamizol	10,5	(+32,6)	1,59
Novalgin	Metamizol	8,3	(+0,9)	1,85
Novaminsulfon Lichtenstein	Metamizol	5,9	(+16,0)	1,53
Berlosin	Metamizol	3,6	(−13,9)	2,00
Analgin	Metamizol	1,4	(−9,3)	1,94
		29,8	(+10,1)	1,72
Andere Analgetika				
Katadolon	Flupirtin	4,9	(+38,0)	4,80
Trancopal Dolo	Flupirtin	1,7	(−17,5)	5,14
		6,6	(+17,7)	4,89
Summe		289,4	(−9,5)	0,63

Tabelle 4.6: Verordnungen von nichtopioiden Analgetikakombinationen 1999. Angegeben sind die 1999 verordneten Tagesdosen, die Änderungen gegenüber 1998 und die mittleren Kosten je DDD 1999.

Präparat	Bestandteile	DDD in Mio.	Änderung in %	DDD-Kosten in DM
Optalidon N	Propyphenazon Coffein	1,9	(–16,9)	0,56
Thomapyrin	Acetylsalicylsäure Paracetamol Coffein	0,6	(–27,0)	1,33
Neuralgin	Acetylsalicylsäure Paracetamol Coffein	0,5	(–24,5)	1,29
Paedisup K/S	Paracetamol Doxylaminsuccinat	0,5	(–1,2)	1,34
Summe		3,5	(–18,2)	0,91

würde. Aus diesem Grunde wurde das Anwendungsgebiet von Metamizol erheblich eingeschränkt und die Rezeptpflicht angeordnet (Arzneimittelkommission 1986). Weiterhin hat das Bundesgesundheitsamt 1987 für alle metamizolhaltigen Kombinationspräparate die Zulassung widerrufen.

Katadolon enthält den Wirkstoff Flupirtin mit einem vermutlich spinal bedingten analgetischen Effekt, der allerdings unabhängig von Opioidrezeptoren vermittelt wird. Die Wirkungsstärke liegt zwischen der von Codein und Morphin. Die Verordnungszahlen von Flupirtin haben 1999 gegenüber dem Vorjahr weiter zugenommen.

Kombinationspräparate

Auf die Kombinationen von nichtopioiden Analgetika entfällt nur noch ein kleiner Teil der Verordnungen. Ihre Anwendung ist 1999 noch einmal stark zurückgegangen (Tabelle 4.6). Nach pharmakologisch-therapeutischen Kriterien gibt es keine wissenschaftliche Begründung für die hier verwendeten Kombinationspartner. Nach neueren Metaanalysen wird die analgetische Wirkung von Paracetamol oder Acetylsalicylsäure durch Coffein wenig oder gar nicht verstärkt (Zhang und Po 1996, Zhang und Po 1997). Weiterhin ist festgestellt worden, daß eine Analgetikanephropathie nach Einnahme analgetischer Monopräparate nur selten beschrieben wurde, während nach mehrjährigem Gebrauch von Kombinationsanalgetika auch nach dem Verbot von Phenacetin ein 6–8fach höheres Risiko für die Entwicklung eines Nierenversagens besteht (De Broe und Elseviers 1998).

Um dem Analgetikamißbrauch vorzubeugen, sind schon vor 26 Jahren die Grundsätze einer rationalen Analgetikatherapie formuliert worden (Kuschinsky 1974):

- Wenn irgend möglich, Einzelsubstanzen verwenden.
- Nur kurze Perioden, höchstens einige Wochen die gleiche Substanz zuführen.
- Wenn nach Ablauf dieser Periode noch Analgesie erforderlich, das Präparat einer anderen Gruppe nehmen.
- Paracetamol und Acetylsalicylsäure sind die besten einfachen Analgetika, Acetylsalicylsäure besonders dann, wenn eine antiphlogistische Wirkung erwünscht ist.

Mit diesen therapeutischen Grundsätzen läßt sich die Schmerztherapie effektiver, risikoärmer und kostengünstiger gestalten. Die diesjährigen Verordnungsdaten zeigen, daß diese Therapieempfehlungen in der Praxis weitgehend umgesetzt worden sind, da nur noch 1 % der Verordnungen auf die nicht sinnvollen Kombinationspräparate entfallen. Vor Jahren wurden noch mehr als die Hälfte der Analgetika als Kombinationspräparate verordnet.

Literatur

Angarola R.T. (1990): National and international regulation of opioid drugs: Purpose, structures, benefits and risks. J. Pain Symptom Manage. 5 (Suppl.): S6.

Arzneimittelkommission der deutschen Ärzteschaft (1986): Bundesgesundheitsamt schränkt Anwendungsgebiet von Metamizol-haltigen Monopräparaten ein. Dtsch. Ärztebl. 83: 3267.

Bundesopiumstelle (2000): Persönliche Mitteilung.

De Broe M.E., Elseviers M.M. (1998): Analgesic nephropathy. N. Engl. J. Med. 338: 446–452.

Goedecke H., Lander C., Menges K. (1994): Dihydrocodein/Codein – keine Mittel zur Substitution bei Drogenabhängigen. Bundesgesundheitsblatt 37: 207–212.

Kuschinsky G. (1974): Analgetika und Antiphlogistika. Dtsch. Ärztebl. 71: 1400–1403.

Penning R., Fromm E., Betz P., Kauert G., Drasch G., von Meyer L. (1993): Drogentodesfälle durch dihydrocodeinhaltige Ersatzmittel. Dtsch. Ärztebl. 90: C-345–346.

Sorge J., Zenz M. (1990): Analyse des Verschreibungsverhaltens niedergelassener Ärzte für Btm-Analgetika. Schmerz 4: 151–156.

Zhang W.Y., Po A.L. (1996): Analgesic efficacy of paracetamol and its combination with codeine and caffeine in surgical pain – a metaanalysis. J. Clin. Pharm. Ther. 21: 261–282.

Zhang W.Y., Po A.L. (1997): Do codeine and caffeine enhance the analgesic effect of aspirin? A systematic overview. J. Clin. Pharm. Ther. 22: 79–97.

4

5. Antiallergika

ULRICH SCHWABE

Antiallergika werden zur Behandlung der allergischen Rhinitis und Konjunktivitis, des Asthma bronchiale, allergischer Hautreaktionen (z.B. Urtikaria, Pruritus) und generalisierter allergischer Krankheiten (z.B. Insektengiftallergien, anaphylaktische Reaktionen) eingesetzt. In diesem Kapitel werden schwerpunktmäßig H_1-Antihistaminika und Hyposensibilisierungsmittel besprochen. Weitere Arzneimittel für allergische Indikationen werden in den Kapiteln über Bronchospasmolytika (Kapitel 19), Corticosteroide (Kapitel 21), Dermatika (Kapitel 22), Ophthalmika (Kapitel 40) und Rhinologika (Kapitel 43) dargestellt.

Die größte Gruppe der Antiallergika bilden weiterhin die wenig sedierenden H_1-Antihistaminika, die das Wachstum der letzten zehn Jahre nach einer kurzen Konsolidierungsphase im Jahre 1997 durch weitere Neueinführungen fortgesetzt haben (Abbildung 5.1). Auch die Hyposensibilisierungsmittel zeigen seit mehreren Jahren einen kontinuierlichen Aufwärtstrend. Dagegen ist das Verordnungsvolumen der sedierenden H_1-Antihistaminika und der topischen Antiallergika seit vielen Jahren rückläufig. Die Verordnungen der gesamten Indikationsgruppe sind geringfügig angestiegen, der Umsatz hat sich dagegen deutlich erhöht (Tabelle 5.1).

H_1-Antihistaminika

Systemisch anwendbare Antihistaminika sind zur Linderung leichter Symptome der allergischen Rhinitis geeignet. Bei infektiöser Rhinitis sind sie dagegen nur von begrenztem Wert. Hauptsächlich werden die wenig sedierenden H_1-Antihistaminika verwendet, die deutlich geringere zentrale Effekte als die traditionellen Antihistaminika haben (Tabelle 5.2). Die beiden führenden Vertreter sind seit mehreren Jah-

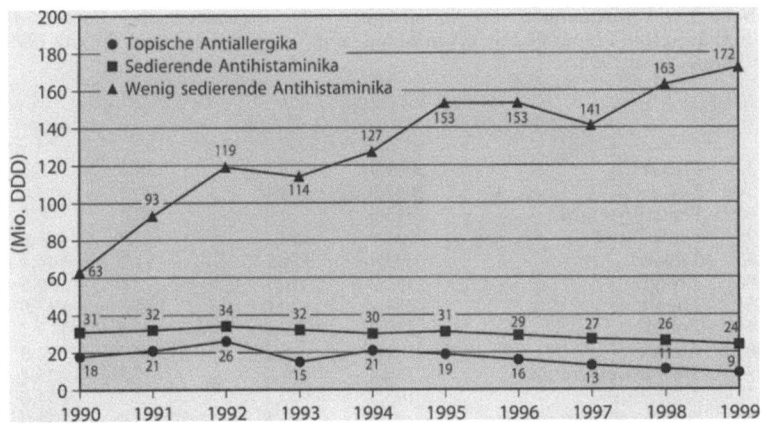

Abbildung 5.1: Verordnungen von Antiallergika 1990–1999. Gesamtverordnungen nach definierten Tagesdosen (ab 1991 mit neuen Bundesländern)

ren Cetirizin (*Zyrtec*) und Loratadin (*Lisino*). Loratadin ist chemisch mit den beiden sedierenden H_1-Antihistaminika Ketotifen und Azatadin verwandt, hat aber nur wenig diesbezügliche Nebenwirkungen, weil es kaum in das Gehirn eindringt. Cetirizin ist der Hauptmetabolit des Tranquilizers Hydroxyzin und scheint nach einigen klinischen Studien in der üblichen therapeutischen Dosis stärker sedierend zu wirken als Loratadin oder Terfenadin, aber weniger als die traditionellen Antihistaminika (Spencer et al. 1993).

Die Wirkungen und Nebenwirkungen der beiden führenden H_1-Antihistaminika sind in der Folgezeit mehrfach vergleichend untersucht worden. Danach bestätigt sich, daß Loratadin bezüglich Sedation mit Placebo vergleichbar ist und Cetirizin in einigen Studien Sedation oder psychomotorische Hemmung zeigte (Adelsberg 1997). Deshalb wird Loratadin insbesondere für Patienten empfohlen, die Auto fahren, Maschinen bedienen oder Flugzeugpiloten sind. Andererseits wurde in mehreren Studien zur Wirksamkeit gezeigt, daß die Symptome der allergischen Rhinitis durch Cetirizin schneller und stärker als durch Loratadin gebessert werden (Meltzer et al. 1996, Frossard et al. 1997, Day et al. 1998).

Als dritter Vertreter der wenig sedierenden H_1-Antihistaminika hat sich Fexofenadin (*Telfast*) etabliert, das im Dezember 1997 als Nachfolgepräparat von Terfenadin eingeführt wurde und 1999 erneut

Tabelle 5.1: Verordnungen von Antiallergika 1999. Angegeben sind die verordnungshäufigsten Präparate mit Verordnungsrang, Verordnungen und Umsatz 1999 im Vergleich zu 1998.

Rang	Präparat	Verordnungen in Tsd.	Änd. %	Umsatz Mio. DM	Änd. %
33	Lisino	2049,4	+9,5	88,1	+8,6
34	Zyrtec	2047,0	−4,1	104,2	−3,8
60	Fenistil/-retard	1515,6	−2,4	30,0	−6,8
195	Fenistil Gel	721,0	−14,7	7,8	−18,6
265	Telfast	603,4	+26,7	31,2	+44,4
488	Tavegil	381,2	−10,7	7,6	−9,6
661	Mizollen	284,2	+20,0	14,5	+27,6
845	Zolim	220,2	+177,9	10,8	+175,3
1089	Atarax	162,3	+8,2	4,9	+4,8
1273	Systral Gel/Creme	136,4	−21,1	1,3	−23,4
1578	Allergodil	103,5	+17,2	3,3	+44,6
1650	Terfenadin-ratiopharm	97,5	−7,8	1,8	−32,0
1695	Soventol Gel	94,1	−17,3	0,9	−17,4
1796	Corto-Tavegil Gel	85,8	−10,9	1,6	−6,9
1802	Teldane	85,7	−32,5	2,6	−39,0
1849	Tavegil Gel	82,6	−20,1	0,8	−20,9
1940	Heuschnupfenmittel DHU	76,1	−6,8	2,1	−8,0
1989	Hisfedin	73,0	−5,1	1,4	+10,7
2119	AH3 N	66,6	+0,8	1,9	−6,8
2254	Hismanal	58,9	−61,8	2,6	−63,4
2321	Terfenadin Stada	56,0	+15,3	1,0	+1,3
Summe		9000,6	−0,1	320,4	+3,5
Anteil an der Indikationsgruppe		83,7%		50,9%	
Gesamte Indikationsgruppe		10752,1	+0,9	629,2	+11,2

stark zugenommen hat. Fexofenadin wurde als aktiver Metabolit von Terfenadin identifiziert, der die klinische Antihistaminwirkung vermittelt, aber anders als Terfenadin nicht arrhythmogen wirkt. Hohe Zunahmen weist auch der im Januar 1998 eingeführte Wirkstoff Mizolastin (*Mizollen, Zolim*) auf, der ähnliche Wirkungen wie Cetirizin und Loratadin hat.

Stark rückläufig waren dagegen die Verordnungen der beiden wenig sedierenden H_1-Antihistaminika Terfenadin (z.B. *Teldane*) und Astemizol (*Hismanal*) (Tabelle 5.2). Beide Substanzen induzieren in seltenen Fällen polytope Kammertachykardien (Torsade des pointes) infolge Repolarisationsstörungen durch Kaliumkanalblockade mit Verlängerung der QT-Zeit. Die lebensbedrohlichen proarrhythmischen Wirkungen von Terfenadin können nach zu hoher Dosierung

Tabelle 5.2: Verordnungen von oralen und intranasalen Antiallergika 1999. Angegeben sind die 1999 verordneten Tagesdosen, die Änderungen gegenüber 1998 und die mittleren Kosten je DDD 1999.

Präparat	Bestandteile	DDD in Mio.	Änderung in %	DDD-Kosten in DM
Terfenadin				
Terfenadin-ratiopharm	Terfenadin	2,0	(−33,6)	0,89
Teldane	Terfenadin	1,7	(−39,8)	1,60
Hisfedin	Terfenadin	1,3	(−3,9)	1,11
Terfenadin Stada	Terfenadin	1,1	(+0,4)	0,89
		6,0	(−26,3)	1,13
Weitere wenig sedierende Antihistaminika				
Zyrtec	Cetirizin	66,5	(−4,7)	1,57
Lisino	Loratadin	56,3	(+9,0)	1,56
Telfast	Fexofenadin	22,6	(+40,9)	1,38
Mizollen	Mizolastin	9,1	(+28,7)	1,58
Zolim	Mizolastin	6,8	(+174,7)	1,59
Allergodil	Azelastin	2,0	(+24,4)	1,66
Hismanal	Astemizol	1,8	(−62,1)	1,48
		165,0	(+7,7)	1,54
Sedierende Antihistaminika				
Fenistil/-retard	Dimetinden	16,0	(−8,7)	1,87
Tavegil	Clemastin	5,3	(−8,4)	1,42
Atarax	Hydroxyzin	2,5	(+5,3)	1,98
AH3 N	Hydroxyzin	1,3	(−7,8)	1,51
		25,1	(−7,3)	1,77
Homöopathika				
Heuschnupfenmittel DHU	Luffa operculata D4 Galphimia glauca D3 Cardiospermum D3	3,1	(−7,2)	0,68
Summe		199,2	(+3,8)	1,55

5

oder nach gleichzeitiger Gabe von Arzneimitteln, die den hepatischen Metabolismus dieser Substanz hemmen (Honig et al. 1993), auftreten. Allein in Großbritannien wurden 21 Todesfälle im Zusammenhang mit Terfenadin berichtet (Routledge et al. 1999). Daher sind die höher dosierten Arzneiformen von Terfenadin (120 mg/Tbl.) nach einer Entscheidung der European Medicines Evaluation Agency (EMEA) wegen ihres arrhythmogenen Potentials im September 1998 aus dem Handel genommen worden. *Hismanal* wurde im Juli 1999 von der

Tabelle 5.3: Verordnungen topischer Antiallergika 1999. Angegeben sind die 1999 verordneten Tagesdosen, die Änderungen gegenüber 1998 und die mittleren Kosten je DDD 1999.

Präparat	Bestandteile	DDD in Mio.	Änderung in %	DDD-Kosten in DM
Antihistaminika				
Fenistil Gel	Dimetinden	6,4	(−19,3)	1,22
Systral Gel/Creme	Chlorphenoxamin	1,1	(−23,9)	1,27
Soventol Gel	Bamipin	0,7	(−16,6)	1,26
Tavegil Gel	Clemastin	0,7	(−21,0)	1,25
		8,8	(−19,8)	1,23
Antihistaminika und Corticosteroide				
Corto-Tavegil Gel	Clemastin Clocortolon	0,9	(−14,4)	1,79
Summe		9,7	(−19,3)	1,28

Herstellerfirma weltweit vom Markt genommen, wird aber in Deutschland noch abverkauft (Gottlieb 1999).

Abermals abgenommen haben auch die Verordnungen topischer Antiallergika (Tabelle 5.3). Die lokale Anwendung von Antihistaminika auf der Haut ist aus dermatologischer Sicht problematisch. Sie sind wenig wirksam und können bei längerer Anwendung Sensibilisierungen auslösen (O'Neill und Forsyth 1988).

Hyposensibilisierungsmittel

Die Verordnung der Präparate zur Hyposensibilisierung hat in den letzten Jahren kontinuierlich zugenommen. Da die Einzelpräparate nicht unter den 2500 meistverordneten vertreten sind, wurden die aggregierten DDD-Werte bis zum Verordnungsrang 4000 analysiert, um die Verordnungsentwicklung dieser Präparategruppe darzustellen. Die höchsten Zuwachsraten erreichten 1999 *Alk/-depot* und *Bencard* (Tabelle 5.4). Die Verordnung der relativ teuren Hyposensibilisierungsmittel ist 1999 wieder stärker angestiegen und hat insgesamt Verordnungskosten von 235 Mio. DM erreicht.

Die allergenspezifische Immuntherapie (Hyposensibilisierung) wurde lange Zeit kontrovers diskutiert. Die Empfehlungen verschiedener Fachgesellschaften reichten von vorsichtiger Akzeptanz bis zu

Tabelle 5.4: Verordnungen von Hyposensibilisierungsmitteln 1999. Angegeben sind die 1999 verordneten Tagesdosen, die Änderungen gegenüber 1998 und die mittleren Kosten je DDD 1999.

Präparat	Bestandteile	DDD in Mio.	Änderung in %	DDD-Kosten in DM
Alk/-depot	Adsorbierte Allergene	32,2	(+49,0)	2,55
Novo-Helisen	Allergenextrakte	12,1	(+14,3)	2,29
Allergovit	Allergoid-Depot	7,8	(+7,7)	5,21
Purethal	Allergoid-Depot	6,4	(+23,3)	2,60
Bencard	Allergenextrakte	4,8	(+42,8)	4,77
Stalmed	Allergenextrakte	3,6	(+1,1)	7,07
BU-Pangramin	Allergenextrakte	2,4	(+21,9)	4,13
Stallergenes	Allergenextrakte	1,6	(−46,6)	6,08
Summe		70,9	(+25,5)	3,32

völliger Ablehnung. Neuere Metaanalysen kontrollierter Studien zeigen, daß die Immuntherapie mit Allergenen eine wirksame Behandlung für Patienten mit allergischer Rhinokonjunktivitis, allergisch bedingtem Asthma bronchiale und Insektengiftallergien darstellt (WHO Position Paper 1998, Abramson et al. 1999). Eine Indikation zur Immuntherapie mit Allergenen ist gegeben, wenn eine Arzneitherapie zur Kontrolle von Symptomen nicht ausreicht oder eine wirksame Allergenkarenz nicht möglich ist. Voraussetzung für die Anwendung ist der Nachweis spezifischer IgE-Antikörper gegen klinisch relevante Allergene und die Verfügbarkeit standardisierter Allergenextrakte. Undefinierte Allergengemische (z.B. Hausstaub, Bakterien) sollten nicht eingesetzt werden, da keine Wirksamkeit in kontrollierten Studien nachgewiesen wurde.

Die Erfolgsaussichten werden daher von der Art des Allergens geprägt. Bei IgE-vermittelten Insektengiftallergien ist eine spezifische Hyposensibilisierung bei der überwiegenden Mehrheit der Patienten wirksam, bei Wespengiftallergien ist der Schutz günstiger als bei Bienengiftallergien (Müller et al. 1992). Bei Tierhaarallergien sind Effekte nachweisbar, aber gering (Hedlin et al. 1995). Bei Graspolleninduzierter allergischer Rhinitis ist eine symptomatische Besserung nach subkutaner Immuntherapie beobachtet worden, die mehrere Jahre nach Absetzen der Immuntherapie anhält (Durham et al. 1999). Nach sublingualer Immuntherapie sind die Erfolge im allgemeinen geringer. Die Studie von Clavel et al. (1998) ergab nach 6 Monaten nur einen Rückgang des Medikationsscores und der Asthmaanfälle, aber keine signifikanten Änderungen der Rhinitis- und Konkunktivitissymptome. Pradalier et al. (1999) beschrieben nur eine signifikante Abnahme konjunktivaler Symptome ohne Veränderung der Rhinitissymptomatik und des Arzneiverbrauchs. Bei asthmatischen Kindern hatte aber auch die subkutane Immuntherapie mit Aeroallergenextrakten in einer kontrollierten Studie über 30 Monate im Vergleich zu einer adäquat durchgeführten Arzneitherapie keinen erkennbaren Nutzen (Adkinson et al. 1997). Eine Behandlung mit Allergenextrakten ist daher bei Versagen der Allergenkarenz oder der Arzneitherapie zu erwägen (Austen 1998).

Wesentliches Risiko der Immuntherapie mit Allergenen sind anaphylaktische Reaktionen. In den USA wurden von 1985 bis 1989 insgesamt 17 Todesfälle im Rahmen einer Immuntherapie berichtet (Reid et al. 1993), in Deutschland von 1977 bis 1994 28 tödliche Zwischenfälle (Lüderitz-Püchel 1996). Daher soll dieses Verfahren nur durch erfahrene Ärzte durchgeführt werden, die Anaphylaxiesymptome frühzeitig erkennen und eine geeignete Notfalltherapie einleiten können (WHO Position Paper 1998).

Literatur

Abramson M., Puy R., Weiner J. (1999): Immunotherapy in asthma: an updated systematic review. Allergy 54: 1022–1041.

Adelsberg B.R. (1997): Sedation and performance issues in the treatment of allergic conditions. Arch. Intern. Med. 157: 494–500.

Adkinson N.F., Eggleston P.A., Eney D., Goldstein E.O., Schuberth K.C. et al. (1997): A controlled trial of immunotherapy for asthma in allergic children. N. Engl. J. Med. 336: 324–331.

Austen K.F. (1998): Diseases of immediate type hypersensitivity. In: Fauci A.S. et al. (eds.): Harrison's principles of internal medicine. McGraw-Hill Companies Inc., New York, pp. 1860–1869.

Clavel R., Bousquet J., André C. (1998): Clinical efficacy of sublingual-swallow immunotherapy: a double-blind, placebo-controlled trial of a standardized five-grass-pollen extract in rhinitis. Allergy 53: 493–498.

Day J.H., Briscoe M., Widlitz M.D. (1998): Cetirizine, loratadine, or placebo in subjects with seasonal allergic rhinitis: effects after controlled ragweed pollen challenge in an environmental exposure unit. J. Allergy Clin. Immunol. 101: 638–645.

Durham S.R., Walker S.M., Varga E.M., Jacobson M.R., O'Brian F., Noble W., Till S.J., Hamid Q.A., Nouri-Aria K.T. (1999): Long-term clinical efficay of grass-pollen immunotherapy. N. Engl. J. Med. 341: 468–475.

Frossard N., Lacronique J., Melac M., Benabdesselam O., Bran J.J. et al. (1997): Onset of action in the nasal antihistaminic effect of cetirizine and loratadine in patients with allergic rhinitis. Allergy 52: 205–209.

Gottlieb S. (1999): Antihistamine drug withdrawn by manufacturer. Brit. Med. J. 319: 7.

Hedlin G., Heilborn H., Lilja G., Norrlind K., Pegelow K.O. et al. (1995): Long-term follow-up of patients treated with a three-year course of cat or dog immunotherapy. J. Allergy Clin. Immunol. 96: 879–885.

Honig P.K., Wortham D.C., Zamani K., Conner D.P., Mullin J.C., Cantilena L.R. (1993): Terfenadine-ketoconazole interaction: pharmacokinetic and electrocardiographic consequences. JAMA 269: 1513–1518.

Lüderitz-Püchel U., May S., Haustein D. (1996): Zwischenfälle nach Hyposensibilisierung. Münch. Med. Wschr. 138: 129–132.

Meltzer E.O., Weiler J.M., Widlitz M.D. (1996): Comparative outdoor study of the efficacy, onset and duration of action, and safety of cetirizine, loratadine, and placebo for seasonal allergic rhinitis. J. Allergy Clin. Immunol. 97: 617–626.

Müller U., Helbling A., Berchtol E. (1992): Immunotherapy with honeybee venom and yellow jacket venom is different regarding efficacy and safety. J. Allerg. Clin. Immunol. 89: 529–535.

O'Neill S.M., Forsyth A. (1988): Urticaria. Prescribers J. 28: 14–20.

Pradalier A., Basset D., Claudel A., Couturier P., Wessel F., Galvain S., André C. (1999): Sublingual-swallow immunotherapy (SLIT) with a standardized five-grass-pollen extract (drops and sublingual tablets) versus placebo in seasonal rhinitis. Allergy 54: 819–828.

Reid M.J., Lockey R.F., Turkeltaub P.C., Platts-Mills T.A. (1993): Survey of fatalities from skin testing and immunotherapy 1985–1989. J. Allergy Clin. Immunol. 92: 6–15.

Routledge P.A., Lindquist M., Edwards I.R. (1999): Spontaneous reporting of suspected adverse reactions to antihistamines: a national and international perspective. Clin. Exp. Allergy 29 (Suppl. 3): 240–246.

Spencer C.M., Faulds D., Peters D.H. (1993): Cetirizine: a reappraisal of its pharmacological properties and therapeutic use in selected allergic disorders. Drugs 46: 1055–80.

WHO Position Paper (1998): Allergen immunotherapy: therapeutic vaccines for allergic diseases. Allergy 53 (Suppl. 1): 1–42.

Zenner H.P., Baumgarten C., Rasp G., Fuchs T., Kunkel G., Hauswald B. et al. (1997): Short-term immunotherapy: a prospective, randomized, double-blind, placebo-controlled multicenter study of molecular standardized grass and rye allergens in patients with grass pollen-induced allergic rhinitis. J. Allergy Clin. Immunol. 100: 23–29.

5

6. Antianämika

KLAUS MENGEL UND HARALD SCHMIDT

Eine Anämie liegt vor, wenn das Hämoglobin unter definierte Normwerte abfällt. Sie kann zahlreiche Ursachen haben, die vor Beginn der Therapie mit Antianämika geklärt werden sollten. Am häufigsten ist die Eisenmangelanämie, die überwiegend durch Blutverlust infolge gastrointestinaler Blutungen oder gesteigerter Mensesblutungen, aber auch durch nutritiven Eisenmangel bedingt ist. Hinzu kommen Störungen der Eisenresorption bei älteren Patienten. Daneben gibt es sekundäre Anämien bei Leber- oder Nierenkrankheiten, Tumoren und Infektionen sowie weitere Anämieformen mit gestörter Erythrozytenbildung (z.B. aplastische Anämie) und mit gesteigertem Erythrozytenabbau (hämolytische Anämien verschiedener Art). Da es sich bei den sekundären Anämien nicht um Eisenmangelanämien handelt, ist eine klare diagnostische Abgrenzung erforderlich und eine Eisentherapie in der Regel nicht indiziert.

Verordnungsspektrum

Unter den 2500 Präparaten, die 1999 am häufigsten verordnet wurden, befinden sich in der Gruppe der Antianämika 13 Eisenpräparate, zwei Folsäurepräparate, sechs Kombinationspräparate und zwei Erythropoetinpräparate. Im Vergleich zum Vorjahr haben sich die Verordnungen insgesamt etwas vermindert, während die Umsätze bedingt auch durch die weitere Zunahme der beiden Erythropoetinpräparate (*Erypo, NeoRecormon*) erneut anstiegen (Tabelle 6.1). Die Verordnungszahlen sind im Grunde genommen etwas größer als hier angegeben, weil die Vitamin B_{12}-Präparate von den Herstellern der Gruppe der Vitamine zugeordnet werden und daher hier nicht mit erfaßt sind, obwohl Vitamin B_{12} nur bei perniziöser Anämie und ihren neurologischen Begleitsymptomen indiziert ist (American

Tabelle 6.1: Verordnungen von Antianämika 1999. Angegeben sind die verordnungshäufigsten Präparate mit Verordnungsrang, Verordnungen und Umsatz 1999 im Vergleich zu 1998.

Rang	Präparat	Verordnungen in Tsd.	Änd. %	Umsatz Mio. DM	Änd. %
96	ferro sanol/duodenal	1168,5	−0,4	34,3	2,0
337	Plastulen N	500,2	−22,6	15,0	−24,0
559	Erypo	334,7	+8,9	219,0	+13,1
952	Neorecormon	192,6	+42,0	137,5	+29,5
960	Ferrlecit Amp.	190,8	+14,0	6,4	+20,1
1027	Vitaferro Kaps.	175,4	−2,6	4,5	−7,1
1142	Lösferron	153,9	−19,2	3,5	−20,8
1171	Eisendragees-ratiopharm	150,1	+14,9	2,3	+15,2
1199	Folsan	145,7	+6,4	5,4	+7,5
1206	Eryfer 100	144,5	−19,7	4,8	−23,5
1217	Ferro-Folsan Drag.	143,5	−8,9	2,5	−9,9
1276	Ferrum Hausmann Sirup/Tr.	136,1	+5,2	2,5	+9,1
1365	Hämatopan F	124,7	−12,7	1,9	−10,2
1529	Lafol	108,4	−25,6	2,0	−24,8
1547	Haemoprotect	106,6	+66,9	2,1	+57,5
1850	Dreisafer	82,5	+6,0	2,3	+10,4
1866	Tardyferon-Fol Drag.	81,1	−5,2	2,3	−0,7
1949	Plastufer	75,4	−25,5	2,4	−27,0
1976	Haematopan	73,6	−4,6	2,0	−2,2
2076	Eryfer comp.	68,5	−2,0	2,1	+0,7
2153	Tardyferon	64,7	+10,5	1,7	+5,1
2207	Folicombin	61,2	−9,1	1,6	−7,8
2340	Ferrum Verla	55,1	+40,1	0,9	+42,4
	Summe	4337,9	−2,8	459,1	+12,1
	Anteil an der Indikationsgruppe	89,3%		97,0%	
	Gesamte Indikationsgruppe	4858,3	−4,0	473,1	+10,5

Medical Association 1986). Die seit 1992 rückläufigen Verordnungen der wenig sinnvollen Kombinationspräparate aus Eisen und Folsäure zeigten 1999 eine weitere, deutliche Abnahme (Abbildung 6.1 und Tabelle 6.2).

Eisenpräparate

Die Behandlung einer Eisenmangelanämie sollte möglichst auf oralem Wege und mit zweiwertigen Eisenverbindungen erfolgen. Zweiwertiges Eisen wird wesentlich besser als dreiwertiges resorbiert. Nüchterneinnahme erhöht die Bioverfügbarkeit, aber auch die

6

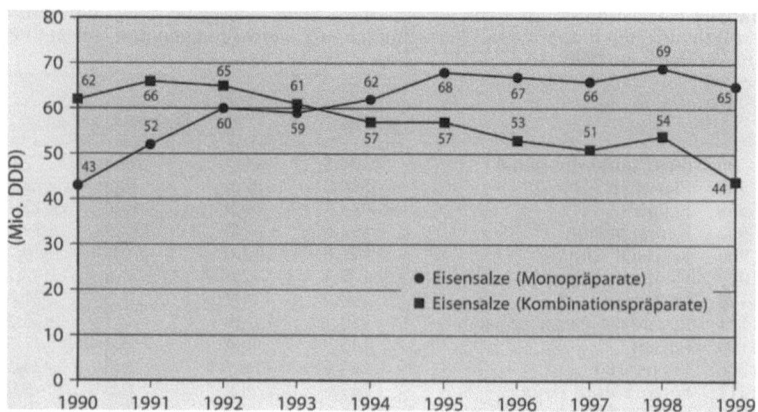

Abbildung 6.1: Verordnungen von Antianämika 1990 bis 1999. Gesamtverordnungen nach definierten Tagesdosen (ab 1991 mit neuen Bundesländern).

Nebenwirkungen. Wenn Nebenwirkungen auftreten, kann das Präparat auch nach dem Frühstück eingenommen werden. Da die Kapazität der Erythrozytopoese begrenzt ist, ist es zwecklos, das tägliche orale Eisenangebot von 50–100 mg zu überschreiten (Begemann und Rastetter 1993). Mit höherer Dosierung steigt meist nur noch die Unverträglichkeitsrate. Oft besteht keine ausgesprochene Eile, d.h. die Dauer der oralen Behandlung kann sich bis zur Normalisierung des Blutbildes etwa zwei Monate oder länger hinziehen. Zur Aufsättigung des Speichereisens sollte nochmals über dieselbe Zeit therapiert werden.

Die einfachste und billigste Art der Eisentherapie ist die Anwendung von anorganischem Eisen(II)-sulfat (Forth und Rummel 1996). Andere Ferrosalze wie Gluconat, Fumarat, Ascorbat, Succinat werden therapeutisch als gleichwertig angesehen (Büchner 1999). Die unterschiedlichen Verbindungen bedingen keine wesentlichen Resorptionsunterschiede im Vergleich zu dem gut resorbierbaren Sulfat. Da der Eisengehalt der einzelnen Eisensalze unterschiedlich ist, wurde die definierte Tagesdosis der Monopräparate für Erwachsene früher nach den Angaben der Preisvergleichsliste einheitlich mit 100 mg Eisen berechnet, seit 1997 jedoch auf die WHO-DDD von 200 mg umgestellt. Dies ist beim Vergleich mit den Zahlenangaben in den vorangehenden Ausgaben des Arzneiverordnungs-Reports zu berücksichtigen.

Tabelle 6.2: Verordnungen von Antianämika 1999. Angegeben sind die 1999 verordneten Tagesdosen, die Änderungen gegenüber 1998 und die mittleren Kosten je DDD 1999.

Präparat	Bestandteile	DDD in Mio.	Änderung in %	DDD-Kosten in DM
Eisensalze				
ferro sanol/duodenal	Eisen(II)-glycinsulfat	31,2	(−2,6)	1,10
Vitaferro Kaps.	Eisen(II)-sulfat	4,7	(−7,7)	0,95
Eryfer 100	Eisen(II)-sulfat	4,5	(−24,2)	1,06
Lösferron	Eisen(II)-gluconat	2,9	(−21,2)	1,20
Ferrum Hausmann Sirup/Tr.	Eisen(III)-hydroxid-Polymaltose-Komplex	2,8	(+5,1)	0,89
Dreisafer	Eisen(II)-sulfat	2,6	(+4,7)	0,88
Eisendragees-ratiopharm	Eisen(II)-sulfat	2,6	(+14,9)	0,89
Haemoprotect	Eisen(II)-sulfat	2,4	(+75,3)	0,86
Plastufer	Eisen(II)-sulfat	2,2	(−27,5)	1,08
Haematopan	Eisen(II)-sulfat	1,8	(−8,5)	1,12
Tardyferon	Eisen (II)-sulfat	1,5	(+3,5)	1,17
Ferrum Verla	Eisen(II)-gluconat	0,7	(+40,0)	1,22
Ferrlecit Amp.	Natrium-Eisen-(III)-gluconat	0,6	(+14,0)	10,81
		60,6	**(−4,0)**	**1,15**
Eisensulfatkombinationen				
Plastulen N	Eisen(II)-sulfat Folsäure	27,7	(−24,3)	0,54
Tardyferon-Fol Drag.	Eisen(II)-sulfat Folsäure	3,9	(+0,2)	0,58
Ferro-Folsan Drag.	Eisen(II)-sulfat Folsäure	3,1	(−10,8)	0,81
Folicombin	Ammoniumeisen(II)-sulfat Folsäure	2,4	(−9,1)	0,67
Hämatopan F	Eisen(II)-sulfat Folsäure	2,1	(−12,6)	0,90
Eryfer comp.	Eisen(II)-sulfat Cyanocobalamin Folsäure	2,0	(+1,2)	1,05
		41,3	**(−19,2)**	**0,62**
Folsäure				
Lafol	Folsäure	8,1	(−24,9)	0,24
Folsan	Folsäure	5,0	(+10,7)	1,08
		13,1	**(−14,3)**	**0,57**
Erythropoetin				
Erypo	Epoetin alfa	2,8	(+13,4)	77,95
Neorecormon	Epoetin beta	1,8	(+30,8)	77,15
		4,6	**(+19,6)**	**77,64**
Summe		**119,6**	**(−10,3)**	**3,84**

6

Ferro sanol/duodenal wird unter den Monopräparaten weitaus am häufigsten verordnet (Tabelle 6.2). Die Duodenalform setzt das Eisen erst im Duodenum frei, wodurch lokale Reizerscheinungen im Magen umgangen werden. Einige andere Präparate zeigen auch noch im Dünndarm eine verzögerte Freigabe und erreichen dadurch Darmabschnitte, die Eisen schlechter resorbieren. *Ferro sanol/duodenal* hat jedoch eine genügend hohe Resorptionsquote (Heinrich 1986).

Lösferron enthält Eisen(II)-gluconat, das genauso gut wirksam ist wie das Sulfat. Wegen der geringen Löslichkeit kann es bei anaziden Patienten allerdings auch unwirksam sein. *Ferrum Hausmann* (Sirup und Lösung/Tropfen) bietet den Vorteil der individuellen Dosierung bei Kindern, enthält andererseits dreiwertiges Eisen, das prinzipiell als schlecht resorbierbar gilt. Die Darreichung als Polymaltosekomplex soll eine etwas günstigere Resorption während der Nahrungsaufnahme gewährleisten, dennoch ist sie gering (Kaltwasser et al. 1987). Es gibt mehrere Eisenpräparate mit zweiwertigem Eisen in flüssigen Darreichungsformen für die Anwendung bei Kindern (z.B. ferro sanol Tropfen, Vitaferro Tropfen).

Ferrlecit Amp. sind das einzige Monopräparat zur parenteralen Anwendung unter den meistverordneten Präparaten. Es enthält dreiwertiges Eisen als Gluconat. Parenterales Eisen führt nicht zu einem besseren Therapieeffekt, sondern ist der oralen Applikation gleichwertig (Kaltwasser 1998). Die einzige Ausnahme bildet die Epoetintherapie der renalen Anämie (MacDougall 1999). Darüber hinaus ist die parenterale Eisentherapie wegen zahlreicher Risiken nur selten indiziert, nämlich dann, wenn die orale Therapie unwirksam oder wegen zusätzlicher irritierender Wirkungen auch bei einschleichender Dosierung mit einem Zehntel der Tagesdosis kontraindiziert ist, z.B. bei chronisch entzündlichen Darmerkrankungen.

Folsäure

Die in den vergangenen Jahren zunehmende Verordnung von Folsäurerepräparaten war 1999 rückläufig. Der größte Teil der verordneten Tagesdosen entfällt auf das niedrig dosierte *Lafol* (0,4 mg/Kaps.), das vor allem zur Prophylaxe bei erhöhtem Bedarf in der Schwangerschaft empfohlen wird. *Folsan* (5 mg/Tbl.) ist zur Behandlung klinischer Folsäuremangelzustände mehr als zehnfach höher dosiert.

Die Verordnung von Folsäure steht vermutlich im Zusammenhang mit der Empfehlung einer präkonzeptionellen Folsäuregabe zur Prävention von Neuralrohrdefekten (Schneider und Sterzik 1992, Rinke und Koletzko 1994). Folsäuremangel oder ein genetisch bedingter Folsäurestoffwechseldefekt können eine Störung der fetalen Neuralrohrentwicklung auslösen und zu Anenzephalie, Spina bifida cystica, Enzephalozele oder Myelomeningozele führen. Bei einer Inzidenz von 1–1,5 pro 1000 Geburten ist in Deutschland mit ca. 1000 Neuralrohrdefekten pro Jahr zu rechnen. Bisher wurde eine Folsäuresupplementierung bei Frauen mit anamnestischer Belastung durch eine vorausgegangene Schwangerschaft mit Neuralrohrdefekt mit einer Dosis von 4 mg/Tag praktiziert. In einer kontrollierten Studie an 4156 Frauen ist in Ungarn jedoch gezeigt worden, daß durch eine allgemeine Folsäureprophylaxe mit täglich 0,8 mg über 4 Monate, beginnend einen Monat präkonzeptionell, das Auftreten von Neuralrohrdefekten verhindert worden ist (Czeizel und Dudas 1992). Daraus leitet sich die Empfehlung ab, alle Patientinnen, die eine Schwangerschaft planen, mit 0,4 mg Folsäure oral täglich zu supplementieren. Unter Berücksichtigung dieser Ergebnisse ist es erstaunlich, daß die Verordnungshäufigkeit von Lafol (0,4 mg/Kaps.) deutlich ab- und von Folsan (5 mg/Kaps.) zugenommen hat, da die Indikationen für beide Präparate grundsätzlich unterschiedlich sind. Neuerdings wird empfohlen, bei Hyperhomocysteinämie als Folge genetisch bedingter Defekte und erhöhter Neigung zu thromboembolischen Komplikationen 0,4–0,5 mg Folsäure zu verordnen (Baker und Bick 1999).

6

Kombinationspräparate

Bei den Kombinationspräparaten wurden seit 1994 nur noch Zweierkombinationen aus Eisensulfat und Folsäure häufig verordnet. Durch die Ausweitung der Verordnungsanalyse auf die 2500 meistverordneten Arzneimittel ist jetzt auch wieder eine Dreierkombination mit Cyanocobalamin (*Eryfer comp.*) vertreten. Wenn auch Eisen und Folsäure für die Anämieprophylaxe in der Schwangerschaft grundsätzlich in Frage kommen, ist jedoch festzuhalten, daß gesunde Schwangere keine Eisensubstitution benötigen. Eine Routineverordnung ist daher nicht angebracht, insbesondere vor dem Hintergrund, daß eine zu hohe Eisensubstitution die Zinkresorption aus dem Darm behindern kann. Für die tägliche Aufnahme in der Schwangerschaft werden 30 mg Eisen und 400 µg Folsäure empfohlen (Marcus und Coulston 1996). Mit den in Tabelle 6.2 vertretenen Präparaten wird oft mehr Eisen (60–100 mg/Tag) als notwendig zugeführt und damit die gastrointestinale Verträglichkeit der Prophylaxe unnötig beeinträchtigt. Richtig dosiert und damit sogar wesentlich billiger ist das Präparat *Folicombin*. Generell ist jedoch zu sagen, daß die Supplementation mit einer fixen Eisen/Folsäure-Kombination nicht sinnvoll ist. Folsäure wird im 1. Trimenon benötigt, während die Eisensubstitution erst im 2. Trimenon nötig werden könnte, da erst zu dieser Zeit der Bedarf ansteigt und die Emesis gravidarum zurückgeht.

Erythropoetin

Das Glykoprotein Erythropoetin (Epoetin) wird bei Erwachsenen vorwiegend in den Nieren gebildet und von dort ins Blut sezerniert. Eine Anämie ist der stärkste Anreiz für eine vermehrte Synthese und damit für eine Stimulation der Erythropoese im Knochenmark. Seit einigen Jahren steht rekombinantes humanes Erythropoetin (*Erypo, NeoRecormon*) zur parenteralen Applikation zur Verfügung. Es wird zunehmend bei Dialysepatienten mit renaler Anämie verwendet (Dunn und Markham 1996). Das Präparat *Erypo* gelangte 1994 erstmals unter die meistverordneten Arzneimittel, *Recormon* (identisch mit *NeoRecormon*) folgte 1997. Beide Präparate werden in großem Umfang durch die Dialysezentren direkt von den Herstellern bezogen.

Die DDD-Verordnungen von Erythropoetin haben 1999 weiter zugenommen (Tabelle 6.2). Insgesamt entfallen jetzt über 75 % der Verordnungskosten für Antianämika auf diese beiden Epoetinpräparate (Tabelle 6.1). Eine wesentliche Ursache der erhöhten Verordnung von Erythropoetin ist vermutlich auf eine intensive Diskussion über das optimale Hämoglobin bei Patienten mit chronischer Niereninsuffizienz zurückzuführen. Noch vor wenigen Jahren wurde nach einem internationalen Konsens ein Zielhämoglobin von 10–12 g/dl angestrebt. Anlaß für die Empfehlung einer Anhebung des Therapieziels der Epoetintherapie war die Beobachtung, daß Hämoglobinwerte unter 11 g/dl entsprechend einem Hämatokrit von 30 % mit einem um 18–40 % erhöhten Letalitätsrisiko assoziiert waren (Collins et al. 1998). Andererseits wird eine Normalisierung des Hämatokrits weiterhin nicht empfohlen, da die Letalität herzkranker Patienten mit dialysepflichtiger Niereninsuffizienz durch Erhöhung des Hämatokrits von 30 % auf 42 % nicht signifikant vermindert wurde (Besarab et al. 1998). Von der National Kidney Foundation in den USA werden derzeit Hämatokritwerte von 33–36 % empfohlen, die Hinweise auf eine verminderte Letalität ergaben (Collins et al. 1998). Besonders sorgfältig muß der Blutdruck überwacht und eine Flüssigkeitsüberladung verhindert werden. Bei entsprechender Disposition des Patienten werden gehäuft thromboembolische Komplikationen (tiefe Beinvenenthrombosen, arterielle Komplikationen wie Koronarthrombosen) beobachtet. Als Folge eines erwünschten therapeutischen Effektes kann es zum sekundären Eisen- und Folatmangel mit Hypokaliämie kommen, falls nicht rechtzeitig mit Gabe von Eisen bzw. Folat dem zu erwartenden erhöhten Bedarf vorgebeugt wird. Die Gabe von Eisen vermindert auch die notwendige Epoetindosis (Fishbane et al. 1999).

Ein weiterer Grund für die gestiegenen Verordnungen ist die Anwendung bei neuen Indikationen (Eckardt 1998). Dazu gehört seit 1995 die Steigerung der Eigenblutmenge zur Gewinnung von autologen Blutkonserven, falls die Zeitspanne zu kurz ist, um die benötigte Eigenblutmenge zu gewinnen. Bei diesem Verfahren sind allerdings zusätzliche Epoetininjektionen erforderlich, die mit Kosten von 2000–5000 DM pro Blutkonserve verbunden sind (Glück und Kubanek 1993). Weiterhin wurde Erythropoetin 1996 zur Behandlung der Cisplatin-induzierten Anämie und zur Vorbeugung der Frühgeborenenanämie zugelassen. Schwierig zu kontrollieren ist der Mißbrauch von Erythropoetin als Dopingmittel bei Sportlern, der mit Todesfällen bei Radrennfahrern in Zusammenhang gebracht worden ist (Gareau et al. 1996).

Literatur

American Medical Association (1986): Drug evaluations (6th Edition). Saunders Company Philadelphia, London, p. 589–601.

Baker W.F.Jr., Bick R.L. (1999): Treatment of hereditary and acquired thrombophilic disorders. Semin. Thromb. Hemost. 25: 387–406.

Begemann H., Rastetter J. (Hrsg.) (1993): Klinische Hämatologie, Kapitel „Anämien". Georg-Thieme-Verlag Stuttgart, New York, S. 237–418.

Besarab A., Bolton W.K., Browne J.K., Egrie, J.C., Nissenson A.R. et al. (1998): The effects of normal as compared with low hematocrit values in patients with cardiac disease who are receiving hemodialysis and epoetin. N. Engl. J. Med. 339: 584–590.

Büchner T. (1999): Therapie der Anämien. In: Therapie Innerer Krankheiten (Hrsg. Paumgartner G.). Springer-Verlag Berlin, Heidelberg, New York, 9. Aufl., S. 926–927.

Collins A.J., Ma J.Z., Xia A., Ebben J. (1998): Trends in anemia treatment with erythropoietin usage and patient outcomes. Am. J. Kidney Dis. 32 (Suppl. 4): S133–S141.

Czeizel A.E., Dudas I. (1992): Prevention of the first occurrence of neural-tube defects by periconceptional vitamin supplementation. N. Engl. J. Med. 327: 1832–1835.

Dunn C.J., Markham A. (1996): Epoetin Beta. A review of its pharmacological properties and clinical use in the management of anaemia associated with chronic renal failure. Drugs 51 (2): 299–318.

Eckardt K.U. (1998): Erythropoietin, Karriere eines Hormons. Dtsch. Ärztebl. 95: A-285–290.

Fishbane S., Mittal S.K., Maesaka J.K. (1999): Beneficial effects of iron therapy in renal failure patients on hemodialysis. Kidney Int. 55: 67–70.

Forth W., Rummel W. (1996): Pharmakotherapie des Eisenmangels. In: Allgemeine und spezielle Pharmakologie und Toxikologie (Hrsg. Forth W., Henschler D., Rummel W., Starke K.). Spektrum Akademischer Verlag Heidelberg, Berlin, Oxford, 7. Aufl., S. 503–512.

Gareau R., Audran M., Baynes R.D., Flowers C.H., Duvallet A. et al. (1996): Erythropoietin abuse in athletes. Nature 380: 113.

Glück D., Kubanek B. (1993): Autologe Bluttransfusion. Dtsch. Med. Wochenschr. 118: 1828–1829.

Heinrich H.C. (1986): Bioverfügbarkeit und therapeutischer Wert oraler Eisen(II)- und Eisen(III)-Präparate. Dtsch. Apoth. Ztg. 126: 681–690.

Kaltwasser J.P. (1998): Eisenstoffwechselstörungen. In: Classen M. et al. (Hrsg.): Innere Medizin. 4. Auflage, Urban & Schwarzenberg, München Wien Baltimore, S. 237–246.

Kaltwasser J.P., Werner E., Niechzial M. (1987): Bioavailability and therapeutic efficacy of bivalent and trivalent iron preparations. Arzneim. Forsch. 37: 122–129.

MacDougall I.C. (1999): Strategies for iron supplementation: Oral versus intravenous. Kidney Int. 55: 61–66.

Marcus R., Coulston A.M. (1996): The Vitamins. In: Goodman & Gilman's The Pharmacological Basis of Therapeutics, 9th edition. McGraw-Hill, New York, pp. 1547–1553.

Rinke U., Koletzko B. (1994): Prävention von Neuralrohrdefekten durch Folsäurezufuhr in der Frühschwangerschaft. Dtsch. Ärztebl. 1/2: 30–37.

Schneider A., Sterzik K. (1992): Präkonzeptionelle Folsäuregabe zur Prävention von Neuralrohrdefekten. Dtsch. Ärztebl. 92: A-1771.

7. Antiarrhythmika

HASSO SCHOLZ

Antiarrhythmika sind Substanzen, die zur Behandlung von bradykarden und tachykarden Rhythmusstörungen verwendet werden. Die Behandlung von Bradyarrhythmien erfolgt vorwiegend nichtmedikamentös, zur Akuttherapie sind Betasympathomimetika oder Parasympatholytika geeignet. Substanzen zur Behandlung supraventrikulärer und ventrikulärer Tachyarrhythmien werden in Anlehnung an E. M. Vaughan Williams (1975) nach ihren elektrophysiologischen Wirkungen in vier Klassen eingeteilt:

I. *Membranstabilisierende Substanzen* oder *Antifibrillantien* bewirken eine Hemmung des schnellen Na^+-Einstroms. Die einzelnen Substanzen unterscheiden sich vor allem in der Beeinflussung der Aktionspotentialdauer. *Chinidinartig wirkende Antifibrillantien* (Klasse IA) verbreitern das Aktionspotential, während *Antifibrillantien vom Lidocaintyp* (Klasse IB) das Aktionspotential verkürzen. *Flecainid* und *Propafenon* (Klasse IC) beeinflussen die Aktionspotentialdauer nicht wesentlich und weisen chinidin- und lidocainähnliche Eigenschaften auf. Bei Propafenon kommen noch Betarezeptor-blockierende Eigenschaften hinzu.

II. *Betarezeptorenblocker* hemmen vor allem die durch Ca^{++} vermittelten arrhythmogenen und herzfrequenzsteigernden Wirkungen von Catecholaminen.

III. *Repolarisationshemmende Substanzen* verbreitern das Aktionspotential und führen dadurch zu einer Verlängerung der Refraktärzeit. In diese Gruppe gehören Amiodaron und der Betarezeptorenblocker Sotalol.

IV. *Calciumantagonisten* blockieren den langsamen Ca^{++}-Einstrom. Prototypen dieser Gruppe sind Verapamil und Diltiazem.

Mit ähnlicher Indikation wie Calciumantagonisten werden Herzglykoside, Adenosin und eventuell Parasympathomimetika wegen ihrer negativ dromotropen Wirkung am AV-Knoten eingesetzt. Sie bilden eine eigene Antiarrhythmika-Klasse V.

Die heute übliche Einteilung der Antiarrhythmika zur Behandlung tachykarder Rhythmusstörungen darf in ihrer Bedeutung für die klinische Differentialtherapie nicht überschätzt werden, da sich die klinische Wirksamkeit einer bestimmten Substanz bei einer bestimmten Arrhythmieform nicht vorhersagen läßt. Eine Vorbedingung jeder antiarrhythmischen Medikation ist eine eindeutige kardiologische Diagnose und eine Klassifikation der Rhythmusstörung. Aufgrund der allen Antiarrhythmika eigenen proarrhythmischen Wirkungen muß die Indikationsstellung streng erfolgen.

Wie bei der Therapie mit Herzglykosiden gilt auch beim Einsatz von Antiarrhythmika, daß eine Kombinationstherapie grundsätzlich nicht mit fixen Kombinationen durchgeführt werden soll, die eine individuelle Dosierung nicht zulassen und die Beurteilung etwaiger unerwünschter Wirkungen erschweren (Sloman 1976, Nies 1978). Für den Fall einer Kombinationstherapie in freier Form sollen nur Substanzen mit unterschiedlichen Wirkungsmechanismen aus verschiedenen Klassen kombiniert werden.

Verordnungsspektrum

Auch nach Ausweitung der diesjährigen Verordnungsanalyse auf die 2500 am häufigsten verordneten Präparate befinden sich 1999 in der Gruppe der Antiarrhythmika nur sieben Präparate. Sie stammen überwiegend aus der Gruppe der Natriumkanalblocker (Klasse IA, IC). Die übrigen Antiarrhythmika sind mit dem Klasse-III-Antiarrhythmikum *Cordarex*, dem Parasympatholytikum *Itrop* und der Antiarrhythmikakombination *Cordichin* aus dem Natriumkanalblocker Chinidin und dem Calciumantagonisten Verapamil vertreten (Tabelle 7.2).

Auffällig ist, daß die Verordnungshäufigkeit aller Antiarrhythmika gegenüber 1998 wiederum abgenommen hat (Tabelle 7.1), was angesichts der zur Zeit sehr kritischen Einstellung gegenüber der medikamentösen Arrhythmietherapie verständlich ist. In der Klasse IA ist nach dem Ausscheiden von Chinidin nur noch das in den neuen Bundesländern verbreitete Detajmiumbitartrat (*Tachmalcor*) vertreten, das sich vom Ajmalin ableitet. Am stärksten sind die Natriumkanalblocker der Klasse IC zurückgegangen. Trotzdem machen *Rytmo-*

Tabelle 7.1: Verordnungen von Antiarrhythmika 1999. Angegeben sind die verordnungshäufigsten Präparate mit Verordnungsrang, Verordnungen und Umsatz 1999 im Vergleich zu 1998.

Rang	Präparat	Verordnungen in Tsd.	Änd. %	Umsatz Mio. DM	Änd. %
548	Rytmonorm	340,2	−15,1	33,1	−16,3
897	Cordarex	207,2	−1,5	59,6	−1,1
1243	Tachmalcor	139,3	−3,5	14,9	−3,6
1290	Tambocor	134,3	−6,3	23,8	−2,4
1333	Cordichin	128,6	−19,1	18,0	−9,4
2099	Itrop	67,4	−7,9	12,1	+0,6
2330	Propafenon ratiopharm	55,6	−5,3	2,4	−10,9
	Summe	1072,7	−9,8	163,8	−5,9
	Anteil an der Indikationsgruppe	27,4%		48,0%	
	Gesamte Indikationsgruppe	3915,9	−0,8	341,1	−2,3

7

Tabelle 7.2: Verordnungen von Antiarrhythmika 1999. Angegeben sind die 1999 verordneten Tagesdosen, die Änderungen gegenüber 1998 und die mittleren Kosten je DDD 1999.

Präparat	Bestandteile	DDD in Mio.	Änderung in %	DDD-Kosten in DM
Klasse I A (Chinidintyp)				
Tachmalcor	Detajmiumbitartrat	2,5	(−4,8)	6,07
Klasse I C				
Rytmonorm	Propafenon	20,2	(−14,9)	1,64
Tambocor	Flecainid	5,7	(−5,3)	4,21
Propafenon ratiopharm	Propafenon	3,2	(−11,6)	0,73
		29,1	(−12,8)	2,04
Klasse III				
Cordarex	Amiodaron	16,5	(−1,2)	3,61
Parasympatholytika				
Itrop	Ipratropiumbromid	1,8	(−6,0)	6,61
Kombinationen				
Cordichin	Verapamil Chinidin	6,1	(−19,1)	2,93
Summe		56,0	(−9,9)	2,93

norm und *Tambocor* 1999 zusammen immer noch fast 50 % des Marktsegments aus. Insgesamt gesehen ist die Verordnungshäufigkeit von Klasse-I-Antiarrhythmika angesichts der Ergebnisse der CAST-Studie weiterhin erstaunlich groß. Sie werden vermutlich überwiegend bei supraventrikulären Arrhythmien eingesetzt.

Am geringsten ist die Verordnungsabnahme von *Cordarex*, das 1994 erstmals unter den meistverordneten Arzneimitteln erschien und seitdem bis 1998 große Zuwächse erzielt hat. Zur Zeit entfallen 30 % (Vorjahr 29 %) aller Antiarrhythmikaverordnungen auf dieses Klasse-III-Antiarrhythmikum.

Die fixe Kombination *Cordichin* weist von allen Antiarrhythmika abermals die stärkste Abnahme der Verordnungen auf und ist jetzt auf den fünften Rang der Verordnungstabelle zurückgefallen (Tabelle 7.1).

Therapeutische Gesichtspunkte

Die Gruppe der Antiarrhythmika bietet seit 1989 besondere Auffälligkeiten, weil die Zulassung zunächst für *Tambocor* erheblich eingeschränkt wurde, nachdem in den USA in der CAST-Studie bei Patienten nach Myokardinfarkt unter einer im Mittel zehnmonatigen Therapie für Flecainid oder Encainid eine höhere Rate an Herzstillstand und Todesfällen als bei der Placebogruppe beobachtet worden war (Echt et al. 1991). Die Arzneimittelkommission der deutschen Ärzteschaft (1984) hatte schon früher auf schwere Erregungsleitungsstörungen nach Gabe von Tambocor hingewiesen. Das ähnlich wie Flecainid wirkende Propafenon ist in der CAST-Studie nicht untersucht worden.

Zur Zeit ist Flecainid für folgende Indikationen zugelassen: Symptomatische und behandlungsbedürftige tachykarde supraventrikuläre Herzrhythmusstörungen wie z.B. AV-junktionale Tachykardien oder supraventrikuläre Tachykardien bei WPW-Syndrom oder paroxysmales Vorhofflimmern; schwerwiegend symptomatische ventrikuläre tachykarde Herzrhythmusstörungen, wenn diese nach Beurteilung des Arztes lebensbedrohend sind. Außerdem wurde folgender Hinweis in die Gebrauchsinformation aufgenommen: «Für die Dauerbehandlung von Herzrhythmusstörungen mit Klasse-I-Antiarrhythmika ist ein lebensverlängernder Effekt nicht erwiesen.»

Seit 1993 gelten die gleichen Indikationsbeschränkungen auch für alle anderen Antiarrhythmika der Klassen IA und IC. Auch für die

Substanzen der Klassen IB und III wurden die Anwendungsgebiete eingeengt. Das wird möglicherweise dazu führen, daß die medikamentöse Arrhythmiebehandlung neben Amiodaron vermehrt mit reinen Betarezeptorenblockern oder mit Sotalol durchgeführt wird, das zusätzlich auch Klasse-III-Eigenschaften besitzt.

Das arrhythmogene Potential von *Cordarex* ist deutlich geringer als das von Sotalol und von Klasse-I-Antiarrhythmika. Trotz seiner unerwünschten Wirkungen auf die Schilddrüsenfunktion wegen des hohen Iodgehalts von etwa 35 % und seiner Einlagerung in zahlreiche Gewebe wird dieses Mittel häufiger als früher zur Behandlung supraventrikulärer und ventrikulärer Rhythmusstörungen eingesetzt. Dies geschieht zu Recht, denn die Nebenwirkungen von *Cordarex* sind dosisabhängig und bei den zur Zeit verwendeten niedrigen Dosen relativ selten. Außerdem hat *Cordarex* keine klinisch relevante negativ inotrope Wirkung.

Das Kombinationspräparat *Cordichin* wird weiterhin unter der Vorstellung angeboten, daß sich Chinidin (Klasse I) und Verapamil (Klasse IV) in ihrem Wirkungsspektrum ergänzen und daß Verapamil der bei Chinidin möglichen unerwünschten Beschleunigung der AV-Überleitung entgegenwirken kann. Es ist jedoch zu bedenken, daß beide Substanzen auch negativ inotrope, negativ chronotrope und hypotensive Wirkungen haben, die sich addieren können (Young 1984). Außerdem kann Verapamil die Chinidin-Plasmakonzentration erhöhen, so daß bei Verwendung dieser Kombinationen insbesondere Chinidin-Nebenwirkungen häufiger sein können (N. N. 1987). Die weiterhin relativ häufige Verordnung dieses Präparates entspricht also nicht den üblichen Therapieempfehlungen. Bei freier Kombination beider Wirkstoffe sind additive Nebenwirkungen und störende Interaktionen einfacher zu kontrollieren als mit der fixen Kombination (Arzneimittelkommission der deutschen Ärzteschaft 1996).

Das Bundesinstitut für Arzneimittel und Medizinprodukte (BfArM) hat im Dezember 1994 ein Stufenplanverfahren eingeleitet, weil ein Widerruf der Zulassung für erforderlich gehalten wurde (Arzneimittelkommission der Deutschen Apotheker 1995). Eine entsprechende wissenschaftliche Stellungnahme der Arzneimittelkommission der deutschen Ärzteschaft über die antiarrhythmische Therapie mit *Cordichin* im Deutschen Ärzteblatt konnte aufgrund einer vom Hersteller erwirkten einstweiligen Anordnung erst 1996 in veränderter Form erscheinen (Arzneimittelkommission der deutschen Ärzteschaft 1996). Mit Wirkung vom 1. August 1996 hat das BfArM

die Anwendungsgebiete von *Cordichin* folgendermaßen eingeschränkt: „Zur Kardioversion von Vorhofflimmern und -flattern,
wenn eine Elektrokonversion nicht anwendbar ist. Zur Rezidivprophylaxe von chronischem Vorhofflimmern nach erfolgreicher Kon-
version mittels Cordichin bei Patienten, bei denen die Wiederherstel-
lung des Sinusrhythmus zu einer Besserung schwerwiegender Symptome geführt hat." Diese Formulierung ist kritisch zu sehen. Zum
einen ist eine elektrische Kardioversion immer möglich, zum anderen ist gerade die fixe Kombination nicht zur Kardioversionstherapie
geeignet. Weiterhin ist diese Indikationseinschränkung so eng, daß
eine Verordnung von *Cordichin* nur noch in seltenen Fällen gerechtfertigt und das nach wie vor relativ große Verordnungsvolumen
erstaunlich ist. Wirksamkeit und Sicherheit von Cordichin bei diesen
Indikationen werden derzeit in prospektiven kontrollierten Untersuchungen geprüft (PAFAC und SOPAT-Studie).

Literatur

Arzneimittelkommission der deutschen Ärzteschaft (1984): Flecainid (Tambocor)
   – Dosierung kritisch. Dtsch. Ärztebl. 81: 835.
Arzneimittelkommission der deutschen Ärzteschaft (1996): Risiken der antiar-
   rhythmischen Therapie mit Chinidin/Verapamil. Dtsch. Ärztebl. 93: A-561.
Arzneimittelkommission der Deutschen Apotheker (1995): Cordichin Filmtablet-
   ten. Pharm. Ztg. 140: 6–7, 90–92.
Echt D.S., Liebson P.R., Mitchell L.B., Peters R.W., Obias-Manno D., Barker A.H.
   et al. (1991): Mortality and morbidity in patients receiving encainide, flecainide,
   or placebo. N. Engl. J. Med. 324: 781–788.
Nies A.A. (1978): Cardiovascular disorders. In: Clinical Pharmacology (Melmon
   K.L., Morelli H.F., eds.), Macmillan New York, pp. 155–300.
N.N. (1987): Noch einmal: Verapamil und Chinidin. Arzneimittelbrief 21: 8.
Sloman J.G. (1976): Cardiovascular diseases. In: Drug Treatment (Avery G. S., ed.),
   adis Press Sydney, pp. 425–481.
Vaughan Williams E.M. (1975): Classification of antidysrhythmic drugs. Pharmac.
   Ther. B 1: 115–138.
Young G.P. (1984): Calcium channel blockers in emergency medicine. Ann. Emerg.
   Med. 13: 712–722.

8. Antibiotika und Chemotherapeutika

Ulrich Schwabe

Antibiotika und antiinfektive Chemotherapeutika werden zur Behandlung von Infektionskrankheiten eingesetzt. Schwerpunkt der Anwendung dieser Arzneimittel sind die bakteriellen Infektionen. Einzelne Substanzen werden gleichzeitig auch bei Protozoenerkrankungen eingesetzt. Daneben gewinnt seit einigen Jahren die Bekämpfung von Virusinfektionen an praktischer Bedeutung, vor allem seitdem antiretrovirale Arzneimittel für die Behandlung der HIV-Infektion zur Verfügung stehen.

Im Gesamtgebiet der Antiinfektiva bilden die Antibiotika neben den antibakteriellen Chemotherapeutika aus dem Bereich der Sulfonamide, Chinolone (Gyrasehemmer) und Nitroimidazole sowie den Virostatika weiterhin die praktisch bedeutsamste Gruppe. Bei den einzelnen Infektionskrankheiten ist die Indikation für eine antibiotische Therapie sehr unterschiedlich zu stellen. Während bei Harnwegsinfektionen die Gabe von Antibiotika oder Chemotherapeutika unabhängig von der Lokalisation der Infektion fast immer obligat ist, werden akute Atemwegsinfektionen, vor allem die akute Bronchitis, in mehr als 90 % der Fälle durch Viren ausgelöst und sind daher keine primäre Indikation für Antibiotika. Atemwegsinfektionen sind in der Praxis besonders häufig (65,7 %), gefolgt von Harnwegsinfektionen (18,6 %), während gastroenterologische Infektionen (6,4 %), Haut- und Weichteilinfektionen (6,3 %) und gynäkologische Infektionen (3,0 %) eine geringere Rolle spielen (Kemmerich et al. 1983). Sehr häufig sind Atemwegsinfektionen auch in der kinderärztlichen Praxis (Wagner et al. 1993).

Bei der Auswahl eines Antibiotikums sind neben den pharmakologischen Eigenschaften des Wirkstoffs die Art der Infektion und die klinische Situation des Patienten maßgebend. Grundsätzlich sollen daher folgende Punkte beachtet werden (Archer und Polk 1998):

– Material mit infektiösen Erregern sollte vor Beginn einer Antibioti-
katherapie zur bakteriologischen Untersuchung oder zur Erstel-
lung des Antibiogramms gewonnen werden.
– Nach Erregeridentifizierung soll für eine gezielte Therapie das
Antibiotikum mit dem schmalsten Spektrum ausgewählt werden.
– Danach wird das pharmakokinetische Profil, das Nebenwirkungs-
profil und die klinische Wirksamkeit aus kontrollierten Studien
berücksichtigt.
– Schließlich sollte bei Gleichheit aller Faktoren das kostengünstigste
Präparat ausgewählt werden.

Für die große Zahl der häufigen Atemwegs- und Harnwegsinfektionen bieten viele neuere Wirkstoffe keine wesentlichen Vorteile gegenüber den älteren, weniger kostspieligen Antibiotika (Archer und Polk
1998, Daschner 2000).

Seit 1991 hat die Gruppe der klassischen Beta-Lactamantibiotika
(Penicilline, Aminopenicilline, Cephalosporine) ihre führende Position mit nur geringen Schwankungen kontinuierlich ausgebaut
(Abbildung 8.1). Ihre Dominanz beruht nach über 50jähriger Anwendung auf der bisher unübertroffenen Kombination pharmakologischer Eigenschaften mit einer hohen antibakteriellen Aktivität, geringer Toxizität und der daraus resultierenden großen therapeutischen

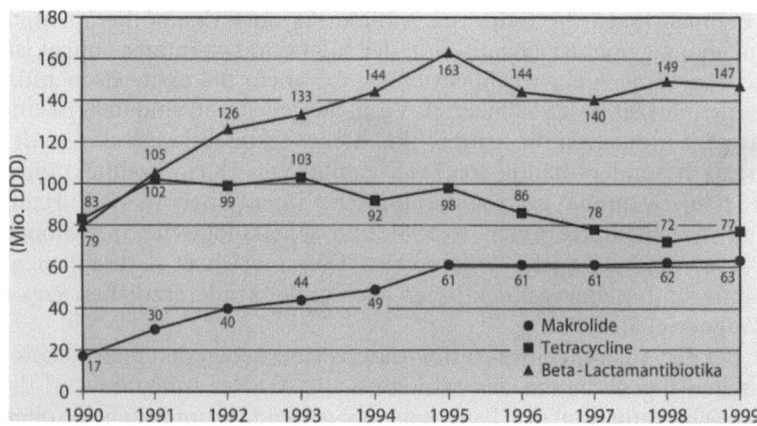

Abbildung 8.1: Verordnungen von Antibiotika 1990 bis 1999. Gesamtverordnungen nach definierten Tagesdosen ab 1991 mit den neuen Bundesländern.

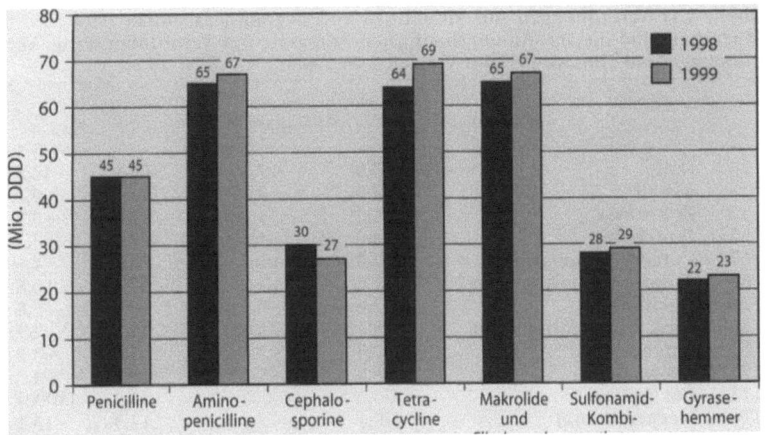

Abbildung 8.2: Verordnungen von Antibiotika und Chemotherapeutika 1999. DDD der 2500 meistverordneten Arzneimittel.

8

Breite. Der weitaus größte Teil der Beta-Lactamantibiotikaverordnungen entfällt auf die klassischen Penicilline und Aminopenicilline (Abbildung 8.2). Als zweite Hauptgruppe sind die Tetracycline seit 1991 überwiegend rückläufig. Im Gegensatz dazu haben sich die Makrolidantibiotika durch die Einführung neuer Vertreter mit höherer Wirksamkeit, besserer Verträglichkeit und günstigeren pharmakokinetischen Eigenschaften zu einer häufig verwendeten Antibiotikagruppe entwickelt.

Unter den 2500 meistverordneten Arzneimitteln sind 1999 insgesamt 140 Präparate aus der Gruppe der Antibiotika und Antiinfektiva vertreten (Tabelle 8.1). In der gesamten Indikationsgruppe haben sich die Verordnungen kaum verändert, der Gesamtumsatz ist dagegen wie in den Vorjahren angestiegen, was im wesentlichen darauf zurückzuführen ist, daß die teuren Gyrasehemmer und Virostatika mehr verordnet worden sind (Abbildung 8.2, Tabelle 8.9).

Hinzu kommt ein lebhafter Wechsel der Präparate im Segment der 2500 führenden Arzneimittel. Erstmals vertreten sind 18 Präparate, darunter als neue Wirkstoffe die beiden Gyrasehemmer Moxifloxacin (*Avalox*) und Trovafloxacin (*Trovan*). Letzteres wurde jedoch aufgrund schwerer Leberschädigungen im Juni 1999 wieder vom Markt genommen. Neu hinzugekommen ist das antiretrovirale Kombinationspräparat *Combivir* und das schon seit langem eingeführte Amino-

Tabelle 8.1: Verordnungen von Antibiotika und Chemotherapeutika 1999. Angegeben sind die verordnungshäufigsten Präparate mit Verordnungsrang, Verordnungen und Umsatz 1999 im Vergleich zu 1998.

Rang	Präparat	Verordnungen		Umsatz	
		in Tsd.	Änd. %	Mio. DM	Änd. %
26	Rulid	2175,9	−12,1	106,7	−12,8
29	Klacid	2104,0	−8,0	127,5	−9,7
32	Zithromax	2065,5	+3,2	97,6	+3,7
55	Ciprobay	1574,0	−4,6	128,0	−3,3
67	Cotrim-ratiopharm	1447,9	+6,7	8,7	−1,6
86	Amoxicillin-ratiopharm	1227,2	+3,0	32,3	+0,8
121	Isocillin	1012,6	−7,5	16,8	−7,8
131	Penicillin V-ratiopharm	978,7	+2,0	14,8	−2,9
151	Kepinol	900,4	−2,1	7,0	−3,5
171	Amoxypen	778,7	−5,1	19,3	−4,7
173	Roxigrün	775,6	(1000)	36,4	(1000)
176	Megacillin oral	770,1	−15,4	12,3	−15,1
181	Locabiosol	758,0	−4,2	20,5	−4,4
199	Tarivid	711,3	−33,0	50,5	−31,6
204	Doxy Wolff	704,0	−0,1	6,5	−0,1
261	Keimax	610,3	+7,6	41,6	+8,5
275	Tavanic	580,0	+121,0	37,4	+123,0
288	Amoxihexal	556,9	+2,5	14,5	+0,4
291	Doxy-ratiopharm	555,5	+18,4	4,4	+17,9
313	Penhexal	529,9	−2,8	8,3	−3,7
314	Erythromycin-ratiopharm	528,4	−1,8	10,8	+1,8
326	Eryhexal	516,3	+4,3	11,0	+0,7
331	Grüncef	503,8	−1,8	24,7	−2,1
342	Elobact	496,0	−5,9	49,4	−6,2
351	Amoxi-Wolff	487,1	−4,8	11,4	−4,9
352	Doxyhexal	486,5	+12,5	4,4	+1,1
374	Sobelin	462,1	+14,4	31,8	+14,3
394	Doxycyclin-ratiopharm	442,0	+10,7	2,8	−3,2
401	Penicillat	435,7	−2,3	6,9	+0,3
416	Suprax	424,9	+3,8	28,5	+0,1
429	Orelox	416,2	−6,7	26,7	−6,6
436	Uro-Tarivid	413,4	−17,8	10,4	−7,6
454	cotrim forte von ct	403,8	+15,4	1,7	+5,8
496	Cefaclor-ratiopharm	376,9	−9,2	15,5	−6,8
498	CEC	375,0	−1,4	15,7	−0,5
503	Augmentan	371,2	−9,7	36,2	+0,1
531	Bactoreduct	349,0	+28,9	1,6	+9,2
561	doxy von ct	332,9	−11,2	3,6	−14,1
566	Arcasin	329,7	−14,6	5,2	−16,8
567	Doxycyclin Heumann	329,5	+9,5	2,7	+6,5
571	Infectocillin	327,8	−3,4	5,9	−3,1
622	Penicillin V Stada	302,0	+5,7	5,2	+6,6
637	Amoxibeta	295,5	+16,8	7,0	+15,5
645	Azudoxat	291,8	+15,2	2,7	+2,8
667	Baycillin	282,1	+3,6	14,6	+9,7

Tabelle 8.1: Verordnungen von Antibiotika und Chemotherapeutika 1999 (Fortsetzung). Angegeben sind die verordnungshäufigsten Präparate mit Verordnungsrang, Verordnungen und Umsatz 1999 im Vergleich zu 1998.

Rang	Präparat	Verordnungen in Tsd.	Änd. %	Umsatz Mio. DM	Änd. %
679	Amoxicillin AL	274,9	+29,7	6,2	+27,4
685	Doxymono	272,1	+12,2	1,8	+5,0
701	Clindahexal	265,4	+40,1	11,9	+26,4
709	Umckaloabo	263,2	−2,2	6,6	−3,5
740	Podomexef	252,9	+13,8	15,8	+13,5
743	amoxi von ct	250,6	+6,1	7,3	+4,4
754	Enoxor	247,7	+6,8	5,8	+5,7
768	Doxycyclin Stada	242,1	−4,2	2,5	−10,6
775	Penbeta Mega	240,2	+10,9	3,0	+14,0
776	Supracyclin	239,3	+7,4	2,6	+4,6
780	Penicillin V Heumann	238,1	+2,3	3,6	+5,0
781	Amoxicillin Heumann	238,0	+3,4	6,8	+3,9
793	Cephoral	234,6	−20,4	17,1	−21,4
818	Erythromycin Wolff	226,2	−6,5	4,2	−0,8
832	Barazan	222,6	−46,0	10,3	−46,6
856	Infectomycin	217,5	−9,2	9,0	−9,1
892	Doxycyclin AL	208,4	+56,2	1,4	+51,4
941	Lorafem	195,2	−39,5	15,9	−31,5
951	Paediathrocin	192,6	−17,0	4,6	−17,4
953	Penicillin V AL	192,4	+18,5	2,2	+22,7
968	Amoxi Lichtenstein	189,4	+13,4	4,6	+12,6
1029	Vaxar	175,0	−25,5	12,5	−25,6
1046	Monomycin	171,4	−12,4	3,2	−13,5
1059	Berlocombin	167,9	−12,5	1,6	−12,6
1066	Skid	166,9	−5,8	5,9	−3,3
1079	InfectoBicillin	163,6	−9,8	7,0	−8,5
1111	Clin-Sanorania	159,0	+15,5	6,8	−1,2
1131	Avalox	155,8	(neu)	10,6	(neu)
1144	Zinnat	153,6	−12,7	16,4	−11,6
1166	TMS Tabletten/Kindersaft	150,9	−3,5	1,1	−4,2
1191	Unacid PD oral	146,8	+25,0	9,2	+25,1
1198	Penicillin V Wolff	145,9	−11,7	2,1	−12,2
1238	Cotrim Hexal	140,1	+14,3	0,7	+10,6
1241	Biaxin HP	139,6	−19,7	20,7	−20,1
1311	Cotrimoxazol AL	131,6	+29,0	0,6	+21,4
1336	Trovan	128,5	+119,8	9,0	+124,4
1339	Amoxi-Diolan	127,6	−1,2	2,8	−2,4
1400	Doxy Komb	121,0	−5,9	1,0	−5,9
1402	Erythromycin Stada	120,7	+35,4	2,3	+24,8
1408	Monuril	120,1	+16,3	2,3	+16,7
1435	Eusaprim	117,4	−11,3	1,0	−11,9
1447	Norfloxacin-Stada	116,4	+802,1	4,1	+761,8
1473	P-Mega-Tablinen	113,4	+32,9	1,2	+26,3
1482	Panoral	112,6	−27,4	6,4	−23,1
1520	Amoxillat	109,2	+11,9	2,8	+6,6

8

Tabelle 8.1: Verordnungen von Antibiotika und Chemotherapeutika 1999 (Fortsetzung). Angegeben sind die verordnungshäufigsten Präparate mit Verordnungsrang, Verordnungen und Umsatz 1999 im Vergleich zu 1998.

Rang	Präparat	Verordnungen in Tsd.	Änd. %	Umsatz Mio. DM	Änd. %
1531	Clindastad	108,3	+22,2	5,3	+23,6
1601	Cefa Wolff	101,6	+16,5	3,7	+17,1
1632	Cefallone	99,4	+9,9	4,3	+13,4
1642	Zerit	98,3	−1,4	58,3	−0,3
1652	Amoxicillin Stada	97,5	+16,5	2,6	+6,6
1657	Staphylex	97,1	+8,4	6,6	+13,9
1659	Infectomox	97,1	+14,6	2,2	+14,5
1668	Doxy-Tablinen	95,9	+7,5	0,6	+6,6
1670	Sanasepton	95,7	−33,7	2,4	−31,3
1731	Supracombin	91,0	−12,7	0,7	−12,5
1733	Aciclovir-ratioph.Tabl./p.i.	90,8	+8,8	6,8	+7,5
1737	Cotrim Heumann	90,7	+32,5	0,6	+27,1
1751	Erybeta	89,5	+6,0	1,6	+5,7
1758	Erysec	88,8	−5,1	4,8	−5,6
1761	Amoxi Hefa	88,5	+26,4	2,1	+25,1
1762	Cotrimstada	88,5	+5,3	0,6	+3,0
1766	Clont i.v./-400	88,0	−41,8	2,3	−42,1
1782	Globocef	86,9	−50,3	5,9	−50,6
1793	Cotrimox-Wolff	86,0	+4,0	0,8	+9,2
1827	Aciclostad	84,0	+10,3	6,5	+4,8
1842	TMP-ratiopharm	83,3	+36,5	0,8	+19,3
1904	Cephalexin-ratiopharm	78,6	−2,5	3,4	−8,6
1912	Combivir	77,8	+102,5	105,9	+106,5
1922	Epivir	77,1	−17,6	42,6	−16,0
1950	Ampicillin-ratiopharm	75,4	−4,9	2,2	+0,5
1992	Acic Hexal Tbl.	72,9	−11,3	5,9	−6,7
1996	Doxy-1A Pharma	72,5	+324,9	0,4	+298,9
1999	Lederderm	72,4	−32,6	3,7	−29,7
2014	Byk Metronidazol	71,4	−35,0	1,4	−34,9
2036	Cef Diolan	70,3	−3,0	2,8	+2,2
2090	Minakne	67,7	+33,7	2,7	+27,0
2113	Sigadoxin	66,8	+10,2	0,8	+8,4
2140	Cotrim Diolan	65,6	+0,7	0,5	−1,4
2144	Erythromycin Heumann	65,4	+4,5	1,5	+0,2
2154	Flui-Amoxicillin	64,7	+39,1	1,1	+30,3
2185	Aclinda	62,9	+5,6	2,8	+2,4
2218	Sigaprim	60,5	−11,8	0,5	−15,6
2225	Clinda-saar	60,1	+28,8	3,8	+71,7
2246	Zovirax oral/i.v.	59,1	−14,0	7,8	−18,7
2269	Flanamox	58,2	+43,0	2,8	+42,0
2270	Arilin 500	58,1	−18,9	1,1	−27,9
2277	Mino-Wolff	58,0	−8,8	2,4	−9,5
2303	Norflox-AZU	57,0	(neu)	1,8	(neu)
2315	Berlocid	56,4	−15,4	0,4	−18,6

Tabelle 8.1: Verordnungen von Antibiotika und Chemotherapeutika 1999 (Fortsetzung). Angegeben sind die verordnungshäufigsten Präparate mit Verordnungsrang, Verordnungen und Umsatz 1999 im Vergleich zu 1998.

Rang	Präparat	Verordnungen in Tsd.	Änd. %	Umsatz Mio. DM	Änd. %
2316	Videx	56,4	+26,4	20,0	+23,0
2337	Byk Amoxicillin	55,4	−31,4	1,6	−31,3
2365	Turimycin	54,1	+48,0	3,2	+53,4
2402	Infectotrimet	52,6	−1,0	1,1	−2,2
2427	Gernebcin	51,2	+68,2	9,5	+73,5
2480	Doxyderma	49,0	+104,5	0,7	+113,2
	Summe	42848,6	+1,2	1755,8	+2,3
	Anteil an der Indikationsgruppe	92,6%		80,7%	
	Gesamte Indikationsgruppe	46290,0	+1,0	2176,1	+5,6

8

glykosidantibiotikum Tobramycin (*Gernebcin*). Den größten Teil der erstmals vertretenen Präparate bilden Generika bekannter Antibiotika und Antiinfektiva. Bei den Aminopenicillinen sind es Amoxicillin (*Amoxi Hefa, Flui-Amoxicillin*) und eine Amoxicillin-Kombination (*Flanamox*), bei den Tetracyclinen Doxycyclin (*Doxy-1A Pharma, Doxyderma*) und Minocyclin (*Minakne*), bei Clindamycin *Clinda-saar* und *Turimycin* sowie bei dem Makrolidantibiotikum Roxithromycin *Roxigrün*. Bei den antiinfektiven Chemotherapeutika sind Generika erstmals für den Gyrasehemmer Norfloxacin (*Norfloxacin Stada, Norflox-AZU*) am Markt vertreten sowie weitere Generika der Sulfonamidkombination Co-trimoxazol (*Cotrim Heumann*) und von Trimethoprim (*TMP-ratiopharm, Infectotrimet*). Nicht mehr unter den häufig verordneten Präparaten waren die Penicillinkombination *Refacillin comp.*, das ursprünglich erste Cotrimoxazolpräparat *Bactrim Roche* und das erste antiretrovirale Virostatikum Zidovudin (*Retrovir*).

Tabelle 8.2: Verordnungen von Penicillinen 1999. Angegeben sind die 1999 verordneten Tagesdosen, die Änderungen gegenüber 1998 und die mittleren Kosten je DDD 1999.

Präparat	Bestandteile	DDD in Mio.	Änderung in %	DDD-Kosten in DM
Phenoxymethylpenicillin				
Penicillin V-ratiopharm	Phenoxymethylpenicillin	7,0	(−0,0)	2,11
Isocillin	Phenoxymethylpenicillin	5,9	(−3,1)	2,85
Megacillin oral	Phenoxymethylpenicillin	5,5	(−13,8)	2,24
Penhexal	Phenoxymethylpenicillin	4,2	(−3,2)	1,99
Penicillat	Phenoxymethylpenicillin	3,5	(+0,8)	1,98
Infectocillin	Phenoxymethylpenicillin	2,4	(−0,4)	2,47
Penicillin V Stada	Phenoxymethylpenicillin	2,4	(+7,6)	2,18
Arcasin	Phenoxymethylpenicillin	2,2	(−13,3)	2,36
Penicillin V Heumann	Phenoxymethylpenicillin	1,9	(+4,3)	1,94
Penbeta Mega	Phenoxymethylpenicillin	1,7	(+15,5)	1,81
Penicillin V AL	Phenoxymethylpenicillin	1,2	(+19,9)	1,75
Penicillin V Wolff	Phenoxymethylpenicillin	0,9	(−11,1)	2,47
P-Mega-Tablinen	Phenoxymethylpenicillin	0,7	(+26,4)	1,71
		39,3	(−2,0)	2,22
Weitere Oralpenicilline				
Baycillin	Propicillin	3,3	(+3,2)	4,38
InfectoBicillin	Phenoxymethylpenicillin-Benzathin	1,4	(−10,4)	4,88
Staphylex	Flucloxacillin	0,4	(+8,9)	15,26
		5,2	(−0,6)	5,42
Summe		44,5	(−1,8)	2,60

Beta-Lactamantibiotika

Oralpenicilline und Isoxazolylpenicilline

In der Gruppe der Oralpenicilline dominieren 13 Präparate mit Phenoxymethylpenicillin (Penicillin V). Zusätzlich sind noch Propicillin (*Baycillin*) und ein orales Benzathinpenicillinpräparat (*InfectoBicillin*) vertreten, die beide etwa doppelt so teuer wie Phenoxymethylpenicillinpräparate sind, aber in therapeutischer Hinsicht als gleichwertig gelten. Der Gesamtverbrauch der Oralpenicilline ist 1999 leicht zurückgegangen. Dagegen hat die Verordnung des penicillinasefesten Flucloxacillin aus der Gruppe der Isoxazolylpenicilline zugenommen.

Aminopenicilline

Bei den Aminopenicillinen entfällt der größte Teil der Verordnungen auf Amoxicillin. Im Vergleich zu den Penicillinen haben die Aminopenicilline ein breiteres Wirkungsspektrum im gramnegativen Bereich und sind vor allem für Bronchial- und Harnwegsinfektionen anwendbar, wenn auch zunehmend Resistenzen zu beachten sind. Die meisten Präparate sind 1999 mehr verordnet worden, so daß für die ganze Gruppe eine leichte Zunahme resultiert (Tabelle 8.3). Der

Tabelle 8.3: Verordnungen von Aminopenicillinen 1999. Angegeben sind die 1999 verordneten Tagesdosen, die Änderungen gegenüber 1998 und die mittleren Kosten je DDD 1999.

Präparat	Bestandteile	DDD in Mio.	Änderung in %	DDD-Kosten in DM
Amoxicillin				
Amoxicillin-ratiopharm	Amoxicillin	16,1	(+2,3)	2,00
Amoxypen	Amoxicillin	8,9	(−4,6)	2,16
Amoxihexal	Amoxicillin	7,2	(+2,0)	2,00
Amoxi-Wolff	Amoxicillin	5,4	(−3,7)	2,13
Amoxibeta	Amoxicillin	4,0	(+15,7)	1,77
amoxi von ct	Amoxicillin	3,8	(+5,4)	1,93
Amoxicillin AL	Amoxicillin	3,6	(+26,7)	1,75
Amoxicillin Heumann	Amoxicillin	3,5	(+4,5)	1,95
Amoxi Lichtenstein	Amoxicillin	2,6	(+13,2)	1,74
Amoxillat	Amoxicillin	1,6	(+13,9)	1,82
Amoxi-Diolan	Amoxicillin	1,4	(−1,4)	2,04
Amoxicillin Stada	Amoxicillin	1,3	(+15,7)	1,97
Amoxi Hefa	Amoxicillin	1,2	(+26,6)	1,76
Infectomox	Amoxicillin	1,0	(+10,0)	2,23
Byk Amoxicillin	Amoxicillin	0,8	(−31,4)	2,05
Flui-Amoxicillin	Amoxicillin	0,6	(+29,5)	1,77
		62,9	(+3,8)	1,98
Andere Aminopenicilline				
Ampicillin-ratiopharm	Ampicillin	0,6	(−1,8)	3,63
Unacid PD oral	Sultamicillin	0,6	(+24,8)	16,04
		1,2	(+9,6)	9,65
Kombinationen				
Augmentan	Amoxicillin Clavulansäure	2,6	(−2,8)	13,88
Flanamox	Amoxicillin Flucloxacillin	0,4	(+36,0)	6,40
		3,0	(+1,4)	12,80
Summe		67,1	(+3,8)	2,61

8

Durchschnittspreis der definierten Tagesdosen ist gegenüber dem Vorjahr weiter zurückgegangen. Die Verordnung von Ampicillin (*Ampicillin-ratiopharm*) ist im Vergleich zu dem deutlich besser resorbierbaren Amoxicillin weiter rückläufig. Bei den Kombinations-präparaten mit einem Beta-Lactamasehemmer ist Sultamicillin (*Unacid PD oral*) 1999 erneut mehr verordnet worden. Es handelt sich um einen Ester aus Ampicillin und dem Betalactamaseinhibitor Sul-bactam, der das Spektrum von Ampicillin auf betalactamasebildende Erreger verbreitert (Ausnahme Typ-I-Betalactamasen). Die Verord-nungen von *Augmentan* waren leicht rückläufig. Mit beiden Präpara-ten kann bestenfalls die Wirkung eines Basiscephalosporins (z.B. Cefazolin) erreicht werden.

8

Cephalosporine

Oralcephalosporine entsprechen in ihrem Wirkungsspektrum weitge-hend den Aminopenicillinen und werden daher üblicherweise nur bei unzureichender Wirksamkeit der Penicilline oder bei Penicillinaller-gie eingesetzt. Wegen ihrer guten Wirkung auf grampositive Keime sind sie eine Alternative zu den penicillinasefesten Penicillinen. Aus dieser Gruppe hat sich als älterer Vertreter Cefaclor durch mehrere preisgünstige Generika und erneute Preissenkungen weiterhin als führender Wirkstoff behauptet, obwohl die Verordnungen insgesamt leicht rückläufig waren. Bei den weiteren Cephalosporinen waren die Rückgänge insgesamt jedoch stärker ausgeprägt (Tabelle 8.4).

Die neuen Oralcephalosporine mit erweitertem Spektrum zeigen eine stärkere Aktivität gegen gramnegative Keime bei eingeschränk-ter Wirkung gegen Staphylokokken. Daraus leiten sich ihre Vorteile gegenüber der Cefalexingruppe bei bakteriellen Atemwegsinfektio-nen ab. Hauptsächlich verwendet wird das Cefuroximderivat Cefuro-ximaxetil (*Elobact, Zinnat*) mit einer relativ kurzen Halbwertszeit von 1,2 Stunden. Die beiden Cefotaximderivate Cefixim (*Cephoral, Suprax*) und Cefpodoximproxetil (*Orelox, Podomexef*) wirken ähn-lich, aber länger als Cefuroximaxetil. Cefixim (Halbwertszeit 3–4 Std.) kann einmal täglich gegeben werden. Ceftibuten (*Keimax*) und Cefetamet (*Globocef*) sind weitere neue Oralcephalosporine, die ähnlich dem Cefotaxim der dritten Generation der Cephalosporine zuzurechnen sind.

Tabelle 8.4: Verordnungen von Cephalosporinen 1999. Angegeben sind die 1999 verordneten Tagesdosen, die Änderungen gegenüber 1998 und die mittleren Kosten je DDD 1999.

Präparat	Bestandteile	DDD in Mio.	Änderung in %	DDD-Kosten in DM
Cefaclor				
CEC	Cefaclor	2,2	(−1,2)	7,11
Cefaclor-ratiopharm	Cefaclor	2,2	(−8,1)	7,13
Panoral	Cefaclor	0,8	(−21,9)	8,52
Cefallone	Cefaclor	0,6	(+12,6)	7,21
Cefa Wolff	Cefaclor	0,5	(+18,0)	6,92
Cef Diolan	Cefaclor	0,4	(+1,2)	6,81
		6,7	(−4,0)	7,25
Weitere Cephalosporine				
Elobact	Cefuroximaxetil	4,4	(−8,5)	11,32
Keimax	Ceftibuten	3,4	(+7,1)	12,33
Grüncef	Cefadroxil	2,6	(−2,2)	9,47
Suprax	Cefixim	2,3	(+0,9)	12,31
Orelox	Cefpodoxim	2,1	(−7,7)	13,01
Zinnat	Cefuroximaxetil	1,5	(−14,6)	11,01
Cephoral	Cefixim	1,4	(−22,5)	12,43
Podomexef	Cefpodoxim	1,2	(+14,1)	13,62
Lorafem	Loracarbef	1,0	(−37,6)	16,58
Globocef	Cefetamet	0,6	(−51,3)	10,18
Cephalexin-ratiopharm	Cefalexin	0,4	(−9,0)	8,05
		20,7	(−9,4)	11,86
Summe		27,4	(−8,1)	10,73

8

Tetracycline

Tetracycline haben ein breites Spektrum gegen grampositive und gramnegative Keime und werden daher vielfach bei ambulant erworbenen Infektionen eingesetzt. Bei weitgehend ähnlichem Wirkungsspektrum der einzelnen Vertreter sind seit einigen Jahren nur noch Doxycyclin und Minocyclin unter den häufig verordneten Arzneimitteln vertreten. Beide Wirkstoffe haben sich aufgrund ihrer pharmakokinetischen Vorteile bei der Resorption und der Wirkungsdauer durchgesetzt. Aufgrund ihrer häufigen Anwendung ist jedoch die Resistenzentwicklung bei grampositiven und gramnegativen Bakterien zu berücksichtigen. Nach wie vor sind die Resistenzquoten bei Haemophilus influenzae und Pneumokokken relativ gering, so daß sie weiterhin zu den bevorzugten Mitteln zur Behandlung der chronischen Bronchitis in der Praxis gehören. Der seit 1993 rückläufige Verordnungstrend hat sich 1999 nicht weiter fortgesetzt (Abbildung 8.1). Doxycyclinpräparate haben deutlich zugenommen (Tabelle 8.5).

Über 90 % der verordneten Tagesdosen entfallen auf die Doxycyclinpräparate (Tabelle 8.5), die auch wegen ihrer günstigen Therapiekosten bevorzugt werden. Überdurchschnittlich zugenommen haben vor allem besonders preisgünstige Präparate (*Doxycyclin AL, Doxy-ratiopharm, Doxy-1A Pharma*). Bei unproblematischer Bioäquivalenz von Doxycyclin hat der Preiswettbewerb der Generika dazu geführt, daß sich die Tagestherapiekosten seit 1989 halbiert haben (siehe Arzneiverordnungs-Report '90).

8

Tabelle 8.5: Verordnungen von Tetracyclinen 1999. Angegeben sind die 1999 verordneten Tagesdosen, die Änderungen gegenüber 1998 und die mittleren Kosten je DDD 1999.

Präparat	Bestandteile	DDD in Mio.	Änderung in %	DDD-Kosten in DM
Doxycyclin				
Doxy Wolff	Doxycyclin	9,8	(+0,7)	0,66
Doxy-ratiopharm	Doxycyclin	8,7	(+22,1)	0,51
Doxyhexal	Doxycyclin	7,4	(+9,5)	0,60
Doxycyclin Heumann	Doxycyclin	5,3	(+7,1)	0,52
Doxycyclin-ratiopharm	Doxycyclin	5,1	(+10,5)	0,55
doxy von ct	Doxycyclin	4,7	(−11,9)	0,77
Azudoxat	Doxycyclin	3,9	(+9,7)	0,69
Doxymono	Doxycyclin	3,9	(+6,7)	0,47
Doxycyclin Stada	Doxycyclin	3,6	(−3,4)	0,68
Doxycyclin AL	Doxycyclin	3,3	(+58,0)	0,42
Supracyclin	Doxycyclin	3,1	(+4,3)	0,84
Doxy-Tablinen	Doxycyclin	1,3	(+11,3)	0,47
Doxy Komb	Doxycyclin	1,1	(−3,7)	0,91
Doxy-1A Pharma	Doxycyclin	1,1	(+314,3)	0,39
Doxyderma	Doxycyclin	1,0	(+126,9)	0,72
Sigadoxin	Doxycyclin	0,9	(+9,9)	0,85
		64,1	(+10,0)	0,61
Minocyclin				
Skid	Minocyclin	2,0	(−3,0)	2,93
Lederderm	Minocyclin	1,1	(−29,3)	3,26
Minakne	Minocyclin	1,0	(+31,9)	2,64
Mino-Wolff	Minocyclin	0,8	(−14,5)	3,00
		5,0	(−7,8)	2,96
Summe		69,1	(+8,4)	0,78

Minocyclin hat ein identisches Wirkungsspektrum wie Doxycyclin, muß aber aus pharmakokinetischen Gründen doppelt so hoch wie Doxycyclin dosiert werden und ist daher teurer. Minocyclin ist besonders lipophil, was als Vorteil bei der Aknebehandlung angesehen wird. Andererseits ist damit eine erhöhte Liquorgängigkeit verbunden, die zu Schwindel und Übelkeit führen kann.

Makrolidantibiotika und Clindamycin

Makrolidantibiotika haben eine breite antibakterielle Aktivität gegen grampositive Bakterien mit zusätzlichen Wirkungen gegen Legionellen, Mykoplasmen, Campylobacter und einige Chlamydienarten. Erythromycin i.v. gilt immer noch als Mittel der Wahl bei Legionellose. Makrolidantibiotika sind außerdem wirksam bei Mykoplasmen- und Chlamydien-Pneumonie.

8

Ein großer Teil der Makrolidverordnungen entfällt trotz eines erneuten leichten Rückgangs auf Erythromycin (Tabelle 8.6). Einige Preiswerte Präparate (*Eryhexal, Erythromycin-ratiopharm, Erythromycin Stada, Erybeta*) wurden entgegen dem allgemeinen Trend häufiger verordnet. Auffällig hohe Verordnungskosten haben *Infectomycin* (Erythromycinestolat) und *Erysec* (Erythromycinstinoprat), ein Acetylcysteinsalz des Erythromycinpropionats.

Roxithromycin ist nach Einführung eines etwas preiswerteren Handelspräparates (*Roxigrün*) der am häufigsten verordnete Wirkstoff der Makrolidantibiotika (Tabelle 8.6). Es hat ein ähnliches Wirkungsspektrum wie Erythromycin und ist auch bei Infektionen des Respirationstraktes sowie bei HNO- und Hautinfektionen von vergleichbarer klinischer Wirksamkeit. Pharmakokinetische Vorteile in Form höherer Bioverfügbarkeit und längerer Halbwertszeit sind weitgehend in eine fünffach geringere Tagesdosis umgesetzt worden. Trotzdem liegen die DDD-Kosten im Durchschnitt fast doppelt so hoch wie bei Erythromycin.

Clarithromycin (*Klacid*) hat ebenfalls ein Erythromycin-ähnliches Wirkungsspektrum. Vorteilhaft sind eine höhere Bioverfügbarkeit von 50–55 % sowie 2–4fach geringere Hemmkonzentrationen bei mehreren grampositiven Erregern. Clarithromycin wird zunehmend auch als antibiotische Komponente der Tripeltherapie für die Eradikation von Helicobacter pylori bei der Therapie peptischer Ulzera eingesetzt, auch erkennbar an dem Präparat *Biaxin HP*, das speziell in

Tabelle 8.6: Verordnungen von Makrolidantibiotika und Clindamycin 1999.
Angegeben sind die 1999 verordneten Tagesdosen, die Änderungen gegenüber
1998 und die mittleren Kosten je DDD 1999.

Präparat	Bestandteile	DDD in Mio.	Änderung in %	DDD-Kosten in DM
Erythromycine				
Eryhexal	Erythromycin	3,8	(+1,4)	2,88
Erythromycin-ratiopharm	Erythromycin	3,4	(+3,1)	3,20
Erythromycin Wolff	Erythromycin	1,4	(−2,6)	2,97
Infectomycin	Erythromycin	1,2	(−8,6)	7,71
Paediathrocin	Erythromycin	1,0	(−18,5)	4,51
Erythromycin Stada	Erythromycin	1,0	(+26,7)	2,36
Monomycin	Erythromycin	0,7	(−13,4)	4,40
Erybeta	Erythromycin	0,6	(+5,2)	2,47
Sanasepton	Erythromycin	0,6	(−30,8)	3,69
Erysec	Erythromycin-stinoprat	0,6	(−5,0)	7,60
Erythromycin Heumann	Erythromycin	0,6	(−1,2)	2,64
		15,0	(−2,8)	3,69
Roxithromycin				
Rulid	Roxithromycin	15,1	(−12,2)	7,07
Roxigrün	Roxithromycin	5,3	(>1000)	6,88
		20,4	(+17,5)	7,02
Andere Makrolidantibiotika				
Klacid	Clarithromycin	14,4	(−9,4)	8,86
Zithromax	Azithromycin	9,7	(+3,5)	10,10
Biaxin HP	Clarithromycin	2,0	(−20,4)	10,42
		26,0	(−6,0)	9,44
Clindamycin				
Sobelin	Clindamycin	2,1	(+19,3)	15,37
Clindahexal	Clindamycin	1,2	(+45,7)	10,29
Clin-Sanorania	Clindamycin	0,6	(+6,1)	10,94
Clindastad	Clindamycin	0,5	(+28,2)	11,61
Clinda-saar	Clindamycin	0,3	(+89,3)	11,18
Aclinda	Clindamycin	0,3	(+17,0)	10,21
Turimycin	Clindamycin	0,3	(+54,4)	11,60
		5,2	(+27,8)	12,63
Summe		66,6	(+3,2)	7,65

8

einer therapiegerechten Packungsgröße für die siebentägige Behandlung angeboten wird.

Azithromycin (*Zithromax*) ist der erste Vertreter der Azalide und wurde 1993 neu eingeführt. Die Säurestabilität und damit die orale Bioverfügbarkeit wurden durch die Einführung eines methylsubstituierten Stickstoffs erheblich verbessert. Außerdem ist das antibakterielle Spektrum im gramnegativen Bereich erweitert worden. Die Substanz hat eine ungewöhnlich hohe Gewebsaffinität und eine lange terminale Halbwertszeit (2–4 Tage), so daß sie noch bis zur vierten Woche nach der letzten Gabe im Urin ausgeschieden wird. Deshalb wirkt eine 3–5tägige Therapie genauso gut wie eine zehntägige Erythromycintherapie. Es bleibt trotz dieser Vorteile abzuwarten, ob mit der hohen Gewebspenetration auch besondere Risiken verbunden sind, da bei Langzeitgaben im Tierversuch Phospholipidosen infolge Aufnahme in Gewebslysosomen beobachtet wurden. Wegen Störungen der fetalen Ossifikation darf Azithromycin in der Schwangerschaft nur bei vitaler Indikation gegeben werden.

Clindamycin hat ein ähnliches Wirkungsspektrum wie die Makrolidantibiotika, ist jedoch erheblich teurer als Makrolidantibiotika und führt zu überdurchschnittlich häufigen gastrointestinalen Nebenwirkungen (z.B. pseudomembranöse Colitis). Anwendung findet Clindamycin bei schweren Anaerobier- und Staphylokokkeninfektionen. Die Verordnungsanteile der Clindamycingenerika haben weiter deutlich zugenommen, aber auch das Originalpräparat *Sobelin* zeigte einen auffälligen Zuwachs (Tabelle 8.6).

Sulfonamid-Kombinationen

Sulfonamide und Trimethoprim bewirken nach dem Prinzip der Sequentialblockade eine synergistische Hemmung der bakteriellen Folsäuresynthese und stellen ein wirksames Kombinationsprinzip mit einem breiten antibakteriellen Wirkungsspektrum dar. Auch aus pharmakokinetischen Gründen ist die Kombination sinnvoll, weil beide Komponenten nahezu gleiche Eliminationshalbwertszeiten haben und zusammen renal eliminiert werden. Sie sind Mittel der Wahl bei Harnwegsinfektionen, Salmonellosen und Pneumocystis-carinii-Pneumonien. Sie können außerdem als therapeutische Alternative bei chronischer Bronchitis und verschiedenen Enteritiden eingesetzt werden.

Tabelle 8.7: Verordnungen von Sulfonamiden 1999 (Kombinationspräparate).
Angegeben sind die 1999 verordneten Tagesdosen, die Änderungen gegenüber
1998 und die mittleren Kosten je DDD 1999.

Präparat	Bestandteile	DDD in Mio.	Änderung in %	DDD-Kosten in DM
Cotrim-ratiopharm	Trimethoprim Sulfamethoxazol	9,5	(+5,7)	0,91
Kepinol	Trimethoprim Sulfamethoxazol	6,2	(−0,6)	1,12
cotrim forte von ct	Trimethoprim Sulfamethoxazol	2,4	(+15,9)	0,70
Bactoreduct	Trimethoprim Sulfamethoxazol	2,4	(+30,3)	0,69
Berlocombin	Trimethoprim Sulfamerazin	1,1	(−13,5)	1,37
TMS Tabletten/Kindersaft	Trimethoprim Sulfamethoxazol	1,0	(−2,8)	1,15
Cotrimoxazol AL	Trimethoprim Sulfamethoxazol	0,9	(+31,9)	0,64
Cotrim Hexal	Trimethoprim Sulfamethoxazol	0,9	(+16,4)	0,75
Eusaprim	Trimethoprim Sulfamethoxazol	0,8	(−12,5)	1,22
Supracombin	Trimethoprim Sulfamethoxazol	0,7	(−14,2)	1,00
Cotrimstada	Trimethoprim Sulfamethoxazol	0,6	(+3,9)	1,02
Cotrimox-Wolff	Trimethoprim Sulfamethoxazol	0,6	(+10,5)	1,29
Cotrim Diolan	Trimethoprim Sulfamethoxazol	0,6	(+2,5)	0,84
Cotrim Heumann	Sulfamethoxazol Trimethoprim	0,6	(+28,1)	1,11
Sigaprim	Trimethoprim Sulfamethoxazol	0,4	(−16,4)	1,07
Berlocid	Trimethoprim Sulfamethoxazol	0,3	(−19,5)	1,24
Summe		**29,1**	**(+4,7)**	**0,96**

Die Verordnungen der Sulfonamid-Trimethoprim-Kombinationen
sind nach einer kontinuierlichen Abnahme seit 1993 erstmals wieder
etwas angestiegen (Tabelle 8.7). Überproportional haben vor allem
preiswerte Generika (*cotrim forte von ct, Bactoreduct, Cotrimoxazol
AL, Cotrim Hexal*) zugenommen, während das relativ teure Originalpräparat *Bactrim Roche* nicht mehr vertreten ist. In dem erweiterten

Segment der 2500 verordnungshäufigsten Arzneimittel sind jetzt 16 Sulfonamid-Trimethoprim-Kombinationen enthalten, darunter 15 Co-trimoxazolpräparate und eine Sulfamerazin-Trimethoprimkombination (*Berlocombin*), die allerdings die höchsten DDD-Kosten aufweist.

Gyrasehemmer

Gyrasehemmer (Chinolone) hemmen eine bakterielle Gyrase (DNS-Topoisomerase), die bei der Bakterienvermehrung von entscheidender Bedeutung für eine schnelle DNS-Replikation ist. Eine Hemmung dieses Enzyms führt zum raschen bakteriellen Zelltod. Die therapeutisch wichtigsten Vertreter der Gyrasehemmer sind derzeit die Fluorchinolone mit einer guten antibakteriellen Aktivität, einem breiten Wirkungsspektrum und einer günstigen Pharmakokinetik. Ältere Chinolone vom Typ der Nalidixinsäure sind wegen ihrer ungünstigen Pharmakokinetik, geringer Aktivität und schnellen Resistenzbildung weitgehend verlassen worden. Derzeit sind nur noch Cinoxacin (*Cinoxacin Rosen Pharma*) und Pipemidsäure (*Deblaston*) im Handel, gehören aber schon seit 1991 nicht mehr zu den häufig verordneten Arzneimitteln.

Die Zahl der häufig verordneten Fluorchinolone hat 1999 weiter auf insgesamt 11 Präparate (Vorjahr 9) zugenommen, weshalb sie erstmals in einer separaten Tabelle und einer therapeutisch ausgerichteten Klassifikation dargestellt werden. Als Grundlage dient die Einteilung der Fluorchinolone in vier Gruppen, die von einer Expertengruppe der Paul-Ehrlich-Gesellschaft vorgeschlagen wurde (Naber und Adam 1998).

Die erste Gruppe bilden die Harnwegs-Fluorchinolone, zu denen Norfloxacin, Pefloxacin (*Peflacin*) und Enoxacin (*Enoxor*) gehören (Tabelle 8.8). Der erste Vertreter dieser Gruppe war das 1984 eingeführte Norfloxacin (*Barazan*). Nach Ablauf des Patentschutzes waren 1999 erstmals zwei Norfloxacingenerika (*Norfloxacin Stada, Norflox-AZU*) vertreten, trotzdem ging die Gesamtverordnung dieses Wirkstoffs zurück (Tabelle 8.8). Enoxacin (*Enoxor*) hat ein ähnliches Wirkungsspektrum wie Ofloxacin und Ciprofloxacin, wird jedoch aufgrund einer schwächeren antibakteriellen Wirkungsstärke im wesentlichen nur bei Harnwegsinfektionen eingesetzt (Naber und Adam 1998).

Die nächste Gruppe bilden systemisch anwendbare Fluorchinolone mit breiter Indikation, die heute auch als Standardfluorchinolone

Tabelle 8.8: Verordnungen von Gyrasehemmern 1999. Angegeben sind die 1999 verordneten Tagesdosen, die Änderungen gegenüber 1998 und die mittleren Kosten je DDD 1999.

Präparat	Bestandteile	DDD in Mio.	Änderung in %	DDD-Kosten in DM
Harnwegs-Fluorchinolone				
Barazan	Norfloxacin	1,5	(−46,8)	6,93
Norfloxacin-Stada	Norfloxacin	0,8	(+756,0)	5,21
Enoxor	Enoxacin	0,8	(+1,9)	7,44
Norflox-AZU	Norfloxacin	0,3	(neu)	5,29
		3,4	(−7,2)	6,49
Standard-Fluorchinolone				
Tavanic	Levofloxacin	6,1	(+123,8)	6,10
Ciprobay	Ciprofloxacin	5,8	(−7,7)	21,99
Tarivid	Ofloxacin	4,7	(−33,3)	10,76
Uro-Tarivid	Ofloxacin	0,6	(−17,8)	16,70
		17,3	(+2,5)	13,11
Stärker wirksame Fluorchinolone				
Vaxar	Grepafloxacin	1,1	(−25,8)	11,17
Anaerobier-Fluorchinolone				
Avalox	Moxifloxacin	0,9	(neu)	11,73
Trovan	Trovafloxacin	0,7	(+125,0)	12,18
		1,6	(+399,9)	11,93
Summe		23,4	(+4,9)	11,98

Vaxar und Trovan sind 1999 außer Handel gegangen.

bezeichnet werden. Dazu gehören Ofloxacin (*Tarivid, Uro-Tarivid*), Ciprofloxacin (*Ciprobay*) und Levofloxacin (*Tavanic*). Überraschenderweise hat sich Levofloxacin nach einem starken Verordnungsanstieg zum Spitzenreiter dieser Gruppe entwickelt (Tabelle 8.8). Als linksdrehende Form des als Razemat vorliegenden Ofloxacin wirkt es bereits in der Hälfte der Dosis und soll in Zukunft Ofloxacin ganz ersetzen. Zu seinem Erfolg haben möglicherweise auch die günstigen DDD-Kosten beigetragen, die allerdings im wesentlichen darauf beruhen, daß die Berechnung erstmals mit der neu eingeführten WHO-DDD von 250 mg erfolgte, während im Vorjahr noch eine durchschnittliche DDD von 500 mg nach Herstellerangaben eingesetzt wurde. Beim Kostenvergleich ist daher zu berücksichtigen, daß der Hersteller bei Sinusitis 500 mg, bei chronischer Bronchitis 250–500 mg und bei Pneumonien sogar 750 mg als Tagesdosis empfiehlt.

Als dritte Gruppe folgen die Fluorchinolone mit verbesserter Aktivität. Einziger häufig verordneter Vertreter ist Grepafloxacin (*Vaxar*), das 1999 wegen Einzelfallberichten über Herzrhythmusstörungen infolge Repolarisationsverzögerungen weltweit vom Markt genommen wurde. Bei dem zweiten Vertreter dieser Gruppe, Sparfloxacin (*Zagam*), wurde die Indikation wegen der Gefahr schwerer Nebenwirkungen (QT-Verlängerung, viele diesbezügliche Arzneimittelinteraktionen) von vornherein stark eingeschränkt, so daß es vermutlich deshalb nur wenig verordnet wurde und daher hier nicht erscheint. Es fragt sich daher, ob diese Fluorchinolongruppe überhaupt noch eine ausreichende therapeutische Eigenständigkeit aufweist und nicht besser mit der nächsten Gruppe zusammengefaßt werden sollte.

Aus der vierten Gruppe der Fluorchinolone mit verbesserter Aktivität gegen grampositive und atypische Erreger sowie gegen Anaerobier (Anaerobier-Fluorchinolone) wurden Trovafloxacin (*Trovan*) und das 1999 neu eingeführte Moxifloxacin (*Avalox*) häufig verordnet (Tabelle 8.8). Moxifloxacin hat im Vergleich zu Ciprofloxacin eine etwa achtfach verbesserte antibakterielle Aktivität gegen Staphylokokken, Pneumokokken und Bacteroides fragilis (Balfour und Wisemann 1999). Ein weiterer Vorteil ist die längere Wirkungsdauer mit einmal täglicher Dosierung (siehe auch Neue Arzneimittel, Kapitel 2). Als weiterer Vertreter dieser Gruppe mit ähnlichen antibakteriellen Eigenschaften war Trovafloxacin (*Trovan*) im August 1998 eingeführt worden und erreichte 1999 bereits 128500 Verordnungen. Nach dem Auftreten von über 100 schwerwiegenden Leberschädigungen, darunter 14 Fälle von Leberversagen (davon mehrere tödlich), hat das Committee for Proprietary Medicinal Products (CPMP) als europäische Zulassungskommission das vorläufige Ruhen der Zulassung empfohlen, woraufhin die Firma Pfizer am 14. Juni 1999 den Vertrieb des Mittels eingestellt hat (Arzneimittelkommission der deutschen Apothekerschaft 1999).

Virostatika

Die Verordnungsentwicklung der Virostatika ist von der weiteren Zunahme der antiretroviralen Therapie bei HIV-Patienten geprägt. Als derzeitige Standardtherapie wird eine Kombination antiretroviraler Substanzen aus Nukleosidanaloga (z.B. Zidovudin, Didanosin, Stavudin, Lamivudin), nichtnukleosidischen Reverse-Transkriptase-

Inhibitoren (NNRTI) (z.B. Nevirapin) und Proteaseinhibitoren (z.B. Saquinavir, Ritonavir) nach definierten Stufenschemata empfohlen (Brockmeyer 1998). Aktuelle Richtlinien sind vom amerikanischen Department of Health and Human Services (DHHS) und der Henry J. Kaiser Family Foundation auf der HIV/AIDS Treatment Information Service Website (http://www.hivatis.org) erhältlich.

Durch eine derartige Kombinationstherapie wird die HIV-RNS-Menge im Plasma bereits nach kurzer Zeit auf 1 % der Ausgangsmenge gesenkt, gefolgt von einer zweiten, langsameren Phase (Chun et al. 1997). Die Erfolge der antiretroviralen Kombinationstherapie sind beeindruckend. Während die Letalitätsrate von HIV-infizierten Patienten 1995 noch 23 % betrug, sank sie in dem Zeitraum vom September 1997 bis März 1998 auf 4,1 % (Mocroft et al. 1998).

Entsprechend den neuen Therapieempfehlungen ist 1999 mit *Combivir* erstmals eine fixe Kombination aus Zidovudin und Lamivudin unter den verordnungshäufigsten Präparaten vertreten, während Lamivudin (*Epivir*) als Monopräparat rückläufig ist und Zidovudin (*Retrovir*) gar nicht mehr erscheint (Tabelle 8.9). Auch die HIV-Proteasehemmer werden routinemäßig eingesetzt, erreichen aber als Einzelpräparate nicht das Segment der 2500 meistverordneten Präparate. Leider kommt es auch unter der Kombinationstherapie zu Resistenzentwicklungen, die vor allem bei nebenwirkungsbedingten Therapieunterbrechungen problematisch werden.

Aciclovir ist ein Virostatikum zur Behandlung von Herpes-simplex- und Varicella-zoster-Virusinfektionen. Es hemmt nach Phosphorylierung zu Aciclovirtriphosphat die DNS-Polymerase und damit die Virus-DNS-Replikation. Die Verordnung von Aciclovir hat 1999 leicht abgenommen, vor allem durch den weiteren Rückgang des erheblich teureren Originalpräparats *Zovirax* (Tabelle 8.9).

Nitroimidazole

Hauptvertreter der Nitroimidazole ist Metronidazol, das speziell bei Trichomoniasis, Amöbenruhr und Anaerobierinfektionen wirksam ist. Weiterhin bedeutsam ist sein Einsatz bei der Tripeltherapie zur Eradikation des Helicobacter pylori bei der Therapie des Ulcus ventriculi et duodeni (siehe Kapitel 33). Die Verordnungen aller Metronidazolpräparate haben 1999 gegenüber dem Vorjahr erheblich abgenommen (Tabelle 8.10).

Tabelle 8.9: Verordnungen von Virostatika 1999. Angegeben sind die 1999 verordneten Tagesdosen, die Änderungen gegenüber 1998 und die mittleren Kosten je DDD 1999.

Präparat	Bestandteile	DDD in Mio.	Änderung in %	DDD-Kosten in DM
Antiretrovirale Mittel				
Zerit	Stavudin	2,6	(–0,8)	22,27
Combivir	Lamivudin Zidovudin	2,3	(+102,5)	45,38
Epivir	Lamivudin	2,2	(–19,6)	19,07
Videx	Didanosin	0,9	(+21,0)	22,28
		8,1	(+10,5)	28,06
Aciclovir				
Aciclovir-ratioph.Tabl./p.i.	Aciclovir	0,4	(+8,2)	15,43
Aciclostad	Aciclovir	0,4	(+4,8)	15,10
Acic Hexal Tbl.	Aciclovir	0,4	(–12,2)	16,52
Zovirax oral/i.v.	Aciclovir	0,2	(–19,9)	46,61
		1,4	(–2,7)	19,36
Summe		9,5	(+8,4)	26,78

8

Trimethoprim

Trimethoprim (*TMP-ratiopharm, Infectotrimet*) kann zur Behandlung unkomplizierter Harnwegsinfektionen als Alternative zu Co-trimoxazol bei Sulfonamidunverträglichkeit eingesetzt werden. Das Monopräparat wirkt jedoch schwächer als die Kombination aus Sulfamethoxazol und Trimethoprim (Co-trimoxazol) und ist etwa zweifach teurer als Co-trimoxazolpräparate (s. Tabelle 8.7).

Aminoglykoside

Tobramycin (*Gernebcin*) ist nach einem kräftigen Verordnungsanstieg erstmals unter den meistverordneten Arzneimitteln vertreten (Tabelle 8.10). Das Wirkungsspektrum ist bis auf eine stärkere Pseudomonasaktivität weitgehend identisch mit Gentamicin, die DDD-Kosten sind allerdings doppelt so hoch.

Andere Mittel

Locabiosol (Tabelle 8.10) enthält das Staphylokokkenantibiotikum Fusafungin, das als oberflächlich wirkende Substanz nur sehr begrenzt wirksam ist und deshalb im Rahmen der Aufbereitung negativ bewertet wurde. In der vorliegenden Form handelt es sich um ein Dosieraerosol, das zur Behandlung von Atemwegsinfektionen wie Rhinitis, Pharyngitis und Laryngitis empfohlen wird. Da diese Erkrankungen in der Mehrzahl der Fälle durch Viren ausgelöst werden, ist ein Staphylokokkenantibiotikum nicht indiziert. Die Verordnungen dieses Mittels sind nach jahrelanger Kritik 1999 weiter zurückgegangen.

Umckaloabo besteht aus einem Pelargoniumwurzelextrakt südafrikanischer Geranienarten, der Cumarine und Gerbsäuren enthält und schwache antibakterielle Wirkungen in Konzentrationen von 5–10 g/l hat (Kayser und Kolodziej 1997). In der Roten Liste wird das Mittel

Tabelle 8.10: Verordnungen sonstiger Chemotherapeutika 1999. Angegeben sind die 1999 verordneten Tagesdosen, die Änderungen gegenüber 1998 und die mittleren Kosten je DDD 1999.

Präparat	Bestandteile	DDD in Mio.	Änderung in %	DDD-Kosten in DM
Nitroimidazole				
Clont i.v./-400	Metronidazol	0,7	(−41,4)	3,24
Byk Metronidazol	Metronidazol	0,4	(−35,0)	3,40
Arilin 500	Metronidazol	0,4	(−24,7)	2,83
		1,5	(−36,1)	3,18
Trimethoprim				
TMP-ratiopharm	Trimethoprim	0,5	(+17,5)	1,53
Infectotrimet	Trimethoprim	0,3	(−3,4)	3,15
		0,9	(+8,2)	2,17
Aminoglykoside				
Gernebcin	Tobramycin	0,2	(+73,4)	62,53
Andere Mittel				
Locabiosol	Fusafungin	12,7	(−4,5)	1,62
Umckaloabo	Pelargonium reniforme/sidoides	3,7	(−4,2)	1,79
Monuril	Fosfomycin	0,1	(+16,3)	19,00
		16,4	(−4,3)	1,78
Summe		19,0	(−7,1)	2,40

als pflanzliches Antibiotikum bezeichnet und vom Hersteller für die Behandlung von Atemwegsinfektionen in tropfenweiser Dosis empfohlen. Da *Umckaloabo* nur 8,2 mg Extrakt pro ml Lösung enthält, ist das Präparat mindestens 1000fach unterdosiert, um selbst unter optimalen Resorptionsbedingungen wirksam zu sein. Zur Wirksamkeit und Verträglichkeit des Präparates gibt es lediglich Pseudobelege aus unkontrollierten, offenen Beobachtungsstudien, die nur den üblichen Spontanverlauf der akuten Bronchitis bei Kindern mit Abklingen der Symptome nach 7–14 Tagen bestätigten (Haidvogl et al. 1996).

Monuril (Fosfomycin) gilt als Mittel zweiter Wahl bei Staphylokokkeninfektionen. Es ist in der Regel nur indiziert, wenn eine Penicillinallergie oder Resistenz gegen andere Antibiotika vorliegt oder der Infektionsherd pharmakokinetisch schwer erreichbar ist.

8

Literatur

Archer G.L., Polk R.E. (1998): Treatment and prophylaxis of bacterial infections. In: Fauci A.S. et al. (eds.): Harrison's principles of internal medicine. McGraw-Hill Inc., New York, pp. 856–869.

Arzneimittelkommission der deutschen Apothekerschaft (1999): Rückruf: Trovan Tabletten. Trovan i.v. Pharm. Ztg. 144: 1922.

Balfour J.A.B., Wiseman L.R. (1999): Moxifloxacin. Drugs 57: 363–373.

Brockmeyer N. (1998). Rationale für die antiretrovirale Therapie. Dtsch. Ärztebl. 95: C-313–316.

Chun T.W., Carruth L., Finzi D., Shen X., DiGiuseppe J.A. et al. (1997): Quantification of latent tissue reservoirs and total body viral load in HIV-1 infection. Nature 387: 183–188.

Daschner F. (Hrsg.) (2000): Antibiotika am Krankenbett. 10. Aufl., Springer-Verlag, Berlin, Heidelberg, New York.

Haidvogl M., Schuster R., Heger M. (1996): Akute Bronchitis im Kindesalter. Multizenter-Studie zur Wirksamkeit und Verträglichkeit des Phytotherapeutikums Umckaloabo. Z. Phytother. 17: 300–313.

Kayser O., Kolodziej H. (1997): Antibacterial activity of extracts and constituents of Pelargonium sidoides and Pelargonium reniforme. Planta Med. 63: 508–510.

Kemmerich B., Lode H., Brückner O. (1983): Diagnostik und Antibiotikatherapie von Infektionskrankheiten in der Praxis. Ergebnisse einer Umfrage. Dtsch. Med. Wochenschr. 108: 1943–1947.

Mocroft A., Vella S., Benfield T.L., Chiesi A., Miller V. et al. (1998): Changing patterns of mortality across Europe in patients infected with HIV-1. Lancet 352: 1725–1730.

Naber K.G., Adam D. (1998): Einteilung der Fluorchinolone. Chemotherapie Journal 7: 66–68.

Wagner S., Jung H., Nau F., Schmitt H.J. (1993): Relevanz von Infektionskrankheiten in einer Kinderarztpraxis. Klin. Pädiatr. 205: 14–17.

9. Antidementiva

Ulrich Schwabe

Demenzen sind Krankheiten des höheren Lebensalters, aber keine unausweichliche Folge des Alterns. Ab dem 60. Lebensjahr steigt die Prävalenz sowohl der primär degenerativen wie auch der vaskulären Demenzerkrankungen rasch an. Sie beginnt mit 3 % bei den 65–74jährigen und erreicht 47 % bei den über 85jährigen (Evans et al. 1998). Am häufigsten sind die Alzheimersche Krankheit und vaskuläre Demenzen. Bei 10–15 % der Demenzkranken liegen potentiell reversible Grundkrankheiten vor, bei denen eine partielle oder vollständige Rückbildung durch spezifische Therapie erzielbar ist.

Die Alzheimerdemenz ist eine neurodegenerative Krankheit mit einem charakteristischen Verlust des Gedächtnisses und anderer kognitiver Fähigkeiten. Ursachen der Alzheimerdemenz sind Störungen der synaptischen Neurotransmission, degenerative Veränderungen kortikaler und subkortikaler Neurone, kortikale Ablagerungen von Amyloid sowie ein diskreter intrakortikaler entzündlicher Prozeß. Von Störungen der Neurotransmission betroffen sind sowohl cholinerge als auch verschiedene aminerge, zum Cortex führende Nervenbahnen.

Zu den am besten untersuchten Aspekten der gestörten Neurotransmission gehören degenerative Veränderungen der cholinergen, zum Cortex aszendierenden Nervenbahnen des Nucleus basalis Meynert. Auf der Basis dieser Beobachtungen wurde die Hypothese des cholinergen Defizits der Alzheimerschen Krankheit entwickelt (Perry 1986). Danach steht die kognitive Verschlechterung im Zusammenhang mit der Abnahme zentraler cholinerger Funktionen. Die Behandlungsstrategien zur Behebung des cholinergen Defizits bestehen in Stimulation der zentralen cholinergen Aktivität über eine Substitution von Acetylcholinvorstufen, Hemmung des Acetylcholinabbaus durch Cholinesterasehemmstoffe und Gabe von Acetylcholinagonisten zur postsynaptischen Rezeptorstimulation. Die Acetylcholinvorstufen Cholin und Phosphatidylcholin (Lecithin) hatten jedoch keine Effekte auf die Gedächtnisleistungen von Alzheimerpatienten. Bessere Ergebnisse wurden nach der Entwicklung mehrerer Acetylcholinesterasehemmstoffe erzielt (siehe unten).

Ein grundsätzliches Problem bei der Beurteilung von Arzneimitteln zur Behandlung der Alzheimerschen Krankheit sind allgemein akzeptierte Kriterien für den Nachweis der therapeutischen Wirksamkeit. In der Richtlinie der Europäischen Gemeinschaft werden als Hauptziele der Behandlung der Alzheimerschen Krankheit eine symptomatische Besserung, eine Progressionsverzögerung der Symptome und eine Primärprävention der Krankheit im präsymptomatischen Stadium genannt (Committee for Proprietary Medicinal Products 1998). Eine symptomatische Besserung soll in den folgenden drei Beobachtungsebenen nachgewiesen werden:

– Neuropsychologischer Status, gemessen durch objektive Tests (kognitive Endpunkte),
– Aktivitäten des täglichen Lebens (funktioneller Endpunkt),
– klinische Gesamtwirksamkeit, erfaßt durch globale ärztliche Beurteilung (globaler Endpunkt).

Für alle drei Ebenen sollen Wirksamkeitsvariablen spezifiziert werden. Klinische Studien sollen signifikante Unterschiede in mindestens zwei primären Variablen zeigen. Die amerikanische Food and Drug Administration (FDA) trifft ihre Zulassungsentscheidungen derzeit nach einen Richtlinienentwurf, in dem eine Überlegenheit nach globaler klinischer Beurteilung und nach objektiver Messung kognitiver Funktionen für den Nachweis der Wirksamkeit gefordert wird (Leber 1990). An der Harmonisierung der Richtlinien verschiedener Länder wird gearbeitet (Reisberg et al. 1997).

In Deutschland konzentriert sich die praktische Arzneitherapie auf Präparate mit unspezifischen Effekten auf Hirnstoffwechsel oder Durchblutung, die im Rahmen der Aufbereitung positiv monographiert und nach dem Arzneimittelgesetz zugelassen wurden. Dazu gehören Sekalealkaloidderivate, Piracetam und Ginkgoextrakt. Nach wissenschaftlichen Kriterien und den derzeit verbindlichen Empfehlungen ist jedoch die Wirksamkeit dieser Präparate auf den seit längerem diskutierten Beobachtungsebenen nicht belegt (Bauer 1994, Benkert und Hippius 1996). In der internationalen Standardliteratur werden diese Mittel gar nicht erwähnt oder bezüglich der Wirksamkeitsbelege als wenig überzeugend bewertet (Marin und Davis 1995, Reynolds 1996, Standaert und Young 1996, Small 1998).

Verordnungsspektrum

Die Verordnungsentwicklung der Antidementiva war 1999 erneut rückläufig und zeigt wiederum deutliche Abnahmen bei Verordnungen und Umsatz (Tabelle 9.1). Insgesamt setzt sich damit bei dieser Indikationsgruppe ein Trend fort, der bereits vor zehn Jahren begann und nur 1991 und 1992 durch das Hinzukommen der neuen Bundesländer unterbrochen wurde (Abbildung 9.1).

Tabelle 9.1: Verordnungen von Antidementiva 1999. Angegeben sind die verordnungshäufigsten Präparate mit Verordnungsrang, Verordnungen und Umsatz 1999 im Vergleich zu 1998.

Rang	Präparat	Verordnungen		Umsatz	
		in Tsd.	Änd. %	Mio. DM	Änd. %
91	Tebonin	1197,0	−18,1	88,3	−15,0
164	Gingium	823,1	−18,6	40,7	−18,4
225	Ginkobil	673,5	−22,2	36,8	−22,0
445	rökan	407,9	−34,2	31,1	−32,9
604	Natil	310,1	−9,6	27,1	−9,3
613	Piracetam-ratiopharm	306,3	−5,1	11,3	−3,7
716	Kaveri	261,0	−27,9	15,2	−23,0
746	Normabrain	250,0	−20,2	15,1	−23,1
807	Nootrop	229,8	−20,7	15,8	−23,5
1300	Hydergin	133,0	−21,8	7,9	−17,5
1346	Cinnarizin-ratiopharm	126,9	+4,3	2,3	+6,4
1525	Orphol	108,8	−22,5	5,6	−25,2
1555	Ginkgo Stada	105,8	−17,6	4,9	−18,2
1720	DCCK	91,9	−14,8	5,3	−14,3
1736	Sermion	90,8	−20,0	15,7	−18,3
1763	Piracetam-neuraxpharm	88,5	−8,9	5,6	−2,4
1767	Ginkopur	87,9	−24,8	4,7	−16,3
1786	Complamin	86,3	−20,6	3,4	−22,3
1800	Gingopret	85,8	−3,7	3,4	−9,4
1821	Piracebral	84,5	−2,3	3,9	+9,2
1834	Ginkodilat	83,7	−24,2	3,9	−23,9
1838	cinna von ct	83,6	+10,5	1,1	+7,3
1846	Gingobeta	82,8	+5,2	3,6	+3,0
1883	piracetam von ct	80,1	−10,5	3,4	−8,8
1902	Ginkgo Syxyl	78,9	−15,2	1,8	−18,8
1938	Aricept	76,4	+35,8	40,9	+50,4
2467	Cerutil	49,5	−18,2	3,6	−17,8
Summe		6083,6	−18,2	402,1	−14,3
Anteil an der Indikationsgruppe		85,7%		83,2%	
Gesamte Indikationsgruppe		7100,4	−18,4	483,3	−15,6

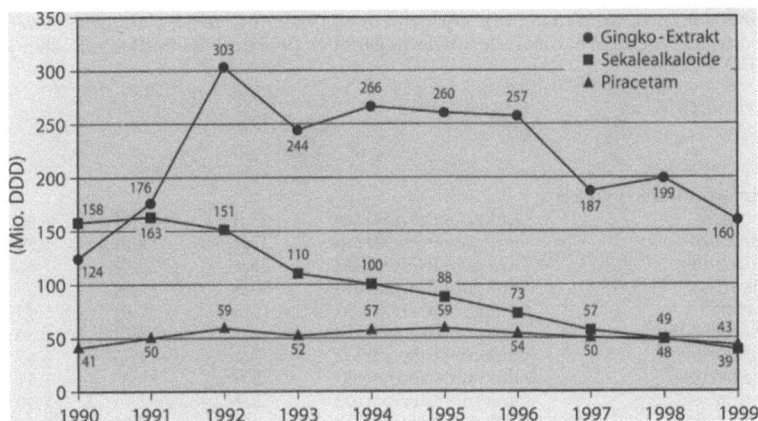

Abbildung 9.1: Verordnungen von Antidementiva 1990 bis 1999. Gesamtverordnungen nach definierten Tagesdosen (ab 1991 mit neuen Bundesländern).

9

Ginkgoextrakt

Ginkgopräparate sind trotz eines überdurchschnittlichen Verordnungsrückgangs weiterhin die verordnungsstärkste Gruppe der Antidementiva. Die auf DDD bezogenen Verordnungsdaten sind nicht direkt mit den Werten der in den Vorjahren publizierten Werten vergleichbar, weil erstmals die neue WHO-DDD von 120 mg zur Berechnung verwendet wurde, während bisher Herstellerangaben von durchschnittlich 160 mg zugrundegelegt wurden (Tabelle 9.2) Die rückläufige Entwicklung ist möglicherweise darauf zurückzuführen, daß die Ginkgopräparate trotz der amtlichen Zulassung, auf die sich die Hersteller verständlicherweise berufen, auch in Deutschland für die psychiatrische Pharmakotherapie als entbehrlich angesehen (Benkert und Hippius 1996) oder gar nicht erwähnt werden (Ackermann 1998).

Bis 1992 waren 40 kontrollierte Studien publiziert worden, die überwiegend in Deutschland und Frankreich durchgeführt wurden. Von zehn Studien, darunter acht Studien bei zerebraler Insuffizienz, wurde die methodische Qualität in einer Metaanalyse als akzeptabel bewertet (Kleijnen und Knipschild 1992). Allerdings waren die Effekte ausgesprochen marginal. So fanden Taillandier et al. (1986)

Tabelle 9.2: Verordnungen von Antidementiva 1999. Angegeben sind die 1999 verordneten Tagesdosen, die Änderungen gegenüber 1998 und die mittleren Kosten je DDD 1999.

Präparat	Bestandteile	DDD in Mio.	Änderung in %	DDD-Kosten in DM
Ginkgo-biloba-Extrakt				
Tebonin	Ginkgoblätterextrakt	57,6	(−14,0)	1,53
Gingium	Ginkgoblätterextrakt	27,2	(−18,5)	1,50
Ginkobil	Ginkgoblätterextrakt	25,2	(−22,0)	1,46
rökan	Ginkgoblätterextrakt	20,3	(−31,8)	1,53
Kaveri	Ginkgoblätterextrakt	10,5	(−27,0)	1,45
Ginkgo Stada	Ginkgoblätterextrakt	3,3	(−18,1)	1,50
Ginkopur	Ginkgoblätterextrakt	3,2	(−14,7)	1,47
Ginkodilat	Ginkgoblätterextrakt	2,6	(−23,8)	1,51
Gingobeta	Ginkgoblätterextrakt	2,4	(+2,7)	1,50
Gingopret	Ginkgoblätterextrakt	2,1	(−9,5)	1,60
Ginkgo Syxyl	Ginkgoblätterextrakt	1,5	(−19,0)	1,15
		155,8	(−19,9)	1,50
Sekalealkaloide				
Sermion	Nicergolin	7,8	(−15,4)	2,01
Hydergin	Dihydroergotoxin	7,7	(−16,0)	1,01
DCCK	Dihydroergotoxin	5,2	(−15,0)	1,01
Orphol	Dihydroergotoxin	5,2	(−27,1)	1,08
		25,9	(−18,1)	1,33
Piracetam				
Piracetam-ratiopharm	Piracetam	9,9	(−2,3)	1,14
Normabrain	Piracetam	9,1	(−18,4)	1,65
Nootrop	Piracetam	7,2	(−16,8)	2,18
Piracebral	Piracetam	3,7	(+10,5)	1,05
piracetam von ct	Piracetam	3,3	(−8,1)	1,03
Piracetam-neuraxpharm	Piracetam	3,3	(−8,9)	1,72
		36,4	(−9,9)	1,51
Cholinesterasehemmer				
Aricept	Donepezil	4,1	(+53,2)	9,87
Andere Antidementiva				
Natil	Cyclandelat	18,4	(−9,4)	1,47
Cinnarizin-ratiopharm	Cinnarizin	5,7	(+6,5)	0,41
cinna von ct	Cinnarizin	3,4	(+6,9)	0,32
Complamin	Xantinolnicotinat	2,1	(−23,7)	1,65
Cerutil	Meclofenoxat	1,3	(−20,2)	2,83
		30,9	(−7,0)	1,21
Summe		253,2	(−16,3)	1,59

nach zwölf Monaten nur bei einem Vorher-Nachher-Vergleich Unterschiede zwischen Ginkgoextrakt (17 %) und Placebo (8 %). Ungeachtet dieser Einschränkungen erfüllen alle diese älteren Studien nicht die 1991 erarbeiteten Kriterien zum Nachweis der therapeutischen Wirksamkeit bei Demenzpatienten auf drei Beobachtungsebenen (Bundesgesundheitsamt 1991).

In einer weiteren Ginkgostudie, die 1992 in 41 ärztlichen Praxen durchgeführt wurde, sind drei primäre Wirksamkeitsparameter gemessen worden (Kanowski et al. 1996). Die Responderanalyse erfaßte zwei von drei Primärparametern und ergab nach 24wöchiger Behandlung einen Arzneimitteleffekt bei 18 % der Patienten (Ginkgogruppe 28 %, Placebogruppe 10 %). Wurden alle drei Primärparameter nach den derzeitigen Prüfleitlinien ausgewertet, resultierte nur ein marginaler Arzneimitteleffekt von 8 %. Weitere Mängel der Studie sind fehlende Effekte auf die Alltagsaktivität, unvollständige Subgruppenanalyse für Alzheimer- und Multiinfarktdemenz sowie fehlende Zuordnung unabhängiger Beobachter für die drei Merkmalsgruppen.

Auch eine in den USA durchgeführte Ginkgostudie erreichte die Vorgaben der derzeitigen Prüfleitlinien nicht. So ergaben sich zwischen Ginkgo- und Placebogruppen keine Unterschiede bei der klinischen Globalbeurteilung (CIGC Rating) (Le Bars et al. 1997). Die kognitiven Leistungen zeigten nach 52 Wochen nur bescheidene Änderungen (1,4 Punkte Zunahme gegenüber Placebo im ADAS-Cog Score) und damit deutlich weniger als die Cholinesterasehemmer (Tabelle 9.3). Die relativ gute Verträglichkeit von Ginkgo hatte nicht den erwarteten Vorteil, da die Abbruchquote (56 %) in der einjährigen Studie ebenfalls ungewöhnlich hoch lag. Trotz dieser enttäuschenden Ergebnisse hat die Herstellerfirma mit dem Slogan „USA-Studie bestätigt erneut: Tebonin ist unbestreitbar klinisch wirksam" geworben. In Wirklichkeit dürfen Ginkgoextrakte in den USA weiterhin nur als Nahrungsergänzungsmittel (dietary supplement) vertrieben werden und tragen den Hinweis, daß diese Produkte nicht für die Diagnose, Behandlung, Heilung oder Prävention irgendeiner Krankheit bestimmt sind.

9

Tabelle 9.3: Klinische Studien zur Wirkung von Antidementiva.
Ergebnisse randomisierter, doppelblinder, Placebo-kontrollierter Studien. Als Parameter sind angegeben kognitive Endpunkte gemessen mit Alzheimer's Disease Assessment Scale Cognitive Subscale (ADAS-Cog, 0–70 Punkte), klinische Gesamtwirksamkeit (globaler Effekt) erfaßt durch Clinical Global Impression of Change (CGIC, 1–7 Punkte), Clinician's Interview-Based Impression of Change plus Caregiver Information (CIBIC plus) und als funktioneller Endpunkt die Alltagsaktivität gemessen durch Instrumental Activities of Daily Living (IADL), Progressive Deterioration Scale (PDS) oder Geriatric Evaluation by Relatives Rating Instrument (GERRI, 1–5 Punkte). Die Daten und Veränderungswerte gegenüber Placebokontrollen mit Angabe der Ausgangswerte, soweit angegeben, beziehen sich jeweils auf die Intent-to-treat-Analyse (ITT). Abbruchquote (Abbr.) bezieht sich auf die Zahl der vor Studienende ausgeschiedenen Patienten. Alle Werte sind signifikant, ausgenommen ns-markierte.

Studie	Kognitiv (ADAS-Cog)	Globaler Effekt	Alltags-aktivität
Tacrin (*Cognex*) 160 mg/d 663 Pat., 30 Wo., Abbr. 69%, ITT Knapp et al. (1994)	2,2 von 28,0	0,2 CGIC	4,6 PDS
Donepezil (*Aricept*) 10 mg/d 473 Pat., 24 Wo. Abbr. 32%, ITT Rogers et al. (1998)	2,88 von 27,4	0,4 von 3,8 CIBIC plus	
Rivastigmin (*Exelon*) 6–12 mg/d 699 Pat., 26 Wo. Abbr. 35%, ITT Corey-Bloom et al. (1998)	3,78 von 22,3	0,29 CIBIC plus	3,38 PDS
Metrifonat 30–60 mg/d 408 Pat., 26 Wo. Abbr. 21%, ITT Morris et al. (1998)	2,86 von 20,4	0,28 CIBIC plus	
Physostigmin 36 mg/d 475 Pat., 24 Wo. Abbr. 68%, ITT Thal et al. (1999)	2,90 von 24,1	0,26 CIBIC plus	0,14 (ns) von 44,0 IADL
Ginkgoextrakt 120 mg/d 309 Pat., 52 Wo. Abbr. 53%, ITT Le Bars et al. (1997)	1,40 von 20,2	0,0 (ns) von 4,2 CGIC	0,14 GERRI

Piracetam

Piracetam ist ein zyklisches Derivat der γ-Aminobuttersäure (GABA), hat jedoch in klinisch erreichbaren Konzentrationen von 70 µM keine spezifischen Effekte auf GABA-Systeme oder andere Neurotransmitterrezeptoren (Gouliaev und Senning 1994). Auf der Basis tierexperimenteller Befunde wird Piracetam seit 25 Jahren bei Hirnleistungsstörungen älterer Patienten zur Steigerung von Lernen und Gedächtnis in Tagesdosen von 2,4–4,8 g/Tag eingesetzt. Die älteren Studien wurden an unterschiedlichen Patientengruppen durchgeführt und hatten widersprüchliche Ergebnisse (Vernon und Sorkin 1991). Eine neuere Langzeitstudie, die nach den heutigen Empfehlungen in mehreren Beobachtungsebenen über einen Zeitraum von 12 Monaten durchgeführt wurde, zeigte trotz sehr hoher Dosierung (8 g/Tag) keine Effekte auf den globalen psychopathologischen Status sowie auf Verhalten und Alltagsaktivität (Croisile et al. 1993). Lediglich im Bereich kognitiver Leistungen ergab sich bei drei Einzel-Gedächtnistests eine Verlangsamung der Progression gegenüber Placebo. Eine häufige unerwünschte Nebenwirkung von Piracetam ist vermehrte, vor allem nächtliche Unruhe. Trotz der amtlichen Zulassung wird daher Piracetam bei der Behandlung von Demenzpatienten weiterhin als entbehrlich angesehen (Bauer 1994, Benkert und Hippius 1996, Hollister und Gruber 1996).

9

Sekalealkaloidderivate

Bei den Sekalealkaloidderivaten ist 1999 bei allen Präparaten erneut ein deutlicher Verordnungsrückgang eingetreten (Tabelle 9.2). Dihydroergotoxin (z.B. *Hydergin*) ist in zahlreichen Placebo-kontrollierten Studien an Patienten mit seniler zerebraler Insuffizienz untersucht worden. Mehrfach wurden statistisch signifikante Ergebnisse beobachtet (Gaitz et al. 1977, Kugler et al. 1978). Nach wie vor ist aber umstritten, ob das Ausmaß der beobachteten Verbesserungen eine klinisch relevante therapeutische Wirksamkeit belegen kann. Das vormalige Bundesgesundheitsamt hatte Dihydroergotoxin nur noch als unterstützende Maßnahme bei hirnorganischem Psychosyndrom mit den Leitsymptomen Niedergeschlagenheit, Schwindel, Verwirrtheit und Verhaltensstörungen zugelassen. Bei Alzheimerpatienten wurden mit Dihydroergotoxin keine signifikanten Effekte erzielt (Thompson et al. 1990).

Nicergolin (z.B. *Sermion*) wurde ebenfalls aus der Gruppe der durchblutungsfördernden Mittel zunächst zu den „Neurotropika" und seit 1996 zu den Antidementiva umgruppiert. Es enthält das Bromnicotinat eines Ergolinderivates, das als $Alpha_1$-Rezeptorenblocker vasodilatierend wirkt. Später wurden metabolische Effekte und neuroprotektive Eigenschaften aufgrund einer Verbesserung der Glukoseutilisation unter Hypoxie als bedeutsamer angesehen. Seit einigen Jahren wird für Nicergolin die Indikation dementielle Syndrome in den Vordergrund gestellt. Als Beleg dienen mehrere kontrollierte Untersuchungen bei Demenzpatienten. Gefunden wurden geringfügige, aber signifikante Besserungen im psychopathologischen Bereich (11–15 %) sowie bei der kognitiven Leistungsfähigkeit. Daten zur Alltagsaktivität fehlen (Battaglia et al. 1989, Saletu et al. 1995). Im Vergleich zu Tacrin (Lebertoxizität) und Piracetam (Unruhe) ist Nicergolin jedoch frei von relevanten unerwünschten Nebenwirkungen.

Cholinesterasehemmer

Aus der Gruppe der Cholinesterasehemmer ist Donepezil (*Aricept*) nach einem kräftigen Verordnungsanstieg erstmals unter den meistverordneten Arzneimitteln vertreten (Tabelle 9.2). In einer 24wöchigen Studie bei Patienten mit leichter bis mittlerer Demenz besserte Donepezil (10 mg/Tag) den globalen klinischen Effekt (CIBIC plus) um 0,44 Punkte und die kognitiven Leistungen (ADAS-Cog) um 2,88 Punkte im Vergleich zu Placebo (Rogers et al. 1998) (Tabelle 9.3). Damit wurde allerdings nicht die Besserung um vier Punkte erreicht, die von einer Expertengruppe als klinisch bedeutsam angesehen wurde (Food and Drug Administration 1989). In einer Übersicht über vier Placebo-kontrollierte Studien fanden sich leichte Besserungen kognitiver Funktionen und eine positivere globale ärztliche Beurteilung, jedoch keine Besserung in der Lebensqualität nach der Patientenselbstbeurteilung (Birks und Melzer 2000). Die praktische Bedeutung dieser Veränderungen für Patienten und Betreuer ist unklar. Daher wird ein klinisch bedeutsamer Nutzen von Donepezil weiterhin kontrovers beurteilt (Pryse-Phillips 1999, Gauthier 1999).

Als weiterer Cholinesterasehemmer wurde im Juni 1998 Rivastigmin (*Exelon*) neu eingeführt, der ähnlich wie Donezepil eine geringe Progessionsverzögerung ermöglicht (Corey-Bloom et al. 1998). Dieser Wirkstoff erreichte von allen bisher untersuchten Antidementiva die größte Besserung kognitiver Leistungen, blieb aber in der Intent-to-Treat-Analyse ebenfalls unter dem Zielwert der FDA-Experten (Tabelle 9.3). In einer Übersicht über insgesamt sieben Studien wird bemängelt, daß die Daten von zwei großen Phase-III-Studien mit 1379 Patienten (49 % der bisher untersuchten Patienten) noch nicht publiziert wurden, obwohl die Studien schon vor mehr als drei Jahren abgeschlossen wurden (Birks et al. 2000). Die verfügbaren Daten zeigen geringfügige Besserungen hoher Rivastigmindosen auf kognitive Endpunkte und Aktivitäten des täglichen Lebens, aber nicht auf die globale ärztliche Beurteilung. Auch die therapeutischen Erfolge von Tacrin (*Cognex*) sind begrenzt, da 50–70 % der mit Tagesdosen im effektiven Bereich behandelten Alzheimerpatienten die Behandlung wegen Nebenwirkungen (vor allem Hepatotoxizität) abbrechen mußten und im Restkollektiv nur 25 % der Patienten eine Verlangsamung der Progredienz zeigten (Knapp et al. 1994). Zwei weitere Cholinesterasehemmer, darunter auch ein Retardpräparat des klassischen Physostigmins, waren in klinischen Studien ähnlich wirksam wie Donepezil (Tabelle 9.3).

Insgesamt fällt bei allen bisher geprüften Cholinesterasehemmern auf, daß die statistisch signifikanten Besserungen kognitiver und globaler Endpunkte nur selten mehr als 9–14 % der Ausgangswerte erreichen, womit sich wie bei vielen marginal wirksamen Pharmaka die Frage nach der klinischen Relevanz stellt. In einer deutschen Sachverständigengruppe ist vor einigen Jahren eine durchschnittliche Besserung um 20 % andiskutiert wurden, eine Festlegung auf klinisch bedeutsame Unterschiede ist jedoch damals und auch in der aktuellen europäischen Richtlinie nicht erfolgt (Bundesgesundheitsamt 1991, Committee for Proprietary Medicinal Products 1998). Eine breitere Anwendung werden sich diese neuen Substanzen nur erschließen können, wenn Studienergebnisse mit praktisch bedeutsamen und nicht nur berechneten Daten über eine Progressionsverzögerung oder über eine Senkung des Pflegeaufwandes zur Verfügung stehen.

Calciumantagonisten und Cinnarizin

Für Calciumantagonisten (wie z.B. Nimodipin) konnten die vielversprechenden präklinischen Befunde in Therapiestudien bei der Alzheimerdemenz nicht reproduziert werden (Benkert und Hippius 1996). Diese Substanzgruppe hat lediglich bei der Behandlung der Hypertonie, welche ein Risikofaktor vaskulärer Demenzen ist, eine Bedeutung.

In diesem Bereich entfällt auf Cyclandelat (*Natil*) eine größere Zahl von Verordnungen (Tabelle 9.2). Dieses Mittel wird als vasoaktiver oder atypischer Calciumantagonist bezeichnet und bei verschiedenen Formen zerebraler Durchblutungsstörungen angewendet.

Mehrere ältere unkontrollierte Studien erfüllen nicht die heutigen Anforderungen zum Nachweis der klinischen Wirkung bei dieser Indikation. Gleiches gilt für eine neuere Placebo-kontrollierte Studie mittels quantitativer EEG-Analyse und psychophysiologischen Testskalen an Patienten mit kognitiven Störungen (Schellenberg et al. 1997).

Cinnarizin wurde ursprünglich als Antihistaminikum entwickelt und für die Behandlung von vestibulären Störungen empfohlen. Seine Bedeutung hat in den letzten Jahren stark abgenommen, nachdem es in der Indikation Hirnleistungsstörungen von der Aufbereitungskommission beim vormaligen Bundesgesundheitsamt negativ bewertet und deshalb auf die Negativliste gesetzt wurde. Trotzdem haben die beiden Cinnarizinpräparate weiter zugenommen (Tabelle 9.2).

9 Ausblick

Trotz zunehmender Kenntnisse über die Pathogenese der Alzheimerschen Krankheit ist bisher nicht abschätzbar, ob in naher Zukunft neue Therapieformen entstehen, die den Prozeß der Demenzentwicklung aufhalten können. Es besteht jedoch kein Anlaß zu therapeutischem Nihilismus, da eine Reihe von nichtmedikamentösen und medikamentösen Maßnahmen zur symptomatischen Therapie zur Verfügung stehen. Mit der Demenz assoziierte Verhaltensstörungen, wie z. B. Depression, Unruhe und Angst, können mit milieutherapeutischen und psychotherapeutischen Maßnahmen oder mit spezifischen Psychopharmaka aus dem Bereich der Antidepressiva und Neuroleptika gelindert werden, die wegen ihrer Nebenwirkungen aber problematisch sein können (orthostatische Dysregulation, Verschlechterung der kognitiven Funktionen, extrapyramidale Symptome). Darüber hinaus werden seit einigen Jahren eine Reihe von neuen pharmakologischen Prinzipien untersucht. Viele dieser neuen Wirkstoffe haben zunächst eine symptomatische Besserung bestimmter Symptome zum Ziel, wie z.B. den typischen Verlust kognitiver Fähigkeiten der Alzheimerpatienten. Andere Therapieansätze basieren auf dem seit längerem bekannten Neurotransmitterverlust oder theoretischen Überlegungen zur Entzündungshemmung, zur Antioxidation und zur Hemmung der Amyloidbildung durch γ-Sekretaseinhibitoren. Einige dieser Entwicklungen werden im folgenden kurz skizziert.

Nichtsteroidale Antiphlogistika

Da in den Gehirnen von Alzheimerpatienten Hinweise auf einen diskreten entzündlichen Prozeß gefunden wurden (Interleukin-6, Akutphaseproteine, aktiviertes Komplement), und da früherer Gebrauch nichtsteroidaler Antiphlogistika das Risiko einer späteren Alzheimer-Krankheit vermindert, werden Cyclooxygenasehemmer als mögliche neue Behandlungsstrategie der Alzheimer-Krankheit diskutiert. Eine erste kleine Studie fand über sechs Monate einen positiven therapeutischen Effekt von Indometacin in einer Tagesdosis von 100–150 mg (Rogers et al. 1993). In neueren Untersuchungen hatten Patienten, die zwei Jahre nichtsteroidale Antiphlogistika erhalten hatten, ein 40 % geringeres Risiko einer Alzheimerschen Krankheit (z.B. Stewart et al. 1997). Große Folgestudien mit entzündungshemmenden Arzneimitteln bei Alzheimer-Krankheit werden derzeit durchgeführt. Besonderes Interesse kommt hier den neuen COX-2-spezifischen Cyclooxygenasehemmern zu.

9

Monoaminoxidasehemmer und Antioxidantien

Potentiell interessant für die Alzheimertherapie ist der selektive Monoaminoxidase-B-Inhibitor Selegilin (*Movergan*), der bisher in Kombination mit Levodopa beim Morbus Parkinson eingesetzt wird. In mehreren Kurzzeitstudien wurden kognitive Verbesserungen bei Alzheimerpatienten beobachtet. Eine zweijährige Langzeitstudie mit Selegilin und Tocopherol (Vitamin E) lieferte kürzlich erste Hinweise für eine Letalitätssenkung bei schweren Verlaufsformen des Morbus Alzheimer. Signifikante Unterschiede wurden allerdings erst nach Adjustierung der Placebogruppe sichtbar (Sano et al. 1997). Das Resultat ist ermutigend, der Einsatz von Selegilin und Vitamin E wurde jedoch in einem begleitenden Editorial sehr zurückhaltend diskutiert (Drachman und Leber 1997).

Östrogene

Weiterhin wurde ein prophylaktischer Effekt der postmenopausalen Östrogensubstitution auf die Entstehung der Alzheimer-Krankheit diskutiert. In einer Beobachtungsstudie an 1124 Frauen wurde bei

Östrogenanwenderinnen ein geringeres relatives Erkrankungsrisiko (9 von 156; 5,8 %) als bei Nichtanwenderinnen (158 von 968; 16,3 %) gefunden (Tang et al. 1996). Nach einer Metaanalyse von zehn randomisierten Studien nahm das Erkrankungsrisiko zwar insgesamt um 29 % ab, die Ergebnisse waren aber so heterogen, daß Östrogene wegen der bekannten Risiken der Östrogentherapie nicht zur Prophylaxe der Alzheimerschen Krankheit empfohlen wurden (Yaffe et al. 1998). In einer kontrollierten Studie an 120 Alzheimer-Patientinnen hatte eine einjährige Östrogensubstitution jedoch keinen Effekt auf die Krankheitsprogression, so daß Östrogene auch nicht zur Behandlung der Alzheimerdemenz empfohlen werden (Mulnard et al. 2000).

NMDA-Rezeptorantagonisten

9

Auf der Basis experimenteller Befunde zur long-term potentation (LTP) sowie zur glutamatergen Exzitotoxizität wird auch das glutamaterge System als Ansatzpunkt für Arzneimittel zur Beeinflussung von Lernen und Gedächtnis diskutiert (Marin und Davis 1995). Erste Hinweise auf kognitive Verbesserungen bei Alzheimerpatienten durch die NMDA-Rezeptorantagonisten Memantin und Cycloserin als potentielle neuroprotektive Substanzen bedürfen einer Bestätigung durch weitere Studien (Pathy 1993, Bauer und Berger 1993, Winblad und Poritis 1999).

Literatur

Ackermann H. (1998): Demenz. In: Brandt T. et al. (Hrsg.): Therapie und Verlauf neurologischer Erkrankungen. 3. Aufl., Kohlhammer, Stuttgart, Berlin, Köln, S. 253–268.

Battaglia A., Bruni G., Ardia A., Sacchetti G. (1989): Nicergoline in mild to moderate dementia. A multicenter, double-blind, placebo-controlled study. J. Am. Geriatr. Soc. 37: 295–302.

Bauer J. (1994): Klinische Diagnostik und Therapiemöglichkeiten der Demenz vom Alzheimer-Typ. Fortschr. Neurol. Psychiat. 62: 417–432.

Bauer J., Berger M. (1993): Neuropathologische, immunologische und psychobiologische Aspekte der Alzheimer-Demenz. Fortschr. Neurol. Psychiat. 61: 225–240.

Benkert O., Hippius H. (1996): Psychiatrische Pharmakotherapie, 6. Aufl. Springer, Berlin Heidelberg New York.

Birks J., Iakovidou V., Tsolaki M. (2000): Rivastigmine for Alzheimer's disease. Cochrane Database Syst. Rev. 2: CD001191.

Birks J.S., Melzer D. (2000): Donepezil for mild and moderate Alzheimer's disease. Cochrane Database Syst. Rev. 2: CD001190.

Bundesgesundheitsamt (1991): Empfehlungen zum Wirksamkeitsnachweis von Nootropika im Indikationsbereich „Demenz" (Phase III). Bundesgesundheitsblatt 7/91: 342–350.

Committee for Proprietary Medicinal Products (CPMP) (1998): Note for guidance on medicinal products in the treatment of Alzheimer's disease.

Corey-Bloom J., Anand R., Veach J. for the ENA 713 B352 Study Group (1998): A randomized trial evaluating the efficacy and safety of ENA 713 (rivastigmine tartrate), a new acetylcholinesterase inhibitor, in patients with mild to moderately severe Alzheimer's disease. Int. J. Geriatr. Psychopharmacol. 1: 55–65.

Croisile B., Trillet M., Fondarai J., Laurent B., Mauguière F., Billardon M. (1993): Long-term and high-dose piracetam treatment of Alzheimer's disease. Neurology 43: 301–305.

Drachman D.A, Leber P. (1997): Treatment of Alzheimer's disease – searching for a breakthrough, settling for less. N. Engl. J. Med. 336: 1245–1247.

Evans D.A., Funkenstein H.H., Albert M.S., Scherr P.A., Cook N.R., Chown M.J. et al. (1998): Prevalence of Alzheimer's disease in a community population of older persons. Higher than previously reported. JAMA 262: 2551–2556.

Food and Drug Administration (1989): Peripheral and Central Nervous System Drugs Advisory Committee Meeting, July 7, 1989. Rockville MD: Dept. of Health and Human Services, Public Health service 1989: 227.

Gaitz C.M., Varner R.V., Overall J. E. (1977): Pharmacotherapy for organic brain syndrome in late life. Evaluation of an ergot derivative vs placebo. Arch. Gen. Psychiatry 34: 839–845.

Gauthier S. (1999): Do we have a treatment for Alzheimer disease? Yes. Arch. Neurol. 56: 738–739.

Gouliaev A.H., Senning A. (1994): Piracetam and other structurally related nootropics. Brain Res. Rev. 19: 180–222.

Hollister L., Gruber N. (1996): Drug treatment of Alzheimer's disease. Effects on caregiver burden and patient quality of life. Drugs Aging 8: 47–55.

Kanowski S., Herrmann W.M., Stephan K., Wierich W., Hörr R. (1996): Proof of efficacy of the Ginkgo biloba special extract Egb 761 in outpatients suffering from mild to moderate primary degenerative dementia of the Alzheimer type or multi-infarct dementia. Pharmacopsychiatry 29: 47–56.

Kleijnen J., Knipschild P. (1992): Ginkgo biloba. Lancet 340: 1136–1139.

Knapp M.J., Knopman D.S., Solomon P.R., Pendlebury W.W., Davis C.S., Gracon S.I. (1994): A 30-week randomized controlled trial of high-dose tacrine in patients with Alzheimer's disease. JAMA 271: 985–991.

Kugler J., Oswald W.D., Herzfeld U., Seus R., Pingel J., Welzel D. (1978): Langzeittherapie altersbedingter Insuffizienzerscheinungen des Gehirns. Dtsch. Med. Wochenschr. 103: 456–462.

Le Bars P.L., Katz M.M., Berman N., Itil T.M., Freedman A.M., Schatzberg A.F. (1997): A placebo-controlled, double-blind, randomized trial of an extract of Ginkgo biloba for dementia. JAMA 278: 1327–1332.

Leber P. (1990): Guidelines for the clinical evaluation of antidementia drugs. Food and Drug Administration. Rockville, MD, USA.

Marin D.B., Davis K.L. (1995): Experimental therapeutics. In: Bloom F.E., Kupfer D.J. (eds.): Psychopharmacology: The fourth generation of progress. Raven Press Ltd., New York, pp. 1417–1426.

Morris J.C., Cyrus P.A., Orazem J., Mas J., Bieber F. et al. (1998): Metrifonate benefits cognitive, behavioral, and global function in patients with Alzheimer's disease. Neurology 50: 1222–1230.

Mulnard R.A., Cotman C.W., Kawas C., van Dyck C.H., Sano M., Doody R. et al. (2000): Estrogen replacement therapy for treatment of mild to moderate Alzheimer disease. JAMA 283: 1007–1015.

Pathy M.S.J. (1993): The pharmacological management of cognitive impairment in the demented patient. Prog. Neuro-Psychopharmacol. Biol. Psychiatry 17: 515–524.

Perry E.K. (1986): The cholinergic hypothesis – ten years on. Brit. Med. Bull. 42: 63–69.

Pryse-Phillips W. (1999): Do we have drugs for dementia? No. Arch. Neurol. 56: 735–737.

Reisberg B., Schneider L., Doody R., Anand R., Feldman H. et al. (1997): Clinical global measures of dementia. Alz. Dis. Assoc. Dis. 11 (Suppl. 3): 8–18.

Reynolds J.E.F. (ed.) (1996): Martindale the extra pharmacopoeia. Royal Pharmaceutical Society, London, pp. 1413–1414.

Rogers J., Hempelmann S.R., Berry D.L., McGeer P.L., Kaszniak A.W., Zalinski J., Cofield M., Masukhani L., Willson P., Kogan F. (1993): Clinical trial of indomethacin in Alzheimer's disease. Neurology 43: 1609–1611.

Rogers S.L., Farlow M.R., Doody R.S., Mohs R., Friedhoff L.T. and the Donepezil Study Group (1998): A 24-week, double-blind, placebo-controlled trial of donepezil in patients with Alzheimer's disease. Neurology 50: 136–145.

Saletu B., Paulus E., Linzmayer L., Anderer P., Semlitsch H.V., Grünberger J., Wicke L., Neuhold A., Podreka I. (1995): Nicergoline in senile dementia of Alzheimer type and multi-infarct dementia: a double-blind, placebo-controlled, clinical and EEG/ERP mapping study. Psychopharmacology 117: 385–395.

Sano M., Ernesto C., Thomas R.G., Klauber M.R., Schafer K., Grundman M., Woodbury P., Growdon J., Cotman C.W., Pfeiffer E., Schneider L.S., Thal L.J. (1997): A controlled trial of selegiline, alpha-tocopherol, or both as treatment for Alzheimer's disease. N. Engl. J. Med. 336: 1216–1222.

Schellenberg R., Todorova A., Wedekind W., Schober F., Dimpfel W. (1997): Pathophysiology and psychopharmacology of dementia – a new study design. 2. Cyclandelate treatment – a placebo-controlled double-blind clinical trial. Neuropsychobiology 35: 132–142.

Small G.W. (1998): Treatment of Alzheimer's disease: current approaches and promising developments. Am. J. Med. 104 (4A): 32S–38S.

Standaert D.G., Young A.B. (1996): Treatment of central nervous system degenerative disorders. In: Hardman J.G. et al. (eds.): Goodman & Gilman's The pharmacological basis of therapeutics, 9th ed., New York, pp. 503–519.

Stewart W.F., Kawas C., Corrada M., Metter E.J. (1997): Risk of Alzheimer's disease and duration of NSAID use. Neurology 48: 626–632.

Taillandier J., Ammar A., Rabourdin J.P., Ribeyre J.P., Pichon J., Niddam S., Pierart H. (1986): Traitement des troubles du vieillissement cérébral par l'extrait de Ginkgo biloba. Presse Med. 15: 1583–1587.

Tang M.-X., Jacobs D., Stern Y., Marder K., Schofield P., Gurland B., Andrews H. (1996): Effect of oestrogen during menopause on risk and age at onset of Alzheimer's disease. Lancet 348: 429–432.

Thal L.J., Ferguson J.M., Mintzer J., Raskin A., Targum S.D. (1999): A 24-week randomized trial of controlled-release physostigmine in patients with Alzheimer's disease. Neurology 52: 1146–1152.

Thompson T.L. II, Filley C.M., Mitchell W.D., Culig K.M., LoVerde M., Byyny R.L. (1990): Lack of efficacy of hydergine in patients with Alzheimer's disease. N. Engl. J. Med. 323: 445–448.

Vernon M.W., Sorkin E.M. (1991): Piracetam. An overview of its pharmacological properties and a review of its therapeutic use in senile cognitive disorders. Drugs Aging 1: 17–35.

Winblad B., Poritis N. (1999): Memantine in severe dementia. Int. J. Geriat. Psychiatry 14: 135–146.

Yaffe K., Sawaya G., Lieberburg I., Grady D. (1998): Estrogen therapy in postmenopausal women. Effects on cognitive function and dementia. JAMA 279: 688–695.

9

10. Antidiabetika

Hans Georg Joost und Klaus Mengel

Ziele der Diabetestherapie sind Symptomfreiheit, Verbesserung der Lebensqualität und Vermeidung von Spätkomplikationen. Dieses wird nach den Daten mehrerer Studien durch eine möglichst optimale Blutzuckereinstellung erreicht. Für den Typ-1-Diabetes ist die Wirkung der Blutzuckereinstellung durch die DCCT-Studie gesichert (Diabetes Control and Complications Trial Research Group 1993). Für den Typ-2-Diabetes haben die Ergebnisse der UKPDS-Studie gezeigt, daß eine intensivierte Diabetestherapie mit einem HbA_{1c}-Wert unter 7 % über die ersten zehn Jahre nach der Diagnose die mikrovaskulären Komplikationen senkt (UK Prospective Diabetes Study Group 1998a).

Grundlage jeder Diabetestherapie ist zunächst die Diätbehandlung des Patienten. Darüber hinaus müssen oft Antidiabetika angewendet werden. Die Gabe von Insulin ist beim Typ-1-Diabetes erforderlich sowie bei solchen Patienten vom Typ 2, bei denen auch orale Antidiabetika keine befriedigende Einstellung des Stoffwechsels ergeben. Bei übergewichtigen Typ-2-Diabetikern kann der Blutzucker häufig zunächst allein durch Diät und Normalisierung des Körpergewichts eingestellt werden. Erst bei unzureichendem Erfolg der diätetischen Maßnahmen ist die Gabe oraler Antidiabetika angezeigt.

In den letzten zehn Jahren hat die Arzneitherapie des Diabetes mit unterschiedlichen Akzenten weiter zugenommen. Die Insulinverordnungen haben sich mehr als verdoppelt, wobei ein kleinerer Teil durch das Hinzukommen der neuen Bundesländer bedingt ist (Abbildung 10.1). Das Verordnungsvolumen der Biguanidpräparate ist mehr als zehnfach angestiegen, während die Sulfonylharnstoffe seit 1992 praktisch konstant geblieben sind. Die DDD-Werte sind durch die 1998 erfolgte Umstellung auf die WHO-DDD für Glibenclamid (7 mg) und Metformin (2000 mg) nicht mehr direkt mit den Angaben in den früheren Ausgaben des Arzneiverordnungs-Reports vergleich-

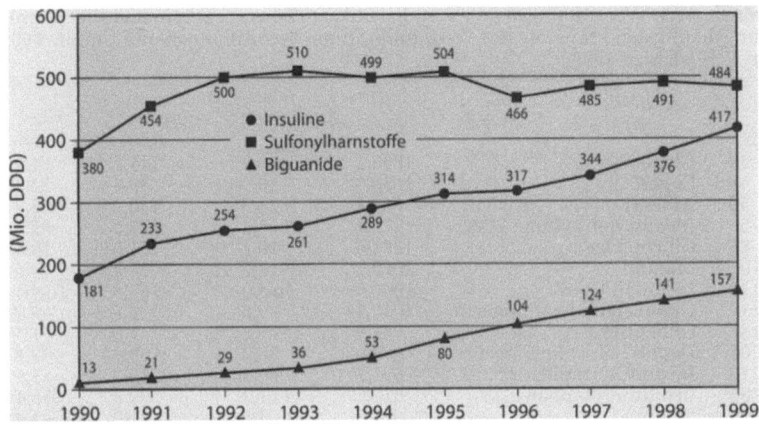

Abbildung 10.1: Verordnungen von Antidiabetika 1990 bis 1999. Gesamtverordnungen nach definierten Tagesdosen ab 1991 mit den neuen Bundesländern.

10

bar. In den Abbildungen mit Zeitreihen sind die DDD-Werte insgesamt auf die WHO-Werte umgerechnet worden, so daß die zeitliche Entwicklung korrekt erkennbar ist. Die Verordnungshäufigkeit der gesamten Indikationsgruppe blieb 1999 im Vergleich zum Vorjahr etwa unverändert, während der Umsatz erneut deutlich anstieg (Tabelle 10.1).

Insuline

Insulinpräparate werden bezüglich des Eintritts und der Dauer der Wirkung in drei Gruppen eingeteilt: Kurzwirkende Insuline (Normalinsulin und Insulin lispro), Verzögerungsinsuline mit mittellanger oder langer Wirkungsdauer und Mischinsuline, die aus kurzwirkenden und verzögert wirkenden Insulinzubereitungen zusammengesetzt sind. Bei den Humaninsulinen wird bevorzugt Protamin als Depotfaktor im Sinne des NPH-Prinzips verwendet, um eine problemlose Mischung mit Normalinsulin zu ermöglichen. Als Depotfaktor bei länger wirkenden Insulinen werden auch Zinksalze eingesetzt.

In den letzten 15 Jahren sind zwei grundsätzliche Neuerungen in die Insulinbehandlung des Diabetes mellitus eingeführt worden. Seit

Tabelle 10.1: Verordnungen von Antidiabetika 1999. Angegeben sind die verordnungshäufigsten Präparate mit Verordnungsrang, Verordnungen und Umsatz 1999 im Vergleich zu 1998.

Rang	Präparat	Verordnungen in Tsd.	Änd. %	Umsatz Mio. DM	Änd. %
39	Glucobay	1858,3	−16,2	145,2	−14,0
48	Euglucon	1636,3	−20,9	38,7	−22,8
50	Amaryl	1621,4	+21,2	130,9	+35,9
53	Insulin Actraphane HM	1578,4	+3,4	278,0	+5,1
88	Glucophage	1202,6	−10,1	51,8	−10,4
104	Maninil	1090,2	−12,5	24,2	−14,6
112	Insuman Comb	1046,0	(neu)	168,8	(neu)
119	Glibenclamid-ratiopharm	1018,1	−9,5	13,5	−9,9
187	Glibenhexal	742,9	−1,6	9,5	+1,3
208	Depot-H-Insulin Hoechst	699,0	−58,0	109,9	−57,1
215	Insulin Actrapid HM	691,7	+0,8	115,7	+1,6
258	Insulin Protaphan HM	612,7	+11,2	99,3	+15,4
319	Siofor	521,5	+3,5	21,9	+4,4
411	Mediabet	429,2	−12,6	14,3	−11,7
428	Humalog	417,0	+73,0	92,8	+77,5
530	Diabetase	349,9	+30,8	11,8	+23,6
589	Meglucon	318,6	+38,4	11,0	+30,2
612	Mescorit	306,5	−15,6	13,0	−15,4
712	Insuman Rapid	262,3	(neu)	44,9	(neu)
783	Diastabol	237,2	+240,5	16,6	+264,5
852	Insuman Basal	218,6	(neu)	35,7	(neu)
854	NovoNorm	217,8	(>1000)	18,8	(>1000)
931	Huminsulin Profil	197,2	−15,8	27,5	−10,9
937	Duraglucon	195,5	−13,9	4,3	−15,5
1005	Huminsulin Basal	180,6	+28,0	27,4	+37,2
1023	H-Insulin Hoechst	176,1	−54,0	27,4	−54,7
1093	Berlinsulin H	161,9	+23,0	27,4	+29,1
1160	Glukovital	151,9	−7,5	2,1	+3,1
1167	Metformin-Basics	150,8	+36,2	4,5	+45,4
1213	Basal-H-Insulin Hoechst	143,9	−55,4	22,5	−55,2
1230	Metformin-ratiopharm	141,8	+274,1	5,0	+266,8
1287	H-Tronin	134,6	+7,1	22,5	+8,8
1451	Glibenclamid Heumann	116,1	−20,5	1,7	−21,0
1557	Huminsulin Normal	105,7	+12,5	14,5	+20,0
1596	Azuglucon	101,9	+3,8	1,7	+3,4
1604	Diabesin	101,5	+686,9	3,3	+679,5
1666	gliben von ct	96,2	+32,7	1,0	+34,1
1707	Glibenclamid AL	93,2	+90,8	1,0	+91,5
1971	Humalog Mix	73,8	(neu)	15,6	(neu)
2003	Insulin Novo Semilente	72,2	+27,6	9,4	+27,9
2165	Metformin Stada	63,9	+369,4	2,2	+341,4
2172	Berlinsulin H-Normal	63,5	+47,0	10,8	+46,7
2284	Glucoremed	57,7	+8,2	0,6	+8,6
2290	Komb-H-Insulin Hoechst	57,4	−51,8	9,0	−50,4
2326	Glimidstada	55,9	−18,2	1,3	−20,6
	Summe	19769,8	+1,9	1709,0	+10,8
	Anteil an der Indikationsgruppe	95.5%		96,2%	
	Gesamte Indikationsgruppe	20710,1	+2,1	1776,8	+10,2

10

1982 stand Humaninsulin als semisynthetisches oder gentechnisch hergestelltes Produkt zur Verfügung (Karam und Etzwiler 1983). Die gentechnische Insulinproduktion war in Deutschland aufgrund der langen Genehmigungsverfahren allerdings erst seit 1998 möglich. Entscheidender Vorteil des Humaninsulins ist die geringere Immunogenität und damit eine deutliche Rückbildung allergischer Reaktionen auf tierische Insuline. Seitdem wurde die Insulintherapie in einem kontinuierlichen Anpassungsprozess über viele Jahre von Rinder- und Schweineinsulin auf Humaninsulin umgestellt (Abbildung 10.2). In der Anfangsphase wurde die Indikation für Humaninsuline vorsichtig gestellt und beschränkte sich im wesentlichen auf Ersteinstellungen und Patienten mit allergischen Reaktionen gegen tierische Insuline. Zeitweise wurden auch Befürchtungen über eine geänderte Hypoglykämiesymptomatik unter Humaninsulin geäußert, die sich in späteren Untersuchungen nicht bestätigten (Everett und Kerr 1994). Die Umstellung auf Humaninsulin ist inzwischen weitgehend abgeschlossen.

10

Die zweite wichtige Neuerung war die Einführung der intensivierten Insulintherapie nach dem Basis-Bolus-Prinzip (Holman et al. 1983). Dabei wird für den Basalbedarf ein langwirkendes Verzögerungsinsulin einmal täglich gegeben und der nahrungsbedingte Insulinbedarf durch 3–4 zusätzliche Einzelinjektionen eines kurzwirken-

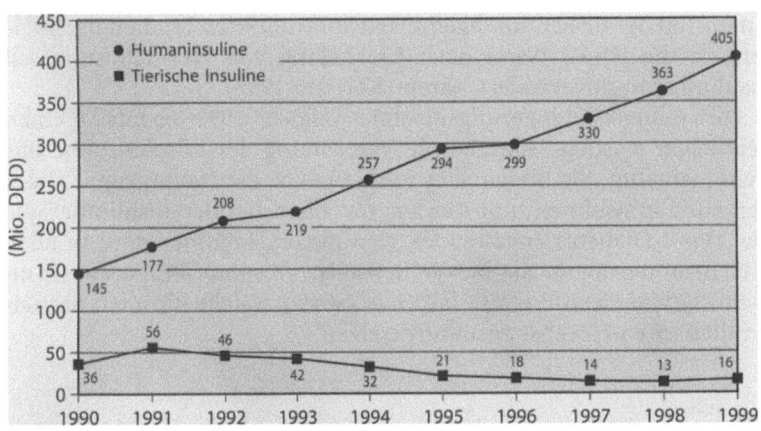

Abbildung 10.2: Verordnungen von Insulinen 1990 bis 1999. Gesamtverordnungen nach definierten Tagesdosen, ab 1991 mit den neuen Bundesländern.

den Normalinsulins gedeckt. Es ist besonders indiziert bei ungenügender Blutzuckerkontrolle unter konventioneller Therapie und bei diabetischen Spätkomplikationen. Injektionshilfen (z.B. Novopen, Optipen) erleichtern die praktische Handhabung dieses Verfahrens. Als Zeichen der praktischen Umsetzung dieses Therapieprinzips hat die Verordnung der kurzwirkenden Normalinsuline seit über zehn Jahren einen ungewöhnlich starken Aufschwung erfahren. So gelangte 1987 mit *Insulin Actrapid HM* erstmals ein kurzwirkendes Insulin unter die 2000 meistverordneten Arzneimittel. Seitdem ist der Anteil der Normalinsuline kontinuierlich gewachsen und hat auch 1999 weiter zugenommen (Tabelle 10.2). Von den genannten Normalinsulinen ist *H-Tronin* insbesondere für die Insulinpumpentherapie (Typ H-Tron) vorgesehen. Dies stellt eine weitere Möglichkeit der bedarfsgerechten Insulintherapie dar.

Den stärksten Verordnungszuwachs unter allen Insulinpräparaten erzielte wiederum Insulin lispro (*Humalog*), das sich seit 1996 im Handel befindet. Als Analogon des Humaninsulins wird es nach s.c. Injektion schneller resorbiert, d.h. die Wirkung setzt bereits nach 15 min ein, hält aber nur 2–3 Stunden an. Der Vorteil wird darin gesehen, daß der übliche Spritz/Eß-Abstand für Normalinsuline weitgehend entfällt, die postprandialen Blutzuckerspiegel niedriger sind und Zwischenmahlzeiten zur Vermeidung von Hypoglykämien unnötig sind (Wilde and McTavish 1997). Ein Effekt von Insulin lispro auf die Langzeitkontrolle des Diabetes (HbA$_{1c}$-Werte) ließ sich nur in einem Teil der bisher durchgeführten kontrollierten Studien nachweisen, da die HbA$_{1c}$-Werte nach Umstellung von Normalinsulin auf Insulin lispro unverändert waren (Koivisto 1998).

Die reinen Verzögerungsinsuline zeigten 1999 ebenfalls einen deutlichen Anstieg, während die Verordnung der Mischinsuline nur wenig zunahm. Sie bilden aber nach wie vor die Hauptgruppe unter den Humaninsulinen und werden vor allem bei der Insulintherapie des Typ-2-Diabetes angewendet. Neu hinzugekommen sind in allen drei Insulingruppen die biosynthetischen *Insuman*-Präparate (*Insuman Rapid, Insuman Basal, Insuman Comb*), welche die alten partialsynthetischen Hoechst-Insuline ersetzen.

Tabelle 10.2: Verordnungen von Insulinpräparaten 1999. Angegeben sind die 1999 verordneten Tagesdosen, die Änderungen gegenüber 1998 und die mittleren Kosten je DDD 1999.

Präparat	Bestandteile	DDD in Mio.	Änderung in %	DDD-Kosten in DM
Kurzwirkende Insuline				
Insulin Actrapid HM	Humaninsulin	40,8	(+2,0)	2,84
Humalog	Insulin lispro	24,7	(+77,8)	3,75
Insuman Rapid	Humaninsulin	16,3	(neu)	2,76
H-Insulin Hoechst	Humaninsulin	9,9	(−54,8)	2,77
H-Tronin	Humaninsulin	5,4	(+7,3)	4,16
Huminsulin Normal	Humaninsulin	5,2	(+20,3)	2,79
Berlinsulin H-Normal	Humaninsulin	3,9	(+46,5)	2,78
		106,2	(+20,9)	3,09
Verzögerungsinsuline				
Insulin Protaphan HM	Humaninsulin	34,7	(+14,8)	2,86
Insuman Basal	Humaninsulin	12,9	(neu)	2,77
Huminsulin Basal	Humaninsulin	9,8	(+36,8)	2,79
Basal-H-Insulin Hoechst	Humaninsulin	8,2	(−55,2)	2,76
Insulin Novo Semilente	Insulin vom Schwein	3,6	(+27,6)	2,61
		69,2	(+18,4)	2,81
Mischinsuline				
Insulin Actraphane HM	Humaninsulin	95,7	(+4,8)	2,90
Insuman Comb	Humaninsulin	61,2	(neu)	2,76
Depot-H-Insulin Hoechst	Humaninsulin	40,0	(−57,1)	2,74
Huminsulin Profil	Humaninsulin	10,0	(−11,0)	2,76
Berlinsulin H	Humaninsulin	9,8	(+29,2)	2,79
Humalog Mix	Insulin Lispro	4,1	(neu)	3,79
Komb-H-Insulin Hoechst	Humaninsulin	3,3	(−50,5)	2,76
		224,1	(+6,7)	2,84
Summe		399,5	(+12,1)	2,90

10

Orale Antidiabetika

Sulfonylharnstoffe

Als orale Antidiabetika werden vorwiegend Sulfonylharnstoffderivate eingesetzt. Sie steigern die Sekretion von Insulin aus den B-Zellen der Pankreasinseln. Voraussetzung für die Anwendung dieser Arzneimittel ist daher eine noch vorhandene Reaktionsfähigkeit des Inselorgans. Die Wirkung wird durch Glukose begünstigt, tritt aber auch bei niedrigen Blutglukose-Konzentrationen auf, d.h. Hypoglykämien können ausgelöst werden. Neben der Wirkung an den Inselzellen werden seit Einführung der Sulfonylharnstoffderivate auch extrapankreatische Wirkungen diskutiert, die jedoch wahrscheinlich therapeutisch ohne Bedeutung sind.

Glibenclamid ist auch 30 Jahre nach seiner Einführung in die Diabetestherapie die dominierende Substanz unter allen oralen Antidiabetika. Es sind aber deutliche Änderungen erkennbar. Die Glibenclamidverordnungen haben insgesamt weiter abgenommen. Außerdem war 1999 eine Zunahme der Verordnung kostengünstiger Generika zu beobachten (Tabelle 10.3).

Hauptgrund für den Rückgang der Glibenclamidverordnungen ist der Markterfolg des 1996 neu eingeführten Sulfonylharnstoffs Glimepirid (*Amaryl*), der von vielen Diabetologen nicht erwartet worden war. Denn die von der Herstellerfirma behaupteten Vorteile von Gli-

10

Tabelle 10.3: Verordnungen von Sulfonylharnstoffderivaten 1999. Angegeben sind die 1999 verordneten Tagesdosen, die Änderungen gegenüber 1998 und die mittleren Kosten je DDD 1999.

Präparat	Bestandteile	DDD in Mio.	Änderung in %	DDD-Kosten in DM
Glibenclamid				
Euglucon	Glibenclamid	93,0	(−20,9)	0,42
Glibenclamid-ratiopharm	Glibenclamid	55,4	(−9,9)	0,24
Maninil	Glibenclamid	52,2	(−14,4)	0,46
Glibenhexal	Glibenclamid	43,9	(−1,5)	0,22
Duraglucon	Glibenclamid	11,1	(−16,2)	0,39
Glukovital	Glibenclamid	8,6	(−5,0)	0,25
Glibenclamid Heumann	Glibenclamid	6,8	(−21,4)	0,26
Azuglucon	Glibenclamid	5,8	(+4,5)	0,29
Glibenclamid AL	Glibenclamid	5,5	(+91,3)	0,18
gliben von ct	Glibenclamid	5,1	(+34,1)	0,20
Glucoremed	Glibenclamid	3,5	(+8,5)	0,19
Glimidstada	Glibenclamid	3,1	(−18,6)	0,41
		293,8	(−12,2)	0,34
Andere Sulfonylharnstoffderivate				
Amaryl	Glimepirid	169,9	(+28,8)	0,77
NovoNorm	Repaglinid	4,2	(>1000)	4,47
		174,1	(+31,8)	0,86
Summe		467,9	(+0,2)	0,53

mepirid sind entweder nicht belegt oder haben keine klinisch-therapeutische Bedeutung. Glimepirid verbessert die Stoffwechselkontrolle von Typ-2-Diabetikern vergleichbar wie andere Sulfonylharnstoffe (Langtry und Balfour 1998). So wurden in einer einjährigen Vergleichsstudie von Glimepirid und Glibenclamid an 577 Patienten ähnliche Abnahmen der Nüchternplasmaglukose und der HbA_{1c}-Werte gefunden (Dills und Schneider 1996). In einer weiteren Vergleichsstudie lagen die Nüchternglukosewerte in der Glimepiridgruppe nach einem Jahr sogar signifikant höher (174 mg/dl) als in der Glibenclamidgruppe (168 mg/dl) (Draeger et al. 1996). Auch die behauptete Abnahme der Hypoglykämieinzidenz ist nicht wissenschaftlich gesichert, denn die Zahl der Patienten mit Hypoglykämien war in der Glimepiridgruppe (60 Patienten) und in der Glibenclamidgruppe (74 Patienten) ohne statistisch signifikanten Unterschied (Draeger et al. 1996). Weiterhin steht auch der behauptete Vorteil der einmal täglichen Gabe von *Amaryl* auf relativ wackligen Füßen, da die Gleichwirksamkeit einer Einmalgabe der Tagesdosis im Vergleich zu einer zweimaligen Gabe nur mit supratherapeutischen Tagesdosen von 8 mg und 16 mg nachgewiesen wurde (Rosenstock et al. 1996), während der Hersteller in seiner Fachinformation festlegt, daß 6 mg Glimepirid als tägliche Maximaldosis nicht überschritten werden sollten und Tagesdosen über 4 mg nur in Einzelfällen die Wirkung verbessern. Eine niederländische Autorengruppe faßt ihre kritische Beurteilung zu dem neu entwickelten Glimepirid in einem denkbar kurzen Kommentar zusammen: „Ein neuer Stoff, ein altes Rezept" (Veneman et al. 1998).

Glimepirid hat damit alle Kennzeichen eines besonders erfolgreichen Me-too-Präparates, da es ohne wissenschaftlich belegte Vorteile innerhalb von drei Jahren schon über die Hälfte des deutschen Sulfonylharnstoffmarktes erobert hat. Die Mehrkosten von *Amaryl* gegenüber preiswerten Glibenclamid-Generika (z.B. *Glibenhexal, gliben von ct*) betrugen 1999 97 Mio. DM. *Amaryl* ist vermutlich auf dem besten Wege, sich zu einer besonders teuren Pseudoinnovation unter den Me-too-Präparaten des deutschen Arzneimittelmarktes zu entwickeln.

Mit dem 1999 zugelassenen Sekretionsstimulator Repaglinid (*NovoNorm*) soll nach den Angaben des Herstellers ein neues Therapiekonzept, die Mahlzeiten-angepasste Sekretionssteigerung, eingeführt werden. Repaglinid hat eine Wirkdauer von 1–2 Stunden. Die Metaboliten werden ausschließlich biliär ausgeschieden. Danach

10

könnte man erwarten, daß durch Repaglinid eine bessere Blutzucker-einstellung bei geringerer Hypoglykämiehäufigkeit als mit Glibencla-mid erreicht werden kann. Der einzige Hinweis ergibt sich aus einer dreitägigen Studie der Herstellerfirma, in der nach Auslassen der Mittagsmahlzeit in der Glibenclamidgruppe (ohne Dosisreduktion) häufiger Hypoglykämien auftraten als in der Repaglinidgruppe mit gleichzeitigem Fortfall der Mittagsdosis (Damsbo et al. 1999). Diese artifizielle Situation scheint aber in der Dauertherapie keine Rolle zu spielen, da mehrere Vergleichsstudien über 3–12 Monate keine Unterschiede in der Hypoglykämiehäufigkeit zwischen Repaglinid- und Glibenclamid-behandelten Typ-2-Diabetikern zeigten (Wolffen-buttel et al. 1999, Landgraf et al. 1999, Marbury et al. 1999). Bei der Beurteilung der Substanz sollte berücksichtigt werden, daß für dieses Therapiekonzept auch ältere Sulfonylharnstoffe mit kurzer Wir-kungsdauer einsetzbar sein könnten (Gliquidon oder Glisoxepid). *NovoNorm* hat sehr hohe Tagestherapiekosten.

10

Biguanide

Aus der Gruppe der Biguanide wird seit langer Zeit nur noch Metfor-min angewendet. Es senkt die hepatische Glukoseabgabe und steigert die periphere Glukoseutilisation bei erhöhter Insulinempfindlichkeit (Stumvoll et al. 1995). Im Gegensatz zu Sulfonylharnstoffen löst Met-formin keine Hypoglykämien und keine Gewichtszunahme aus und wird daher vor allem für übergewichtige Typ-2-Diabetiker empfohlen (Dunn und Peters 1995, Bailey et al. 1996). Metformin senkte bei Typ-2-Diabetikern mit ungenügender Diätkontrolle in einer 29wöchigen Studie Blutglukose- und HbA_{1c}-Werte gegenüber Placebo, aber auch als Zusatztherapie zu Glibenclamid (De Fronzo und Goodman 1995). Die Laktatspiegel änderten sich nicht. Damit ist ein wichtiges Risiko der Biguanidtherapie berücksichtigt worden. Auch die neuen Studien heben hervor, daß eine Beachtung der Kontraindikationen (z.B. Nie-reninsuffizienz, Leberfunktionsstörungen, schwere Herzinsuffizienz, respiratorische Insuffizienz) dringend geboten ist.

Die therapeutische Aufwertung von Metformin ist durch die Ergebnisse der UKPDS-Studie zumindest teilweise bestätigt worden. In einem Zeitraum von 10 Jahren senkte die intensivierte Blutgluko-sekontrolle mit Metformin die Gesamtletalität von übergewichtigen Typ-2-Diabetikern um 36 % im Vergleich zu Patienten, die mit Sulfonylharnstoffen (Glibenclamid, Chlorpropamid) oder Insulin behandelt wurden (UK Prospective Diabetes Study Group 1998b). Die Metformin-behandelten Patienten zeigten außerdem eine geringere Gewichtszunahme und seltener Hypoglykämien. Die Autoren schließen daraus, daß Metformin zukünftig die Therapie der ersten Wahl bei übergewichtigen Typ-2-Diabetikern werden könnte. Die Metformin-Ergebnisse der UKPDS-Studie haben allerdings auch viele Fragen aufgeworfen, weil bei dieser Gruppe von Typ-2-Diabetikern Insulin und Sulfonylharnstoffe nicht besser als eine reine Diätbehandlung waren (Nathan 1998). Unerwartet ist auch das Resultat, daß bei Sulfonylharnstoff-behandelten Patienten eine Zusatztherapie mit Metformin eine fast 100 %ige Zunahme von Diabetes-assoziierten Todesfällen bewirkte (UK Prospective Diabetes Group 1998b). Dieses Ergebnis steht im Widerspruch zu der verbesserten Einstellung von Blutglukose und HbA_{1c}-Werten durch eine Kombinationstherapie von Glibenclamid und Metformin (De Fronzo und Goodman 1995).

Die Verordnung von Metformin ist seit 1990 kontinuierlich angestiegen und hat 1999 inzwischen das zwölffache des Ausgangswertes

10

Tabelle 10.4: Verordnungen von weiteren oralen Antidiabetika 1999. Angegeben sind die 1999 verordneten Tagesdosen, die Änderungen gegenüber 1998 und die mittleren Kosten je DDD 1999.

Präparat	Bestandteile	DDD in Mio.	Änderung in %	DDD-Kosten in DM
Biguanide				
Glucophage	Metformin	55,4	(−9,2)	0,93
Siofor	Metformin	22,9	(+5,7)	0,96
Diabetase	Metformin	15,0	(+33,9)	0,78
Meglucon	Metformin	14,7	(+34,2)	0,75
Mediabet	Metformin	13,0	(−9,6)	1,10
Mescorit	Metformin	13,0	(−14,6)	1,00
Metformin-ratiopharm	Metformin	6,7	(+274,8)	0,75
Metformin-Basics	Metformin	5,2	(+55,5)	0,86
Diabesin	Metformin	4,3	(+695,8)	0,77
Metformin Stada	Metformin	2,9	(+360,0)	0,76
		153,2	(+8,7)	0,91
α-Glucosidasehemmer				
Glucobay	Acarbose	56,9	(−16,4)	2,55
Diastabol	Miglitol	5,3	(+275,0)	3,12
		62,2	(−10,4)	2,60
Summe		215,4	(+2,4)	1,40

erreicht (Abbildung 10.1). Die Verordnungen des Marktführers *Glucophage* sind im Vergleich zum Vorjahr weiter leicht zurückgegangen, während die von Generikapräparaten größtenteils überdurchschnittlich zugenommen hat (Tabelle 10.4).

α-Glukosidasehemmer

Als weitere orale Antidiabetika stehen die α-Glukosidaseinhibitoren Acarbose und das 1998 eingeführte Miglitol zur Verfügung. Diese Substanzen verzögern den Abbau von Di- und Polysacchariden im Darm und hemmen damit die Resorption von Glukose. Acarbose vermindert bei Typ-2-Diabetikern postprandiale Hyperglykämien sowie langfristig auch die Werte für das glykosylierte Hämoglobin (Chiasson et al. 1994, Holman et al. 1999). Nachteilig sind die häufig auftretenden Nebenwirkungen in Form von Meteorismus, Flatulenz und Diarrhö, die bei ca. der Hälfte der Patienten zum Therapieabbruch führen (Holman et al. 1999). Angesichts dieser hohen Noncompliance ist eine einschleichende Dosierung besonders wichtig.

Der Einsatz von Acarbose in der Diabetestherapie wird auch nach der 1995 in den USA erfolgten Zulassung unterschiedlich bewertet. Während viele Vertreter der deutschen Diabetologen das Mittel bereits für die Erstbehandlung von diätetisch nicht mehr einstellbaren Typ-2-Diabetikern empfehlen (Sachse 1994), wird von anderen Diabetologen die Meinung vertreten, daß man ohne Acarbose auskommen kann (Berger et al. 1996). Die Verordnung von *Glucobay* hat 1999 noch stärker als in den beiden vorangehenden Jahren abgenommen (Tabelle 10.3). Vermutlich spielen die hohen Therapiekosten eine zusätzliche Rolle. Das 1999 erstmals vertretene *Diastabol* (Miglitol) hat als zweiter Glukosidasehemmstoff diesen Rückgang nicht kompensiert.

Literatur

Bailey C.J., Path M.R.C., Turner R.C. (1996): Metformin. New Engl. J. Med. 334: 574–579.
Berger M., Köbberling J., Windeler J. (1996): Wirksamkeit und Wertigkeit der Acarbose. Dtsch. Ärztebl. 93: B-443–444.
Chiasson J.L., Josse R.G., Hunt J.A., Palmason C., Rodger N.W. et al. (1994): The efficacy of acarbose in the treatment of patients with non-insulin-dependent diabetes mellitus. Ann. Intern. Med. 121: 928–935.

Damsbo P., Clausen P., Marbury T.C., Windfeld K. (1999): A double-blind randomized comparison of meal-related glycemic control by repaglinide and glyburide in well-controlled type 2 diabetic patients. Diabetes Care 22: 789–794.

De Fronzo R.A., Goodman M. (1995): Efficacy of metformin in patients with non-insulin-dependent diabetes mellitus. New Engl. J. Med. 333: 541–549.

Diabetes Control and Complications Trial Research Group (1993): The effect of intensive treatment of diabetes on the development and progression of long-term complications in insulin-dependent diabetes mellitus. N. Engl. J. Med. 329: 977–986.

Dills D.G., Schneider J. (1996): Clinical evaluation of glimepiride versus glyburide in NIDDM in a double-blind comparative study. Glimepiride/Glyburide Research Group. Horm. Metab. Res. 28: 426–429.

Draeger K.E., Wernicke-Panten K., Lomp H.-J., Schüler E., Roßkamp R. (1996): Long-term treatment of type 2 diabetic patients with the new oral antidiabetic agent glimepiride (Amaryl®): a double-blind comparison with glibenclamide. Horm. Metab. Res. 28: 419–425.

Dunn C.J., Peters D.H. (1995): Metformin – A review of its pharmacological properties and therapeutic use in non-insulin-dependent diabetes mellitus. Drugs 49: 721–749.

Everett J., Kerr D. (1994): Changing from porcine to human insulin. Drugs 47: 286–296.

Holman R.R., Mayon White V., Orde-Peckar C., Steemson J., Smith B. et al. (1983): Prevention of deterioration of renal and sensory-nerve function by more intensive management of insulin-dependent diabetic patients: a two-year randomised prospective study. Lancet: 204–208.

Holman R.R., Cull C.A., Turner R.C. (1999): A randomized double-blind trial of acarbose in type 2 diabetes shows improved glycemic control over 3 years (U.K. Prospective Diabetes Study 44). Diabetes Care 22: 960–964.

Karam J.H., Etzwiler D.D. (eds.) (1983): International symposium on human insulin. Diabetes Care 6: 1–68.

Koivisto V.A. (1998): The human insulin analogue insulin lispro. Ann. Med. 30: 260–266.

Landgraf R,. Bilo H.J., Müller P.G. (1999): A comparison of repaglinide and glibenclamide in the treatment of type 2 diabetic patients previously treated with sulphonylureas. Eur. J. Clin. Pharmacol. 55: 165–171.

Langtry H.D., Balfour J.A. (1998): Glimepiride. A review of its use in the management of Type 2 diabetes mellitus. Drugs 55: 563–584.

Marbury T., Huang W.C., Strange P., Lebovitz H. (1999): Repaglinide versus glyburide: a one-year comparison trial. Diabetes Res. Clin. Pract. 43: 155–166.

Nathan D.M. (1998): Some answers, more controversy, from UKPDS. (Commentary). Lancet 352: 832–833.

Rosenstock J., Samols E., Muchmore D.B., Schneider J. (1996): Glimepiride, a new once-daily sulfonylurea. A double-blind placebo-controlled study of NIDDM patients. Glimepiride Study Group. Diabetes Care 19: 1194–1199.

Sachse G. (1994): Acarbose-Behandlung als neues Therapieprinzip. Dtsch. Ärztebl. 91, Suppl. 15–17.

Stumvoll M., Nurjhan N., Perriello G., Dailey G., Gerich J.E. (1995): Metabolic effects of metformin in non-insulin-dependent diabetes mellitus. New Engl. J. Med. 333: 550–554.

UK Prospective Diabetes Study (UKPDS) Group (1998a): Intensive blood-glucose control with sulphonylureas or insulin compared with conventional treatment and risk of complications in patients with type 2 diabetes (UKPDS 33). Lancet 352: 837–853.

10

UK Prospective Diabetes Study (UKPDS) Group (1998b): Effect of intensive blood-glucose control with metformin on complications in overweight patients with type 2 diabetes (UKPDS 34). Lancet 352: 854–865.

Veneman T.F., Tack C.J., van Haeften T.W. (1998): The newly developed sulfonyl-urea glimepiride: a new ingredient, an old recipe. Neth. J. Med. 52: 179–186.

Wilde M.I., McTavish D. (1997): Insulin Lispro. A review of its pharmacological properties and therapeutic use in the management of diabetes mellitus. Drugs 54: 597–614.

Wolffenbuttel B.H.R., Landgraf R. on behalf of the Dutch and German Repaglinide Study Group (1999): A 1-year multicenter randomized double-blind comparison of repaglinide and glyburide for the treatment of type 2 diabetes. Diabetes Care 22: 463–467.

10

11. Antiemetika und Antivertiginosa

Ulrich Schwabe und Karl-Friedrich Hamann

Für die Behandlung von Erbrechen und Schwindel stehen mehrere Arzneimittelgruppen zur Verfügung, die in der Regel zerebrale Rezeptoren für Neurotransmitter blockieren. Die weitaus größte Gruppe bilden traditionell die klassischen H_1-Antihistaminika, die neben ihren antiallergischen Wirkungen (siehe Kapitel 5) als Antiemetika bei Reisekrankheiten und Schwindelzuständen symptomatisch eingesetzt werden. Weiterhin werden Dopaminantagonisten aus der Gruppe der Phenothiazine (z.B. Triflupromazin) und der Benzamide (z.B. Sulpirid) angewandt. Zu dieser Gruppe gehört auch Metoclopramid, das im Kapitel Magen-Darm-Mittel ausführlich besprochen wird. Besonders wirksame Antiemetika sind $5\text{-}HT_3$-Antagonisten, die speziell bei der Behandlung des Zytostatika-induzierten Erbrechens indiziert sind. Die Verordnungen der Antiemetika sind gegenüber dem Vorjahr erneut leicht rückläufig, während der Gesamtumsatz nahezu unverändert ist (Tabelle 11.1).

11

Antihistaminika

Hauptvertreter ist der Wirkstoff Dimenhydrinat, ein salzartiges Addukt des H_1-Antihistaminikums Diphenhydramin mit dem Xanthinderivat 8-Chlortheophyllin. Die antiemetische Wirkung wurde vor allem durch Verminderung des postoperativen Erbrechens nachgewiesen (Eberhart et al. 1999, Welters et al. 2000). Diphenhydramin und andere klassische Antihistaminika mit stark sedierenden Nebenwirkungen wie Chlorphenoxamin oder Promethazin wurden früher oft zur Kompensation ihres sedativen Effektes mit 8-Chlortheophyllin kombiniert. Nach oraler oder rektaler Gabe dissoziiert Dimenhydrinat im Blut vollständig in Diphenhydramin und 8-Chlortheophyllin. Vermutlich haben Einzeldosen von 23–46 mg 8-Chlortheophyllin, die

Tabelle 11.1: Verordnungen von Antiemetika 1999. Angegeben sind die verordnungshäufigsten Präparate mit Verordnungsrang, Verordnungen und Umsatz 1999 im Vergleich zu 1998.

Rang	Präparat	Verordnungen in Tsd.	Änd. %	Umsatz Mio. DM	Änd. %
56	Vomex A/N	1569,0	+5,8	21,5	+6,8
146	Vertigoheel	918,2	−15,1	18,2	−12,6
294	Aequamen	551,3	−19,5	18,6	−18,7
335	Arlevert	501,1	−9,9	17,6	−11,8
385	Vertigo-Vomex S	452,7	−8,8	21,2	−6,9
393	Vomacur	447,0	+12,6	3,2	+14,7
520	Vasomotal	357,4	−5,4	14,2	−3,8
668	Emesan	281,4	+13,8	2,5	+9,9
1496	vertigo-neogama	111,4	+29,7	5,0	+51,5
1564	Zofran	105,2	+13,2	39,7	+13,9
1585	Diligan	102,7	−17,5	4,8	−9,0
1661	Betahistin-ratiopharm	96,9	+124,0	1,7	+142,4
1907	Sibelium	78,3	−17,2	5,8	−14,8
2005	Betahistin Stada	72,0	+53,0	1,2	+61,3
2072	Psyquil	68,8	+0,5	1,8	+4,6
	Summe	5713,3	−2,8	177,1	−1,5
	Anteil an der Indikationsgruppe	92,5%		86,5%	
	Gesamte Indikationsgruppe	6173,2	−1,9	204,7	+0,4

11

in 50–100 mg Dimenhydrinat enthalten sind, keine signifikante antisedative Wirkung, zumal die pharmakologische Potenz von 8-Chlortheophyllin weitgehend unbekannt ist. Diese Überlegungen werden auch durch die unverändert starken sedativen Nebenwirkungen von Dimenhydrinat bestätigt. Es wäre also an der Zeit zu überprüfen, ob der 8-Chlortheophyllinzusatz noch gerechtfertigt ist, zumal es zu dieser Frage bis auf eine pharmakokinetische Studie keine kontrollierten Untersuchungen gibt (Gielsdorf et al. 1986). Ein Präparat (*Emesan*) enthält nur Diphenhydramin. Auffallend ist in dieser Gruppe der Rückgang der eher preisgünstigen Präparate bei einem Anstieg der teureren.

Flunarizin (*Sibelium*), ein Difluorderivat des Cinnarizins, hemmt calciuminduzierte Gefäßkontraktionen und wirkt zusätzlich als Antihistaminikum. Nach derzeitiger Nomenklatur wird es zusammen mit Fendilin und Prenylamin als nichtselektiver Calciumantagonist (Gruppe IV) klassifiziert (Spedding und Paoletti 1992). Ursprünglich wurde Flunarizin als durchblutungsförderndes Mittel für ischämisch bedingte neurologische Störungen und periphere arterielle Durchblutungsstörungen eingeführt. Wegen mangelhafter Evidenz wurde die Zulassung später geändert und auf die Indikationen vestibulärer Schwindel und Migräneprophylaxe bei Kontraindikationen gegen Betarezeptorenblocker eingeschränkt. Von 1990 bis 1998 wurde Flunarizin in der Roten Liste bei den Calciumantagonisten, seit 1999 bei den Antivertiginosa eingeordnet, weshalb es erstmals in dieser Arzneimittelgruppe dargestellt wird. Flunarizin wird als wirksam bei der Behandlung des vestibulären Schwindels angesehen, obwohl sich die überprüfbare Evidenz auf zwei ältere Studien mit kleinen Patientenzahlen beschränkt (Boniver 1978, Oosterveld 1982). Wie in den vergangenen Jahren sind die Verordnungszahlen auch 1999 zurückgegangen (Tabelle 11.2).

Arlevert und *Diligan* enthalten jeweils zwei Antihistaminika, die symptomatisch bei Schwindel eingesetzt werden. In der akuten Phase der Neuritis vestibularis, bei der akuten Menièreattacke und beim physiologischen Reizschwindel (Bewegungskrankheit) werden Antihistaminika als Monopräparate zur symptomatischen Unterdrückung von Übelkeit und Erbrechen empfohlen (Brandt et al. 1998, Reynolds 1996). Kombinationen werden dagegen nicht erwähnt. Die Kombination von zwei gleichartig wirkenden Antihistaminika ist pharmakologisch nicht begründbar und damit entbehrlich.

11

Histaminanaloga

Betahistin ist ein H_3-Histaminrezeptoragonist mit ähnlichen Wirkungen wie Histamin. Es wirkt gefäßerweiternd und soll die Durchblutung im Bereich der vertebrobasilären Strombahn und des Innenohres verbessern. Betahistin ist in zwei Crossover-Studien bei Morbus Menière geprüft worden (Meyer 1985, Oosterveld et al. 1989), die nicht den heutigen Anforderungen zum Wirkungsnachweis entsprechen. Die Erfolgsquoten sind schwierig zu beurteilen, da beim Morbus Menière spontane Remissionen bei 60 % der Patienten eintreten und die Attacken nach mehreren Jahren in 80–90 % der Fälle sistieren. Trotz dieser Einschränkungen wird Betahistin als prophylaktisches Mittel der Wahl angesehen (Brandt et al. 1998).

Tabelle 11.2: Verordnungen von Antiemetika und Antivertiginosa 1999.
Angegeben sind die 1999 verordneten Tagesdosen, die Änderungen gegenüber
1998 und die mittleren Kosten je DDD 1999.

Präparat	Bestandteile	DDD in Mio.	Änderung in %	DDD-Kosten in DM
H$_1$-Antihistaminika				
Vertigo-Vomex S	Dimenhydrinat	12,1	(–9,1)	1,75
Vomex A/N	Dimenhydrinat	8,9	(+3,5)	2,41
Sibelium	Flunarizin	5,9	(–13,9)	0,99
Vomacur	Dimenhydrinat	1,2	(+12,2)	2,71
Emesan	Diphenhydramin	1,1	(+8,0)	2,22
		29,2	(–5,4)	1,85
Histaminanaloga				
Aequamen	Betahistin	15,3	(–19,2)	1,21
Vasomotal	Betahistin	13,5	(–2,2)	1,06
Betahistin-ratiopharm	Betahistin	1,9	(+144,7)	0,88
Betahistin Stada	Betahistin	1,3	(+62,3)	0,92
		32,1	(–6,6)	1,12
H$_1$-Antihistaminika-Kombinationen				
Arlevert	Dimenhydrinat Cinnarizin	11,8	(–12,3)	1,50
Diligan	Meclozin Hydroxyzin	2,8	(–14,2)	1,71
		14,6	(–12,7)	1,54
Neuroleptika				
vertigo-neogama	Sulpirid	2,1	(+61,4)	2,40
Psyquil	Triflupromazin	0,8	(–8,1)	2,19
		2,9	(+33,2)	2,34
5-HT$_3$-Antagonisten				
Zofran	Ondansetron	0,4	(+13,1)	106,25
Homöopathika				
Vertigoheel	Cocculus D4 Conium D3 Ambra D6 Petroleum D8	22,4	(–17,7)	0,81
Summe		101,5	(–9,0)	1,74

Neuroleptika

Sulpirid ist ein D_2-Dopaminrezeptorantagonist aus der Gruppe der Benzamide, der in hoher Dosierung üblicherweise als Neuroleptikum in der psychiatrischen Pharmakotherapie zur Behandlung wahnhafter Psychosen und chronisch verlaufender Schizophrenien eingesetzt wird (Benkert und Hippius 1996). Für das Präparat *vertigo-neogamma* werden akute und chronische Schwindelzustände als Indikation angegeben. Bisher wurde Sulpirid nach einer Medline-Recherche nur bei vestibulärem spontanen Nystagmus in einer Placebo-kontrollierten Studie geprüft (Mulch 1976), die jedoch keine Daten zur Beeinflussung des Schwindels enthält. Auch aus neurologischer Sicht gehört daher Sulpirid zu den Arzneimitteln, die bei Schwindelzuständen den Beweis einer signifikanten Wirkung schuldig geblieben sind (Brandt et al. 1998).

Triflupromazin (*Psyquil*) ist ein Dopaminantagonist aus der Gruppe der Phenothiazine, der vor allem als Antiemetikum in niedrigen Tagesdosen (20 mg) eingesetzt wird. Bei Cisplatin-induziertem Erbrechen wirkt Triflupromazin schwächer als Metoclopramid (Hellenbrecht und Saller 1986). Placebo-kontrollierte Studien wurden nach einer Medline-Recherche nicht publiziert.

11

5-HT$_3$-Antagonisten

Ondansetron (*Zofran*) wurde 1991 als erster selektiver 5-HT$_3$-Antagonist in die Therapie eingeführt. Es wirkt hervorragend gegen das akute Zytostatika-induzierte Erbrechen, weniger gut gegen das verzögerte Erbrechen. Üblicherweise wird es bei ungenügender Wirkung von Metoclopramid plus Dexamethason eingesetzt. Im Vergleich zu Metoclopramid ist Ondansetron stärker wirksam und besser verträglich, da es keine extrapyramidalmotorischen Störungen auslöst. Nachteilig sind die sehr hohen Behandlungskosten (Tabelle 11.2).

Homöopathika

Das homöopathische Komplexmittel *Vertigoheel* wird weiterhin von allen Antivertiginosa am häufigsten verordnet (Tabelle 11.2). Derartige homöopathische Mischpräparate sind nicht mit der Hahnemannschen Homöopathie zu vereinbaren und werden daher auch von den Vertretern der klassischen Homöopathie abgelehnt. Dieses Komplexmittel wird sicher häufig in guter Absicht als Placebo verordnet. Dabei wird aber nicht immer realisiert, daß *Vertigoheel* eine Mischung von Pharmaka enthält, die zum Teil hochtoxisch sind, allerdings in den angegebenen D-Potenzen zum Glück völlig ungefährlich sind. Zu den Bestandteilen gehören Kockelskörner (Cocculus) mit dem strychninähnlichen Krampfgift Picrotoxin, der gefleckte Schierling (Conium) mit dem curareartigen Gift Coniin und Petroleum mit karzinogen wirkenden, polyzyklischen Kohlenwasserstoffen. Weiterhin ist in *Vertigoheel* grauer Amber (Ambra grisea) enthalten, ein talgartiges Ausscheidungsprodukt aus den Eingeweiden des Pottwales, das früher als Riechstoff in der Parfümindustrie verwendet wurde. *Vertigoheel* wurde kürzlich in einer klinischen Vergleichsstudie mit Betahistin geprüft (Weiser et al. 1998). Die beschriebene Abnahme von Schwindelanfällen ist jedoch kein ausreichender Beleg der Wirksamkeit, da die Mituntersuchung einer Placebo-Kontrollgruppe versäumt wurde.

11

Literatur

Benkert O., Hippius H. (1996): Psychiatrische Pharmakotherapie, 6. Aufl., Springer-Verlag, Berlin Heidelberg New York, S. 231.

Boniver R. (1978): Vertigo, particularly of vascular origin, treated with flunarizine (R 14 950). Arneimittelforsch. 28: 1800–1804.

Brandt T., Dichgans J., Diener H.C. (Hrsg.) (1998): Therapie und Verlauf neurologischer Erkrankungen. 3. Aufl., Verlag Kohlhammer, Stuttgart Berlin Köln S. 127–156.

Eberhart L.H., Seeling W., Bopp T.I., Morin A.M., Georgieff M. (1999): Dimenhydrinate for prevention of post-operative nausea and vomiting in female in-patients. Eur. J. Anaesthesiol. 16: 284–289.

Gielsdorf W., Pabst G., Lutz D., Graf F. (1986): Pharmakokinetik und Bioverfügbarkeit von Diphenhydramin beim Menschen. Arzneimittelforschung 36: 752–756.

Hellenbrecht D., Saller R. (1986): Dose-response relationships of the objective and subjective antiemetic effects and of different side effects of metoclopramide against cisplatin induced emesis. Arzneimittelforsch. 36: 1845–1849.

Meyer E.D. (1985): Zur Behandlung des Morbus Menière mit Betahistindimesilat (Aequamen) – Doppelblindstudie gegen Placebo (Crossover). Laryngol. Rhinol. Otol. 64: 269–272.

Mulch G. (1976): Wirkungsvergleich von Antivertiginosa im Doppelblindverfahren. Zum Einfluß von Diazepam, Dimenhydrinat und Sulpirid auf den vestibulären Spontannystagmus des Menschen. Laryngol. Rhinol. Otol. Stuttg. 55: 392–399.

Oosterveld W.J. (1982): Flunarizine in vertigo. A double-blind placebo-controlled cross-over evaluation of a constant-dose schedule. ORL J. Otorhinolaryngol. Relat. Spec. 44: 72–80.

Oosterveld W.J., Blijleven W., Van Elferen L.W.M. (1989): Betahistine versus placebo in paroxysmal vertigo; a double blind trial. J. Drug Therapy Res. 14: 122–126.

Reynolds J.E.F. (ed.) (1996): Martindale: The Extra Pharmacopoeia. Royal Pharmaceut. Soc., London, p. 432.

Spedding M., Paoletti R. (1992): Classification of calcium channels and the sites of action of drugs modifying channel functions. Pharmacol. Rev. 44: 363–376.

Weiser M., Strösser W., Klein P. (1998) : Homeopathic vs conventional treatment of vertigo. A randomized double-blind controlled clinical study. Arch. Otolaryngol. Head Neck Surg. 124 : 879–885.

Welters I.D., Menges T., Graf M., Beikirch C., Menzebach A., Hempelmann G. (2000): Reduction of postoperative nausea and vomiting by dimenhydrinate suppositories after strabismus surgery in children. Anesth. Analg. 90: 311–314.

11

12. Antiepileptika

ULRICH SCHWABE

Die Arzneitherapie ist das wichtigste Verfahren zur Behandlung von Epilepsien. Maßgebend für die Auswahl von Antiepileptika sind Anfallstyp und individuelle Faktoren der Patienten (Alter, neurologische Störungen, familiäre Disposition), während die Krankheitsursache oder die pharmakologischen Eigenschaften der verwendeten Arzneimittel von geringerer Bedeutung sind.

Bei der Klassifikation epileptischer Syndrome werden vor allem aus therapeutischen Gründen die idiopathisch generalisierten Epilepsien und die Epilepsien fokalen Ursprungs unterschieden. Durch die antikonvulsive Dauertherapie wird bei 60 % der idiopathisch generalisierten Epilepsien, aber nur bei knapp 50 % der fokalen Epilepsien eine dauerhafte Anfallsfreiheit erreicht (Hufnagel und Noachtar 1998). Mittel der Wahl für die Einleitung einer Langzeittherapie sind Carbamazepin oder Valproinsäure, die initial als Monotherapie gegeben werden.

Verordnungsspektrum

Entsprechend den derzeitigen Therapieempfehlungen konzentrieren sich die Verordnungen der Antiepileptika auf Carbamazepin, Valproinsäure und Phenytoin (Abbildung 12.1), während Barbiturate und Benzodiazepine eine geringere Rolle spielen. Die Gesamtzahl der verordneten Tagesdosen (DDD) betrug 1999 bei den 26 verordnungshäufigsten Antiepileptika 162 Mio. und ca. 170 Mio. für die gesamte Indikationsgruppe. Daraus errechnet sich eine Zahl von ca. 470000 Patienten in Deutschland, die eine Dauertherapie mit Antiepileptika erhalten. Das entspricht 0,7 % der 71,3 Mio. GKV-Versicherten und stimmt ungefähr mit der Prävalenz der Epilepsien bei 0,5–1 % der Bevölkerung überein.

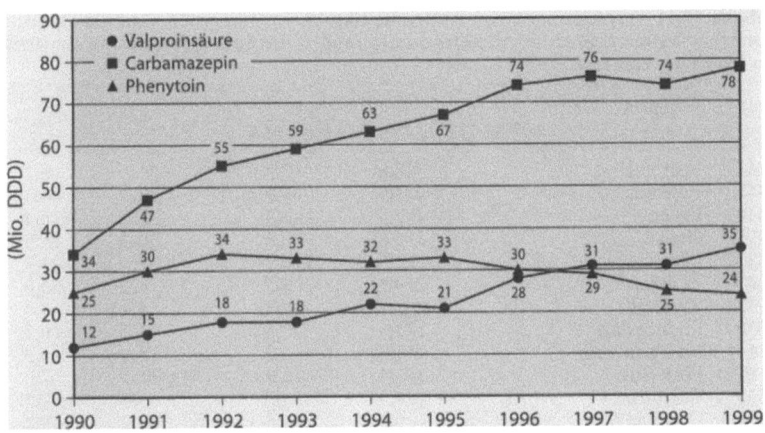

Abbildung 12.1: Verordnungen von Antiepileptika 1990 bis 1999. Gesamtverordnungen nach definierten Tagesdosen (ab 1991 mit neuen Bundesländern).

Die Gesamtzahl der Verordnungen von Antiepileptika hat 1999 leicht zugenommen, während beim Umsatz ein deutlicher Zuwachs eingetreten ist (Tabelle 12.1).

12

Carbamazepin

Fast die Hälfte der verordneten Tagesdosen aller Antiepileptika entfällt auf Carbamazepin (Tabelle 12.2). Seine dominierende Stellung resultiert aus der sehr guten antiepileptischen Wirkung gegen fokale Anfälle und der zusätzlich möglichen Anwendung bei generalisierten tonisch-klonischen Anfällen (Feely 1999). Carbamazepin leitet sich von den trizyklischen Antidepressiva ab und verfügt daher über stimmungsaufhellende und antriebssteigernde Effekte, die bei depressiven epileptischen Patienten als Begleitwirkung positiv zur Geltung kommen. Darüber hinaus ist Carbamazepin das Mittel der Wahl bei Trigeminusneuralgien und kann außerdem beim Alkoholentzugssyndrom eingesetzt werden. Die verordneten Tagesdosen der Carbamazepinpräparate sind insgesamt leicht angestiegen, insbesondere durch Zuwachsraten bei den preisgünstigen Generika (Tabelle 12.2).

Tabelle 12.1: Verordnungen von Antiepileptika 1999. Angegeben sind die verordnungshäufigsten Präparate mit Verordnungsrang, Verordnungen und Umsatz 1999 im Vergleich zu 1998.

Rang	Präparat	Verordnungen in Tsd.	Änd. %	Umsatz Mio. DM	Änd. %
161	Tegretal	826,8	−7,0	71,7	−5,2
362	Timonil	473,9	−7,9	43,3	−6,4
446	Ergenyl	407,5	+13,8	37,3	+16,4
497	Orfiril	376,6	+10,0	30,2	+9,0
833	Lamictal	222,5	+14,4	81,5	+27,9
848	Zentropil	219,3	−5,3	4,7	−3,0
918	Rivotril	201,1	+0,9	8,4	+0,6
1038	Phenhydan	173,3	−8,4	3,3	−6,9
1164	Mylepsinum	151,0	−6,0	8,0	−4,5
1187	Finlepsin	147,4	−12,9	11,5	−7,0
1353	Carbium	126,3	+55,7	9,6	+67,7
1403	Convulex	120,5	+14,5	10,0	+19,2
1437	Carbamazepin-ratiopharm	117,3	+60,3	7,4	+104,8
1532	Maliasin	108,3	−5,0	5,6	+8,2
1535	Neurontin	108,1	+68,7	23,8	+50,7
1553	Liskantin	106,0	−1,5	4,5	−3,7
1734	Ospolot	90,8	−23,6	4,8	+29,6
1987	Phenytoin AWD	73,1	−1,4	1,6	+1,5
2133	Luminaletten	66,0	+2,4	0,5	+11,6
2136	Carbamazepin-neuraxpharm	65,7	+44,0	4,0	+90,8
2200	Sirtal	61,8	−14,0	6,0	−20,0
2216	Lepinal/Lepinaletten	60,5	−32,2	0,5	−26,7
2274	Sabril	58,0	+4,6	16,0	+8,2
2325	Leptilan	55,9	−2,0	4,4	−1,2
2448	Carbabeta retard	50,3	+143,2	4,0	+128,9
2494	Fokalepsin	48,5	−8,2	3,6	−10,6
	Summe	4516,8	+1,6	406,2	+10,6
	Anteil an der Indikationsgruppe	92,2%		93,4%	
	Gesamte Indikationsgruppe	4899,5	+2,4	434,9	+12,2

12

Valproinsäure

Valproinsäure ist ein Antiepileptikum mit breitem Indikationsspektrum gegen generalisierte tonisch-klonische Anfälle und fokale Anfälle. Sie hat sich vor allem als Mittel der Wahl bei Absencen und myoklonischen Krämpfen erwiesen. Bei mehreren gleichzeitig bestehenden Anfallsarten kann es daher als wirksames Monotherapeutikum eingesetzt werden. Ein weiterer Vorteil besteht darin, daß Valpro-

Tabelle 12.2: Verordnungen von Antiepileptika 1999. Angegeben sind die 1999 verordneten Tagesdosen, die Änderungen gegenüber 1998 und die mittleren Kosten je DDD 1999.

Präparat	Bestandteile	DDD in Mio.	Änderung in %	DDD-Kosten in DM
Carbamazepin				
Tegretal	Carbamazepin	32,0	(−4,9)	2,24
Timonil	Carbamazepin	19,4	(−6,4)	2,24
Carbium	Carbamazepin	5,6	(+69,2)	1,72
Finlepsin	Carbamazepin	5,0	(−5,9)	2,28
Carbamazepin-ratiopharm	Carbamazepin	4,2	(+106,4)	1,75
Sirtal	Carbamazepin	2,8	(−21,2)	2,20
Carbabeta retard	Carbamazepin	2,3	(+128,2)	1,71
Carbamazepin-neuraxpharm	Carbamazepin	2,3	(+98,6)	1,74
Fokalepsin	Carbamazepin	2,1	(−11,6)	1,74
		75,7	(+3,6)	2,13
Valproinsäure				
Ergenyl	Valproinsäure	15,6	(+16,9)	2,39
Orfiril	Valproinsäure	11,8	(+8,3)	2,56
Convulex	Valproinsäure	5,0	(+20,0)	2,01
Leptilan	Valproinsäure	1,8	(−0,5)	2,39
		34,2	(+13,2)	2,39
Phenytoin				
Zentropil	Phenytoin	11,7	(−2,9)	0,40
Phenhydan	Phenytoin	8,2	(−6,9)	0,41
Phenytoin AWD	Phenytoin	4,0	(+1,7)	0,40
		23,9	(−3,6)	0,40
Barbiturate				
Mylepsinum	Primidon	4,6	(−4,4)	1,73
Maliasin	Barbexaclon	2,5	(−5,1)	2,21
Liskantin	Primidon	2,2	(−6,8)	2,07
Lepinal/Lepinaletten	Phenobarbital	1,3	(−32,9)	0,38
Luminaletten	Phenobarbital	0,9	(+8,2)	0,55
		11,5	(−8,5)	1,66
Benzodiazepine				
Rivotril	Clonazepam	3,8	(−1,0)	2,24
Andere Antiepileptika				
Lamictal	Lamotrigin	7,1	(+28,0)	11,44
Neurontin	Gabapentin	2,2	(+49,6)	10,79
Sabril	Vigabatrin	1,8	(+3,3)	8,76
Ospolot	Sultiam	1,4	(+18,0)	3,41
		12,5	(+25,6)	10,04
Summe		161,7	(+4,6)	2,51

12

insäure keine Enzyminduktion auslöst. Bei Kleinkindern wird sie wegen seltener, potentiell tödlicher Leberschäden mit Vorsicht und nur noch als Monotherapeutikum angewendet. Die verordneten Tagesdosen haben eneut zugenommen. Das preisgünstige *Convulex* ist 1999 im Gegensatz zum Vorjahr wieder mehr verordnet worden (Tabelle 12.2).

Phenytoin

Phenytoin wirkt ohne eine generelle Hemmung zerebraler Funktionen und kann für alle Epilepsieformen mit Ausnahme von Absencen eingesetzt werden. Seit einigen Jahren geht die Anwendung zurück, weil die Nebenwirkungen problematischer als mit Carbamazepin oder Valproinsäure sind (Abbildung 12.1). Bei der Langzeittherapie sind vor allem reversible Veränderungen an Haut und Schleimhäuten störend, wie z.B. Gingivahyperplasie, Hypertrichose, Hirsutismus und Hautverdickung mit vergröberten Gesichtszügen.

Barbiturate

12

Barbiturate haben vor fast 100 Jahren wichtige Grundlagen der antiepileptischen Therapie gelegt, spielen aber schon seit längerer Zeit nur noch eine untergeordnete Rolle. Hauptvertreter der Barbiturate ist Primidon (Desoxyphenobarbital). Der Hauptteil seiner Wirkung beruht auf dem aktiven Metaboliten Phenobarbital, das auch direkt in Form der Präparate *Lepinal/Lepinaletten* und *Luminaletten* eingesetzt wird. Die beiden Barbiturate werden heute trotz geringer systemischer Toxizität nur noch selten für die initiale Therapie verwendet, weil die sedativen Nebenwirkungen die kognitiven Fähigkeiten schon bei therapeutischen Plasmaspiegeln einschränken können, die sonst keine weiteren Unverträglichkeitserscheinungen erkennen lassen.

Barbexaclon (*Maliasin*) enthält eine molekulare Verbindung aus Phenobarbital und Levopropylhexedrin, einem amphetaminartigen Sympathomimetikum. Nach der enteralen Resorption wird das Molekül bereits bei der ersten Leberpassage zum größten Teil in die beiden Einzelbestandteile aufgespalten. Durch die Kombination sollen die sedativen Barbituratwirkungen abgeschwächt werden, allerdings liegen dazu nur offene Studien ohne Vergleich mit Phenobarbital vor (Visintini et al. 1981). Levopropylhexedrin kann Abhängigkeit vom

Amphetamintyp erzeugen. Bei der Risikobeurteilung der Kombination ist auch die potentiell epileptogene Wirkung zentral stimulierender Sympathomimetika zu berücksichtigen. Barbexaclon ist auch 1999 wieder weniger verordnet worden.

Benzodiazepine

Clonazepam (*Rivotril*), ein Benzodiazepin mit stärker ausgeprägten krampfhemmenden Eigenschaften, ist in erster Linie bei myoklonischen und atonischen Anfällen indiziert. Bei ungenügender Wirkung von Diazepam und Phenytoin wird es auch beim Status epilepticus eingesetzt.

Neue Antiepileptika

Lamotrigin (*Lamictal*) gehört zu den neuen Antiepileptika, die in den letzten Jahren zur Zusatzbehandlung bei partiellen Anfällen eingeführt wurden. Seit 1997 ist es auch zur Monotherapie fokaler und sekundär generalisierter Anfälle zugelassen, woraus vermutlich die weitere Zunahme resultiert (Tabelle 12.2). Als Phenyltriazinderivat zeigt es strukturelle Verwandtschaft zu den Folatreduktasehemmstoffen Pyrimethamin und Trimethoprim und ist ebenfalls ein schwacher Hemmstoff dieses Enzyms. Seine Hauptwirkung besteht in der Blockade spannungsabhängiger Natriumkanäle und einer daraus resultierenden Hemmwirkung auf die Freisetzung exzitatorischer Neurotransmitter vom Typ des Glutamat. Die Zusatztherapie mit Lamotrigin senkte die Anfallsfrequenz bei 13–67 % von sonst therapierefraktären Patienten um mindestens 50 % (Goa et al. 1993). Als Monotherapie hat Lamotrigin eine ähnliche Wirksamkeit wie Carbamazepin oder Phenytoin, ist aber auch unter Berücksichtigung von Verträglichkeit und Nebenwirkungen deutlich teurer (Beydoun 1997, Heaney et al. 1998).

Gabapentin (*Neurontin*) ist ein weiteres neues Antiepileptikum, das 1995 als Zusatztherapie bei partiellen Anfällen mit und ohne Generalisierung eingeführt wurde und seit 1999 auch zur Monotherapie zugelassen ist. Wirksamkeit und Unbedenklichkeit von Gabapentin für die Monotherapie wurden in drei großen Multizenterstudien nachgewiesen (Beydoun 1999). Gabapentin weist eine strukturelle Ähnlichkeit zu r-Aminobuttersäure (GABA) auf und erhöht die GABA-Freisetzung.

Vigabatrin (*Sabril*) wurde 1992 als Antiepileptikum zur Kombinationsbehandlung eines breiten Spektrums epileptischer Anfälle eingeführt, die mit der Standardtherapie nicht ausreichend behandelbar sind. Als irreversibler Hemmstoff der GABA-Transferase erhöht es die zerebrale GABA-Konzentration. In kontrollierten Studien wurde bei 24–67 % der Patienten die Anfallsfrequenz um 50 % gesenkt (Gidal et al. 1999). Daneben wird Vigabatrin auch als Mittel der Wahl bei infantilen Spasmen eingesetzt.

Sultiam

Sultiam (*Ospolot*) ist ein älteres Antiepileptikum aus der Gruppe der Carboanhydrasehemmer, das bereits 1960 in die Therapie eingeführt wurde, aber nur eine geringe Bedeutung hatte. Neuere Studien haben gezeigt, daß es vor allem bei benignen fokalen Epilepsien des Kindesalters (z.B. Rolando-Epilepsie) gut wirksam ist (Groß-Selbeck 1995). Daraus erklärt sich vermutlich die Tatsache, daß dieses bisher wenig beachtete Antiepileptikum 1997 erstmals unter den häufig verordneten Arzneimitteln erschienen ist und auch 1999 eine weitere Zunahme aufweist.

12

Literatur

Beydoun A. (1997): Monotherapy trials of new antiepileptic drugs. Epilepsia 38 (Suppl. 9): S21–S31.
Beydoun A. (1999): Monotherapy trials with gabapentin for partial epilepsy. Epilepsia 40 (Suppl. 6): S13–S16.
Feely M. (1999): Drug treatment of epilepsy. Brit. Med. J. 318: 106–109.
Gidal B.E., Privitera M.D., Sheth R.D., Gilman J.T. (1999): Vigabatrin: a novel therapy for seizure disorders. Ann. Pharmacother. 33: 1277–1286.
Goa K.L., Ross S.R., Chrisp P. (1993): Lamotrigine. A review of its pharmacological properties and clinical efficacy in epilepsy. Drugs 46: 152–176.
Groß-Selbeck G. (1995): Treatment of „benign" partial epilepsies of childhood, including atypical forms. Neuropediatrics 26: 45–50.
Heaney D.C., Shorvon S.D., Sander J.W. (1998): An economic appraisal of carbamazepine, lamotrigine, phenytoin and valproate as initial treatment in adults with newly diagnosed epilepsy. Epilepsia 39 (Suppl. 3): S19–S25.
Hufnagel A., Noachtar S. (1998): Epilepsien und ihre medikamentöse Behandlung. In: Brandt T., Dichgans J., Diener H.C. (Hrsg.): Therapie und Verlauf neurologischer Erkrankungen. 3. Aufl., Kohlhammer, Stuttgart, Berlin, Köln, S. 179–203.
Visintini D., Calzetti S., Mancia D. (1981): Il barbexaclone nel trattamento delle epilessie. Riv. Patol. Nerv. Ment. 102: 29–37.

13. Antihypertonika

M. ANLAUF

Die arterielle Hypertonie (Blutdruckwerte von ≥140/≥90 mm Hg bei wiederholten Messungen) kommt bei etwa 30 % der Erwachsenen mittleren Alters vor und begünstigt das Auftreten von Apoplexie, Herzinfarkt, Herzinsuffizienz und Nierenversagen. Bei mittelschwerer und schwerer Hypertonie ist der günstige Effekt einer konsequenten Arzneitherapie auf die Lebenserwartung des Hochdruckpatienten durch zahlreiche Studien belegt. Bei einem diastolischen Blutdruck zwischen 90 und 99 mm Hg, der in über 75 % aller Fälle mit Hypertonie vorliegt, ist der Nutzen einer antihypertensiven Therapie zwar ebenfalls nachgewiesen, er ist aber deutlich geringer. Bei 65–70jährigen übersteigt die Prävalenz der Hypertonie 50 %, wenn die häufig vorkommende isolierte systolische Hypertonie mit berücksichtigt wird. Kontrollierte Studien haben gezeigt, daß eine antihypertensive Therapie auch im Alter die kardiovaskuläre Morbidität und Mortalität senkt. Selbst bei isolierter systolischer Hypertonie (systolisch über 160, diastolisch unter 90 mm Hg) wird im Alter vor allem die Rate von Schlaganfällen vermindert (Übersicht bei Thijs et al. 1992, Anlauf 1994, Staessen et al. 1997).

Zur Frage der Indikation einer Pharmakotherapie der Hypertonie hat sich die Deutsche Liga zur Bekämpfung des hohen Blutdrucks (1999) der Empfehlung einer Risikostratefizierung (WHO/ISH 1999) vor Therapiebeginn angeschlossen. Eine medikamentöse Therapie sollte erwogen werden, wenn eine Hypertonie bei wiederholten Messungen bestätigt und z.B. durch ambulante Blutdruck-Langzeitmessung eine „Praxishypertonie" ausgeschlossen wurde (Middeke et al. 1998). Ein unverzüglicher Beginn ist jedoch nur dann notwendig, wenn Blutdruckhöhe und die übrigen kardiovaskulären Risiken des Patienten mit einer Wahrscheinlichkeit von über 20 % in den nächsten zehn Jahren ein kardiovaskuläres Ereignis erwarten lassen. Bei einem Risiko von 15–20 % ist eine antihypertensive Behandlung indiziert, wenn nach 3–6 Monaten einer nichtmedikamentösen Behandlung der Blutdruck noch 140 mm Hg systolisch oder 90 mm Hg diastolisch übersteigt. Liegt das Risiko unter 15 %, wird nach 6–12 Monaten nichtmedikamentöser Therapie mit einer Pharmakotherapie begonnen, wenn die Blutdruckwerte 150 mm Hg systolisch oder 95 mm Hg diastolisch übersteigen. Nichtmedikamentöse Möglichkeiten der Blutdrucksenkung sind: Eine Einschränkung der Kochsalzzufuhr (4–6 g/Tag), eine Reduktion des Körpergewichts bei übergewichtigen Patienten, eine Beschränkung des Alkoholkonsums auf unter 30 g/Tag und eine Steigerung der körperlichen Aktivität insbesondere bei sonst sitzender Lebensweise. Behandlungsziel ist eine Senkung des Ruheblutdrucks unter 140 mm Hg systolisch und unter 90 mm Hg diastolisch, bei Diabetikern unter 130 bzw. 80 mm Hg. Differenziertere Angaben zum Vorgehen finden sich in den Empfehlungen der Deutschen Liga zur Bekämpfung des hohen Blutdrucks (1999, http://www.paritaet.org/hochdruckliga) und dem Bericht des Joint National Committee (1997). Sie stimmen jedoch nicht in allen Punkten überein.

Niedrigere als die oben genannten Interventionsgrenzen und neue Zielwerte des Blutdrucks werden diskutiert. Die Kombination einer Arzneitherapie mit nichtmedikamentösen Allgemeinmaßnahmen bereits bei Ausgangsblutdruckwerten von 141/91 mm Hg war weitgehend nebenwirkungsarm und einer bloßen Änderung des Lebensstiles überlegen (Neaton et al. 1993). In einer Interventionsstudie mit unterschiedlichen, den Patienten randomisiert zugeordneten Zielblutdruckwerten war die Rate größerer kardiovaskulärer Ereignisse am niedrigsten bei diastolischen Drucken unter 85 mm Hg (HOT, Hansson et al. 1998). Gegen die WHO-Guideline (WHO/ISH 1999), nach der bei unkomplizierter Hypertonie unter antihypertensiver Therapie Werte von unter 130/85 mm Hg („normal") oder sogar von unter 120/80 mm Hg („optimal") wünschenswert sind, bestehen u.a. auch ökonomische Bedenken. Auf der Grundlage vorhandener Studien ist dagegen unstrittig, daß bei Patienten mit Diabetes mellitus eine möglichst niedrige Blutdruckeinstellung angestrebt werden muß.

Für die medikamentöse Hochdruckbehandlung steht heute eine große Zahl von Arzneistoffen mit vielfältigen Angriffspunkten zur Verfügung. Faktisch erfolgt die Auswahl überwiegend empirisch, wobei das individuelle Ansprechen des Patienten, sein Alter und sein Befinden unter der Therapie („Lebensqualität") sowie seine Compli-

Monotherapie

- Betarezeptorenblocker *oder*
- Diuretikum *oder*
- Calciumantagonist *oder*
- ACE-Hemmer

bei unbefriedigender Blutdrucksenkung und nach erfolglosem Wechsel der Antihypertensivagruppe:

Zweierkombination

Diuretikum plus	- Betarezeptorenblocker *oder* - Calciumantagonist *oder* - ACE-Hemmer *oder* - Antisympathotonikum* *oder* - Reserpin*
Calciumantagonist plus	- Betarezeptorenblocker** *oder* - ACE-Hemmer

bei unbefriedigender Blutdrucksenkung und nach erfolglosem Wechsel der Antihypertensivakombination:

Dreierkombination

Diuretikum plus	- Betarezeptorenblocker	plus	Vasodilatator*** *oder*
	- ACE-Hemmer	plus	Calciumantagonist *oder*
	- Antisympathotonikum	plus	Vasodilatator***

**Variante der genannten Dreierkombinationen
bei therapierefraktärer Hypertonie:**

Schleifendiuretikum plus Betarezeptorenblocker plus Minoxidil

* Im Schema der Hochdruckliga nicht mehr enthaltene Zweierkombination
** Kombination nur mit Dihydropyridinderivat
*** Calciumantagonist, ACE-Hemmer, Alpha$_1$-Rezeptorenblocker oder Dihydralazin

Abbildung 13.1: Medikamentöse Hochdrucktherapie
Nach den Empfehlungen der Deutschen Liga zur Bekämpfung des hohen Blutdrucks (1999).

ance ausschlaggebend sind. Eine weitere Differenzierung der Therapie ist unter dem Gesichtspunkt bereits eingetretener Hochdruckkomplikationen sowie zusätzlich bestehender Krankheiten und Gesundheitsrisiken notwendig. Vor allem bei zusätzlicher koronarer Herzerkrankung, Herzinsuffizienz und Nephropathie können belegte Zusatzwirkungen, z.B. der Betarezeptorenblocker und ACE-Hemmer, genutzt werden. Bei unzureichend wirkender Monotherapie sollte vor dem Einsatz einer Kombination versuchsweise auf Antihypertensiva mit differentem Angriffspunkt gewechselt werden. Ein Modellversuch mit Crossover-Design (Dickerson et al. 1999) an einer kleinen Patientengruppe bestätigte die Erfahrung, daß es sinnvoll ist, von einem ACE-Hemmer (A) oder einem Betarezeptorenblocker (B) auf einen Calciumantagonisten (C) oder ein Diuretikum (D) zu wechseln, da die Blutdrucksenkungen unter A und B bzw. C und D enger korreliert sind. Die Prinzipien der Kombinationsbehandlung sind eine Verstärkung der Blutdrucksenkung und eine Abschwächung unerwünschter Wirkungen, z.B. Stimulation des Renin-Angiotensin-Aldosteron-Systems durch Diuretika und dessen Blockade durch ACE-Hemmer. Abbildung 13.1 faßt die medikamentösen Behandlungsempfehlungen der Deutschen Liga zur Bekämpfung des hohen Blutdrucks (1999) in modifizierter Form zusammen.

13   Immer wieder stellt sich die seit Jahren diskutierte Frage, ob in der Monotherapie, wenn sie bei leichteren Hochdruckformen angewendet wird, alle zur Zeit genannten Substanzgruppen mit ihren zahlreichen Vertretern als gleichwertig zu betrachten sind (Bock und Anlauf 1984). Im November 1999 stellte die Deutsche Liga zur Bekämpfung des hohen Blutdrucks fest: „Von den im Therapieschema für die Monotherapie empfohlenen Substanzgruppen wurde bisher für Betarezeptorenblocker und Diuretika in mehr als zehn, für Calcium-Antagonisten (Nitrendipin: nur für isoliert systolische Hypertonie belegt, Staessen et al. 1997) und für ACE-Hemmer (Captopril, CAPPP, Hansson et al. 1999, siehe Kapitel 3) nur in jeweils einer einzigen Interventionsstudie eine Senkung der kardiovaskulären Morbidität und Mortalität nachgewiesen." Im März 2000 entschloß sich die Hochdruckliga, Alpha$_1$-Rezeptorenblocker aus den Empfehlungen zur Monotherapie und zu Zweifachkombinationen herauszunehmen, nachdem in einer Zwischenauswertung der ALLHAT-Studie Doxazosin dem Diuretikum Chlorthalidon in der Vermeidung kardiovaskulärer Komplikationen deutlich unterlegen war, insbesondere trat unter dem Alpha$_1$-Rezeptorenblocker doppelt so häufig eine Herzinsuffizienz auf (ALLHAT Collaborative Research Group 2000). Immer wieder werden „Surrogatparameter", d.h. die Wirksamkeit von Antihypertensiva auf intermediäre Hochdruckfolgen (z.B. linksventrikuläre Hypertrophie, vaskuläre Hypertrophie bzw. sonografisch bestimmbare Intima-Media-Dicke der großen Arterien, Nierenfunktion), als Kriterium für ihren Einsatz herangezogen. Die Beziehung dieser Wirkungen zu Morbidität und Mortalität ist vielfach ungeklärt.

Ungefähr 80 % der Hypertoniker können mit einer Monotherapie oder einer Zweierkombination eingestellt werden. Kombinationen aus drei unterschiedlichen Antihypertensiva sind bei nur einem kleinen Prozentsatz, d.h. aber dennoch zahlreichen Patienten, erforderlich. Vor der Verordnung einer fixen Kombination sollten die einzelnen Komponenten, soweit möglich durch freie Kombination, ausgetestet werden. Zunehmend wird aus Kosten- und Compliancegründen für die primäre Verordnung von fixen Kombinationen plädiert. Dabei wird die Gefahr in Kauf genommen, daß ggf. über Jahre mit wirkungslosen oder nebenwirkungsträchtigen Kombinationspartnern behandelt wird.

Die in Tabelle 13.1 aufgeführten Antihypertonika gehören mit einem Umsatz von 2,55 Mrd. DM zu den umsatzstärksten Arzneimittelgruppen. Hinzu kommen ACE-Hemmer, Betarezeptorenblocker und Calciumantagonisten, die zum überwiegenden Teil für die antihypertensive Therapie eingesetzt werden. Unter den 2500 verordnungshäufigsten Arzneimitteln befinden sich 34 Antihypertonika und 78 ACE-Hemmer und Angiotensinrezeptorantagonisten sowie zusätzlich 62 Monopräparate von Calciumantagonisten und 52 von Betarezeptorenblockern.

Die Verordnungen von Antihypertonika sind 1999 in der gesamten Indikationsgruppe deutlich gestiegen (Tabelle 13.1). Die Abbildung 13.2, in der alle bei der Hochdrucktherapie eingesetzten Arzneimittelgruppen zusammengefaßt sind, zeigt die gleichen Trends wie im Vorjahr, d.h. eine leichte Abnahme von Calciumantagonisten, Diuretika und Antisympathotonika. Alle anderen haben zugenommen, absolut am stärksten die ACE-Hemmer, prozentual am stärksten die Angiotensinrezeptorantagonisten.

13

Tabelle 13.1: Verordnungen von Antihypertonika 1999. Angegeben sind die verordnungshäufigsten Präparate mit Verordnungsrang, Verordnungen und Umsatz 1999 im Vergleich zu 1998.

Rang	Präparat	Verordnungen in Tsd.	Änd. %	Umsatz Mio. DM	Änd. %
178	Briserin N	759,2	−13,6	44,6	−12,5
239	Cynt	641,6	+15,9	79,3	+22,7
492	Catapresan	378,3	−9,4	17,2	−8,6
495	Beloc comp	377,2	−0,0	40,9	+1,7
523	Diblocin	355,8	−34,4	50,0	−34,8
588	Mobloc	319,0	+4,0	48,7	+8,4
599	Cardular	312,6	−41,2	44,5	−41,0
678	Physiotens	275,6	+2,8	35,2	+7,9
800	Ebrantil	232,4	+1,0	34,0	+0,1
801	Concor plus	232,2	+21,9	23,0	+27,9
857	Nif-Ten	217,2	−11,3	26,1	−11,6
971	Triniton	188,1	−12,2	8,9	−12,8
1043	Andante	172,1	−24,9	23,0	−21,2
1107	TRI-Normin	159,3	−2,8	24,4	−1,4
1371	Doxacor	123,8	(>1000)	11,3	(>1000)
1397	Doxazosin-ratiopharm	121,1	(>1000)	10,8	(>1000)
1429	Clonidin-ratiopharm	117,7	+4,7	4,2	+1,7
1439	Depressan	117,3	−18,6	6,4	−18,9
1480	Obsilazin	112,7	−12,0	2,9	−9,6
1556	Modenol	105,7	−10,1	6,4	−8,9
1590	Metohexalcomp.	102,3	+16,0	4,7	+14,1
1616	Treloc	100,8	−16,5	15,3	−16,8
1636	Haemiton Tabl.	98,8	−3,2	3,9	−3,6
1861	Teneretic	81,5	−11,8	8,9	−12,2
1873	Betasemid	80,7	−13,1	11,7	−4,8
1887	Doxazosin-Azupharma	79,8	(>1000)	7,0	(>1000)
1890	Nepresol	79,6	+1,6	4,2	−0,7
1951	Metoprolol-ratiopharm comp.	75,2	+38,7	3,4	+39,1
2033	Isoptin RR plus	70,4	−5,0	8,4	−1,4
2191	Doxazomerck	62,4	(>1000)	5,6	(>1000)
2286	Atenolol-ratiopharm comp.	57,6	+25,3	5,9	+17,6
2308	Homviotensin	56,7	+44,3	2,3	+50,0
2352	Bresben	54,5	−2,1	6,8	−7,2
2390	Trepress	53,0	−19,8	6,9	−20,2
Summe		6372,5	−3,2	636,6	−3,6
Anteil an der Indikationsgruppe		28,3%		25,0	
Gesamte Indikationsgruppe		22482,6	+10,4	2550,0	+10,0

13

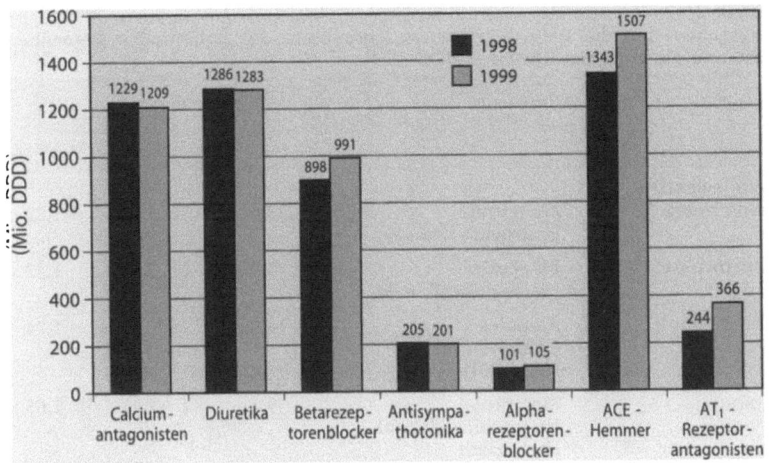

Abbildung 13.2: Verordnungen von Antihypertonika 1999
DDD der 2500 meistverordneten Arzneimittel.

Betarezeptorenblocker-Kombinationen

Die Verordnung von Betarezeptorenblocker-Kombinationen nahm 1999 im Gegensatz zum Vorjahrestrend etwas zu (Tabelle 13.2). In den am häufigsten verordneten Kombinationen finden sich unterschiedliche Gruppen von Betarezeptorenblockern und Diuretika. Metoprolol, Atenolol und Bisoprolol sind beta$_1$-selektiv, Oxprenolol, Penbutolol und Propranolol sind es nicht. Oxprenolol und Penbutolol haben eine intrinsische sympathomimetische Aktivität (ISA). Nichtselektive Blocker haben wie im Vorjahr deutlich abgenommen. Betrachtet man einzelne Dosierungen, so zeigt sich, daß einige Hersteller offenbar davon ausgehen, daß auch Patienten mit leichter Hypertonie mit niedrig dosierten Kombinationen eingestellt werden. In der Regel ist die Wirkung der verschiedenen Betarezeptorenblocker auf den Ruheblutdruck bei äquivalenter Dosierung gleich. Unterschiede bestehen dagegen in den Nebenwirkungen. Unter beta$_1$-selektiver Blockade werden unerwünschte Effekte auf die Bronchialmuskulatur, die peripheren Gefäße und den Glukosestoffwechsel seltener beobachtet. Eine unerwünschte Senkung der Ruheherzfrequenz kann durch Gabe eines Blockers mit sympathomimetischer Eigenwirkung vermindert werden.

13

Tabelle 13.2: Verordnungen von Betarezeptorenblockerkombinationen 1999. Angegeben sind die 1999 verordneten Tagesdosen, die Änderungen gegenüber 1998 und die mittleren Kosten je DDD 1999.

Präparat	Bestandteile	DDD in Mio.	Änderung in %	DDD-Kosten in DM
Beta₁-selektiv				
Beloc comp	Metoprolol Hydrochlorothiazid	33,6	(+1,8)	1,22
Concor plus	Bisoprolol Hydrochlorothiazid	18,9	(+23,8)	1,22
TRI-Normin	Atenolol Chlortalidon Hydralazin	14,0	(−2,7)	1,74
Treloc	Metoprolol Hydrochlorothiazid Hydralazin	9,3	(−17,4)	1,65
Metohexal comp.	Metoprolol Hydrochlorothiazid	8,6	(+13,5)	0,55
Teneretic	Atenolol Chlortalidon	7,3	(−13,3)	1,21
Metoprolol-ratiopharm comp.	Metoprolol Hydrochlorothiazid	6,3	(+38,9)	0,54
Atenolol-ratiopharm comp.	Atenolol Chlortalidon	5,1	(+29,8)	1,16
		103,1	(+4,8)	1,23
Nichtselektiv				
Betasemid	Penbutolol Furosemid	7,3	(−11,4)	1,60
Obsilazin	Propranolol Dihydralazin	5,5	(−11,2)	0,52
Trepress	Oxprenolol Hydralazin Chlortalidon	5,0	(−19,8)	1,38
		17,8	(−13,8)	1,20
Summe		120,9	(+1,5)	1,22

13

Als Diuretikakomponenten der Kombinationen finden sich Thiazide oder Analoga. Ein Präparat (*Betasemid*) enthält das Schleifendiuretikum Furosemid. Schleifendiuretika sind im Gegensatz zu den oben genannten Diuretika auch geeignet für die Verordnung bei niereninsuffizienten Patienten, die Dosierung dürfte in diesen Fällen jedoch nicht selten unzureichend sein. Der Einsatz von Furosemid in der Hochdrucktherapie nierengesunder Patienten ist nur selten indiziert.

In den Dreifachkombinationen (*Treloc, TRI-Normin, Trepress*) werden Betarezeptorenblocker und Diuretikum sinnvollerweise durch einen Vasodilatator ergänzt, und zwar Hydralazin. Die Kombination von Propranolol und Dihydralazin in *Obsilazin* ist in dem Schema der Hochdruckliga nicht vorgesehen. Prinzipielle Einwände bestehen gegen das Dosierungsverhältnis. Als Nebenwirkung werden unter anderem Ödeme genannt.

Alpha$_1$-Rezeptorenblocker

In dieser 1999 noch expandierenden Gruppe haben durch Fallen des Patentschutzes die beiden Doxazosinpräparate *Diblocin* und *Cardular* zu Gunsten von vier Generika verloren, die auf Anhieb den Sprung in die Liste der 2500 Präparate geschafft haben. Deutlich abgenommen hat auch *Andante* (Bunazosin), während *Ebrantil* (Urapidil) nur gering verloren hat. Urapidil wirkt nicht nur alpha$_1$-blockierend, sondern auch geringfügig alpha$_2$-stimulierend und serotoninantagonistisch. Die mittleren DDD-Kosten der Alpha$_1$-Rezeptorenblocker-Gruppe sind durch die Doxazosingenerika deutlich gefallen. Sie liegen weiterhin über denen der ACE-Hemmer, aber jetzt unter denen der Angiotensin-Rezeptorantagonisten. Als günstige Zusatzwirkung der Alpha$_1$-Rezeptorblocker wird eine Erleichterung der Blasenentleerung bei benigner Prostatahyperplasie genutzt.

Die Ursache der Unterlegenheit von Doxazosin bei der Vermeidung kardiovaskulärer Hochdruckkomplikationen insbesondere einer Herzinsuffizienz im Vergleich zum Chlorthalidon (ALLHAT 2000) ist ungeklärt. Der Befund ist jedoch ein eindrucksvoller Beweis dafür, daß günstige (Doxazosin) oder ungünstige (Chlorthalidon) Stoffwechselwirkungen mittelfristig nur nachrangige Bedeutung für den Hypertoniker haben. Er ist auch eine Mahnung, frühzeitiger mit ausreichend repräsentativen Studien zu beginnen.

13

Tabelle 13.3: Verordnungen von Alpharezeptorenblockern und Vasodilatatoren 1999. Angegeben sind die 1999 verordneten Tagesdosen, die Änderungen gegenüber 1998 und die mittleren Kosten je DDD 1999.

Präparat	Bestandteile	DDD in Mio.	Änderung in %	DDD-Kosten in DM
Doxazosin				
Diblocin	Doxazosin	30,3	(–19,0)	1,65
Cardular	Doxazosin	27,1	(–26,0)	1,65
Doxacor	Doxazosin	8,2	(>1000)	1,37
Doxazosin-ratiopharm	Doxazosin	7,7	(>1000)	1,41
Doxazosin-Azupharma	Doxazosin	5,0	(>1000)	1,41
Doxazomerck	Doxazosin	3,9	(>1000)	1,41
		82,2	(+9,5)	1,57
Weitere Alpha$_1$-Rezeptorenblocker				
Andante	Bunazosin	12,7	(–19,3)	1,81
Ebrantil	Urapidil	10,3	(+0,1)	3,31
		22,9	(–11,7)	2,48
Direkte Vasodilatatoren				
Depressan	Dihydralazin	3,9	(–18,6)	1,63
Nepresol	Dihydralazin	2,6	(–0,9)	1,60
		6,5	(–12,3)	1,62
Summe		111,7	(+2,9)	1,76

13

Vasodilatatoren

Dihydralazin sollte ausschließlich in der Kombinationstherapie verwendet werden. Die Alternativen unter den Vasodilatatoren führten auch in diesem Jahr zu einem deutlichen Verordnungsrückgang in dieser Gruppe.

Calciumantagonisten-Kombinationen

1999 nahm die Verordnung dieser Gruppe im Durchschnitt gering ab. Das Präparat *Bresben* taucht durch die Erweiterung der Verordnungsanalyse auf 2500 Präparate wieder auf (Tabelle 13.4). Bei drei der vier Präparate handelt es sich um Kombinationen aus Calciumantagoni-

Tabelle 13.4: Calciumantagonisten-Kombinationen. Angegeben sind die 1999 verordneten Tagesdosen, die Änderungen gegenüber 1998 und die mittleren Kosten je DDD 1999.

Präparat	Bestandteile	DDD in Mio.	Änderung in %	DDD-Kosten in DM
Mit Betarezeptorenblockern				
Mobloc	Felodipin Metoprolol	26,4	(+8,8)	1,84
Nif-Ten	Nifedipin Atenolol	20,0	(-11,8)	1,30
Bresben	Nifedipin Atenolol	5,0	(-4,0)	1,36
		51,4	(-1,5)	1,59
Mit Diuretika				
Isoptin RR plus	Verapamil Hydrochlorothiazid	6,4	(-1,3)	1,32
Summe		57,8	(-1,4)	1,56

sten und Betarezeptorenblockern. Da Betarezeptorenblocker das Herzzeitvolumen senken, ist die Kombination mit vasodilatierenden Dihydropyridinen hämodynamisch gut begründet, zumal hierdurch Nifedipin-bedingte Tachykardien verhindert werden können. Verapamil, das in der Regel nicht zur Frequenzsteigerung führt, wurde in der Fixkombination *Isoptin RR plus* mit einem Diuretikum kombiniert.

13

Antisympathotonika

Die Verordnung der Antisympathotonika war in den letzten Jahren vor allem durch gegenläufige Entwicklungen bei dem Alpha$_2$-Agonisten Moxonidin und den anderen Substanzen geprägt. Durch Erweiterung der Verordnungsanalyse taucht in diesem Jahr *Homviotensin* (Rang 2308) wieder auf.

Alpha$_2$-Agonisten

Deutliche Gewinne verzeichneten erneut die Moxonidinpräparate *Cynt* und *Physiotens*, die neben den agonistischen Wirkungen auf zentrale Alpha$_2$-Rezeptoren eine hohe Affinität zu den nicht unumstrittenen zerebralen Imidazolinbindungsstellen aufweisen sollen. Wirkungen und Dosisbereich von Moxonidin sind denen von Clonidin ähnlich. Die Wirkdauer ist jedoch länger, und die Häufigkeit von Nebenwirkungen scheint bei leichter bis mittelschwerer Hypertonie niedriger zu sein. Der klassische Alpha$_2$-Agonist Clonidin ist dagegen weiter rückläufig (Tabelle 13.5).

Tabelle 13.5: Verordnungen von Antisympathotonika 1999. Angegeben sind die 1999 verordneten Tagesdosen, die Änderungen gegenüber 1998 und die mittleren Kosten je DDD 1999.

Präparat	Bestandteile	DDD in Mio.	Änderung in %	DDD-Kosten in DM
Clonidin				
Catapresan	Clonidin	13,8	(−8,8)	1,25
Clonidin-ratiopharm	Clonidin	3,9	(+5,8)	1,10
Haemiton Tabl.	Clonidin	2,6	(−3,2)	1,48
		20,2	(−5,6)	1,25
Moxonidin				
Cynt	Moxonidin	53,0	(+18,1)	1,50
Physiotens	Moxonidin	24,3	(+9,4)	1,45
		77,3	(+15,2)	1,48
Reserpinkombinationen				
Briserin N	Clopamid Reserpin	69,9	(−13,4)	0,64
Triniton	Reserpin Dihydralazin Hydrochlorothiazid	17,9	(−13,2)	0,50
Modenol	Butizid Reserpin	10,0	(−9,4)	0,64
Homviotensin	Reserpin D3 Rauwolfia D3 Viscum album D2 Crataegus D2	5,8	(+51,6)	0,39
		103,6	(−10,9)	0,60
Summe		201,1	(−1,8)	1,00

13

Reserpinkombinationen

Bei den Reserpinkombinationen (Tabelle 13.5) sind 1999 vier Präparate im Segment der 2500 verordnungshäufigsten Präparate zu finden. Bei Bewertung der gesamten Arzneimittelgruppe ergibt sich kein hinreichender Grund, eine Hochdruckbehandlung mit einer niedrig dosierten Reserpin-Diuretika-Kombination (Reserpin unter 0,25 mg/Tag) völlig zu meiden. Wegen der heute verfügbaren alternativen Behandlungsmöglichkeiten dürften kaum noch Patienten neu auf diese Präparate eingestellt werden. Keineswegs sollten Reserpinbedingte zentralnervöse Nebenwirkungen, z.b. Depressionen, die bei älteren Patienten als Hirnleistungsstörungen verkannt werden können, hingenommen werden.

Das reserpinhaltige Homöopathikum *Homviotensin* ist in seiner antihypertensiven Wirkung zweifelhaft, die auf Herstellerangaben beruhenden DDD-Kosten sind irreführend. Die enorme Zunahme des Verbrauchs dieses Präparates offenbart selbst bei der Hypertonie einen Glauben an die eigenartigen Vorstellungen der Homöopathie oder einen Griff zu ungeeigneten Sparmaßnahmen.

Schlußbemerkung

13

Legt man die in Abbildung 13.2 dargestellten DDD zugrunde, so wurden 1999 etwa 6,8 % mehr Patienten antihypertensiv behandelt als 1998. Die Zuwächse bei Angiotensin-Rezeptorenantagonisten zeigen, daß von einem generellen Ausweichen auf preisgünstige Präparate nicht gesprochen werden kann, wenn gleich neue Möglichkeiten der Generikaverordnung intensiv wahrgenommen werden.

Vorrangig für die Wahl eines Antihypertensivums sollte die Wahrscheinlichkeit sein, mit der Morbidität und Mortalität der Behandelten gesenkt werden. Für den Berichtszeitraum galt, daß dies in befriedigendem Umfang bisher nur für Vertreter der älteren Antihypertensivagruppen (Betarezeptorenblocker, Diuretika, Antisympathotonika) in prospektiven, kontrollierten Therapiestudien erforscht ist. Das summarische Endergebnis einer Gleichwertigkeit älterer (Betarezeptorenblocker, Diuretika) und neuerer (ACE-Hemmer, Calciumantagonisten) Antihypertensiva in einer kontrollierten Studie an älteren Hypertonikern ist wenig überzeugend (Hansson et al. 1999, STOP-Hypertension-2). Die im Rahmen einer antihypertensiven Vergleichsstudie nachweisbare Gleichwertigkeit eines ACE-Hemmers und einer konventionellen Hochdrucktherapie traf nicht auf die Rate tödlicher und nicht tödlicher Schlaganfälle zu (CAPPP, Hansson et al. 1999, siehe Kapitel 3).

Für ACE-Hemmer wurde – z.T. unabhängig von der blutdrucksenkenden Wirkung – allerdings nachgewiesen, daß die Mortalität an Herzinsuffizienz gesenkt, die Progression einer Nephropathie und die Manifestation eines Diabetes mellitus gehemmt wird. Bei Hochrisikopatienten ohne oder nur mit gering erhöhtem Blutdruck senkte Ramipril eindrucksvoll die Komplikationsrate bei Diabetikern und Nichtdiabetikern (Heart Outcomes Prevention Evaluation Study 2000, siehe Kapitel 3).

In einer Placebo-kontrollierten Studie mit einem Calciumantagonisten (Nitrendipin) allein oder in Kombination wurde bei isolierter systolischer Hypertonie im Alter die Morbidität ohne signifikante Abnahme der Mortalität gesenkt (Staessen et al. 1997). Ergebnisse soeben publizierter Vergleichsstudien zwischen Diuretikum und Nifedipin (INSIGHT, Brown et al. 2000) bzw. zwischen einem Diuretikum und Diltiazem (NORDIL, Hansson et al. 2000) sprechen für eine Gleichwertigkeit der Substanzen.

Es knüpfen sich Erwartungen an weitere Studien, in denen die zahlreichen zur Verfügung stehenden antihypertensiven Wirkprinzipien miteinander verglichen werden, und zwar nicht nur in Bezug auf ihre Blutdrucksenkung und Verträglichkeit (Philipp et al. 1997), sondern auch auf ihre Potenz, Hochdruckkomplikationen zu verhindern. Die Palette der jetzt zur Verfügung stehenden Antihypertensiva kann allerdings so genutzt werden, daß die Therapie nebenwirkungsarm ist und begleitende Erkrankungen möglichst günstig beeinflußt werden.

13

Literatur

ALLHAT Collaborative Research Group (2000): Major cardiovascular events in hypertensive patients randomized to doxazosin vs chlorthalidone: the antihypertensive and lipid-lowering treatment to prevent heart attack trial (ALLHAT). JAMA 283: 1967–1975.

Anlauf M. (1994): Hypertonie im Alter. MMV Medizin Verlag, München.

Bock K.D., Anlauf M. (1984): Die Qual der Wahl – das Dilemma der Hochdrucktherapie. Münch. Med. Wochenschr. 16: 477–479.

Brown M.J., Palmer C.R., Castaigne A., de Leeuw P.W., Mancia G., Rosenthal T. (2000): Morbidity and mortality in patients randomised to double-blind treatment with a long-acting calcium-channel blocker or diuretic in the International Nifedipine GITS Study: Intervention as a Goal in Hypertension Treatment (INSIGHT). Lancet 356: 377–72.

Deutsche Liga zur Bekämpfung des hohen Blutdrucks (1999): Empfehlungen zur Hochdruckbehandlung in der Praxis und zur Behandlung hypertensiver Notfälle. 15. Aufl.

Dickerson J.E.C., Hingorani A.D., Ashby M.J., Palmer C.R., Brown M.J. (1999): Optimisation of antihypertensive treatment by crossover rotation of four major classes. Lancet 353: 2008–2013.

Hansson L., Zanchetti A., Carruthers S.G., Dahlöf B., Elmfeldt D. et al. (1998): Effects of intensive blood-pressure lowering and low-dose aspirin in patients with hypertension: principal results of the Hypertension Optimal Treatment (HOT) randomised trial. Lancet 351: 1755–62.

Hansson L., Lindholm L.H., Ekbom T. et al. for the STOP-Hypertension-2 Study Group (1999): Randomised trial of old and new antihypertensive drugs in elderly patients: cardiovascular mortality and morbidity: the Swedish Trial in Old Patients with Hypertension-2 study. Lancet 354: 1751–1756.

Hansson L., Hedner Th., Lund-Johansen P., Kjeldsen S.E., Lindholm L.H., Syvertsen J.O., Lanke J., de Aire U., Dahlöf B., Karlberg B.E., for the NORDIL Study Group* (2000): Randomised trial of effects of calcium antagonists compared with diuretics and β-blockers on cardiovascular morbidity and mortality in hypertension: the Nordic Diltiazem (NORDIL) study. Lancet 356: 359–65.

Joint National Committee on Prevention, Detection, Evaluation, and Treatment of High Blood Pressure (1997): The Sixth Report. NIH Publication No 98–4080.

Middeke M., Anlauf M., Baumgart P., Franz A., Krönig B., Schrader J., Schulte K.-L. (1998): Ambulante 24h-Blutdruckmessung. (ABDM). Dtsch. med. Wschr. 123: 1426–1430.

Neaton J.D., Grimm R.H., Prineas R.J., Stamler J., Grandits G.A., for the Treatment of Mild Hypertension Study Research Group (1993): Treatment of Mild Hypertension Study Final Results. JAMA 270: 713–724.

Philipp T., Anlauf M., Distler A., Holzgreve H., Michaelis J., Wellek S. (1997): Randomised, double blind, multicentre comparison of hydrochlorothiazide, atenolol, nitrendipine, and enalapril in antihypertensive treatment: results of the HANE study. Brit. Med. J. 315: 154–159.

Staessen J.A., Fagard R., Thijs L., Celis H., Arabidze G.G. et al. (1997): Randomised double-blind comparison of placebo and active treatment for older patients with isolated systolic hypertension. The Systolic Hypertension in Europe (Syst-Eur) Trial Investigators. Lancet 350: 757–764

Thijs L., Fagard R., Lijnen P., Staessen J.A., Van Hoof R., Amery A. (1992): A meta-analysis of outcome trials in elderly hypertensives. J. Hypertension 10: 1103–1109.

WHO/ISH (1999): Guidelines for the Management of Hypertension. J. Hypertension 17: 151–183.

13

14. Antikoagulantien und Thrombozytenaggregationshemmer

ULRICH SCHWABE

Antikoagulantien und Thrombozytenaggregationshemmer werden in steigendem Umfang bei Thrombosen, Embolien und arteriellen Gefäßkrankheiten mit unterschiedlichen therapeutischen Schwerpunkten eingesetzt. Die akute Antikoagulation mit Heparin und die nachfolgende Gabe oraler Vitamin-K-Antagonisten ist die Standardtherapie für akute Venenthrombosen und Lungenembolien. Daneben werden orale Antikoagulantien zur Prophylaxe kardiogener Hirnembolien bei atrialen Thromben und bei arteriosklerotisch bedingten Karotisstenosen angewendet. Niedermolekulare Heparine werden überwiegend zur Prophylaxe thromboembolischer Komplikationen bei immobilisierten Patienten, aber auch zunehmend für die Therapie tiefer Venenthrombosen bei ambulanten Patienten eingesetzt.

Thrombozytenaggregationshemmer sind zur Primär- und Sekundärprophylaxe des Herzinfarkts und transienter ischämischer Attakken (TIA) bei Patienten mit zerebrovaskulären Durchblutungsstörungen indiziert. Wichtigster Vertreter dieser Gruppe ist Acetylsalicylsäure, die bereits in Dosen von 50–100 mg täglich eine irreversible Acetylierung der thrombozytären Cyclooxygenase auslöst und dadurch eine über Tage anhaltende Hemmung der Plättchenaggregation bewirkt. Unter speziellen Bedingungen werden die ADP-Rezeptorantagonisten Ticlopidin (*Tiklyd*) oder Clopidogrel (*Plavix, Iscover*) eingesetzt, die den thrombozytären ADP-Rezeptor irreversibel inaktivieren und damit die ADP-vermittelte Aggregation hemmen.

Die Verordnungen der Antikoagulantien und Thrombozytenaggregationshemmer haben 1999 erneut zugenommen (Tabellen 14.1 und 14.2). Auffällig ist die ungewöhnlich hohe Zunahme der Thrombozytenaggregationshemmer, die besonders bei der Darstellung des Zeitverlaufs der verordneten Tagesdosen (DDD) erkennbar wird (Abbildung 14.1). Dem Hausarzt wird insbesondere nach interventioneller Angioplastie in der Kardiologie häufig empfohlen, Antikoagulantien

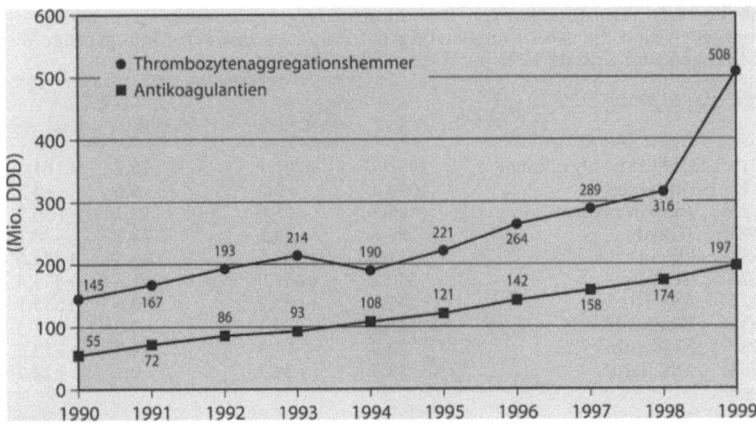

Abbildung 14.1: Verordnungen von Thrombozytenaggregationshemmern und Antikoagulantien 1990–1999. Gesamtverordnungen nach definierten Tagesdosen ab 1991 mit neuen Bundesländern.

Tabelle 14.1: Verordnungen von Antikoagulantien 1999. Angegeben sind die verordnungshäufigsten Präparate mit Verordnungsrang, Verordnungen und Umsatz 1999 im Vergleich zu 1998.

Rang	Präparat	Verordnungen in Tsd.	Änd. %	Umsatz Mio. DM	Änd. %
71	Marcumar	1370,5	+12,6	50,4	+12,2
410	Fraxiparin	429,4	+2,4	76,9	+20,2
449	MonoEmbolex	406,3	−12,5	61,7	−8,1
472	Falithrom	390,2	+19,8	14,0	+19,9
517	Clexane	357,9	+0,4	72,2	+4,9
773	Fragmin	240,5	+8,5	42,7	+9,7
1484	Clivarin	112,5	−5,4	11,6	+4,3
2103	Innohep	67,1	+145,6	11,0	+188,8
Summe		3374,5	+7,1	340,6	+9,7
Anteil an der Indikationsgruppe		92,9%		95,0%	
Gesamte Indikationsgruppe		3631,4	+8,0	358,4	+11,3

14

und Aggregationshemmer gleichzeitig zur Weiterbehandlung zu verordnen. Dies bedeutet ein erheblich erhöhtes Blutungsrisiko auch abhängig von der Grundkrankheit des Patienten (Hypertonie) und erfordert eine intensive ambulante Überwachung.

Tabelle 14.2: Verordnungen von Thrombozytenaggregationshemmern 1999.
Angegeben sind die verordnungshäufigsten Präparate mit Verordnungsrang, Verordnungen und Umsatz 1999 im Vergleich zu 1998.

Rang	Präparat	Verordnungen in Tsd.	Änd. %	Umsatz Mio. DM	Änd. %
19	HerzASS-ratiopharm	2452,2	+181,7	15,2	+161,5
117	Godamed	1031,4	+2,3	6,6	-3,5
123	Aspirin protect	1008,5	+15,6	12,2	+26,9
475	Tiklyd	389,8	-44,5	78,2	-38,1
581	Plavix	321,1	+703,5	96,5	+821,6
626	Iscover	300,2	+441,0	91,3	+474,4
1320	ASS-Isis	130,3	+503,2	0,6	+535,1
1334	Miniasal	128,6	-22,5	0,6	-37,3
1957	Asasantin	74,9	-14,3	4,9	-13,2
1988	ASS light	73,0	+24,7	0,4	+22,7
	Summe	5910,0	+52,3	306,5	+68,4
	Anteil an der Indikationsgruppe	99,3%		99,4%	
	Gesamte Indikationsgruppe	5950,7	+48,5	308,2	+66,0

Antikoagulantien

Vitamin-K-Antagonisten

Vitamin-K-Antagonisten bilden traditionell die Hauptgruppe der ambulant angewendeten Antikoagulantien. Als einziger Wirkstoff wird in Deutschland Phenprocoumon (*Marcumar, Falithrom*) häufig verordnet (Tabelle 14.3). Es hemmt die Vitamin-K-abhängige Synthese von Gerinnungsfaktoren (z.B. Prothrombin) in der Leber und führt damit zu einer verminderten Gerinnungsfähigkeit des Blutes als Thromboseschutz. Das Ausmaß der Wirkung wird durch individuelle Faktoren und durch zahlreiche Arzneimittelinteraktionen beeinflußt. Aus diesem Grunde und aufgrund der geringen therapeutischen Breite ist eine kontinuierliche Therapieüberwachung durch Messung der Thromboplastinzeit (Quick-Wert) erforderlich.

Der gemessene „Quick"-Wert (Thromboplastinzeit) soll in „INR" (International normalized ratio) umgerechnet werden, um einen allgemein gültigen Laborwert zu erhalten. Entsprechend der zu behandelnden Risikosituation wird der Patient möglichst konstant auf einen bestimmten Ziel-INR-Wertbereich nach den Leitlinien verschiedener Fachgesellschaften eingestellt. Diese Forderungen werden

Tabelle 14.3: Verordnungen von Antikoagulantien 1999. Angegeben sind die 1999 verordneten Tagesdosen, die Änderungen gegenüber 1998 und die mittleren Kosten je DDD 1999.

Präparat	Bestandteile	DDD in Mio.	Änderung in %	DDD-Kosten in DM
Vitamin-K-Antagonisten				
Marcumar	Phenprocoumon	126,4	(+13,5)	0,40
Falithrom	Phenprocoumon	37,1	(+19,1)	0,38
		163,5	(+14,7)	0,39
Niedermolekulare Heparine				
Fraxiparin	Nadroparin	7,3	(+17,1)	10,61
Clexane	Enoxaparin	7,1	(+1,7)	10,21
Mono Embolex	Certoparin	5,6	(−12,1)	10,94
Fragmin	Dalteparin	4,4	(+6,2)	9,59
Clivarin	Reviparin	1,5	(+4,5)	7,74
Innohep	Tinzaparin	1,1	(+182,9)	9,67
		27,1	(+5,7)	10,21
Summe		190,6	(+13,3)	1,79

in Deutschland zunehmend eingehalten. Dies hat zu einem erheblichen Rückgang gefährlicher Blutungskomplikationen (insbesondere der zerebralen Einblutungen bei Hypertoniepatienten) geführt. Auch die heute eingeführte Selbstkontrolle der Antikoagulantientherapie durch den Patienten hat das Ergebnis der oralen Antikoagulantientherapie optimiert, da er entsprechend geschult wird und häufig dann ebenso wie der behandelnde Arzt über die Gefahren der Therapie informiert ist.

Niedermolekulare Heparine

Niedermolekulare Heparine sind Heparinfragmente mit gerinnungshemmender Wirkung, die durch Fraktionierung oder Depolymerisierung aus nativem Heparin gewonnen werden. Das mittlere Molekulargewicht beträgt 4000–6000 Dalton im Vergleich zu 12000–15000 Dalton des unfraktionierten Standardheparins. Als erster Vertreter wurde 1985 Dalteparin (*Fragmin*) zur Antikoagulation bei der Hämodialyse zugelassen. Später folgten fünf weitere niedermolekulare

14

Heparine, die inzwischen alle zu den 2500 verordnungshäufigsten Arzneimitteln gehören (Tabelle 14.3). Für alle Präparate wurde bei der DDD-Berechnung die WHO-DDD von 3000 I.E. Anti-Xa-Wirksamkeit zugrundegelegt. Wegen der unterschiedlichen Herstellungsverfahren und der dadurch bedingten Aktivitätsunterschiede sind die mit einzelnen Substanzen erzielten Ergebnisse nicht ohne weiteres auf alle niedermolekularen Heparine übertragbar.

Niedermolekulare Heparine sind für die Thromboseprophylaxe bei Hochrisikopatienten mindestens genauso wirksam wie Standardheparine (Hirsh und Levine 1992). Gleiches gilt auch für die Initialbehandlung der tiefen Venenthrombose (Leizorovicz et al. 1992, Lensing et al. 1995). Bezüglich des Blutungsrisikos als wichtigster Nebenwirkung und der gefährlichen Heparin-induzierten Thrombozytopenie Typ II (HIT II) bestehen keine wesentlichen Unterschiede zwischen unfraktionierten und niedermolekularen Heparinen. Letztere scheinen zwar primär seltener die HIT II auszulösen, bei eingetretener Symptomatik bestehen allerdings häufig „Kreuzreaktionen" gegenüber den meisten niedermolekularen Heparinen außer gegenüber dem Heparinoid Danaparoid. Dagegen haben niedermolekulare Heparine mehrere Vorteile gegenüber den Standardheparinen. Ihre Bioverfügbarkeit beträgt 87–98 % und ist damit 3–6fach höher und wesentlich konstanter als bei Standardheparin, weshalb die gerinnungshemmende Wirkung besser voraussehbar ist. Die längere Halbwertszeit (2–3 Stunden) ermöglicht die einmal tägliche Gabe. Standarddosen zur Thromboseprophylaxe können im allgemeinen ohne Laborkontrollen angewendet werden.

Mit der einfacheren Handhabung sind die niedermolekularen Heparine auch für die Behandlung ambulanter Patienten einsetzbar. Für ausgewählte Patienten mit tiefen Venenthrombosen ist in zwei kontrollierten Studien gezeigt worden, daß die häusliche Behandlung mit niedermolekularen Heparinen genauso sicher und effektiv ist wie die stationäre Heparintherapie (Levine et al. 1996, Koopman et al. 1996). Bei dieser Indikation ist damit eine erhebliche Kostenreduktion trotz der 2–4fach höheren Kosten der niedermolekularen Heparine möglich. Mit einer geschätzten jährlichen Inzidenz der tiefen Venenthrombosen von 1 auf 1000 Einwohner benötigen in Deutschland etwa 80000 Patienten einen 5–10tägigen Krankenhausaufenthalt mit Kosten, die um ein Vielfaches höher liegen als die Kosten einer ambulanten Heparintherapie mit schätzungsweise 6 Mio. DM pro Jahr für diese Indikation.

Die Verordnungsdaten der niedermolekularen Heparine zeigen, daß 1998 in Deutschland 27 Mio. Tagesdosen verordnet wurden, was Verordnungskosten von 277 Mio. DM entspricht (Tabelle 14.3). Daraus geht zugleich hervor, daß nur ein relativ kleiner Prozentsatz auf die akute Therapie tiefer Venenthrombosen entfallen kann, während der Großteil dieser Verordnungen andere Indikationen der Heparintherapie betrifft. Eine zunehmende Rolle scheint dabei die ambulante Thromboseprophylaxe bei immobilisierten chirurgischen Patienten zu spielen. Bei Patienten mit Gipsverbänden an den Beinen traten nach Prophylaxe mit einem niedermolekularen Heparin keine tiefen Venenthrombosen im Vergleich zu 4 % in der Kontrollgruppe auf (Kock et al. 1995).

Damit liefert diese Arzneimittelgruppe ein weiteres Beispiel für den weltweit zu beobachtenden Trend von der stationären Therapie zur ambulanten Betreuung der Patienten. Aufgrund der mehrfachen Warnungen und Mitteilungen der Arzneimittelkommission der Deutschen Ärzteschaft hat sich die anfänglich hohe Letalität der gefährlichen Heparin-induzierten Thrombozytopenie Typ II (etwa 30 %) deutlich vermindert (5–8 %), da nunmehr die Symptomatik thromboembolischer Komplikationen mit Thrombozytenabfall unter Heparin frühzeitig erkannt, Heparin rechtzeitig abgesetzt und eine entsprechende Ersatzantikoagulation mit rekombinanten Hirudinen (Desirudin, Lepirudin) oder dem Heparinoid Danaparoid eingeleitet wird. Die Patienten erhalten einen entsprechenden Warnhinweis (Risikopaß) ausgehändigt.

14

Thrombozytenaggregationshemmer

Acetylsalicylsäure

Der Hauptteil der Verordnungen entfällt traditionell auf die Acetylsalicylsäure (Tabelle 14.4). Hier erscheinen allerdings nur solche Präparate, die als Indikation ausschließlich die Thrombozytenaggregationshemmung angeben. Daneben gibt es weitere Acetylsalicylsäurepräparate (*ASS-ratiopharm, ASS von ct, ASS-Hexal, ASS Stada*), die als Analgetika klassifiziert sind (siehe Kapitel 2), aber zu einem großen Teil als niedrig dosierte Arzneiformen von 100 mg verordnet werden. Diese niedrige Dosis wird vermutlich primär zur Hemmung der Thrombozytenaggregation eingesetzt, da sie für die Schmerz- und

Tabelle 14.4: Verordnungen von Thrombozytenaggregationshemmern 1999.
Angegeben sind die 1999 verordneten Tagesdosen, die Änderungen gegenüber
1998 und die mittleren Kosten je DDD 1999.

Präparat	Bestandteile	DDD in Mio.	Änderung in %	DDD-Kosten in DM
Acetylsalicylsäure				
HerzASS-ratiopharm	Acetylsalicylsäure	239,9	(+183,2)	0,06
Aspirin protect	Acetylsalicylsäure	93,7	(+16,7)	0,13
Godamed	Acetylsalicylsäure	86,2	(+3,8)	0,08
Miniasal	Acetylsalicylsäure	12,8	(−22,5)	0,04
ASS-Isis	Acetylsalicylsäure	12,6	(+512,0)	0,05
ASS light	Acetylsalicylsäure	7,0	(+24,3)	0,06
		452,2	(+66,1)	0,08
ADP-Rezeptorantagonisten				
Plavix	Clopidogrel	17,2	(+823,6)	5,62
Iscover	Clopidogrel	16,2	(+474,9)	5,62
Tiklyd	Ticlopidin	15,6	(−40,5)	5,01
		49,0	(+58,6)	5,42
Kombinationspräparate				
Asasantin	Acetylsalicylsäure Dipyridamol	2,1	(−13,2)	2,39
Summe		503,3	(+64,7)	0,61

Fiebertherapie bei Erwachsenen nicht ausreicht. Die 100 mg Tabletten dieser Präparate ergeben ca. weitere 500 Mio. Tagesdosen, so daß 1999 insgesamt etwa 950 Mio. DDD Acetylsalicylsäure zur Thrombozytenaggregationshemmung verordnet wurden. Das bedeutet, daß 1997 etwa 2,6 Millionen Patienten zur Herzinfarkt- und Schlaganfallprophylaxe mit niedrig dosierter Acetylsalicylsäure behandelt wurden. Für beide Indikationen ist der therapeutische Nutzen in zahlreichen Studien belegt und in Metaanalysen evaluiert worden (Antiplatelet Trialists' Collaboration 1994).

Asasantin ist eine Kombination aus Acetylsalicylsäure (330 mg/Tbl.) und Dipyridamol (75 mg/Tbl.). Die beiden Substanzen hemmen die Thrombozytenaggregation über unterschiedliche Mechanismen und sind damit grundsätzlich für eine Kombination geeignet. Trotz zahlreicher klinischer Studien sind die Belege für einen zusätzlichen antithrombotischen Effekt von Dipyridamol begrenzt. In zwei Myokardreinfarktstudien (PARIS I und PARIS II) hatte Dipyridamol keinen gesicherten zusätzlichen Effekt auf die bekannte Wirkung der Acetylsalicylsäure (The Persantine-Aspirin Reinfarction Study Research Group 1980, Klimt et al. 1986). Auch in einer Studie zur Sekundärprävention von transitorischen ischämischen Attacken war die Kombination der Acetylsalicylsäure nicht überlegen (Bousser et al. 1983). In einer neueren Studie mit erhöhter Dipyridamoldosis in retardierter Form wurde dagegen ein additiver Effekt der beiden Kombinationspartner auf die Sekundärprävention des Schlaganfalls beobachtet (Diener et al. 1996). Die Verordnungen von *Asasantin* sind weiter zurückgegangen (Tabelle 14.4) und betragen nur noch etwa 10 % der DDD-Werte vor zehn Jahren.

ADP-Rezeptorantagonisten

Ticlopidin (*Tiklyd*) wurde bereits 1980 als Thrombozytenaggregationshemmer zugelassen. Die Indikation war jedoch auf die Behandlung von Hämodialysepatienten mit Shuntkomplikationen bei Unverträglichkeit von Acetylsalicylsäure begrenzt. Erst 1993 wurde die Indikation auf die Sekundärprophylaxe von Schlaganfällen bei Acetylsalicylsäureunverträglichkeit erweitert, nachdem in kontrollierten Studien nachgewiesen war, daß Ticlopidin die Letalität bei dieser Indikation senkt und Acetylsalicylsäure überlegen ist (Gent et al. 1989, Hass et al. 1989). Therapeutisch bedeutsamer ist dagegen die Senkung koronarer Stentthrombosen durch gleichzeitige Gabe von Acetylsalicylsäure und Ticlopidin im Vergleich zu Acetylsalisylsäure allein (Leon et al. 1998). Die Ticlopidinprophylaxe ist jedoch mit dem Risiko schwerer Neutropenien belastet und muß daher regelmäßig durch Blutbildkontrollen überwacht werden. Bei rechtzeitigem Absetzen von Ticlopidin ist die Neutropenie reversibel, und somit kann die häufig letal endende Agranulozytose vermieden werden. Die Verordnungen sind 1999 erheblich zurückgegangen (Tabelle 14.4).

Clopidogrel (*Iscover, Plavix*) wurde im Juli 1998 als zweiter ADP-Rezeptorantagonist eingeführt und erschien nach einem enormen Verordnungsanstieg 1999 erstmals unter den häufig verordneten Arzneimitteln (Tabelle 14.4). Clopidogrel ist vor allem bezüglich hämatologischer Nebenwirkungen besser verträglich als Ticlopidin, zeigt aber im Vergleich zu Acetylsalicylsäure nur eine marginale Überlegenheit. In einer großen Studie zur Sekundärprävention ischämischer Ereignisse an 19185 Patienten betrug das jährliche Risiko für Schlag-

14

anfall, Myokardinfarkt oder vaskulär bedingte Todesfälle mit Clopidoprel 5,32 % und mit Acetylsalicylsäure 5,82 % (CAPRIE Steering Committee 1996). Die Gesamtletalität änderte sich dagegen nicht signifikant. In der anschließenden Diskussion ist daher wiederholt die Fragestellung der CAPRIE-Studie kritisiert worden, weil nur eine Kombination der beiden Thrombozytenhemmer erfolgversprechend gewesen wäre (Born und Collins 1997). Clopidogrel wird daher heute in erster Linie als Alternative für Ticlopidin zur Prävention koronarer Stentthrombosen eingesetzt (Moussa et al. 1999). Zur Prävention thromboembolischer Ereignisse bei Schlaganfall- und Herzinfarktpatienten wird dagegen eindeutig Acetylsalicylsäure der Vorzug gegeben, wenn Wirksamkeit, Sicherheit und Kosten verglichen werden (Gorelick et al. 1999). Auch in Deutschland liegen die Tagestherapiekosten von Clopidogrel etwa 100fach höher als von Acetylsalicylsäure (Tabelle 14.4).

Glykoproteinrezeptorantagonisten

In letzter Zeit wurden in der interventionellen Kardiologie zur Rethromboseprophylaxe von Stents zunehmend Glykoproteinrezeptorantagonisten in die Therapie eingeführt. Sie vermindern die Bindung von Fibrinogen mit den in der Plättchenmembran lokalisierten Glykoproteinrezeptoren (überwiegend IIb/IIIa) der aktivierten Plättchen und verhüten damit thromboembolische Komplikationen, z.B. im Bereich der Koronararterien. Neben dem monoklonalen Antikörper Abciximab (*Reo-Pro*) werden auch kleinmolekulare Peptide angewendet (z.B. Tirofiban). Die Rezeptorantagonisten haben eine geringe therapeutische Breite und führen zu erhöhtem Blutungsrisiko, insbesondere da gleichzeitig Heparin und andere Aggregationshemmer (Acetylsalicylsäure, Clopidogrel oder Ticlopidin) verabreicht werden. Diese Patienten bedürfen einer besonders sorgfältigen Überwachung in der Praxis nach Entlassung aus der Klinik wegen der erheblichen Blutungsneigung. Unter Abciximab (*Reo-Pro*) werden auch ausgeprägte Thrombozytopenien (3 %) beobachtet (Wenzel et al. 1999).

Literatur

Antiplatelet Trialists' Collaboration (1994): Collaborative overview of randomised trials of antiplatelet therapy–I: Prevention of death, myocardial infarction, and stroke by prolonged antiplatelet therapy in various categories of patients. Brit. Med. J. 308: 81–106.

Born G.V.R., Collins R. (1997): Aspirin versus clopidogrel: the wrong question? Lancet 349: 806–807.

Bousser M.G., Eschwege E., Haguenau M., Lefauconnier J.M., Thibult N. et al. (1983): „AICLA" controlled trial of aspirin and dipyridamole in the secondary prevention of athero-thrombotic cerebral ischemia. Stroke 14: 5–14.

CAPRIE Steering Committee (1996): A randomised, blinded, trial of clopidogrel versus aspirin in patients at risk of ischaemic events (CAPRIE). Lancet 348: 1329–1339.

Diener H.C., Cunha L., Forbes C., Sivenius J., Smets P., Lowenthal A. (1996): European Stroke Prevention Study. 2. Dipyridamole and acetylsalicylic acid in the secondary prevention of stroke. J. Neurol. Sci. 143: 1–13.

Enserink M. (1996): Fraud and ethics charges hit stroke drug trial. Science 274: 2004–2005.

Gent M., Blakely J.A., Easton J.D., Ellis D.J., Hachinski V.C. et al. (1989): The Canadian American Ticlopidine Study (CATS) in thromboembolic stroke. Lancet I: 1215–1220.

Gorelick P.B., Born G.V.R., d'Agostino R.B., Hanley D.F. Jr., Moye L., Pepine C.J. (1999): Therapeutic benefit. Aspirin revisited in light of the introduction of clopidogrel. Stroke 30: 1716–1721.

Hass W.K., Easton J.D., Adams H.P. Jr., Pryse-Phillips W., Molony B.A. et al. (1989): A randomized trial comparing ticlopidine hydrochloride with aspirin for the prevention of stroke in high-risk patients. Ticlopidine Aspirin Stroke Study Group. N. Engl. J. Med. 321: 501–507.

Hirsh J., Levine M.N. (1992): Low molecular weight heparin. Blood 79: 1–17.

Klimt C.R., Knatterud G.L., Stamler J., Meier P. (1986): Persantine-aspirin reinfarction study. Part II. Secondary coronary prevention with persantine and aspirin. J. Am. Coll. Cardiol. 7: 251–269.

Kock H.-J., Schmit-Neuerburg K.P., Hanke J., Rudofsky G., Hirche H. (1995): Thromboprophylaxis with low-molecular-weight heparin in outpatients with plaster-cast immobilisation of the leg. Lancet 346: 459–461.

Koopman M.M.W., Prandoni P., Piovella F., Ockelford P.A., Brandjes D.P.M. et al. (1996): Treatment of venous thrombosis with intravenous unfractionated heparin administered in the hospital as compared with subcutaneous low-molecular-weight heparin administered at home. N. Engl. J. Med. 334: 682–687.

Leizorovicz A., Haugh M.C., Chapuis F.-R., Samama M.M., Boissel J.-P. (1992): Low molecular weight heparin in prevention of perioperative thrombosis. Brit. Med. J. 305: 913–920.

Lensing A.W.A., Prins M.H., Davidson B.L., Hirsh J. (1995): Treatment of deep venous thrombosis with low-molecular-weight heparins: a meta-analysis. Arch. Intern. Med. 155: 601–607.

Leon M.B., Baim D.S., Popma J.J., Gordon P.C., Cutlip D.E., Ho K.K.L. et al. (1998): A clinical trial comparing three antithrombotic-drug regimens after coronary-artery stenting. N. Engl. J. Med. 339: 1665–1671.

Levine M., Gent M., Hirsh J., Leclerc J., Anderson D. et al. (1996): A comparison of low-molecular-weight heparin administered primarily at home with unfractionated heparin administered in the hospital for proximal deep-vein thrombosis. N. Engl. J. Med. 334: 677–681.

14

Moussa I., Oetgen M., Roubin G., Colombo A., Wang X., Iyer S. et al. (1999): Effectiveness of clopidogrel and aspirin versus ticlopidine and aspirin in preventing stent thrombosis after coronary stent implantation. Circulation 99: 2364–2366.
The Persantine-Aspirin Reinfaction Study Research Group (1980): Persantine and aspirin in coronary heart disease. Circulation 62: 449–461.
Wenzel E., Keller-Stanislawski B., Tiaden J.D., Mörsdorf S., Pindur G., Graul A., Seyfert U.T. (1999): Antithrombotische, blutstillende und antianämische Mittel. In: Müller-Oerlinghausen B. et al. (Hrsg.): Handbuch der unerwünschten Arzneimittelwirkungen. Urban & Fischer, München.

14

15. Antimykotika

UWE FRICKE

Pilzinfektionen werden klinisch-diagnostisch und therapeutisch nach ihrer Lokalisation und der Art der Erreger unterschieden. Am häufigsten sind oberflächliche Mykosen der Haut und Hautanhangsorgane sowie der Schleimhäute. Organmykosen sind in unseren Breiten deutlich seltener, gewinnen aber bei Patienten mit erworbener Immunschwäche (AIDS) zunehmend an Bedeutung und sind auch im Rahmen einer immunsuppressiven Therapie zu beachten. Für Risikopatienten kann ferner auch die kommensale intestinale Mykoflora eine potentielle Gefahrenquelle sein. Ohne therapeutische Konsequenz ist sie jedoch – wie auch die übrige standorttypische kommensale Mikroflora – bei immunkompetenten Patienten. So läßt sich weder ein Zusammenhang zwischen einer Candidabesiedlung im Darm und Störungen wie Blähungen, Verdauungsbeschwerden, Roemheld-Syndrom, Herzbeschwerden, körperliche Schwäche, Ermüdbarkeit, Kopfschmerzen, Gelenkschmerzen, depressive Verstimmung etc. (in den 80er Jahren auch als „Candidiasis hypersensitivity Syndrome" beschrieben, und heute als „Mykophobie" bezeichnet) wissenschaftlich belegen, noch ist eine Eradikation der Hefepilze notwendig und möglich (Müller 1993, Rösch 1996, Scheurlen 1996, Seebacher 1996, Knoke 1998, Bernhardt 1998).

Dermatomykosen werden durch Dermatophyten, Hefen und andere Sproßpilze sowie durch Schimmelpilze ausgelöst. Eine herabgesetzte Immunabwehr oder ein Diabetes mellitus können begünstigend wirken. Auch eine Schädigung des Hautmilieus oder begleitend gegebene Arzneimittel wie Antibiotika, Glucocorticoide oder Immunsuppressiva können die Infektion fördern. Glucocorticoide verschleiern darüber hinaus das klinische Bild (Steigleder 1993).

Entsprechend der Bedeutung von Pilzinfektionen der Haut und Schleimhäute werden fast 90 % der Antimykotika als Lokaltherapeutika verordnet (Abbildung 15.1). Nystatin und Miconazol werden dar-

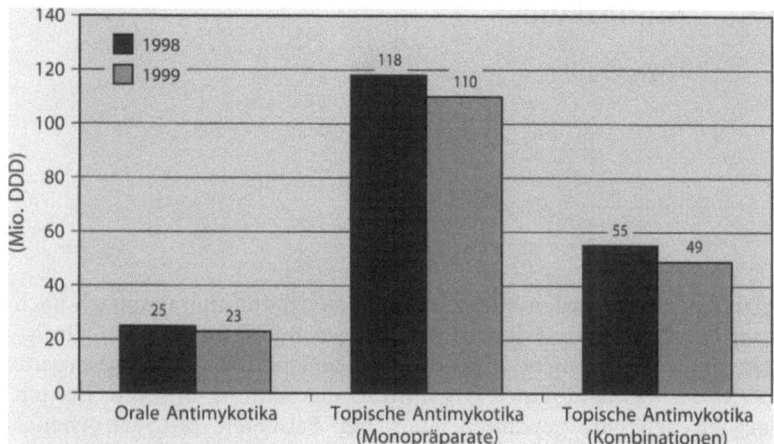

Abbildung 15.1: Verordnungen von Antimykotika 1999. DDD der 2500 meistverordneten Arzneimittel.

über hinaus auch bei orointestinalen Candidainfektionen eingesetzt. Zur Behandlung von Organmykosen wie Aspergillose, Candidose, Kryptokokkose, Sporotrichose, Histoblastose oder Blastomykose steht mit Amphotericin B, Flucytosin, Ketoconazol, Fluconazol und Itraconazol nur ein begrenztes medikamentöses Arsenal zur Verfügung.

Die Azolantimykotika Fluconazol und Itraconazol sind in oraler Darreichungsform – sofern eine lokale Therapie nicht anspricht – auch bei Pilzinfektionen der Haut und Hautanhangsgebilde (Haare, Nägel) sowie bei chronisch-rezidivierenden Vaginalmykosen indiziert. Ketoconazol spielt infolge gravierender hepatotoxischer Nebenwirkungen heute praktisch keine Rolle mehr (Hecker 1997, Niewerth und Korting 2000). Darüber hinaus kann zur oralen Behandlung von Dermatophytosen der Haut und Nägel auch Terbinafin eingesetzt werden. Das lange Jahre als Standard geltende, letztlich aber therapeutisch enttäuschende Griseofulvin ist dagegen durch die neueren Antimykotika fast vollständig verdrängt worden und wird mangels therapeutischer Alternativen – Fluconazol, Itraconazol und Terbinafin sind (bisher) nur zur Anwendung beim Erwachsenen zugelassen – lediglich noch bei Kindern eingesetzt (Hecker 1997, Friedlander und Suarez 1998, Gupta und Shear 1999, Howard und Frieden 1999, Niewerth und Korting 2000).

Orale Antimykotika werden insbesondere bei großflächigen bzw. häufig rezidivierenden Pilzinfektionen der Haut und Hautanhangsgebilde sowie bei opportunistischen Infektionen bei immundefizienten Patienten eingesetzt. Zusätzlich können ggfs. topische Antimykotika nützlich sein. Nachteilig sind die z.T. gravierenden unerwünschten Wirkungen der oralen Antimykotika. Bei den neueren Substanzen fehlen noch ausreichende Langzeiterfahrungen. Günstiger ist das therapeutische Spektrum dagegen bei den topischen Arzneimitteln, vor allem durch die Entwicklung sogenannter Breitbandantimykotika (Kauffman und Carver 1997, Gupta et al. 1998, Scholz und Schwabe 2000).

Verordnungsspektrum

Antimykotika wurden 1999 erneut insgesamt seltener verordnet als im Vorjahr (Tabelle 15.1). Dennoch sind 12 neue Fertigarzneimittel hinzugekommen, da die Analyse der ärztlichen Verordnungen neuerdings auf die 2500 meistverordneten Fertigarzneimittel ausgedehnt wurde. Damit werden 99,2 % aller in 1999 verordneten Antimykotika erfaßt. Unter den oralen Antimykotika sind *Infectosoor Mundgel* als Miconazol-haltige Zubereitung und *Nystatin Stada* hinzugekommen. Unter den topischen Monopräparaten finden sich mit *Mycofug, cutistad, Bifomyk, Mykontral* und *Micotar Creme* fünf weitere Azolantimykotika. Unter den topischen Kombinationspräparaten sind schließlich mit *Candio-Hermal Plus, Nystaderm-comp.* und *Vobaderm* drei weitere Corticosteroid-haltige und mit *Penanyst* und *Infectosoor Zinksalbe* zwei Zinkoxid-haltige Antimykotika hinzugekommen.

15

Orale Antimykotika

Azolantimykotika werden innerhalb dieses Marktsegments nach definierten Tagesdosen (DDD) am häufigsten verordnet (Tabelle 15.2). Wie in den Vorjahren ist *Sempera* – trotz deutlichen Rückgangs – das meistverordnete Präparat dieser Stoffklasse. Auch die übrigen Azolantimykotika haben abgenommen. Lediglich *Micotar Mundgel* und *Infectosoor Mundgel* wurden gegenüber dem Vorjahr häufiger verordnet. Steigerungen verzeichneten – bei sonst rückläufiger Verschreibungspraxis – auch die Nystatin-haltigen Präparate *Nystaderm*

Tabelle 15.1: Verordnungen von Antimykotika 1999. Angegeben sind die verordnungshäufigsten Präparate mit Verordnungsrang, Verordnungen und Umsatz 1999 im Vergleich zu 1998.

Rang	Präparat	Verordnungen		Umsatz	
		in Tsd.	Änd. %	Mio. DM	Änd. %
101	Batrafen Creme etc.	1107,6	+4,1	42,6	+9,0
232	Fungizid-ratioph. Creme etc.	651,5	+5,9	6,2	+5,3
270	Baycuten	592,4	−13,0	19,7	−10,1
358	Decoderm tri	478,1	−5,6	13,9	−3,8
367	Lotricomb	465,8	−8,6	18,2	−6,1
396	Terzolin	440,3	−28,2	13,8	−29,4
433	Multilind Heilpaste	414,4	−11,8	10,6	−15,3
458	Sempera	400,4	−8,6	101,5	−7,4
502	Mykundex Heilsalbe	373,3	−13,9	6,9	−14,6
562	Lamisil Tabletten	332,8	+0,1	76,9	+10,7
638	Epi-Pevaryl Creme etc.	293,6	−3,4	7,8	−4,6
706	Fungata	263,5	−6,8	7,6	−6,7
722	Canifug-Creme etc.	260,0	−2,6	2,8	−6,4
824	Epipevisone	224,8	−5,1	5,9	+2,7
967	Canesten	189,9	−18,2	2,1	−22,7
974	Mycospor Creme etc.	187,6	−18,1	4,2	−17,5
985	Nystatin Lederle Filmtab. etc.	184,1	−20,3	6,6	−28,0
1003	Candio-Hermal Creme etc.	180,9	−12,7	3,3	−13,4
1022	Mykoderm	176,2	+98,5	2,1	+90,6
1070	Loceryl	166,2	−8,7	16,2	−8,6
1082	Mykundex Drag. etc.	163,2	−5,6	4,3	−16,8
1114	Clotrimazol AL	158,7	+51,3	1,0	+58,6
1118	Daktar Mundgel	158,5	−2,5	2,7	−3,1
1216	Mykohaug C Creme	143,5	+22,9	1,0	+24,2
1247	Mykosert	139,1	+46,7	2,9	+48,3
1270	Antifungol Creme etc.	137,1	−1,3	1,4	+2,0
1345	Nystaderm Creme/Paste	126,9	+3,7	2,1	+4,7
1357	Lederlind Heilpaste	125,7	−23,8	2,7	−22,4
1362	Cloderm	125,3	+7,5	2,5	+4,0
1392	clotrimazol v. ct Creme etc.	121,7	+5,5	1,2	+7,0
1489	Biofanal Drag. etc.	111,9	−17,2	5,6	−18,2
1508	Nystaderm Filmtbl. etc.	110,2	−7,5	4,1	−16,4
1645	Nystalocal	98,1	−0,1	3,2	+1,6
1664	Diflucan/-Derm	96,7	−20,6	45,5	+6,6
1678	Micotar Mundgel	95,2	+3,7	1,2	+3,6
1770	Siros	87,6	−16,3	3,6	−11,4
1771	Mycospor Nagelset	87,6	−10,2	4,6	−7,8
1775	Fungisan	87,3	−5,7	1,4	−5,7
1788	Lamisil Creme	86,1	−21,3	1,8	−21,5
1841	Travocort	83,4	−21,5	2,2	−20,5
1863	Exoderil	81,4	−18,4	2,1	−19,8
1872	Nystatin Lederle Creme etc.	80,8	−18,9	1,8	−15,1
1903	Infectosoor Zinksalbe	78,7	+22,2	1,3	+30,6
1934	Myko Cordes Creme etc.	76,6	−9,5	1,0	−11,6
1942	Daktar Creme etc.	76,1	+3,4	1,8	−5,6

15

Antimykotika   199

Tabelle 15.1: Verordnungen von Antimykotika 1999 (Fortsetzung). Angegeben sind die verordnungshäufigsten Präparate mit Verordnungsrang, Verordnungen und Umsatz 1999 im Vergleich zu 1998.

Rang	Präparat	Verordnungen in Tsd.	Änd. %	Umsatz Mio. DM	Änd. %
1959	Nizoral Creme	74,8	−9,0	1,1	−7,9
2025	Azutrimazol Creme	70,8	−13,9	0,7	−12,7
2067	Zalain	68,9	−9,9	1,6	−5,9
2125	Candio-Hermal Drag. etc.	66,2	−16,3	1,7	−21,1
2142	Nystatin Stada	65,6	+11,3	3,2	+9,4
2184	Nystaderm Mundgel	62,9	+21,7	0,9	+26,9
2295	Infectosoor Mundgel	57,2	+22,6	0,9	+22,7
2299	Penanyst	57,0	−7,8	0,7	−6,8
2339	Nystaderm-comp.	55,2	+19,8	1,2	+14,5
2400	Bifomyk	52,7	+24,4	0,7	+16,2
2410	Mykontral	52,1	−21,1	1,4	−21,2
2413	Micotar Creme	52,1	+39,1	0,8	+46,7
2415	Vobaderm	52,0	(neu)	0,7	(neu)
2451	cutistad	50,2	+3,2	0,5	−0,9
2455	Mycofug	50,0	+0,5	0,6	−0,2
2458	Candio-Hermal Plus	49,8	−15,6	1,8	−17,5
	Summe	11058,5	−4,8	490,7	−3,4
	Anteil an der Indikationsgruppe	99,2%		99,5%	
	Gesamte Indikationsgruppe	11151,6	−4,7	493,1	−3,2

Mundgel und *Nystatin Stada*. Meistverordnetes Einzelpräparat unter den oralen Antimykotika ist jedoch – bei nur leicht verändertem Verordnungsverhalten – *Lamisil*.

Die Azolantimykotika haben ein breites Wirkungsspektrum, das nahezu alle menschen- und tierpathogenen Pilze umfaßt. Ihr Wirkungstyp ist fungistatisch. Fluconazol und Itraconazol werden hauptsächlich bei Systemmykosen, z.B. Candidosen oder Kryptokokken-Meningitis, eingesetzt, Fluconazol bei AIDS-Patienten zur Vermeidung von Rezidiven auch prophylaktisch. Beide Azolantimykotika können – sofern eine topische Behandlung nicht wirksam ist – auch bei vulvovaginaler Candidose sowie bei Dermatomykosen angewandt werden. Itraconazol ist darüber hinaus bei Onychomykosen indiziert (Grant und Clissold 1989, Grant und Clissold 1990, Goa und Barradell 1995, Haria et al. 1996). Es ist dann wirksamer als Griseofulvin und hat dieses als Mittel der Wahl abgelöst (Gupta und Shear 1999, Niewerth und Korting 2000). Als äquipotent gilt auch das Allylaminderivat Terbinafin (siehe unten). Unter Nutzen-Risiko-Aspekten beson-

15

Tabelle 15.2: Verordnungen oraler Antimykotika 1999. Angegeben sind die 1999 verordneten Tagesdosen, die Änderungen gegenüber 1998 und die mittleren Kosten je DDD 1999.

Präparat	Bestandteile	DDD in Mio.	Änderung in %	DDD-Kosten in DM
Azolantimykotika				
Sempera	Itraconazol	4,9	(−9,4)	20,57
Diflucan/-Derm	Fluconazol	2,1	(−11,1)	21,72
Daktar Mundgel	Miconazol	0,4	(−3,4)	7,34
Micotar Mundgel	Miconazol	0,2	(+3,7)	5,65
Fungata	Fluconazol	0,2	(−6,8)	38,54
Siros	Itraconazol	0,2	(−16,3)	20,65
Infectosoor Mundgel	Miconazol	0,1	(+22,4)	7,49
		8,1	(−9,1)	20,11
Nystatin				
Nystatin Stada	Nystatin	1,4	(+8,7)	2,25
Biofanal Drag. etc.	Nystatin	1,4	(−18,2)	3,99
Nystatin Lederle Filmtab. etc.	Nystatin	1,3	(−30,7)	4,89
Nystaderm Filmtbl. etc.	Nystatin	1,2	(−18,6)	3,55
Mykundex Drag. etc.	Nystatin	1,0	(−22,9)	4,39
Nystaderm Mundgel	Nystatin	0,4	(+23,9)	2,37
Candio-Hermal Drag. etc.	Nystatin	0,3	(−25,8)	6,32
		7,0	(−16,4)	3,79
Andere orale Antimykotika				
Lamisil Tabletten	Terbinafin	7,9	(−0,3)	9,70
Summe		23,0	(−8,7)	11,57

15

ders günstig wird die sog. intermittierende Pulstherapie eingeschätzt. Dabei führt die Gabe von 2mal 200 mg/d Itraconazol jeweils über eine Woche pro Monat bei einer Behandlungsdauer von insgesamt 2–3 Monaten (ausschließlicher Befall der Fingernägel) bzw. 3–4 Monaten (Zehennagelbefall) zu vergleichbaren klinischen Ergebnissen wie die kontinuierliche Gabe des Antimykotikums (Hecker 1997, Gupta und Shear 1999, Niewerth und Korting 2000). Ähnliche Erfolge wurden sind bei gleichem Therapieschema mit der intermittierenden Gabe von Terbinafin (2mal 250 mg/d) erzielt worden. Eine endgültige Beurteilung steht jedoch noch aus. Zur Zeit wird der kontinuierlichen Gabe von Terbinafin der Vorzug gegeben (Gupta und Shear 1999). Diese ist nach einer neueren Studie auch wirksamer als die intermittierende Applikation von Itraconazol (Evans et al. 1999). Eine systemische Behandlung von Onychomykosen ist erforderlich bei Pilzbefall der Nagelmatrix sowie einem Nagelbefall von mehr als 30–50 % (Abeck et al. 1996).

Aufgrund ihrer günstigeren Nutzen-Risiko-Relation haben die neueren oralen Azolantimykotika das potentiell hepatotoxische Ketoconazol – als Ursache wird eine Überempfindlichkeit (Idiosynkrasie) diskutiert – inzwischen weitgehend verdrängt. Leberschäden wurden nach der Markteinführung jedoch auch unter Fluconazol und Itraconazol beobachtet. In seltenen Fällen wurde auch über schwere Hautreaktionen (Lyell-Syndrom, Stevens-Johnson-Syndrom) sowie Interaktionen u.a. mit Astemizol, Terfenadin und Cisaprid und damit verbundene schwerwiegende ventrikuläre Rhythmusstörungen berichtet. Endokrine Störungen fehlen dagegen unter Fluconazol und Itraconazol oder sind zumindest deutlich seltener als unter Ketoconazol. Auch das Risiko von Arzneimittelwechselwirkungen scheint zumindest für Fluconazol geringer zu sein (Amichai und Grunwald 1998, Dinnendahl und Fricke 1999, Venkatakrishnan et al. 2000).

Miconazol (*Daktar, Micotar, Infectosoor*) ist aufgrund seiner geringen Bioverfügbarkeit (ca. 25 %) in oraler Darreichungsform nur zur Behandlung von Hefeinfektion der Mundhöhle und (allenfalls bei abwehrgeschwächten Patienten) des Gastrointestinaltrakts geeignet. Zu beachten ist, daß Mundgele und Tabletten/Dragees/Suspension aufgrund unterschiedlicher definierter Tagesdosen (DDD) für die Anwendung in der Mundhöhle und im Gastrointestinaltrakt erstmals getrennt aufgeführt werden. Die DDD-Kosten sind daher nicht immer mit denjenigen des Vorjahres vergleichbar. Ging man aufgrund der geringen Resorption bisher von weitgehend fehlenden systemischen Nebenwirkungen aus, deutet ein kürzlich publizierter Fallbericht auch in dieser Darreichungsform auf eine bei systemischer Applikation bereits bekannte Interaktion mit oralen Antikoagulantien und eine damit verbundene erhöhte Blutungsneigung hin (Ariyaratnam et al. 1997). Als Mittel der Wahl bei Mund- und Darmsoor gilt allerdings Nystatin (Steigleder 1993, Powderly et al. 1999, Scholz und Schwabe 2000).

Terbinafin (*Lamisil*) gehört wie Naftifin (siehe *Lokale Antimykotika*) zur Gruppe der Allylamine, ist im Gegensatz zu diesem aber lokal und oral einsetzbar. Allylamine besitzen ein ähnlich breites Wirkungsspektrum wie die Azolantimykotika. Der Wirkungstyp ist gegenüber Dermatophyten und Schimmelpilzen fungizid, gegenüber Candida albicans fungistatisch. Leichte Vorteile gegenüber den Azolantimykotika ergeben sich bei Infektionen mit Dermatophyten und

15

Schimmelpilzen. Hefen sind weniger empfindlich, daher ist Terbinafin bei Candidosen *oral* nicht wirksam und in dieser Darreichungsform nur zugelassen zur Behandlung von Dermatophyteninfektionen der Füße und des Körpers sowie der Finger- und Zehennägel. In topischer Darreichungsform kann Terbinafin auch bei Candidosen und Pityriasis versicolor eingesetzt werden (siehe *Lokale Antimykotika*). Bei Dermatophyteninfektionen ist Terbinafin anderen Antimykotika wie Ketoconazol, Itraconazol und Griseofulvin klinisch zumindest äquivalent. Bei Onychomykosen ist es Griseofulvin dagegen überlegen und Itraconazol klinisch etwa gleichwertig. Wie dieses kann es intermittierend eingesetzt werden (siehe oben). Auffällig sind insbesondere die relativ schnelle Abheilung unter Terbinafin und eine vergleichsweise geringe Rezidivrate. Letztere beruht möglicherweise auf der hohen Konzentration im Nagelkeratin und der langsamen Rückverteilung aus dem Gewebe. Dies würde auch die nach Absetzen von Terbinafin weiter zunehmende Heilungsrate erklären. Relativ häufig sind gastrointestinale Beschwerden wie Völlegefühl, Übelkeit, Bauchschmerzen und Durchfall. Auch Hautreaktionen mit Exanthemen und Urtikaria sowie selten Erythema exsudativum multiforme, Stevens-Johnson-Syndrom und toxische epidermale Nekrolyse bzw. Lyell-Syndrom sind beschrieben. Ferner wurden Transaminasenanstiege, Hepatitis und Leberschäden beobachtet. Besonders störend sind lange anhaltende, wenngleich reversible Geschmacksveränderungen bis hin zu vollständigem Geschmacksverlust sowie ebenfalls reversible Störungen des Farbsinns (Gupta et al. 1994, Roberts 1994, Haneke et al. 1995, Haria et al. 1996, Gupta et al. 1996, Hecker 1997, Gupta und Shear 1999, McClellan et al. 1999, Dinnendahl und Fricke 1999).

Nystatin besitzt nur ein schmales Wirkungsspektrum und erfaßt im wesentlichen Candidaarten. Der Wirkungstyp ist fungistatisch. Nystatin-haltige Präparate (Tabelle 15.2) werden kaum resorbiert und wirken daher ausschließlich lokal. Hauptanwendungsgebiete sind oro-intestinale Candidainfektionen. Unerwünschte Wirkungen sind selten und bestehen im wesentlichen in gastrointestinalen Störungen (Gupta et al. 1994, Schäfer-Korting et al. 1996, Scholz und Schwabe 2000).

Lokale Antimykotika

Monopräparate

Bei insgesamt rückläufigen Verordnungen sind unter den Monopräparaten lediglich Clotrimazol- und Nystatin-haltige Fertigarzneimittel etwas häufiger verordnet worden als im Vorjahr (Tabelle 15.3). Einen überdurchschnittlichen Zuwachs haben unter den Clotrimazol-haltigen Lokalantimykotika vor allem *Clotrimazol AL* und *Mycohaug C* erfahren. Beide sind innerhalb dieses Marktsegments die preisgünstigsten Fertigarzneimittel. Auch *Cloderm*, das wie *Terzolin* z.B. bei Pityriasis versicolor und seborrhoischer Dermatitis als Waschlösung eingesetzt wird, ist in dieser Darreichungsform vergleichsweise preisgünstig. Die in Tabelle 15.3 angegebenen DDD-Kosten beruhen auf einer mittleren DDD für Clotrimazol von 20 mg und sind daher höher, als sich aus den individuellen Dosierungsempfehlungen des Herstellers errechnet.

Unter den anderen Azolantimykotika wurde erneut *Mykosert* häufiger verordnet als im Vorjahr. Es enthält wie *Zalain* das 1995 erstmals in den Markt eingeführte Azolantimykotikum Sertaconazol. Erkennbare Vorteile gegenüber anderen Vertretern dieser Stoffklasse ergeben sich nicht, preislich liegt es allerdings deutlich über dem Durchschnitt der Gruppe. Erstmals vertreten sind *Micotar* und *Bifomyk*. Sie enthalten Miconazol bzw. Bifonazol und sind z.T. erheblich preiswerter als die entsprechenden Erstausbieter-Präparate *Daktar* bzw. *Mycospor*.

Unter den Nystatin-haltigen Lokaltherapeutika hat erneut *Mykoderm* überdurchschnittlich zugenommen. Es ist – wie im Vorjahr[1] – der derzeit preiswerteste Vertreter dieses Marktsegments. Andere topische Antimykotika haben bis auf Batrafen wieder etwas abgenommen.

Prinzipiell können alle Lokalantimykotika bei Pilzerkrankungen der Haut eingesetzt werden, wenn auch – je nach Wirkungsspektrum der Substanzen – die individuellen Anwendungsgebiete graduell voneinander abweichen und die möglicherweise unterschiedliche Verträglichkeit des jeweiligen Trägers zu berücksichtigen ist. So ist das Polyenantibiotikum Nystatin primär nur bei Candidamykosen indiziert,

15

---

[1] Bedingt durch eine 1998 vorgenommene Änderung der Fertigarzneimittelbezeichung und eine damit verbundene Preissenkung sind die DDD-Kosten für *Mykoderm* im Arzneiverordnungs-Report 1999 fehlerhaft berechnet worden.

Tabelle 15.3: Verordnungen topischer Antimykotika 1999 (Monopräparate).
Angegeben sind die 1999 verordneten Tagesdosen, die Änderungen gegenüber
1998 und die mittleren Kosten je DDD 1999.

Präparat	Bestandteile	DDD in Mio.	Änderung in %	DDD-Kosten in DM
Clotrimazol				
Fungizid-ratioph. Creme etc.	Clotrimazol	11,4	(+6,5)	0,55
Canifug-Creme etc.	Clotrimazol	4,4	(−9,2)	0,63
Cloderm	Clotrimazol	4,2	(+3,1)	0,60
Canesten	Clotrimazol	2,9	(−18,8)	0,73
Clotrimazol AL	Clotrimazol	2,7	(+51,1)	0,39
Mykohaug C Creme	Clotrimazol	2,5	(+25,2)	0,41
Antifungol Creme etc.	Clotrimazol	2,4	(+2,9)	0,59
clotrimazol v. ct Creme etc.	Clotrimazol	2,2	(+7,5)	0,53
Myko Cordes Creme etc.	Clotrimazol	1,6	(−10,5)	0,63
Azutrimazol Creme	Clotrimazol	1,3	(−11,5)	0,55
Mycofug	Clotrimazol	0,9	(+7,3)	0,65
cutistad	Clotrimazol	0,7	(+2,8)	0,69
		37,3	(+2,9)	0,57
Andere Azolantimykotika				
Terzolin	Ketoconazol	18,2	(−30,0)	0,76
Mycospor Creme etc.	Bifonazol	5,7	(−17,7)	0,75
Epi-Pevaryl Creme etc.	Econazol	4,3	(+0,4)	1,81
Fungisan	Omoconazol	3,4	(−6,1)	0,40
Mykosert	Sertaconazol	2,0	(+48,4)	1,43
Daktar Creme etc.	Miconazol	1,3	(−8,7)	1,45
Bifomyk	Bifonazol	1,1	(+13,9)	0,64
Zalain	Sertaconazol	1,1	(−5,3)	1,40
Nizoral Creme	Ketoconazol	1,0	(−7,9)	1,16
Mykontral	Tioconazol	1,0	(−21,9)	1,42
Micotar Creme	Miconazol	0,8	(+45,5)	0,93
		39,9	(−17,9)	0,94
Nystatin				
Mykoderm	Nystatin	2,2	(+99,7)	0,93
Candio-Hermal Creme etc.	Nystatin	2,2	(−13,9)	1,51
Lederlind Heilpaste	Nystatin	2,0	(−21,6)	1,38
Nystaderm Creme/Paste	Nystatin	1,6	(+4,7)	1,29
Nystatin Lederle Creme etc.	Nystatin	1,3	(−13,1)	1,37
		9,2	(+1,1)	1,29
Andere topische Antimykotika				
Batrafen Creme etc.	Ciclopirox	16,1	(+1,9)	2,65
Loceryl	Amorolfin	3,9	(−8,7)	4,19
Exoderil	Naftifin	2,5	(−20,9)	0,86
Lamisil Creme	Terbinafin	0,9	(−21,3)	2,13
		23,3	(−3,9)	2,70
Summe		109,7	(−7,2)	1,21

15

während die Azolantimykotika Clotrimazol, Bifonazol, Econazol, Miconazol, Ketoconazol, Omoconazol, Sertaconazol und Tioconazol aufgrund ihres breiten Wirkungsspektrums bei Infektionen durch Dermatophyten, Hefen und Schimmelpilze eingesetzt werden können. Das gleiche breite Wirkungsspektrum zeigen auch Ciclopirox sowie die Allylamine Naftifin und – in topischer Darreichungsform – Terbinafin. Ferner ist eine antiphlogistische Zusatzwirkung beschrieben, die bei entzündlich ekzematisierten Dermatomykosen ausgenutzt werden kann (Hornstein und Nürnberg 1985, Ring und Fröhlich 1985, Steigleder 1993, Korting 1995, Gupta et al. 1998, Dinnendahl und Fricke 1999, McClellan et al. 1999). Für die Lokalbehandlung von Fußpilzinfektionen einschließlich der Zehennägel weist ein kürzlich publizierter *Cochrane Review* einen leichten Vorteil der Allylamine Naftifin und Terbinafin vor den Azolantimykotika Clotrimazol, Bifonazol und Miconazol aus (Hart et al. 1999, Crawford et al. 2000).

Auch Amorolfin (*Loceryl*) hat ein breites antimyzetisches Wirkungsspektrum und erfaßt in vitro Dermatophyten und Hefen, während Schimmelpilze wie Aspergillus-Arten, Zygomyceten und Fusarium-Arten weitgehend resistent sind. Indiziert ist Amorolfin bei Hautmykosen und Nagelmykosen, die durch Dermatophyten und Hefen verursacht sind. Klinische Vergleichsstudien gegen das Azolantimykotikum Bifonazol (*Mycospor*) bei Patienten mit Pilzinfektionen der Haut zeigen keinen signifikanten Unterschied zwischen den beiden Antimykotika. Bei Onychomykosen wird Amorolfin als 5%iger Nagellack eingesetzt. Bei ein- bis zweimal wöchentlicher Applikation werden nach sechsmonatiger Behandlung klinische Heilungsraten (einschließlich deutlicher Besserung) von etwa 70% angegeben. Ähnliche Ergebnisse werden auch mit Ciclopirox (*Nagel Batrafen*) oder Bifonazol in einer 40%igen Harnstoffzubereitung (*Mycospor Nagelset*, siehe „Antimykotika-Kombinationen") erzielt, wenn auch die topische Behandlung von Onychomykosen insgesamt als wenig effektiv angesehen wird und daher nur eingeschränkt bzw. vorwiegend zur Prophylaxe nach erfolgreicher Behandlung der Onychomykose empfohlen wird (Hornstein und Nürnberg 1985, Ring und Fröhlich 1985, Hay 1992, Merk 1993, Haria und Bryson 1995, Abeck et al. 1996, Pierard et al. 1996, Gupta et al. 1998, Dinnendahl und Fricke 1999).

15

Antimykotikakombinationen

Stärker rückläufig als die Verordnungen der Monopräparate waren die Antimykotikakombinationen (Tabelle 15.4). Steigerungen hatten lediglich die Corticosteroid-haltigen Kombinationen *Baycuten, Nystaderm-comp.* und *Nystalocal* sowie die Zinkoxid-haltige Zubereitung *Infectosoor Zinksalbe* zu verzeichnen, die im oberen Preisniveau vergleichbarer Präparate liegen.

In der Fachliteratur werden Antimykotikakombinationen zunehmend kritisch beurteilt. Dies gilt insbesondere für die Corticosteroid-haltigen Kombinationspräparate. In der Regel sind die bei Pilzerkrankungen der Haut auftretenden Reizerscheinungen irritativ-toxischer Natur und somit als normale Abwehrmaßnahmen des Organismus anzusehen. Da die Entzündungsreaktionen meist nur geringgradig sind und zudem nach Vernichtung der Erreger ohnehin abklingen, steht in unkomplizierten Fällen der Vorteil ihrer etwas rascheren Unterdrückung in keinem Verhältnis zu den Nachteilen, die aus der Blockierung der lokalen Abwehrreaktionen resultieren können (Male 1981, Ring und Fröhlich 1985, Pierard et al. 1996, Gupta et al. 1998).

Die übrigen Kombinationen der Tabelle 15.4 sind dagegen eher positiv einzuschätzen. So werden Nystatin-haltige Externa aus fachtherapeutischer Sicht als Mittel der Wahl bei Candidainfektionen der Haut und im Ano-Genitalbereich (z.B. bei Windeldermatitis) angesehen (Ring und Fröhlich 1985), wobei Additiva wie Zinkoxid (in *Multilind, Mykundex* und *Penanyst*) durch ihren abdeckenden und trocknenden Effekt die Abheilung durchaus begünstigen können. Ähnlich ist die Miconazol-haltige *Infectosoor Zinksalbe* zu bewerten. Auch *Mycospor Nagelset*, eine Kombination aus dem Azolantimykotikum Bifonazol und Harnstoff, wird primär positiv bewertet. Harnstoff erhöht die Hydratation der Hornschicht und steigert damit die Diffusion anderer Stoffe (z.B. von Bifonazol), zum anderen lassen sich nach Anwendung unter Okklusivverband erkrankte Nagelpartien ablösen, ohne die gesunden Bezirke zu schädigen (Hornstein und Nürnberg 1985). Eine neuere In-vitro-Studie konnte allerdings im Nagelbereich den resorptionsfördernden Effekt weder für Harnstoff noch für Salicylsäure bestätigen (Quintanar-Guerrero et al. 1998). Darüber hinaus gelten auch für diese Kombinationen die unter *Monopräparate* angeführten Einschränkungen hinsichtlich der topischen Behandlung von Onychomykosen.

15

Tabelle 15.4: Verordnungen topischer Antimykotika 1999 (Kombinationen).
Angegeben sind die 1999 verordneten Tagesdosen, die Änderungen gegenüber
1998 und die mittleren Kosten je DDD 1999.

Präparat	Bestandteile	DDD in Mio.	Änderung in %	DDD-Kosten in DM
Corticosteroidhaltige Kombinationen				
Lotricomb	Clotrimazol Betamethason	13,4	(−8,9)	1,35
Baycuten	Clotrimazol Dexamethason	7,5	(−12,2)	2,63
Decoderm tri	Miconazol Flupredniden	6,5	(−8,0)	2,14
Epipevisone	Econazol Triamcinolon	3,5	(−5,4)	1,69
Nystalocal	Nystatin Chlorhexidin Dexamethason	0,9	(+1,7)	3,40
Travocort	Isoconazol Diflucortolon	0,9	(−20,7)	2,57
Candio-Hermal Plus	Nystatin Flupredniden	0,6	(−18,4)	3,33
Nystaderm-comp.	Nystatin Hydrocortison	0,5	(+12,4)	2,42
Vobaderm	Flupredniden Miconazol	0,3	(neu)	2,17
		34,1	(−8,3)	1,96
Andere Kombinationen				
Multilind Heilpaste	Nystatin Zinkoxid	8,9	(−16,8)	1,19
Mykundex Heilsalbe	Nystatin Zinkoxid	4,4	(−15,2)	1,55
Mycospor Nagelset	Bifonazol Harnstoff	0,9	(−10,2)	5,21
Penanyst	Nystatin Zinkoxid	0,6	(−6,9)	1,16
Infectosoor Zinksalbe	Miconazol Zinkoxid	0,4	(+20,7)	3,36
		15,2	(−14,9)	1,58
Summe		49,3	(−10,5)	1,84

15

Literatur

Abeck D., Gruseck E., Korting H.C., Ring J. (1996): Onychomykose: Epidemiologie, Pathogenese, Klinik, Mikrobiologie und Therapie. Dtsch. Ärztebl. 93: A-2027–2032.

Amichai B., Grunwald M.H. (1998): Adverse drug reactions of the new oral antifungal agents – terbinafine, fluconazole, and itraconazole. Int. J. Dermatol. 37: 410–415.

Ariyaratnam S., Thakker N.S., Sloan P., Thornhill M.H. (1997): Potentiation of warfarin anticoagulant activity by miconazole oral gel. Brit. Med. J. 314: 349.

Bernhardt H. (1998) Pilze im Darm – Normalflora oder Erreger? Z. ärztl. Fortbild. Qual.sich. (ZaeFQ) 92: 154–156.

Crawford F., Hart R., Bell-Syer S., Torgerson D., Young P., Russell I. (2000): Topical treatments for fungal infections of the skin and nails of the foot (Cochrane Review). In: The Cochrane Library, Issue 1, 2000. Oxford: Update Software.

Dinnendahl V., Fricke U. (Hrsg.) (1999): Arzneistoff-Profile. Basisinformation über arzneiliche Wirkstoffe. Stammlieferung 1982 mit 1. bis 14. Ergänzungslieferung 1999, Govi-Verlag, Eschborn.

Evans E.G.V., Sigurgeirsson B. for the LION study group (1999): Double blind, randomised study of continuous terbinafine compared with intermittent itraconazole in treatment of toenail onychomycosis. Brit. Med. J. 318: 1031–1035.

Friedlander S.F., Suarez S. (1998): Pediatric antifungal therapy. Ped. Dermatol. 16: 527–537.

Goa K.L., Barradell L.B. (1995): Fluconazole. An update of its pharmacodynamic and pharmacokinetic properties and therapeutic use in major superficial and systemic mycoses in immunocompromised patients. Drugs 50: 658–690.

Grant S.M., Clissold S.P. (1989): Itraconazole. A review of its pharmacodynamic and pharmacokinetic properties, and therapeutic use in superficial and systemic mycoses. Drugs 37: 310–344.

Grant S.M., Clissold S.P. (1990): Fluconazole. A review of its pharmacodynamic and pharmacokinetic properties, and therapeutic potential in superficial and systemic mycoses. Drugs 39: 877–916.

Gupta A.K., Sauder D.N., Sehhear N.H. (1994): Antifungal agents: An overview. Part I+II. J. Am. Acad. Dermatol. 30: 677–698 und 911–933.

Gupta A.K., Gonder J.R., Shear N.H., Dilworth G.R. (1996): The development of green vision in association with terbinafine therapy. Arch. Dermatol. 132: 845–846.

Gupta A.K., Einarson T.R., Summerbell R.C., Shear N.H. (1998): An overview of topical antifungal therapy in dermatomycoses. A North American perspective. Drugs 55: 645–674.

Gupta A.K., Shear N.H. (1999): The new oral antifungal agents for onychomycosis of the toenails. J. Eur. Acad. Dermatol. Venereol. 13: 1–13.

Haneke E., Tausch I., Bräutigam M., Weidinger G., Welzel D. (1995): Short-duration treatment of fingernail dermatophytosis: a randomized, double-blind study with terbinafine and griseofulvin. J. Am. Acad. Dermatol. 32: 72–77.

Haria M., Bryson H.M. (1995): Amorolfine. A review of its pharmacological properties and therapeutic potential in the treatment of onychomycosis and other superficial fungal infections. Drugs 49: 103–120.

Haria M., Bryson H.M., Goa K.L. (1996): Itraconazole. A reappraisal of its pharmacological properties and therapeutic use in the management of superficial fungal infections. Drugs 51: 585–620.

Hart R., Bell-Syer S.E.M., Crawford F., Torgerson D.J., Young P., Russell I. (1999): Systematic review of topical treatments for fungal infections of the skin and nails of the feet. Brit. Med. J. 319: 79–82.

Hay R.J. (1992): Treatment of dermatomycoses and onychomycoses – state of the art. Clin. Exp. Dermatol. 17 (Suppl. 1): 2–5.

Hecker D. (1997): Current trends in onychomycosis therapy: A literature review. Mount Sinai J. Med. 64: 399–405.

Hornstein O.P., Nürnberg E. (Hrsg.) (1985): Externe Therapie von Hautkrankheiten: Pharmazeutische und medizinische Praxis. Georg Thieme Verlag, Stuttgart, New York, pp. 304–315..

Howard R.M., Frieden I.J. (1999): Dermatophyte infections in children. Adv. Pediatr. Infect. Dis. 14: 73–107.

Kauffman C.A., Carver P.L. (1997): Antifungal agents in the 1990s. Current status und future development. Drugs 53: 539–549.

Knoke M. (1998) Pilze im Orointestinaltrakt und ihre wissenschaftlich begründete Stellung. Z. ärztl. Fortbild. Qual.sich. (ZaeFQ) 92: 157–162.

Korting H.C. (1995): Dermatotherapie. Springer-Verlag, Berlin, Heidelberg, New York.

Male O. (1981): Medizinische Mykologie für die Praxis. Georg Thieme Verlag, Stuttgart, New York.

McClellan K.J., Wiseman L.R., Markham A. (1999): Terbinafine. An update of its use in superficial mycoses. Drugs 58: 179–202.

Merk H.F. (1993): Antimykotika. Teil I und II. Hautarzt 44: 191–199 und 257–267.

Müller J. (1993): Besonderheiten von Pilz-Keimträgern als Dauerausscheider. Zbl. Hyg. 194: 162–172.

Niewerth M., Korting H.C. (2000): The use of systemic antimycotics in dermatotherapy. Eur. J. Dermatol. 10: 155–160.

Pierard G.E., Arrese J.E., Pierard-Franchimont C. (1996): Treatment and prophylaxis of tinea infections. Drugs 52: 209–224.

Powderly W.G., Mayer K.H., Perfect J.R. (1999): Diagnosis and treatment of oropharyngeal candidiasis in patients infectetd with HIV: a critical reassessment. AIDS Res. Hum. Retroviruses 15: 1405–1412.

Quintanar-Guerrero D., Ganem-Quintanar A., Tapia-Olguin P., Kaliar Y.N., Buri P. (1998): The effect of keratolytic agents on the permeability of three imidazole antimycotic drugs through the human nail. Drug Dev. Ind. Pharm. 24: 685–690.

Ring J., Fröhlich H.H. (1985): Wirkstoffe in der dermatologischen Therapie, 2. Aufl. Springer-Verlag, Berlin, Heidelberg, New York, Tokyo, pp. 133–136 und 211–213.

Roberts D.T. (1994): Oral therapeutic agents in fungal nail disease. J. Am. Acad. Dermatol. 31: S78-S81.

Rösch W. (1996): Pilze im Stuhl, Pilze im Darm – therapeutische Konsequenzen? Versicherungsmedizin 48: 215–217.

Schäfer-Korting M., Blechschmidt J., Korting H.C. (1996): Clinical use of oral nystatin in the prevention of systemic candidosis in patients at particular risk. Mycoses 39: 329–339.

Scheurlen M. (1996): Pathogenität von Pilzen im Darm – Stand der Diskussion. Fortschr. Med. 114: 319–321.

Scholz H., Schwabe U. (Hrsg.) (2000): Taschenbuch der Arzneibehandlung. Angewandte Pharmakologie, 12. Aufl. Urban & Fischer, München, Jena.

Seebacher C. (1996): Mykophobie – eine neue Krankheit? Mycoses 39 (Suppl. 1): 30–32.

Steigleder G.K. (1993): Therapie der Hautkrankheiten, 4. Aufl. Georg Thieme Verlag, Stuttgart, New York.

Venkatakrishnan K., von Moltke L.L., Greenblatt D.J. (2000): Effects of the antifungal agents on oxidative drug metabolism. Clin. Pharmacokinet. 38: 111–180.

15

16. Antirheumatika und Antiphlogistika

Gerhard Schmidt

In der Therapie rheumatischer Erkrankungen einschließlich degenerativer Veränderungen werden vorzugsweise nichtsteroidale Antiphlogistika eingesetzt. Mit ihnen gelingt es, den entzündlichen Prozeß zurückzudrängen, die Beweglichkeit zu verbessern und den entzündlichen Schmerz zu vermindern. Für Glucocorticoide (vgl. Kapitel 21) sind in der Therapie der rheumatoiden Arthritis in den letzten Jahren die Indikationen für eine niedrig dosierte Therapie ausgeweitet worden. Die remissionsinduzierenden antirheumatischen Arzneimittel (langfristig wirkende Antirheumatika, auch als „Basistherapeutika" bezeichnet) haben wegen ihrer seltenen Indikation mengenmäßig nur einen geringen Anteil an den Verordnungen der Antirheumatika und Antiphlogistika. Eine kritische Beachtung verdienen die hierzulande besonders viel verwendeten Externa (Rheumasalben und Einreibungen), für die allerdings die abgerechneten Verordnungen 1999 gegenüber dem Vorjahr weiter zurückgegangen sind (Abbildung 16.1).

Die Antirheumatika haben unter den 2500 führenden Präparaten mit 119 Präparaten einen großen Anteil. Eine weitere Gruppe von Antiphlogistika, die ebenfalls in der Rheumatherapie Verwendung findet, ist in der Tabelle 16.2 zu finden. Sie sind aus pharmakologischen Gründen und auch von den Anwendungsgebieten her nicht von den Antirheumatika in Tabelle 16.1 zu trennen, werden aber in der Roten Liste gesondert geführt. Die Mehrzahl dieser Präparate ist für eine äußerliche Anwendung vorgesehen.

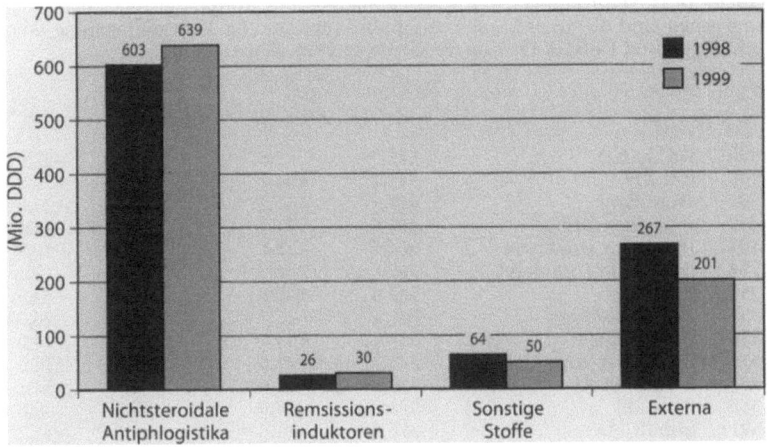

Abbildung 16.1: Verordnungen von Antirheumatika und Antiphlogistika 1999. DDD der 2500 meistverordneten Arzneimittel.

Tabelle 16.1: Verordnungen von Antirheumatika und Antiphlogistika 1999. Angegeben sind die verordnungshäufigsten Präparate mit Verordnungsrang, Verordnungen und Umsatz 1999 im Vergleich zu 1998.

Rang	Präparat	Verordnungen in Tsd.	Änd. %	Umsatz Mio. DM	Änd. %
4	Voltaren Emulgel	5349,6	−17,8	58,5	−18,8
5	Voltaren	4561,4	+11,4	56,1	+6,4
12	Diclofenac-ratiopharm	3598,2	+18,3	40,2	+11,5
44	Diclac	1774,5	+18,1	18,9	+12,1
74	Diclophlogont	1337,8	+6,6	16,5	+1,5
93	Diclo KD	1173,7	+18,1	9,4	+14,2
140	diclo von ct	938,5	+9,5	8,3	+1,2
154	Arthotec	873,0	+5,8	36,8	+12,1
174	Ibuhexal	773,6	+27,1	15,6	+16,2
182	Rewodina	755,1	−10,0	13,7	−9,2
226	ibuprof von ct	671,9	+23,4	12,5	+16,0
227	Mobec	671,0	−30,2	34,4	−20,8
244	Effekton Creme	629,8	−28,3	7,0	−29,0
251	Ibuprofen Stada	621,3	+5,8	12,5	+5,3
254	Indomet-ratiopharm	618,9	−0,6	14,2	−1,4
268	Ibuflam Lichtenstein	598,0	+50,7	7,9	+46,6
293	Diclo-Divido	553,7	−0,1	7,9	−4,1
306	Diclo-ratiopharm Gel	536,0	−6,4	5,1	−8,0
329	Allvoran	508,2	−14,3	7,3	−14,4
373	IbuTAD	462,7	−6,7	11,7	−5,9
378	Mobilat Gel/Salbe	458,9	−32,0	9,0	−32,2

16

Tabelle 16.1: Verordnungen von Antirheumatika und Antiphlogistika 1999. Angegeben sind die verordnungshäufigsten Präparate mit Verordnungsrang, Verordnungen und Umsatz 1999 im Vergleich zu 1998. (Fortsetzung)

Rang	Präparat	Verordnungen in Tsd.	Änd. %	Umsatz Mio. DM	Änd. %
390	Diclac-Gel	449,9	–3,8	4,5	–27,0
395	Ibu KD	441,0	+34,1	6,1	+35,9
397	Monoflam	439,5	+36,2	3,6	+23,8
457	Ibuprofen Klinge	400,6	–11,5	10,4	–12,4
509	Ibuprofen Heumann	364,5	+15,5	6,5	+10,9
514	Lumbinon 10/Softgel	360,8	–8,5	2,2	–13,1
533	Beofenac	347,4	+22,8	9,8	+24,5
534	arthrex Cellugel	346,1	–25,1	3,5	–26,5
536	Diclofenbeta	344,5	+14,1	3,6	+14,5
558	Diclofenac AL	335,3	+21,0	2,6	+14,5
582	Ibuprofen AL	320,8	+62,6	4,7	+54,1
583	Rantudil	320,2	–15,0	25,2	–9,8
591	Imbun	316,7	–11,8	7,1	–14,2
617	arthrex	303,3	–5,8	4,4	–7,4
618	Dolgit Creme/Gel	303,1	–29,1	4,8	–30,3
675	Anco	278,1	–6,0	7,1	–10,6
704	Sympal	264,2	(neu)	4,9	(neu)
705	Phlogont Salbe/Gel	263,7	–21,9	1,7	–23,6
708	Dona 200-S Drag.	263,3	–26,8	15,6	–26,6
714	Urem/-forte	262,2	–5,0	3,3	–5,7
730	Diclofenac Stada	257,9	+17,9	2,5	–2,9
737	Diclo Dispers	254,4	+60,0	2,3	+56,7
749	Piroxicam-ratiopharm	249,6	–2,5	6,7	–2,8
757	Phardol Rheuma-Balsam	245,8	–19,0	2,7	–18,9
766	Ibubeta	242,7	+42,8	3,9	+19,9
770	Rheuma-Salbe Lichtenstein	241,5	–26,3	1,9	–22,1
842	Indometacin Berlin-Ch.	220,5	–2,9	4,8	–1,5
889	ZUK Rheumagel/Salbe	209,0	–39,5	1,7	–39,3
903	Ibu-ratiopharm	205,8	+74,7	2,9	+58,2
915	Dolgit Drag./-akut Caps	201,8	+4,5	5,3	–6,0
982	Ibuphlogont	184,9	–0,9	3,8	–7,7
989	Schmerz-Dolgit	183,5	–2,9	2,3	–4,3
1001	Diclo-Puren	181,1	–11,7	2,5	–21,4
1028	Phlogont Thermalsalbe	175,4	–38,1	2,6	–38,9
1033	Kytta-Gel	174,2	–27,6	1,1	–29,2
1062	Azulfidine RA	167,7	–6,2	26,3	–4,2
1115	Sigafenac Gel	158,7	–47,3	1,7	–47,9
1121	Lindofluid N	158,1	–21,7	2,7	–23,2
1122	AHP 200	158,0	–21,2	10,8	–17,7
1133	Zeel Tabl./Amp.	155,3	–28,9	4,7	–31,7
1145	Rheuma-Hek	153,4	–30,9	5,7	–30,5
1161	Elmetacin	151,8	–24,7	1,6	–25,8
1179	Hot Thermo	148,8	–19,4	1,1	–20,7
1210	Gabrilen	144,1	+21,2	2,3	+40,1

16

Tabelle 16.1: Verordnungen von Antirheumatika und Antiphlogistika 1999.
Angegeben sind die verordnungshäufigsten Präparate mit Verordnungsrang, Verordnungen und Umsatz 1999 im Vergleich zu 1998. (Fortsetzung)

Rang	Präparat	Verordnungen in Tsd.	Änd. %	Umsatz Mio. DM	Änd. %
1232	Diclofenac Heumann	141,3	−4,8	1,6	−1,0
1244	Effekton	139,3	−26,4	2,3	−27,2
1254	Piroxicam Stada	138,4	−3,9	3,1	−19,6
1255	Pirorheum	138,3	−3,7	3,2	−17,4
1271	Diclofenac Heumann Gel	137,0	−15,5	1,4	−16,8
1280	Finalgon-Salbe	135,5	−24,2	1,6	−16,5
1340	Dolo-Puren	127,5	+10,8	2,5	+3,0
1351	Dysmenalgit N	126,4	−8,1	3,0	−8,6
1354	Felden	125,8	−27,7	6,0	−28,6
1358	Lantarel	125,7	+11,5	22,0	+36,7
1361	Protaxon	125,4	−14,2	10,0	−9,7
1368	Ambene	124,3	−11,7	3,0	−15,3
1369	Telos	124,2	(neu)	4,7	(neu)
1375	Amuno/Retard	123,4	−20,9	2,9	−24,4
1409	Ibutop Creme/Gel	120,1	−33,1	2,3	−32,9
1418	Rheumon	119,0	−39,1	2,2	−38,9
1420	Dolo Arthrosenex N	119,0	−30,0	1,0	−30,5
1425	duravolten	118,1	−11,9	2,2	−4,3
1441	Indo Top-ratiopharm	117,0	−12,3	1,1	−13,4
1448	Dolgit Diclo	116,3	−11,2	0,9	−18,4
1488	Diclo-Puren Gel	111,9	−20,5	1,2	−21,0
1526	Flexase	108,7	−4,9	2,2	−12,7
1545	Kytta Balsam f	107,1	−35,4	2,0	−35,9
1605	Traumon	101,5	−33,4	1,4	−33,6
1618	Phardol mono	100,5	−9,8	0,7	−9,8
1685	Felden Top	94,7	−44,8	1,5	−44,0
1708	Ibu-1A Pharma	93,0	+263,0	1,1	+218,8
1719	Indo-Phlogont	92,1	+1,5	2,0	+5,1
1744	Surgam	90,2	−7,5	4,6	−15,5
1778	Diclo ABZ	87,2	+43,0	0,5	+54,1
1832	Ostochont Gel/Salbe	83,8	−31,5	2,1	−27,8
1845	Diclophlogont Gel	82,8	−20,9	0,8	−21,9
1898	ZUK Thermocreme	79,2	−22,7	0,9	−13,5
1933	Esprenit	76,6	−23,7	2,0	−27,8
1947	Ibu-AbZ	75,6	+53,3	0,8	+56,1
1984	pirox von ct	73,2	+11,1	1,3	+2,7
1986	Acemetacin Stada	73,1	−6,6	2,4	−14,5
1998	Diclo-1A Pharma	72,4	+166,7	0,5	+154,8
2130	Diclofenac-Wolff	66,1	−28,8	1,0	−24,4
2158	Rewodina Schmerzgel	64,5	−45,3	0,7	−44,1
2182	Gabrilen Gel	62,9	−14,7	0,7	−16,3
2183	Proxen	62,9	−26,9	5,5	−22,0
2206	Nurofen Fiebersaft	61,2	(neu)	0,5	(neu)
2208	Quensyl	61,2	+23,2	3,0	+22,8
2224	Indomet-m-ratiopharm	60,2	−0,4	0,7	−12,8

16

Tabelle 16.1: Verordnungen von Antirheumatika und Antiphlogistika 1999.
Angegeben sind die verordnungshäufigsten Präparate mit Verordnungsrang, Verordnungen und Umsatz 1999 im Vergleich zu 1998. (Fortsetzung)

Rang	Präparat	Verordnungen		Umsatz	
		in Tsd.	Änd. %	Mio. DM	Änd. %
2232	Resochin	60,0	+18,2	2,4	+18,5
2251	Thermo Rheumon	59,0	−47,9	1,2	−47,8
2377	Enelbin-Salbe N	53,7	−21,8	0,9	−16,7
2447	Fasax	50,4	−17,9	1,3	−25,0
2459	Piroflam	49,7	+16,7	0,8	+7,2
2471	Argun	49,3	−10,9	2,3	−8,5
2473	indo von ct	49,2	+35,8	0,9	+50,0
2496	Dolormin	48,3	−24,4	0,4	−24,1
2499	acemetacin von ct	48,2	+17,1	1,6	+17,8
Summe		43867,0	−2,3	767,9	−5,0
Anteil an der Indikationsgruppe		47,9%		41,0%	
Gesamte Indikationsgruppe		91517,6	−1,9	1871,7	+2,5

Tabelle 16.2: Verordnungen von Antiphlogistika 1999. Angegeben sind die verordnungshäufigsten Präparate mit Verordnungsrang, Verordnungen und Umsatz 1999 im Vergleich zu 1998.

Rang	Präparat	Verordnungen		Umsatz	
		in Tsd.	Änd. %	Mio. DM	Änd. %
302	Dolobene Gel	542,1	−34,3	9,3	−34,9
447	Phlogenzym	406,8	−17,1	30,3	−14,3
601	Traumeel S	31 1,7	−13,1	4,6	−18,0
687	Bromelain-POS	271,1	−16,7	10,8	−14,9
784	Kamillosan Lösung	237,0	−18,8	4,9	−20,1
849	Traumeel Salbe	218,9	−9,5	3,0	−11,6
866	Phytodolor/N	214,8	−25,8	5,8	−25,8
881	Enelbin-Paste N	210,5	−21,7	3,6	−16,7
1006	Kytta Plasma F/Salbe F	180,2	−31,3	3,9	−31,2
1364	Kamillan plus	124,8	−27,8	1,5	−25,8
1662	Reparil-Gel N	96,8	−23,7	1,8	−25,9
1823	Anillazym	84,5	−18,0	2,9	−20,2
1899	Reparil-Amp./Drag.	79,2	−21,1	2,2	−22,2
1939	Proteozym	76,4	+9,4	1,2	+8,7
2071	traumanase/-forte Drag.	68,9	−43,4	5,4	−22,1
Summe		3123,8	−22,8	91,1	−20,2
Anteil an der Indikationsgruppe		87,8%		90,0%	
Gesamte Indikationsgruppe		3558,7	−21,9	101,2	−19,1

16

Nichtsteroidale Antiphlogistika

Bei den nichtsteroidalen Antiphlogistika dominiert weiterhin die Substanz Diclofenac mit 65 % der Verordnungen aller nichtsteroidalen Antiphlogistika (Tabelle 16.3). Möglicherweise beruht der bevorzugte Einsatz von Diclofenac auf der besseren Verträglichkeit, die in einer britischen Fallkontrollstudie beobachtet wurde (Langman et al. 1994). Das niedrigste Ulkusblutungsrisiko im Vergleich zu Kontrollen zeigten Ibuprofen (2fach) und Diclofenac (4fach). Höhere Risiken

Tabelle 16.3: Verordnungen von Diclofenacpräparaten 1999. Angegeben sind die 1999 verordneten Tagesdosen, die Änderungen gegenüber 1998 und die mittleren Kosten je DDD 1999.

Präparat	Bestandteile	DDD in Mio.	Änderung in %	DDD-Kosten in DM
Monopräparate				
Voltaren	Diclofenac	93,8	(+11,0)	0,60
Diclofenac-ratiopharm	Diclofenac	81,5	(+15,1)	0,49
Diclac	Diclofenac	39,3	(+16,4)	0,48
Diclophlogont	Diclofenac	30,5	(+1,7)	0,54
Rewodina	Diclofenac	23,9	(−5,8)	0,57
Diclo KD	Diclofenac	20,4	(+15,4)	0,46
diclo von ct	Diclofenac	15,7	(+5,5)	0,53
Diclo-Divido	Diclofenac	14,7	(−0,1)	0,54
Allvoran	Diclofenac	12,1	(−10,9)	0,60
Monoflam	Diclofenac	8,6	(+24,6)	0,42
Diclofenbeta	Diclofenac	8,4	(+15,5)	0,43
arthrex	Diclofenac	8,3	(−3,3)	0,53
Diclofenac AL	Diclofenac	6,5	(+15,3)	0,40
Diclofenac Stada	Diclofenac	4,6	(+1,8)	0,55
Effekton	Diclofenac	4,5	(−22,6)	0,51
Diclo-Puren	Diclofenac	4,0	(−22,1)	0,63
duravolten	Diclofenac	3,9	(+2,1)	0,57
Diclo Dispers	Diclofenac	3,8	(+67,9)	0,61
Diclofenac Heumann	Diclofenac	3,2	(+0,8)	0,50
Dolgit Diclo	Diclofenac	2,0	(−18,8)	0,46
Diclofenac-Wolff	Diclofenac	1,8	(−22,3)	0,56
Diclo-1A Pharma	Diclofenac	1,4	(+151,0)	0,37
Diclo ABZ	Diclofenac	1,3	(+59,2)	0,40
		394,1	(+8,1)	0,53
Kombinationen				
Arthotec	Diclofenac Misoprostol	20,2	(+13,3)	1,82
Summe		414,3	(+8,4)	0,59

16

wurden für Indometacin (11fach), Piroxicam (14fach) und insbesondere Azapropazon (32fach) beobachtet.

Außerdem wurde Diclofenac als präferentieller Inhibitor der Cyclooxygenase-2 (COX-2) identifiziert, der bevorzugt die Zytokininduzierte COX-2 in Entzündungszellen und in geringerem Maße die vorzugsweise konstitutive Cyclooxygenase-1 (COX-1) in vielen anderen Körperzellen hemmt (Mitchell et al. 1993). Daraus läßt sich ein geringeres Risiko von Gastropathien, Magenulzera, gastrointestinalen Blutungen und Nierenfunktionsstörungen ableiten, die als typische unerwünschte Wirkungen nichtsteroidaler Antiphlogistika über eine Hemmung der konstitutiven COX-1 entstehen. Allerdings hat Diclofenac immer noch eine erhebliche COX-1-Aktivität, so daß bei üblichen therapeutischen Plasmakonzentrationen die Prostaglandinbildung im Magen deutlich gehemmt wird (Cryer und Feldman 1998). Die dadurch induzierte Gastropathie kann bei Risikopatienten durch Protonenpumpenhemmer (z.B. Omeprazol), H_2-Antagonisten oder Misoprostol zuverlässig beeinflußt werden. Für diesen Zweck wird auch ein Kombinationspräparat aus Diclofenac und Misoprostol (*Arthrotec*) eingesetzt, das 1999 wieder mehr verordnet wurde. Es sollte allerdings nur gezielt eingesetzt werden, weil Misoprostol seinerseits unerwünschte Wirkungen erzeugt.

Als weiterer präferentieller COX-2-Inhibitor wurde 1996 Meloxicam (*Mobec*) in Deutschland zugelassen. Es gelangte schnell in die Gruppe der meistverordneten Arzneimittel, weist aber 1999 erstmalig stark rückläufige Verordnungszahlen auf (Tabelle 16.4). Beim Bundesinstitut für Arzneimittel und Medizinprodukte (BfArM) sind zahlreiche Meldungen über gastrointestinale Nebenwirkungen (Ulkusbildung, Magen-Darmblutungen), schwere Hautreaktionen und anaphylaktische Reaktionen eingegangen. In zwei großen kontrollierten Studien wurde eine geringere Häufigkeit gastrointestinaler Störungen nach vierwöchiger Gabe von Meloxicam (7,5 mg/Tag) im Vergleich zu Diclofenac (100 mg/Tag) oder Piroxicam (20 mg/Tag) festgestellt (Hawkey et al. 1998, Dequeker et al. 1998). Bisher ist nicht geklärt, ob die bessere Verträglichkeit auch für höhere Dosen von Meloxicam zutrifft.

Weitere Fortschritte werden von der Einführung COX-2-spezifischer Inhibitoren erwartet. Als erster Vertreter ist Rofecoxib (*Vioxx*) in Deutschland im November 1999 zunächst für die Therapie degenerativer Gelenkerkrankungen zugelassen worden. Im Juni 2000 folgte die Markteinführung von Celecoxib (*Celebrex*), das für degenerative Gelenkerkrankungen und chronische Polyarthritis zugelassen wurde. Diese neue Gruppe von Antiphlogistika könnten die ersten Cyclooxygenasehemmer sein, welche die Prostaglandin-bedingte Verknüpfung zwischen Entzündungshemmung und Gastrotoxizität überzeugend durchbrechen. Tatsächlich haben erste Studien über die Verträglichkeit von Celecoxib (*Celebrex*) nach 3–6 Monaten eine ähnliche Ulkusinzidenz wie bei Placebomedikation gezeigt (Hawkey 1999). Weitere kontrollierte Studien zeigen, daß die neuen COX-2-selektiven Hemmstoffe wie Celecoxib und Rofecoxib bei gleicher Wirksamkeit auf Schmerz und Entzündungsreaktion ein sehr viel geringeres Risiko gastrointestinaler unerwünschter Wirkungen aufweisen als andere nichtsteroidale Antiphlogistika wie z.B. Diclofenac oder Ibuprofen (Emery et al. 1999, Langman et al. 1999, Laine et al. 1999). Allerdings wurde COX-2 als konstitutives Enzym auch in Zentralnervensystem, Niere und Magen nachgewiesen. Weiterhin sind experimentelle Befunde dazu vorgelegt worden, daß offenbar eine Inhibition beider Cyclooxygenaseformen (COX-1 und COX-2) für eine effektive Entzündungsunterdrückung erforderlich ist (Wallace et al. 1998). Neuere Untersuchungen zeigen auch, daß zwar die Schleimsekretion und der mukosale Blutfluß im Magen von COX-1-gebildeten Prostaglandinen gefördert wird, daß aber die Abheilung von Läsionen in der Magenwand vornehmlich über COX-2-erzeugte Prostaglandine erfolgt (Gretzer et al. 1998). Eine ungeklärte Frage ist daher in diesem Zusammenhang, ob spezifische COX-2-Hemmer die Ulkusheilung beim Menschen verzögern (Hawkey 1999). Nach Mitteilung der FDA entspricht das Sicherheitsprofil den Erwartungen, nachdem in den ersten drei Monaten seit der Einführung in den USA zehn Todesfälle bei Patienten berichtet wurden, die mit Celecoxib behandelt wurden. Die Erfahrungen breiter klinischer Anwendung werden erweisen müssen, ob die neuen selektiven COX-2-Hemmstoffe tatsächlich auch bei längerzeitiger Verwendung die in sie gesetzten Hoffnungen erfüllen können.

16

Die Gruppe der Ibuprofenpräparate steht an zweiter Stelle der Verordnungshäufigkeit nichtsteroidaler Antiphlogistika. Einen großen Anteil haben die niedrig dosierten, nicht verschreibungspflichtigen Präparate, die auch zur analgetischen Behandlung von Dysmenorrhö, Migräne und Kopfschmerzen zugelassen sind. Im Durchschnitt sind sie jedoch fünfmal so teuer wie entsprechende Acetylsalicylsäure-Analgetika. Sie weisen für 1999 einen deutlichen Verordnungszuwachs auf.

Die Indometacin-Verordnungen sind gegenüber dem Vorjahr weiter zurückgegangen. Indometacin zeichnet sich unter den nichtsteroi-

Tabelle 16.4: Verordnungen von weiteren nichtsteroidalen Antiphlogistika 1999. Angegeben sind die 1999 verordneten Tagesdosen, die Änderungen gegenüber 1998 und die mittleren Kosten je DDD 1999.

Präparat	Bestandteile	DDD in Mio.	Änderung in %	DDD-Kosten in DM
Indometacin				
Indomet-ratiopharm	Indometacin	17,7	(–1,7)	0,80
Indometacin Berlin-Ch.	Indometacin	5,4	(–1,3)	0,88
Amuno/Retard	Indometacin	4,3	(–23,1)	0,66
Indo-Phlogont	Indometacin	2,3	(+0,6)	0,84
indo von ct	Indometacin	1,3	(+53,6)	0,71
Indomet-m-ratiopharm	Indometacin	0,9	(–14,1)	0,79
		31,9	(–4,1)	0,80
Ibuprofen				
Ibuhexal	Ibuprofen	13,9	(+19,5)	1,13
Ibuprofen Stada	Ibuprofen	10,4	(+7,8)	1,20
ibuprof von ct	Ibuprofen	10,2	(+20,4)	1,22
IbuTAD	Ibuprofen	10,0	(–5,2)	1,17
Ibuflam Lichtenstein	Ibuprofen	8,6	(+48,2)	0,92
Ibuprofen Klinge	Ibuprofen	8,2	(–11,6)	1,27
Ibu KD	Ibuprofen	6,4	(+36,1)	0,96
Anco	Ibuprofen	5,9	(–9,5)	1,22
Ibuprofen AL	Ibuprofen	5,3	(+58,7)	0,88
Ibuprofen Heumann	Ibuprofen	5,2	(+9,7)	1,24
Imbun	Ibuprofen	4,9	(–14,1)	1,45
Dolgit Drag./-akut Caps	Ibuprofen	4,4	(–4,6)	1,22
Ibubeta	Ibuprofen	4,2	(+19,1)	0,93
Ibuphlogont	Ibuprofen	3,2	(–7,8)	1,21
Ibu-ratiopharm	Ibuprofen	2,5	(+60,5)	1,18
Dolo-Puren	Ibuprofen	2,1	(+0,9)	1,23
Urem/-forte	Ibuprofen	1,9	(–3,6)	1,67
Esprenit	Ibuprofen	1,6	(–28,1)	1,24
Schmerz-Dolgit	Ibuprofen	1,5	(–3,3)	1,58
Ibu-1A Pharma	Ibuprofen	1,3	(+224,3)	0,86
Ibu-AbZ	Ibuprofen	0,9	(+56,1)	0,88
Nurofen Fiebersaft	Ibuprofen	0,2	(neu)	2,24
Dolormin	Ibuprofen	0,2	(–18,4)	2,44
		113,0	(+10,2)	1,16
Piroxicam				
Piroxicam-ratiopharm	Piroxicam	6,4	(+1,6)	1,05
Felden	Piroxicam	4,5	(–26,7)	1,33
Pirorheum	Piroxicam	3,0	(–18,1)	1,06
Piroxicam Stada	Piroxicam	2,5	(–17,8)	1,24
Flexase	Piroxicam	1,8	(–13,6)	1,24
pirox von ct	Piroxicam	1,3	(+7,3)	0,95
Fasax	Piroxicam	1,2	(–27,7)	1,04
Piroflam	Piroxicam	1,0	(+4,9)	0,84
		21,7	(–13,4)	1,13

16

Tabelle 16.4: Verordnungen von weiteren nichtsteroidalen Antiphlogistika 1999. Angegeben sind die 1999 verordneten Tagesdosen, die Änderungen gegenüber 1998 und die mittleren Kosten je DDD 1999. (Fortsetzung)

Präparat	Bestandteile	DDD in Mio.	Änderung in %	DDD-Kosten in DM
Andere nichtsteroidale Antiphlogistika				
Mobec	Meloxicam	17,0	(−19,4)	2,02
Rantudil	Acemetacin	11,6	(−10,5)	2,17
Beofenac	Aceclofenac	6,1	(+25,1)	1,60
Protaxon	Proglumetacin	4,2	(−9,4)	2,37
Gabrilen	Ketoprofen	3,2	(+21,0)	0,72
Proxen	Naproxen	3,1	(−22,4)	1,78
Telos	Lornoxicam	2,8	(neu)	1,70
Surgam	Tiaprofensäure	2,2	(−16,0)	2,08
Sympal	Dexketoprofen	1,7	(neu)	2,92
Acemetacin Stada	Acemetacin	1,7	(−15,8)	1,43
Argun	Lonazolac	1,3	(−6,9)	1,78
Dysmenalgit N	Naproxen	1,3	(−8,1)	2,36
acemetacin von ct	Acemetacin	1,1	(+17,8)	1,43
Ambene	Phenylbutazon	0,9	(−21,1)	3,16
		58,3	(−2,7)	1,95
Summe		225,0	(+1,9)	1,31

dalen Antiphlogistika durch einen besonders schnellen und zuverlässigen Wirkungseintritt aus, weist aber gleichzeitig auch eine besonders intensive unerwünschte zentrale Wirkung auf.

Piroxicam bildet die viertgrößte Gruppe bei den Verordnungen der nichtsteroidalen Antiphlogistika. Es hat ein wesentlich höheres Risiko von Ulkusblutungen als das COX-neutrale Diclofenac (Langman et al. 1994). Möglicherweise beruht darauf der erneute Verordnungsrückgang der Piroxicampräparate (Tabelle 16.4). Darüber hinaus hat Piroxicam eine besonders lange Wirkungsdauer (Halbwertszeit 40 Stunden). Die lange Verweildauer im Organismus birgt die Gefahr, daß sich der Wirkstoff im Körper anreichert und kumulative Überdosierungserscheinungen entstehen. Für viele rheumatische Erkrankungen sind Antiphlogistika mit kurzer Wirkungsdauer besser steuerbar, weil man damit die tageszeitlich stark schwankende Schmerzsymptomatik gezielter unterdrücken kann als mit einem lang wirkenden Therapeutikum.

Unter den weiteren nichtsteroidalen Antiphlogistika hat *Beofenac* (Aceclofenac) nach seiner Einführung im Jahre 1997 nochmals zuge-

16

nommen (Tabelle 16.4). Es handelt sich um einen nichtselektiven Cyclooxygenasehemmer, der mit seinem Wirkungsprofil noch nicht einmal an das COX-2-präferentielle Diclofenac heranreicht. Ähnlich zu bewerten sind zwei weitere Wirkstoffe aus dieser Gruppe, Dexketoprofen (*Sympal*) und Lornoxicam (*Telos*), die 1999 neu eingeführt wurden und erstmals am Markt vertreten sind. In allen drei Fällen handelt es sich um typische Pseudoinnovationen, die sogar dreifach teurer als der Durchschnitt der Diclofenacpräparate sind.

Die Verordnung von Phenylbutazon (*Ambene*) scheint angesichts der Indikationseinschränkung und der Begrenzung der Behandlungsdauer auf eine Woche immer noch relativ hoch zu sein. Die Menge von 900000 Tagesdosen bedeutet, daß 1999 etwa 130000 Patienten sieben Tage lang mit 300 mg Phenylbutazon täglich behandelt worden sind, sofern die Anwendungsbeschränkung von einer Woche eingehalten wurde.

Remissionsinduzierende Mittel

Die Indikation für die Anwendung remissionsinduzierender Arzneimittel in der Therapie der rheumatoiden Arthritis (Goldsalze, Chloroquin, Sulfasalazin, Methotrexat) wird vornehmlich von den rheumatologischen Fachärzten gestellt. Für diese Mittel sind zur Risikominderung regelmäßige Kontrolluntersuchungen notwendig. Sie machen daher mengenmäßig nur einen sehr geringen Anteil aus, sind jedoch aufgrund der Ausweitung der Verordnungsanalyse erstmals mit vier Präparaten unter den 2500 verordnungshäufigsten Präparaten vertreten (Tabelle 16.5). Dazu gehören Methotrexat (*Lantarel*),

16

Tabelle 16.5: Verordnungen von Remissionsinduktoren 1999. Angegeben sind die 1999 verordneten Tagesdosen, die Änderungen gegenüber 1998 und die mittleren Kosten je DDD 1999.

Präparat	Bestandteile	DDD in Mio.	Änderung in %	DDD-Kosten in DM
Lantarel	Methotrexat	13,0	(+17,8)	1,69
Azulfidine RA	Sulfasalazin	8,6	(−1,8)	3,05
Resochin	Chloroquin	4,3	(+19,0)	0,56
Quensyl	Hydroxychloroquin	3,6	(+22,7)	0,85
Summe		29,5	(+12,0)	1,82

Sulfasalazin (*Azulfidine*) und die beiden Malariamittel Chloroquin (*Resochin*) und Hydroxychloroquin (*Quensyl*). Die gleichen Substanzen (z.B. Sulfasalazin, Methotrexat, Chloroquin) werden auch für andere Indikationen verwendet und sind daher auch bei den Mitteln für chronisch entzündliche Darmkrankheiten (s. Tabelle 35.9) bzw. Immunsuppressiva (s. Kapitel 30) aufgelistet.

Antiarthrotika

Die beiden Hauptvertreter der Antiarthrotika weisen 1999 erneut einen Verordnungsrückgang gegenüber dem Vorjahr auf (Tabelle 16.6). *AHP 200* wird überwiegend bei Arthrosen, *Dona 200-S Dragees* ausschließlich bei Gonarthrose eingesetzt. Daher dürfen diese Mittel gemäß Ziffer 17.2 der geltenden Arzneimittelrichtlinien bei diesen Indikationen nur eingesetzt werden, wenn nichtmedika-

Tabelle 16.6: Verordnungen von Antiarthrotika und Antiphlogistika 1999. Angegeben sind die 1999 verordneten Tagesdosen, die Änderungen gegenüber 1998 und die mittleren Kosten je DDD 1999.

Präparat	Bestandteile	DDD in Mio.	Änderung in %	DDD-Kosten in DM
Antiarthrotika				
AHP 200	Oxaceprol	5,3	(−21,8)	2,06
Dona 200-S Drag.	D-Glucosaminsulfat	4,4	(−26,8)	3,55
		9,7	(−24,2)	2,74
Bromelaine				
Bromelain-POS	Bromelaine	6,9	(−14,7)	1,56
traumanase/-forte Drag.	Bromelaine	0,5	(−19,6)	10,27
Proteozym	Bromelaine	0,4	(+7,8)	3,17
		7,8	(−14,2)	2,22
Sonstige Antiphlogistika				
Rheuma-Hek	Brennesselblätterextr.	3,5	(−30,6)	1,61
Kamillosan Lösung	Kamillenblütenextrakt	1,4	(−21,9)	3,57
Reparil-Amp./Drag.	Aescin	1,0	(−29,5)	2,20
Aniflazym	Serrapeptase	0,5	(−20,9)	5,44
		6,5	(−27,9)	2,44
Summe		23,9	(−22,3)	2,49

mentöse Maßnahmen nicht erfolgreich waren und eine Arzneitherapie zusätzlich erforderlich ist.

D-Glucosaminsulfat (*Dona 200-S-Dragees*) ist für die orale Behandlung der Gonarthrose zugelassen und wird unter der Vorstellung eingesetzt, daß die Biosynthese von Glucosaminglykanen erhöht und degenerative Prozesse im Gelenkknorpel gehemmt werden. Nach sechswöchiger intramuskulärer Gabe lag die Responderquote bei Glucosaminsulfat (55 %) etwas höher als bei Placebo (33 %) (Reichelt et al. 1994). Allerdings wurde die Zulassung der *Dona S-Injektionslösung* bereits 1989 durch das vormalige Bundesgesundheitsamt aufgrund des Risikos von Infektionen, Hautausschlägen und Blutbildungsstörungen widerrufen. Nach oraler Gabe wird Glucosaminsulfat bis zu 90 % resorbiert, wobei kein freies Glucosamin im Plasma zu finden ist (Setnikar et al. 1993). Nach pharmakologischen Kriterien ist daher schwer beurteilbar, wie die klinischen Effekte zustande kommen, die nach oraler Gabe in einigen älteren Placebo-kontrollierten Studien beobachtet wurden (Drovanti et al. 1980, Pujalte et al. 1980, Rovati 1992). Nach einer aktuellen kontrollierten Studie war Glucosamin bei 98 Gonarthrosepatienten nicht besser wirksam als Placebo (Rindone et al. 2000). Damit bestätigen sich Vorbehalte gegen die Qualität früherer Studien und der Verdacht eines Publikationsbias mit selektiver Veröffentlichung positiver Studien (McAlindon et al. 2000, Towheed und Anastassiades 2000).

Mit dem Hydroxyprolinderivat Oxaceprol (*AHP 200*) wurden positive Effekte auf die Symptomatik bei degenerativen Gelenkerkrankungen gefunden (Schubotz und Hausmann 1977, Vagt et al. 1990, Bauer et al. 1999). Diese Vergleichsstudien mit nichtsteroidalen Antiphlogistika wurden allerdings ohne adäquate Placebogruppen durchgeführt und entsprechen deshalb nicht den heutigen Anforderungen an den Nachweis der Wirksamkeit für den beanspruchten Indikationsbereich.

Sonstige Antiphlogistika

Bei den sonstigen Antiphlogistika handelt es sich zum überwiegenden Teil um pflanzliche Präparate (Tabelle 16.6). Der größte Teil der Verordnungen entfällt auf Bromelaine (*Bromelain-POS, traumanase, Proteozym*), ein Komplex pflanzlicher Proteasen aus Ananas (Ananas comosus). Nach tierexperimentellen Daten soll Bromelaine zu 40 %

resorbiert werden, dagegen waren in einer Resorptionsstudie an Probanden nach Gabe von 3 g Bromelaine pro Tag nur 0,01 mg im Plasma nachweisbar, also nur eine Resorptionsquote von 0,0003 % (Castell et al. 1997). In einer unkontrollierten Beobachtungsstudie wurde eine Hemmung entzündlicher Schwellungen beobachtet (Masson 1995), in einer Placebo-kontrollierten Studie hatte Bromelaine dagegen keine signifikanten entzündungshemmenden Effekte (Hotz et al. 1989).

Als Adjuvans bei rheumatischen Beschwerden ist ein Präparat mit Brennesselkrautextrakt (*Rheuma-Hek*) vertreten. Es ist 1999 gegenüber dem Vorjahr deutlich seltener verordnet worden (Tabelle 16.6). Dieses Phytotherapeutikum wird traditionell zur Durchspülung bei entzündlichen Harnwegsinfektionen angewendet, ist aber von der Kommission E beim vormaligen Bundesgesundheitsamt auch zur unterstützenden Behandlung rheumatischer Beschwerden positiv bewertet worden (Bundesgesundheitsamt 1987). In der Phytotherapie ist die äußerliche Anwendung von Brennesselmitteln vorherrschend, wobei das Schlagen mit frischen Brennesseln als eine viel zu wenig geübte Behandlung des Rheumatismus hervorgehoben wird (Weiss und Fintelmann 1997). Über die klinisch-therapeutischen Effekte der Extrakte gibt es bisher bestenfalls fragmentarische Daten (Obertreis et al. 1996).

Alle Kombinationspräparate wurden 1999 im Vergleich zum Vorjahr deutlich weniger verordnet (Tabelle 16.7). Die meisten DDD-Verordnungen entfielen auf die Enzymkombination *Phlogenzym*, die zugleich auch die höchsten Verordnungskosten hat. Die beanspruchten Anwendungsgebiete dieses Präparates sind breit gestreut und reichen von Ödemen und Thrombophlebitis bis hin zu Durchblutungsstörungen, Entzündungen des Urogenitaltrakts und rheumatischen Krankheiten, obwohl eine Medline-Recherche über die letzten 30 Jahre ergeben hat, daß keine der vielen Indikationen durch Wirksamkeitsnachweise aus klinischen Studien belegt ist. Für die beiden homöopathischen Komplexpräparate ist ein Wirksamkeitsnachweis laut Arzneimittelgesetz nicht erforderlich. Trotzdem fällt auf, daß *Zeel Tabl./Amp.* zahlreiche negativ monografierte Bestandteile enthalten (Tabelle 16.7).

16

Tabelle 16.7: Verordnungen sonstiger antiphlogistischer Kombinationspräparate 1999. Angegeben sind die 1999 verordneten Tagesdosen, die Änderungen gegenüber 1998 und die mittleren Kosten je DDD 1999.

Präparat	Bestandteile	DDD in Mio.	Änderung in %	DDD-Kosten in DM
Phlogenzym	Bromelaine Trypsin Rutosid	8,4	(−13,8)	3,62
Traumeel S	Arnica D2 Calendula D2 Chamomilla D3 Symphytum D8 Millefolium D3 Belladonna D4 Aconitum D3 Bellis perennis D2 Hypericum D2 Echinacea ang. D2 Echinacea purp. D2 Hamamelis D2 Mercurius solub. D8 Hepar sulfuris D8	6,9	(−18,5)	0,67
Zeel Tabl./Amp.	Auszug Cartilago suis Auszug Funiculus umbilicalis suis Auszug Embryo suis Auszug Placenta suis Rhus toxicodendron ∅ Arnica ∅ Dulcamara ∅ Symphytum ∅ Sanguinaria ∅ Sulfur ∅ Coenzym A Nadid Natriumoxalacetat α-Liponsäure	5,0	(−32,4)	0,94
Phytodolor/N	Zitterpappelextrakt Goldrutenkrautextrakt Eschenrindenextrakt	4,9	(−26,1)	1,18
Kamillan plus	Kamillenextrakt Schafgarbenextrakt	1,0	(−24,7)	1,43
Summe		26,2	(−21,9)	1,79

16

Topische Antirheumatika

In großer Zahl werden äußerlich anzuwendende Antirheumatika in Form von Salben, Cremes, Gelen, Linimenten, Ölen und alkoholischen Lösungen angeboten. Sie machen einen großen Anteil der Tagesdosen der meistverordneten Arzneimittel im Gesamtgebiet der Antirheumatika und Antiphlogistika aus (siehe Abbildung 16.1).

Ihre Beliebtheit bei Ärzten und vor allem bei Patienten hat mehrere Gründe. Ärzte wenden die Lokaltherapeutika unter der Vorstellung an, daß die potentiell gefährlichen Nebenwirkungen der nichtsteroidalen Antiphlogistika auf Magen, Bronchien und Nieren durch die lokale Applikation vermindert werden können. Patienten finden es viel einleuchtender, eine Rheumasalbe direkt auf die Haut in unmittelbarer Nähe des schmerzenden Gelenks aufzutragen, als mit einer Tablette den Umweg über den Mund und den Magen bis zum fernen Gelenk zu nehmen.

Obwohl die allgemeine Verträglichkeit der nichtsteroidalen Antiphlogistika bei topischer Anwendung besser ist als bei systemischer (oraler) Zufuhr, sind auch bei lokaler Anwendung nichtsteroidaler Antiphlogistika gastrointestinale unerwünschte Wirkungen bis hin zu gastrointestinalen Blutungen – besonders bei älteren Patienten – beobachtet worden (Newberry et al. 1992, Zimmermann et al. 1995, Evans und Mac Donald 1996). Uneinheitlich sind die Ergebnisse über die Bioverfügbarkeit der Inhaltsstoffe bei der kutanen Anwendung der Topika. Halbwegs verläßliche Angaben liegen nur für die Monopräparate mit nichtsteroidalen Antiphlogistika vor. Nach neueren Mikrodialysestudien ist die transdermale Penetration von Diclofenac nicht voraussagbar und stark von den individuellen Hauteigenschaften abhängig (Müller et al. 1997). Die im Gewebe wiedergefundenen Konzentrationen hängen wesentlich von den Diffusionsstrecken ab. So sind in oberflächennahen Geweben (z.B. im Bereich der Fingergelenke) hohe Konzentrationen gefunden worden (Riess et al. 1986). Ebenso wurden im Bereich des Kniegelenkes deutlich höhere Diclofenacspiegel in der Haut und der Muskulatur als im Plasma gemessen, während die Konzentrationen in der Synovia und der Synovialflüssigkeit dem Plasmaspiegel entsprachen und auch keine Unterschiede zwischen dem behandelten Kniegelenk und dem kontralateralen unbehandelten Gelenk zeigten (Gondolph-Zink und Gronwald 1996). Bei Patienten mit bilateralen Kniegelenksergüssen, die doppelblind an einem Knie mit Diclofenacgel und am anderen mit Placebogel

16

behandelt wurden, lagen die synovialen Diclofenacspiegel in beiden Gelenken im gleichen Bereich (26 bzw. 22 ng/ml), aber niedriger als im Plasma (41 ng/ml). Daraus folgt, daß Diclofenac nur wenig direkt, sondern überwiegend über das Blut in das behandelte wie auch das nicht behandelte Kniegelenk gelangte (Radermacher et al. 1991). Die Ergebnisse dieser Studien zeigen, daß topisch appliziertes Diclofenac in oberflächlich gelegene Kompartimente direkt penetriert, in tiefer gelegene Kompartimente jedoch überwiegend systemisch über den Blutkreislauf gelangt.

Die Ergebnisse kontrollierter Studien zum Wirksamkeitsnachweis von Rheumasalben sind seit langem widersprüchlich (Sandholzer und Kochen 1991). Kürzlich wurde aus einer quantitativen Auswertung der Ergebnisse randomisierter klinischer kontrollierter Studien in der internationalen Literatur geschlossen, daß sowohl bei akuter Schmerzsymptomatik (z.B. nach Traumen) als auch bei chronischen Schmerzen im Bewegungsapparat (z.B. Osteoarthritis, Tendinitis) die topische Anwendung nichtsteroidaler Antiphlogistika eine nachweisbare Reduktion der Schmerzsymptomatik ergibt (Moore et al. 1998). Eine genauere Betrachtung der Originaldaten kann Zweifel an der zuverlässigen Wirkung topisch angewendeter nichtsteroidaler Antiphlogistika nicht beseitigen.

Eine exemplarische Auswertung von Placebo-kontrollierten Studien für das bei uns besonders häufig eingesetzte Diclofenac bestätigt die uneinheitliche Beleglage der topischen Antirheumatika (Tabelle 16.8). Die Tabelle ist gegenüber dem Vorjahr durch weitere Publikationen aktualisiert worden. Die Daten der Studie Diebschlag (1986) wurden korrigiert, weil die Firma Novartis mitgeteilt hat, daß es sich in der Originalpublikation um einen Druckfehler gehandelt habe. Trotz dieser erweiterten Studienanalyse bleibt die Situation, daß in der Mehrzahl der Studien nicht für alle gemessenen Parameter eine Überlegenheit von topischem Diclofenac gegenüber Placebo insbesondere für die klinischen Parameter gefunden werden konnte (Grace et al. 1999). In einzelnen Studien, in denen die topische Therapie (z.B. Piroxicam oder Felbinac) mit oraler Applikation (Ibuprofen) verglichen wurde, erbrachten bei geeigneter Indikation vergleichbare Wirksamkeit (Dickson 1991, Hosie 1993). Von einigen Rheumatologen und Fachgesellschaften wird daher die Auffassung vertreten, daß es sinnvoll ist zu versuchen, mit topisch angewendeten nichtsteroidalen Antiphlogistika die systemische Gabe dieser Substanzklasse zu reduzieren und das Risiko unerwünschter Wirkungen zu senken

Tabelle 16.8: Studien zur topischen Wirkung von Diclofenacgelen. Ergebnisse randomisierter, doppelblinder, Placebo-kontrollierter Studien mit Diclofenac als topisch appliziertem Gel. Die Schmerzsymptomatik wurde teilweise mit visueller Analogskala (VAS) ermittelt.

Studie	Patienten (Dauer)	Placebo	Diclofenac	Signifikanz
Diebschlag (1986) Knöchelkontusion, Volumenreduktion	20 (15 Tage)	63 ml	150 ml	<0,01
El-Hadidi & El-Garf (1991) Gelenkschmerzen, VAS	120 (28 Tage)	18/60 Patienten	26/60 Patienten	keine
Nocker & Diebschlag (1991) Sprunggelenksdistorsion Schmerzscore (4. Tag) Schwellungsvolumen (4. Tag)	30 (14 Tage)	34 mm 73 ml	21 mm 61 ml	p<0,008 p<0,009
Radermacher et al. (1991) Kniegelenkserguß, Kniegelenksbeugung Gelenksumfangsreduktion	10 (4 Tage)	135° 0,2 mm	138° 0,5 mm	keine keine
Schapira et al. (1991) Epikondylitis, Dorsalflexion bei 0° Dorsalflexion bei 30° VAS Griffstärke (Δ mmHg)	32 (14 Tage)	37 mm 52 mm 15	55 mm 68 mm 25	p <0,05 keine keine
Roth (1995) Arthrose, Schmerz, Beweglichkeit	119 (14 Tage)	12/59 Patienten	26/60 Patienten	keine
Burnham et al. (1998) Epikondylitis Schmerz, VAS	14 (21 Tage)	39 mm	21 mm	p <0,05
Grace et al. (1999) Gonarthrose WOMAC-Index (Δ) Arzturteil (Besserung) Patientenurteil (Besserung) Kniebewegung	70 (14 Tage)	3,3	12,6	p=0,05 keine keine keine

16

(Arzneimittelkommission 1997, Zeidler 1996). Eine englische Richtlinie zur Therapie degenerativer Arthritiden kommt allerdings zu dem Ergebnis, daß die topische Anwendung nichtsteroidaler Antiphlogistika nicht als eine Evidenz-basierte Behandlung empfohlen werden kann (Eccles et al. 1998).

Unter den Monopräparaten der topischen Antirheumatika bilden die Diclofenac- und Hydroxyethylsalicylatpräparate die beiden größ-

Tabelle 16.9: Verordnungen von Externa 1999 (Monopräparate). Angegeben sind die 1999 verordneten Tagesdosen, die Änderungen gegenüber 1998 und die mittleren Kosten je DDD 1999.

Präparat	Bestandteile	DDD in Mio.	Änderung in %	DDD-Kosten in DM
Diclofenac				
Voltaren Emulgel	Diclofenac	48,6	(−18,7)	1,20
Diclac-Gel	Diclofenac	15,0	(−17,9)	0,30
Effekton Creme	Diclofenac	6,1	(−29,1)	1,15
Diclo-ratiopharm Gel	Diclofenac	4,7	(−8,8)	1,08
arthrex Cellugel	Diclofenac	3,1	(−26,4)	1,12
Sigafenac Gel	Diclofenac	1,5	(−48,2)	1,17
Diclofenac Heumann Gel	Diclofenac	1,2	(−16,7)	1,13
Diclo-Puren Gel	Diclofenac	1,0	(−19,6)	1,13
Diclophlogont Gel	Diclofenac	0,7	(−21,9)	1,13
Rewodina Schmerzgel	Diclofenac	0,5	(−47,2)	1,22
		82,5	**(−20,3)**	**1,02**
Hydroxyethylsalicylat				
Lumbinon 10/Softgel	Hydroxyethylsalicylat	7,4	(−7,4)	0,30
Phlogont Salbe/Gel	Hydroxyethylsalicylat	6,0	(−21,1)	0,28
ZUK Rheumagel/Salbe	Hydroxyethylsalicylat	5,2	(−39,5)	0,33
Kytta-Gel	Hydroxyethylsalicylat	4,1	(−28,6)	0,27
Dolo Arthrosenex N	Hydroxyethylsalicylat	3,5	(−30,1)	0,28
Phardol mono	Hydroxyethylsalicylat	2,5	(−9,8)	0,28
		28,7	**(−23,9)**	**0,29**
Etofenamat				
Rheumon	Etofenamat	1,2	(−41,1)	1,85
Traumon	Etofenamat	1,0	(−33,9)	1,44
		2,2	**(−38,0)**	**1,66**
Indometacin				
Elmetacin	Indometacin	0,9	(−26,0)	1,77
Indo Top-ratiopharm	Indometacin	0,6	(−13,0)	1,68
		1,5	**(−21,1)**	**1,73**
Andere nichtsteroidale Antiphlogistika				
Dolgit Creme/Gel	Ibuprofen	2,4	(−30,1)	2,00
Felden Top	Piroxicam	2,4	(−44,0)	0,65
Ibutop Creme/Gel	Ibuprofen	1,2	(−33,5)	1,96
Gabrilen Gel	Ketoprofen	0,6	(−14,7)	1,30
		6,5	**(−35,5)**	**1,44**
Andere Externa				
Kytta Plasma F/Salbe F	Beinwellwurzelextrakt	2,5	(−32,2)	1,53
Summe		**123,9**	**(−22,8)**	**0,90**

16

ten Gruppen, während alle anderen Wirkstoffe nur eine untergeordnete Rolle spielen. Bei allen antirheumatischen Externa sind die Verordnungen 1999 stark zurückgegangen, in Einzelfällen bis zu 48 % (Tabelle 16.9).
Die Kombinationspräparate (Tabelle 16.10) enthalten neben zahlreichen anderen Bestandteilen überwiegend Salicylsäurederivate und gefäßerweiternde Stoffe wie Nikotinsäureester und Nonivamid. Ihre

Tabelle 16.10: Verordnungen von Externa 1999 (Kombinationspräparate) Angegeben sind die 1999 verordneten Tagesdosen, die Änderungen gegenüber 1998 und die mittleren Kosten je DDD 1999.

Präparat	Bestandteile	DDD in Mio.	Änderung in %	DDD-Kosten in DM
Mit Salicylsäurederivaten				
Rheuma-Salbe Lichtenstein	Hydroxyethylsalicylat Benzylnicotinat Campher	9,7	(–26,3)	0,19
Phardol Rheuma-Balsam	Hydroxyethylsalicylat Kiefernnadelöl Benzylnicotinat	4,7	(–19,0)	0,58
ZUK Thermocreme	Hydroxyethylsalicylat Benzylnicotinat	4,0	(–22,7)	0,24
Hot Thermo	Hydroxyethylsalicylat Benzylnicotinat	3,0	(–19,4)	0,37
Mobilat Gel/Salbe	Extr. suprarenalis Mucopolysaccharid-schwefelsäureester Salicylsäure	2,8	(–31,9)	3,27
Phlogont Thermalsalbe	Hydroxyethylsalicylat Benzylnicotinat	2,5	(–39,1)	1,02
Ostochont Gel/Salbe	Heparin Hydroxyethylsalicylat Benzylnicotinat	2,1	(–31,5)	0,98
Enelbin-Salbe N	Heparin Salicylsäure	1,6	(–21,9)	0,58
Enelbin-Paste N	Zinkoxid Salicylsäure Aluminiumsilikate	1,3	(–21,7)	2,84
Reparil-Gel N	Aescin Diethylaminsalicylat	0,6	(–26,9)	2,99
		32,1	(–26,1)	0,83

16

Tabelle 16.10: Verordnungen von Externa 1999 (Kombinationspräparate)
(Fortsetzung). Angegeben sind die 1999 verordneten Tagesdosen, die Änderungen
gegenüber 1998 und die mittleren Kosten je DDD 1999.

Präparat	Bestandteile	DDD in Mio.	Änderung in %	DDD-Kosten in DM
Sonstige Kombinationspräparate				
Dolobene Gel	Dimethylsulfoxid Heparin Dexpanthenol	14,6	(–35,5)	0,64
Lindofluid N	Bornylacetat α-Pinen Arnikablütenextrakt Melissenblätterextrakt	12,7	(–28,2)	0,21
Traumeel Salbe	Arnika D3 Calendula ∅ Hamamelis ∅ Echinacea ang. ∅ Echinacea purp. ∅ Chamomilla ∅ Symphytum D4 Bellis perennis ∅ Hypericum D6 Millefolium ∅ Aconitum D1 Belladonna D1 Mercurius sol. D6 Hepar sulfuris D6	7,8	(–12,3)	0,38
Finalgon-Salbe	Nonivamid Nicoboxil	5,5	(–18,5)	0,30
Kytta Balsam f	Beinwellwurzelextrakt Methylnicotinat	3,1	(–36,0)	0,64
Thermo Rheumon	Etofenamat Benzylnicotinat	1,1	(–47,9)	1,10
		44,7	(–28,8)	0,44
Summe		76,9	(–27,7)	0,60

Wirkung wird vorwiegend auf eine lokale Gefäßerweiterung zurückgeführt. Ähnlich wie bei physikalischer Wärmeanwendung soll
dadurch die immer wieder beobachtete analgetische Wirkung
zustande kommen. Die Verordnungen der Kombinationspräparate
sind ähnlich wie bei den Monopräparaten deutlich rückläufig
(Tabelle 16.10). Allerdings dürfte bei dem Rückgang der zu Lasten

der gesetzlichen Krankenkassen abgerechneten Verordnungen von Rheumaexterna auch eine wichtige Rolle gespielt haben, daß die Kosten für viele Zubereitungen inzwischen unter den Zuzahlungsbeträgen für die Standardpackungen liegen.

Literatur

Arzneimittelkommission der deutschen Ärzteschaft (1997): Empfehlungen zur Therapie von degenerativen Gelenkerkrankungen. Arzneiverordnung in der Praxis. Sonderheft 5, 8.

Bauer H.W., Klasser M., von Hanstein K.L., Rolinger H., Schladitz G. et al. (1999): Oxaceprol is as effective as diclofenac in the therapy of osteoarthritis of the knee and hip. Clin. Rheumatol. 18: 4–9.

Bundesgesundheitsamt (1987): Monographie der Kommission E über Brennessel-krautextrakt. Bundesanzeiger Nr. 76 vom 23. April 1987.

Burnham R., Gregg R., Healy P., Steadward R. (1998): The effectiveness of topical diclofenac for lateral epicondylitis. Clin. J. Sport Med. 8: 78–81.

Castell J.V., Friedrich G., Kuhn C.S., Poppe G.E. (1997): Intestinal absorption of undegraded proteins in men: presence of bromelain in plasma after oral intake. Am. J. Physiol. 273: G139–G146.

Cryer B., Feldman M. (1998): Cyclooxygenase-1 and cyclooxygenase-2 selectivity of widely used nonsteroidal anti-inflammatory drugs. Am. J. Med. 104: 413–421.

Dequeker J., Hawkey C., Kahan A. et al. (1998): Improvement in gastrointestinal tolerability of the selective cyclooxygenase (COX)-2 inhibitor, meloxicam, compared with piroxicam: results of the safety and efficacy large-scale evaluation of COX-inhibiting therapies (SELECT) trial in osteoarthritis. Br. J. Rheumatol. 37: 946–951.

Dickson D.J. (1991): A double-blind evaluation of topical piroxicam gel with oral ibuprofen in osteoarthritis of the knee. Curr. Ther. Res. 49: 199–207.

Diebschlag W. (1986): Diclofenac bei stumpf-traumatischen Sprunggelenkschwellungen. Fortschr. Med. 104: 437–440.

Drovanti A., Bignamini A.A., Rovati A.L. (1980): Therapeutic activity of oral glucosamine sulfate in osteoarthrosis: a placebo-controlled double-blind investigation. Clin. Ther. 3: 260–272.

Eccles M., Freemantle N., Mason J. (1998): North of England evidence based guideline development project: summary guideline for non steroidal anti-inflammatory drugs versus basic analgesia in treating the pain of degenerative arthritis. Brit. Med. J. 317: 526–530.

El Hadidi T., El Garf A. (1991): Double-blind study comparing the use of Voltaren Emulgel versus regular gel during ultrasonic sessions in the treatment of localized traumatic and rheumatic painful conditions. J. Int. Med. Res. 19: 219–227.

Emery P., Zeidler H., Kvien T.K., Guslandi M., Naudin R., Stead H. et al. (1999): Celecoxib versus diclofenac in long term management of rheumatoid arthritis: randomized double blind comparison. Lancet 354: 2106–2111.

Evans J.M.M., MacDonald T.M. (1996): Tolerability of topical NSAIDs in the elderly. Drugs Aging 9: 101–108.

Gondolph-Zink B., Gronwald U. (1996): Wirkstoffkonzentrationen in artikulären und periartikulären Geweben des Kniegelenkes nach kutaner Anwendung von Diclofenac-Diethylammonium Emulgel. Akt. Rheumatol. 21: 298–304.

16

Grace D., Rogers J., Skeith K., Anderson K. (1999): Topical diclofenac versus placebo: a double blind, randomized clinical trial in patients with osteoarthritis of the knee. J. Rheumatol. 26: 2659–2663.

Gretzer B., Ehrlich K., Maricic N., Lambrecht N., Respondek M., Peskar B.M. (1998): Selective cyclo-oxygenase 2 inhibitors and their influence on the protective effect of a mild irritant in the rat stomach. Brit. J. Pharmacol. 123: 927–935.

Hawkey C.J. (1999): COX-2 inhibitors. Lancet 353: 307–314.

Hawkey C., Kahan A., Steinbrück K., Alegre C., Baumelou E. et al. (1998): Gastrointestinal tolerability of meloxicam compared to diclofenac in osteoarthritis patients. Br. J. Rheumatol. 37: 937–945.

Hosie G.A.C. (1993): The topical NSAID, felbinac, versus oral ibuprofen: a comparison of efficacy in the treatment of acute lower back injury. Br. J. Clin. Res. 4: 5–17.

Hotz G., Frank T., Zoller J., Wiebelt H. (1989): Antiphlogistic effect of bromelaine following third molar removal. Dtsch. Zahnärztl. Z. 44: 830–832.

Laine L., Harper S., Simon T., Bath R., Johanson J., Schwartz H. et al. (1999): A randomized trial comparing the effect of rofecoxib, a cyclooxygenase 2-specific inhibitor, with that of ibuprofen on the gastroduodenal mucosa of patients with osteoarthritis. Gastroenterology 117: 776–783.

Langman M.J.S., Weil J., Wainwright P., Lawson D.H., Rawlins M.D. et al. (1994): Risks of bleeding peptic ulcer associated with individual non-steroidal anti-inflammatory drugs. Lancet 323: 1075–1052.

Langman M.J., Jensen D.M., Watson D.J., Harper S.E., Zhao P.L., Quan H. et al. (1999): Adverse upper gastrointestinal effects of rofecoxib compared with NSAIDS. JAMA 282: 1929–1933.

Masson M. (1995): Bromelain in blunt injuries of the locomotor system. A study of observed applications in general practice. Fortschr. Med. 113: 303–306.

McAlindon T.E., LaValley M.P., Gulin J.P., Felson D.T. (2000): Glucosamine and chondroitin for treatment of osteoarthritis. A systematic quality assessment and meta-analysis. JAMA 283: 1469–1475.

Mitchell J.A., Akarasereenont P., Thiemermann C., Flower R.J., Vane J.R. (1993): Selectivity of nonsteroidal antiinflammatory drugs as inhibitors of constitutive and inducible cyclooxygenase. Proc. Natl. Acad. Sci. USA 90, 11693–11697.

Moore R.A., Tramèr M.R., Caroll D., Wiffen P.J., McQuay H.J. (1998): Quantitative systematic review of topically applied non-steroidal anti-inflammatory drugs. Brit. Med. J. 316: 333–338.

Müller M., Mascher H., Kikuta C., Schäfer S., Brunner M. et al. (1997): Diclofenac concentrations in defined tissue layers after topical administration. Clin. Pharmacol. Ther. 62: 293–299.

Newberry R., Shuttleworth P., Rapier C. (1992): A multicentre postmarketing surveillance study to evaluate the safety and efficacy of felbinac 3 % gel in the treatment of musculoskeletal disorders in general practice. Eur. J. Clin. Res. 3: 139–150.

Nocker W., Diebschlag W. (1991): Behandlung akuter Sprunggelenkdistorsionen. Z. All. Med. 67: 560–564.

Obertreis B., Giller K., Teucher T., Behnke B., Schmitz H. (1996): Antiphlogistische Effekte von Extractum Urticae dioicae foliorum im Vergleich zu Kaffeoyläpfelsäure. Arzneim. Forsch. 46:52–56.

Pujalte J.M., Llavore E.P., Ylescupidez F.R. (1980): Double-blind clinical evaluation of oral glucosamine sulphate in the basic treatment of osteoarthrosis. Curr. Med. Res. Op. 7: 110–114.

Radermacher J., Jentsch D., Scholl M.A., Lustinetz T., Frölich J.C. (1991): Diclofenac concentrations in synovial fluid and plasma after cutaneous application in inflammatory and degenerative joint disease. Br. J. Clin. Pharmac. 31: 537–541.

16

Reichelt A., Förster K.K., Fischer M., Rovati L.C., Setnikar I. (1994): Efficacy and safety of intramuscular glucosamine sulfate in osteoarthritis of the knee. Arzneim. Forsch. 44: 75–80.

Riess W., Schmid K., Botta L., Kobayashi K., Moppert J. et al. (1986): Die perkutane Resorption von Diclofenac. Arzneim. Forsch. 36: 1092–1096.

Rindone J.P., Hiller D., Collacott E., Nordhaugen N., Arriola G. (2000): Randomized, controlled trial of glucosamine for treating osteoarthritis of the knee. West. J. Med. 172: 91–94.

Roth S.H. (1995): A controlled clinical investigation of 3 % diclofenac/2.5 % sodium hyaluronate topical gel in the treatment of uncontrolled pain in chronic oral NSAID users with osteoarthritis. Int. J. Tissue React. 17: 129–132.

Rovati L.C. (1992): Clinical research in osteoarthritis: design and results of short-term and long-term trials with disease-modifying drugs. Int. J. Tiss. Reac. 14: 243–251.

Sandholzer H., Kochen M.M. (1991): Perkutane Rheumatherapie. Pharma-Kritik 13: 13–16.

Schapira D., Linn S., Scharf Y. (1991): A placebo-controlled evaluation of diclofenac diethylamine salt in the treatment of lateral epicondylitis of the elbow. Curr. Ther. Res. 49: 162–168.

Schubotz R., Hausmann L. (1977): Behandlung degenerativer Gelenkerkrankungen mit N-Azetyl-hydroxyprolin. Therapiewoche 27: 4248–4252.

Setnikar I., Palumbo R., Canali S., Zanolo G. (1993): Pharmacokinetics of glucosamine in man. Arzneim. Forsch. 43: 1109–1113.

Towheed T.E., Anastassiades T.P. (2000): Glucosamine and chondroitin for treating symptoms of osteoarthritis: evidence is widely touted but incomplete. JAMA 283: 1483–1484.

Vagt C.W., Kaiser T., Leineweber G. (1990): Wirksamkeitsvergleich der oralen Therapie mit Oxazeprol versus Ibuprofen bei Gonarthrose und Coxarthrose. Rheuma 10: 263–267.

Wallace J.L., Bak A., McKnight W., Asfaha S., Sharkey K.A., Mac Naughton W.K. (1998): Cyclooxygenase 1 contributes to inflammatory responses in rats and mice: Implications for gastrointestinal toxicity. Gastroenterology 115: 101–109.

Weiss R.F., Fintelmann V. (1997): Lehrbuch der Phytotherapie. 8. Aufl., Hippokrates Verlag Stuttgart, S. 271–281.

Zeidler H. (1996): Nichtsteroidale Antiphlogistika. Neue Wege zu einer rationalen, sparsamen und risikoärmeren Verordnung. Akt. Rheumatol. 21: 269–271.

Zimmermann J., Siguencia J., Tsvang E. (1995): Upper gastrointestinal hemorrhage associated with cutaneous application of diclofenac gel. Am. J. Gastroenterol. 90: 2032–2034.

16

17.   Antitussiva und Expektorantien

BJÖRN LEMMER

Antitussiva und Expektorantien werden bei Husten im Rahmen einer akuten oder chronischen Bronchitis angewendet. Obwohl dieses Symptom bei einer Reihe ätiologisch unterschiedlicher Krankheiten auftreten kann, ist die häufigste Ursache eine Virusinfektion in den oberen Atemwegen, wie sie bei Erkältungskrankheiten und Grippe vorkommt. Chronischer Husten ist häufig durch Rauchen bedingt. Neben vielfältigen weiteren Ursachen spielt die Luftverschmutzung nach wie vor eine große Rolle.

Verordnungsspektrum

Antitussiva und Expektorantien sind sehr häufig verordnete Arzneimittel. Mit 53,9 Mio. Verordnungen nahmen sie auch 1999 wiederum den zweiten Platz unter allen Indikationsgruppen ein, nur die Gruppe der Analgetika und Antirheumatika wurde in allen früheren Jahren häufiger verordnet.

Das hohe Verordnungsvolumen der Antitussiva und Expektorantien war bis 1995 einem steten Zuwachs der Expektorantien in der Gruppe der Monopräparate zuzuschreiben, seitdem wurden sie jedoch unter den zunehmenden Engpässen des Arzneimittelbudgets deutlich weniger verordnet. Noch ausgeprägter war die Abnahme bei den Expektorantien-Kombinationen, die seit 1997 weit unter das Niveau von 1990 vor der Wiedervereinigung zurückgefallen sind. Die Monopräparate der Antitussiva haben auf einem wesentlich niedrigeren Niveau von 1990 bis 1992 stark zugenommen, wurden dann gleichbleibend verordnet und haben seit 1997 wieder abgenommen (Abbildung 17.1). Unter den verordnungshäufigsten Präparaten sind im Jahre 1999 117 Antitussiva und Expektorantien zu finden (Tabelle 17.1).

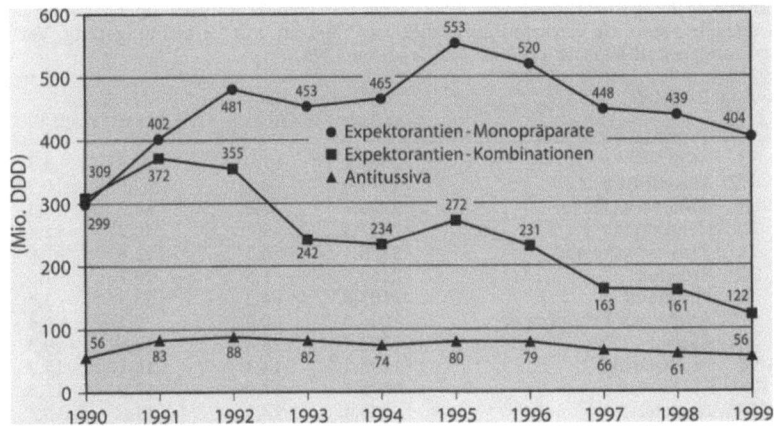

Abbildung 17.1: Verordnungen von Antitussiva und Expektorantien 1990 bis 1999. DDD der Gesamtverordnungen (ab 1991 mit neuen Bundesländern).

Antitussiva

Antitussiva werden bei unproduktivem, quälendem und belastendem Husten angewendet, vor allem wenn dieser den Schlaf des Patienten stört. Starke Antitussiva sind die zentral wirkenden Opioide, die den Hustenreflex durch einen direkten Effekt auf das Hustenzentrum unterdrücken. Wichtige unerwünschte Wirkungen dieser Substanzen sind das Abhängigkeitspotential, die Atemdepression und die Hemmung der mukoziliären Clearance (Imhof et al. 1988). Die wichtigsten Antitussiva aus dieser Gruppe sind nach wie vor Codein und Dihydrocodein, die etwa gleich häufig angewendet wurden. In den Verordnungen für 1999 ist Codein mit zehn, Dihydrocodein mit zwei Präparaten vertreten. Das schwach wirksame Opioid Dextromethorphan ist in einem Monopräparat und in zwei Kombinationspräparaten vertreten. Noscapin, ein Alkaloid der Papaverinreihe, das antitussive Wirkungen, jedoch nicht die unerwünschten Wirkungen der Opioide hat, ist in einem Monopräparat enthalten.

17

Tabelle 17.1: Verordnungen von Antitussiva und Expektorantien 1999. Angegeben sind die verordnungshäufigsten Präparate mit Verordnungsrang, Verordnungen und Umsatz 1999 im Vergleich zu 1998.

Rang	Präparat	Verordnungen in Tsd.	Änd. %	Umsatz Mio. DM	Änd. %
3	ACC	5381,1	+1,0	77,8	–3,3
7	Mucosolvan	4375,0	–3,2	42,5	–10,3
9	NAC-ratiopharm	3922,7	–8,9	44,7	–13,3
20	Gelomyrtol/-forte	2447,4	–9,7	40,2	–12,4
21	Paracodin/retard	2375,4	–6,5	22,8	–7,8
22	Prospan	2260,6	–1,5	28,7	–1,5
28	Fluimucil	2105,8	–4,2	25,3	–3,6
57	Ambroxol-ratiopharm	1546,6	–0,9	15,3	–6,4
77	Capval	1293,7	+18,8	12,6	+19,3
90	Sedotussin	1198,2	–14,3	14,1	–15,2
108	Codipront	1073,4	–13,9	13,9	–15,8
133	Acemuc	970,4	–13,3	11,6	–15,3
229	Ambrohexal	652,8	+1,1	5,0	–3,2
235	Bronchipret Saft/Tr.	648,2	–2,9	5,6	–4,8
245	Rhinotussal Saft	629,3	–9,0	8,1	–8,6
257	Silomat	613,9	+6,8	5,8	+5,5
269	Soledum Kapseln	592,6	–3,3	8,3	–2,9
279	Bromuc	570,1	–25,2	11,9	–32,2
295	Sinuc	550,7	+36,7	5,3	+34,9
300	Doxam	545,7	+51,5	4,7	+31,6
346	Ambroxol Heumann	492,9	+0,4	4,3	+2,3
356	Codipront mono/retard	479,1	+23,8	5,2	+21,7
371	Ambroxol AL	464,0	+68,0	3,0	+54,8
386	Bronchicum Elixir N	451,5	–9,8	5,4	–10,6
413	Monapax Saft/Supp./Tropfen	427,6	–14,0	7,1	–8,3
417	Mucotectan	424,7	–3,7	5,7	–4,2
425	Hedelix	421,9	–15,7	4,9	–12,7
435	Sigamuc retard	414,3	–14,6	5,3	–15,6
448	Bronchicum Tropfen N	406,5	–24,2	5,3	–22,6
481	Bromhexin-8-Tropfen N	386,7	–21,0	3,2	–25,5
491	Ambrodoxy Hexal	379,0	+3,6	4,2	–0,2
500	Aspecton N	374,5	–21,9	5,3	–21,8
507	Tryasol Codein	365,6	–9,5	3,4	–5,4
522	Tetra-Gelomyrtol	356,4	–4,0	8,4	–3,8
568	Sinuforton	328,6	–17,8	5,1	–18,8
573	Bronchoforton Salbe	326,5	–27,1	5,9	–28,5
616	Optipect Kodein forte	304,1	+1,6	3,4	–4,0
628	Babix-Inhalat N	298,5	–24,1	2,7	–24,5
631	Azubronchin	297,0	–13,2	4,3	–26,5
648	Bronchicum Mono Codein	291,2	–17,5	4,6	–9,2
656	Rhinotussal Kaps.	287,8	–19,6	4,4	–19,9
663	Mucophlogat	283,3	–10,5	2,7	–17,4
748	Transpulmin Kinderbalsam S	249,8	–30,1	3,2	–22,9
750	Tussamag N Saft/Trop.	249,3	–10,1	2,4	–9,8
761	frenopect	244,6	+11,6	1,7	+4,6

17

Tabelle 17.1: Verordnungen von Antitussiva und Expektorantien 1999.
Angegeben sind die verordnungshäufigsten Präparate mit Verordnungsrang, Verordnungen und Umsatz 1999 im Vergleich zu 1998. (Fortsetzung)

Rang	Präparat	Verordnungen in Tsd.	Änd. %	Umsatz Mio. DM	Änd. %
762	Transpulmin Balsam/E	244,0	−38,5	4,3	−36,6
794	Melrosum Hustensirup N	234,3	−19,4	2,6	−11,7
806	Doximucol	230,2	−4,5	2,6	−4,4
811	Codicaps	227,9	−27,4	3,6	−21,9
831	Soledum Hustensaft/-Tropfen	222,8	−23,8	2,7	−22,4
844	Bromhexin Berlin-Chemie	220,3	−5,7	1,6	−7,9
888	Thymipin N	209,2	−8,6	2,4	−8,5
900	NAC Stada	206,8	+13,7	2,3	+12,7
920	Eucabal Balsam S	200,9	−32,5	2,4	−32,0
929	Soledum Balsam Lösung	197,9	−31,5	2,3	−31,4
930	Codicaps mono/N	197,8	+76,1	2,2	+76,8
992	Ambrobeta	183,2	+46,9	1,2	+63,6
997	ambroxol von ct	182,4	+14,3	1,5	+7,6
1017	Codeinum phosph. Berlin-Chemie	178,4	+12,4	1,3	+9,9
1061	Tussoret	167,8	+196,4	2,0	+193,9
1136	NAC von ct	154,6	+3,5	1,8	−0,1
1147	Lindoxyl	153,3	−18,4	1,5	−16,5
1150	Ambroxol comp.-ratiopharm	153,0	+15,8	1,8	+15,5
1156	Makatussin Tropfen forte	152,3	−19,5	2,4	−18,8
1168	Bromhexin Meuselbach	150,6	−10,3	1,1	−10,9
1246	Sinuforton Saft	139,2	+19,0	1,7	+20,3
1261	Expit	137,8	−24,2	0,9	−24,0
1281	Bronchobest	135,3	+0,3	1,5	−0,2
1283	Bronchipret Filmtabletten/TP	135,3	−1,1	2,0	−8,9
1286	Codeinumphosph. Compr.	134,7	+19,5	1,4	+15,6
1321	Remedacen	130,3	−43,3	2,1	−45,4
1360	Ambrolös	125,6	−16,1	1,1	−16,9
1363	Doxysolvat	125,0	+22,7	1,1	+12,7
1384	NAC ABZ	122,1	+28,5	1,1	+16,3
1410	Benadryl Infant N	119,9	−17,8	1,4	−15,7
1414	Azudoxat comp.	119,6	+10,7	1,4	+7,2
1459	Neo Tussan	115,4	−21,8	1,1	−15,2
1502	Codeinsaft/-Tropfen von ct	111,1	+104,3	0,9	+99,8
1506	Bronchoforton Saft/Tropfen	110,5	−25,7	1,5	−22,9
1517	Ambril	109,4	−22,8	1,2	−22,1
1549	Pulmotin-N-Salbe	106,3	−24,4	0,6	−24,2
1572	Tussed Hustenstiller	103,9	+242,7	0,8	+250,0
1592	Optipect N/Neo	102,3	−21,6	1,0	−21,6
1623	NAC-AL	99,9	+95,0	0,9	+72,9
1634	Doxy Wolff Mucol.	99,1	+2,1	1,2	+7,2
1640	Emser Inhalationslsg.	98,6	+17,1	3,1	+17,3
1689	Codicompren	94,5	+9,2	1,1	+7,7
1724	Espa Tussin	91,5	+3,0	0,9	+4,5
1725	doxy comp. von ct	91,4	+1,9	1,0	+3,3

17

Tabelle 17.1: Verordnungen von Antitussiva und Expektorantien 1999. Angegeben sind die verordnungshäufigsten Präparate mit Verordnungsrang, Verordnungen und Umsatz 1999 im Vergleich zu 1998. (Fortsetzung)

Rang	Präparat	Verordnungen in Tsd.	Änd. %	Umsatz Mio. DM	Änd. %
1756	Pinimenthol S mild	88,9	−26,9	0,8	−32,8
1760	Pinimenthol/N	88,5	−12,2	1,2	−17,2
1877	Sedotussin Efeu	80,3	+108,5	0,8	+112,9
1879	Acetabs	80,2	+391,6	0,9	+375,4
1911	Transbronchin	77,8	−13,4	1,5	−14,9
1963	Bronchicum plus	74,4	−22,3	1,8	−20,9
2016	Sedotussin plus Kaps.	71,2	−22,0	1,4	−23,4
2061	Bisolvon	69,1	−26,4	0,8	−33,9
2064	Bisolvonat	69,0	−36,0	2,7	−33,8
2074	stas Hustenlöser	68,6	−23,5	0,5	−29,5
2079	Thymiverlan	68,5	−3,4	0,5	−6,9
2082	Liniplant	68,2	−41,2	1,1	−33,9
2118	Isla-Moos	66,6	−10,5	0,5	−12,4
2127	Doxy Duramucal	66,1	+17,7	0,8	+14,9
2139	Ambroxol AL comp.	65,6	+49,7	0,6	+34,9
2199	NAC-1A Pharma	62,0	+296,3	0,6	+320,5
2214	Myxofat	60,6	+3,8	1,4	+2,6
2226	Muco Tablinen	60,1	−1,8	0,9	−0,0
2262	Mucret	58,5	−9,1	2,5	−10,8
2279	Ambroxin	57,9	+5,0	0,4	+3,4
2282	Doxy plus Stada	57,7	+18,0	0,7	+14,3
2348	Bronchicum Thymian	54,8	−17,9	1,3	−14,6
2378	Eufimenth Balsam N	53,7	−42,0	0,7	−43,2
2387	duramucal	53,2	−11,5	0,6	−8,5
2391	Bronchoforton Kapseln	53,0	−24,0	1,0	−26,0
2404	Benadryl N	52,5	−7,2	0,7	−6,8
2454	Bronchodurat-N-Salbe	50,0	−32,9	0,6	−32,5
2462	Amdox Puren	49,7	−9,5	0,6	−8,2
	Summe	51212,3	−5,2	617,9	−8,8
	Anteil an der Indikationsgruppe	94,9%		89,4%	
	Gesamte Indikationsgruppe	53949,7	−6,5	691,3	−8,9

17

Monopräparate

Codein und Dihydrocodein gehören zur Gruppe der Opioide und gelten nach wie vor als die zuverlässigsten Antitussiva. Auf die beiden Dihydrocodein enthaltenden Präparate *Paracodin/retard* und *Remedacen* entfallen mehr als die Hälfte der Opioidverordnungen (Tabelle 17.2). Dihydrocodein soll in geringerer Dosis als Codein wirksam sein, jedoch fehlen entsprechende sichere Daten. Die Ver-

Tabelle 17.2: Verordnungen von Antitussiva-Monopräparaten 1999. Angegeben sind die 1999 verordneten Tagesdosen, die Änderungen gegenüber 1998 und die mittleren Kosten je DDD 1999.

Präparat	Bestandteile	DDD in Mio.	Änderung in %	DDD-Kosten in DM
Codein				
Bronchicum Mono Codein	Codein	2,1	(−17,5)	2,19
Codipront mono/retard	Codein	1,8	(+15,7)	2,97
Tryasol Codein	Codein	1,5	(−11,6)	2,26
Optipect Kodein forte	Codein	1,3	(−6,6)	2,63
Codicaps mono/N	Codein	1,1	(+78,2)	2,08
Tussoret	Codein	0,9	(+194,9)	2,13
Codeinum phosph. Compr.	Codein	0,6	(+13,8)	2,40
Codeinum phosph. Berlin-Chemie	Codein	0,5	(+10,6)	2,42
Codicompren	Codein	0,5	(+8,2)	2,21
Codeinsaft/-Tropfen von ct	Codein	0,4	(+100,0)	2,29
		10,7	(+9,9)	2,39
Weitere Opioide				
Paracodin/retard	Dihydrocodein	10,1	(−7,1)	2,26
Remedacen	Dihydrocodein	1,8	(−45,2)	1,18
Neo Tussan	Dextromethorphan	0,1	(−21,8)	7,81
		12,0	(−16,0)	2,16
Andere Antitussiva				
Sedotussin	Pentoxyverin	9,4	(−15,3)	1,50
Capval	Noscapin	5,4	(+17,5)	2,35
Silomat	Clobutinol	3,8	(+8,2)	1,55
Tussed Hustenstiller	Clobutinol	0,6	(+254,5)	1,29
Benadryl Infant N	Diphenhydramin	0,5	(−17,8)	2,90
Benadryl N	Diphenhydramin	0,1	(−11,9)	8,73
		19,7	(−1,4)	1,79
Summe		42,4	(−3,7)	2,05

17

ordnung von *Remedacen* hat im Vorjahr stark abgenommen, was möglicherweise auf die sinkende Verordnung bei Drogenabhängigen zurückzuführen ist. 1999 erreichten Dihydrocodein-Rezepturen aus Apotheken für die Substitutionstherapie bei Drogenabhängigen noch erheblich höhere Verordnungsmengen (s. Kapitel 4, Abbildung 4.3). Codein und Dihydrocodein werden jedoch aufgrund ihrer kurzen Halbwertszeit und des Bedarfs an hohen Dosen nicht als geeignete Substitutionsmittel für Drogenabhängige angesehen (Roider et al. 1996, Arzneimittelkommission 1997). Außerdem ist ein Beikonsum von Diamorphin (Heroin) bei dieser Substitutionsbehandlung nicht mehr sicher nachweisbar, weil Heroin und auch Codein bei 5–10 % der Bevölkerung zu Morphin metabolisiert wird. In Deutschland soll derzeit die Heroinsubstitutionsbehandlung mit Methadon durchgeführt werden, das wegen seiner hohen Bioverfügbarkeit, oralen Anwendbarkeit und langen Wirkdauer als geeignete Substanz angesehen wird. Trotzdem sind Codein und Dihydrocodein seit Januar 1998 für diese Indikation zugelassen worden, allerdings nur auf Betäubungsmittelrezept und nur für Patienten, die nicht anders behandelbar sind (Bundesgesetzblatt 1998). Die Arzneimittelkommission der deutschen Ärzteschaft hat dazu eine kritische Stellungnahme abgegeben (Arzneimittelkommission 1997).

Das Präparat *Capval* mit dem bereits erwähnten Antitussivum Noscapin hatte, wie in den letzten sechs Jahren, einen sichtbaren Zuwachs zu verzeichnen (Tabelle 17.2). *Sedotussin, Silomat* und *Tussed Hustenstiller* enthalten synthetische Antitussiva (Tabelle 17.2), deren Wirksamkeit nicht einheitlich beurteilt wird. Pentoxyverin (*Sedotussin*) und Clobutinol (*Silomat, Tussed Hustenstiller*) haben keine atemdepressiven Wirkungen und wurden in Aufbereitungsmonographien positiv bewertet. Warum das sedierend wirkende H_1-Antihistaminikum Diphenhydramin (*Benadryl Infant N, Benadryl N*) als Antitussivum eingesetzt wird, ist unklar.

Kombinationspräparate

In dieser Gruppe sind Präparate aufgeführt, die neben Antitussiva als Kombinationspartner Antihistaminika, Alphasympathomimetika oder pflanzliche Mittel enthalten (Tabelle 17.3). Diese Gruppe umfaßt nur sechs Präparate, die 1999 erneut weniger verordnet wurden. Die verbliebenen Mittel erfüllen immer noch nicht die Anforderungen, die an therapeutisch begründete Kombinationen zu stellen sind.

Codipront wurde trotz erneuten Rückgangs von den Kombinationspräparaten auch im Jahre 1999 am häufigsten verordnet. Es enthält neben Codein das Antihistaminikum Phenyltoloxamin, ein Isomer des besser bekannten Wirkstoffes Diphenhydramin. In zwei weiteren Präparaten wird das Antihistaminikum Chlorphenamin entweder mit Codein (*Codicaps*) oder mit Pentoxyverin (*Sedotussin plus Kaps.*) kombiniert. Über eine antitussive Wirksamkeit der Antihistaminika ist nichts Sicheres bekannt. Ein weiterer Nachteil ist, daß sie

Tabelle 17.3: Verordnungen von Antitussiva-Kombinationen 1999. Angegeben sind die 1999 verordneten Tagesdosen, die Änderungen gegenüber 1998 und die mittleren Kosten je DDD 1999.

Präparat	Bestandteile	DDD in Mio.	Änderung in %	DDD-Kosten in DM
Codipront	Codein Phenyltoloxamin	5,2	(–15,6)	2,66
Rhinotussal Saft	Dextromethorphan Norephedrin Carbinoxamin	2,1	(–9,0)	3,88
Rhinotussal Kaps.	Dextromethorphan Phenylephrin Carbinoxamin	1,8	(–20,6)	2,41
Codicaps	Codein Chlorphenamin	1,5	(–23,3)	2,35
Makatussin Tropfen forte	Dihydrocodein Sonnentaukrautextrakt	1,4	(–23,0)	1,75
Sedotussin plus Kaps.	Pentoxyverin Chlorphenamin	0,5	(–23,9)	3,02
Summe		12,5	(–17,6)	2,70

eine verfestigende Wirkung auf das Bronchialsekret haben, wodurch das Abhusten erschwert wird. Der Sinn dieser Kombination ist unklar.

Rhinotussal Kapseln enthalten eine Dreifachkombination aus dem Antitussivum Dextromethorphan, dem Antihistaminikum Carbinoxamin und dem Alphasympathomimetikum Phenylephrin, das üblicherweise in der Ophthalmologie zur lokalen Vasokonstriktion angewendet wird. In *Rhinotussal Saft* ist anstelle von Phenylephrin das indirekt wirkende Sympathomimetikum Norephedrin enthalten. Der Nutzen dieser Kombinationen ist nach wie vor nicht ausreichend belegt.

Makatussin Tropfen forte enthalten Dihydrocodein in einem Zehntel der üblichen Einzeldosis und einen Extrakt aus Sonnentaukraut (Herba Droserae), einer insektenfressenden Pflanze. Sonnentaupräparate wurden bei Atemwegsstörungen und auch als Homöopathika angewendet, sind aber von zweifelhaftem therapeutischem Wert (Reynolds 1996).

17

Expektorantien

Expektorantien sollen bei produktivem Husten die Sekretion der Bronchialflüssigkeit fördern oder die Viskosität eines verfestigten Bronchialschleims senken. Obwohl diese Idee theoretisch reizvoll ist, gibt es immer noch keine ausreichend kontrollierten Studien, in denen eine Überlegenheit der Expektorantien gegenüber einer einfachen Flüssigkeitszufuhr zur ausreichenden Hydrierung des Patienten gezeigt wurde (Honig und Ingram 1998). Husten ist das beste Expektorans. Zur Sekretentfernung ist es daher sinnvoll, die Patienten abhusten zu lassen. Die Effektivität von Expektorantien ist trotz häufiger Anwendung umstritten, prospektive, randomisierte Langzeitstudien fehlen weiterhin (Lurie et al. 1995, Reynolds 1996). Darüber hinaus ist die Definition der klinischen Wirksamkeit uneinheitlich (siehe Braga und Allegra 1989). Bei der Arzneitherapie von Atemwegskrankheiten wie Bronchitis, Asthma bronchiale, Bronchiektasien und Mukoviszidose, die alle mit der Bildung zähflüssiger Sekrete einhergehen, werden Expektorantien nicht einheitlich bzw. als zweifelhaft wirksam bewertet oder gar nicht erwähnt (Lorenz 1999, Lurie et al. 1995, Mutschler 1996, Serafin 1996, Reynolds 1996, National Heart, Lung and Blood Institute 1997; McFadden 1998, Steppling 1998; Palm und Lemmer 1997). Übereinstimmend wird die Meinung vertreten, daß ohne ausreichende Flüssigkeitszufuhr Expektorantien nicht wirken können. In einer kleinen Studie an 12 Patienten wurde allerdings kein Unterschied auf Volumen und Viskosität des Sputums gefunden, wenn Patienten mit chronischer Bronchitis nach dem Abendessen und nach dem Aufwachen am nächsten Morgen stündlich ein Glas Wasser tranken oder nicht (Shim et al. 1987).

Eine wichtige Konsequenz ist, daß immer den Ursachen der vermehrten Schleimbildung (z.B. chronische Infekte, Rauchen) nachgegangen werden sollte, statt lediglich die Expektoration des Schleims zu fördern. Beta$_2$-Sympathomimetika und Theophyllin sind nach wie vor bessere Stimulatoren der mukoziliären Clearance als Acetylcystein und Ambroxol (Imhof et al. 1988, Lurie et al. 1995). Bei den Verordnungen ist seit 1995 bei den Monopräparaten jährlich eine Abnahme festzustellen (Abbildung 17.1).

Monopräparate

Führender Wirkstoff der Mukolytika ist seit vielen Jahren Acetylcystein, auf den mit 14 Präparaten 70 % der Verordnungen entfallen. Danach folgt Ambroxol mit 17 Präparaten und 28 % der Verordnungen, während auf Bromhexin (3 Präparate) und Carbocistein (1 Präparat) nur noch 2 % der Verordnungen entfallen. Der Rückgang in den Verordnungen der letzten Jahre hat sich auch 1999 fortgesetzt (Tabelle 17.4). Einzige Ausnahme ist die Emser Inhalationslösung mit natürlichem Emser Salz.

Acetylcystein

Acetylcystein ist ein Mukolytikum mit freien Sulfhydrylgruppen, das nach Inhalation die Viskosität des Bronchialschleims durch Spaltung von Disulfidbrücken erniedrigt. Da inhalatives Acetylcystein bei Asthmapatienten Bronchospasmen auslöst, wird diese Applikationsform von Pulmologen nicht mehr empfohlen. Seitdem ist die orale Gabe in Gebrauch gekommen, obwohl die Bioverfügbarkeit von Acetylcystein nur etwa 10 % beträgt (Olsson et al. 1988; Bundesgesundheitsamt 1994) und ein Nachweis von Acetylcystein im Bronchialschleim nicht möglich war (Cotgreave et al. 1987). Als Beleg für die orale Wirksamkeit von Acetylcystein wird oft die Senkung akuter Exazerbationen bei chronischer Bronchitis angegeben (Tabelle 17.5). Die Aussagekraft dieser Studien ist aber nur begrenzt, da viele Patienten die Studie nicht beendeten (Multicenter Study Group 1980) oder Nichtraucher, Asthmapatienten und Patienten mit längerfristiger Antibiotikatherapie ausgeschlossen wurden (Boman et al. 1983). Vier weitere Studien zeigten dagegen keine Wirkung von Acetylcystein bei chronischer Bronchitis (Jackson et al. 1984, British Thoracic Society Research Committee 1985, Parr und Huitson 1987, Rasmussen und Glennow 1988; siehe Tabelle 17.5). Auch bei Mukoviszidose war orales Acetylcystein nicht wirksam (Mitchell und Elliot 1982). Die Zweifel an der Wirksamkeit von Acetylcystein werden durch kontrollierte Studien bestätigt, in denen das Mittel bei Beatmungspatienten sogar in Dosen von 3–13 g/Tag intravenös verabreicht wurde (Konrad et al. 1995, Domenighetti et al. 1997). Dennoch hatte Acetylcystein keine klinisch signifikanten Effekte auf Lungenfunktion, Bronchialschleim, systemische Oxygenierung und Beatmungsnot-

17

Tabelle 17.4: Verordnungen von Expektorantien 1999. Angegeben sind die 1999 verordneten Tagesdosen, die Änderungen gegenüber 1998 und die mittleren Kosten je DDD 1999.

Präparat	Bestandteile	DDD in Mio.	Änderung in %	DDD-Kosten in DM
Acetylcystein				
ACC	Acetylcystein	97,7	(−1,4)	0,80
NAC-ratiopharm	Acetylcystein	54,2	(−11,7)	0,82
Fluimucil	Acetylcystein	22,1	(−5,9)	1,14
Acemuc	Acetylcystein	15,3	(−11,9)	0,76
Bromuc	Acetylcystein	12,4	(−29,0)	0,96
Azubronchin	Acetylcystein	5,1	(−17,3)	0,85
NAC Stada	Acetylcystein	2,8	(+11,0)	0,84
Mucret	Acetylcystein	2,7	(−6,5)	0,93
NAC von ct	Acetylcystein	2,3	(−3,0)	0,78
Myxofat	Acetylcystein	1,7	(+15,1)	0,82
NAC ABZ	Acetylcystein	1,6	(+16,1)	0,73
NAC-AL	Acetylcystein	1,3	(+71,1)	0,74
Acetabs	Acetylcystein	1,2	(+336,8)	0,80
NAC-1A Pharma	Acetylcystein	0,8	(+348,8)	0,72
		221,0	(−6,6)	0,85
Ambroxol				
Mucosolvan	Ambroxol	41,2	(−13,2)	1,03
Ambroxol-ratiopharm	Ambroxol	17,1	(−7,0)	0,90
Ambroxol Heumann	Ambroxol	5,5	(+6,3)	0,79
Ambrohexal	Ambroxol	5,1	(−4,2)	1,00
Ambroxol AL	Ambroxol	3,4	(+49,0)	0,87
Mucophlogat	Ambroxol	3,0	(−18,4)	0,92
ambroxol von ct	Ambroxol	1,6	(+2,2)	0,91
frenopect	Ambroxol	1,5	(+5,8)	1,07
Muco Tablinen	Ambroxol	1,4	(+2,2)	0,63
Lindoxyl	Ambroxol	1,4	(−13,9)	1,05
Ambrobeta	Ambroxol	1,4	(+77,3)	0,88
Ambril	Ambroxol	1,3	(−19,9)	0,92
Ambrolös	Ambroxol	1,2	(−16,7)	0,95
Expit	Ambroxol	0,8	(−24,1)	1,18
duramucal	Ambroxol	0,6	(−12,8)	0,94
stas Hustenlöser	Ambroxol	0,4	(−31,9)	1,16
Ambroxin	Ambroxol	0,3	(+4,0)	1,29
		87,2	(−8,0)	0,97
Weitere Mukolytika				
Bromhexin Berlin-Chemie	Bromhexin	3,6	(−7,3)	0,44
Bromhexin Meuselbach	Bromhexin	1,9	(−11,7)	0,61
Bisolvon	Bromhexin	0,8	(−30,9)	0,98
Transbronchin	Carbocistein	0,7	(−15,9)	2,19
		7,0	(−12,9)	0,72
Salzlösungen				
Emser Inhalationslsg.	Natürl. Emser Salz	1,1	(+16,9)	2,90
Summe		316,2	(−7,1)	0,88

17

Tabelle 17.5: Wirkung von Acetylcystein bei chronischer Bronchitis. Ergebnisse randomisierter, doppelblinder, Placebo-kontrollierter Studien mit Acetylcystein (ACC) mit einer Therapiedauer von 3–6 Monaten.

Studie	Fallzahl	Exazerbationen ACC	Placebo	Signifikanz
Multicenter Study Group (1980)*	744	47 %	76 %	p>0,001
Boman et al. (1983)	254	60 %	81 %	p>0,001
Jackson et al. (1984)	155	33 %	39 %	keine
British Thoracic Soc. (1985)	181	2,1/Jahr	2,6/Jahr	keine
Parr & Huitson (1987)	526	2,2/Jahr	2,5/Jahr	keine
Rasmussen & Glennow (1988)	116	1,5/Jahr	1,7/Jahr	keine

* Nur Raucher bzw. Exraucher

wendigkeit. Nachteilig bei Acetylcystein sind seine relativ häufigen unerwünschten Wirkungen, z.B. allergische und gastrointestinale Reaktionen (Reynolds 1996). Die Aufbereitungskommission des Bundesgesundheitsamtes stellte fest, daß zur therapeutischen Wirksamkeit (Sekretolyse) von Acetylcystein kein ausreichendes Erkenntnismaterial für die Applikationsformen Instillation, Inhalation und parenterale Intensivtherapie vorliegt, und hat das Nutzen-/Risiko-Verhältnis bei inhalativer und intramuskulärer Anwendung negativ beurteilt (Bundesgesundheitsamt 1994).

Ambroxol

Ambroxolpräparate wurden ebenfalls häufig verordnet. Allerdings haben, wie schon in den beiden Vorjahren, die Verordnungen abgenommen (Tabelle 17.4). Anders als Acetylcystein hat Ambroxol eine ausreichende orale Bioverfügbarkeit von 50–65 %. Als Beleg der Wirksamkeit gilt eine italienische Studie zur Prävention akuter Exazerbationen der chronischen Bronchitis (Olivieri et al. 1987). In einer weiteren Ambroxolstudie wurden die Zeiten der Arbeitsunfähigkeit verkürzt, subjektive Symptome (Atemnot, Husten, Auswurf) und Klinikaufenthalte aber nicht beeinflußt (Cegla 1988). Bei 90 Patienten mit chronischer Bronchitis war in einer randomisierten, Placebo-kontrollierten und doppelblind durchgeführten Studie kein therapeutischer Vorteil von Ambroxol nachweisbar (Guyatt et al. 1987). Die therapeutische Wirksamkeit von Ambroxol wird daher nach den bisher vorliegenden Studien nach wie vor uneinheitlich bewertet

17

Tabelle 17.6: Wirkung von Ambroxol bei chronischer Bronchitis

Studie		Ambroxol	Placebo	Signi-fikanz
Ericsson et al. (1986)				
97 Patienten	Expektoration	58 %	28 %	p<0,05*
2 Wochen				
Ericsson et al. (1987)				
14 Patienten	Mukoziliäre Clearance	54,2 %	51,9 %	n. s.
2 Wochen	Lungenfunktion FEV$_1$	3,3 l	3,4 l	n. s.
Guyatt et al. (1987)				
90 Patienten	Husten (Score 1–7)	4,11	3,97	n. s.
4 Wochen	Expektoration (1–7)	4,23	4,67	n. s.
Olivieri et al. (1987)				
214 Patienten	Exazerbationen	54,5 %	85,6 %	p<0,01
6 Monate	Lungenfunktion FEV$_1$	1,8 l	1,8 l	n. s.
	Arbeitsausfalltage	442	837	p<0,01
Cegla (1988)				
180 Patienten	Expektoration			n. s.
2 Jahre	Lungenfunktion FEV$_1$	2,29 l	2,34 l	n. s.
	Arbeitsausfalltage	1216	1789	p<0,01

* Nur bei 120 mg/Tag, nicht signifikant bei 60 mg/Tag

(Tabelle 17.6). Die älteren Studien entsprechen nicht mehr den heutigen methodischen Ansprüchen an den Nachweis der therapeutischen Wirksamkeit. Ambroxol gehört aus diesem Grunde nicht zu den Standardtherapeutika der chronischen Bronchitis (Reynolds 1996). Die Aufbereitungskommission des Bundesgesundheitsamtes kam in der Monographie für Ambroxol zu folgender Bewertung (Bundesgesundheitsamt 1993a): Zur therapeutischen Wirksamkeit der Applikationsform „Inhalation" liegt kein ausreichendes Erkenntnismaterial vor, für die parenterale Applikationsform wurde für die Indikation „zur Sekretolyse" das Nutzen-Risiko-Verhältnis negativ beurteilt, zum Anwendungsgebiet der akuten und chronischen Erkrankungen des Nasen-Rachen-Raumes liegt ebenfalls kein dem aktuellen wissenschaftlichen Stand entsprechendes Erkenntnismaterial vor.

17

Tabelle 17.7: Verordnungen von Expektorantienkombinationen mit Antiinfektiva 1999. Angegeben sind die 1999 verordneten Tagesdosen, die Änderungen gegenüber 1998 und die mittleren Kosten je DDD 1999.

Präparat	Bestandteile	DDD in Mio.	Änderung in %	DDD-Kosten in DM
Mit Tetracyclinen				
Doxam	Doxycyclin Ambroxol	5,8	(+51,6)	0,81
Mucotectan	Doxycyclin Ambroxol	4,6	(−4,2)	1,23
Sigamuc retard	Doxycyclin Ambroxol	4,4	(−16,0)	1,19
Ambrodoxy Hexal	Doxycyclin Ambroxol	4,1	(+0,6)	1,04
Doximucol	Doxycyclin Ambroxol	2,5	(−4,8)	1,05
Tetra-Gelomyrtol	Oxytetracyclin Myrtol	2,0	(−7,1)	4,28
Ambroxol comp.-ratiopharm	Doxycyclin Ambroxol	1,7	(+15,2)	1,06
Azudoxat comp.	Doxycyclin Ambroxol	1,3	(+10,3)	1,06
Doxysolvat	Doxycyclin Ambroxol	1,3	(+26,1)	0,88
Doxy Wolff Mucol.	Doxycyclin Ambroxol	1,1	(+1,6)	1,12
doxy comp. von ct	Doxycyclin Ambroxol	1,0	(+4,0)	1,05
Ambroxol AL comp.	Ambroxol Doxycyclin	0,7	(+49,7)	0,85
Doxy Duramucal	Doxycyclin Ambroxol	0,7	(+14,0)	1,19
Doxy plus Stada	Doxycyclin Ambroxol	0,6	(+13,5)	1,16
Amdox Puren	Doxycyclin Ambroxol	0,5	(−8,3)	1,21
		32,1	(+5,5)	1,25
Mit Erythromycin				
Bisolvonat	Erythromycin Bromhexin	0,3	(−34,1)	9,58
Summe		32,4	(+5,0)	1,32

17

Bromhexin

Bromhexinpräparate wurden 1999 ebenfalls weniger verordnet (Tabelle 17.4). Die Aufbereitungskommission des Bundesgesundheitsamtes kam zu dem Schluß (Bundesgesundheitsamt 1993b), daß für Bromhexin zum Anwendungsgebiet der akuten und chronischen Erkrankungen des Nasen-Rachen-Raumes sowie für die inhalative und parenterale Anwendungsformen kein dem aktuellen wissenschaftlichen Stand entsprechendes Erkenntnismaterial vorliege.

Kombinationspräparate mit Antiinfektiva

Die Verordnung von Kombinationspräparaten mit Antiinfektiva wechselt von Jahr zu Jahr. Nach dem Rückgang im Jahre 1998 nahmen die Verordnungen 1999 wieder leicht zu (Tabelle 17.7). Allerdings gilt dies jährliche Auf und Ab auch für einzelne Präparate, was möglicherweise auf Werbestrategien zurückzuführen ist. Die in den Kombinationen enthaltenen Antibiotika sind ausreichend dosiert und damit bei entsprechender Empfindlichkeit der Erreger auch wirksam. Der Zusatz der in ihrer Wirkung ungesicherten Expektorantien verteuert jedoch die Therapie unnötig. So sind die Tetracyclinkombinationen im Durchschnitt mehr als doppelt so teuer wie die Monotherapie mit Doxycyclin (0,61 DM pro DDD) (vgl. Tabelle 8.5).

Pflanzliche Expektorantien

Unter den pflanzlichen Expektorantien erfreuen sich Präparate mit Extrakten aus Efeublättern (Folia Hedera) steigender Beliebtheit (Tabelle 17.8). Nach einer Medline-Recherche über die letzten 30 Jahre gibt es jedoch keine kontrollierten Studien über die Anwendung bei akuten Atemwegskrankheiten. Die Herstellerfirma von *Prospan* hat mehrere Studien übersandt, die eine therapeutische Wirksamkeit bei der in Anspruch genommenen Indikation (akute Katarrhe der Atemwege, chronisch entzündliche Bronchialerkrankungen) belegen sollen. Vier Studien sind unkontrollierte Anwendungsbeobachtungen ohne Placebogruppen (Tabelle 17.9). Eine Studie zeigt einen marginalen Effekt, der jedoch wegen kleiner Patientenzahlen und kurzer Prüfdauer (3–5 Tage) kein valider Beleg ist und darüber

Tabelle 17.8: Verordnungen von pflanzlichen Expektorantien 1999 (Monopräparate). Angegeben sind die 1999 verordneten Tagesdosen, die Änderungen gegenüber 1998 und die mittleren Kosten je DDD 1999.

Präparat	Bestandteile	DDD in Mio.	Änderung in %	DDD-Kosten in DM
Efeublätterextrakt				
Prospan	Efeublätterextrakt	10,5	(−3,7)	2,73
Sinuc	Efeublätterextrakt	8,5	(+41,5)	0,62
Hedelix	Efeublätterextrakt	3,2	(−21,1)	1,54
Sedotussin Efeu	Efeublätterextrakt	1,1	(+92,3)	0,75
Espa Tussin	Efeublätterextrakt	1,0	(+6,5)	0,95
Bronchoforton Saft/ Tropfen	Efeublätterextrakt	0,7	(−18,3)	2,12
		25,1	(+7,2)	1,68
Thymianextrakt				
Tussamag N Saft/Trop.	Thymianextrakt	1,1	(−9,8)	2,20
Thymipin N	Thymianextrakt	1,0	(−8,6)	2,29
Soledum Hustensaft/-Tropfen	Thymianextrakt	0,8	(−22,4)	3,28
Thymiverlan	Thymianextrakt	0,7	(−8,7)	0,71
		3,7	(−12,4)	2,16
Weitere Präparate				
Gelomyrtol/-forte	Myrtol	38,6	(−14,1)	1,04
Soledum Kapseln	Cineol	5,6	(−3,1)	1,48
Bronchobest	Ol. spicae	1,7	(−0,5)	0,88
Isla-Moos	Isländisch Moos	0,4	(−12,9)	1,21
		46,3	(−12,4)	1,09
Summe		75,1	(−6,7)	1,34

hinaus bei Asthma bronchiale und nicht bei akuten Atemwegskatarrhen erhoben wurde (Mansfeld et al. 1998).

Von den pflanzlichen Monopräparaten wurde *Gelomyrtol* weiterhin am häufigsten verordnet, jedoch 1999 mit einer deutlichen Abnahme (Tabelle 17.8). Für Cineol als Leitsubstanz von Myrtol lagen bisher nur GCP-gerechte Daten zur Pharmakokinetik (Zimmermann et al. 1995) vor. Eine neuere Studie bei 215 Patienten mit chronischer Bronchitis, durchgeführt in 19 Praxen von Lungenfachärzten, Internisten oder Allgemeinärzten, kommt zwar im Vergleich zu Placebo zu einer positiven Bewertung hinsichtlich der Reduzierung der im Tagebuch aufgezeichneten Exazerbationen (Meister et al. 1999), die

Tabelle 17.9: Studien mit Efeublätterextrakt bei obstruktiver Bronchitis und Asthma bronchiale. FEV_1 1-Sekunden-Kapazität.

Studie	Parameter	Efeu vor/nach	Placebo vor/nach	Signifikanz
Düchtel-Brühl (1976) Spastische Bronchitis 44 Patienten, (?) Tg.	Verbesserung von Symptomen	84%	–	p (?)
Gulyas & Lämmlein (1992) obstrukt. Bronchitis 26 Patienten, 4 Wo.	Atemnot FEV_1 (l) Auswurf	leicht 1,05/1,33 3/8 Pat.	– – –	p=0,03 p (?) p=0,09
Lässig et al. (1996) obstruktive Bronchitis 113 Patienten, 20 Tg.	FEV_1 (l)	1,85/2,02	–	p (?)
Gulyas et al. (1997) obstruktive Atemwegskrankh. 25 Patienten, 10 Tg.	FEV_1 (l) Saft FEV_1 (l) Tropfen	2,01/2,15 2,00/2,15	– –	p (?) p (?)
Mansfeld et al. (1998) Asthma bronchiale 24 Patienten, 3–5 Tg.	Atemwegswiderstand	0,75/0,61 (kPa/l/sec)	0,70/0,67	p=0,036

methodischen Mängel erlauben jedoch nicht, diese Bewertung nachzuvollziehen. So waren beispielsweise die Ergebnisse davon abhängig, welche Ärztegruppe die Vorbehandlung durchführte.

Die Verordnung von Thymianpräparaten ist deutlich zurückgegangen (Tabelle 17.8). Hauptinhaltsstoff ist das ätherische Thymianöl mit sekretolytischen und broncholytischen Eigenschaften, die jedoch nach einer Medline-Recherche ebenfalls nicht durch klinische Studien belegt sind.

Die Kombinationspräparate enthalten zwei bis fünf Bestandteile. Größtenteils handelt es sich um Kombinationen von Pflanzenextrakten (Tabelle 17.10). Die Verordnungen nahmen 1999 wieder deutlich ab. Klinische Studien der pflanzlichen Expektorantien, die nach heute geltenden Maßstäben zur Wirksamkeit durchgeführt sind, wurden bisher nicht publiziert. Die Zulassung und weitere Existenz dieser Präparate beruht auf der Basis der Aufbereitungsmonographien der Kommission E für die phytotherapeutische Therapierichtung des vormaligen Bundesgesundheitsamtes. Als Beleg für die Wirksamkeit galt unter anderem die Aufnahme in angesehene Übersichtsartikel, Handbücher oder Lehrbücher sowie Erfahrungswissen in Verbindung mit

Tabelle 17.10: Verordnungen von pflanzlichen Expektorantien-Kombinationen 1999. Angegeben sind die 1999 verordneten Tagesdosen, die Änderungen gegenüber 1998 und die mittleren Kosten je DDD 1999.

Präparat	Bestandteile	DDD in Mio.	Änderung in %	DDD-Kosten in DM
Bronchipret Saft/Tr.	Efeublätterextrakt Thymiankrautextrakt	6,3	(−1,9)	0,89
Bronchicum Tropfen N	Quebrachoextrakt Seifenwurzelextrakt Thymianextrakt	5,1	(−22,7)	1,04
Aspecton N	Thymianextrakt Gypsophila-Saponin	3,8	(−22,2)	1,39
Sinuforton	Anisöl Primelwurzelextrakt Thymiankrautextrakt	3,2	(−20,3)	1,61
Bromhexin-8-Tropfen N	Bromhexin Fenchelöl Anisöl	3,0	(−26,5)	1,06
Bronchicum Elixir N	Grindeliablätterextrakt Bibernellwurzelextrakt Primelwurzelextrakt Quebrachoextrakt Thymianblätterextrakt	2,9	(−11,0)	1,86
Monapax Saft/Supp./ Tropfen	Sonnentau ∅ Hedera helix ∅ China D1 Cochenillelaus D1 Kupfersulfat D1 Ipecacuanha D4 Hyoscyamos D4	1,5	(−15,2)	4,80
Bronchipret Filmtabletten/TP	Primelwurzelextrakt Thymiankrautextrakt	1,5	(−9,9)	1,36
Optipect N/Neo	Campher Menthol Pfefferminzöl	1,0	(−21,9)	1,05
Sinuforton Saft	Primelwurzelextrakt Thymiankrautextrakt	0,9	(+19,0)	1,86
Melrosum Hustensirup N	Grindeliaextrakt Bibernellwurzelextrakt Primelwurzelextrakt Rosenblütenextrakt Thymianblätterextrakt	0,8	(−19,3)	3,39

17

Tabelle 17.10: Verordnungen von pflanzlichen Expektorantien-Kombinationen 1999 (Fortsetzung). Angegeben sind die 1999 verordneten Tagesdosen, die Änderungen gegenüber 1998 und die mittleren Kosten je DDD 1999.

Präparat	Bestandteile	DDD in Mio.	Änderung in %	DDD-Kosten in DM
Bronchoforton Kapseln	Eukalyptusöl Anisöl Pfefferminzöl	0,6	(−27,5)	1,52
Bronchicum Thymian	Primelwurzelextrakt Thymianextrakt	0,6	(−17,9)	2,30
Bronchicum plus	Thymianextrakt Spitzwegerichkraut-extr. Primelwurzelextrakt	0,5	(−22,0)	3,55
Summe		31,6	(−16,4)	1,53

aussagekräftigen experimentellen Ergebnissen (Bundesgesundheitsamt 1981). Damit erfüllen Phytotherapeutika zwar die geltenden arzneimittelrechtlichen Voraussetzungen als besondere Therapierichtung, erreichen aber nicht den wissenschaftlichen Standard, der bereits damals möglich war und für chemisch definierte Wirkstoffe im Arzneimittelgesetz gefordert wird. Phytotherapeutika ohne Wirksamkeitsnachweis durch kontrollierte Studien sind damit weiterhin als Arzneimittel zweiter Klasse anzusehen.

Externe Expektorantien

17

Nachdem sich die Verordnungen bei Expektorantien zur äußeren Anwendung 1998 geringfügig stabilisiert hatten, haben sie 1999 drastisch abgenommen (Tabelle 17.11). Diese Präparate enthalten zumeist ätherische Öle, darunter auch Menthol und Campher. Allerdings ist es unwahrscheinlich, daß die Inhalation von Menthol irgendeinen zusätzlichen Nutzen im Vergleich zur reinen Wasserdampfinhalation hat (Reynolds 1996). Campher ist von zweifelhafter Wirksamkeit und wurde in Großbritannien und USA wegen potentieller neurotoxischer Effekte (Krämpfe, Atemdepression) vom Markt genommen (Reynolds 1996). Überempfindlichkeitsreaktionen und Kontaktdermatitiden können auftreten (Schmidt und Brune 1997). Auch für die anderen

Tabelle 17.11: Verordnungen von äußerlich anzuwendenden Expektorantien 1999. Angegeben sind die 1999 verordneten Tagesdosen, die Änderungen gegenüber 1998 und die mittleren Kosten je DDD 1999.

Präparat	Bestandteile	DDD in Mio.	Änderung in %	DDD-Kosten in DM
Monopräparate				
Soledum Balsam Lösung	Cineol	6,0	(–33,2)	0,38
Mentholkombinationen				
Transpulmin Balsam/E	Cineol Menthol Campher	5,9	(–36,1)	0,72
Pinimenthol/N	Eucalyptusöl Kiefernnadelöl Menthol	2,2	(–15,8)	0,54
Eufimenth Balsam N	Cineol Fichtennadelöl Menthol	1,0	(–48,0)	0,66
Bronchodurat-N-Salbe	Eucalyptusöl Menthol	0,9	(–34,3)	0,64
		10,1	(–33,9)	0,67
Andere Kombinationen				
Babix-Inhalat N	Eucalyptusöl Fichtennadelöl	20,4	(–25,6)	0,13
Bronchoforton Salbe	Eucalyptusöl Fichtennadelöl Pfefferminzöl	12,3	(–32,0)	0,48
Transpulmin Kinderbalsam S	Eucalyptusöl Kiefernnadelöl	6,5	(–24,9)	0,49
Liniplant	Eucalyptusöl Cajeputöl	3,5	(–41,0)	0,31
Eucabal Balsam S	Eucalyptusöl Kiefernnadelöl	1,4	(–37,7)	1,66
Pinimenthol S mild	Eucalyptusöl Kiefernnadelöl	1,3	(–37,5)	0,64
Pulmotin-N-Salbe	Anisöl Campher Eucalyptusöl Thymianöl Koniferenöl Thymol	1,2	(–24,4)	0,51
		46,6	(–29,4)	0,36
Summe		62,7	(–30,6)	0,41

17

ätherischen Öle liegen keine gezielten, klinisch kontrollierten Untersuchungen über die Wirkungen und Wirksamkeit vor, ihre Anwendung basiert überwiegend auf Empirie (Kurz 1986). Zur großen Beliebtheit dieser Bronchial- und Erkältungssalben tragen sicher auch die damit verbundenen Geruchseffekte bei. Ihr nach dem Arzneimittelgesetz besonderer Status verhindert offensichtlich, sich mit diesen pflanzlichen Präparaten hinsichtlich ihrer Wirksamkeit nach heutigen anerkannten Studienbedingungen zu befassen.

Wirtschaftliche Aspekte

Die rückläufigen Verordnungen der Antitussiva und Expektorantien im Jahre 1998 mit Einsparungen von 50 Mio. DM setzten sich auch 1999 mit einer weiteren Kostensenkung um fast 70 Mio. DM fort. In Anbetracht der ungesicherten therapeutischen Wirksamkeit der Expektorantien erscheint ihre Verordnungshäufigkeit immer noch zu hoch, zumal ein großer Teil dieser Verordnungen zu den leistungsrechtlichen Ausschlüssen nach SGB V § 34 Abs. 1 gehören dürfte.

Auf der einen Seite kann nur gefordert werden, daß vor allem der Beseitigung der Ursachen der Erkrankung (z.B. Rauchen, Luftverschmutzung) nach wie vor Beachtung geschenkt werden sollte. Darüber hinaus ist zu fordern, daß – wie für chemisch definierte Pharmaka selbstverständlich – entsprechend qualifizierte klinische Studien nach den internationalen Regeln auch für Phytopharmaka durchgeführt werden sollten, um deren Stellenwert innerhalb der Medizin beurteilen zu können.

17   Literatur

Arzneimittelkommission der deutschen Ärzteschaft (1997): Substitution von Opiatabhängigen mit Codein und Dihydrocodein. Dtsch. Ärztebl. 94: B-280.

Boman G., Bäcker U., Larsson S., Melander B., Wåhlander L. (1983): Oral acetylcystein reduces exacerbation rate in chronic bronchitis. Report of a trial organized by the Swedish Society for Pulmonary Diseases. Eur. J. Respir. Dis. 64: 405–415.

Braga P.C., Allegra L. (eds.) (1989): Drugs in bronchial mucology. Raven Press, New York.

British Thoracic Society Research Committee (1985): Oral N-acetylcysteine and exacerbation rates in patients with chronic bronchitis and severe airways obstruction. Thorax 40: 832–835.

Bundesgesetzblatt (1998): 10. BtmÄndV, 23.1.1998.

Bundesgesundheitsamt (1981): Monographieentwürfe für anthroposophische und phytotherapeutische Arzneimittel. Dtsch. Apoth. Ztg. 52: 2910–2913.

Bundesgesundheitsamt (1993a): Aufbereitungsmonographie für Ambroxol. Bundesanzeiger Nr. 30 vom 13.2.1993.

Bundesgesundheitsamt (1993b): Aufbereitungsmonographie für Bromhexin. Bundesanzeiger Nr. 29 vom 12.2.1993.

Bundesgesundheitsamt (1994): Aufbereitungsmonographie für Acetylcystein. Bundesanzeiger Nr. 93 vom 19.5.1994.

Cegla U.H. (1988): Langzeittherapie über 2 Jahre mit Ambroxol (Mucosolvan) Retardkapseln bei Patienten mit chronischer Bronchitis. Ergebnisse einer Doppelblindstudie an 180 Patienten. Prax. Klin. Pneumol. 42: 715–721.

Cotgreave I.A., Eklund A., Larsson K., Moldéus P.W. (1987): No penetration of orally administered N-acetylcysteine into bronchoalveolar lavage fluid. Eur. J. Respir. Dis. 70: 73–77.

Domenighetti G., Suter P.M., Schaller M.D., Ritz R., Perret C. (1997): Treatment with N-acetylcystein during acute respiratory distress syndrome: a randomised, double-blind, placebo-controlled clinical study. J. Crit. Care 12: 177–182.

Düchtel-Brühl Ä. (1976): Ergebnisse der Behandlung spastischer Bronchitiden im Kindesalter mit Prospan. Med. Welt 27: 481.

Ericsson C.H., Juhász J., Jönsson E, Mossberg B. (1986): Ambroxol therapy in simple chronic bronchitis: effects on subjective symptoms and ventilatory function. Eur. J. Respir. Dis. 69: 248–255.

Ericsson C.H., Juhász J., Mossberg B., Philipson K., Svartengren M., Camner P. (1987): Influence of ambroxol on tracheobronchial clearance in simple chronic bronchitis. Eur. J. Respir. Dis. 70: 163–170.

Gulyas A., Lämmlein M.M. (1992): Zur Behandlung von Kindern mit chronischobstruktiver Bronchitis. Prospan-Kindersaft, ein altbewährtes Produkt in neuer Darreichungsform – Ergebnisse einer klinischen Prüfung. Sozialpädiatrie 14: 632–634.

Gulyas A., Repges R., Dethlefsen U. (1997): Konsequente Therapie chronischobstruktiver Atemwegserkrankungen bei Kindern. Atemw.-Lungenkrkh. 23: 291–294.

Guyatt G.H., Townsend M., Kazim F., Newhouse M.T. (1987): A controlled trial of ambroxol in chronic bronchitis. Chest 92: 618–620.

Honig, E.G., Ingram R.H. (1998): Chronic bronchitis, emphysema, and airways obstruction. In: Fauci A.S. et al. (eds.): Harrison's principles of internal medicine. 14th ed., McGraw-Hill, New York, pp. 1451–1460.

Imhof E., Russi E., Perruchoud A.P. (1988): Pharmakotherapie des Hustens. Schweiz. Med. Wochenschr. 118: 1067–1072.

Jackson I.M., Barnes J., Cooksey P. (1984): Efficacy and tolerability of oral acetylcysteine (Fabrol®) in chronic bronchitis: a double-blind placebo controlled study. J. Int. Med. Res. 12: 198–206.

Konrad F., Schoenberg M.H., Wiedmann H., Kilian J., Georgieff M. (1995): Applikationen von Acetylcystein als Antioxidans und Mukolytikum bei mechanischer Ventilation von Intensivpflegepatienten. Eine prospektive, randomisierte Placebo-kontrollierte Doppelblindstudie. Anaesthesist 44: 651–658.

Kurz H. (1986): Expektoranzien und Antitussiva. Dtsch. Apoth. Ztg. 126: 1024–1029.

Lässig W., Generlich H., Heydolph F., Paditz E. (1996): Wirksamkeit und Verträglichkeit efeuhaltiger Hustenmittel. TW Pädiatrie 9: 489–491.

Lorenz J. (1999): Bronchitisches Syndrom und Lungenemphysen. In: Paumgartner G. (Hrsg.): Therapie innerer Krankheiten. 9. Aufl. Springer-Verlag., Berlin Heidelberg New York, S. 285–296.

17

Lurie A., Mestiri M., Strauch G., Marsac J. (1995): Drugs acting on mucociliary transport and surface tension. In: Munson P.L., Mueller R.A., Breese G.R. (eds.): Principles of Pharmacology, Chapman & Hall, New York, pp. 621–627.

McFadden E.R. (1998): Asthma. In: Fauci A.S. et al. (eds.): Harrison's principles of internal medicine. 14th ed., McGraw-Hill, New York, pp. 1419–1426.

Mansfeld H.-J., Höhre H., Repges R., Dethlefsen U. (1998): Therapie des Asthma bronchiale mit Efeublätter-Trockenextrakt. Münch. med. Wschr. 140: 26–30.

Meister R., Wittig T., Beuscher N., de Mey C., and Study Group Investigators (1999): Efficacy and tolerability of Myrtol standardized in long-term treatment of chronic bronchitis. Arzneim.-Forsch./Drug Res. 49: 351–358.

Mitchell E.A., Elliot R.B. (1982): Controlled trial of oral N-acetylcysteine in cystic fibrosis. Aust. Paediatr. J. 18: 40–42.

Multicenter Study Group (1980): Long-term oral acetylcysteine in chronic bronchitis. A double-blind controlled study. Eur. J. Respir. Dis. 61: 93–108.

Mutschler E. (1996): Arzneimittelwirkungen, 7. Aufl., Wissenschaftliche Verlagsgesellschaft Stuttgart, S. 518–519.

National Heart, Lung, and Blood Institute: Expert Panel Report 2 (1997): Guidelines for the Diagnosis and Management of Asthma [EPR-2]. National Institutes of Health, pub. no. 97–4051.

Olivieri D., Zavattini G., Tomasini G. (1987): Ambroxol for the prevention of chronic bronchitis exacerbations: long-term multicenter trial. Respiration 51: Suppl.1, 42–51.

Olsson B., Johansson M., Gabrielsson J., Bolme P. (1988): Pharmacokinetics and bioavailability of reduced and oxidized N-acetylcysteine. Eur. J. Clin. Pharmacol. 34: 77–82.

Palm D., Lemmer B. (1997): Erkrankungen der Atemwege. In: Fülgraff G., Palm D. (Hrsg.): Pharmakotherapie – Klinische Pharmakologie. 10. Aufl., Gustav Fischer Verlag, Stuttgart, S. 320–335.

Parr G.D., Huitson A. (1987): Oral fabrol (oral N-acetylcysteine) in chronic bronchitis. Br. J. Dis. Chest 81: 341–349.

Rasmussen J.B., Glennow C. (1988): Reduction in days of illness after long-term treatment with N-acetylcysteine controlled-release tablets in patients with chronic bronchitis. Eur. Respir. J. 1: 351–355.

Reynolds J.E.F. (ed.) (1996): Martindale: The Extra Pharmacopoeia. Royal Pharmaceutical Society, London, p. 1700.

Roider G., Drasch G., von Meyer L., Eisenmenger W. (1996): Der Gebrauch von Dihydrocodein als Drogenersatz. Pharm. Ztg. 141: 1369–1377.

Schmidt G., Brune K. (1997): Rheumatische Erkrankungen. In: Fülgraff G., Palm D. (Hrsg.): Pharmakotherapie – Klinische Pharmakologie. 10. Aufl., Gustav Fischer Verlag, Stuttgart, S. 336–351.

Serafin W.E. (1996): Drugs used in the treatment of asthma. In: Goodman & Gilman's The Pharmacological basis of therapeutics. 9th ed., McGraw-Hill. 659–682.

Shim Ch., King M., Williams M.H. (1987): Lack of effect of hydration on sputum production in chronic bronchitis. Chest 92: 679–682.

Steppling H. (1998): Atemorgane. In: Weihrauch T.R. (Hrsg.): Internistische Therapie 98/99, 12. Auflage. Urban & Schwarzenberg, München Wien Baltimore, S. 442–491.

Zimmermann Th., Seiberling M., Thomann P., Karabelnik D. (1995): Untersuchungen zur relativen Bioverfügbarkeit und zur Pharmakokinetik von Myrtol standardisiert. Arzneim. Forsch. 45: 1198–1201.

18. Betarezeptorenblocker

Björn Lemmer

Betarezeptorenblocker spielen eine wichtige Rolle bei der Behandlung kardiovaskulärer Erkrankungen. Hauptindikationen sind die arterielle Hypertonie, die koronare Herzkrankheit und tachykarde Herzrhythmusstörungen. Hinzu kommt, daß bei der Behandlung der Herzinsuffizienz die Verminderung der Mortalität unter Carvedilol, Bisoprolol und Metoprolol belegt ist.

Betarezeptorenblocker hemmen die Funktion des sympathischen Nervensystems in allen Organen, die mit adrenergen Betarezeptoren ausgestattet sind. Dazu gehören insbesondere das Herz, die Nieren und die glatte Muskulatur von Bronchien und Muskelgefäßen. Therapeutisch bedeutsam ist die Senkung der Herzfrequenz, des kardialen Sauerstoffverbrauchs, der Reninausschüttung aus der Niere und die Erniedrigung des Augeninnendrucks (vgl. Kapitel 40). Nachteilig kann sich die Betarezeptorenblockade auf die Herzkraft, die kardiale Erregungsleitung, die Bronchialfunktion (Gefahr des Bronchospasmus) und die Gefäßmuskulatur (Durchblutungsstörungen) auswirken.

In den einzelnen Organen kommen vor allem zwei Typen von Betarezeptoren vor, die durch Betarezeptorenblocker unterschiedlich beeinflußt werden können. Herz und Nieren enthalten überwiegend $Beta_1$-Rezeptoren, Bronchien und Gefäße überwiegend $Beta_2$-Rezeptoren. Betarezeptorenblocker werden daher nach ihrer unterschiedlichen Wirkung auf die Rezeptorsubtypen folgendermaßen eingeteilt:

- nichtselektive Betarezeptorenblocker,
- $Beta_1$-selektive Betarezeptorenblocker,
- Betarezeptorenblocker mit intrinsischer sympathomimetischer Aktivität (ISA),
- Alpha- und Betarezeptorenblocker.

Die nichtselektiven Blocker hemmen die Betarezeptoren in allen Organen. $Beta_1$-selektive Blocker wirken bevorzugt auf die $Beta_1$-

Rezeptoren von Herz und Niere, führen weniger leicht zu einer Verlängerung Insulin-bedingter hypoglykämischer Perioden und zu einer Verringerung der Muskeldurchblutung und erzeugen erst in höheren Dosierungen die therapeutisch nicht erwünschte Blockade der Beta$_2$-Rezeptoren in Bronchien und Gefäßen. Die Beta$_1$-Selektivität ist also nur relativ und erfordert daher, daß die üblichen Kontraindikationen für Betarezeptorenblocker weiterhin zu beachten sind. Betarezeptorenblocker mit intrinsischer sympathomimetischer Aktivität (ISA; identisch mit partial-agonistischer Aktivität, PAA) führen in Ruhe zu einer geringeren Abnahme der Herzfrequenz und sollen initial einen geringeren Anstieg von Gefäß- und Bronchialwiderstand bewirken (Palm 1987). Sie haben aber aufgrund der ISA eine geringere maximale Wirkungsstärke, so daß ihre Wirksamkeit bei Angina pectoris und in der Sekundärprophylaxe nach abgelaufenem Myokardinfarkt derjenigen anderer Betarezeptorenblocker unterlegen ist (Frishman et al. 1979, Quyyumi et al. 1984). Die therapeutische Bedeutung der ISA ist deshalb nicht ausreichend belegt (Hoffman und Lefkowitz 1996). Während der Langzeitbehandlung mit nichtselektiven Betarezeptorenblockern wurde ein Anstieg der LDL- und eine Senkung der HDL-Cholesterol-Konzentrationen im Serum beobachtet.

Grundsätzlich können die verschiedenen therapeutischen Ziele mit allen Betarezeptorenblockern erreicht werden (Hoffman und Lefkowitz 1996), allerdings kommt den subtypenspezifischen Unterschieden zunehmend eine Bedeutung für den Einsatz bei Patienten mit zusätzlichen Risiken zu (Deutsche Hochdruckliga 2000, WHO-ISH Guidelines Subcommittee 1999). Beim akuten Herzinfarkt vermindert die frühzeitige intravenöse Applikation von Metoprolol und Atenolol die Mortalität um etwa 10 % (Hoffman und Lefkowitz 1996). Die Inzidenz von Reinfarkten (sekundäre Prävention) und plötzlichem Herztod nach Myokardinfarkt kann durch Betarezeptorenblocker vermindert werden (Schrör und Just 1997). Seit 1974 wurden 15 größere randomisierte und kontrollierte Studien mit zehn verschiedenen Betarezeptorenblockern durchgeführt, die eine Verminderung der Mortalität um etwa 20–30 % zeigten (Frishman 1996). Auch bei chronischer Herzinsuffizienz ist die erfolgreiche Anwendung der Betarezeptorenblockade gesichert, wie Ergebnisse mit Carvedilol (Packer et al. 1996, Scholz 1997), einer Molekularverbindung aus Beta- und Alpha-Rezeptorenblocker, und jüngste große randomisierte Studien mit Bisoprolol (CIBIS II Study 1999) und Metoprolol (MERIT-HF Study 1999) zeigten.

Propranolol und Nadolol sind wirksam in der Prävention von Ösophagus-Varizenblutungen und der Verminderung der Mortalität bei gastrointestinalen Blutungen aufgrund einer Leberzirrhose (Poynard et al. 1991). Bei kardiovaskulären Indikationen sind die beta$_1$-selektiven Rezeptorenblocker zu bevorzugen (Kilbinger und Rahn 1997, Schrör und Just 1997, Deutsche Hochdruckliga 2000).

Verordnungsspektrum

Im Jahre 1999 waren 52 Betarezeptorenblockerpräparate unter den 2500 verordnungshäufigsten Arzneimitteln zu finden (Tabelle 18.1). Es handelt sich ausschließlich um Monopräparate, denn die Kombinationspräparate sind bei den Antihypertonika aufgeführt (vgl. Kapitel 13). Als Wirkstoffe sind in den 52 Präparaten elf verschiedene Betarezeptorenblocker enthalten. Damit wurde nur etwas mehr als die Hälfte der 19 verschiedenen Betarezeptorenblocker, die 1999 in der Bundesrepublik für kardiovaskuläre Indikationen im Handel waren, auch tatsächlich häufig therapeutisch angewendet. Neunzehn weitere Präparate mit sieben verschiedenen Betarezeptorenblockern werden zur Behandlung des Glaukoms eingesetzt (vgl. Kapitel 40).

Betarezeptorenblocker wurden im Jahre 1999 um etwa 9 % häufiger verordnet, der Umsatz nahm sogar stärker zu (Tabelle 18.1). Das Verordnungsvolumen nach definierten Tagesdosen (DDD) stieg wie im Vorjahr erneut an (Abbildung 18.1).

Beta$_1$-selektive Rezeptorenblocker

Die beta$_1$-selektiven Substanzen stellen seit vielen Jahren die therapeutisch bedeutsamste Gruppe unter den Betarezeptorenblockern dar (Abbildung 18.1). Seit 1990 haben sich die Verordnungen nach DDD verdreifacht. Auch 1999 war eine deutliche Zunahme der Verordnungen festzustellen. Auf diese Gruppe entfallen nun ca. 75 % aller Verordnungen der Betarezeptorenblocker (Abbildung 18.1).

Seit Jahren ist *Beloc* mit dem Wirkstoff Metoprolol das führende Präparat, auf das aber jetzt nur noch 52 % (1998: 61 %) der Metoprololverordnungen entfielen (Tabelle 18.2). Insgesamt sind 13 Metoprololpräparate unter den verordnungshäufigsten vertreten. An zweiter Stelle steht *Concor*. Es enthält Bisoprolol, das sich durch eine beson-

18

Tabelle 18.1: Verordnungen von Betarezeptorenblockern 1999. Angegeben sind die verordnungshäufigsten Präparate mit Verordnungsrang, Verordnungen und Umsatz 1999 im Vergleich zu 1998.

Rang	Präparat	Verordnungen in Tsd.	Änd. %	Umsatz Mio. DM	Änd. %
11	Beloc	3701,4	+0,9	264,8	+5,1
118	Concor	1024,3	+0,5	61,4	−1,7
144	Metoprolol-ratiopharm	926,4	+41,2	32,8	+44,0
180	Sotalex	758,7	−11,4	51,4	−13,4
194	Obsidan	723,4	−5,5	22,0	−5,0
201	Dilatrend	707,4	+17,0	93,7	+20,4
221	Sotahexal	680,9	+5,8	34,1	+2,4
256	Bisoprolol-ratiopharm	615,0	+32,1	34,4	+35,7
287	Cordanum	556,9	+0,8	25,3	+3,2
345	Atenolol-ratiopharm	493,0	+4,0	14,7	+3,7
408	Nebilet	431,0	+54,2	51,4	+56,0
430	Metohexal	415,5	+20,0	14,5	+21,5
432	Querto	414,8	+11,6	54,6	+11,8
438	Dociton	413,1	−8,3	11,0	−12,1
478	Tenormin	388,6	−6,0	14,6	−10,6
551	Sotalol-ratiopharm	338,5	+16,2	17,6	+16,4
578	Selectol	323,9	−13,9	23,3	−14,7
619	Azumetop	303,1	+47,6	13,3	+53,9
621	Atehexal	302,3	−4,6	8,9	−4,8
652	Blocotenol	288,7	−5,3	10,4	−2,3
674	Kerlone	278,6	−2,8	20,9	+0,1
728	Bisobloc	258,5	+34,3	13,8	+31,8
753	Bisomerck	247,9	+25,7	13,5	+29,7
863	Propra-ratiopharm	215,9	−0,4	5,7	+1,1
865	bisoprolol von ct	215,2	+82,9	10,7	+94,5
871	Meto Tablinen	213,3	+15,5	7,9	+14,0
996	Metoprolol Stada	182,4	+26,6	6,3	+25,4
1030	Metoprolol Heumann	175,0	+18,6	7,1	+20,5
1137	Meprolol	154,5	+62,5	5,6	+68,9
1204	Metoprolol von ct	145,0	+49,2	5,1	+47,2
1233	Atenolol-Heumann	140,9	+8,9	5,0	+6,2
1240	Metobeta	139,7	+53,6	4,0	+61,1
1257	Bisoprolol Stada	138,1	+39,2	7,1	+39,6
1288	Metoprolol AL	134,6	+63,1	3,9	+66,1
1323	Biso-Puren	130,1	+48,7	6,7	+61,3
1560	Bisoprolol Heumann	105,5	+86,4	5,2	+92,7
1683	atenolol von ct	94,9	+8,5	2,9	+8,8
1721	Sotabeta	91,7	+18,6	3,9	+22,0
1774	Atenolol Stada	87,4	−6,2	3,3	−2,0
1811	Lopresor	85,0	+2,5	4,9	+2,1
1847	Visken	82,7	−18,9	4,6	−25,2
1862	Celipro Lich	81,5	+459,8	4,7	+464,1
1908	Atenolol AL	78,1	+2,4	2,2	−0,0
2031	Rentibloc	70,5	+8,5	3,3	+4,2
2083	Metodura	68,2	+30,0	2,0	+39,3

18

Tabelle 18.1: Verordnungen von Betarezeptorenblockern 1999 (Fortsetzung).
Angegeben sind die verordnungshäufigsten Präparate mit Verordnungsrang, Verordnungen und Umsatz 1999 im Vergleich zu 1998.

Rang	Präparat	Verordnungen in Tsd.	Änd. %	Umsatz Mio. DM	Änd. %
2138	sotalol von ct	65,6	+50,0	3,1	+36,3
2162	Atebeta	64,1	+13,3	1,8	+12,1
2190	Fondril	62,4	−19,6	3,6	−24,8
2221	Corsotalol	60,3	−15,3	3,6	−13,6
2280	Juvental	57,9	−5,3	2,0	+1,9
2287	Cuxanorm	57,6	+10,4	1,7	+10,0
2350	Sotaryt	54,7	+15,5	2,8	+17,3
Summe		17844,6	+9,1	1033,5	+10,6
Anteil an der Indikationsgruppe		37,1%		34,7%	
Gesamte Indikationsgruppe		48104,4	+0,1	2980,0	+1,9

ders hohe Beta$_1$-Selektivität auszeichnet, neun Präparate enthalten
Bisoprolol. Auf die Metoprololpräparate entfallen 48 %, auf Atenolol-
präparate 17 % und auf die Bisoprololpräparate 23% der verordneten
DDD der beta$_1$-selektiven Präparate (Tabelle 18.2).

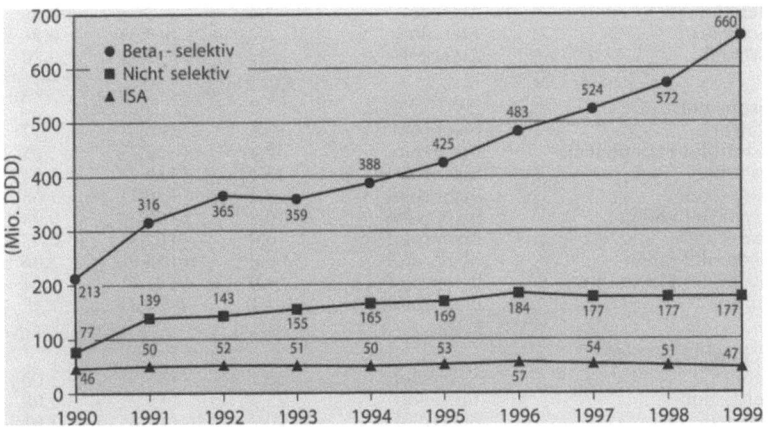

18

Abbildung 18.1: Verordnungen von Betarezeptorenblockern 1990 bis 1999.
Gesamtverordnungen nach definierten Tagesdosen (ab 1991 mit neuen Bundesländern).

Tabelle 18.2: Verordnungen von Beta$_1$-selektiven Betarezeptorenblockern 1999. Angegeben sind die 1999 verordneten Tagesdosen, die Änderungen gegenüber 1998 und die mittleren Kosten je DDD 1999.

Präparat	Bestandteile	DDD in Mio.	Änderung in %	DDD-Kosten in DM
Metoprolol				
Beloc	Metoprolol	157,0	(+2,1)	1,69
Metoprolol-ratiopharm	Metoprolol	44,0	(+46,4)	0,75
Azumetop	Metoprolol	19,1	(+73,1)	0,70
Metohexal	Metoprolol	18,8	(+21,4)	0,77
Meto Tablinen	Metoprolol	11,2	(+14,3)	0,70
Meprolol	Metoprolol	9,2	(+76,6)	0,60
Metoprolol Heumann	Metoprolol	8,4	(+24,0)	0,84
Metoprolol Stada	Metoprolol	7,9	(+25,4)	0,81
Metoprolol von ct	Metoprolol	6,8	(+47,4)	0,75
Metobeta	Metoprolol	6,6	(+70,0)	0,62
Metoprolol AL	Metoprolol	6,4	(+64,2)	0,62
Lopresor	Metoprolol	3,6	(+5,8)	1,37
Metodura	Metoprolol	3,1	(+45,6)	0,65
		302,0	(+17,9)	1,23
Atenolol				
Atenolol-ratiopharm	Atenolol	27,1	(+3,4)	0,54
Tenormin	Atenolol	20,2	(−7,9)	0,72
Atehexal	Atenolol	16,6	(−4,0)	0,54
Blocotenol	Atenolol	14,5	(+0,5)	0,72
Atenolol-Heumann	Atenolol	7,2	(+7,5)	0,69
atenolol von ct	Atenolol	5,6	(+7,3)	0,52
Atenolol Stada	Atenolol	4,7	(+0,3)	0,69
Atebeta	Atenolol	3,5	(+12,5)	0,51
Atenolol AL	Atenolol	3,4	(−5,7)	0,65
Cuxanorm	Atenolol	3,2	(+7,3)	0,51
Juvental	Atenolol	2,9	(+7,6)	0,70
		109,1	(+0,0)	0,62
Bisoprolol				
Concor	Bisoprolol	52,4	(−0,3)	1,17
Bisoprolol-ratiopharm	Bisoprolol	32,4	(+37,2)	1,06
Bisobloc	Bisoprolol	13,4	(+30,2)	1,02
Bisomerck	Bisoprolol	12,4	(+30,7)	1,08
bisoprolol von ct	Bisoprolol	10,9	(+95,7)	0,98
Biso-Puren	Bisoprolol	6,9	(+62,8)	0,97
Bisoprolol Stada	Bisoprolol	6,8	(+38,9)	1,04
Bisoprolol Heumann	Bisoprolol	4,9	(+91,6)	1,04
Fondril	Bisoprolol	3,1	(−24,8)	1,18
		143,4	(+22,1)	1,09
Weitere Wirkstoffe				
Nebilet	Nebivolol	32,1	(+55,9)	1,60
Cordanum	Talinolol	23,3	(+9,2)	1,08
Kerlone	Betaxolol	20,7	(+2,8)	1,01
		76,1	(+22,6)	1,28
Summe		630,6	(+15,7)	1,10

18

Als weitere β_1-selektive Betarezeptorenblocker sind noch Talinolol (*Cordanum*), Betaxolol (*Kerlone*) und Nebivolol (*Nebilet*) unter den verschreibungshäufigsten vertreten. Nebivolol ist ein langwirkender β_1-selektiver Betarezeptorenblocker mit zusätzlichen vasodilatierenden Eigenschaften, die auf einer endothelabhängigen NO-Freisetzung beruhen (Van Nueten et al. 1998).

Nichtselektive Betarezeptorenblocker

In der Gruppe der nichtselektiven Betarezeptorenblocker nahmen die Verordnungen der Propranololpräparate wie bereits in den beiden Vorjahren weiter ab. Unter den acht Sotalolpräparaten zeigte das Originalpräparat *Sotalex* eine rückläufige Verordnungsentwicklung, während preiswerte Generika kräftig zunahmen (Tabelle 18.3). Sotalol, bedingt durch seine besondere chemische Struktur, verfügt über zusätzliche Eigenschaften eines Klasse-III-Antiarrhythmikums (Ijzerman und Soudijn 1989).

Betarezeptorenblocker mit intrinsischer Aktivität (ISA)

In dieser Gruppe sind drei Präparate vertreten, ihre Verordnung war 1999 sehr uneinheitlich (Tabelle 18.3). *Selectol* und *Celipro Lich* enthalten den Betarezeptorenblocker Celiprolol, einen beta$_1$-selektiven Antagonisten mit gering beta$_2$-selektiv agonistischer und vasodilatierender Wirkungsqualität. Insgesamt entfallen nur noch 4% aller Verordnungen von Betarezeptorenblockern auf Präparate mit intrinsischer Aktivität.

Alpha- und Betarezeptorenblocker

18

Die beiden Carvedilol enthaltenden Präparate (*Dilatrend, Querto*) nahmen 1999 erneut in den Verordnungen zu (Tabelle 18.3), allerdings deutlich geringer als im Vorjahr. Carvedilol ist ein nichtselektiver, relativ lipophiler Betarezeptorenblocker mit vasodilatierenden Eigenschaften aufgrund einer zusätzlichen alphablockierenden Wirkung. Unter klinischen Bedingungen überwiegt die Betarezeptorenblockade. Die Substanz wurde zunächst als Antihypertonikum ent-

Tabelle 18.3: Verordnungen von nichtselektiven Betarezeptorenblockern.
Angegeben sind die 1999 verordneten Tagesdosen, die Änderungen gegenüber
1998 und die mittleren Kosten je DDD 1999.

Präparat	Bestandteile	DDD in Mio.	Änderung in %	DDD-Kosten in DM
Sotalol				
Sotalex	Sotalol	46,0	(–11,8)	1,12
Sotahexal	Sotalol	39,4	(+3,9)	0,87
Sotalol-ratiopharm	Sotalol	21,1	(+18,9)	0,84
Sotabeta	Sotalol	5,8	(+23,3)	0,68
sotalol von ct	Sotalol	4,0	(+46,0)	0,79
Corsotalol	Sotalol	3,9	(–13,2)	0,94
Sotaryt	Sotalol	3,3	(+17,1)	0,83
Rentibloc	Sotalol	3,1	(+0,6)	1,07
		126,5	(+0,7)	0,95
Propranolol				
Obsidan	Propranolol	15,7	(–3,5)	1,40
Dociton	Propranolol	7,5	(–13,9)	1,46
Propra-ratiopharm	Propranolol	4,5	(+1,5)	1,27
		27,7	(–5,8)	1,40
Intrinsische Aktivität				
Selectol	Celiprolol	28,6	(–13,3)	0,81
Celipro Lich	Celiprolol	6,7	(+465,1)	0,70
Visken	Pindolol	2,6	(–27,7)	1,81
		37,9	(+0,4)	0,86
Alpha- und Betarezeptorenblocker				
Dilatrend	Carvedilol	29,8	(+17,7)	3,15
Querto	Carvedilol	17,8	(+7,5)	3,07
		47,6	(+13,7)	3,12
Summe		239,7	(+2,2)	1,42

wickelt und bisher auch in dieser Indikationsgruppe eingeordnet.
Nach erfolgreichen Studien bei schwerer Herzinsuffizienz mit dem
Nachweis der Verminderung der Mortalität (Packer et al. 1996) ist
Carvedilol auch für diese Indikation zugelassen worden.

Wirtschaftliche Aspekte

Die Generika der Betarezeptorenblocker spielen im Verordnungsvolumen eine zunehmende Rolle. Auf die Nachfolgepräparate entfallen

inzwischen bei den meisten Wirkstoffen mehr als die Hälfte der verordneten Tagesdosen (Tabellen 18.2, 18.3). Nur bei Metoprolol behauptet das Originalpräparat *Beloc* einen größeren Marktanteil (52%). Der Preisvergleich bei den Metroprololpräparaten zeigt, daß die Unterschiede in den Tageskosten mit 0,60 DM bis 1,69 DM am größten sind, die Spanne bei den Atenololpräparaten zwischen 0,51 DM und 0,72 DM liegt, mit nur geringen Unterschieden bei den Bisoprolol enthaltenden Präparaten (Tabelle 18.2). Weitaus am teuersten sind die Tageskosten bei den Carvediololpräparaten mit im Mittel 3,12 DM. Durch die Verordnung von Generika sind 1999 bei den Betarezeptorenblockern insgesamt ca. 185 Mio. DM eingespart worden.

Literatur

CIBIS II Study (1999): The cardiac insufficiency bisoprolol study II (CIBIS II): a randomised trial. Lancet 353: 9–13.

Deutsche Liga zur Bekämpfung des hohen Blutdrucks/Deutsche Hypertonie Gesellschaft. (2000): Empfehlungen zur Hochdruckbehandlung. http://www.paritaet.org/hochdruckliga.

Frishman W.H. (1996): Secondary prevention of myocardial infarction: the roles of β-adrenergic blockers, calcium-channel blockers, angiotensin converting enzyme inhibitors, and aspirin. In: Willich S.N., Muller J.E. (eds.): Triggering of acute coronary syndromes. Kluwer Academic Publishers, Dordrecht, Boston, London, pp. 367–394.

Frishman W.H., Kostis J., Strom J., Hossler M., Ekayam U. et al. (1979): Clinical pharmacology of the new beta-adrenergic blocking drugs. Part 6: A comparison of pindolol and propranolol in the treatment of patients with angina pectoris. The role of intrinsic sympathomimetic activity. Am. Heart J. 98: 526–535.

Ijzerman A.P., Soudijn W. (1989): The antiarrhythmic properties of β-adrenoceptor antagonists. Trends Pharmacol. Sci. 10: 31–36.

Hoffman B.B., Lefkowitz R.J. (1996): Catecholamines, sympathomimetic drugs, and adrenergic receptor antagonists. In: Hardman J.G., Limbird L.E., Molinoff P.B., Ruddon R.W., Goodman Gilman A. (eds.): Goodman & Gilman's The Pharmacological Basis of Therapeutics. McGraw-Hill, New York, 9th ed., pp. 232–248.

Kilbinger H., Rahn K.-H. (1997): Hypertonie. In: Fülgraff G., Palm D. (Hrsg.): Pharmakotherapie – Klinische Pharmakologie, 10. Auflage, Gustav Fischer Verlag, Stuttgart, S. 202–217.

MERIT-HF Study (1999): Effect of metoprolol CR/XL in chronic heart failure: Metoprolol CR/XL randomised intervention trial in congestive heart failure. Lancet 353:2001–2007.

Packer M., Bristow M.R., Cohn J.N., Colucci W.S., Fowler M.B. et al. (1996): The effect of carvedilol on morbidity and mortality in patients with chronic heart failure. N. Engl. J. Med. 334: 1349–1355.

Palm D. (1987): Wie viele Beta-Rezeptoren-Blocker braucht der Arzt? Klin. Wochenschr. 65: 289–295.

18

Poynard T., Calès P., Pasta L., Ideo G., Pascal J.-P. et al. and the Franco-Italian Multicenter Study Group (1991): Beta-adrenergic-antagonist drugs in the prevention of gastrointestinal bleeding in patients with cirrhosis and esophageal varices. N. Engl. J. Med. 324:1532–1538.

Quyyumi A.A., Wright C., Mockus L., Fox K.M. (1984): Effect of partial agonist activity in β-blockers in severe angina pectoris: A double blind comparison of pindolol and atenolol. Brit. Med. J. 289: 951–953.

Scholz H. (1997): Herzinsuffizienz. In: Fülgraff G., Palm D. (Hrsg.): Pharmakotherapie – Klinische Pharmakologie. 10. Aufl., Gustav Fischer Verlag, Stuttgart, S. 223–240.

Schrör K., Just H. (1997): Koronare Herzkrankheit. In: Fülgraff G., Palm D. (Hrsg.): Pharmakotherapie – Klinische Pharmakologie. 10. Aufl., Gustav Fischer Verlag, Stuttgart, S. 241–256.

Van Nueten L., Taylor F.R., Robertson J.I. (1998): Nebivolol vs atenolol and placebo in essential hypertension: a double-blind randomised trial. J. Hum. Hypertens. 12: 135–140.

WHO-ISH Guidelines Subcommittee (1999): 1999 World Health Organization – International Society of Hypertension Guidelines for the Management of Hypertension. J. Hypertens. 17: 151–183.

18

19. Bronchospasmolytika und Antiasthmatika

Björn Lemmer

Bronchospasmolytika werden zur Behandlung des Asthma bronchiale und der chronisch-obstruktiven Bronchitis (COPD) eingesetzt. Bei beiden Erkrankungen ist es das Ziel, die reversible Bronchialobstruktion zu beseitigen und die therapeutisch kaum noch zu beeinflussenden Zustände der Ateminsuffizienz und des Cor pulmonale so weit wie möglich zu bessern.

Asthma bronchiale ist eine entzündliche Erkrankung der Atemwege mit bronchialer Hyperreaktivität und variabler Atemwegsobstruktion. Die Mechanismen, die der bronchialen Übererregbarkeit zugrunde liegen, sind vielfältig, in ihrer Bedeutung für das Krankheitsgeschehen aber immer noch nicht eindeutig abgeklärt (National Heart, Lung, and Blood Institute [EPR-2] 1997). Asthmatische Anfälle pflegen in 70–80 % der Fälle vor allem nachts aufzutreten (Smolensky und D'Alonso 1997). Eine Zunahme der zirkadianen Tag-Nacht-Amplitude der Lungenfunktion ist symptomatisch für den Schweregrad der Erkrankung und daher für die antiasthmatische Stufentherapie von Bedeutung (Wettengel et al. 1998, EPR-2 1997, Arzneimittelkommission 2000). Weltweit scheinen das Asthma bronchiale, sein Schweregrad und die Zahl der Klinikeinweisungen zuzunehmen, die Ursachen dafür sind aber weiterhin unklar (Williams 1989).

Grundlage für eine erfolgreiche Arzneitherapie ist in erster Linie die Ausschaltung auslösender Ursachen. Beim Asthma bronchiale gehört dazu die Allergenkarenz. Beim häufigen endogenen Asthma sind allerdings die Ursachen nicht bekannt. Bei chronisch-obstruktiver Bronchitis ist es erforderlich, daß ein absolutes Rauchverbot eingehalten wird und rezidivierende Atemwegsinfektionen sowie eine berufliche Staubexposition vermieden werden. Beim saisonal bedingten Asthma ist eine Dauertherapie nicht erforderlich. Bei der chronisch-obstruktiven Ventilationsstörung muß eine Langzeittherapie auch im beschwerdefreien Intervall durchgeführt werden.

Entsprechend einer internationalen Übereinkunft und den Empfehlungen der Deutschen Atemwegsliga basiert das Prinzip der Therapie des Asthma bronchiale auf einem Stufenschema mit einer entzündungshemmenden Dauertherapie und bedarfsorientierter Verwendung von Bronchospasmolytika (EPR-2 1997, Wettengel et al.
1998, Arzneimittelkommission 2000). Gemäß dem Schweregrad der
Erkrankung wird ein vierstufiges Behandlungsschema empfohlen,
wobei zunehmend einer „step-down"-Therapie der Vorzug gegeben
wird, die eine initial hochdosierte Therapie zwecks rascher Rückbildung der Symptome beinhaltet, die dann langsam bis zur niedrigsten Erhaltungsstufe abgebaut wird. Grundsätzlich teilt man die zur
Therapie eingesetzten Arzneimittel in zwei Gruppen ein (EPR-2
1997, Wettengel et al. 1998): Zur symptomatischen Akutbehandlung
(„quick-relief-medications", „Reliever") werden als Mittel der Wahl
kurz wirksame inhalative $Beta_2$-Sympathomimetika, und Anticholinergika als Alternative bei Unverträglichkeit von $Beta_2$-Sympathomi-
metika empfohlen. Obwohl der Wirkungseintritt der systemischen
Glucocorticoide verzögert ist, werden sie zu dieser Gruppe gerechnet, da sie die Besserung der Atemwegsobstruktion beschleunigen
und die Exazerbationen vermindern. Zur Dauertherapie und Kontrolle des Krankheitsgeschehens werden Medikamente („long-term
control medications", „Controller") wie die antiinflammatorisch wirkenden inhalativen Glucocorticoide, Cromoglicinsäure und Nedocromil sowie lang wirksame $Beta_2$-Sympathomimetika und retardiertes Theophyllin verwendet. Als neues therapeutisches Prinzip
stehen seit kurzem Leukotrienantagonisten zur Verfügung, von
denen Montelukast (*Singulair*) als erster Vertreter in Deutschland
zugelassen wurde.

Kurz wirkende $Beta_2$-Sympathomimetika sollten nicht regelmäßig,
sondern nur bei Bedarf eingesetzt werden. Im Stufenplan für die
Langzeittherapie gilt als Basistherapie die regelmäßige Inhalation
einer antiinflammatorischen Substanz. Frühzeitig wird die Kombination mit inhalativen Glucocorticoiden bzw. Cromoglicinsäure oder
Nedocromil empfohlen. Bei stärkeren Beschwerden werden zusätzlich Theophyllin, Anticholinergika oder orale $Beta_2$-Sympathomime-
tika sowie orale Glucocorticoide vorgeschlagen. Lang wirkende $Beta_2$-
Sympathomimetika sind zur abendlichen Anwendung bei nächtlichem Asthma indiziert, um die häufige Atemnot in den frühen Mor-
genstunden zu verhindern. Sie sind allerdings zur Akuttherapie nicht
geeignet, da die lange Wirkungsdauer bei mehrfach täglicher Anwen-

dung, wie es bei kurz-wirkenden Beta$_2$-Sympathomimetika üblich ist, zu Überdosierungen führen kann.

Verordnungsspektrum

Nach steigendem Verordungsverhalten bis 1995 nahmen die verordneten Tagesdosen der Bronchospasmolytika und Antiasthmatika seit 1996 kontinuierlich ab (Abbildung 19.1). 1999 finden sich unter den verordnungshäufigsten Arzneimitteln 73 Präparate (Tabelle 19.1).

Die bei Asthma und chronisch-obstruktiver Atemwegserkrankung in der Bundesrepublik zugelassenen Präparate lassen sich mehreren pharmakologischen Stoffklassen zuordnen. Wie schon bisher bilden die Beta$_2$-Sympathomimetika mit 32 Präparaten die therapeutisch bedeutsamste Gruppe, die fast 50 % aller Verordnungen umfaßt. Als weitere wichtige Gruppen folgen die Xanthinpräparate (15 Präparate), die Glucocorticoide (14 Präparate) und die Antiallergika (10 Präparate). Dagegen spielen die Anticholinergika (1 Präparat) und Leukotrienantagonisten (1 Präparat) nur eine untergeordnete Rolle.

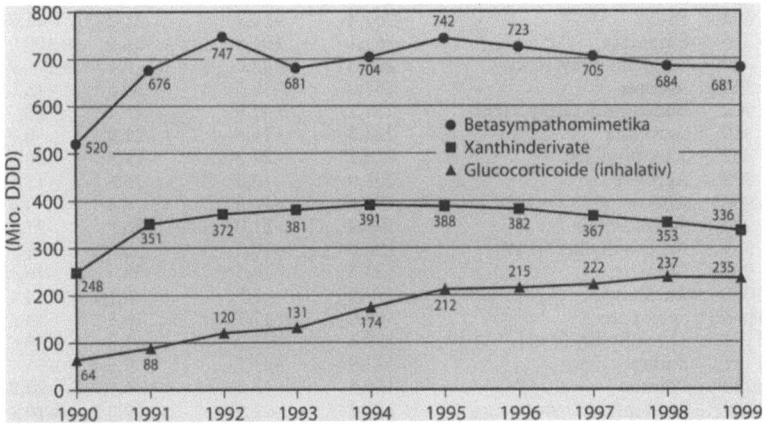

Abbildung 19.1: Verordnungen von Bronchospasmolytika und Antiasthmatika 1990 bis 1999. Gesamtverordnungen nach definierten Tagesdosen, ab 1991 mit neuen Bundesländern.

Tabelle 19.1: Verordnungen von Bronchospasmolytika und Antiasthmatika 1999. Angegeben sind die verordnungshäufigsten Präparate mit Verordnungsrang, Verordnungen und Umsatz 1999 im Vergleich zu 1998.

Rang	Präparat	Verordnungen in Tsd.	Änd. %	Umsatz Mio. DM	Änd. %
23	Berodual	2229,2	−1,3	176,8	−1,6
31	Spasmo-Mucosolvan	2066,8	−12,1	38,9	−10,9
51	Pulmicort	1621,2	−4,5	214,2	−3,3
68	Bronchoretard	1430,1	−8,6	81,8	−9,4
69	Sultanol inhalativ	1428,4	−8,8	46,9	−12,7
105	Berotec	1085,2	−7,5	37,6	−6,4
126	Flutide	995,2	+6,2	122,5	+10,1
160	Aarane/N	828,1	−8,5	110,3	−7,9
186	Allergospasmin-Aerosol	743,9	−9,3	101,3	−7,8
211	Foradil	696,5	+33,6	74,5	+40,7
212	Serevent	695,5	−6,6	69,9	+3,7
216	Euphylong	691,6	+14,6	35,1	+15,0
223	Oxis	679,0	+36,2	62,8	+64,6
262	Apsomol Dosieraerosol	610,0	+8,3	13,1	+16,5
297	Atrovent	548,5	+15,7	20,7	+34,3
347	Afonilum	492,5	−11,8	26,9	−11,0
359	Uniphyllin	476,2	−1,2	30,1	−0,1
369	Viani	464,6	(neu)	73,0	(neu)
372	Theophyllin-ratiopharm	463,5	+27,6	13,5	+27,5
382	Solosin	455,2	−7,9	13,4	−9,9
383	Broncho Spray	454,8	−27,7	15,0	−26,1
427	Bricanyl/Duriles	417,4	+5,1	8,5	−7,7
506	Salbutamol-ratiopharm	365,9	+59,0	7,2	+54,1
683	Aerodur	273,6	−12,3	12,5	−12,1
693	Ditec	267,4	−14,2	31,2	−11,8
715	Singulair	261,1	+91,8	55,0	+109,0
720	Bronchospray Novo	260,3	+143,4	7,4	+170,9
731	Atemur	257,0	−18,5	30,6	−15,0
802	Budesonid-ratiopharm	231,7	+42,9	15,4	+33,3
830	Aeromax	223,3	−11,6	21,9	−0,7
862	Theophyllard	216,2	−22,5	11,8	−22,6
895	Aerobec	208,0	−13,8	23,6	−13,5
936	Unilair	195,6	−10,5	9,4	−9,6
964	Sanasthmax	190,4	−21,0	26,8	−21,2
965	Aminophyllin OPW	190,0	−10,3	6,6	−9,7
991	Inhacort	183,3	−16,5	33,4	−16,1
1008	Aerobin	179,9	−2,5	6,1	−4,4
1056	Spiropent	169,0	−17,1	6,3	−14,4
1106	Theophyllin Stada	159,3	+47,7	3,2	+69,6
1141	Budes	153,9	+43,7	9,9	+31,2
1239	Volmac	139,8	−23,4	6,5	−22,8
1269	Bronchocort/-mite	137,2	−21,9	19,0	−10,1
1297	Beclomet Orion	133,1	−23,0	16,5	−23,4
1471	Bambec	113,7	−22,3	14,8	−21,5
1472	Salbuhexal	113,6	+39,8	2,4	+36,2

19

Tabelle 19.1: Verordnungen von Bronchospasmolytika und Antiasthmatika 1999 (Fortsetzung). Angegeben sind die verordnungshäufigsten Präparate mit Verordnungsrang, Verordnungen und Umsatz 1999 im Vergleich zu 1998.

Rang	Präparat	Verordnungen in Tsd.	Änd. %	Umsatz Mio. DM	Änd. %
1494	Loftan	111,6	−27,7	5,3	−24,6
1505	Respicort	110,5	−5,6	9,4	−5,5
1518	DNCG Stada	109,3	+0,6	5,9	+1,7
1544	Intal	107,3	−29,5	8,2	−29,1
1587	Salbutamol Stada	102,6	+77,9	1,9	+67,5
1606	Budecort	101,4	+34,1	7,8	+30,7
1660	Salbutamol Trom	96,9	+8,5	1,6	+14,0
1672	Zaditen	95,4	−10,0	3,8	−6,5
1688	Salbulair Dosieraerosol	94,5	+3,8	3,3	+5,6
1705	Theo von ct	93,4	+32,5	1,8	+26,0
1745	Flui-DNCG	90,2	+28,4	5,2	+20,7
1798	Tilade	85,8	−27,3	8,3	−26,4
1824	Sanasthmyl	84,3	−18,3	5,5	−17,1
1828	Salbupur	84,0	+594,8	2,1	+788,1
1881	Arubendol Salbutamol	80,1	−7,6	2,2	−8,1
1897	Ventolair	79,2	(neu)	7,1	(neu)
1906	Cromohexal	78,3	−15,5	3,7	−15,0
1929	DNCG Mundipharma	76,7	−6,9	5,0	−9,2
1937	PulmiDur	76,4	−12,9	4,1	−11,8
1944	Bricanyl Aerosol	76,0	−26,4	2,6	−20,8
2075	Pulbil	68,6	+7,9	4,0	+4,8
2085	Theophyllin Heumann	68,0	+11,4	1,8	+9,2
2098	Tromphyllin	67,4	+39,1	2,6	+48,8
2131	Epaq Dosieraerosol	66,1	−21,9	1,7	−19,1
2204	Asthma Spray von ct	61,4	+61,4	1,3	+51,5
2255	Ketotifen-ratiopharm	58,9	−14,4	1,7	−11,4
2268	DNCG Trom	58,4	+10,9	3,6	+11,1
2361	Alupent Tabl./Drag.	54,3	−9,1	1,4	−7,7
	Summe	26533,8	+0,3	1877,6	+4,6
	Anteil an der Indikationsgruppe	93,6%		95,7%	
	Gesamte Indikationsgruppe	28362,9	+0,0	1961,6	+4,6

Die Beta$_2$-Sympathomimetika zeigten bis 1992 einen steten Verordnungsanstieg, seit 1995 ist jährlich eine Abnahme zu beobachten (Abbildung 19.1). Auch die Verordnungen der Xanthinderivate nehmen seit 1995 jährlich leicht ab. Die Verordnungen der inhalativen Glucocorticoide haben sich seit 1990 fast vervierfacht und halten sich 1999 auf hohem Niveau. Diese Entwicklung dokumentiert die zunehmende Beachtung nationaler und internationaler Richtlinien zur Asthmatherapie, die einen möglichst frühzeitigen Einsatz der antiinflammatorisch wirksamen inhalativen Glucocorticoide empfehlen.

19

Beta$_2$-Sympathomimetika

Beta$_2$-Sympathomimetika werden nach wie vor am häufigsten bei der Behandlung von Bronchialobstruktionen und bei der Langzeittherapie obstruktiver Atemwegserkrankungen eingesetzt. Sie sind die wirksamsten Bronchospasmolytika. Neben ihrem bronchodilatatorischen Effekt verstärken sie die mukoziliäre Clearance und vermindern die mikrovasale Exsudation und die Freisetzung von Entzündungsmediatoren. Neuere Studien zeigen, daß die regelmäßige Gabe von Beta$_2$-Sympathomimetika bei bestimmungsgemäßem Gebrauch keine vermehrten Risiken mit sich bringt, aber auch keine Vorteile gegenüber einer Bedarfstherapie (s. EPR-2 1997). Daher wird zur Asthmaprophylaxe in Abweichung von der früher üblichen regelmäßigen Anwendung von viermal täglich die symptomorientierte, bedarfsweise Anwendung eines inhalativen Beta$_2$-Sympathomimetikums empfohlen (EPR-2 1997, Wettengel et al. 1998). Dementsprechend sollte in der Mehrzahl der Fälle bzw. bei regelmäßig auftretenden Beschwerden neben den Beta$_2$-Sympathomimetika stets eine ausreichende entzündungshemmende Basistherapie mit inhalierbaren Glucocorticoiden angewendet werden.

Insgesamt entfielen 1999 über die Hälfte aller Verordnungen von Beta$_2$-Sympathomimetika auf Monopräparate. Der seit 1988 langem zu beobachtende Trend zu den inhalativen Präparaten hielt an, inzwischen entfallen 94 % der Verordnungen auf diese Präparategruppe (Tabelle 19.2 und 19.3). Spitzenreiter der Monopräparate ist trotz eines in den letzten Jahren festzustellenden Rückgangs *Berotec Aerosol*. Auffällig ist in diesem Jahr, daß die Veränderungen innerhalb der Salbutamol-haltigen Präparate von Abnahmen bis zu fast 30 % bis hin zu Zunahmen von über 500 % auftraten, die weder pharmakologisch noch über den Preis erklärbar sind. Die Verordnung der neueren, langwirkenden Beta$_2$-Sympathomimetika Salmeterol (*Serevent, Aeromax*) und Formoterol (*Foradil, Oxis*) hat sich nach dem hohen Zuwachs im Vorjahr 1999 auf dem erreichten Niveau stabilisiert (Tabelle 19.2). Sie sind insbesondere für die Dauertherapie und bei Patienten mit nächtlichem Asthma oder häufiger Bedarfsmedikation tagsüber geeignet (Barnes 1995, Serafin 1996, Palm und Lemmer 1997, EPR-2 1997, Arzneimittelkommission 2000) (Tabelle 19.2).

Die Verordnung inhalativer Kombinationspräparate blieb 1999 nahezu unverändert (Tabelle 19.2). Auf *Berodual* entfällt, bei leichtem Rückgang zum Vorjahr, der Hauptteil der Verordnungen in dieser

19

Tabelle 19.2: Verordnungen von inhalativen Beta₂-Sympathomimetika 1999.
Angegeben sind die 1999 verordneten Tagesdosen, die Änderungen gegenüber
1998 und die mittleren Kosten je DDD 1999.

Präparat	Bestandteile	DDD in Mio.	Änderung in %	DDD-Kosten in DM
Fenoterol				
Berotec	Fenoterol	118,1	(−6,4)	0,32
Salbutamol				
Sultanol inhalativ	Salbutamol	39,1	(−12,4)	1,20
Broncho Spray	Salbutamol	18,5	(−27,5)	0,81
Apsomol Dosieraerosol	Salbutamol	18,4	(+7,2)	0,71
Salbutamol-ratiopharm	Salbutamol	14,5	(+52,5)	0,49
Bronchospray Novo	Salbutamol	10,4	(+176,1)	0,72
Salbuhexal	Salbutamol	5,1	(+25,0)	0,47
Salbutamol Stada	Salbutamol	4,4	(+27,4)	0,42
Asthma Spray von ct	Salbutamol	3,1	(+54,1)	0,40
Arubendol Salbutamol	Salbutamol	3,0	(−7,6)	0,75
Salbupur	Salbutamol	3,0	(+512,8)	0,70
Salbulair Dosieraerosol	Salbutamol	2,9	(+6,3)	1,13
Epaq Dosieraerosol	Salbutamol	2,3	(−18,9)	0,73
Salbutamol Trom	Salbutamol	0,8	(+31,8)	2,19
		125,3	(+4,5)	0,85
Terbutalin				
Aerodur	Terbutalin	13,7	(−12,3)	0,92
Bricanyl Aerosol	Terbutalin	3,1	(−21,8)	0,83
		16,8	(−14,2)	0,90
Salmeterol				
Serevent	Salmeterol	25,5	(+1,7)	2,74
Aeromax	Salmeterol	8,0	(−2,8)	2,75
		33,5	(+0,6)	2,74
Formoterol				
Foradil	Formoterol	28,9	(+35,5)	2,57
Oxis	Formoterol	16,0	(+21,9)	3,92
		44,9	(+30,3)	3,05
Kombinationen				
Berodual	Ipratropiumbromid Fenoterol	195,6	(−2,8)	0,90
Aarane/N	Cromoglicinsäure Reproterol	34,2	(−8,0)	3,23
Allergospasmin-Aerosol	Cromoglicinsäure Reproterol	31,5	(−7,7)	3,22
Viani	Salmeterol Fluticason	13,9	(neu)	5,24
Ditec	Cromoglicinsäure Fenoterol	10,2	(−14,6)	3,06
		285,3	(+0,4)	1,73
Summe		623,9	(+1,0)	1,41

19

Tabelle 19.3: Verordnungen von systemischen Beta$_2$-Sympathomimetika 1999. Angegeben sind die 1999 verordneten Tagesdosen, die Änderungen gegenüber 1998 und die mittleren Kosten je DDD 1999.

Präparat	Bestandteile	DDD in Mio.	Änderung in %	DDD-Kosten in DM
Monopräparate				
Bricanyl/Duriles	Terbutalin	5,8	(−12,5)	1,46
Volmac	Salbutamol	5,7	(−22,6)	1,15
Loftan	Salbutamol	4,8	(−22,2)	1,11
Spiropent	Clenbuterol	4,8	(−16,8)	1,31
Bambec	Bambuterol	4,3	(−21,1)	3,49
Alupent Tabl./Drag.	Orciprenalin	1,7	(−7,5)	0,82
		27,1	(−18,4)	1,59
Kombinationen				
Spasmo-Mucosolvan	Clenbuterol Ambroxol	14,2	(−6,9)	2,73
Summe		41,3	(−14,8)	1,98

Gruppe. Es enthält neben dem Beta$_2$-Sympathomimetikum Fenoterol das Anticholinergikum Ipratropiumbromid (siehe unten). Die Kombination eines Beta$_2$-Sympathomimetikums mit Ipratropiumbromid kann sinnvoll sein (Serafin 1996, Wettengel et al. 1998), weil Fenoterol einen schnelleren Wirkungseintritt hat, während Ipratropiumbromid in der Wirkung langsamer einsetzt, aber länger anhält als Fenoterol. Die fixe Arzneimittelkombination von niedriger dosiertem Beta$_2$-Sympathomimetikum plus Ipratropiumbromid soll, bei besserer Verträglichkeit, die Anwendung vereinfachen und die Compliance verbessern. Diese Kombination ist daher bei älteren Patients gebräuchlich (Wettengel et al. 1998).

Allergospasmin-Aerosol, Aarane/N und *Ditec* enthalten neben einem Beta$_2$-Sympathomimetikum das Antiallergikum Cromoglicinsäure. Letzteres ist aufgrund seiner entzündungshemmenden Eigenschaften bei Anstrengungen und Allergenexposition in Stufe 2 des internationalen und nationalen Stufenplans zur Behandlung des Asthma bronchiale aufgenommen worden (EPR-2 1997, Wettengel et al. 1998). Nach den Empfehlungen der deutschen Atemwegsliga kann Cromoglicinsäure bei Kindern alternativ zu niedrig dosierten inhalativen Glucocorticoiden gegeben werden, ggf. in Kombination mit einem Beta$_2$-Sympathomimetikum (Wettengel et al. 1998).

Die systemischen Beta$_2$-Sympathomimetika zeigten den stärksten Rückgang innerhalb dieser Wirkstoffgruppe. Auffälligerweise entfallen weiterhin die meisten Verordnungen auf *Spasmo-Mucosolvan*, eine Kombination von Clenbuterol mit dem Mukolytikum Ambroxol. Entsprechend der uneinheitlichen Beurteilung der Expektorantien, insbesondere beim Asthma bronchiale, ist der Nutzen der Kombination unsicher.

Insgesamt sollten Beta$_2$-Sympathomimetika vorzugsweise inhalativ angewandt werden, da sie in dieser Applikationsweise sicherer, wirksamer und mit weniger unerwünschten Wirkungen behaftet sind (Serafin 1996, EPR-2 1997, Wettengel et al. 1998). Die orale Gabe ist nicht zweckmäßig (Arzneimittelkommission 2000).

Unabdingbar ist nach wie vor, daß der Patient durch Schulung (richtige Inhalationstechnik, Verwendung von Inhalationshilfen, Peak-Flow-Messungen, Dokumentation von Symptomen und Arzneimittelverbrauch) und ärztlich geführte Selbstbehandlung lernen muß, seine Erkrankung zu verstehen, um einen optimalen Therapieerfolg zu erreichen (Wettengel et al. 1998). Verschiedentlich wurden Todesfälle beschrieben, weil Patienten im Vertrauen auf ihre Beta$_2$-Sympathomimetika enthaltenden Dosieraerosole zu lange warteten, bevor sie ärztliche Hilfe in Anspruch nahmen (Sears et al. 1987). „Schulung und Training sind Aufgaben des Arztes!"

Glucocorticoide

Glucocorticoide werden heute frühzeitig bei der Behandlung des Asthma bronchiale in inhalativer Form empfohlen (EPR-2 1997, Wettengel et al. 1998), da sie in alle Prozesse der Entzündungsreaktion eingreifen. Glucocorticoide müssen in der Dauertherapie regelmäßig angewendet werden. Um die systemischen Nebenwirkungen möglichst gering zu halten, soll zunächst immer die inhalative Anwendung erfolgen. Dafür stehen die topisch stark wirksamen Glucocorticoide als Dosieraerosole zur Verfügung. Die Berechnung der definierten Tagesdosen basiert einheitlich auf den WHO-DDD für die Dosieraerosole, Trockenpulver und Inhalationslösungen von Beclometason (0,8 mg), Budesonid (0,8 mg), Flunisolid (1 mg) und Fluticason (0,6 mg). Inwieweit unterschiedliche inhalative Applikationsweisen und Applikationssysteme (z.B. Pulver, Aerosol) die effektiven Dosen modifizieren können, bleibt abzuklären. Bei allem Enthusiasmus

19

gegenüber inhalativen Glucocorticoiden sind lokale und systemische unerwünschte Wirkungen zu bedenken. Nachdem aufgrund zahlreicher früherer Studien und einer Metaanalyse (Allen et al. 1994) angenommen wurde, daß bei asthmatischen Kindern eine jahrelange inhalative Gabe von Glucocorticoiden ohne wesentliche Nebenwirkungen auf das Wachstum und die Nebennierenfunktion seien, weisen neuere Studien darauf hin, daß hohe Dosen von Glucocorticoiden doch verminderte Körpergröße und Gewicht sowie ein verlangsamtes Wachstum zur Folge haben können (McCowan et al. 1998, ERP-2 1997, Wettengel et al. 1998). Daher empfehlen die jüngsten Richtlinien eine Kontrolle des Längenwachstums bei Kindern. Bei erwachsenen Asthmatikern ist nach zweijähriger inhalativer Applikation hoher Dosen von Glucocorticoiden eine dosisabhängige Verminderung der Knochendichte beschrieben worden (Hanania et al. 1995). Unter langzeitiger Gabe von inhalativen Glucocorticoiden wurde über ein erhöhtes Risiko der Entwicklung von Katarakten berichtet (Cumming et al. 1997), die Studie wurde aber wegen methodischer Mängel als nicht schlüssig beurteilt (Wettengel 1999). Bei höheren Tagesdosen sollte, um eine orale Candidiasis zu vermeiden, immer ein Spacer verwendet und der Mund nach Inhalation ausgespült werden. Verwendung von Spacern verbessert auch die Wirkstoffdeposition in der Lunge.

Auf die fünf Budesonidpräparate entfallen nach einem weiteren Anstieg preiswerter Generika über 50 % aller Verordnungen der inhalativen Glucocorticoide (Tabelle 19.4). Fluticason (z.B. *Flutide*) wurde 1999 gering häufiger verordnet, während Beclometason- und Flunisolidpräparate stark rückläufig waren. Obwohl bei Fluticason bisher davon ausgegangen wurde, daß therapeutische Dosen aufgrund der geringen oralen Bioverfügbarkeit von 1 % (EPR-2 1997) keine systemischen Nebenwirkungen haben, hatten bei Gesunden bereits inhalative Einzeldosen von 0,25–0,5 mg eine Abnahme des Plasmacortisols zur Folge (Grahnén et al. 1994). Das potente Fluticason scheint die Nebenierenrindenfunktion stärker zu supprimieren als die schwächer wirksamen Budesonid und Beclometason (Lipworth 1999).

Die DDD-Kosten der inhalativen Glucocorticoidpräparate variieren erheblich, wobei die Budesonidgenerika die günstigsten Verordnungskosten hatten (Tabelle 19.4).

Die orale Anwendung von Glucocorticoiden ist entsprechend dem Stufenschema erst indiziert, wenn alle übrigen arzneitherapeutischen

Tabelle 19.4: Verordnungen von inhalativen Glucocorticoiden 1999. Angegeben sind die 1999 verordneten Tagesdosen, die Änderungen gegenüber 1998 und die mittleren Kosten je DDD 1999.

Präparat	Bestandteile	DDD in Mio.	Änderung in %	DDD-Kosten in DM
Beclometason				
Sanasthmax	Beclometason	13,9	(–19,7)	1,93
Aerobec	Beclometason	13,1	(–15,0)	1,80
Bronchocort/-mite	Beclometason	10,3	(–22,8)	1,84
Beclomet Orion	Beclometason	7,9	(–22,8)	2,09
Sanasthmyl	Beclometason	2,1	(–14,4)	2,58
Ventolair	Beclometason	1,4	(neu)	5,24
		48,7	(–17,2)	2,03
Budesonid				
Pulmicort	Budesonid	77,9	(–4,6)	2,75
Budesonid-ratiopharm	Budesonid	13,3	(+37,3)	1,16
Budes	Budesonid	8,4	(+37,2)	1,18
Respicort	Budesonid	6,8	(–5,8)	1,37
Budecort	Budesonid	5,5	(+28,9)	1,41
		111,9	(+2,7)	2,29
Fluticason				
Flutide	Fluticason	34,4	(+9,3)	3,56
Atemur	Fluticason	8,5	(–15,9)	3,60
		42,9	(+3,1)	3,57
Flunisolid				
Inhacort	Flunisolid	13,3	(–18,5)	2,51
Summe		216,9	(–3,9)	2,50

Maßnahmen versagen. Jedoch kann bei schwerem Asthma die inhalative Gabe von Glucocorticoiden zur Einsparung der oralen Form eingesetzt werden (EPR-2 1997). Auch bei instabilem chronischem Asthma wird nach einer kurzzeitigen Verordnung von oralen Corticosteroiden eine optimale Therapie mit hohen inhalativen Dosen angestrebt.

19

Xanthinderivate

Retardiertes Theophyllin wird als leicht bis mäßig wirksamer Bronchodilatator angesehen, der zusätzlich zu inhalativen Glucocorticoiden, vor allem bei nächtlichem Asthma, gegeben wird (EPR-2 1997, Wettengel et al. 1998, Arzneimittelkommission 2000). Theophyllin verfügt in niedrigen Plasmakonzentrationen auch über antiinflammatorische Wirkungsqualitäten (Barnes und Pauwels 1994).

Unter den 15 verordnungshäufigsten Xanthinderivaten finden sich bis auf ein Kombinationspräparat (*Aminophyllin OPW*) nur noch Theophyllin-Monopräparate (Tabelle 19.5), letzeren ist generell der Vorzug zu geben. *Bronchoretard* hält mit weitem Abstand seit Jahren den ersten Platz. Die Verordnung von Theophyllinpräparaten ist in den letzten Jahren leicht rückläufig, und bei den Einzelpräparaten, wie schon in den Vorjahren, sehr uneinheitlich. Dies legt die Vermutung nahe, daß Werbestrategien um den Theophyllinmarkt eine Rolle spielen. Die mittleren Tageskosten der oralen Theophyllinpräparate variieren zwischen 0,39 DM und 1,40 DM, wobei, wie in früheren Jahren, die Verordnungshäufigkeit offensichtlich nicht mit den DDD-Kosten korreliert (Tabelle 19.5). Es ist zu beachten, daß sich verschiedene Theophyllin-Retardformulierungen in Geschwindigkeit und Ausmaß der Resorption, ihrer Bioverfügbarkeit und ihrem pharma-

Tabelle 19.5: Verordnungen von Xanthinderivaten 1999. Angegeben sind die 1999 verordneten Tagesdosen, die Änderungen gegenüber 1998 und die mittleren Kosten je DDD 1999.

Präparat	Bestandteile	DDD in Mio.	Änderung in %	DDD-Kosten in DM
Bronchoretard	Theophyllin	103,4	(−10,3)	0,79
Uniphyllin	Theophyllin	42,1	(−0,6)	0,72
Euphylong	Theophyllin	40,0	(+11,8)	0,88
Afonilum	Theophyllin	32,3	(−11,2)	0,83
Theophyllin-ratiopharm	Theophyllin	30,1	(+27,5)	0,45
Theophyllard	Theophyllin	13,9	(−23,9)	0,85
Solosin	Theophyllin	12,8	(−10,0)	1,05
Unilair	Theophyllin	12,0	(−13,8)	0,78
Aerobin	Theophyllin	11,8	(−4,8)	0,52
Theophyllin Stada	Theophyllin	8,2	(+45,9)	0,39
Tromphyllin	Theophyllin	4,8	(+54,3)	0,54
Aminophyllin OPW	Theophyllin-Ethylendiamin	4,8	(−10,2)	1,40
PulmiDur	Theophyllin	4,7	(−11,8)	0,87
Theophyllin Heumann	Theophyllin	3,9	(+8,5)	0,46
Theo von ct	Theophyllin	3,7	(+22,6)	0,49
Summe		328,5	(−2,9)	0,76

19

kokinetischen Profil unterscheiden (Lemmer 1990, Schmidt 1994, Weinberger und Hendeles 1996) und damit nicht ohne weiteres austauschbar sind. In Anbetracht der nächtlich verstärkten Atemwegsobstruktion hat sich gezeigt, daß häufig eine abendliche Dosissteigerung bzw. eine abendliche hohe Einmaldosis empfehlenswert ist (Weinberger und Hendeles 1996, Smolensky und D'Alonso 1997, Arzneimittelkommission 2000).

Anticholinergika

Anticholinergika werden bei schweren Exazerbationen zusätzlich zu Beta$_2$-Sympathomimetika empfohlen. Außerdem stellen sie eine Alternative bei Patienten dar, die inhalative Beta$_2$-Sympathomimetika schlecht tolerieren.

Die Verordnungen von *Atrovent* nahmen 1999, wie bereits im Vorjahr, stark zu (Tabelle 19.6). Der bronchodilatierende Effekt von Ipratropiumbromid ist bei Patienten mit chronisch-obstruktiver Bronchialerkrankung belegt und mit der Wirkung eines Beta$_2$-Sympathomimetikums äquipotent (Easton et al. 1986). Ältere Patienten mit chronisch-obstruktiver Bronchitis sollen stärker von Anticholinergika profitieren als jüngere Patienten mit Asthma bronchiale (Easton et al. 1986, Gross 1988). Die synthetischen Anticholinergika haben weniger systemische Wirkungen als Atropin, vor allem bei inhalativer Anwendung. Die freie Kombination von Ipratropiumbromid mit einem Beta$_2$-Sympathomimetikum wird als therapeutisch sinnvoll angesehen (Serafin 1996, s. o.). Ipratropiumbromid wird als fixe Kombination mit dem Beta$_2$-Sympathomimetikum Fenoterol (Tabelle 19.2) bei uns fast 10mal so häufig verordnet wie das Monopräparat (Tabelle 19.6). Eine solche fixe Kombination in niedriger Dosierung ist, besonders bei älteren Patienten mit chronischen Asthma, aus Gründen der Verbesserung der Compliance gebräuchlich (Wettengel et al. 1998). Bei koronarer Herzkrankheit sind Anticholinergika bevorzugt einzusetzen.

19

Antiallergika

In der Gruppe der Antiallergika sind zehn Präparate zusammengefaßt. Als Degranulationshemmer vermindern sie die Antigen-induzierte Histaminfreisetzung aus den Gewebsmastzellen und damit die Freisetzung von Entzündungsmediatoren. Insgesamt war die Verordnung der Antiallergika 1999 wiederum sehr unterschiedlich, die mittleren Tageskosten variieren zwischen 1,18 DM und 4,96 DM (Tabelle 19.6). Wie andere, ältere H_1-Antihistaminika hat der Wirkstoff Ketotifen eine ausgeprägte sedierende Wirkung, dessen Verordnung nahm erneut ab.

Cromoglicinsäure und Nedocromil verfügen über leicht bis mäßig ausgeprägte antiinflammatorische Wirkungen. Sie sind vor allem als Basistherapeutika Mittel der Wahl in der Langzeitkontrolle von Kindern (Wettengel et al. 1998, EPR-2 1997, Arzneimittelkommission 2000). Außerdem werden sie prophylaktisch bei Asthmatikern vor körperlicher Aktivität und bei nicht vermeidbarer Pollenexposition angewendet.

Cromoglicinsäure ist nicht akut wirksam und muß regelmäßig mehrmals täglich inhaliert werden. Nach Inhalation erreichen

Tabelle 19.6: Verordnungen von Anticholinergika und Antiallergika 1999. Angegeben sind die 1999 verordneten Tagesdosen, die Änderungen gegenüber 1998 und die mittleren Kosten je DDD 1999.

Präparat	Bestandteile	DDD in Mio.	Änderung in %	DDD-Kosten in DM
Anticholinergika				
Atrovent	Ipratropiumbromid	20,8	(+21,2)	1,00
Cromoglicinsäure				
Intal	Cromoglicinsäure	2,0	(−28,7)	4,10
DNCG Stada	Cromoglicinsäure	1,7	(+1,1)	3,53
Flui-DNCG	Cromoglicinsäure	1,6	(+20,6)	3,22
DNCG Mundipharma	Cromoglicinsäure	1,2	(−10,7)	4,17
DNCG Trom	Cromoglicinsäure	1,1	(+11,0)	3,43
Cromohexal	Cromoglicinsäure	1,0	(−14,8)	3,78
Pulbil	Cromoglicinsäure	0,8	(+0,4)	4,96
		9,3	(−7,1)	3,82
Andere Antiallergika				
Zaditen	Ketotifen	3,3	(−5,1)	1,18
Tilade	Nedocromil	3,1	(−26,3)	2,71
Ketotifen-ratiopharm	Ketotifen	1,4	(−10,3)	1,23
		7,7	(−15,7)	1,80
Leukotrienantagonisten				
Singulair	Montelukast	12,5	(+101,9)	4,40
Summe		50,4	(+18,3)	2,49

19

15–30 % die Bronchien, der verschluckte Anteil unterliegt einem hohen First-Pass-Effekt (ca. 90 %), daher sind die systemischen Wirkungen gering. Die Halbwertszeit beträgt nur 80 Minuten (Bundesgesundheitsamt 1988). Die fixe Kombination von Cromoglicinsäure plus Beta$_2$-Sympathomimetikum ist wegen der Verbesserung der Compliance, insbesondere bei allergischem Asthma, bei Kindern gebräuchlich (Wettengel et al. 1998).

Tilade enthält den Wirkstoff Nedocromil, der eine entfernte strukturelle Verwandtschaft mit Cromoglicinsäure aufweist, aber eine vergleichbare, bei Inhalation etwa doppelt so starke Wirkung haben soll (EPR-2 1997). Cromoglicinsäure oder Nedocromil werden neben der erwähnten Anwendung bereits in Stufe 2 alternativ zu Glucocorticoiden empfohlen (EPR-2 1997, Wettengel et al. 1998). Beide Substanzen werden zu den sog. „Controllern" gezählt.

Leukotrienantagonisten

Leukotrienantagonisten werden nur als Zusatzmedikation zur Behandlung bei leichten bis mittelschweren Formen (Stufe 2–3) des Asthma bronchiale eingesetzt (Drazen et al. 1999, Wettengel et al. 1998). *Singulair* enthält als Wirkstoff Montelukast, einen Antagonisten am Cysteinyl-Leukotrien-Rezeptorsubtyp CysLT$_1$. Montelukast hat antientzündliche Wirkungen, allerdings nur bei etwa 50–60 % der Patienten, schützt partiell vor Belastungsasthma und reduziert die bronchiale Hyperreaktivität. Der Bedarf an Beta$_2$-Sympathomimetika und topischen Glucocorticoiden wird reduziert. Die Erfahrungen mit Montelukast sind noch zu gering, um den endgültigen Stellenwert im Stufenschema zu bestimmen. Der therapeutische Nutzen scheint eher begrenzt.

Literatur

Allen D.B., Mullen M., Mullen B.A. (1994): A meta-analysis of the effect of oral and inhaled corticosteroids on growth. J. Allergy Clin. Immunol. 93:967–976.
Arzneimittelkommission der deutschen Ärzteschaft (2000): Arzneiverordnungen. 19. Aufl., Deutscher Ärzte-Verlag, Köln, S. 516–531.
Barnes P.J. (1995): Beta-adrenergic receptors and their regulation. Am. J. Respir. Crit. Care Med. 152: 838–860.
Barnes P.J., Pauwels R.A. (1994): Theophylline in the management of asthma: time for reappraisal? Eur. Respir. J. 7: 579–591.

19

Bundesgesundheitsamt (1988): Aufbereitungsmonographie zu Cromoglicinsäure. Bundesanzeiger 40 vom 11.7.1998, S. 7–9.

Cumming R.G., Mitchell P., Leeder S.R. (1997): Use of inhaled corticosteroids and the risk of cataracts. New Engl. J. Med. 337: 8–14.

Drazen J.M., Israel E., O'Byrne P.M. (1999): Treatment of asthma with drugs modifying the leukotrien pathway. N. Engl. J. Med. 340: 197–206.

Easton P.A., Jadue C., Dhingra S., Anthonisen N.R. (1986): A comparison of the bronchodilating effects of a beta-2 adrenergic agent (albuterol) and an anticholinergic agent (ipratropium bromide), given by aerosol alone or in sequence. N. Engl. J. Med. 315: 735–739.

Grahnén A., Eckernas S.A., Brundin R.M., Ling-Andersson A. (1994): An assessment of the systemic activity of single doses of inhaled fluticasone propionate in healthy volunteers. Br. J. Clin. Pharmacol. 38: 521–525.

Gross N.J. (1988): Ipratropium bromide. N. Engl. J. Med. 319: 486–494.

Hanania N.A., Chapman K.R., Sturtridge W.C., Szalai J.P., Kesten S. (1995): Dose-related decrease in bone density among asthmatic patients treated with inhaled corticosteroids. J. Allergy Clin. Immunol. 96: 571–579.

Lemmer B. (1990): Chronopharmakologische Aspekte der Theophyllintherapie. In: Blume H. (Hrsg.): Bioäquivalenz retardierter Theophyllin-Fertigarzneimittel. Govi, Frankfurt, S. 75–82.

Lipworth B.J. (1999): Modern drug treatment of chronic asthma. Brit. Med. J. 318: 380–383.

McCowan C., Neville R.G., Thomas G.E., Crombie I.K., Clark R.A. et al. (1998): Effect of asthma and its treatment on growth: four year follow up of cohort of children from general practices in Tayside, Scotland. Brit. Med. J. 316: 668–672.

National Heart, Lung, and Blood Institute (1997): Expert Panel Report 2: Guidelines for the Diagnosis and Management of Asthma [EPR-2]. National Institutes of Health, pub. no. 97–4051.

Palm D., Lemmer B. (1997): Erkrankungen der Atemwege. In: Fülgraff G., Palm D. (Hrsg.): Pharmakotherapie – Klinische Pharmakologie, 10. Aufl., Fischer Verlag, Stuttgart Jena Lübeck Ulm, S. 320–335.

Schmidt H. (1994): Retardtheophyllin ist nicht gleich Retardtheophyllin. Atemwegs-Lungenkr. 20: 223–231.

Sears M.R., Rea H.H., Fenwick J., Gillies A.J.D., Holst P.E. et al. (1987): 75 Deaths in asthmatics prescibed home nebulisers. Brit. Med. J. 294: 477–480.

Serafin W.E. (1996): Drugs used in the treatment of asthma. In: Hardman J.H., Limbird L.E., Molinoff P.B., Ruddon R.W., Goodman Gilman A. (eds.): Goodman & Gilman The Pharmacological Basis of Therapeutics, 9th ed. McGraw Hill, New York, pp. 659–682.

Smolensky M.H., D'Alonso G.E. (1997): Progress in the chronotherapy of nocturnal asthma. In: Redfern P., Lemmer B. (eds.): Physiology and Pharmacology of Biological Rhythms. Handbook of Experimental Pharmacology, Vol. 125, Springer, Berlin, Heidelberg, New York, pp. 205–249.

Weinberger M., Hendeles L. (1996): Theophylline in asthma. N. Engl. J. Med. 334: 1380–1388.

Wettengel R., Berdel D., Hofmann D., et al. (1998): Asthmatherapie bei Kindern und Erwachsenen. Empfehlungen der Deutschen Atemwegsliga in der Deutschen Gesellschaft für Pneumologie. Med. Klinik 93: 639–650.

Wettengel R. (1999): Zum Kataraktrisiko durch inhalative Kortikoide. Pneumologie 53: 409–410.

Williams M.H. (1989): Increasing severity of asthma from 1960 to 1987. N. Engl. J. Med. 320: 1015–1020.

19

20. Calciumantagonisten

Hasso Scholz

Calciumantagonisten hemmen am Herzen und an der glatten Muskulatur den Einstrom von Calcium aus dem Extrazellulärraum während des Aktionspotentials. Dies führt zu einer Vasodilatation (vorwiegend der arteriellen Gefäße) und am Herzen zu einer Abnahme von Kontraktionskraft und Herzfrequenz, die allerdings durch eine adrenerge Gegenregulation infolge Vasodilatation kompensiert wird. Bei Calciumantagonisten vom Nifedipin-Typ (Dihydropyridine) bewirkt dieser Kompensationsmechanismus nicht selten sogar eine reflektorische Tachykardie. Weiterhin hemmen Calciumantagonisten vom Verapamil- und Diltiazem-Typ die AV-Überleitung und unter Umständen auch ventrikuläre Extrasystolen und Tachyarrhythmien.

Die Abnahme von Herzkraft und Herzfrequenz einerseits und die Gefäßerweiterung andererseits sind qualitativ bei allen Calciumantagonisten gleich. Allen Calciumantagonisten gemeinsam ist auch, daß die Vasodilatation im Vergleich zur Kardiodepression bei niedrigeren Konzentrationen auftritt. Allerdings ist der Abstand zwischen vasodilatierend und kardiodepressiv wirkenden Konzentrationen bei Dihydropyridinen (z.B. Nifedipin) größer als bei Calciumantagonisten vom Verapamil- und Diltiazem-Typ (Verapamil, Diltiazem, Gallopamil).

Klassische Indikationen für Calciumantagonisten sind die koronare Herzkrankheit, supraventrikuläre Tachyarrhythmien und die arterielle Hypertonie. Die am längsten verwendeten Calciumantagonisten sind die kurzwirkenden Substanzen Verapamil, Nifedipin und Diltiazem. Neuere Calciumantagonisten sind Weiterentwicklungen von Nifedipin aus der Gruppe der Dihydropyridine mit längerer Wirkungsdauer, von denen Amlodipin, Nitrendipin und Felodipin am häufigsten verordnet werden. Gallopamil ist das Methoxyderivat des Verapamil mit ähnlichen Wirkungen wie Verapamil. Fendilin ist eine ältere Substanz, deren Spezifität geringer als die der zuvor genannten

Calciumantagonisten ist. Nimodipin, ein Dihydropyridin, ist nur bei hirnorganisch bedingten Leistungsstörungen im Alter zugelassen.

Bezüglich der Unterschiede zwischen den einzelnen Substanzen läßt sich sagen, daß alle Calciumantagonisten in gleicher Weise antianginös und antihypertensiv wirken. In ihrem sonstigen Wirkungsspektrum sind die einzelnen Calciumantagonisten jedoch nicht identisch. Dihydropyridine unterscheiden sich von Verapamil oder Diltiazem dadurch, daß ihre Wirkung an der glatten Muskulatur im Vergleich zum Herzen relativ stärker ausgeprägt ist. Hierbei handelt es sich um quantitative Unterschiede. Sie sind von Bedeutung bei einer etwaigen Kombination mit Betarezeptorenblockern, die mit Calciumantagonisten vom Nifedipin-Typ durchgeführt werden sollte (Scholz 1987, Packer 1989). Weiterhin erlaubt die unterschiedlich ausgeprägte kompensatorische Kardiostimulation differentialtherapeutische Überlegungen insofern, als Verapamil und Diltiazem vor allem bei Patienten mit höherer Herzfrequenz, Dihydropyridine dagegen bei solchen mit Bradykardie eingesetzt werden. Dihydropyridine haben keine Wirkung am AV-Knoten und können deshalb nicht als Antiarrhythmika bei supraventrikulären Tachyarrhythmien eingesetzt werden. Die unterschiedliche Beeinflussung des AV-Knotens hat keine Bedeutung in bezug auf die Wirksamkeit der Calciumantagonisten bei Hypertonie oder bei koronarer Herzkrankheit.

Die pharmakokinetischen Eigenschaften der einzelnen Calciumantagonisten sind in vielen Punkten ähnlich. Die Substanzen werden gut aus dem Magen-Darm-Trakt resorbiert, unterliegen jedoch einem beträchtlichen First-Pass-Metabolismus, so daß ihre Bioverfügbarkeit relativ gering ist. Alle kurzwirkenden Calciumantagonisten werden umfassend metabolisiert und haben nur eine relativ kurze Eliminationshalbwertszeit, so daß sie zumindest in nicht-retardierter Form mehrmals täglich appliziert werden müssen. Einige der neueren langwirkenden Calciumantagonisten (z.B. Felodipin, Amlodipin und Nisoldipin in retardierter Form) haben außerdem einen relativ langsamen Wirkungseintritt und verursachen damit nur eine wenig ausgeprägte oder gar keine reflektorische Tachykardie.

Nicht mehr vertreten ist der T-Typ-Calciumkanalblocker Mibefradil (*Posicor, Cerate*), der von der Herstellerfirma im Juni 1998 wegen gefährlicher Arzneimittelwechselwirkungen weltweit vom Markt zurückgenommen wurde (Po und Zhang 1998).

20

Verordnungsspektrum

Unter den 2500 verordnungshäufigsten Arzneimitteln befinden sich 1999 62 Präparate mit Calciumantagonisten (Tabelle 20.1). Mit einer Zunahme der Verordnungshäufigkeit auf 1150 Mio. DDD werden sie weiterhin häufiger als Betarezeptorenblocker und Nitrate verordnet (siehe Kapitel 18 und 32).

Das Verordnungsspektrum zeigt, daß Nifedipin wiederum weniger verordnet wurde als die langwirkenden Calciumantagonisten, auf die inzwischen etwa die Hälfte der verordneten Tagesdosen entfallen (Abbildung 20.1). Danach folgen Verapamil und Diltiazem (Tabelle 20.3). Andere Calciumantagonisten (Gallopamil, Fendilin, Nimodipin, Nicardipin) haben kaum noch Bedeutung, da die Verordnungen erneut deutlich abnahmen.

Die längere Wirkungsdauer der langwirkenden Calciumantagonisten mit der Möglichkeit der einmal täglichen Einnahme ist unter dem Gesichtspunkt einer besseren Compliance als Vorteil gegenüber den kurzwirkenden Calciumantagonisten (Nifedipin, Verapamil, Diltiazem) anzusehen. Außerdem sind die kurzwirkenden Substanzen (Nifedipin bei akuten Koronarereignissen; Nifedipin, Verapamil und Diltiazem bei Hypertonikern) aufgrund von retrospektiven Analysen

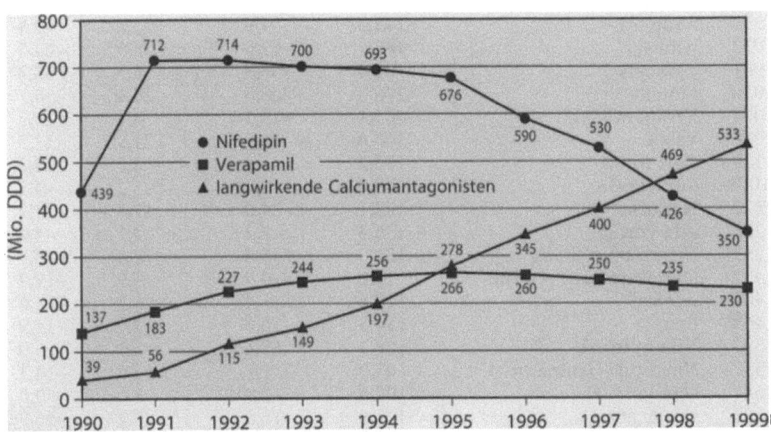

Abbildung 20.1: Verordnungen von Calciumantagonisten 1990 bis 1999. Gesamtverordnungen nach definierten Tagesdosen (ab 1991 mit neuen Bundesländern)

20

Tabelle 20.1: Verordnungen von Calciumantagonisten 1999. Angegeben sind die verordnungshäufigsten Präparate mit Verordnungsrang, Verordnungen und Umsatz 1999 im Vergleich zu 1998.

Rang	Präparat	Verordnungen in Tsd.	Änd. %	Umsatz Mio. DM	Änd. %
17	Norvasc	2542,8	+14,6	377,0	+18,5
42	Isoptin	1795,7	−13,2	75,5	−13,9
136	Adalat	953,2	−24,2	44,8	−23,4
153	Corinfar	880,7	−26,7	42,5	−26,9
183	Verapamil-ratiopharm	754,9	+3,1	22,0	+5,7
209	Verahexal	698,8	−0,3	28,5	−1,2
228	Nifedipin-ratiopharm	665,2	−10,5	23,9	−10,0
243	Falicard	634,9	−13,8	18,8	−8,0
259	Dilzem	612,0	−12,8	41,8	−11,2
260	Nifehexal	610,3	−17,2	29,1	−19,8
350	Modip	487,3	−8,7	70,3	−8,2
389	duranifin	450,4	−18,1	20,3	−17,8
412	Pidilat	428,8	−19,9	16,2	−21,8
462	Nitrendipin-ratiopharm	397,8	+75,2	7,0	+85,7
468	Veramex	392,5	−9,2	18,0	−3,6
471	Nifedipat	390,3	−20,9	18,5	−19,4
482	Bayotensin	386,5	−27,9	49,1	−28,9
516	Nitrepress	359,6	+15,8	6,4	+18,8
529	Baymycard	349,9	−17,3	39,3	−13,0
632	Nitrendepat	296,7	+0,1	7,4	+3,5
682	Munobal	273,7	+1,5	39,8	+0,9
686	Nifedipin Stada	271,2	−22,7	12,1	−22,2
843	Diltahexal	220,4	−12,9	11,5	−13,3
886	Procorum	209,4	−21,9	19,5	−14,3
938	Azupamil	195,5	−3,9	5,8	−3,8
973	Nifical	187,9	−22,3	6,9	−23,5
981	Verabeta	185,4	+36,3	6,5	+38,2
1020	Motens	176,8	+208,6	20,4	+250,7
1074	Verapamil AL	165,1	+19,5	4,1	+23,9
1078	Vascal	163,8	−18,9	21,9	−17,5
1129	Corotrend	156,2	−23,0	6,5	−24,2
1184	durasoptin	148,0	−10,2	5,2	−4,1
1222	Nimotop	143,1	−34,0	17,4	−34,0
1275	nife von ct	136,3	−7,2	4,1	−4,7
1299	Nitrendipin Stada	133,0	+45,8	2,3	+48,9
1457	Diltiazem-ratiopharm	115,8	+20,9	5,9	+19,9
1464	Aprical	114,8	−15,4	5,7	−13,6
1468	Belnif	114,3	−16,6	12,7	−15,9
1533	Nifedipin AL	108,2	+8,1	3,1	+3,0
1537	Nifedipin Heumann	107,7	−11,7	3,9	−14,3
1541	vera von ct	107,6	−0,8	2,6	+0,0
1597	Cordicant	101,9	−16,8	5,2	−16,9
1638	Nitregamma	98,7	+72,4	1,7	+66,3
1805	Nivadil	85,5	−7,1	13,1	−5,3
1914	Diltiuc	77,4	−13,6	5,4	−13,0

20

Tabelle 20.1: Verordnungen von Calciumantagonisten 1999 (Fortsetzung). Angegeben sind die verordnungshäufigsten Präparate mit Verordnungsrang, Verordnungen und Umsatz 1999 im Vergleich zu 1998.

Rang	Präparat	Verordnungen in Tsd.	Änd. %	Umsatz Mio. DM	Änd. %
1926	Nifeclair	76,8	−19,5	2,6	−21,6
1936	Nitre Puren	76,5	+43,0	1,9	+49,4
1945	Cisday	75,8	−19,8	5,0	−18,9
2006	Verasal	72,0	+99,1	2,5	+95,1
2030	Lomir	70,6	−27,0	9,5	−27,2
2059	Antagonil	69,1	−27,3	6,8	−27,0
2121	Nitrendipin beta	66,4	+97,4	1,1	+89,8
2128	Nifelat	66,1	−18,5	2,5	−18,0
2137	Nitrendipin Heumann	65,6	+102,8	1,1	+98,1
2239	Nifecor	59,6	+3,8	1,9	+6,3
2345	Nitrensal	54,9	+101,1	0,9	+95,0
2370	Sensit	53,9	−17,1	5,4	−12,7
2417	Nifedipin Verla	51,9	−19,1	1,6	−19,4
2431	Verapamil-Wolff	51,1	+5,0	1,9	+16,6
2446	Tredalat	50,4	−17,2	3,7	−15,6
2452	Verapamil Riker	50,2	−14,0	1,3	−14,5
2485	Diltaretard	48,8	+9,1	2,5	+11,9
Summe		18945,6	−7,5	1252,1	−4,6
Anteil an der Indikationsgruppe		39,4%		42,0%	
Gesamte Indikationsgruppe		48104,4	+0,1	2980,0	+1,9

ins Kreuzfeuer der Kritik geraten sind (Furberg et al. 1995, Psaty et al. 1995, s.a. Lüscher et al. 1996). Als Reaktion darauf hat das Bundesinstitut für Arzneimittel und Medizinprodukte (BfArM) die Anwendung der Calciumantagonisten vom Dihydropyridintyp eingeschränkt und die instabile Angina pectoris und den akuten Myokardinfarkt innerhalb der ersten vier Wochen als Kontraindikationen festgelegt. Eine Stellungnahme zu schnell freisetzenden Verapamil- und Diltiazempräparaten wurde bisher vom BfArM nicht abgegeben. Schnell freisetzende Arzneiformen von Nifedipin dürfen danach bei Hypertonie und chronischer Angina pectoris nur noch eingesetzt werden, wenn andere Arzneimittel nicht angezeigt sind (Arzneimittelkommission der deutschen Ärzteschaft 1997). Nifedipin wird daher fast nur noch in Form von Retardpräparaten angewendet. Nifedipin-Kapseln sind unseres Erachtens nur noch bei hypertensiver Krise und Prinzmetal-Angina indiziert. Verapamil und Diltiazem haben nach wie vor ihren Platz bei Patienten mit relativ hoher Herzfrequenz.

20

Tabelle 20.2: Verordnungen von Nifedipinpräparaten 1999. Angegeben sind die 1999 verordneten Tagesdosen, die Änderungen gegenüber 1998 und die mittleren Kosten je DDD 1999.

Präparat	Bestandteile	DDD in Mio.	Änderung in %	DDD-Kosten in DM
Nifedipin				
Adalat	Nifedipin	56,1	(−20,6)	0,80
Corinfar	Nifedipin	47,5	(−25,4)	0,90
Nifehexal	Nifedipin	45,4	(−15,3)	0,64
Nifedipin-ratiopharm	Nifedipin	33,8	(−8,6)	0,71
duranifin	Nifedipin	25,7	(−16,9)	0,79
Nifedipat	Nifedipin	25,0	(−17,7)	0,74
Pidilat	Nifedipin	20,5	(−22,5)	0,79
Nifedipin Stada	Nifedipin	14,9	(−19,6)	0,81
Aprical	Nifedipin	9,1	(−9,7)	0,63
Cisday	Nifedipin	9,0	(−19,0)	0,56
Nifical	Nifedipin	7,8	(−23,9)	0,89
Corotrend	Nifedipin	7,3	(−23,5)	0,89
Cordicant	Nifedipin	7,0	(−14,9)	0,75
nife von ct	Nifedipin	6,7	(−3,0)	0,61
Nifedipin AL	Nifedipin	5,7	(+5,9)	0,55
Nifedipin Heumann	Nifedipin	5,6	(−15,7)	0,71
Nifeclair	Nifedipin	4,0	(−23,0)	0,65
Nifecor	Nifedipin	3,3	(+7,8)	0,56
Nifelat	Nifedipin	3,3	(−16,8)	0,78
Nifedipin Verla	Nifedipin	2,3	(−20,4)	0,69
		339,8	(−17,9)	0,76
Kombinationen				
Belnif	Nifedipin Metoprolol	10,9	(−16,0)	1,16
Tredalat	Nifedipin Acebutolol	4,9	(−15,6)	0,76
		15,8	(−15,8)	1,03
Summe		355,6	(−17,9)	0,77

Einen großen Verordnungszuwachs hat auch 1999 wieder Amlodipin (*Norvasc*) aus der Gruppe der langwirkenden Calciumantagonisten erzielt, das inzwischen Verordnungsrang 17 (Vorjahr Rang 26) erreicht hat und jetzt das verordnungshäufigste und umsatzstärkste Präparat unter den Calciumantagonisten ist (Tabelle 20.1). Amlodipin unterscheidet sich von anderen Dihydropyridinen durch einen langsameren Wirkungseintritt (maximale Plasmakonzentration nach 6–12 Stunden) und eine besonders lange Wirkungsdauer mit einer

Tabelle 20.3: Verordnungen von weiteren kurzwirkenden Calciumantagonisten 1999. Angegeben sind die 1999 verordneten Tagesdosen, die Änderungen gegenüber 1998 und die mittleren Kosten je DDD 1999.

Präparat	Bestandteile	DDD in Mio.	Änderung in %	DDD-Kosten in DM
Verapamil				
Isoptin	Verapamil	78,2	(−12,8)	0,96
Verahexal	Verapamil	32,5	(+0,1)	0,88
Verapamil-ratiopharm	Verapamil	27,8	(+7,9)	0,79
Falicard	Verapamil	19,8	(−8,3)	0,95
Veramex	Verapamil	19,7	(−3,2)	0,91
Verabeta	Verapamil	9,0	(+36,9)	0,73
Azupamil	Verapamil	6,8	(−3,4)	0,86
Verapamil AL	Verapamil	6,3	(+22,7)	0,66
durasoptin	Verapamil	5,7	(−6,5)	0,91
Verasal	Verapamil	3,6	(+94,7)	0,68
vera von ct	Verapamil	3,5	(+1,1)	0,74
Verapamil-Wolff	Verapamil	2,3	(+15,3)	0,83
Verapamil Riker	Verapamil	1,6	(−13,1)	0,85
		216,7	(−3,2)	0,89
Diltiazem				
Dilzem	Diltiazem	24,4	(−8,4)	1,71
Diltahexal	Diltiazem	8,4	(−12,5)	1,37
Diltiazem-ratiopharm	Diltiazem	4,3	(+20,4)	1,36
Diltiuc	Diltiazem	3,3	(−13,2)	1,64
Diltaretard	Diltiazem	2,1	(+11,2)	1,20
		42,5	(−6,6)	1,58
Weitere Wirkstoffe				
Procorum	Gallopamil	10,9	(−22,8)	1,80
Sensit	Fendilin	2,1	(−17,0)	2,62
Antagonil	Nicardipin	1,7	(−28,7)	3,89
Nimotop	Nimodipin	1,3	(−34,0)	12,94
		16,0	(−23,9)	3,07
Summe		275,3	(−5,2)	1,12

Halbwertszeit von 35–50 Stunden. Weiterhin gibt es Hinweise dafür, daß Amlodipin auch bei Patienten mit Herzinsuffizienz eingesetzt werden kann (Packer et al. 1996). Gleiches gilt für Felodipin (*Modip, Munobal*) und Nisoldipin (*Baymycard*) (Cohn et al. 1995, The Defiant-II Research Group 1997). Die Frage nach dem Einsatz von Calciumantagonisten zur Hypertoniebehandlung bei Diabetikern, bei denen kardiovaskuläre Komplikationen in Gegenwart von Calcium-

20

Tabelle 20.4: Verordnungen von langwirkenden Calciumantagonisten 1999.
Angegeben sind die 1999 verordneten Tagesdosen, die Änderungen gegenüber
1998 und die mittleren Kosten je DDD 1999.

Präparat	Bestandteile	DDD in Mio.	Änderung in %	DDD-Kosten in DM
Nitrendipin				
Nitrendipin-ratiopharm	Nitrendipin	29,6	(+89,7)	0,24
Bayotensin	Nitrendipin	27,5	(−29,0)	1,78
Nitrepress	Nitrendipin	26,5	(+22,2)	0,24
Nitrendepat	Nitrendipin	22,1	(+4,9)	0,34
Nitrendipin Stada	Nitrendipin	9,9	(+55,2)	0,24
Nitregamma	Nitrendipin	7,2	(+73,8)	0,24
Nitre Puren	Nitrendipin	5,7	(+56,7)	0,33
Nitrendipin beta	Nitrendipin	4,6	(+99,9)	0,23
Nitrendipin Heumann	Nitrendipin	4,5	(+107,4)	0,24
Nitrensal	Nitrendipin	4,0	(+103,1)	0,22
		141,8	(+20,3)	0,56
Weitere Wirkstoffe				
Norvasc	Amlodipin	250,3	(+26,2)	1,51
Modip	Felodipin	47,2	(−8,3)	1,49
Munobal	Felodipin	27,5	(−0,8)	1,44
Baymycard	Nisoldipin	14,9	(−10,5)	2,64
Vascal	Isradipin	12,6	(−16,9)	1,74
Motens	Lacidipin	11,3	(+257,9)	1,81
Nivadil	Nilvadipin	8,7	(−6,8)	1,49
Lomir	Isradipin	5,5	(−27,4)	1,72
		378,1	(+14,8)	1,56
Summe		519,9	(+16,2)	1,29

antagonisten besonders hoch zu sein scheinen (Pahor et al. 1998), ist
weiterhin offen (Tuomilehto et al. 1999, s. unten).

Ebenfalls deutlich zugenommen haben 1999 die Verordnungen von
Nitrendipin, das nach Amlodipin die zweite Position unter den langwirkenden Calciumantagonisten einnimmt (Tabelle 20.4). Nach
Ablauf des Patenschutzes für das Originalpräparat *Bayotensin* im
Jahre 1997 haben sich inzwischen neun Nitrendipingenerika im
Markt etablieren können, die bereits einen Anteil von mehr als 80 %
der verordneten Tagesdosen dieses Wirkstoffs erreicht haben. Auffällig an dieser Entwicklung ist weiterhin, daß Nitrendipingenerika auch
im Vergleich zu den entsprechenden Nifedipinpräparaten die billig-
sten Calciumantagonisten mit dem zusätzlichen Vorteil der üblicher-

20

weise einmal täglichen Gabe sind. Neben diesem ökonomischen Vorteil ist auch noch ein möglicher therapeutischer Nutzen zu erwähnen, da die Nitrendipin-basierte Hochdruckbehandlung in einer Untergruppe der SYST-Eur-Studie (Staessen et al. 1997), nämlich bei älteren Patienten mit Diabetes und systolischer Hypertonie, besonders wirksam war. Nach zweijähriger Therapie wurde die Gesamtletalität in dieser speziellen Patientengruppe mit Nitrendipin um 55% gesenkt (Tuomilehto et al. 1999).

Das Verhältnis zwischen Erst- und Zweitanmelderpräparaten hat sich 1999 auch bei anderen Calciumantagonisten weiter in Richtung der preiswerten Generikapräparate verschoben. Die Erstanmelderpräparate *Isoptin, Adalat* und *Dilzem* haben wiederum um 8–21% abgenommen, wobei allerdings zu berücksichtigen ist, daß auch die meisten Generika dieser drei Calciumantagonisten weniger verordnet wurden.

Die mittleren DDD-Kosten der langwirkenden Calciumantagonisten sind 1999 trotz der überproportionalen Zunahme von *Norvasc* (Amlodipin) mit 1,29 DM (Vorjahr 1,45 DM) etwas gesunken. Alle neueren Calciumantagonisten außer Nitrendipin stehen noch unter Patentschutz und sind deshalb im Durchschnitt 3–5mal so teuer wie die Nitrendipinpräparate. Im Vergleich zu Nitrendipin sind sogar ältere kurzwirkende Calciumantagonisten wie Verapamil, Nifedipin, Diltiazem, Gallopamil, Nimodipin, Nicardipin und Fendilin wesentlich teurer, obwohl sie aufgrund ihrer schnellen und kurzen Wirkung für die Dauertherapie nur Nachteile bieten. Die neuen Nitrendipingenerika haben deutlich geringere DDD-Kosten (0,24 DM/DDD) und bieten zugleich den Vorteil der längeren Wirkungsdauer der modernen langwirkenden Calciumantagonisten. Geht man davon aus, daß etwa die Hälfte der Patienten Calciumantagonisten zur Behandlung eines Hochdrucks (s. unten) erhält, dann ergibt sich sogar unter Zugewinn an therapeutischer Qualität mit den verfügbaren preiswerten Nitrendipinpräparaten ein Einsparpotential von ca. 500 Mio. DM.

Therapeutische Gesichtspunkte

20

Aus der häufigen Verordnung von Nifedipin und den langwirkenden Dihydropyridinen läßt sich schließen, daß Calciumantagonisten überwiegend bei der koronaren Herzkrankheit und der arteriellen Hypertonie angewendet werden, da Nifedipin und seine Derivate keine antiarrhythmische Wirkung aufweisen. Es ist anzunehmen, daß die Anwendung von Calciumantagonisten bei Patienten mit koronarer Herzkrankheit in Zukunft zurückgehen wird. Nach neueren Metaanalysen ist die Therapie mit Betarezeptorenblockern mit weniger unerwünschten Wirkungen assoziiert als mit Calciumantagonisten (Heidenreich et al. 1999). Außerdem ist für Betarezeptorenblocker für verschiedene Formen der koronaren Herzkrankheit (Zustand nach Infarkt, stabile Angina, Herzinsuffizienz) eine Verbesserung der Prognose erwiesen. Insbesondere wurden unter Nifedipinmonotherapie und schnellfreisetzenden Nifedipinpräparaten mehr Episoden mit Angina-pectoris-Anfällen als mit Betarezeptorenblockern, anderen Calciumantagonisten und Langzeitnitraten beobachtet (Stason et al. 1999). Diese Analysen bestätigen klinische Therapieempfehlungen, die Betarezeptorenblocker als erste Wahl für die Angina-pectoris-Prophylaxe empfehlen, wenn keine Kontraindikationen vorliegen (North of England Stable Angina Pectoris Guideline Development Group 1996, European Society of Cardiology 1997). Große Studien zum Sicherheits- und Wirksamkeitsprofil werden zur Zeit durchgeführt.

Literatur

Arzneimittelkommission der deutschen Ärzteschaft (1997): Calciumantagonisten vom 1,4-Dihydropyridin-Typ. Dtsch. Ärztebl. 22: C-1122–C-1123.

Cohn J.N., Ziesche S.M., Loss L.E., Anderson G.F., V-HeFT Study Group (1995): Effect of felodipine on short-term exercise and neurohormone and long-term mortality in heart failure: Results of V-HeFT VIII. Circulation 92: I-143.

European Society of Cardiology (1997): Management of stable angina pectoris: recommendations of the Task Force of the European Society of Cardiology. Eur. Heart J. 18: 394–413.

Furberg C., Psaty B.M., Meyer J.S. (1995): Nifedipine. Dose-related increase in mortality in patients with coronary heart disease. Circulation 92: 1326–1331.

Heidenreich P.A., McDonald K.M., Hastie T., Fadel B., Hagan V., Lee B.K., Hlatky M.A. (1999): Meta-analysis of trials comparing β-blockers, calcium antagonists, and nitrates for stable angina. JAMA 281: 1927–1936.

Lüscher T.F., Wenzel R.R., Noll G. (1996): Calciumantagonisten in der Kontroverse: Gibt es eine rationale Differentialtherapie? Dtsch. Med. Wochenschr. 121: 532–538.

North of England Stable Angina Guideline Development Group (1996): North of England evidence based guidelines development project. BMJ 312: 827–832.

Packer M. (1989): Combined beta-adrenergic and calcium-entry blockade in angina pectoris. N. Engl. J. Med. 320: 709–718.

Packer M., O'Connor C.M., Ghali J.K., Pressler M.L., Carson P.E. et al. (1996): Effect of amlodipine on morbidity and mortality in severe chronic heart failure. N. Engl. J. Med. 335: 1107–1114.

20

Pahor M., Psaty B.M., Furberg C.D. (1998): Treatment of hypertensive patients with diabetes. Lancet 351: 689–690.

Po A.L.W., Zhang W.Y. (1998): What lessons can be learnt from withdrawal of mibefradil from the market? Lancet 351: 1829–1830.

Psaty B.M., Heckbert S.R., Koepsell T.D., Siscovick D.S., Raghunathan T.E. et al. (1995): The risk of myocardial infarction associated with antihypertensive drug therapies. JAMA 274: 620–625.

Scholz H. (1987): Wechselwirkungen zwischen Beta-Rezeptorenblockern und Antiarrhythmika. In: Grosdanoff P. et al. (Hrsg.): Beta-Rezeptoren und Beta-Rezeptorenblocker, Walter de Gruyter & Co., Berlin New York: S. 255–271.

Staessen J.A., Fagard R., Thijs L., Celis H., Arabidze G.G. et al. (1997): Randomised double-blind comparison of placebo and active treatment for older patients with isolated systolic hypertension. The Systolic Hypertension in Europe (Syst-Eur) Trial Investigators. Lancet 350: 757–764.

Stason W.B., Schmid C.H., Niedzwiecki D., Whiting G.W., Caubet J.-F., Cory D. et al. (1999): Safety of nifedipine in angina pectoris. A meta-analysis. Hypertension 33: 24–31.

The Defiant-II Research Group (1997): Doppler flow and echocardiography in functional cardiac insufficiency: Assessment of nisoldipine therapy. Results of the DEFIANT-II study. Eur. Heart J. 18: 31–40.

Tuomilehto J., Rastenyte D., Birkenhäger W.H., Thjs L., Antikainen R. et al. (1999): Effects of calcium-channel blockade in older patients with diabetes and systolic hypertension. N. Engl. J. Med. 340: 677–684.

20

21. Corticosteroide

Ulrich Schwabe

Als Corticosteroide werden die natürlichen Steroidhormone der Nebennierenrinde und ihre synthetischen Derivate bezeichnet. Nach ihren vorherrschenden Wirkungen auf den Kohlenhydratstoffwechsel und den Elektrolythaushalt werden sie in Glucocorticoide und Mineralocorticoide eingeteilt. Sie haben ein weites Spektrum physiologischer und pharmakologischer Wirkungen und werden im wesentlichen für zwei verschiedene Zwecke therapeutisch eingesetzt.

In niedrigen physiologischen Mengen dienen sie zur Hormonsubstitution bei *Nebennierenrindeninsuffizienz*, wie z.B. bei Morbus Addison und adrenogenitalem Syndrom. Als natürliches Nebennierenrindenhormon wird Cortisol (Hydrocortison) bevorzugt, weil es gleichzeitig glucocorticoide und mineralocorticoide Eigenschaften hat.

In höheren pharmakologischen Dosen werden Glucocorticoide eingesetzt, um *Entzündungserscheinungen* und *immunologische Reaktionen* zu unterdrücken. Als Standardsteroid wird Prednisolon aus der Gruppe der nichtfluorierten Glucocorticoide verwendet, weil es nur noch geringe mineralocorticoide Aktivität besitzt und am längsten in die Therapie eingeführt ist. Zu den wichtigsten Indikationen gehören rheumatische und allergische Krankheiten, Asthma bronchiale und Kollagenosen. Inhalative Glucocorticoide werden bei den Bronchospasmolytika und Antiasthmatika (Kapitel 19) besprochen, topische Glucocorticoide bei den Dermatika (Kapitel 22) und den Ophthalmika (Kapitel 40). Wegen der Risiken der Langzeitbehandlung werden orale Glucocorticoide nur bei Versagen anderer Therapiemöglichkeiten und immer nur möglichst kurzfristig eingesetzt.

Verordnungsspektrum

Glucocorticoide lassen sich nach pharmakologischen Kriterien in nichtfluorierte und fluorierte Glucocorticoide sowie Depotpräparate einteilen. Die Verordnungen nichtfluorierter Glucocorticoide haben bis 1996 deutlich, danach in geringerem Umfang zugenommen. Die fluorierten Glucocorticoide haben sich dagegen seit der Wiedervereinigung nur wenig verändert, während die Depotpräparate langsam, aber ständig zurückgingen. Damit haben sich die nichtfluorierten Glucocorticoide eindeutig als therapeutische Option durchgesetzt (Abbildung 21.1). In der gesamten Indikationsgruppe sind die Verordnungen etwas angestiegen, die Umsätze waren dagegen 1999 wieder leicht rückläufig (Tabelle 21.1).

Nichtfluorierte Glucocorticoide

Mehr als die Hälfte der Verordnungen entfallen auf Prednisolonpräparate mit *Decortin-H* als dem führenden Präparat (Tabelle 21.2). Prednisolon hat im Vergleich zu dem natürlichen Nebennierensteroid Cortisol (Hydrocortison) nur noch eine geringe Mineralocorticoidaktivität und löst daher seltener Natriumretention, Ödembildung und

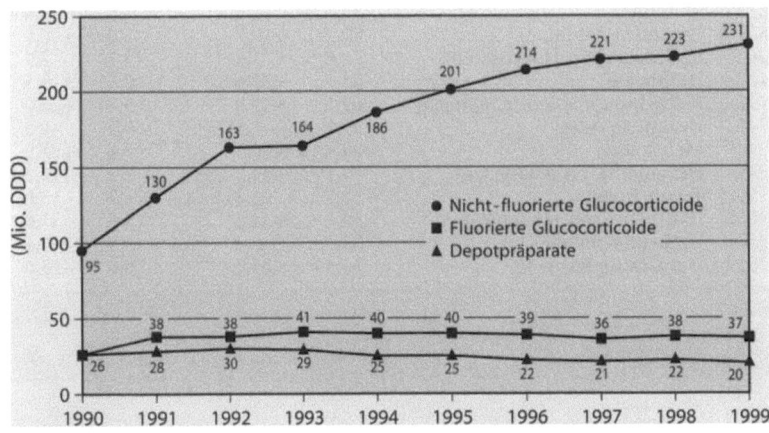

Abbildung 21.1: Verordnungen von Glucocorticoiden 1990 bis 1999. Gesamtverordnungen nach definierten Tagesdosen (ab 1991 mit neuen Bundesländern).

21

Tabelle 21.1: Verordnungen von Corticosteroiden 1999. Angegeben sind die verordnungshäufigsten Präparate mit Verordnungsrang, Verordnungen und Umsatz 1999 im Vergleich zu 1998.

Rang	Präparat	Verordnungen in Tsd.	Änd. %	Umsatz Mio. DM	Änd. %
172	Decortin-H	775,7	+0,3	15,9	−3,2
230	Decortin	652,5	+4,2	20,6	+4,6
339	Urbason	498,9	−12,8	44,6	−8,6
348	Rectodelt	491,0	+4,3	9,4	+0,8
387	Prednisolon-ratiopharm Tabl.	450,7	+3,9	6,5	+3,2
575	Prednisolon Jenapharm	326,1	+26,0	5,0	+29,0
732	Predni H Tablinen	257,0	+19,2	3,6	+21,4
908	Decaprednil	204,7	+27,5	3,3	+18,5
955	Volon A Kristallsusp.	192,0	−7,0	6,7	−9,0
984	Lipotalon Amp.	184,6	+9,4	3,3	+7,0
1014	Triamhexal	178,9	−1,3	3,2	−8,2
1050	Supertendin-Depot N	170,0	−10,5	4,6	−14,7
1126	Dexa-Phlogont L	156,7	−2,2	2,5	−3,1
1153	Celestamine N	152,7	−9,4	4,0	−8,9
1208	Solu-Decortin H	144,4	−11,4	7,0	−9,8
1335	Fortecortin	128,5	−12,6	19,5	−11,0
1396	Triam Lichtenstein Amp.	121,2	+36,6	2,2	+20,9
1438	Prednihexal	117,3	+14,8	1,0	−0,6
1445	Prednison Dorsch	116,7	+3,7	3,4	+4,3
1479	Predni Lichtenstein Amp.	112,7	+18,9	1,0	−5,2
1633	duraprednisolon	99,2	−0,2	1,3	−2,8
1635	Ultralan-oral	98,9	−19,1	9,0	−8,3
1748	Syntestan	89,9	−0,2	9,6	+2,1
1753	Dexaflam Amp./Tabl.	89,2	+4,3	0,6	+2,1
1769	Dexa-Allvoran Amp.	87,7	+4,0	0,8	+1,9
1829	Metypred	84,0	+6,1	7,8	+5,8
1865	Predni-M-Tablinen	81,1	+10,7	5,0	+16,9
1960	Hydrocortison Hoechst Tbl.	74,6	−4,9	9,1	−7,7
2129	Dexahexal	66,1	+24,4	0,8	+19,5
2198	Methylprednisolon Jenapharm	62,1	+41,0	3,7	+28,0
2245	Dexabene Amp.	59,1	−7,8	0,9	−9,5
2248	Metysolon	59,1	+40,6	3,1	+27,9
2249	Dexamethason Jenapharm	59,1	+49,5	2,2	+117,2
2259	Triam-Injekt	58,7	+2,2	1,2	−13,0
2355	Hydrocortison Jenapharm	54,4	+34,4	5,5	+37,6
2357	Urbason solubile	54,3	−0,2	3,5	−6,6
2385	Dexa-ratiopharm	53,4	−14,0	0,8	−15,0
	Summe	6663,3	+3,1	232,2	−1,1
	Anteil an der Indikationsgruppe	88,9%		88,4%	
	Gesamte Indikationsgruppe	7493,6	+2,9	262,5	−1,4

21

Tabelle 21.2: Verordnungen von nichtfluorierten Glucocorticoiden 1999.
Angegeben sind die 1999 verordneten Tagesdosen, die Änderungen gegenüber
1998 und die mittleren Kosten je DDD 1999.

Präparat	Bestandteile	DDD in Mio.	Änderung in %	DDD-Kosten in DM
Prednisolon				
Decortin-H	Prednisolon	45,4	(−3,4)	0,35
Prednisolon-ratiopharm Tabl.	Prednisolon	23,0	(+2,5)	0,28
Prednisolon Jenapharm	Prednisolon	13,0	(+45,5)	0,39
Predni H Tablinen	Prednisolon	12,9	(+22,0)	0,28
Decaprednil	Prednisolon	10,4	(+27,4)	0,32
Solu-Decortin H	Prednisolonhydrogen-succinat	4,3	(−12,0)	1,63
duraprednisolon	Prednisolon	4,1	(−1,1)	0,31
Predni Lichtenstein Amp.	Prednisolonacetat	0,9	(−10,9)	1,18
Prednihexal	Prednisolonacetat	0,9	(−2,1)	1,13
		114,8	(+6,3)	0,39
Prednison				
Decortin	Prednison	35,9	(+2,2)	0,57
Rectodelt	Prednison	11,9	(−0,8)	0,78
Prednison Dorsch	Prednison	6,9	(+11,8)	0,49
		54,7	(+2,6)	0,61
Methylprednisolon				
Urbason	Methylprednisolon	27,7	(−8,3)	1,61
Metypred	Methylprednisolon	5,0	(+3,7)	1,55
Predni-M-Tablinen	Methylprednisolon	3,8	(+19,8)	1,30
Methylprednisolon Jenapharm	Methylprednisolon	2,8	(+24,1)	1,33
Metysolon	Methylprednisolon	2,4	(+25,9)	1,32
Urbason solubile	Methylprednisolon-hydrogensuccinat	1,1	(−9,7)	3,21
		42,8	(−1,8)	1,58
Weitere Glucocorticoide				
Syntestan	Cloprednol	3,6	(+2,1)	2,69
Hydrocortison Hoechst Tbl.	Hydrocortison	2,3	(−9,9)	3,94
Hydrocortison Jenapharm	Hydrocortison	1,7	(+34,3)	3,35
		7,5	(+3,3)	3,22
Summe		219,8	(+3,6)	0,77

21

Hypokaliämie aus. Darüber hinaus hat Prednisolon pharmakokinetische Vorteile gegenüber seinem Prodrug Prednison, weil es bereits
die aktive Wirkform darstellt, während Prednison biologisch inaktiv
ist und erst durch die hepatische 11β-Hydroxysteroiddehydrogenase
in seinen aktiven Metaboliten Prednisolon umgewandelt werden
muß. Da diese Umwandlung ca. 1 h benötigt, wirkt Prednisolon bei
akuten Therapieindikationen schneller als Prednison. Außerdem hat
Prednisolon nach oraler Gabe eine höhere Bioverfügbarkeit als Prednison (Kamada et al. 1997). Die Prednisolonpräparate weisen 1999
die höchste Zunahme unter den nichtfluorierten Glucocorticoiden
auf.

An zweiter Stelle folgen die Prednisonpräparate mit dem Hauptvertreter *Decortin*. Sie sind ca. 60 % teurer als die Prednisolonpräparate, was in Anbetracht der pharmakokinetischen Vorteile von Prednisolon schwer verständlich ist. Ein weiteres Prednisonpräparat ist
Rectodelt, für das eine rektale Bioverfügbarkeit von nur knapp 30 %
gemessen wurde. Die Suppositorien wurden bisher zu 90 % an Kinder
verordnet, ohne daß sie entsprechend als Kinderarzneiformen
gekennzeichnet sind. Vom Hersteller wird für Kinder an erster Stelle
die Anwendung bei stenosierender Laryngitis (Croup-Syndrom)
genannt. Nach jahrzehntelanger Diskussion ist der therapeutische
Nutzen von Glucocorticoiden bei dieser Indikation in mehreren kontrollierten Studien nachgewiesen worden (Klassen et al. 1994). Dazu
gehört die Gabe von intramuskulärem Dexamethason, oralem Prednisolon und inhalativem Budesonid, während zu rektalem Prednison
nach einer Medline-Recherche bisher keine kontrollierten Untersuchungen publiziert wurden.

An dritter Stelle stehen die Methylprednisolonpräparate mit *Urba-
son* als führendem Handelspräparat (Tabelle 21.2). Trotz zunehmender Verordnung von Generika liegen die DDD-Kosten im Durchschnitt vierfach höher als für Prednisolonpräparate, ohne daß
wesentliche therapeutische Unterschiede dokumentiert sind.

Cloprednol (*Syntestan*) ist ein chloriertes Prednisolon, das nach
den rückläufigen Verordnungen der Jahre 1997 und 1998 jetzt wieder
geringfügig zugenommen hat (Tabelle 21.2). Das Steroid hat im Vergleich zu den Prednisolonpräparaten siebenfach höhere Tagestherapiekosten, die nicht durch entsprechende Vorteile belegt sind. Bei
älteren Patienten soll der Calciumverlust der Knochen nach Cloped-
nol geringer als nach Prednison sein (Medici und Rüegsegger 1990).
Der bei einer kleinen Untergruppe postmenopausaler Frauen erho-

bene Unterschied (4,5 %) ist jedoch nicht verwertbar, weil sich bereits die Ausgangswerte der Knochendichte wesentlich stärker unterschieden (24 %).

Fluorierte Glucocorticoide

Fluorierte Glucocorticoide haben im Gegensatz zu Prednisolon keine mineralocorticoiden Wirkungen. Die Wirkungsdauer von Betamethason und Dexamethason ist erheblich länger als die von Prednisolon. Sie werden daher für die gezielte Hypophysenhemmung eingesetzt, sind aber für die übliche einmal morgendliche Dosierung am Gipfelpunkt der zirkadianen Rhythmik nicht geeignet. Vorteilhaft ist die längere Wirkungsdauer bei der intraartikulären Lokaltherapie, für die mehrere Dexamethasonpräparate eingesetzt werden. Verglichen mit den nichtfluorierten Präparaten liegen die täglichen Therapiekosten der fluorierten Glucocorticoide etwa doppelt so hoch. Die Verordnungen dieser Gruppe waren weiter rückläufig und erreichten nur noch 9 % aller Corticosteroidverordnungen (Tabellen 21.2 und 21.3).

Depotpräparate

Die intramuskuläre Injektion von Depotcorticosteroiden bei Heufieber und anderen Allergien wird seit langem als nebenwirkungsreiches Verfahren mit fragwürdigen Indikationen kritisiert (Köbberling 1979). Im Vergleich zur oralen Therapie sind die atrophischen Veränderungen an Haut, Knochen und Muskulatur (sogenannte „Triamcinolonlöcher") bei Langzeitgabe besonders ausgeprägt. Die intramuskulären Depotpräparate sollten zum Schutz der Patienten verboten werden. Auch in Großbritannien wurde kürzlich die Überprüfung der Zulassung der Indikation für Heufieber gefordert (N.N. 1999).

Dagegen kann die intraartikuläre Injektion eines Glucocorticoids bei akuten Entzündungserscheinungen einer aktivierten Arthrose eine sinnvolle Maßnahme sein (Krüger und Schattenkirchner 1999, Lemmel 1998). Trotz der intraartikulären Injektion wird die endogene Cortisolproduktion über einen Zeitraum von 10–30 Tagen supprimiert und der zirkadiane Rhythmus der hypothalamisch-hypophysären Steuerung der Nebennierenrinde gestört (Huppertz

21

Tabelle 21.3: Verordnungen von fluorierten Glucocorticoiden 1999. Angegeben sind die 1999 verordneten Tagesdosen, die Änderungen gegenüber 1998 und die mittleren Kosten je DDD 1999.

Präparat	Bestandteile	DDD in Mio.	Änderung in %	DDD-Kosten in DM
Monopräparate				
Fortecortin	Dexamethason	14,6	(−8,6)	1,34
Ultralan-oral	Fluocortolon	5,4	(−5,8)	1,65
Dexamethason Jenapharm	Dexamethason	2,5	(+96,4)	0,91
Celestamine N	Betamethason	1,6	(−9,1)	2,52
Dexahexal	Dexamethason	0,8	(+19,9)	0,94
Dexabene Amp.	Dexamethason-dihydrogenphosphat	0,8	(−7,7)	1,13
Lipotalon Amp.	Dexamethason-palmitat	0,7	(+7,3)	4,74
Dexa-ratiopharm	Dexamethason	0,7	(−17,0)	1,10
Dexaflam Amp./ Tabl.	Dexamethason-phosphat	0,7	(+2,9)	0,89
Dexa-Allvoran Amp.	Dexamethason-dihydrogenphosphat	0,6	(+1,0)	1,24
		28,4	(−2,3)	1,48
Depotpräparate				
Triamhexal	Triamcinolon-acetonid	6,5	(−12,7)	0,49
Volon A Kristallsusp.	Triamcinolon-acetonid	5,8	(−10,4)	1,15
Triam-Injekt	Triamcinolon-acetonid	2,1	(+1,5)	0,59
Triam Lichtenstein Amp.	Triamcinolon-acetonid	1,1	(+18,5)	1,89
		15,4	(−8,3)	0,86
Kombinationspräparate				
Supertendin-Depot N	Dexamethasonacetat Lidocain	7,2	(−15,7)	0,65
Dexa-Phlogont L	Dexamethason Prednisolon Lidocain	0,6	(−3,7)	3,95
		7,8	(−14,9)	0,91
Summe		51,7	(−6,2)	1,20

21

und Pfuller 1997). Wenn in schwersten Fällen akuter Periarthropathien Ruhigstellung, Kryotherapie und systemische Gabe von nichtsteroidalen Antiphlogistika nicht ausreichend sind, kann eine gezielte
periartikuläre Injektion von Glucocorticoiden hilfreich sein. Allerdings entfällt nur ein kleiner Teil der Verordnungen von Triamcino-
lonacetonidpräparaten auf Arzneiformen, die ausschließlich für die
sinnvolle intraartikuläre und intrafokale Anwendung angeboten werden. Die Depotcorticosteroide zur intramuskulären systemischen
Anwendung werden wegen dieser Abgrenzungsprobleme trotzdem
weiterhin als Arzneimittel mit unumstrittener Wirksamkeit klassifiziert.

Kombinationspräparate

Fixe Kombinationen aus Glucocorticoiden und anderen Arzneimitteln, insbesondere Antirheumatika werden allgemein abgelehnt, weil
Glucocorticoide genau dosiert werden müssen und die Kombination
zur unnötigen und unkontrollierten Anwendung der Steroide verführt (Habermann und Löffler 1983).

Seit 1991 sind in dieser Gruppe nur noch zwei Kombinationspräparate vertreten, die zusätzlich zu den Glucocorticoiden ein Lokalanästhetikum enthalten (Tabelle 21.3). Bei Periarthropathien mit sehr
starken Schmerzen kann eine gezielte Infiltration von Glucocorticoiden hilfreich sein, ggf. zusätzlich auch vermischt mit einem Lokalanästhetikum zur akuten Schmerzlinderung. Fixe Kombinationen von
Glucocorticoiden und Lokalanästhetika werden in der Standardliteratur nicht erwähnt (Krüger und Schattenkirchner 1999, Kelley et al.
1997, Hettenkofer 1998). *Dexa-Phlogont L* enthält neben dem Lokalanästhetikum noch ein zweites Glucocorticoid zur täglichen intramuskulären Initialtherapie. Die fixe Kombination von zwei gleichartig wirkenden Glucocorticoiden ist pharmakologisch nicht begründbar und damit entbehrlich.

Literatur

Habermann E., Löffler H. (1983): Spezielle Pharmakologie und Arzneitherapie.
4. Auflage, Springer-Verlag, Berlin Heidelberg New York, S. 283.
Hettenkofer H.-J. (Hrsg.) (1998): Rheumatologie, 3. Aufl., Georg Thieme Verlag,
Stuttgart New York, S. 289–290.

21

Huppertz H.I., Pfuller H. (1997): Transient suppression of endogenous cortisol production after intraarticular steroid therapy for chronic arthritis in children. J. Rheumatol. 24: 1833–1837.

Kamada A.K., Wiener M.B., LaVallee N.M., Bartoszek Scott M., Selner J.C., Szefler S.J. (1997): A pharmacokinetic comparison of two oral liquid glucocorticoid formulations. Pharmacotherapy 17: 353–356.

Kelley W.N., Ruddy S., Harris E.D., Sledge C.B. (eds.) (1997): Textbook of rheumatology, 5th ed., W.B. Saunders Company, Philadelphia, London, Toronto, Montreal, Sydney, Tokyo, pp. 594–599.

Klassen T.P., Feldman M.E., Watters L.K. Sutcliffe T., Rowe P.C. (1994): Nebulized budesonide for children with mild-to-moderate croup. New Engl. J. Med. 331: 285–289.

Köbberling J. (1979): Gefahren der Depotkortikoid-Therapie. Internist. Welt 4: 118–122.

Krüger K., Schattenkirchner M. (1999): Rheumatische Erkrankungen. In: Paumgartner G. (Hrsg.): Therapie innerer Krankheiten. Springer, Berlin Heidelberg New York, S. 1069–1108.

Lemmel E.M. (1998): Rheumatischer Formenkreis. In: Weihrauch T. (Hrsg.): Internistische Therapie 98/99, 12. Aufl. Urban & Schwarzenberg, München Wien Baltimore, S. 824–857.

Medici T.C., Rüegsegger P. (1990): Does alternate-day cloprednol therapy prevent bone loss? A longitudinal double-blind, controlled clinical study. Clin. Pharmacol. Ther. 48: 455–466.

N.N. (1999): Any place for depot triamcinolone in hay fever? Drug Ther. Bull. 37: 17–18.

21

22. Dermatika und Wundbehandlungsmittel

U. Fricke

Dermatika zählen in Deutschland zu den verordnungsstärksten Arzneimitteln. Ihre Anwendungsgebiete sind sehr unterschiedlich. Entsprechend heterogen sind die Stoffklassen, die von wirkstofffreien Zubereitungen bis zu hochwirksamen Corticosteroidexterna reichen.

Verordnungsspektrum

Wie in den Vorjahren war die Verordnung der Dermatika auch 1999 rückläufig (Tabelle 22.1). Mit Ausnahme der Keratoplastika sind von diesem Trend in unterschiedlicher Ausprägung wieder alle Indikations- bzw. Stoffgruppen dieses Marktsegments betroffen (Abbildung 22.1).

Auch die Wundbehandlungsmittel wurden gegenüber 1998 seltener verordnet (Tabelle 22.2). Die Mittel werden nachfolgend aus pharmakologisch-praktischen Gründen zum Teil in dem eigenständigen Abschnitt *Wundbehandlungsmittel* (siehe Tabelle 22.12), zum Teil unter *Antiinfektive Dermatika* (siehe Tabelle 21.6) aufgeführt.

Durch erstmalige Erfassung der 2500 meistverordneten Fertigarzneimitteln finden sich 1999 unter den Dermatika insgesamt 145 Fertigarzneimittel, 31 mehr als im Vorjahr. Nicht mehr vertreten ist *Laceran* (siehe *Wirkstofffreie Dermatika, Hautschutz- und Pflegemittel*). Die Verordnungen der meistverordneten Dermatika machen 83 % des gesamten Marktsegments aus. Im Vergleich zu anderen Indikationsgruppen entspricht dies – trotz der Erweiterung auf die 2500 führenden Präparate und der hohen Zahl an Handelspräparaten – einem relativ geringen Marktanteil und weist damit innerhalb dieser Stoffgruppe auf einen hohen Verordnungsanteil weiterer Fertigarzneimittel geringerer Bedeutung hin. Am häufigsten werden – wie in den Vorjahren – Corticosteroide verordnet, auf sie allein entfallen

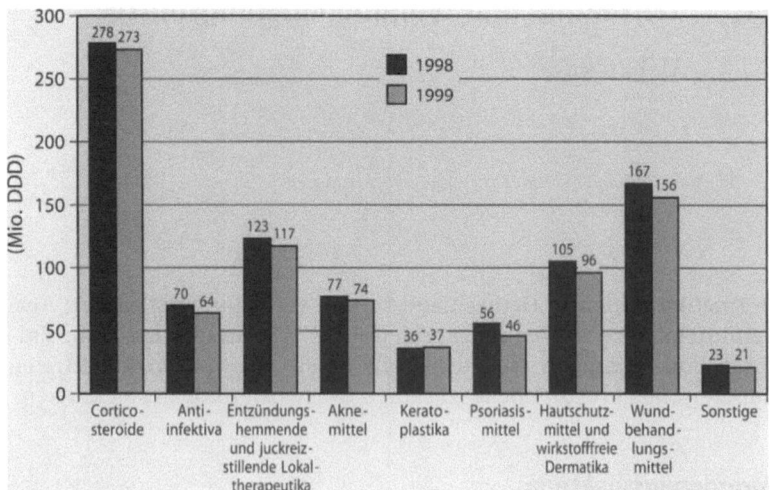

Abbildung 22.1: Verordnungen von Dermatika und Wundbehandlungsmitteln 1999. DDD der 2500 meistverordneten Arzneimittel.

bereits 37 % der verordneten Tagesdosen aller Dermatika. Auch die zum Teil im Rahmen der Intervalltherapie im Wechsel mit den Corticosteroiden eingesetzten wirkstofffreien Dermatika und Hautschutzmittel werden mit 13 % überdurchschnittlich häufig verordnet. Häufiger als andere Dermatikagruppen werden mit 16 % auch die entzündungshemmenden und juckreizstillenden Lokaltherapeutika eingesetzt (Abbildung 22.1).

Unter den Wundbehandlungsmitteln finden sich 1999 insgesamt 26 Präparate, zwei mehr als im Vorjahr. Trotz der Ausweitung der Analyse auf die 2500 meistverordneten Fertigarzneimittel nicht mehr vertreten ist *Kamillosan*.

Corticosteroidexterna

Glucocorticoide nehmen in der externen Therapie eine zentrale Stelle ein. Dennoch sollten sie zurückhaltend eingesetzt werden. Corticosteroide können keine Krankheiten heilen, sie unterdrücken lediglich die Symptome. Bei falscher Indikation, z.B. bei Virusinfekten, Tuberkulose oder mikrobieller Pyodermie, können sie sogar verschlim-

22

Tabelle 22.1: Verordnungen von Dermatika 1999. Angegeben sind die verordnungshäufigsten Präparate mit Verordnungsrang, Verordnungen und Umsatz 1999 im Vergleich zu 1998.

Rang	Präparat	Verordnungen in Tsd.	Änd. %	Umsatz Mio. DM	Änd. %
80	Fucidine Gel etc.	1262,2	−5,2	21,1	8,9
87	Dermatop	1213,7	−3,7	27,9	−2,7
111	Linola	1061,5	−10,1	26,2	−4,3
157	Ecural	839,7	+1,7	19,8	−0,7
179	Tannosynt	759,0	+2,2	11,4	+1,4
184	Advantan	753,0	+15,0	15,2	+12,5
249	Tannolact	623,4	+2,9	10,5	+3,9
278	Verrumal	570,8	−1,8	13,1	+0,7
360	Alfason	475,7	+2,8	10,8	−10,0
375	Nebacetin	462,1	−7,7	9,4	−4,5
418	Parfenac	424,0	−21,7	7,6	−23,5
420	Anaesthesulf	423,4	(neu)	5,4	(neu)
434	Fucidine plus	414,3	−1,4	9,1	−6,8
487	Betagalen	381,7	+60,2	6,3	+49,4
518	Dermoxin/Dermoxinale	357,6	−15,4	11,4	−16,8
524	Linola-H N	355,8	−5,8	8,4	−8,0
540	Optiderm/-F	342,8	+10,4	9,8	+9,3
552	Aciclovir-ratiopharm Creme	337,1	+6,5	3,7	+4,2
560	Betnesol-V	333,9	−12,0	12,0	−14,8
602	Refobacin Creme	310,4	−1,1	3,4	−9,0
603	Psorcutan	310,2	+12,9	30,2	+9,9
607	Kaban/Kabanimat	308,9	−17,9	6,8	−18,1
640	Guttaplast	293,1	−5,2	1,6	−2,1
642	Kortikoid-ratiopharm/F	292,6	+10,3	3,7	+7,2
673	Sofra-Tüll	279,2	−5,8	6,8	−5,0
695	Ell-Cranell	267,0	+0,4	9,4	−0,4
698	Zovirax Creme	266,3	−30,2	4,6	−27,6
703	TriamSalbe/Creme Lichtenst.	264,6	+40,3	2,6	+35,9
734	Ultralan Creme etc.	255,4	−18,4	9,7	−18,2
756	Jellin	246,8	−7,2	6,4	−7,2
758	Jellin polyvalent	245,5	−3,8	6,9	−6,4
765	Acic Creme	243,1	+7,0	2,5	+2,3
785	Triamgalen	236,9	+101,2	3,4	+102,7
787	Aknemycin Lösung/2000 Salbe	236,7	−15,0	3,8	−14,8
798	Duofilm	233,3	+10,1	3,0	+10,3
804	Basodexan	231,3	−20,4	4,7	−20,6
829	Benzaknen	223,6	−2,2	3,8	−0,1
873	Betadermic	212,4	+8,3	3,6	+13,1
894	Volon A/N Volonimat antib.frei	208,2	+2,5	3,8	+0,4
901	Diprogenta	206,7	−8,6	9,2	−6,7
909	Skinoren	204,6	+2,9	7,9	+4,2
932	Amciderm	197,0	−12,7	6,2	−16,2
958	Ichtholan	191,3	−6,0	3,2	−6,8
961	Aknemycin Plus	190,8	+10,9	4,8	+13,5

22

Tabelle 22.1: Verordnungen von Dermatika 1999 (Fortsetzung). Angegeben sind die verordnungshäufigsten Präparate mit Verordnungsrang, Verordnungen und Umsatz 1999 im Vergleich zu 1998.

Rang	Präparat	Verordnungen in Tsd.	Änd. %	Umsatz Mio. DM	Änd. %
962	Karison	190,7	+0,4	4,8	+0,3
977	PanOxyl	187,0	−10,7	3,3	−12,7
990	Elacutan	183,3	−27,2	3,7	−27,4
998	Roaccutan	182,2	+23,6	49,5	+24,6
1007	Ilon-Abszeß-Salbe	179,9	−5,6	2,1	−1,5
1026	Topisolon Salbe etc.	175,5	−5,8	5,4	−66,4
1047	Zineryt	171,1	−13,0	6,5	−10,7
1049	Differin	170,2	+5,3	3,8	+5,6
1087	Ell-Cranell alpha	162,4	+3,8	5,6	+10,5
1109	Hydrocortison-Wolff	159,1	−1,0	2,0	−1,0
1117	Asche Basis	158,5	−3,9	2,3	−4,2
1120	Flammazine	158,1	−6,1	4,3	−7,4
1124	Aciclostad Creme	157,7	+12,5	1,9	+15,1
1139	Dermatop Basis	154,2	−5,0	2,7	−1,1
1146	Sanoxit/MT	153,4	−5,1	2,3	−6,1
1173	duradermal	150,0	−7,6	2,3	−11,1
1177	Verrucid	148,8	+24,3	2,1	+35,6
1185	Iruxol	147,9	−11,0	8,1	−18,6
1188	Leioderm P	147,1	+2,1	2,5	+2,5
1195	Sulmycin mit Celestan-V	146,4	−16,9	5,9	−16,4
1226	Contractubex	142,5	−20,5	4,8	−22,5
1263	Basocin	137,7	−8,5	4,0	−10,0
1268	Ichthoseptal	137,3	−8,0	3,7	−9,4
1285	Cordes BPO	134,8	+4,3	1,8	+2,5
1302	Ingelan Puder	132,8	−28,1	1,7	−31,7
1305	Prednisolon Salbe LAW	132,4	−10,3	2,3	−9,7
1342	Halicar	127,1	−18,1	2,7	−12,0
1380	Collomack	122,6	+10,9	0,9	+21,4
1428	Sulmycin	117,8	−16,5	2,7	−12,9
1434	Jellin-Neomycin	117,5	−5,7	2,7	−2,0
1436	Terracortril	117,4	+19,0	2,6	+13,4
1461	Alpicort	115,2	+0,8	2,1	+17,4
1476	Anaesthesulf P	113,0	−78,2	1,5	−77,5
1490	Anaesthesin Creme etc.	111,8	−22,7	1,7	−25,3
1497	Hydrodexan/-S	111,4	−13,6	3,9	−12,0
1500	Bufexamac-ratiopharm/-F	111,2	+3,0	1,6	+0,6
1515	Gentamycin medphano Slb. etc.	109,5	−0,0	1,8	+1,1
1530	Eryaknen	108,4	+0,5	1,8	+6,6
1539	Nubral	107,7	−4,1	2,9	+1,5
1570	Vaspit	104,2	−7,4	1,4	−3,4
1575	Kelofibrase	103,8	−21,3	2,5	−23,5
1583	Sweatosan N	103,0	−17,8	3,6	−19,5
1603	Fucicort	101,5	+114,4	2,1	+70,5
1619	Pandel	100,4	−10,8	1,8	−9,8

22

Tabelle 22.1: Verordnungen von Dermatika 1999 (Fortsetzung). Angegeben sind die verordnungshäufigsten Präparate mit Verordnungsrang, Verordnungen und Umsatz 1999 im Vergleich zu 1998.

Rang	Präparat	Verordnungen in Tsd.	Änd. %	Umsatz Mio. DM	Änd. %
1620	Inderm	100,4	–9,9	1,7	–13,2
1648	Beta-Lichtenstein	97,7	+27,8	1,6	+39,0
1658	Triamcinolon Wolff	97,1	+17,6	1,3	+12,3
1675	Hydrogalen	95,4	+166,5	1,2	+154,3
1696	Soderm	94,0	(>1000)	1,4	(>1000)
1715	Aknefug simplex	92,2	–22,1	1,5	–19,4
1764	Alpicort F	88,3	–30,7	2,3	–23,6
1765	Volon A Tinktur	88,1	–13,0	2,2	–13,2
1779	Berniter	87,1	–15,6	2,5	–19,4
1797	Aknefug-EL	85,8	+21,6	1,3	–1,6
1803	Aknefug-oxid	85,6	+0,2	1,0	+0,3
1831	Linola-sept	83,8	+11,6	0,8	+13,2
1844	Triapten	83,0	–26,9	2,3	–26,2
1893	Dexa Loscon mono	79,4	–6,8	3,1	–5,6
1909	Aknichthol N/-soft N	78,0	–8,9	2,6	–8,3
1913	Delagil	77,5	+20,1	0,9	+10,7
1924	Cordes Beta	76,9	–12,8	1,8	–8,2
1930	Daivonex	76,7	+0,8	7,1	+4,0
1931	Aureomycin Salbe	76,6	–9,0	1,7	–8,8
1935	Soventol Hydrocortison	76,6	–6,0	1,1	–4,1
1954	Clobegalen	75,0	+593,5	1,2	+542,7
1962	Jomax	74,5	–5,1	0,9	–7,4
1990	Lygal Kopftinktur	73,0	+21,6	1,4	+24,4
1997	Azulon	72,4	–18,4	1,1	–5,7
2002	Lomaherpan	72,2	–22,5	1,0	–21,7
2009	Fumaderm	71,9	–8,7	23,0	+23,4
2011	Cerson	71,6	–16,2	2,0	–18,9
2037	Neobac	70,2	+0,0	0,7	–0,2
2043	Brasivil	69,8	–11,5	1,5	–8,2
2050	Remederm Widmer	69,5	–23,5	1,9	–17,6
2054	Linola urea	69,3	+9,1	1,1	+22,2
2055	Aknemycin Emulsion	69,3	–8,5	1,4	–6,1
2070	Dexamethason LAW	68,9	–16,1	1,8	–17,1
2073	Windol	68,7	+28,5	1,0	+26,7
2087	Stiemycine	67,8	–4,9	1,0	–8,2
2132	Diprosalic	66,1	–19,2	4,1	–19,0
2171	Clabin N/plus	63,5	+9,3	0,7	+10,1
2175	Locacorten-Vioform	63,4	–6,5	2,2	+3,2
2180	Crino-Kaban N	63,1	–7,5	2,5	–4,5
2193	Brevoxyl	62,4	(>1000)	1,0	(>1000)
2201	Diprosis	61,8	–0,9	2,3	+1,0
2237	Topsym/-F	59,7	–17,5	1,7	–15,5
2275	Curatoderm	58,0	–25,3	4,7	–25,4
2288	Celestan-V	57,5	–18,5	2,3	–12,9
2289	Novuxol	57,5	+40,8	2,5	+44,5

22

Tabelle 22.1: Verordnungen von Dermatika 1999 (Fortsetzung). Angegeben sind die verordnungshäufigsten Präparate mit Verordnungsrang, Verordnungen und Umsatz 1999 im Vergleich zu 1998.

Rang	Präparat	Verordnungen in Tsd.	Änd. %	Umsatz Mio. DM	Änd. %
2302	Munitren H	57,0	+11,4	0,4	+6,9
2314	Skid Gel	56,4	+44,1	0,7	+41,9
2323	Nerisona	56,0	−18,5	1,5	−16,9
2347	Isotrex	54,9	−6,1	1,7	−5,3
2358	Poloris	54,3	−17,3	1,3	−19,2
2368	Imex	53,9	−9,4	1,7	−9,1
2373	Leukase N Puder ect.	53,8	−22,0	2,0	−25,4
2384	Akneroxid	53,4	−13,7	1,0	−11,9
2394	Aciclovir Heumann Creme	52,8	+31,4	0,6	+14,8
2419	Decoderm Creme etc.	51,6	−3,8	1,3	−7,3
2445	hydrocort von ct	50,4	−0,9	0,6	−2,0
2450	Jellisoft	50,2	−5,0	0,8	+0,9
2486	Topsym polyvalent	48,8	+3,5	1,2	−11,9
	Summe	27742,6	−2,2	690,2	−3,2
	Anteil an der Indikationsgruppe	83,0%		81,5%	
	Gesamte Indikationsgruppe	33412,0	−3,5	846,4	−4,6

mernd wirken. Eine zu lange Anwendung ruft unerwünschte Wirkungen oder Krankheitswechsel hervor (Hornstein und Nürnberg 1985, Fülgraff und Palm 1997). In der Fachliteratur finden sich daher immer wieder Hinweise auf einen kritischen Einsatz von Glucocorticoiden, sowohl in bezug auf die Indikation als auch im Hinblick auf das einzusetzende Steroid (Savin 1985, Korting 1995, Niedner 1998).

Die heute verfügbaren Corticosteroide werden nach ihren erwünschten entzündungshemmenden und unerwünschten atrophisierenden Wirkungen in mehrere Gruppen eingeteilt (Niedner 1998). Sie reichen von schwach wirksamen Steroiden wie Hydrocortison mit entsprechend geringem Risiko unerwünschter Wirkungen bis zu den fluorierten Corticosteroiden mit hoher Wirksamkeit wie Clobetasol, die dann aber bei längerer Anwendung auch das Risiko erheblicher unerwünschter Wirkungen in sich bergen. Da direkt vergleichende Untersuchungen zur Wirksamkeit topischer Corticosteroide fehlen und darüber hinaus konzentrationsabhängige Verschiebungen von einer Gruppe in die andere möglich sind, ist eine solche Einteilung allerdings nicht immer einheitlich und sollte daher nur als grobe Richtlinie angesehen werden. Auch können die Hautbeschaffenheit und Lokalisation einer Dermatose die Kinetik der Glucocorticoide

22

Tabelle 22.2: Verordnungen von Wundbehandlungsmitteln 1999. Angegeben sind die verordnungshäufigsten Präparate mit Verordnungsrang, Verordnungen und Umsatz 1999 im Vergleich zu 1998.

Rang	Präparat	Verordnungen in Tsd.	Änd. %	Umsatz Mio. DM	Änd. %
139	Betaisodona Salbe etc.	939,7	−8,6	14,5	−9,8
177	Panthenol-ratiopharm	760,2	−2,9	5,8	−2,9
202	Mirfulan	705,5	−6,7	11,4	−7,0
255	Bepanthen Roche Salbe	616,4	−12,8	6,5	−9,5
284	Panthenol Lichtenstein	567,0	+2,0	4,0	+1,9
595	Freka-cid	314,7	+1,3	3,5	−0,3
736	Fibrolan	254,6	−10,6	16,7	−10,5
839	PVP Jod-ratiopharm	221,0	+12,5	2,5	+9,2
877	Mitosyl	211,6	−19,2	4,1	−13,0
1080	Hametum Salbe etc.	163,5	−15,7	2,8	−12,1
1084	Braunovidon	162,9	+1,7	2,6	+1,9
1250	Oleo-Tüll	138,8	+7,0	4,1	−1,8
1252	Desitin Salbe/Salbenspray	138,6	−25,1	1,7	−21,8
1330	Panthogenat	128,9	−3,7	1,1	−3,6
1394	Pyolysin	121,3	−16,1	1,6	−14,3
1407	Zinkoxidemulsion/Salbe LAW	120,2	−5,3	1,2	−11,9
1514	Pantederm	109,8	+9,8	1,2	+7,5
1641	Polysept Salbe	98,4	+25,8	0,9	+24,1
1686	Mirfulan Spray N	94,5	−8,0	1,5	−7,8
1795	Traumasept	85,9	−7,8	0,8	−7,6
1816	Zinksalbe von ct	84,8	+10,1	0,9	+9,6
1833	Furacin-Sol	83,8	−1,3	1,4	+4,7
1895	Dexpanthenol Heumann	79,2	−8,5	0,6	−11,5
1921	Panthenol von ct	77,1	+5,3	0,5	+4,4
2439	PVP-Jod Lichtenstein	50,7	+43,3	0,7	+39,1
2470	Polydona	49,3	+29,1	0,5	+21,9
	Summe	6378,3	−5,2	92,8	−6,5
	Anteil an der Indikationsgruppe	91,7%		90,7%	
	Gesamte Indikationsgruppe	6957,5	−5,4	102,3	−6,7

beeinflussen und schließlich die Wirkungsintensität der externen Steroide je nach verwendeter Grundlage (Galenik) sehr unterschiedlich sein. Um das Risiko unerwünschter lokaler und systemischer Wirkungen möglichst gering zu halten, werden stark bis sehr stark wirksame Glucocorticoide (z.B. Clobetasol) in der Regel nur kurzfristig und kleinflächig angewendet. Schwach wirksame Corticosteroide (z.B. Hydrocortison, Prednisolon) eignen sich dagegen auch für eine längerfristige und großflächige Anwendung bzw. für eine Applikation bei Kindern. Die Lokaltherapie mit einem Corticosteroid sollte zunächst mit dem am stärksten wirksamen Präparat begonnen wer-

22

den, das die Dermatose unter Berücksichtigung der Lokalisation und Ausprägung gerade noch zuläßt. Die weitere Behandlung erfolgt jedoch immer mit dem schwächsten, gerade noch effektiven Glucocorticoid. Schließlich wird die Therapie im Wechsel mit einer steroidfreien Basissalbe/creme fortgeführt (Intervalltherapie, siehe Tabelle 22.11), bis eine ausschließlich wirkstofffreie Nachbehandlung möglich ist (Ring und Fröhlich 1985, Savin 1985, Niedner 1998, Chaffman 1999).

Monopräparate

Corticosteroidhaltige Lokaltherapeutika werden überwiegend als Monopräparate verordnet (Tabelle 22.3). Zehn Präparate sind 1999 aufgrund der erstmaligen Erfassung der 2500 meistverordneten Arzneimittel hinzugekommen. Eine Erweiterung des Spektrums der bisher eingesetzten Wirkstoffe ergibt sich daraus allerdings nicht. Auch die quantitativen Veränderungen sind gegenüber dem Vorjahr insgesamt marginal. Das Verordnungsverhalten richtet sich in diesem Marktsegment häufig nach wirtschaftlichen Aspekten. Deutliche Steigerungen der Verordnungszahlen finden sich in der Regel bei den preiswerteren Vertretern der jeweiligen Untergruppen. So z.B. unter den schwach wirksamen Corticosteroiden bei *Hydrogalen*, unter den mittelstark wirksamen Corticosteroiden bei *Triamgalen, TriamSalbe/ Creme Lichtenstein* und *Advantan*, unter den stark wirksamen Corticosteroiden bei *Soderm, Betagalen* und *Beta-Lichtenstein* und unter den sehr stark wirksamen Corticosteroiden bei *Clobegalen*. Rückläufige Verordnungen sind dagegen – wenn auch nicht immer einheitlich – vor allem bei den höherpreisigen Fertigarzneimitteln, z.B. bei *Linola-H N, Alfason, Pandel, Decoderm, Betnesol-V, Jellin, Amciderm, Topsym/-F* und *Dermoxin/Dermoxinale* zu verzeichnen.

Der Einsatz der schwach wirksamen Glucocorticoide entspricht allgemeinen Therapieempfehlungen (siehe oben). Neben den bereits früher dieser Gruppe zugeordneten Steroiden Hydrocortison und Prednisolon werden hier auch Fluocortin und Dexamethason aufgeführt (Niedner 1998). Das klinisch relativ schwach wirksame Dexamethason wird allerdings aufgrund seiner guten perkutanen Resorption insbesondere bei längerer Anwendung mit nicht unerheblichen unerwünschten Wirkungen in Zusammenhang gebracht. Fluocortin wird dagegen bereits in der Haut (oder sehr rasch im Blut bzw. in der

22

Tabelle 22.3: Verordnungen corticosteroidhaltiger Dermatika 1999 (Monopräparate). Angegeben sind die 1999 verordneten Tagesdosen, die Änderungen gegenüber 1998 und die mittleren Kosten je DDD 1999.

Präparat	Bestandteile	DDD in Mio.	Änderung in %	DDD-Kosten in DM
Schwach wirksame Corticosteroide				
Linola-H N	Prednisolon	7,4	(−8,7)	1,14
Prednisolon Salbe LAW	Prednisolon	4,5	(−9,2)	0,51
Dexamethason LAW	Dexamethason	2,6	(−17,6)	0,71
Vaspit	Fluocortin	2,5	(−2,0)	0,55
Hydrocortison-Wolff	Hydrocortison	2,0	(−0,1)	1,01
Dexa Loscon mono	Dexamethason	1,8	(−5,0)	1,70
Hydrogalen	Hydrocortison	1,7	(+151,0)	0,71
hydrocort von ct	Hydrocortison	1,5	(−2,8)	0,42
Soventol Hydrocortison	Hydrocortison	1,1	(−3,8)	0,99
Munitren H	Hydrocortison	0,3	(+5,7)	1,30
		25,5	(−3,4)	0,88
Mittelstark wirksame Corticosteroide				
Dermatop	Prednicarbat	39,4	(−2,2)	0,71
Advantan	Methylprednisolon-aceponat	19,7	(+11,8)	0,77
Kaban/Kabanimat	Clocortolon	10,7	(−18,7)	0,63
Alfason	Hydrocortisonbutyrat	6,3	(−10,6)	1,72
Triamgalen	Triamcinolonacetonid	4,6	(+100,2)	0,75
TriamSalbe/Creme Lichtenst.	Triamcinolonacetonid	4,5	(+36,6)	0,59
Kortikoid-ratiopharm/F	Triamcinolonacetonid	4,0	(+6,5)	0,92
Volon A/Volonimat antibiotikafrei	Triamcinolonacetonid	3,6	(−2,1)	1,06
Cerson	Flumetason	2,8	(−19,5)	0,70
Triamcinolon Wolff	Triamcinolonacetonid	1,3	(+11,4)	0,98
Pandel	Hydrocortison-buteprat	1,0	(−8,6)	1,83
Decoderm Creme etc.	Flupredniden	0,9	(−9,9)	1,47
		98,8	(+0,9)	0,82
Stark wirksame Corticosteroide				
Ecural	Mometason	23,1	(−1,4)	0,85
Ultralan Creme etc.	Fluocortolon	12,5	(−18,1)	0,78
Betnesol-V	Betamethason	10,4	(−15,6)	1,16
Betagalen	Betamethason	7,6	(+57,3)	0,83
Jellin	Fluocinolonacetonid	5,2	(−6,9)	1,23
Amciderm	Amcinonid	5,1	(−17,0)	1,21
Topisolon Salbe etc.	Desoximetason	4,5	(−1,7)	1,20
Beta-Lichtenstein	Betamethason	2,8	(+39,9)	0,56
Soderm	Betamethason	2,3	(>1000)	0,62

22

Tabelle 22.3: Verordnungen corticosteroidhaltiger Dermatika 1999 (Monopräparate) (Fortsetzung). Angegeben sind die 1999 verordneten Tagesdosen, die Änderungen gegenüber 1998 und die mittleren Kosten je DDD 1999.

Präparat	Bestandteile	DDD in Mio.	Änderung in %	DDD-Kosten in DM
Stark wirksame Corticosteroide				
Cordes Beta	Betamethason	2,0	(–7,7)	0,90
Diprosis	Betamethason	1,9	(+1,0)	1,17
Nerisona	Diflucortolon	1,8	(–16,0)	0,84
Topsym/-F	Fluocinonid	1,4	(–15,4)	1,21
Celestan-V	Betamethason	1,0	(–10,2)	2,25
Jellisoft	Fluocinolonacetonid	0,8	(–8,5)	0,95
		82,5	(–2,0)	0,96
Sehr stark wirksame Corticosteroide				
Dermoxin/Dermoxinale	Clobetasol	12,6	(–17,3)	0,90
Karison	Clobetasol	6,0	(–0,8)	0,80
Clobegalen	Clobetasol	2,3	(+528,4)	0,55
		20,8	(–3,6)	0,84
Summe		227,6	(–1,1)	0,88

Leber) inaktiviert, so daß sich hieraus ein relativ günstiges Nutzen-Risiko-Verhältnis ableiten läßt. Die schwach wirksamen Corticosteroide wurden – wie im Vorjahr – insgesamt etwas seltener verordnet.

Etwas häufiger als im Vorjahr wurden dagegen auch 1999 wieder die mittelstark wirksamen Corticosteroide verordnet. Unter diesen werden unter Sicherheitsaspekten die nichthalogenierten Doppelester Prednicarbat (*Dermatop*) und Methylprednisolonaceponat (*Advantan*) am günstigsten eingeschätzt (Schäfer-Korting et al. 1996, Chaffman 1999, Trozak 1999).

In der Gruppe der stark wirksamen Corticosteroide haben ausschließlich Betamethason-haltige Fertigarzneimittel (*Betagalen, Beta-Lichtenstein, Diprosis, Soderm*) zugenommen. Sie gehören – mit Ausnahme von *Diprosis* – zu den preiswertesten Glucocorticoiden dieses Marktsegments. Ein möglicherweise günstigeres Nutzen-Risiko-Verhältnis innerhalb dieser Gruppe besitzt Mometasonfuroat (*Ecural*), ein neuerer halogenierter Glucocorticoidmonoester, der auch unter wirtschaftlichen Aspekten Vorteile hat (Fricke und Klaus 1995, Schäfer-Korting et al. 1996, Trozak 1999).

22

Bei den Glucocorticoiden mit sehr starker Wirksamkeit hat *Clobegalen* das seit 1995 in diesem Marktsegment vertretene, wirkstoffidentische *Karison* als bisher preiswertesten Vertreter dieser Stoffklasse abgelöst. Am häufigsten wurden 1999 allerdings – wenn auch
nun deutlich rückläufig – die teureren Präparate *Dermoxin/Dermoxi-
nale* verordnet.

Corticosteroidkombinationen

Unter den corticosteroidhaltigen Kombinationen (Tabellen 22.4 und
22.5) finden sich durch die Erweiterung des Erfassungsrahmens fünf
Fertigarzneimittel mehr als im Vorjahr. Neue klinische Aspekte ergeben sich dadurch jedoch nicht. Der Einsatz corticosteroidhaltiger
Kombinationen wird in der Fachliteratur kontrovers beurteilt. So
wird zwar in Einzelfällen initial eine kurzzeitige, kombinierte Anwendung von Glucocorticoiden mit einem Antibiotikum oder Antiseptikum durchaus befürwortet, obwohl letztlich eine einheitliche Penetration der einzelnen Wirkstoffe in die Haut und damit die antiinfektive Wirksamkeit des entsprechenden Kombinationspartners nicht
sichergestellt sind (Hornstein und Nürnberg 1985, Fülgraff und Palm
1997). Die gute Wirksamkeit der Corticosteroidkomponente beeinflußt jedoch den Patienten und verführt ihn schließlich zu einer unerwünschten Langzeittherapie (Ring und Fröhlich 1985). Aus diesem
Grund und weil bis heute unklar ist, ob pathogene Keime (insbesondere Staphylococcus aureus) das ekzematöse Geschehen überhaupt
beeinflussen, wird allgemein eine kritische Haltung empfohlen
(Gloor 1982, Ring und Fröhlich 1985, Korting 1995, Niedner 1998).
Gänzlich abgelehnt wird eine Kombination von extern einsetzbaren
Corticosteroiden mit Antibiotika/Antiseptika und Antimyzetika (*Terracortril, Jellin polyvalent, Topsym polyvalent*) (Ring und Fröhlich
1985, Niedner 1998). „Tatsächlich hat sich jedoch weithin das *Ex-
juvantibus-Denken* eingebürgert, das auf die Stellung einer Diagnose
verzichtet und nur schnellstmöglich mit einer Kombination aus allem
Denkbaren zum Erfolg kommen will" (Ring und Fröhlich 1985).
Auch vor einer ungezielten Anwendung Gentamicin-haltiger
Lokaltherapeutika (*Diprogenta, Sulmycin mit Celestan V*) wird
gewarnt, da auf der Haut resistente Pseudomonasstämme entstehen
können, die schließlich Anlaß zu schwer therapierbaren Infektionen
innerer Organe oder sogar zu einer Pseudomonassepsis geben könn-

22

Tabelle 22.4: Verordnungen antiinfektivahaltiger Corticosteroidkombinationen 1999. Angegeben sind die 1999 verordneten Tagesdosen, die Änderungen gegenüber 1998 und die mittleren Kosten je DDD 1999.

Präparat	Bestandteile	DDD in Mio.	Änderung in %	DDD-Kosten in DM
Schwach wirksame Corticosteroide				
Leioderm P	Chinolinolsulfat Prednisolon	1,4	(+1,7)	1,80
Terracortril	Hydrocortison Oxytetracyclin Polymyxin B	0,9	(+1,0)	2,89
		2,3	(+1,4)	2,22
Mittelstark wirksame Corticosteroide				
Fucidine plus	Hydrocortisonbutyrat Fusidinsäure	2,6	(−10,3)	3,45
Locacorten-Vioform	Flumetason Clioquinol	0,6	(−3,9)	3,55
		3,2	(−9,1)	3,47
Stark wirksame Corticosteroide				
Diprogenta	Betamethason Gentamicin	4,2	(−11,7)	2,18
Jellin polyvalent	Fluocinolonacetonid Neomycin Nystatin	2,8	(−7,2)	2,46
Jellin-Neomycin	Fluocinolonacetonid Neomycin	2,0	(−1,6)	1,32
Sulmycin mit Celestan-V	Betamethason Gentamicin	1,7	(−20,9)	3,47
Fucicort	Betamethason Fusidinsäure	0,5	(+66,7)	4,29
Topsym polyvalent	Fluocinocid Neomycin Nystatin	0,5	(−15,2)	2,53
		11,7	(−8,9)	2,39
Summe		17,3	(−7,7)	2,57

22

Tabelle 22.5: Verordnungen sonstiger corticosteroidhaltiger Dermatikakombinationen 1999. Angegeben sind die 1999 verordneten Tagesdosen, die Änderungen gegenüber 1998 und die mittleren Kosten je DDD 1999.

Präparat	Bestandteile	DDD in Mio.	Änderung in %	DDD-Kosten in DM
Corticosteroide und Salicylsäure				
Betadermic	Betamethason Salicylsäure	4,1	(+14,2)	0,88
Alpicort	Prednisolon Salicylsäure	2,3	(+0,8)	0,90
Crino-Kaban N	Clocortolonpivalat Salicylsäure	2,1	(−7,5)	1,18
Diprosalic	Betamethason Salicylsäure	1,7	(−22,6)	2,40
Volon A Tinktur	Triamcinolon Salicylsäure	1,4	(−17,3)	1,61
		11,6	(−3,5)	1,25
Andere Corticosteroidkombinationen				
Ell-Cranell	Dexamethason Estradiol Salicylsäure	10,8	(−1,0)	0,87
Hydrodexan/-S	Hydrocortison Harnstoff	2,4	(−11,8)	1,59
Alpicort F	Prednisolon Estradiol Salicylsäure	1,8	(−30,7)	1,33
Lygal Kopftinktur	Prednisolon Salicylsäure Dexpanthenol	1,0	(+21,6)	1,47
		16,0	(−6,1)	1,06
Summe		27,6	(−5,0)	1,14

ten (Gloor 1982). Andere Glucocorticoidkombinationen werden ähnlich kritisch beurteilt (zur Kombination von Corticoiden und Antimykotika siehe Kapitel 15). Östrogenhaltige Haarwässer (*Ell-Cranell, Alpicort F*) sind darüber hinaus wenig effektiv (Niedner und Ziegenmeyer 1992, Scholz und Schwabe 2000). Lediglich die insbesondere im Kopfbereich bei Dermatosen wie seborrhoisches Ekzem oder Psoriasis vulgaris eingesetzten Kombinationen von Glucocorticoiden mit

22

Salicylsäure (*Alpicort, Betadermic, Crino-Kaban N, Diprosalic, Volon A Tinktur N*) bzw. Harnstoff (*Hydrodexan/-S*) werden zum Teil positiv bewertet (Tabelle 22.5), da die Wirksamkeit des Corticosteroids infolge verbesserter Penetration erhöht wird, ohne daß eine Steigerung der Nebenwirkungsrate resultieren soll (Ring und Fröhlich 1985, Niedner 1998).

Corticosteroidkombinationen sind auch 1999 insgesamt seltener verordnet worden als im Vorjahr. Lediglich die Antibiotika/Antiseptika-haltigen Corticosteroidkombinationen *Leioderm P* und *Terracortril* sowie das vergleichsweise teure *Fucicort* und die Salicylsäure-haltigen Glucocorticoidkombinationen *Betadermic* und *Lygal Kopftinktur*, das zusätzlich noch das hinsichtlich seiner Wirksamkeit wenig belegte Dexpanthenol (siehe *Wundbehandlungsmittel*) enthält, wurden gegenüber 1998 häufiger eingesetzt.

Antiinfektive Dermatika

Durch die Erfassung der 2500 meistverordneten Fertigarzneimittel sind innerhalb dieses Marktsegments im Jahr 1999 fünf Präparate hinzugekommen. Das in den Vorjahren hier ebenfalls aufgeführte *Iruxol* wurde entsprechend der vom Hersteller angegebenen Indikation den *Wundbehandlungsmitteln* (siehe Tab. 22.12) zugeordnet.

Die Verordnung antiinfektiver Lokaltherapeutika hat gegenüber dem Vorjahr insgesamt erneut abgenommen (Tabelle 22.6). Betroffen sind sämtliche Stoffgruppen dieses Marktsegments. Zugenommen haben lediglich preiswertere Gentamicin- (*Gentamycin medphano*), Povidon-Iod- (*PVP Jod-ratiopharm, Polydona, Polysept, PVP-Jod Lichtenstein*) und Aciclovir-haltige Präparate (*Acic, Aciclovir-ratiopharm, Aciclovir Heumann, Aciclostad*).

Antibiotika

Der Einsatz von Antibiotika in der Lokaltherapie wird in der Fachliteratur zurückhaltend bewertet. Dabei werden vor allem Resistenzentwicklungen gefürchtet. Grundsätzlich gilt die Regel, nach Möglichkeit topisch nur solche Antibiotika einzusetzen, die systemisch nicht verwendet werden (Ring und Fröhlich 1985, Korting 1995, Fülgraff und Palm 1997). Damit scheiden in der Regel Antibiotika wie Gentamicin

Tabelle 22.6: Verordnungen von antiinfektiven Dermatika 1999. Angegeben sind die 1999 verordneten Tagesdosen, die Änderungen gegenüber 1998 und die mittleren Kosten je DDD 1999.

Präparat	Bestandteile	DDD in Mio.	Änderung in %	DDD-Kosten in DM
Antibiotika				
Fucidine Gel etc.	Fusidinsäure	8,1	(−11,8)	2,60
Sofra-Tüll	Framycetin	2,9	(−11,4)	2,31
Refobacin Creme	Gentamicin	1,6	(−10,5)	2,10
Sulmycin	Gentamicin	1,4	(−11,7)	1,88
Leukase N Puder ect.	Framycetin	1,4	(−28,7)	1,40
Gentamycin medphano Slb. etc.	Gentamicin	1,3	(+0,4)	1,38
Aureomycin Salbe	Chlortetracyclin	1,3	(−9,0)	1,32
		18,1	(−12,3)	2,18
Antiseptika				
Betaisodona Salbe etc.	Povidon-Iod	12,4	(−10,8)	1,17
Freka-cid	Povidon-Iod	3,1	(−0,4)	1,14
PVP Jod-ratiopharm	Povidon-Iod	2,2	(+9,2)	1,15
Braunovidon	Povidon-Iod	2,1	(−10,2)	1,22
Linola-sept	Clioquinol	1,1	(−0,8)	0,75
Polysept Salbe	Povidon-Iod	0,8	(+24,0)	1,11
PVP-Jod Lichtenstein	Povidon-Iod	0,7	(+35,9)	0,90
Traumasept	Povidon-Iod	0,6	(−13,1)	1,32
Furacin-Sol	Nitrofural	0,6	(−6,4)	2,42
Polydona	Povidon-Iod	0,5	(+15,3)	1,13
		24,0	(−5,1)	1,17
Sulfonamide				
Flammazine	Sulfadiazin-Silber	7,2	(−9,3)	0,60
Virostatika				
Aciclovir-ratiopharm Creme	Aciclovir	2,2	(+2,0)	1,64
Zovirax Creme	Aciclovir	1,9	(−24,1)	2,44
Acic Creme	Aciclovir	1,5	(+1,5)	1,59
Aciclostad Creme	Aciclovir	1,2	(+13,6)	1,52
Lomaherpan	Melissenblätter-extrakt	1,2	(−22,5)	0,87
Triapten	Foscarnet	0,3	(−25,8)	6,69
Aciclovir Heumann Creme	Aciclovir	0,3	(+12,1)	2,07
		8,7	(−8,6)	1,90

22

Tabelle 22.6: Verordnungen von antiinfektiven Dermatika 1999 (Fortsetzung). Angegeben sind die 1999 verordneten Tagesdosen, die Änderungen gegenüber 1998 und die mittleren Kosten je DDD 1999.

Präparat	Bestandteile	DDD in Mio.	Änderung in %	DDD-Kosten in DM
Kombinationen				
Ilon-Abszeß-Salbe	Lärchenterpentin Terpentinöl, gereinigt	5,2	(–7,3)	0,40
Ichthoseptal	Chloramphenicol Natriumbitumino-sulfonat	3,0	(–10,6)	1,26
Nebacetin	Neomycin Bacitracin	2,4	(–14,3)	3,86
Neobac	Neomycinsulfat Bacitracin	0,2	(–4,7)	4,07
		10,8	(–9,8)	1,48
Summe		68,9	(–8,7)	1,52

(*Gentamycin medphano, Sulmycin, Refobacin*), Fusidinsäure (*Fucidine*), Chloramphenicol und Tetracycline (*Aureomycin*) für eine Lokalbehandlung aus. Insbesondere auf die Anwendung von Chloramphenicol (in *Ichthoseptal* und *Iruxol*, siehe Tabelle 22.12) sollte ganz verzichtet werden.

Ähnlich zurückhaltend werden die Neomycin-haltigen Lokaltherapeutika (*Nebacetin*) bewertet, da hier häufig Kontaktsensibilisierungen als Folge jahrelangen, unkontrollierten Einsatzes besonders bei Patienten mit Unterschenkelekzemen vorkommen sollen (Ring und Fröhlich 1985, Niedner und Ziegenmeyer 1992, Korting 1995, Fülgraff und Palm 1997). Kreuzreaktionen zu anderen Aminoglykosidantibiotika, z.B. Gentamicin und Framycetin (*Leukase N, Sofra-Tüll*), sowie zu dem Polypeptidantibiotikum Bacitracin (in *Nebacetin, Neobac*) sind beschrieben (Hornstein und Nürnberg 1985).

In der lokalen Aknetherapie sind Antibiotika dagegen durchaus indiziert, obwohl auch hier bei länger dauernder Behandlung eine Resistenzinduktion befürchtet werden muß und Tetracycline nicht als Mittel der ersten Wahl angesehen werden (Ring und Fröhlich 1985, Fülgraff und Palm 1997). Eine strenge Indikationsstellung sowie die Ausschöpfung aller übrigen Behandlungsmöglichkeiten (siehe *Akne-*

22

mittel) sind daher selbstverständlich. Darüber hinaus werden Tetracycline äußerlich auch zur Wundbehandlung eingesetzt (*Aureomycin*). Insbesondere hier ist jedoch die Indikation wegen der schnellen Resistenzentwicklung und Hemmung der Wundheilung besonders kritisch zu stellen (Niedner und Ziegenmeyer 1992).

Antiseptika

Aufgrund der Risiken der Lokalantibiotika ist es nicht verwunderlich, daß zur Behandlung bakterieller (und mykotischer) Hautinfektionen in neuerer Zeit auch wieder bereits jahrzehntelang bekannte Lokalantiseptika wie Chinolinderivate, Fuchsin, Gentianaviolett, Malachitgrün und Povidon-Iod empfohlen werden. Als nachteilig gelten die infolge Verfärbung der Haut geringe kosmetische Akzeptanz sowie – insbesondere bei Povidon-Iod – mögliche Überempfindlichkeitsreaktionen und Anwendungsbeschränkungen im Kindesalter sowie bei Patienten mit Schilddrüsenerkrankungen (Ring und Fröhlich 1985, Daschner 1987, Korting 1995, Fülgraff und Palm 1997, Scholz und Schwabe 2000). Ein Clioquinol-haltiges Fertigarzneimittel ist *Linolasept*. Es ist bei infizierten Hauterkrankungen indiziert. Auch Povidon-Iod-haltige Präparate (siehe Tabelle 22.6) können bei infektiösen Dermatosen eingesetzt werden. Der Schwerpunkt ihrer Anwendung liegt allerdings auf der Wundbehandlung und insbesondere der Behandlung von Verbrennungen.

Ilon-Abszeß-Salbe wird bei Furunkeln, Karbunkeln, Abszessen etc. angewandt. Inhaltsstoffe sind Lärchenterpentin und gereinigtes Terpentinöl. Sie werden üblicherweise als Lösungsmittel verwendet, bei lokaler Applikation nutzt man ihre hautreizende und erweichende Wirkung. Wirksamkeitsbelege finden sich nach einer Medline-Recherche nicht. Mit systemischen Nebenwirkungen muß bei großflächiger topischer Anwendung gerechnet werden (Parfitt 1999).

Nitrofural (*Furacin-Sol*) wird im wesentlichen zur Lokalbehandlung infizierter Wunden und Ulzera sowie bei Verbrennungen eingesetzt. Es wirkt bei lokaler Anwendung bakterizid auf Staphylokokken, Streptokokken, Escherichia coli, Enterobacter, Klebsiella und Proteus, nicht dagegen auf Pseudomonas aeruginosa. Allergische Reaktionen (Kontaktekzem) sind möglich. Eine Dauertherapie sollte wegen onkogener Eigenschaften unterbleiben (Korting 1995, Simon und Stille 2000, Scholz und Schwabe 2000).

22

Virostatika

Topische Virostatika werden bei Infektionen durch Herpes-simplex-Viren eingesetzt, Tromantadin auch bei Herpes-zoster-Infektionen. Eine beschleunigte Abheilung ist allerdings selbst bei frühzeitiger Anwendung im klinischen Prodromalstadium kaum zu erwarten. Rezidive werden nicht verhindert. Tromantadin führt nicht selten zu Sensibilisierungen, und die dabei entstehende allergische Kontaktdermatitis kann bei nicht dermatologisch geschultem Umfeld fehldiagnostiziert werden. Aciclovir (siehe Tabelle 22.6) wird noch am günstigsten beurteilt, obwohl Placebo-(Vehikel-)kontrollierte klinische Studien an Patienten mit rezidivierendem Herpes labialis selbst bei Applikation innerhalb einer Stunde nach Auftreten der ersten klinischen Symptome keinen signifikanten Einfluß auf Schmerzdauer, Verkrustungs- bzw. Erscheinungsdauer zeigen (Raborn et al. 1989) und in der Therapie des Herpes genitalis die systemische Anwendung der topischen Applikation überlegen ist (Hornstein und Nürnberg 1985) bzw. letztere in einschlägigen Empfehlungen erst gar nicht erwähnt wird (Petersen et al. 1999).

Auch die Wirksamkeit der übrigen in Tabelle 22.6 aufgeführten Virostatika ist nicht gesichert. Das gilt beispielsweise für den Melissenblätterextrakt (*Lomaherpan*) (Fricke und Klaus 1985), der 1999 – nach vorübergehender Zunahme im Vorjahr – wieder deutlich seltener verordnet wurde. Variable und letztlich enttäuschende Therapieergebnisse sind auch für den topischen Einsatz von Foscarnet (*Triapten*) bei Herpes-labialis- bzw. Herpes-genitalis-Infektionen beschrieben (Fricke und Klaus 1991). Es ist ein besonders teures Präparat und hat 1999 weiter abgenommen.

Sulfonamide

Schließlich wird nach wie vor ein Sulfonamid-haltiges Externum häufig verordnet (Tabelle 22.6). Abgesehen von der schwachen antibakteriellen Wirkung wird der topische Einsatz der Sulfonamide heute wegen ihrer kontaktsensibilisierenden Potenz abgelehnt (Hornstein und Nürnberg 1985, Daschner 1987, Simon und Stille 2000). Die meisten Indikationsansprüche gelten darüber hinaus als Kontraindikationen einer Sulfonamidlokaltherapie (Daschner 1987). *Flammazine* wird zur Prophylaxe und Therapie von Wundinfektionen nach Ver-

22

brennungen, Verbrühungen und Verätzungen eingesetzt. Seine antibakterielle Wirkung beruht im wesentlichen auf der Freisetzung von Silberionen (Simon und Stille 2000). Die Verordnung hat – wie in den Vorjahren – weiter abgenommen.

Antiphlogistika und Antipruriginosa

Durch erstmalige Erfassung der 2500 meistverordneten Arzneimittel sind gegenüber dem Vorjahr drei Präparate hinzugekommen (*Anaesthesulf, Delagil, Windol*), die alle zugenommen haben. Bei *Anaesthesulf* handelt es sich allerdings lediglich um eine Änderung der Fertigarzneimittelbezeichnung (vormals *Anaesthesulf P*) und eine damit verbundene Deklaration des zuvor als Wirkstoff aufgeführten Zinkoxids als Hilfsstoff. Alle anderen, bereits 1998 häufiger verordneten entzündungshemmenden und juckreizstillenden Lokaltherapeutika waren 1999 mit Ausnahme von Gerbstoffpräparaten rückläufig.

Lokal angewendete Antiphlogistika und Antipruriginosa (Tabelle 22.7) werden in der Dermatologie sehr unterschiedlich beurteilt. Allgemein anerkannt ist in der dermatologischen Fachliteratur lediglich die entzündungshemmende Wirkung von sulfonierten Destillationsprodukten des Schieferöls (*Ichtholan*) (Hornstein und Nürnberg 1985, Ring und Fröhlich 1985, Korting 1995), die nach einer Placebo-kontrollierten Probandenstudie der antiinflammatorisachen Wirkung einer 0,5%igen Hydrocortison-Creme entspricht (Warnecke und Wendt 1998). Bei allen übrigen Präparaten zur Behandlung entzündlicher und juckender Dermatosen liegen keine oder keine ausreichenden Belege der Wirksamkeit vor.

Am häufigsten werden Präparate mit synthetischem Gerbstoff (*Tannosynt, Tannolact, Delargil*) verordnet (Tabelle 22.7). Das wasserlösliche Mischkondensationsprodukt aus Phenol- und Kresolsulfonsäure, Harnstoff und Formaldehyd soll an der Haut in niedriger Konzentration entquellend und in höherer Konzentration durch Proteinfällung adstringierend, gerbend und schorfbildend wirken und wird bei entzündlichen, nässenden und juckenden Hautkrankheiten eingesetzt. Nach einer Medline-Recherche stützt sich die Anwendung lediglich auf einen älteren Erfahrungsbericht (Post und Jänner 1971).

Auch die klinische Effektivität von Bufexamac wird uneinheitlich beurteilt, da es in der Mehrzahl der Studien nicht besser als Placebo wirkte (Christiansen et al. 1977, Wolf-Jürgensen 1979, Fine und John-

22

Tabelle 22.7: Verordnungen entzündungshemmender und juckreizstillender Lokaltherapeutika 1999. Angegeben sind die 1999 verordneten Tagesdosen, die Änderungen gegenüber 1998 und die mittleren Kosten je DDD 1999.

Präparat	Bestandteile	DDD in Mio.	Änderung in %	DDD-Kosten in DM
Bufexamac				
Parfenac	Bufexamac	10,0	(−23,9)	0,76
duradermal	Bufexamac	3,5	(−11,9)	0,67
Bufexamac-ratiopharm/- F	Bufexamac	2,1	(−1,1)	0,72
Windol	Bufexamac	1,3	(+25,1)	0,72
Jomax	Bufexamac	1,2	(−8,1)	0,75
		18,2	(−16,1)	0,73
Gerbstoff				
Tannosynt	Gerbstoff	35,8	(+4,0)	0,32
Tannolact	Gerbstoff	10,8	(+20,8)	0,98
Delagil	Gerbstoff	2,1	(+35,2)	0,43
		57,7	(+2,6)	0,44
Andere Monopräparate				
Ichtholan	Ammoniumbitumino-sulfonat	16,9	(−7,7)	0,19
Anaesthesulf	Polidocanol	11,0	(neu)	0,49
Anaesthesin Creme etc.	Benzocain	5,5	(−24,0)	0,31
Berniter	Steinkohlenteer	9,0	(−20,6)	0,28
Halicar	Cardiospermum ⌀	3,3	(−15,6)	0,81
		36,7	(+24,7)	0,35
Kombinationspräparate				
Ingelan Puder	Isoprenalin Salicylsäure	4,0	(−33,6)	0,42
Anaesthesulf P	Polidocanol Zinkoxid	3,3	(−76,0)	0,45
		7,3	(−63,2)	0,44
Summe		119,9	(−5,7)	0,46

son 1988). Dem zweifelhaften Nutzen steht das Risiko von Kontaktallergien (3,2 %) gegenüber (Gniazdowska et al. 1999). Auch der topische Einsatz von Lokalanästhetika, insbesondere von *Anaesthesin*, wird wegen der geringen antipruritischen Potenz und der Neigung zu Kontaktsensibilisierungen (Inzidenz unter Benzocain 3–6 %) weitgehend abgelehnt. Ferner besteht bei Anwendung auf größeren Wundflächen die Gefahr einer Methämoglobinbildung (Ring und Fröhlich 1985, Maddin 1991, Niedner und Ziegenmeyer 1992, Parfitt 1999). Polidocanol (in *Anaesthesulf, Anaesthesulf P*) besitzt lokalanästhetische und juckreizstillende Eigenschaften, kann andererseits in seltenen Fällen aber auch selbst sensibilisierend wirken (Maddin 1991, Korting 1995, Parfitt 1999).

Der Einsatz von Isoprenalin als juckreizstillende Substanz wird ebenfalls kritisch bewertet (Niedner und Ziegenmeyer 1992). In einer Placebo-kontrollierten Probandenstudie wurde nur das Histamininduzierte Exanthem, nicht aber der Juckreiz signifikant vermindert (Tronnier et al. 1990). Zu beachten sind ferner gelegentlich auftretende Unverträglichkeitsreaktionen („Ingelan-Dermatitis") der Haut (Ring und Fröhlich 1985).

Bestandteil von *Halicar* ist Cardiospermum Urtinktur, die als homöopathisches Mittel bei allergischen Hauterkrankungen und Entzündungen angewandt wird. Die Inhaltsstoffe von Cardiospermum halicacabum (Herzsame), einer tropischen Pflanze, sind bisher nicht bekannt. Nach Wiesenauer (1987) gehört Cardiospermum zu einer Reihe neuer Homöopathika, deren Wirkungsprofil in praxi noch präzisiert werden muß. Der Verdacht drängt sich auf, daß die Verordnung der Homöopathika am ehesten im Sinne eines „ut aliquid fiat" erfolgt.

Aknemittel

Aknemittel wurden 1999 nach vorübergehender Zunahme im Vorjahr insgesamt wieder seltener verordnet (Tabelle 22.8). Steigerungen weisen lediglich ein Benzoylperoxid-haltiges Präparat (*Brevoxyl*), zwei Erythromycin-haltige Aknemittel (*Eryaknen, Skid*) sowie ein Erythromycin-haltiges Kombinationspräparat (*Aknemycin Plus*) und ein neueres topisches Retinoid (*Differin*) sowie das orale Aknemittel *Roaccutan* auf. Die zunehmende Verordnung läßt sich zumindest partiell (*Aknemycin Plus, Skid*) mit günstigen Tagesbehandlungskosten assoziieren. Acht Fertigarzneimittel sind aufgrund der Erweiterung der Marktanalyse auf die 2500 meistverordneten Präparate hinzugekommen. Es handelt sich im Vergleich zu den auch bereits früher häufig verordneten Aknemitteln meistens um wirkstoffidentische Fertigarzneimittel.

22

Tabelle 22.8: Verordnungen von Aknemitteln 1999. Angegeben sind die 1999 verordneten Tagesdosen, die Änderungen gegenüber 1998 und die mittleren Kosten je DDD 1999.

Präparat	Bestandteile	DDD in Mio.	Änderung in %	DDD-Kosten in DM
Benzoylperoxid				
PanOxyl	Benzoylperoxid	10,1	(−17,3)	0,33
Benzaknen	Benzoylperoxid	8,6	(+0,9)	0,44
Sanoxit/MT	Benzoylperoxid	4,8	(−6,6)	0,48
Cordes BPO	Benzoylperoxid	3,3	(−2,8)	0,55
Akneroxid	Benzoylperoxid	2,0	(−14,5)	0,51
Aknefug-oxid	Benzoylperoxid	1,5	(−11,2)	0,69
Brevoxyl	Benzoylperoxid	1,0	(>1000)	0,99
		31,1	(−6,0)	0,46
Antibiotika				
Aknemycin Lösung/2000 Salbe	Erythromycin	3,5	(−14,2)	1,09
Inderm	Erythromycin	2,4	(−12,5)	0,72
Basocin	Clindamycin	2,4	(−10,1)	1,68
Aknefug-EL	Erythromycin	1,9	(−4,3)	0,70
Eryaknen	Erythromycin	1,6	(+6,5)	1,12
Stiemycine	Erythromycin	1,0	(−8,3)	1,10
Skid Gel	Erythromycin	0,8	(+44,1)	0,84
Imex	Tetracyclin	0,5	(−9,4)	3,24
		14,0	(−7,0)	1,15
Andere topische Mittel				
Differin	Adapalen	5,3	(+5,3)	0,72
Skinoren	Azelainsäure	3,5	(+0,0)	2,26
Brasivil	Aluminiumoxid	3,5	(−11,5)	0,42
Aknefug simplex	Hexachlorophen	1,6	(−29,4)	0,93
Isotrex	Isotretinoin	1,2	(−5,1)	1,45
		15,1	(−5,7)	1,09
Orale Mittel				
Roaccutan	Isotretinoin	5,3	(+26,7)	9,37
Kombinationspräparate				
Aknemycin Plus	Erythromycin Tretinoin	3,3	(+13,8)	1,44
Zineryt	Erythromycin Zinkacetat	3,2	(−12,6)	2,05
Aknichthol N/-soft N	Natriumbituminosulfonat Salicylsäure	1,7	(−10,1)	1,48
Aknemycin Emulsion	Erythromycin Ammoniumbituminosulfonat	0,6	(−8,5)	2,51
		8,8	(−3,3)	1,74
Summe		74,3	(−4,1)	1,50

22

In der lokalen Behandlung der Akne gelten Benzoylperoxid (z.B. *PanOxyl*) und Tretinoin (z.B. *Cordes VAS*) als Mittel der Wahl, während Schleifpasten (z.B. *Brasivil*) eher als Begleittherapie angesehen werden (Niedner und Ziegenmeyer 1992, Sykes und Webster 1994, Fülgraff und Palm 1997, Zouboulis und Fluhr 1999). Eine vergleichbare Wirksamkeit wie Tretinoin besitzt bei lokaler Anwendung sein Isomer Isotretinoin (*Isotrex*) (Orfanos et al. 1997, Zouboulis und Fluhr 1999). Letzteres wird als *Roaccutan* bei schweren Formen der Akne auch systemisch eingesetzt (siehe unten). Ein neues Retinoid, aufgrund seiner abweichenden polyaromatischen Struktur auch als Arotinoid bezeichnet, ist Adapalen (*Differin*). Nach bisherigen klinischen Studien an Patienten mit geringgradig bis mittelstark ausgeprägter Akne vulgaris ist es Tretinoin und Isotretinoin therapeutisch weitgehend äquivalent. Auch die Retinoid-spezifischen Irritationen der Haut sind ähnlich wie nach Isotretinoin, jedoch geringer als unter der Behandlung mit Tretinoin (Brogden und Goa, 1997). Die Tagesbehandlungskosten liegen etwa im Bereich der Tretinoin-haltigen Fertigarzneimittel.

Allgemein heilt die Akne unter Benzoylperoxid rascher ab als unter den Retinoiden. Darüber hinaus dürfen letztere wegen ihrer teratogenen Eigenschaften auch in topischer Darreichungsform nicht während der Schwangerschaft (und Stillperiode) eingesetzt werden. Tretinoin hat unter den Retinoiden das größte teratogene Potential. In schweren Fällen wird die Kombination einer abendlichen Anwendung von Tretinoin mit der morgendlichen Applikation von Benzoylperoxid empfohlen. Eine gleichzeitige Anwendung sollte wegen eines dann möglichen Wirkungsverlustes vermieden werden (Niedner und Ziegenmeyer 1992, Hughes et al. 1992, Sykes und Webster 1994, Fülgraff und Palm 1997, Orfanos et al. 1997, Zouboulis und Fluhr 1999).

Azelainsäure (*Skinoren*) ist eine natürlich vorkommende C_9-Dicarbonsäure mit antibakteriellen und entzündungshemmenden Eigenschaften, die zu einer Normalisierung der gestörten follikulären Keratinisierung führt. Ein Einfluß auf die Talgproduktion fehlt. Azelainsäure greift damit in verschiedene mögliche pathogenetische Vorgänge der Akne ein. Kontrollierte klinische Studien zeigen eine anderen topischen Aknemitteln wie Benzoylperoxid, Tretinoin oder Erythromycin äquivalente Wirksamkeit. Wie mit diesen ist die Behandlung der Akne langwierig (mehrere Monate). Erste klinische Besserungen sind nach etwa vier Wochen zu erwarten. Patienten mit papu-

22

lopustulöser Akne und Komedonen-Akne sprechen am besten an. Die Acne conglobata erweist sich dagegen als relativ therapieresistent (Fricke und Klaus 1992). Als Mittel der Wahl gelten hier orale Retinoide wie Isotretinoin (*Roaccutan*). Zu beachten ist bei letzterem jedoch wieder das nicht unerhebliche teratogene Potential, das eine Anwendung während der Schwangerschaft sowie bei gebärfähigen Frauen ohne strenge Kontrazeption ausschließt. Ferner liegen unter der Behandlung mit Isotretinoin Berichte über Depressionen, Psychosen und in seltenen Fällen auch über Suizide vor (Byrne und Hnatko 1995). Dies hat inzwischen zu einer Änderung der Fachinformation geführt.

Die lokale Therapie der Akne mit Antibiotika wie Erythromycin (z.B. *Aknemycin*) und Tetracyclin (*Imex*), letzteres insbesondere in Kombination mit Benzoylperoxid, ist zwar wirksam, ihr Einsatz sollte jedoch kritisch abgewogen werden (siehe Antibiotika). Dabei sind vor allem mögliche Resistenzentwicklungen zu berücksichtigen. Das Antiseptikum Hexachlorophen (*Aknefug simplex*) gilt in der Aknetherapie als obsolet, nicht zuletzt wegen möglicher neurotoxischer Wirkungen in höheren Konzentrationen bei häufiger oder großflächiger Anwendung (Hornstein und Nürnberg 1985, Ring und Fröhlich 1985, Sykes und Webster 1994, Zouboulis und Fluhr 1999).

Die zur Aknebehandlung eingesetzten Kombinationspräparate (Tabelle 22.8) spielen heute in den Therapieempfehlungen nur noch eine untergeordnete Rolle, meist wegen ihrer unzureichenden Wirksamkeit. So ist z.B. die eigentlich wirksame Salicylsäure häufig zu niedrig (<1%) dosiert (*Aknichthol N*), da zur Komedolyse 5–10%ige Salicylsäure-Zubereitungen verlangt werden (Niedner und Ziegenmeyer 1992). Auch die Ammonium- bzw. Natriumbituminosulfonathaltigen Fertigarzneimittel (*Aknemycin Emulsion, Aknichthol N*) sollten wegen ihrer potentiellen photo- und nephrotoxischen Wirkung sowie bei Anwendung im Gesicht wegen einer möglichen Teerakne (Korting 1995) nur nach sorgfältiger Nutzen-Risiko-Abwägung eingesetzt werden (siehe hierzu auch *Psoriasismittel*). Die Erythromycinhaltige Kombination *Zineryt* ist prinzipiell wie die entsprechenden Monopräparate zu beurteilen.

22

Mittel zur Behandlung von Hyperkeratosen

Bei den Mitteln zur Behandlung von Hyperkeratosen dominiert die konservative Lokaltherapie mit der allgemein empfohlenen Salicylsäure. Die Verordnungen haben auch 1999 insgesamt wieder leicht zugenommen (Tabelle 22.9). Als praktikables Vorgehen gilt der Einsatz von Salicylsäure-Pflastern (Ring und Fröhlich 1985). Dementsprechend gehört *Guttaplast* – trotz eines Verordnungsrückgangs im Jahr 1999 – seit vielen Jahren zu den führenden Präparaten dieser Gruppe. Mit DDD-Kosten von 0,20 DM ist es zugleich auch die preisgünstigste Behandlungsform.

Für Zusätze wie Milchsäure (in *Clabin N/plus, Collomack, Duofilm*) oder Essigsäure (in *Verrucid* als Hilfsmittel deklariert) konnte die Wirksamkeit im Rahmen der Nachzulassung nichtverschreibungspflichtiger Arzneimittel durch die amerikanische Zulassungsbehörde (FDA) nicht belegt werden (Walluf-Blume 1991). Fluorouracil (in *Verrumal*) ist ein Zytostatikum und gilt mit dieser Indikation in der dermatologischen Fachliteratur eher als Zweitwahlmittel. Zytostatika sollten dann auch nur kleinflächig, zeitlich auf 10–14 Tage begrenzt und nicht während der Schwangerschaft eingesetzt werden (Horn-

Tabelle 22.9: Verordnungen von Keratoplastika 1999. Angegeben sind die 1999 verordneten Tagesdosen, die Änderungen gegenüber 1998 und die mittleren Kosten je DDD 1999.

Präparat	Bestandteile	DDD 1997 in Mio.	Änderung in %	DDD-Kosten in DM
Verrumal	Fluorouracil Salicylsäure Dimethylsulfoxid	14,8	(−1,8)	0,88
Guttaplast	Salicylsäure	7,9	(−5,2)	0,20
Duofilm	Salicylsäure Milchsäure	7,0	(+10,1)	0,43
Verrucid	Salicylsäure	3,0	(+24,3)	0,71
Collomack	Salicylsäure Milchsäure Polidocanol	2,5	(+10,9)	0,39
Clabin N/plus	Salicylsäure Milchsäure	1,5	(+13,3)	0,46
Summe		36,6	(+2,6)	0,59

22

stein und Nürnberg 1985, Ring und Fröhlich 1985). Die Verordnungen von *Verrumal* haben gegenüber dem Vorjahr erneut leicht abgenommen.

Psoriasismittel

Die Behandlung der Schuppenflechte erfolgt aufgrund der nach wie vor ungeklärten Pathogenese weitgehend symptomatisch. Es stehen lokale und systemische Maßnahmen zur Verfügung. Die externe Therapie erfolgt im wesentlichen mit Emollentia, z.B. Basiscremes, -salben (siehe Tabelle 22.11) und rückfettenden Ölbädern, Teer, Dithranol, fluorierten Glucocorticoiden, Vitamin-D-Analoga wie Calcipotriol (*Daivonex, Psorcutan*) und Tacalcitol (*Curatoderm*) und seit kurzem auch mit topischen Retinoiden wie Tazaroten. Eine große Bedeutung hat ferner die Phototherapie (SUP, PUVA). Zur Entfernung der Schuppen wird insbesondere zu Beginn der Behandlung 2–10 %ige Salicylsäure-Vaseline eingesetzt, obwohl hiervon neuerdings zunehmend Abstand genommen wird. Eine entschuppende Wirkung haben auch 1–3 %ige Kochsalzbäder oder Ölbäder. Als Basis-Antipsoriatikum gilt Dithranol, das je nach klinischem Befund meist in Kombination mit Salicylsäure oder Harnstoff angewandt wird. Eine besonders hohe Akzeptanz hat hier die sog. Minutentherapie. Die systemische Therapie bleibt schweren, therapieresistenten Formen der Psoriasis vorbehalten und besteht prinzipiell in der Gabe von Retinoiden wie Acitretin, Zytostatika wie Methotrexat, Immunsuppressiva wie Ciclosporin oder Tacrolimus sowie ggf. Fumaraten (siehe unten). Orale Glucocorticoide gelten dagegen wegen der Gefahr schwerer Rezidive sowie der möglichen Umwandlung der Psoriasis in eine pustulöse oder erythrodermische Form als obsolet (Greaves und Weinstein 1995, Braun-Falco et al. 1995, Altmeyer und Nüchel 1996, Weinstein 1996, Scholz und Schwabe 2000).

Wie in den Vorjahren befinden sich nur wenige Psoriasismittel unter den meistverordneten Fertigarzneimitteln (Tabelle 22.10). Die Verordnungen haben erneut insgesamt abgenommen. Häufiger als im Vorjahr wurden *Psorcutan*, das wirkstoffidentische *Daivonex* sowie geringfügig auch *Fumaderm* verordnet (siehe unten). Deutlich abgenommen haben dagegen das innerhalb der topischen Vitamin-D$_3$-Analoga vergleichsweise preiswerte *Curatoderm* (siehe jedoch unten) und das Steinkohlenteerpräparat *Poloris*. Teerpräparate wirken kan-

Tabelle 22.10: Verordnungen von Psoriasismitteln 1999. Angegeben sind die 1999 verordneten Tagesdosen, die Änderungen gegenüber 1998 und die mittleren Kosten je DDD 1999.

Präparat	Bestandteile	DDD in Mio.	Änderung in %	DDD-Kosten in DM
Vitamin-D-Analoga				
Psorcutan	Calcipotriol	10,3	(+9,6)	2,94
Daivonex	Calcipotriol	2,4	(+4,4)	2,99
Curatoderm	Tacalcitol	2,2	(−25,7)	2,16
		14,8	(+1,7)	2,83
Kombinationen				
Poloris	Steinkohlenteerlösung Allantoin	29,1	(−25,7)	0,04
Fumaderm	Dimethylfumarat Ethylhydrogenfumarat	1,9	(+1,2)	12,03
		31,0	(−24,5)	0,78
Summe		45,8	(−17,6)	1,45

zerogen. Ihre Anwendung sollte daher nur nach sorgfältiger Abwägung von Nutzen und Risiko unter Berücksichtigung therapeutischer Alternativen erfolgen. Allerdings scheint das Risiko insgesamt gering zu sein (Bundesgesundheitsamt 1993, Jemec und Østerlind 1994, Greaves und Weinstein 1995). Schon seit Jahren nicht mehr vertreten sind – trotz der positiven Bewertung (siehe oben) – Dithranol-haltige Präparate.

Calcipotriol und Tacalcitol sind neuere topische Antipsoriatika zur Behandlung der leichten bis mittelschweren Psoriasis vom sog. Plaque-Typ, die chemisch dem natürlichen Vitamin-D-Hormon Calcitriol nahe stehen. Sie wirken antiproliferativ, fördern die Differenzierung der Keratinozyten und haben immunmodulatorische Eigenschaften. So hemmen sie beispielsweise die Produktion bestimmter Zytokine (IL-1, IL-6) und vermindern die Zahl aktivierter T-Lymphozyten, die ihrerseits an der Pathogenese der Psoriasis beteiligt sein sollen. Klinisch sind Calcipotriol (z.B. *Psorcutan*) und Tacalcitol (*Curatoderm*) dem zu den stark wirksamen Lokalcorticoiden zählenden Betamethasonvalerat sowie dem „Goldstandard" Dithranol therapeutisch weitgehend äquivalent (Fricke und Klaus 1994, Peters und Balfour 1997). Calcipotriol ist auch erfolgreich mit Corticosteroiden oder UV-B kombiniert worden und hat sich dann als wirksamer

22

erwiesen als Calcipotriol oder UV-B allein (Kragballe et al. 1998, Ruzicka und Lorenz 1998, Molin et al. 1999). Als Vorteil gegenüber Calcipotriol, das zweimal täglich angewendet werden muß, gilt die nur einmal tägliche Applikation von Tacalcitol. Allerdings war letztere im direkten Vergleich etwas schwächer wirksam als die zweimal tägliche Anwendung von Calcipotriol (Veien et al. 1997). Möglicherweise hat dies zu dem erneuten starken Verordnungsrückgang von *Curatoderm* beigetragen. Zu beachten sind mögliche Störungen des Calciumhaushaltes. Eine maximale Tagesdosis von 15 g *Psorcutan Salbe* bzw. 5 g *Curatoderm Salbe* sollte daher nicht überschritten werden. Die maximale Wochendosis von *Psorcutan Salbe* ist auf 100 g beschränkt. *Curatoderm Salbe* sollte maximal auf 10 % der Gesamthautfläche (z.B. Fläche eines Armes) aufgetragen werden. Die Anwendungsdauer sollte 6–8 Wochen nicht überschreiten. Dennoch wurden zumindest für Calcipotriol Hyperkalzämien auch bei regelrechter Anwendung beschrieben. Regelmäßige Bestimmung des Plasmacalciums oder der Calciumausscheidung im Urin im Abstand von drei Wochen werden daher empfohlen (Fricke und Klaus 1994, Peters und Balfour 1997).

Fumaderm ist ein Gemisch aus Dimethylfumarat und verschiedenen Salzen von Ethylhydrogenfumarat zur oralen Anwendung bei schweren Formen der Psoriasis vulgaris (außer Psoriasis pustulosa und Psoriasis vom Plaque-Typ), wenn eine lokale Behandlung nicht angezeigt ist. Eine antiproliferative Wirkung kommt nach experimentellen Untersuchungen vor allem Dimethylfumarat zu. Auch eine klinische Doppelblindstudie, die Dimethylfumarat als Monotherapie gegen ein Gemisch aus Dimethylfumarat und verschiedenen Salzen von Ethylhydrogenfumarat an Psoriasispatienten prüfte, zeigte keinen Unterschied in der therapeutischen Effektivität beider Zubereitungen. Dimethylfumarat ist allerdings aufgrund einer raschen Hydrolyse zum entsprechenden Monomethylderivat im Blut nicht nachweisbar. Fumarsäure und Fumarsäurealkylester wurden im Rahmen der Aufbereitung der Altarzneimittel aufgrund mangelnder Wirksamkeit und schwerwiegender, insbesondere nephrotoxischer Nebenwirkungen negativ beurteilt (Bundesgesundheitsamt 1988). Eine neuere Placebo-kontrollierte klinische Studie mit *Fumaderm* an allerdings insgesamt nur 100 Patienten macht indessen therapeutische Effekte glaubhaft, wenn auch 38,8 % der Patienten unter der Verum-Medikation die Behandlung wegen Therapieversagens, Krankheitsverschlimmerung oder unerwünschter Wirkungen vorzei-

tig abbrachen (Altmeyer et al. 1994). Auch eine weitere offene prospektive Multizenterstudie an 101 Patienten mit schwerer Psoriasis
weist mit 30,7 % eine hohe Dropoutrate auf (Mrowietz et al. 1998).
„Wegen der bekanntgewordenen unerwünschten Arzneimittelwirkungen und der umstrittenen Wirksamkeit kann die Behandlung mit
Fumarsäureestern nicht vorbehaltlos empfohlen werden" (Arzneimittelkommission der deutschen Ärzteschaft 1999). *Fumaderm* gilt
daher eher als Mittel der letzten Wahl. Unerwünschte Wirkungen
sind mit 70–75 % insgesamt sehr häufig. Etwa 50–60 % der Patienten
klagen über gastrointestinale Störungen wie Durchfall, Tenesmen,
Meteorismus oder Bauchschmerzen, bei ca. 30 % der Patienten
kommt es zu Gesichtsrötung und Hitzegefühl. Auf ein erhöhtes Risiko
nephrotoxischer Wirkungen sowie Veränderungen des Blutbildes
(Leukopenie, Lymphopenie, Eosinophilie) durch Fumarsäurederivate
wurde erst kürzlich erneut hingewiesen. Ferner ist in einem Fall in
engem zeitlichen Zusammenhang mit einer Behandlung mit Fumarsäureestern eine Panzytopenie aufgetreten, die infolge einer Sepsis
zum Tode geführt hat. Unerläßlich sind daher vor Beginn und im
Verlauf der Behandlung in regelmäßigen Abständen Kontrollen des
Blutbildes sowie der Leber- und Nierenfunktion. Bei einem Anstieg
des Serumkreatinins ist die Therapie abzubrechen (Arzneimittelkommission der deutschen Ärzteschaft 1999).

Wirkstofffreie Dermatika, Hautschutz- und Pflegemittel

Die Wirksamkeit einer lokalen Behandlung von Hautkrankheiten
wird nur selten vom pharmakologischen Wirkstoff allein bestimmt.
Eine wesentliche Bedeutung hat gerade in der Dermatologie auch der
Wirkstoffträger, also die galenische Grundlage (Ring und Fröhlich
1985, Niedner und Ziegenmeyer 1992, Korting 1995, Fülgraff und
Palm 1997). So ist es nicht verwunderlich, daß gerade die Basisthera-
peutika nach verordneten Tagesdosen mit zu den meistverordneten
Fertigarzneimitteln unter den Dermatika gehören (Abbildung 22.1,
Tabelle 22.11). Verordnungsfähig sind sie allerdings nur im Rahmen
der sog. Intervall- oder Tandemtherapie bei gleichzeitiger Behand-
lung mit Glucocorticoiden (Arzneimittel-Richtlinien, Ziffer 17.1c).
Die diskontinuierliche topische Corticosteroidbehandlung (*Tan-
dem- bzw. Intervalltherapie*) hat in den letzten Jahren zunehmend an
Bedeutung gewonnen und ist inzwischen allgemein akzeptiert. So

22

lassen sich unerwünschte Wirkungen der Glucocorticoidtherapie mildern oder sogar vermeiden (siehe *Corticosteroidexterna*). Auch einer möglichen Tachyphylaxie gegenüber Lokalcorticoiden soll sie entgegenwirken (Hornstein und Nürnberg 1985, Merk und Bickers 1992, Korting 1995, Niedner 1998). Wirkstofffreie Dermatika werden daher vor allem von den Herstellern Corticosteroid-haltiger Externa ausgeboten.

Außer zur Intervalltherapie finden die in Tabelle 22.11 aufgeführten Fertigarzneimittel darüber hinaus auch bei anderen Indikationen Verwendung. So wird beispielsweise *Linola* auch zur Behandlung von Dermatosen bei seborrhoischer Haut eingesetzt. Harnstoff-haltige

Tabelle 22.11: Verordnungen von wirkstofffreien Dermatika, Hautschutz- und Pflegemitteln 1999. Angegeben sind die 1999 verordneten Tagesdosen, die Änderungen gegenüber 1998 und die mittleren Kosten je DDD 1999.

Präparat	Bestandteile	DDD in Mio.	Änderung in %	DDD-Kosten in DM
Wirkstofffreie Dermatika				
Linola	Linolsäure Octadecadiensäure	34,8	(−10,1)	0,75
Asche Basis	Wirkstofffreie Grundlage	7,2	(−3,1)	0,32
Dermatop Basis	Wirkstofffreie Grundlage	5,7	(−1,6)	0,47
		47,6	(−8,1)	0,65
Harnstoff				
Basodexan	Harnstoff	9,6	(−20,5)	0,49
Elacutan	Harnstoff	7,4	(−27,7)	0,50
Nubral	Harnstoff	6,4	(+3,2)	0,45
Linola urea	Harnstoff	3,1	(+9,1)	0,35
		26,6	(−15,5)	0,46
Kombinationen				
Optiderm/- F	Harnstoff Polidocanol	15,4	(+5,7)	0,63
Remederm Widmer	Harnstoff Retinolpalmitat Tocopherolacetat Dexpanthenol	6,0	(−17,0)	0,32
		21,3	(−1,8)	0,55
Summe		95,5	(−9,0)	0,58

22

Zubereitungen (*Basodexan, Elacutan, Linola urea, Nubral*) werden außer zur Nach- und Intervallbehandlung entzündlicher Hauterkrankungen auch bei trockener und seniler Haut sowie bei Hyperkeratosen (z.B. Ichthyosis) empfohlen. Zusätzlich wirken sie durch die verbesserte Hydratation der Hornschicht juckreizstillend und werden daher auch bei Pruritus angewandt. Polidocanol (in *Optiderm/-F*) ist als aliphatisches Oberflächenanästhetikum ebenfalls schmerz- und juckreizstillend, kann andererseits in seltenen Fällen aber auch selbst sensibilisierend wirken (Hornstein und Nürnberg 1985, Korting 1995, Parfitt 1999).

Die Verordnung wirkstofffreier Dermatika und Hautschutzmittel hat nach Jahren kontinuierlicher Zunahme seit 1997 deutlich abgenommen. Dieser Trend hat sich 1999 abermals fortgesetzt. Besonders betroffen sind Harnstoffpräparate. Nicht mehr vertreten ist *Laceran*, eine Harnstoff-haltige Salbe, die neuerdings unter der Bezeichnung *Eucerin Trockene Haut* vornehmlich im Selbstmedikationsbereich plaziert wird. Neu ist hier *Linola urea*, unter den Harnstoff-haltigen Zubereitungen die derzeit preiswerteste Alternative. Gegenüber dem Vorjahr abgenommen haben ferner die wirkstofffreien Grundlagen (*Asche Basis, Dermatop Basis*). Basissalben/-cremes werden von nahezu jedem Hersteller von Lokalcorticoiden vertrieben. Von einer prinzipiellen Austauschbarkeit kann ausgegangen werden, obwohl von fachdermatologischer Seite immer auf die Erfordernis einer dem Corticoid-haltigen Fertigarzneimittel zumindest ähnlichen Grundlage hingewiesen wird (Hornstein 1997).

Wundbehandlungsmittel

Wundbehandlungsmittel sind auch 1999 wieder insgesamt seltener verordnet worden. Steigerungen verzeichneten lediglich die Zinkoxid-haltigen Präparate *Pantederm* und *Zinksalbe von ct* sowie die Dexpanthenol-haltigen Arzneimittel *Panthenol Lichtenstein* und *Panthenol von ct*. Neu unter den 2500 meistverordneten Fertigarzneimitteln ist *Novuxol*. Nicht mehr vertreten ist *Kamillosan*. Die Veränderungen gegenüber dem Vorjahr sind weitgehend unter wirtschaftlichen Aspekten zu sehen.

Entsprechend den Phasen der Wundheilung lassen sich Wundbehandlungsmittel in Mittel zur Reinigung, Granulationsförderung und Förderung der Epithelisierung unterscheiden. Sie werden im wesentli-

22

chen bei chronischen, schlecht heilenden Wunden eingesetzt. Traumatische Wunden bedürfen in der Regel keiner zusätzlichen Therapie, sie heilen nach chirurgischer Primärversorgung spontan ab. Auch bei chronischen Wunden steht die Behandlung der Grundkrankheit, z.B. beim Ulcus cruris die möglichst weitgehende Beseitigung der chronisch venösen Mikro- und Makrozirkulationsstörung durch Kompressionsverbände (siehe Kapitel 48), im Vordergrund (Hornstein und Nürnberg 1985, Niedner und Ziegenmeyer 1992, Knapp 1995, Korting 1995). Zur Wundabdeckung können wirkstofffreie Wundauflagen (*Oleo-Tüll*) zweckmäßig sein. Zinkoxid-haltige Zubereitungen werden aufgrund ihrer abdeckenden, adstringierenden, austrocknenden und exsudatbindenden Eigenschaften außer zur Randabdeckung von Ulcera crurum auch in der Säuglings- und Kleinkinderpflege, bei Windeldermatitis, subakuten intertriginösen Entzündungen, leichteren Verbrennungen oder bei Dekubitalläsionen eingesetzt und sind auch nach kontrollierten klinischen Studien wirksam (Strömberg und Ågren 1984, Niedner und Ziegenmeyer 1992). Nach einer systematischen Übersicht haben neben Zinkoxidzubereitungen nur noch Dextranomer und Cadexomer-Iod positive Resultate in kontrollierten Studien erbracht (Bradley et al. 1999). Für andere Wundbehandlungsmittel liegen dagegen keine ausreichenden Wirksamkeitsbelege vor.

Zur Wundreinigung werden neben lokalchirurgischen Maßnahmen und Umschlägen mit hypertoner Kochsalzlösung unter anderem Antiseptika (siehe Tabelle 22.6) sowie proteolytische und kollagenolytische Enzyme zum Abbau nekrotischer Beläge eingesetzt. Am häufigsten wird Dexpanthenol verordnet, obwohl kaum objektive Untersuchungen zu seiner Wirkung existieren. Kontaktallergien auf Dexpanthenol sind beschrieben (Hornstein und Nürnberg 1985, Schulze-Dirks und Frosch 1988, Hahn et al. 1993, Korting 1995). Eine randomisierte klinische Studie an Patienten mit Kehlkopfkarzinom bzw. Brustkrebs (jeder Patient diente als eigene Kontrolle) erbrachte durch *Bepanthen Roche* (Dexpanthenol) keine beschleunigte Abheilung radiogener Hautschäden gegenüber unbehandelten Kontrollarealen (Løkkevik et al. 1996). Eine beschleunigte Wundheilung mit signifikanter und klinisch relevanter Förderung der Granulation und Epithelisierung ist mit pharmakologischen Mitteln kaum zu erreichen. „Viele Wundbehandlungsmittel sind Wundheilungsverzögerer" (Niedner und Ziegenmeyer 1992).

Häufig verordnete Fertigarzneimittel sind auch *Iruxol, Fibrolan* und *Novuxol* (Tabelle 22.12). *Novuxol* enthält Clostridiopeptidasen,

22

Tabelle 22.12: Verordnungen von Wundbehandlungsmitteln 1999. Angegeben sind die 1999 verordneten Tagesdosen, die Änderungen gegenüber 1998 und die mittleren Kosten je DDD 1999.

Präparat	Bestandteile	DDD in Mio.	Änderung in %	DDD-Kosten in DM
Zinkoxidpräparate				
Mirfulan	Lebertran Zinkoxid	24,5	(–7,8)	0,46
Mitosyl	Zinkoxid	8,9	(–19,7)	0,46
Mirfulan Spray N	Zinkoxid Lebertran Levomenol	4,7	(–8,0)	0,32
Desitin Salbe/Salbenspray	Lebertran Zinkoxid	4,4	(–14,8)	0,37
Zinkoxidemulsion/Salbe LAW	Zinkoxid	3,1	(–12,9)	0,39
Pantederm	Dexpanthenol Zinkoxid	2,7	(+6,8)	0,44
Zinksalbe von ct	Zinkoxid	2,1	(+9,3)	0,42
		50,3	(–9,9)	0,43
Vaselin				
Oleo-Tüll	Weißes Vaselin	2,3	(–6,1)	1,75
Dexpanthenol				
Panthenol-ratiopharm	Dexpanthenol	28,9	(–2,2)	0,20
Panthenol Lichtenstein	Dexpanthenol	22,9	(+2,4)	0,17
Bepanthen Roche Salbe	Dexpanthenol	22,1	(–7,7)	0,29
Panthogenat	Dexpanthenol	4,8	(–3,1)	0,22
Dexpanthenol Heumann	Dexpanthenol	2,3	(–11,6)	0,28
Panthenol von ct	Dexpanthenol	2,1	(+4,7)	0,22
		83,1	(–2,7)	0,22
Weitere Mittel				
Iruxol	Chloramphenicol Kollagenase	6,9	(–20,9)	1,18
Fibrolan	Plasmin Desoxyribonuklease	3,9	(–17,1)	4,27
Hametum Salbe etc.	Hamamelisextrakt	3,3	(–11,4)	0,84
Pyolysin	Pyolysin Zinkoxid Salicylsäure	3,3	(–16,2)	0,48
Novuxol	Clostridiopeptidase	2,0	(+45,2)	1,22
Azulon	Kamillenblütenextrakt	1,1	(–5,0)	1,04
		20,6	(–13,1)	1,60
Summe		156,3	(–6,6)	0,49

22

die Kollagen und andere Proteine auflockern bzw. abbauen und damit dazu beitragen sollen, daß nekrotisches Material entfernt werden und die Reparationsphase schneller eingeleitet werden kann (Niedner und Ziegenmeyer 1992). Ein entsprechender Beleg durch kontrollierte klinische Studien liegt jedoch nach einer Medline-Recherche der letzten 30 Jahre nicht vor. *Iruxol* enthält neben Clostridiopeptidasen (Kollagenase) das Antibiotikum Chloramphenicol. Eine lokale Antibiotikaapplikation sollte wegen des Risikos einer Resistenzentwicklung, eines Erregerwandels und der bekannten antibiotikabedingten Hemmung der Wundheilungsprozesse grundsätzlich unterbleiben (Knapp 1995). Bei Chloramphenicol sind darüber hinaus auch bei lokaler Applikation erhebliche unerwünschte Wirkungen (Sensibilisierung, Knochenmarkdepression) zu berücksichtigen (Niedner und Ziegenmeyer 1992, Simon und Stille 2000). *Fibrolan* enthält bovines Plasmin sowie bovine Desoxyribonuklease. Zur Wirksamkeit auch dieser Kombination liegen derzeit keine kontrollierten klinischen Studien vor. Zu beachten ist eine mögliche Allergie gegen bovines Eiweiß (Hornstein und Nürnberg 1985, Korting 1995).

Hametum enthält einen Extrakt der Zaubernuß (Hamamelis) und wird zur Anwendung bei leichten Hautverletzungen, lokalen Entzündungen sowie bei Verbrühungen, Verbrennungen, Sonnenbrand, zur Wundpflege bei Säuglingen und bei Hämorrhoiden ausgeboten. Hamamelisextrakt hat nach experimentellen Untersuchungen antiphlogistische und antivirale Eigenschaften, die sich allerdings klinisch bisher nicht bestätigen ließen (Korting et al. 1995). Auch *Azulon* wird bei entzündlichen Dermatosen sowie zur Vorbeugung und Behandlung von Strahlenschäden eingesetzt. Hinweise auf antiphlogistische Wirkungen von Kamillenextrakten ergeben sich derzeit ebenfalls nur aus experimentellen Studien (Korting 1995, Ammon et al. 1996). Nach einer randomisierten, Arzt-verblindeten klinischen Studie an Patienten mit Brustkrebs (jeder Patient diente als eigene Kontrolle) führt die Behandlung mit *Kamillosan* nicht zu einer beschleunigten Abheilung radiogener Hautschäden gegenüber Kontrollarealen (Maiche et al. 1991).

Wesentlicher Bestandteil von *Pyolysin* ist neben Salicylsäure und Zinkoxid ein keimfreies Filtrat aus Staphylokokken-, Streptokokken-, Escherichia-coli-, Pseudomonas-aeruginosa- und Enterokokken-Bouillon-Kulturen. *Pyolysin* soll antibakterielle Eigenschaften besitzen und zur Behandlung von Wundinfektionen, oberflächlichen Hautinfektionen, Ulcus cruris, Verbrennungen etc. geeignet sein. Eine kürz-

22

lich publizierte multizentrische Anwendungsbeobachtung an insgesamt 49 Patienten mit Ulcus cruris venosum kann aufgrund einer fehlenden Kontrollgruppe nicht als Wirksamkeitsbeleg herangezogen werden (Niedner et al., 2000).

Sonstige Dermatika

Die in diesem Marktsegment aufgeführten Dermatika verteilen sich auf Mittel zur Behandlung der androgenetischen Alopezie, der Hyperhidrosis sowie zur Behandlung von Narbenkontrakturen und Keloiden (Tabelle 22.13). Ihre klinische Bedeutung ist unklar. Die Verordnungen dieser Dermatika haben insgesamt abgenommen.

Als einziges Fertigarzneimittel dieses Marktsegments wurde lediglich *Ell-Cranell alpha* häufiger verordnet. Es wird als Haarwuchsmittel angewendet und enthält im Gegensatz zu der Glucocorticoidkombination *Ell-Cranell* (siehe Tab. 22.5) nur noch 17α-Estradiol, ohne daß sich damit jedoch die prinzipielle Bewertung ändert (siehe *Corticosteroidkombinationen*).

Tabelle 22.13: Verordnungen sonstiger Dermatika 1999. Angegeben sind die 1999 verordneten Tagesdosen, die Änderungen gegenüber 1998 und die mittleren Kosten je DDD 1999.

Präparat	Bestandteile	DDD in Mio.	Änderung in %	DDD-Kosten in DM
Haarwuchsmittel				
Ell-Cranell alpha	Estradiol	6,5	(+14,4)	0,86
Antihidrotika				
Sweatosan N	Salbeiextrakt	3,6	(−20,3)	1,01
Narbenbehandlungsmittel				
Contractubex	Heparin Allantoin Küchenzwiebelextrakt	1,4	(−23,8)	3,53
Kelofibrase	Harnstoff Heparin Campher	0,8	(−25,5)	3,22
		2,1	(−24,4)	3,41
Summe		12,3	(−6,0)	1,35

22

Die Antihidrotika und Narbenbehandlungsmittel sind in der dermatologischen Fachliteratur kaum oder gar nicht beschrieben. *Sweatosan N*, das bei gesteigerter Schweißbildung eingesetzt wird, enthält Salbeiextrakt. Eine Wirksamkeit ist nicht belegt (Hölzle 1984). *Kelofibrase* und *Contractubex*, welches neben Heparin und Allantoin einen Extrakt aus der Küchenzwiebel enthält, werden zur Behandlung von Narben und Narbenkontrakturen eingesetzt. Unabhängig von der fragwürdigen Zusammensetzung ist die Therapie der Keloide insgesamt problematisch. Sofern Wirkungen beobachtet werden, stellt sich die Frage, ob diese nicht allein auf der Anwendung des Vehikels beruhen (Korting 1995).

Literatur

Altmeyer P.J., Matthes U., Pawlak F., Hoffmann K., Frosch P.J., Ruppert P. et al. (1994): Antipsoriatic effect of fumaric acid derivatives. Results of a multicenter double-blind study in 100 patients. J. Am. Acad. Dermatol. 30: 977–981.

Altmeyer P., Nüchel C. (1996): Systemtherapie der Psoriasis. Dtsch. med. Wschr. 121: 1605–1607.

Ammon H.P.T., Sabieraj J., Kaul R. (1996): Kamille. Mechanismus der antiphlogistischen Wirkung von Kamillenextrakten und -inhaltsstoffen. Dtsch. Apoth. Ztg. 136: 1821–1834.

Arzneimittelkommission der deutschen Ärzteschaft (1999): Nutzen und Risiken durch Fumarsäure-Ester bei der Therapie der Psoriasis. Dtsch. Ärztebl. 96: A-721.

Bradley M., Cullum N., Sheldon T. (1999): The debridement of chronic wounds: a systematic review. Health Technol. Assess. 3: 1–78.

Braun-Falco O., Plewig G., Wolff H.H. (1995): Dermatologie und Venerologie, 4. Aufl. Springer-Verlag, Berlin Heidelberg New York.

Brogden R.N., Goa K.L. (1997): Adapalene. A review of its pharmacological properties and clinical potential in the management of mild to moderate acne. Drugs 53: 511–519.

Bundesgesundheitsamt (1988): Monographie Fumarsäuremonoalkylester, Fumarsäuredialkylester, Fumarsäure und Fumarsäuresalze. Bundesanzeiger vom 11.10.1988, Nr. 191.

Bundesgesundheitsamt (1993): Monographie Steinkohlenteer. Bundesanzeiger 45: 845.

Byrne A., Hnatko G. (1995): Depression associated with isotretinoin therapy. Can. J. Psychiatry 40: 567.

Chaffman M.O. (1999): Topical corticosteroids: A review of properties and principles in therapeutic use. Nurse Practitioner Forum 10: 95–105.

Christiansen J.V., Gadborg E., Kleiter I., Ludvigsen K., Meier C.H., Norholm A. et al. (1977): Efficacy of bufexamac (NFN) cream in skin diseases. A double-blind multicentre trial. Dermatologica 154: 177–184.

Daschner F. (1987): Sind Lokalantibiotika bei Hautinfektionen sinnvoll? Arzneiverordnung 4: 41–46.

22

Fine J.D., Johnson L. (1988): Evaluation of the efficacy of topical bufexamac in epidermolysis bullosa simplex. A double-blind placebo-controlled crossover trial. Arch. Dermatol. 124: 1669–1672.

Fricke U., Klaus W. (1985): Die neuen Arzneimittel – Wirkungsweise und therapeutischer Stellenwert. Eine Übersicht von Januar 1983 – Juni 1984. Offizinpharmazie 10: 1–71.

Fricke U., Klaus W. (1991): Neue Arzneimittel 1990/91. Fortschritte für die Arzneimitteltherapie? Wissenschaftliche Verlagsgesellschaft, Stuttgart.

Fricke U., Klaus W. (1992): Neue Arzneimittel 1991/92. Fortschritte für die Arzneimitteltherapie? Wissenschaftliche Verlagsgesellschaft, Stuttgart.

Fricke U., Klaus W. (1994): Neue Arzneimittel 1993. Fortschritte für die Arzneimitteltherapie? Wissenschaftliche Verlagsgesellschaft, Stuttgart.

Fricke U., Klaus W. (1995): Neue Arzneimittel 1994. Fortschritte für die Arzneimitteltherapie? Wissenschaftliche Verlagsgesellschaft, Stuttgart.

Fülgraff G., Palm D. (Hrsg.) (1997): Pharmakotherapie, klinische Pharmakologie, 10. Aufl. Gustav Fischer Verlag, Stuttgart Jena Lübeck Ulm.

Gloor M. (1982): Pharmakologie dermatologischer Externa. Springer-Verlag, Berlin Heidelberg New York.

Gniazdowska B., Rueff F., Przybilla B. (1999): Delayed contact hypersensitivity to non-steroidal anti-inflammatory drugs. Contact Dermatitis 40: 63–65.

Greaves M.W., Weinstein G.D. (1995): Treatment of psoriasis. N. Engl. J. Med. 332: 581–588.

Hahn C., Röseler S., Fritzsche R., Schneider R., Merk H.F. (1993): Allergic contact reaction to dexpanthenol: lymphocyte transformation test and evidence for microsomal-dependent metabolism of the allergen. Contact Dermatitis 28: 81–83.

Hölzle E. (1984): Therapie der Hyperhidrosis. Hautarzt 35: 7–15.

Hornstein O.P., Nürnberg E. (Hrsg.) (1985): Externe Therapie von Hautkrankheiten. Pharmazeutische und medizinische Praxis. Georg Thieme Verlag, Stuttgart New York.

Hornstein O.P. (1997): Glukokortikosteroide in der Dermatologie: Tag- und Nacht-Therapie vergessen. Dtsch. Ärztebl. 94: A-678.

Hughes B.R., Norris J.F., Cunliffe W.J. (1992): A double-blind evaluation of topical isotretinoin 0,05 %, benzoyl peroxide gel 5 % and placebo in patients with acne. Clin. Exp. Dermatol. 17: 165–168.

Jemec G.B.E., Østerlind A. (1994): Cancer in patients treated with coal tar: a long-term follow up study. J. Eur. Acad. Dermatol. Venerol. 3: 153–156.

Knapp U. (1995): Grundlagen der Wundheilung und Wundbehandlung. Med. Monatsschr. Pharm. 18: 219–230.

Korting H.C. (1995): Dermatotherapie: ein Leitfaden. Springer-Verlag, Berlin Heidelberg New York.

Korting H.C., Schäfer-Korting M., Klövekorn W., Klövekorn G., Martin C., Laux P. (1995): Comparative efficacy of hamamelis distillate and hydrocortisone cream in atopic eczema. Eur. J. Clin. Pharmacol. 48: 461–465.

Kragballe K., Barnes L., Hamberg K.J., Hutchinson P., Murphy F., Møller S. et al. (1998): Calcipotriol cream with or without concurrent topical corticosteroid in psoriasis: tolerability and efficacy. Br. J. Dermatol. 139: 649–654.

Løkkevik E., Skovlund E., Reitan J.B., Hannisdal E., Tanum G. (1996): Skin treatment with Bepanthen cream versus no cream during radiotherapy. Acta Oncol. 35: 1021–1026.

Maddin S. (Hrsg.) (1991): Current Dermatologic Therapy, 2nd ed. W.B. Saunders Comp., Philadelphia.

Maiche A.G., Gröhn P., Mäki-Hokkonen H. (1991): Effect of chamomille cream and almond ointment on acute radiation skin reaction. Acta Oncol. 30: 395–396.

22

Merk H.F., Bickers D.R. (1992): Dermatopharmakologie und Dermatotherapie. Blackwell, Berlin.

Molin L. and the Calcipotriol-UVB Study Group (1999): Topical calcipotriol combined with phototherapy for psoriasis. The results of two randomized trials and a review of the literature. Dermatol. 198: 375–381.

Mrowietz U., Christophers E., Altmeyer P. and the Participants in the German Multicentre Study (1998): Treatment of psoriasis with fumaric acid esters: results of a prospective multicentre study. Br. J. Dermatol. 138: 456–460.

Niedner R. (1998): Kortikoide in der Dermatologie. UNI-MED Verlag, Bremen.

Niedner R., Weidhase R., Faude K. (2000) Pyolysin®-Salbe zur Behandlung des Ulcus cruris. Dtsch. Dermatol.: im Druck.

Niedner R., Ziegenmeyer J. (Hrsg.) (1992): Dermatika. Therapeutischer Einsatz, Pharmakologie und Pharmazie. Wissenschaftliche Verlagsgesellschaft, Stuttgart.

Orfanos C.E., Zouboulis C.C., Almond-Roesler B., Geilen C.C. (1997): Current use and future potential role of retinoids in dermatology. Drugs 53: 358–388.

Parfitt K. (ed.) (1999): Martindale: The Complete Drug Reference, 32nd edition. Pharmaceutical Press, London.

Peters D.C., Balfour J.A. (1997): Tacalcitol. Drugs 54: 265–271.

Petersen E.E., Doerr H.W., Gross G., Petzoldt D., Weissenbacher E.R., Wutzler P. (1999): Der Herpes genitalis. Dtsch. Ärztebl. 96: A-2358–A2364.

Post B., Jänner M. (1971): Indication for tannin therapy in dermatology. Clinical experiences with Tannosynt. Ther. Ggw. 110: 1477–1494.

Raborn G.W., McGaw W.T., Grace M., Eng P., Percy J., Samuels S. (1989): Herpes labialis treatment with acyclovir 5 % modified aqueous cream: A double-blind, randomized trial. Oral Surg. Oral Med. Oral Pathol. Oral Radiol. Endod. 67: 676–679.

Ring J., Fröhlich H.H. (1985): Wirkstoffe in der dermatologischen Therapie, 2. Aufl. Springer-Verlag, Berlin Heidelberg.

Ruzicka T., Lorenz B. (1998): Comparison of calcipotriol monotherapy and a combination of calcipotriol and betamethasone valerate after 2 weeks' treatment with calcipotriol in the topical therapy of psoriasis vulgaris: a multicentre, double-blind, randomized study. Br. J. Dermatol. 138: 254–258.

Savin J. A. (1985): Some guidelines to the use of topical corticosteroids. Brit. Med. J. 290: 1607–1608.

Schäfer-Korting M., Schmid M.H., Korting H.C. (1996): Topical glucocorticoids with improved risk-benefit ratio. Drug Safety 14: 375–385.

Scholz H., Schwabe U. (Hrsg.) (2000): Taschenbuch der Arzneibehandlung – Angewandte Pharmakologie, 12. Aufl. Urban & Fischer, München, Jena.

Schulze-Dirks A., Frosch P.J. (1988): Kontaktallergie auf Dexpanthenol. Hautarzt 39: 375–377.

Simon C., Stille W. (2000): Antibiotika-Therapie in Klinik und Praxis, 10. Aufl., Schattauer, Stuttgart New York.

Strömberg H.E., Ågren M.S. (1984): Topical zinc oxide treatment improves arterial and venous leg ulcers. Br. J. Dermatol. 111: 461–468.

Sykes N.L., Webster G.F. (1994): Acne. A review of optimum treatment. Drugs 48: 59–70.

Tronnier H., Haas P.J., Zimmermann T. (1990): Effectiveness and mechanism of action of isoprenaline sulfate and clemastine hydrogen fumarate on histamine wheal-induced pruritus. A placebo-controlled proband study. Derm. Beruf Umwelt 38: 15–18.

Trozak D.J. (1999): Topical corticosteroid therapy in psoriasis vulgaris: Update and new strategies. Cutis 64: 315–318.

Veien N.K., Bjerke J.R., Rossmann-Ringdahl I., Jakobsen H.B. (1997): Once daily treatment of psoriasis with tacalcitpl compared with twice daily treatment with calcipotriol. A double-blind trial. Br. J. Dermatol. 137: 581–586.

Warnecke J., Wendt A. (1998) Anti-inflammatory action of pale sulfonated shale oile (ICHTHYOL pale) in UVB erythema test. Inflamm. Res. 47: 75–78.

Walluf-Blume D. (1991): Aufbereitung und Nachzulassung von OTC-Arzneimitteln in den USA 1990. Pharm. Ind. 53: 152–158.

Weinstein G.D. (1996): Safety, efficacy and duration of therapeutic effect of tazarotene used in the treatment of plaque psoriasis. Br. J. Dermatol. 135 (Suppl. 49): 32–36.

Wiesenauer M. (1987): Homöopathie für Apotheker und Ärzte. Deutscher Apotheker Verlag, Stuttgart.

Wolf-Jürgensen P. (1979): Efficacy of bufexamac cream versus betamethasone valerate cream in contact dermatitis: a double-blind trial. Curr. Med. Res. Opin. 5: 779–784.

Zouboulis C.C., Fluhr J.W. (1999): Akne – Aktuelle Aspekte zu Pathophysiologie und Therapie. Pharm. Ztg. 144: 4223–4231.

23. Diuretika

HARTMUT OSSWALD UND BERND MÜHLBAUER

Diuretika werden zur Behandlung von Erkrankungen eingesetzt, bei denen das therapeutische Ziel eine Vermehrung der Ausscheidung von Salz und Wasser zur Verminderung des Extrazellulärvolumens ist. Die Hauptindikationen sind arterielle Hypertonie, Herzinsuffizienz sowie Ödeme kardialer, hepatischer und renaler Genese.

Diuretika vergrößern den Harnfluß vor allem über eine Hemmung der Rückresorption von Natrium und Chlorid in der Niere. Die einzelnen Gruppen von Diuretika wirken an verschiedenen Tubulusabschnitten des Nephrons und unterscheiden sich in Stärke und Dauer ihrer diuretischen Wirkung. Bei Thiaziden und ihren Analoga tritt die Wirkung relativ langsam ein, sie wirken 6–72 Stunden. Ihre maximale Wirkungsstärke liegt bei einer Ausscheidung von etwa 5–10 % der glomerulären Filtrationsrate. Die Wirkung von Schleifendiuretika tritt schneller ein und ist in der Regel kürzer. Sie sind stärker wirksam als Thiazide und können bis zu 30 % des glomerulären Filtrats zur Ausscheidung bringen (Greger 1995). Sie sind auch noch bei eingeschränkter Nierenfunktion wirksam.

Kaliumsparende Diuretika führen zu einer Hemmung der Kaliumausscheidung, während ihre natriuretische Wirkung sehr schwach ausgeprägt ist. Ihre therapeutische Bedeutung besteht daher vor allem in der Korrektur der Hypokaliämien, wie sie bei der diuretischen Therapie mit Thiaziden und Schleifendiuretika entstehen können. Aus diesem Grunde werden sie ausschließlich in Kombination mit den beiden anderen Diuretikagruppen angewendet. Der Aldosteronantagonist Spironolacton hat ebenfalls eine hemmende Wirkung auf die Kaliumausscheidung und wurde bisher hauptsächlich bei Hyperaldosteronismus eingesetzt. Nach den Ergebnissen einer großen kontrollierten Studie (Pitt et al. 1999) verbessert Spironolacton in Dosen bis 25 mg täglich zusätzlich zur Standardtherapie mit Diuretika, ACE-Inhibitoren und Herzglykosiden die Prognose der schwe-

23

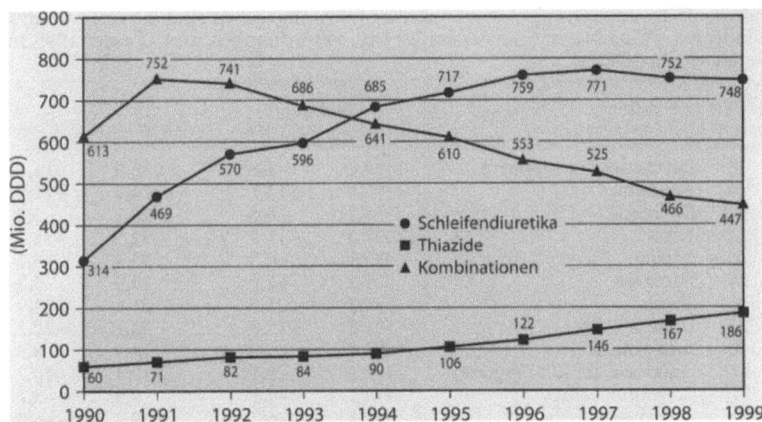

Abbildung 23.1: Verordnungen von Diuretika 1988 bis 1999. Gesamtverordnungen nach definierten Tagesdosen (ab 1991 mit neuen Bundesländern)

ren Herzinsuffizienz. Bei diesen niedrigen Dosen von Spironolacton scheint das Risiko von Hyperkaliämien gering zu sein.

Thiazide werden in Deutschland überwiegend als Kombinationspräparate mit kaliumsparenden Diuretika verordnet. Nach deutlichem Rückgang in den letzten Jahren hat sich die Verordnungshäufigkeit der Diuretikakombinationen, die zu 90 % Thiazidkombinationen sind, 1999 weniger verringert (Abbildung 23.1). Grund für die abnehmende Verordnungsfrequenz ist vermutlich die zunehmende Verordnung von ACE-Hemmern oder AT_1-Rezeptorantagonisten, die über die Verringerung der Aldosteronsynthese ebenfalls antikaliuretisch wirken. Die Verordnungshäufigkeit von Schleifendiuretika lag auch 1999 wieder deutlich über der von Thiaziden einschließlich ihrer Kombinationen (Abbildung 23.1). In der gesamten Indikationsgruppe Diuretika haben sich 1999 Verordnungshäufigkeit und Umsatz nur wenig verändert (Tabelle 23.1).

Thiazide und Thiazidanaloga

In dieser Diuretikagruppe erscheinen 1999 auf der Liste der 2500 am häufigsten angewandten Präparate die drei Wirkstoffe Xipamid,

23

Tabelle 23.1: Verordnungen von Diuretika 1999. Angegeben sind die verordnungshäufigsten Präparate mit Verordnungsrang, Verordnungen und Umsatz 1999 im Vergleich zu 1998.

Rang	Präparat	Verordnungen in Tsd.	Änd. %	Umsatz Mio. DM	Änd. %
46	Furosemid-ratiopharm	1699,0	−1,8	38,0	−11,1
78	Aquaphor	1292,4	+13,1	74,2	+11,2
97	Dytide H	1159,2	−6,6	26,1	−5,2
114	Lasix	1037,3	−11,2	32,5	−12,5
128	Arelix	993,1	−6,5	55,3	−5,2
196	Furorese	719,2	+1,7	29,9	−5,2
311	Torem	531,9	+25,5	51,8	+24,9
333	Unat	501,8	+15,6	50,1	+22,2
340	furo von ct	497,7	+5,8	8,9	+8,3
407	Ödemase Tabl./30 mg ret.	431,9	−8,4	10,4	−10,7
437	Triampur comp.	413,2	−4,2	5,9	−3,7
456	Diutensat	402,2	−6,7	9,2	−6,0
512	Spiro comp.-ratiopharm	362,5	+2,5	26,1	+2,7
532	dehydro tri mite/-sanol tri	348,0	−14,5	15,4	−9,2
549	HCT von ct	340,0	+64,6	5,1	+64,3
585	Esidrix	319,3	+0,9	12,4	+4,4
625	Tri.-Thiazid Stada	300,5	−12,7	6,9	−10,9
644	Furosemid Heumann	292,3	+8,1	5,6	+14,5
692	triazid von ct	267,5	+32,1	4,2	+27,6
767	Moduretik	242,7	−15,5	5,7	−15,2
791	Furosemid AL	235,4	+15,2	3,3	+13,8
825	Aldactone Drag./Kaps.	224,8	−0,7	11,8	−1,3
835	Natrilix	222,4	+18,5	15,9	+11,3
860	Furobeta	216,8	+21,4	4,8	+14,3
885	Diuretikum Verla	209,9	−1,8	4,0	−3,3
904	Triamteren comp.-ratiopharm	205,5	−2,9	4,4	−3,3
1035	Osyrol-Lasix Kaps.	173,8	−12,4	14,5	−9,9
1097	Spironolacton-ratiopharm	161,3	+16,6	10,6	+9,0
1123	Nephral	157,9	−6,2	3,7	−4,5
1175	Neotri	149,5	−11,1	10,5	−9,4
1258	Hct-Isis	138,0	+8,6	4,1	+9,7
1265	Aquaretic	137,6	−15,6	3,1	−12,2
1328	diucomb	128,9	−10,9	8,6	−11,7
1348	Turfa-BASF	126,8	−4,1	2,9	+0,1
1374	Furosemid Stada	123,5	+3,4	2,6	+14,4
1413	Triamteren HCT AL	119,6	+26,9	1,9	+27,2
1586	Diursan	102,6	−14,7	2,4	−13,8
1693	Diurapid	94,4	−6,7	2,8	−8,2
1917	Triarese-Hexal	77,4	+18,8	1,2	+22,2
1927	Spiro von ct	76,8	+58,0	5,4	+59,0
1932	Amilorid comp.-ratiopharm	76,6	+28,2	1,2	+24,6
2044	Furosal	69,7	+31,8	1,8	+45,9
2091	Furanthril	67,7	−11,0	1,3	−22,8
2102	Disalunil	67,2	+13,3	2,7	+15,7

Tabelle 23.1: Verordnungen von Diuretika 1999 (Fortsetzung). Angegeben sind die verordnungshäufigsten Präparate mit Verordnungsrang, Verordnungen und Umsatz 1999 im Vergleich zu 1998.

23

Rang	Präparat	Verordnungen in Tsd.	Änd. %	Umsatz Mio. DM	Änd. %
2122	Fusid	66,4	+0,9	1,4	+11,8
2211	Rhefluin	61,0	−12,8	1,5	−10,5
2412	Solidagoren	52,1	−17,1	1,0	−19,6
2428	Amiloretik	51,2	+3,1	0,8	+2,9
2430	Spiro-D-Tablinen	51,1	+24,2	3,4	+18,7
Summe		15797,6	+0,9	607,3	+2,3
Anteil an der Indikationsgruppe		95,7%		95,1%	
Gesamte Indikationsgruppe		16513,4	+0,7	638,8	+1,6

Hydrochlorothiazid und Indapamid, die sich in ihrem Wirkungsprofil deutlich voneinander unterscheiden (Tabelle 23.2).

Aquaphor enthält das Thiazidanalogon Xipamid, das in seinem Wirkungseintritt und der Wirkungsdauer zwar dem Hydrochlorothiazid ähnlich ist, aber in höheren Dosierungen (40–80 mg) eine etwas stärkere diuretische Wirkung besitzt und auch bei niereninsuffizienten Patienten eingesetzt werden kann (Oßwald und Albinus 1993). Das Präparat liegt weiterhin an der Spitze der Thiazidverordnungen.

Hydrochlorothiazid ist das klassische Thiaziddiuretikum. Neben *Esidrix* hat, wie schon im Vorjahr 1999, vor allem das kostengünstige Generikum *HCT von ct* stark zugenommen.

Natrilix (Indapamid) ist bis zu einer Dosierung von 2,5 mg tgl. ein Antihypertensivum ohne diuretische Wirkung. In höheren Dosierungen von 5 mg ruft es einen den Thiaziden ähnlichen diuretischen Effekt hervor, der jedoch die blutdrucksenkende Wirkung nicht steigert (Oßwald und Albinus 1993). Es kann auch in niedriger Dosierung Hypokaliämien auslösen. Das Verordnungsvolumen dieses Diuretikums hat sich 1999 nur wenig verändert.

Insgesamt beträgt der Anteil der Thiazide als Monopräparate an den Diuretikaverordnungen 1999 14 % (Vorjahr 12 %). Dieser relativ geringe Prozentsatz sollte jedoch nicht darüber hinwegtäuschen, daß diese Substanzgruppe mit anderen Antihypertensiva (z.B. ACE-Hemmern und AT_1-Rezeptorantagonisten) sehr häufig angewandt wird und ein bewährtes Therapieprinzip darstellt (siehe Kapitel 3 und 13).

Tabelle 23.2: Verordnungen von Diuretika 1999 (Monopräparate). Angegeben sind die 1999 verordneten Tagesdosen, die Änderungen gegenüber 1998 und die mittleren Kosten je DDD 1999.

Präparat	Bestandteile	DDD in Mio.	Änderung in %	DDD-Kosten in DM
Thiazide und Analoga				
Aquaphor	Xipamid	101,7	(+10,2)	0,73
HCT von ct	Hydrochlorothiazid	24,7	(+64,3)	0,21
Esidrix	Hydrochlorothiazid	23,9	(+4,7)	0,52
Natrilix	Indapamid	15,0	(+4,1)	1,06
Hct-Isis	Hydrochlorothiazid	7,9	(+8,8)	0,52
Disalunil	Hydrochlorothiazid	5,2	(+15,8)	0,52
		178,4	(+14,2)	0,64
Furosemid				
Furosemid-ratiopharm	Furosemid (h)	167,0	(−8,5)	0,23
Lasix	Furosemid (h)	114,8	(−9,4)	0,28
Furorese	Furosemid (h)	112,5	(−3,2)	0,27
Ödemase Tabl./ 30 mg ret.	Furosemid	41,6	(−10,7)	0,25
furo von ct	Furosemid	40,4	(+7,3)	0,22
Furosemid Heumann	Furosemid	25,2	(+13,8)	0,22
Furobeta	Furosemid	24,1	(+16,8)	0,20
Furosemid AL	Furosemid	18,9	(+18,1)	0,17
Diurapid	Furosemid	12,1	(−4,0)	0,23
Furosemid Stada	Furosemid	10,4	(+17,8)	0,25
Furosal	Furosemid	9,4	(+47,7)	0,20
Fusid	Furosemid	6,6	(+9,5)	0,22
Furanthril	Furosemid (h)	6,0	(−19,4)	0,22
		589,0	(−3,4)	0,24
Weitere Schleifendiuretika				
Arelix	Piretanid	67,3	(−5,5)	0,82
Unat	Torasemid (h)	42,7	(+31,0)	1,17
Torem	Torasemid (h)	36,8	(+21,7)	1,41
		146,8	(+9,5)	1,07
Summe		914,2	(+1,6)	0,45

Bei den mit (h) gekennzeichneten Präparaten handelt es sich um Schleifendiuretika mit hochdosierten Arzneiformen.

Schleifendiuretika

Die Verordnung von Schleifendiuretika hat sich 1999 nach leichtem Rückgang im Vorjahr stabilisiert (Abbildung 23.1). Weiterhin dominieren Furosemidpräparate mit einem Anteil von 80 % an den verordneten Tagesdosen (Tabelle 23.2). Piretanid (*Arelix*) und Torasemid (*Unat, Torem*) sind neuere Vertreter in der Gruppe der Schleifendiuretika. Ihre Wirkung tritt im Vergleich zu Furosemid verzögert ein und hält länger an. Dieser Zeitverlauf der diuretischen Wirkung stellt einen gewissen therapeutischen Vorteil gegenüber Furosemid dar. Beide Substanzen weisen eine hohe Bioverfügbarkeit von über 85 % auf. Trotz höherer DDD-Kosten hat die Verordnungshäufigkeit von Torasemidpräparaten weiter stark zugenommen (Tabelle 23.2).

Kaliumsparende Diuretika

Die kaliumsparenden Diuretika Triamteren und Amilorid werden in Deutschland nicht als Monopräparate, sondern nur in Kombination mit Thiazid- oder Schleifendiuretika angeboten.

Das einzige häufig als Monopräparat eingesetzte kaliumsparende Diuretikum ist Spironolacton, das als kompetitiver Antagonist des Mineralocorticoids Aldosteron wirkt. Durch Verminderung der Natriumreabsorption im Tubulussystem wird die Natriumausscheidung verstärkt und die Kaliumausscheidung gesenkt. Der diuretische Effekt von Spironolacton ist gering. Er setzt am zweiten Tag ein und erreicht sein Maximum nach 3–5 Tagen. Die klassische Indikation von Spironolacton war bisher die Behandlung des primären und sekundären Hyperaldosteronismus sowie die Therapie von Ödemen bei chronischer Herzinsuffizienz, Leberzirrhose und nephrotischem Syndrom, wenn andere Diuretika nicht ausreichend wirksam waren. Nach den Ergebnissen der RALES-Studie (Pitt et al. 1999) verringert Spironolacton, zusätzlich zur Standardtherapie gegeben, die Mortalität der schweren Herzinsuffizienz. Als Ursache für diesen günstigen Effekt wird zur Zeit diskutiert, daß Spironolacton die Aldosteronbedingte Steigerung der Fibroblastenproliferation im Myokard hemmt. Während der Therapie mit Spironolacton muß grundsätzlich der Serumkaliumspiegel kontrolliert werden, weil auch bei gleichzeitiger Gabe von Thiaziden oder Schleifendiuretika eine Hyperkaliämie auftreten kann. Durch niedrige Tagesdosen (12,5 bis 25 mg) von Spironolacton kann diese Gefahr jedoch deutlich verringert werden.

Die Verordnungshäufigkeit der Spironolacton-Monopräparate unter den 2500 am häufigsten verschriebenen Arzneimitteln ist im Vergleich zum Vorjahr deutlich angestiegen (Tabelle 23.3), was auf die jetzt als gesichert geltende Indikation der schweren Herzinsuffi-

23

Tabelle 23.3: Verordnungen von Aldosteronantagonisten 1999. Angegeben sind die 1999 verordneten Tagesdosen, die Änderungen gegenüber 1998 und die mittleren Kosten je DDD 1999.

Präparat	Bestandteile	DDD in Mio.	Änderung in %	DDD-Kosten in DM
Spironolacton				
Spironolacton-ratiopharm	Spironolacton	10,0	(+7,9)	1,06
Aldactone Drag./Kaps.	Spironolacton	8,7	(–1,5)	1,35
Spiro von ct	Spironolacton	5,4	(+59,2)	0,99
		24,2	(+12,1)	1,15
Kombinationen				
Spiro comp.-ratiopharm	Spironolacton Furosemid	25,4	(+3,9)	1,03
Osyrol-Lasix Kaps.	Spironolacton Furosemid	12,9	(–10,0)	1,13
Spiro-D-Tablinen	Spironolacton Furosemid	3,5	(+18,5)	0,98
		41,8	(+0,1)	1,05
Summe		65,9	(+4,2)	1,09

zienz zurückzuführen sein dürfte. Der Zuwachs kam in erster Linie dem in diesem Jahr neu hinzugekommenen preisgünstigeren *Spiro von ct* zugute. Zusammengenommen zeigen alle Spironolacton-Monopräparate in den letzten Jahren ein recht konstantes Niveau der Verordnungszahlen (Abbildung 23.2). Bei den Spironolacton-Kombinationspräparaten war kein weiterer Rückgang der Verordnungshäufigkeit gegenüber 1998 festzustellen.

Der Anteil der fixen Kombinationen von Thiaziden und Thiazidanaloga mit kaliumsparenden Diuretika betrug 1999 29 % an den Diuretikaverordnungen (Tabellen 23.4 und 23.5). Damit ist er, gemessen an den DDD, in den letzten Jahren kontinuierlich zurückgegangen (Abbildung 23.1), was auf der bereits erwähnten steigenden Verordnungshäufigkeit von ACE-Inhibitoren und AT_1-Rezeptorantagonisten bei der Behandlung von Herzinsuffizienz und arterieller Hypertonie beruhen könnte.

Spitzenreiter der fixen Kombinationen von Hydrochlorothiazid mit Triamteren und Amilorid sind auch 1999 *Dytide H* bzw. *Moduretik* (Tabelle 23.4). Wie schon in den letzten Jahren sind die Kombinationen von Triamteren mit Bemetizid oder Xipamid, deren DDD-

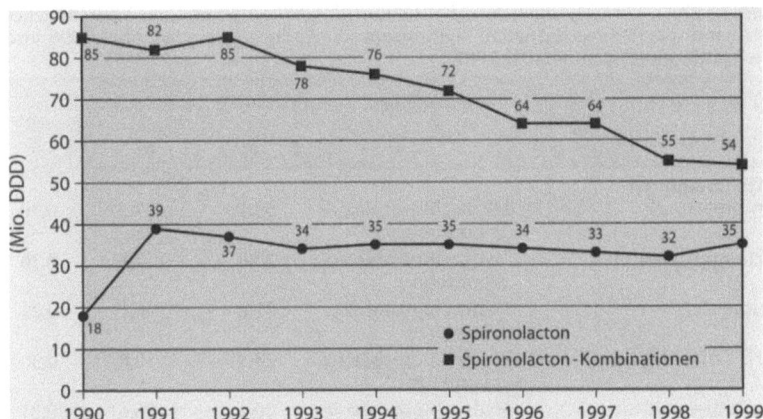

Abbildung 23.2: Verordnungen von Aldosteronantagonisten 1990 bis 1999. Gesamtverordnungen nach definierten Tagesdosen (ab 1991 mit neuen Bundesländern)

Kosten deutlich höher sind als die der Hydrochlorothiazidkombinationen, zurückgegangen (Tabelle 23.5).

Auf der Liste der 2500 verordnungsstärksten Präparate erscheinen auch 1999 keine fixen Kombinationen von Furosemid mit Triamteren oder Amilorid, sondern nur drei Furosemidkombinationen mit Spironolacton. In dieser Präparategruppe war nach der Verordnungshäufigkeit keine Änderung gegenüber dem Vorjahr zu bemerken (Tabelle 23.3). Nur durch die Beobachtung des Therapieerfolges in der Praxis kann die Frage beantwortet werden, ob der angestrebte Kombinationseffekt trotz der unterschiedlichen Wirkungsdauer von Furosemid (4–6 Std.) und Spironolacton (48–72 Std.) erreicht wird.

Therapeutische Aspekte

Bei der Ausschwemmung von Ödemen werden Thiazide bevorzugt eingesetzt (Heidland und Bahner 1999). Wegen des bei Ödemen häufig auftretenden Hyperaldosteronismus wird bei dieser Indikation eine Kombination mit kaliumsparenden Diuretika als sinnvoll angesehen. Dies gilt nicht bei Vorliegen einer Niereninsuffizienz wegen der Gefahr einer Hyperkaliämie. Die Kombinationen von Thiaziden

23

Tabelle 23.4: Verordnungen von Hydrochlorothiazidkombinationen 1999. Angegeben sind die 1999 verordneten Tagesdosen, die Änderungen gegenüber 1998 und die mittleren Kosten je DDD 1999.

Präparat	Bestandteile	DDD in Mio.	Änderung in %	DDD-Kosten in DM
Mit Triamteren				
Dytide H	Hydrochlorothiazid Triamteren	87,1	(−5,2)	0,30
Triampur comp.	Hydrochlorothiazid Triamteren	35,8	(−3,8)	0,16
Diutensat	Hydrochlorothiazid Triamteren	31,6	(−6,1)	0,29
Tri.-Thiazid Stada	Hydrochlorothiazid Triamteren	23,3	(−10,8)	0,30
triazid von ct	Hydrochlorothiazid Triamteren	20,4	(+26,6)	0,21
Triamteren comp.-ratiopharm	Hydrochlorothiazid Triamteren	16,1	(−3,3)	0,27
Diuretikum Verla	Hydrochlorothiazid Triamteren	16,1	(−3,7)	0,25
Nephral	Hydrochlorothiazid Triamteren	12,4	(−4,6)	0,30
Turfa-BASF	Hydrochlorothiazid Triamteren	9,7	(−3,6)	0,29
Triamteren HCT AL	Hydrochlorothiazid Triamteren	9,5	(+27,1)	0,20
Triarese-Hexal	Hydrochlorothiazid Triamteren	5,7	(+22,5)	0,21
		267,7	(−2,1)	0,26
Mit Amilorid				
Moduretik	Hydrochlorothiazid Amilorid	19,9	(−15,2)	0,29
Aquaretic	Hydrochlorothiazid Amilorid	11,2	(−11,9)	0,28
Diursan	Hydrochlorothiazid Amilorid	8,3	(−13,7)	0,29
Amilorid comp.-ratiopharm	Hydrochlorothiazid Amilorid	6,4	(+23,5)	0,19
Rhefluin	Hydrochlorothiazid Amilorid	5,3	(−9,8)	0,28
Amiloretik	Hydrochlorothiazid Amilorid	4,1	(+2,4)	0,19
		55,2	(−9,3)	0,27
Summe		322,8	(−3,4)	0,26

Tabelle 23.5: Verordnungen weiterer Diuretikakombinationen 1999. Angegeben sind die 1999 verordneten Tagesdosen, die Änderungen gegenüber 1998 und die mittleren Kosten je DDD 1999.

Präparat	Bestandteile	DDD in Mio.	Änderung in %	DDD-Kosten in DM
Mit Thiazidanaloga				
dehydro tri mite/ -sanol tri	Triamteren Bemetizid	22,3	(–9,0)	0,69
Neotri	Triamteren Xipamid	12,1	(–8,5)	0,87
diucomb	Triamteren Bemetizid	10,7	(–10,8)	0,80
		45,2	(–9,3)	0,76
Pflanzliche Mittel				
Solidagoren	Extr. Herb. Virgaureae Extr. Herb. Anserin. Extr. Herb. Equiseti Extr. Rad. Rubii Extr. Fruct. Petros.	1,2	(–19,5)	0,86
Summe		46,4	(–9,6)	0,77

oder Schleifendiuretika mit kaliumsparenden Diuretika sind pharmakologisch sinnvoll, weil dadurch ein möglicher Kaliumverlust verhindert werden kann. Die DDD-Kosten der meisten dieser Kombinationen liegen unter denen der Monopräparate. Das allein sollte jedoch nicht dazu führen, Kombinationspräparate zu bevorzugen.

Das hohe Verordnungsvolumen von Schleifendiuretika hängt zum Teil damit zusammen, daß etwa 25 % der verordneten DDD auf hochdosierte Arzneiformen für niereninsuffiziente Patienten entfallen. Ob diese stark wirksamen Mittel in allen übrigen Fällen einer Diuretikatherapie indiziert sind, ist fraglich.

Spironolacton in der Gruppe der kaliumsparenden Diuretika muß bei der Differentialtherapie mit Triamteren und Amilorid verglichen werden. Dabei fällt auf, daß Spironolacton als Monopräparat ein Gesamtverordnungsvolumen von 35 Mio. Tagesdosen erreicht (Abbildung 23.2), während die beiden anderen kaliumsparenden Diuretika

23

als Monopräparate unter den 2500 meistverordneten Arzneimitteln nicht erscheinen oder in Deutschland nicht angeboten werden. Zumindest bei der Indikation des renalen Kaliumverlustes erscheint diese Bevorzugung von Spironolacton aufgrund seiner zahlreichen und z.T. schwerwiegenden Nebenwirkungen (s. unten) therapeutisch nicht gerechtfertigt. Ein anderes Bild ergibt sich unter Berücksichtigung der aktuellen Studiendaten zur schweren Herzinsuffizienz (s. oben), die das therapeutische Potential von niedrig dosiertem Spironolacton bei dieser Indikation eindeutig gezeigt haben.

Die klassischen Indikationen von Spironolacton sind das Conn-Syndrom, soweit eine operative Tumorentfernung nicht möglich ist, sowie Ödemformen, die mit einem sekundären Hyperaldosteronismus einhergehen, wie z.B. die chronische Leberinsuffizienz mit Aszites oder kardial bedingte Ödeme. Wenn es um die Beseitigung oder Verhinderung eines durch Diuretika verursachten Kaliummangels im Organismus geht, wird man zunächst immer Kombinationen mit Triamteren oder Amilorid einsetzen. Diese kaliumsparenden Diuretika haben gegenüber Spironolacton den Vorteil eines schnelleren Wirkungseintritts und einer größeren Wirtschaftlichkeit (Greven und Heidenreich 1997). Nach den Verordnungsdaten von 1999 betragen die mittleren DDD-Kosten der Hydrochlorothiazidkombinationen mit Triamteren oder Amilorid nur ein Viertel der Kosten von Spironolactonkombinationen.

Bei der Anwendung von Aldosteronantagonisten ist schließlich noch das besondere Nebenwirkungsprofil zu berücksichtigen. Neben der Hyperkaliämie kann Spironolacton als Hormonantagonist auch Störungen anderer Steroidhormonwirkungen auslösen. So ruft eine Dauertherapie mit Tagesdosen von über 50 mg Spironolacton bei Männern oft Gynäkomastie hervor. Libido- und Potenzverlust sind ebenfalls berichtet worden. Bei Frauen können Menstruationsstörungen, Hirsutismus und tiefe Stimmlage auftreten.

Literatur

Greger R. (1995): Loop Diuretics. In: Greger R., Knauf H., Mutschler, E. (eds.): Handbook of Experimental Pharmacology: Diuretics, Vol. 117. Springer-Verlag, Berlin, pp. 221–274.

Greven J., Heidenreich O. (1997): Ödeme. In: Pharmakotherapie, klinische Pharmakologie (Fülgraff G., Palm D., Hrsg.) 10. Aufl. Gustav Fischer Verlag, Stuttgart, S. 52–61.

23

Heidland A., Bahner U. (1999): Diuretika. In: Paumgartner G. (Hrsg.): Therapie innerer Krankheiten, 9. Aufl., Springer-Verlag, Berlin Heidelberg New York, S. 1548–1564.

Oßwald H., Albinus M. (1993): In: Bruchhausen F. v. et al. (Hrsg.): Hagers Handbuch der Pharmazeutischen Praxis, Stoffe A-Z. 5. Aufl, Band 8: Indapamid, S. 534-537; Band 9: Spironolacton, S. 650–654; Band 9: Xipamid S. 1212–1215. Springer-Verlag, Berlin.

Pitt B., Zannad F., Remme W.J., Cody R., Castaigne A., Perez A., Palensky J., Wittes J. (1999): The effect of spironolactone on morbidity and mortality in patients with severe heart failure. Randomized Aldactone Evaluation Study Investigators. N. Engl. J. Med. 341: 709–717.

24. Durchblutungsfördernde Mittel

Durchblutungsfördernde Mittel werden bei peripheren und zerebralen Durchblutungsstörungen eingesetzt. Die Mehrzahl der Präparate ist nur noch für die Anwendung bei peripheren arteriellen Durchblutungsstörungen zugelassen. Diese indikative Abgrenzung ist vor allem dadurch entstanden, daß zahlreiche Herstellerfirmen ihre Präparate ab 1996 zusammen mit den Nootropika in eine neu geschaffene Indikationsgruppe „Antidementiva" umgruppiert haben (s. Kapitel 9).

In der Pathogenese von Durchblutungsstörungen spielen im wesentlichen Gefäßwandveränderungen sowie rheologische und hämodynamische Faktoren eine Rolle. Die pathogenetische Bedeutung von Kollateralbildung und Gefäßspasmen und das daraus abgeleitete therapeutische Prinzip der Vasodilatation ist jedoch nach wie vor problematisch. Nach Gabe von Vasodilatatoren kommt es zwar zu einer Durchblutungssteigerung, die jedoch wegen der fehlenden Selektivität inhomogen sein und zur Blutumverteilung bis zum Auftreten therapeutisch unerwünschter Stealeffekte führen kann. Die regionale Vasodilatation in gesunden Gefäßbezirken ist der wesentliche konzeptionelle Nachteil der vasodilatierenden Substanzen, da keine selektive Dilatation der Kollateralgefäße nachweisbar ist, sondern vorwiegend muskuläre und kutane Widerstandgefäße dilatiert werden und damit Stealeffekte möglich sind (Rieger und Hossmann 1998). So werden weitere Wirkungsmechanismen für durchblutungsfördernde Mittel diskutiert, z.B. eine Verbesserung rheologisch wirksamer Faktoren. Inwieweit diese für einige Substanzen nachgewiesenen Wirkungen klinisch relevant sind, bleibt bis auf wenige Ausnahmen unklar.

Von entscheidender Bedeutung für die Anwendung durchblutungsfördernder Mittel ist der Nachweis ihrer Wirksamkeit in kontrollierten Studien nach angiologischen Kriterien (Heidrich et al.

1992). Für einzelne Substanzen wurde eine klinische Wirksamkeit bei definierten Indikationen nachgewiesen, wie z.B. die Rezidivprophylaxe von transitorischen ischämischen Attacken und Hirninfarkten mit Acetylsalicylsäure und Ticlopidin. Bei der peripheren arteriellen Verschlußkrankheit liegen Hinweise auf die klinische Wirksamkeit von Prostaglandin E_1 (Alprostadil) vor (Scheffler et al. 1994). Auch für Pentoxifyllin, Naftidrofuryl und Buflomedil gibt es Ergebnisse aus Placebo-kontrollierten Studien, die im folgenden besprochen werden (s. Tabelle 24.3). Dagegen fehlt für die übrigen Präparate ein ausreichender Nachweis der klinischen Wirksamkeit.

24

In frühen Krankheitsstadien (I und II), in denen keine unmittelbare Gefahr durch Gangrän oder Amputation droht, sind systematisches Gehtraining und die Bekämpfung vaskulärer Risikofaktoren – vor allem des Rauchens – vorrangige Maßnahmen. Ein britischer Angiologe hat diese Empfehlung in einem klassischen Editorial in fünf Worte gefaßt: „Stop smoking and keep walking" (Housley 1988). Als Risikofaktoren sind zusätzlich Hypertonie, Diabetes und Hypercholesterinämie bedeutsam. So zeigen neue Daten der 4S-Studie, daß Simvastatin auch nichtkoronare Ereignisse beeinflußt und das Risiko einer neuen oder verschlechterten Claudicatio intermittens um 38 % senkt (Pedersen et al. 1998).

Bei nicht mehr tolerablen Beschwerden durch die Claudicatio sind bereits im Stadium II strombahnwiederherstellende Verfahren (transluminale Angioplastie ggf. mit Stentimplantation, Thrombolyse, Operation) in Betracht zu ziehen. Grundsätzlich indiziert sind lumeneröffnende Maßnahmen im Stadium III und IV bei zufriedenstellender Operabilität oder guten Voraussetzungen zur Katheterbehandlung. Bei etwa 60 % der Patienten sind diese Möglichkeiten nicht gegeben, so daß konservative Maßnahmen versucht werden müssen. Dazu gehören Analgetika oder Lokalanästhetika zur Schmerzbehandlung und die regionale Vasodilatation mit Prostaglandin E_1 oder Iloprost zur Verbesserung der Hautperfusion (Scheffler und Rieger 1999).

Verordnungshäufigkeit

Die verbesserten angiologischen Behandlungsmöglichkeiten wirken sich zunehmend auf die praktische Arzneitherapie peripherer arterieller Durchblutungsstörungen aus. Seit 1992 sind die Verordnungen

24

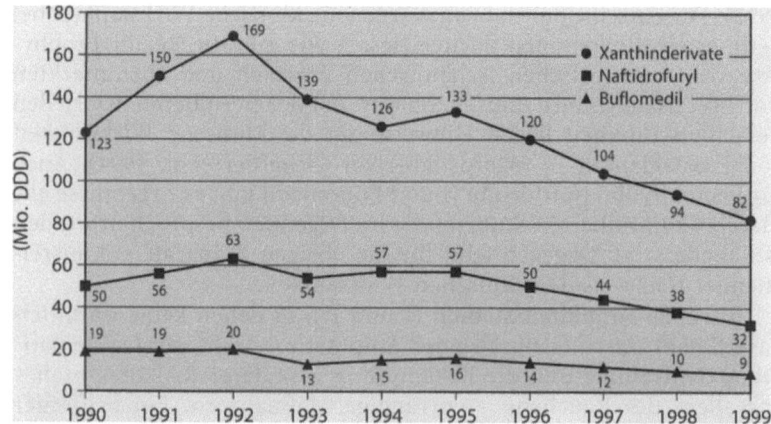

Abbildung 24.1: Verordnungen von durchblutungsfördernden Mitteln 1990 bis 1999. Gesamtverordnungen nach definierten Tagesdosen (ab 1991 mit neuen Bundesländern).

durchblutungsfördernder Arzneimittel Jahr für Jahr zurückgegangen (Abbildung 24.1). Auch 1999 hat das Verordnungsvolumen der durchblutungsfördernden Mittel weiter abgenommen (Tabelle 24.1). Seit dem Höhepunkt der Ausgaben im Jahre 1992 mit 1530 Mio. DM ist das Umsatzvolumen 1999 auf 273 Mio. DM geschrumpft. In der Restgruppe der durchblutungsfördernden Mittel haben nur noch Pentoxifyllin und Naftidrofuryl einen größeren Verordnungsumfang, der allerdings seit 1992 kontinuierlich zurückgeht (Abbildung 24.1). Die relativ teuren Buflomedilpräparate haben immer nur eine untergeordnete Rolle gespielt. Sie sind 1999 weiter zurückgefallen (Tabelle 24.2).

Pentoxifyllin

Pentoxifyllin ist ein Xanthinderivat, das als Vasodilatator bei peripheren und zerebralen Durchblutungsstörungen sowie bei vaskulär bedingten Funktionsstörungen von Auge und Innenohr eingesetzt wird. Der Schwerpunkt seiner Anwendung liegt nach heutigen Vorstellungen bei den peripheren Durchblutungsstörungen. Pentoxifyllin ist für diese Indikation in zahlreichen klinischen Untersuchungen

Tabelle 24.1: Verordnungen durchblutungsfördernder Mittel 1999. Angegeben sind die verordnungshäufigsten Präparate mit Verordnungsrang, Verordnungen und Umsatz 1999 im Vergleich zu 1998.

24

Rang	Präparat	Verordnungen		Umsatz	
		in Tsd.	Änd. %	Mio. DM	Änd. %
82	Dusodril	1248,0	−16,8	60,3	−16,1
156	Trental	859,4	−15,8	47,5	−16,7
364	Pentoxifyllin-ratiopharm	473,5	−5,8	21,9	−7,6
579	Claudicat	322,6	−10,8	16,2	−10,5
809	Naftilong	228,7	−13,4	10,7	−16,6
1152	Ginkgo biloba comp.	152,9	−30,3	4,8	−28,2
1332	Rentylin	128,8	−22,7	7,3	−23,3
1356	Pento-Puren	125,7	−10,1	6,4	−9,5
1453	Bufedil	116,0	−24,2	8,5	−21,5
1773	Cefavora	87,5	−23,4	2,9	−21,1
1819	Nafti-ratiopharm	84,6	+1,2	3,7	+1,5
1852	Kollateral	82,4	−13,5	4,6	−13,0
2022	Defluina peri	70,9	−27,6	5,4	−19,6
2065	Pentohexal	69,0	+9,7	3,4	+8,9
2212	pentox von ct	60,9	+17,6	3,0	+20,6
2271	Ginkgo Duopharm	58,1	−13,5	1,9	−11,0
2335	Ralofekt	55,5	−33,8	2,6	−33,5
	Summe	4224,5	−15,3	211,3	−15,1
	Anteil an der Indikationsgruppe	89,3%		77,5%	
	Gesamte Indikationsgruppe	4730,3	−14,8	272,5	−17,0

geprüft worden, von denen einige Hinweise auf eine Wirksamkeit erbracht haben. Die Ergebnisse haben dazu geführt, daß Pentoxifyllin von der Food and Drug Administration in den USA zugelassen worden ist.

Trotz statistisch signifikanter Unterschiede ist aber das Ausmaß der Wirksamkeit seit langem umstritten (Transparenzkommission 1983). Die Zweifel an der therapeutischen Wirksamkeit haben auch viele weitere Studien nicht ausräumen können. Immer häufiger waren die Unterschiede noch nicht einmal statistisch signifikant, so daß von 16 kontrollierten Studien 8 Studien kein positives Ergebnis zeigten (Tabelle 24.3). Die maximale Gehstrecke nahm lediglich in drei älteren Studien über 100 m zu, die nur 16–24 Patienten mit Claudicatio intermittens umfaßten (Bollinger und Frei 1977, Di Perri et al. 1984, Roekaerts und Deleers 1984). In der Mehrzahl der Studien lag die Differenz zwischen Pentoxifyllin und Placebo zwischen 7 und 74 m (Tabelle 24.3). Wenn diese Unterschiede in einigen Fällen statistisch signifikant waren, fehlte aufgrund der geringen Gehstrecken-

24

Tabelle 24.2: Verordnungen durchblutungsfördernder Mittel 1999. Angegeben sind die 1999 verordneten Tagesdosen, die Änderungen gegenüber 1998 und die mittleren Kosten je DDD 1999.

Präparat	Bestandteile	DDD in Mio.	Änderung in %	DDD-Kosten in DM
Xanthinderivate				
Trental	Pentoxifyllin	31,4	(–16,4)	1,51
Pentoxifyllin-ratiopharm	Pentoxifyllin	16,7	(–8,2)	1,32
Claudicat	Pentoxifyllin	13,5	(–10,4)	1,21
Pento-Puren	Pentoxifyllin	5,1	(–9,8)	1,26
Rentylin	Pentoxifyllin	4,6	(–23,0)	1,59
Pentohexal	Pentoxifyllin	2,7	(+7,6)	1,27
pentox von ct	Pentoxifyllin	2,3	(+18,1)	1,32
Ralofekt	Pentoxifyllin	1,5	(–31,9)	1,68
		77,7	(–12,7)	1,39
Naftidrofuryl				
Dusodril	Naftidrofuryl	22,1	(–15,8)	2,73
Naftilong	Naftidrofuryl	5,2	(–17,1)	2,06
Nafti-ratiopharm	Naftidrofuryl	1,8	(+2,0)	2,12
		29,1	(–15,2)	2,57
Andere Monopräparate				
Bufedil	Buflomedil	3,5	(–19,9)	2,44
Kollateral	Moxaverin	2,9	(–14,6)	1,57
Defluina peri	Buflomedil	1,7	(–6,4)	3,25
		8,1	(–15,5)	2,30
Pflanzliche Mittel				
Ginkgo biloba comp.	Aurum colloid. D8 Ginkgo biloba D3	7,0	(–28,1)	0,68
Cefavora	Ginko biloba ∅ Viscum album ∅ Crataegus ∅	3,7	(–22,4)	0,80
Ginkgo Duopharm	Ginkgoblätter-extrakt	1,9	(–11,8)	1,04
		12,6	(–24,4)	0,77
Summe		127,4	(–14,8)	1,66

zunahme häufig die klinische Relevanz, da die Patienten unter diesen Bedingungen durch ihr Gefäßleiden weiterhin schwer beeinträchtigt sind.

Dagegen wird die absolute Gehstrecke durch ein 2–12monatiges Gehtraining reproduzierbar um 80–205 % verlängert (Tabelle 24.4). In einer prospektiven Studie wurde die Gehstrecke durch Gehtraining

Tabelle 24.3: Wirkung von durchblutungsfördernden Mitteln bei peripheren Durchblutungsstörungen

24

Studie	Fallzahl	Maximale Gehstrecke (m)		
		Verum vor/nach	*Placebo vor/nach*	*Differenz (m)*
Pentoxifyllin				
Bollinger & Frei (1977)	19	226/697	177/270	378
Porter et al. (1982)	82	172/268	181/250	27
Völker (1983)	51	331/465	230/290	74
Di Perri et al. (1984)	24	222/358	210/216	130
Donaldson et al. (1984)	80	108/119	97/129	ns −21
Strano et al. (1984)	18	*121/175	*134/139	49
Roekaerts & Deleers (1984)	16	251/555	224/190	338
Gallus et al. (1985)	38	68/91	88/100	ns 11
Kiesewetter et al. (1987)	30	*202/247	*174/189	30
Reilly et al. (1987)	25	138/175	101/191	ns −53
Rudofsky et al. (1989)	154	218/360	211/287	66
Dettori et al. (1989)	59	112/324	144/349	ns 7
Lindgärde et al. (1989)	150	132/198	155/200	ns 21
Ernst et al. (1992)	40	166/504	151/420	ns 69
Scheffler et al. (1994)	30	75/154	72/158	ns −7
Norwegian Trial Group (1996)	114	60/100	50/100	ns −10
Mittlere Zunahme (m)		135	67	68
Naftidrofuryl				
Clyne et al. (1980)	93	*64/94	*68/91	ns 7
Trübestein et al. (1984)	104	220/342	224/314	ns 32
Adhoute et al. (1986)	118	*215/416	*215/313	103
Karnik et al. (1988)	40	104/127	103/116	10
Kriessmann & Neiss (1988)	136	*117/208	*121/163	49
Adhoute et al. (1990)	112	293/469	264/336	104
Moody et al. (1994)	180	110/154	110/142	ns 12
Mittlere Zunahme (m)		98	53	45

* schmerzfreie Gehstrecke, ns: nicht signifikant

sogar stärker als durch perkutane transluminale Angioplastie erhöht (Creasy et al. 1990). Im Vergleich zu den Pentoxifyllinstudien betrug die mittlere Zunahme der Gehstrecke fast das Fünffache. Auch bei Patienten, die das Rauchen aufgeben, fand sich im Vergleich zu einer Rauchergruppe eine geringfügige, aber meßbare Zunahme der Gehstrecke um über 60 m (Quick und Cotton 1982). Eine kombinierte Anwendung von Pentoxifyllin und Gehtraining zeigte dagegen keinen einheitlichen Effekt der Arzneitherapie auf die schmerzfreie Gehstrecke, die absolute Gehstrecke wurde durch Pentoxifyllin nur in den

24

Tabelle 24.4: Wirkung von Gehtraining bei peripheren Durchblutungsstörungen

Studie	Fallzahl	Maximale Gehstrecke (m)		
		Verum vor/nach	*Placebo vor/nach*	*Differenz (m)*
Larsen & Lassen (1966)	16	222/629	248/233	422
Dahllöf et al. (1976)	23	318/742	301/512	213
Ekroth et al. (1978)	129	298/749		451
Jonason et al. (1979)	68	261/583		322
Clifford et al. (1980)	21	299/535		236
Lundgren et al. (1989)	42	183/459		276
Hiatt et al. (1990)	19	343/746	322/381	344
Creasy et al. (1990)	36	119/655	121/215	442
Mannarino et al. (1991)	20	89/183	84/115	63
Hiatt et al. (1994)	18	512/922	397/391	413
Mittlere Zunahme		355	37	318

ersten acht Wochen verlängert (Kiesewetter et al. 1987, Ernst et al. 1992). Die intravenöse Gabe von Pentoxifyllin hatte im Gegensatz zu Prostaglandin E_1 keinen zusätzlichen Effekt auf die Gehstreckenverlängerung durch Gehtraining (Scheffler et al. 1994). Eine früher beschriebene Verbesserung der Erythrozytenverformbarkeit durch Pentoxifyllin ließ sich in einer späteren Untersuchung nicht bestätigen (Cummings et al. 1992).

Mehrere Übersichtsarbeiten kommen daher zu dem Ergebnis, daß die begrenzte Qualität vieler Daten eine zuverlässige Bewertung der Wirksamkeit von Pentoxifyllin ausschließt und daß die Durchschnittseffekte relativ klein waren (Radack und Wyderski 1990, Ernst 1994, Girolami et al. 1999). Weiterhin wird hervorgehoben, daß strukturierte Übungsprogramme die schmerzfreie Gehstrecke erhöhen. Durch Einstellen des Rauchens wurden die postoperativen Ergebnisse von lumeneröffnenden Maßnahmen verbessert und die Komplikationen der peripheren Verschlußkrankheit vermindert.

Naftidrofuryl

Naftidrofuryl ist ein durchblutungsförderndes Mittel, für das eine Vasodilatation über eine 5-HT_2-Rezeptor-blockierende Wirkung an der glatten Gefäßmuskulatur und eine Verbesserung von Sauerstoff- und Glukoseaufnahme geltend gemacht wird. In klinischen Studien wurde eine Verlängerung der maximalen Gehstrecke beobachtet

(Barradell und Brogden 1996). Ähnlich wie bei Pentoxifyllin waren die Effekte sehr variabel und erreichten nicht das Ausmaß der Gehstreckenzunahmen, die durch Gehtraining erzielbar sind (Tabelle 24.3). Für 40 mg-Ampullen von Naftidrofuryl hat das zuständige Bundesinstitut im Januar 1996 den Widerruf der Zulassung angeordnet, weil zwei Todesfälle nach intravenöser Injektion aufgetreten waren (Arzneimittelkommission der Deutschen Apotheker 1995). Die Verordnungen der Naftidrofurylpräparate sind 1999 insgesamt weiter rückläufig gewesen, wobei zu berücksichtigen ist, daß die DDD aufgrund geänderter Herstellerangaben auf 600 mg (bisher 300 mg) aktualisiert wurde (Tabelle 24.2).

24

Andere Präparate

Buflomedil ist ein durchblutungsförderndes Mittel, für dessen Wirkung insbesondere eine bessere Verformbarkeit der Erythrozyten und eine hemmende Wirkung auf die Thrombozytenaggregation geltend gemacht wird. In kontrollierten klinischen Studien sind Hinweise auf eine therapeutische Wirksamkeit gefunden worden (Walker und MacMannaford 1995).

Moxaverin (*Kollateral*) ist ein muskulotropes Spasmolytikum vom Papaverintyp, das die Calmodulin-stimulierte Phosphodiesterase hemmt. In Dosen von 300–450 mg/d wird es zur Behandlung vasospastischer Störungen angewendet. Belege für eine therapeutische Wirksamkeit wurden bisher nicht publiziert.

Ginkgoextrakte

Ginkgoextrakte waren bis 1994 als durchblutungsfördernde Mittel klassifiziert, seit 1996 werden sie größtenteils als pflanzliche Antidementiva bezeichnet (s. Kapitel 9). Die Verlagerung des indikativen Schwerpunkts von der Peripherie in das Gehirn mag damit zusammenhängen, daß immer Schwierigkeiten mit einem überzeugenden Nachweis der Wirkung bei peripheren arteriellen Durchblutungsstörungen bestanden. So lagen bei einer Studie zum Nachweis der Gehstreckenverlängerung bei Patienten mit Claudicatio intermittens trotz angeblicher Randomisierung bereits zu Beginn signifikante Strukturunterschiede zwischen Placebogruppe und Verumgruppe in

24

der Gehstrecke vor, so daß nur durch einen unzulässigen Vorher-Nachher-Vergleich von Differenzen das erwünschte Ergebnis erreicht wurde (Bauer 1984). Diese bereits von der Transparenzkommission beim vormaligen Bundesgesundheitsamt festgestellten methodischen Mängel sind durch weitere Studien bestätigt worden. Eine dänische Studie zeigte keine signifikanten Änderungen von Gehstrecke oder Beinschmerzen bei Patienten mit Claudicatio intermittens (Drabæk et al. 1996). Eine deutsche Multizenterstudie, die vor vier Jahren abgeschlossen wurde, ergab ebenfalls keinen signifikanten Unterschied zwischen Ginkgoextrakt und Placebo. Das Ergebnis wurde bisher nur als Kongreßabstrakt mitgeteilt (Schoop et al. 1996) und wird wohl zu den vielen Studien gehören, die aufgrund negativer Ergebnisse nicht ausführlich publiziert werden.

In dieser Situation ist verständlich, daß 1999 nur noch drei Ginkgopräparate als durchblutungsfördernde Mittel häufig verordnet wurden, darunter zwei homöopathische Arzneimittel. Da diesen Mitteln der Wirkungsnachweis bei der bestehenden Registrierungspflicht erlassen ist, versagen die normalen Kriterien der therapeutischen Beurteilung. Als besondere pharmakologische Kuriosität ist *Ginkgo biloba comp.* mit hochpotenziertem Gold zu werten, sozusagen „vergoldeter Ginkgo", im Sinne eines besonders „wertvollen" Placebos, dessen Glanz nach neuerlich rückläufigen Verordnungen jedoch zunehmend matter wird (Tabelle 24.2).

Literatur

Adhoute G., Andreassian B., Boccalon H., Cloarec M., Di Maria G. et al. (1990): Treatment of stage II chronic arterial disease of the lower limbs with the serotonergic antagonist naftidrofuryl: results after 6 months of a controlled, multicenter study. J. Cardiovasc. Pharmacol. 16 (Suppl. 3): S75–S80.

Adhoute G., Bacourt F., Barral M., Cardon J.M., Chevalier J.M. et al. (1986): Naftidrofuryl in chronic arterial disease. Results of a six month controlled multicenter study using naftidrofuryl tablets 200 mg. Angiology 37: 160–167.

Arzneimittelkommission der Deutschen Apotheker (1995): Naftidrofuryl Infusionslösung. Pharmazeut. Ztg. 140: 2222.

Barradell L.B., Brogden R.N. (1996): Oral naftidrofuryl. A review of its pharmacology and therapeutic use in the management of peripheral occlusive arterial disease. Drugs Aging 8: 299–322.

Bauer U. (1984): 6-Month double-blind randomised clinical trial of ginkgo biloba extract versus placebo in two parallel groups in patients suffering from peripheral arterial insufficiency. Arzneim. Forsch. 34: 716–720.

Bollinger A., Frei Ch. (1977): Double-blind study of pentoxifylline against placebo in patients with intermittent claudication. Pharmatherapeutica 1: 557–563.

Clifford P.C., Davies P.W., Hayne J.A., Baird R.N. (1980): Intermittent claudication: is a supervised exercise class worth while? Brit. Med. J. 280: 1503–1505.

Clyne C.A.C., Galland R.B., Fox M.J., Gustave R., Jantet G.H., Jamieson C.W. (1980): A controlled trial of naftidrofuryl (Praxilene) in the treatment of intermittent claudication. Br. J. Surg. 67: 347–348.

Creasy T.S., McMillan P.J., Fletcher E.W.L., Collin J., Morris P.J. (1990): Is percutaneous transluminal angioplasty better than exercise for claudication? – Preliminary results from a prospective randomised trial. Eur. J. Vasc. Surg. 4: 135–140.

Cummings D.M., Ballas S.K., Ellison M.J. (1992): Lack of effect of pentoxifylline on red blood cell deformability. J. Clin. Pharmacol. 32: 1050–1053.

Dahllöf A.-G., Holm J., Scherstén T., Sivertsson R. (1976): Peripheral arterial insufficiency. Effect of physical training on walking tolerance, calf blood flow, and blood flow resistance. Scand. J. Rehab. Med. 8: 19–26.

Dettori A.G., Pini M., Moratti A., Paolicelli M., Basevi P. et al. (1989): Acenocoumarol and pentoxifylline in intermittent claudication. A controlled clinical study. Angiology 40: 237–248.

Di Perri T., Carandente O., Vittoria A., Guerrini M., Messsa G.L. (1984): Studies of the clinical pharmacology and therapeutic efficacy of pentoxifylline in peripheral obstructive arterial disease. Angiology 35: 427–435.

Donaldson D.R., Hall T.J., Kester R.C., Ramsden C.W., Wiggins P.A. (1984): Does oxpentifylline ('Trental') have a place in the treatment of intermittent claudication? Curr. Med. Res. Opin. 9: 35–40.

Drabæk H., Petersen J.R., Winberg N., Hansen K.F., Mehlsen J. (1996): The effect of Ginkgo biloba extract in patients with intermittent claudication. Ugeskr. Laeger 158: 3928–3931.

Ekroth R., Dahllöf A.-G., Gundevall B., Holm J., Scherstén T. (1978): Physical training of patients with intermittent claudication: indications, methods, and results. Surgery 84: 640–643.

Ernst E., Kollár L., Resch K.L. (1992): Does pentoxifylline prolong the walking distance in exercised claudicants? A placebo-controlled double-blind trial. Angiology 43: 121–125.

Ernst E. (1994): Pentoxifylline for intermittent claudication. A critical review. Angiology 45: 339–345.

Gallus A.S., Morley A.A., Dupont P., Walsh H., Gleadow F. et al. (1985): Intermittent claudication: a double-blind study crossover trial of pentoxifylline. Aust. N. Z. J. Med. 15: 402–409.

Girolami B., Bernardi E., Prins M.H., Wouter ten Cate J., Hettiarachchi R. et al. (1999): Treatment of intermittent claudication with physical training, smoking cessation, pentoxifylline, or nafronyl. Arch. Intern. Med. 159: 337–345.

Heidrich H., Allenberg J., Cachovan M., Creutzig A., Diehm C. et al. (1992): Prüfrichtlinien für Therapiestudien im Fontaine-Stadium II–IV bei peripher-arterieller Verschlußkrankheit. Vasa 21: 333–337.

Hiatt W.R., Regensteiner J.G., Hargarten M.E., Wolfel E.E., Brass E.P. (1990): Benefit of exercise conditioning for patients with peripheral arterial disease. Circulation 81: 602–609.

Hiatt W.R., Wolfel E.E., Meier R.H., Regensteiner J.G. (1994): Superiority of treadmill walking exercise versus strength training for patients with peripheral arterial disease. Circulation 90: 1866–1874.

Housley E. (1988): Treating claudication in five words. Brit. Med. J. 296: 1483–1484.

Jonason T., Jonzon B., Ringqvist I., Öman-Rydberg A. (1979): Effect of physical training on different categories of patients with intermittent claudication. Acta Med. Scand. 206: 253–258.

24

Karnik R., Valentin A., Stöllberger C., Slany J. (1988): Effects of naftidrofuryl in patients with intermittent claudication. Angiology 39: 234–240.

Kiesewetter H., Blume J., Jung F., Gerhards M., Leipnitz G. (1987): Gehtraining und medikamentöse Therapie bei der peripheren arteriellen Verschlußkrankheit. Randomisierte, prospektive, placebo-kontrollierte Doppelblindstudie. Dtsch. Med. Wochenschr. 112: 873–878.

Kriessmann A., Neiss A. (1988): Klinischer Wirksamkeitsnachweis von Naftidrofuryl bei Claudicatio intermittens. VASA (Suppl. 24): 27–32.

Larsen O.A., Lassen N.A. (1966): Effect of daily muscular exercise in patients with intermittent claudication. Lancet 2: 1093–1096.

Lindgärde F., Jelnes R., Björkman H., Adielsson G., Kjellström T. et al. (1989): Conservative drug treatment in patients with moderately severe chronic occlusive peripheral arterial disease. Circulation 80: 1549–1556.

Lundgren F., Dahllöf A.-G., Lundholm K., Scherstén T., Volkmann R. (1989): Intermittent claudication – surgical reconstruction or physical training? Ann. Surg. 209: 346–355.

Mannarino E., Pasqualini L., Innocente S., Scricciolo V., Rignanese A., Ciuffetti G. (1991): Physical training and antiplatelet treatment in stage II peripheral arterial occlusive disease: alone or combined? Angiology 42: 513–521.

Moody A.P., Al-Khaffaf H.S., Lehert P., Harris P.L., Charlesworth D. (1994): An evaluation of patients with severe intermittent claudication and the effect of treatment with naftidrofuryl. J. Cardiovasc. Pharmacol. 23 (Suppl. 3): S44–S47.

Norwegian Pentoxifylline Multicenter Trial Group (1996): Efficacy and clinical tolerance of parenteral pentoxifylline in the treatment of critical lower limb ischemia. Int. Angiol. 15: 75–80.

Pedersen T.R., Kjekshus J., Pyörälä K., Olsson A.G., Cook T.J. et al. (1998): Effect of Simvastatin on ischemic signs and symptoms in the Scandinavian Simvastatin Survival Study (4S). Am. J. Cardiol. 81: 333–335.

Porter J.M., Cutler B.S., Lee B.Y., Reich Th., Reichle F.A. et al. (1982): Pentoxifylline efficacy in the treatment of intermittent claudication. Multicenter controlled double-blind trial with objective assessment of chronic occlusive arterial disease patients. Am. Heart J. 104: 66–72.

Quick C.R., Cotton L.T. (1982): The measured effect of stopping smoking on intermittent claudication. Brit. J. Surg. 69 (Suppl.): S24–S26.

Radack K., Wyderski R.J. (1990): Conservative management of intermittent claudication. Ann. Intern. Med. 113: 135–146.

Reilly D.T., Quinton D.N., Barrie W.W. (1987): A controlled trial of pentoxifylline (Trental 400) in intermittent claudication: clinical, haemostatic and rheological effects. New Zeal. Med. J. 100: 445–447.

Rieger H., Hossmann V. (1998): Medikamentöse Durchblutungssteigerung bei chronischer peripherer arterieller Verschlußkrankheit. In: Rieger H., Schoop W. (Hrsg.): Lehrbuch der Angiologie. Springer Verlag Berlin Heidelberg New York, S. 239–252.

Roekaerts F., Deleers L. (1984): Trental® 400 in the treatment of intermittent claudication: results of long-term, placebo-controlled administration. Angiology 35: 396–406.

Rudofsky G., Haussler K.F., Künkel H.P., Schneider-May H., Spengel F., Symann O., Werner H.-J. (1989): Intravenous treatment of chronic peripheral occlusive arterial disease: a double-blind, placebo-controlled, randomized, multicenter trial of pentoxifylline. Angiology 40: 639–649.

Scheffler A., Rieger H. (1999): Arterielle Durchblutungsstörungen. In: Paumgartner G. (Hrsg.): Therapie innerer Krankheiten. 9. Aufl., Springer Verlag Berlin Heidelberg New York, S. 257–273.

Scheffler P., de la Hamette D., Gross J., Mueller H., Schieffer H. (1994): Intensive vascular training in stage IIb of peripheral arterial occlusive disease. The additive effects of intravenous prostaglandin E1 or intravenous pentoxifylline during training. Circulation 90: 818–822.

Schoop W., Breddin K., Diehm C., Gruß J., Held K. et al. (1996): Klinische Prüfung mit Ginkgo biloba-Spezialextrakt Egb 761 bei Patienten mit peripherer arterieller Verschlußkrankheit im Stadium IIb nach Fontaine im Vergleich zu Placebo. Posterpublikation, Jahreskongress der Schweizerischen Gesellschaft für Angiologie 1.–2.11.1996.

Strano A., Davi G., Avellone G., Novo S., Pinto A. (1984): Double-blind, crossover study of the clinical efficacy and the hemorheological effects of pentoxifylline in patients with occlusive arterial disease of the lower limbs. Angiology 35: 459–466.

Transparenzkommission (1983): Transparenzliste für das Teilgebiet periphere arterielle Durchblutungsstörungen. Bundesanzeiger Nr. 169 vom 9.9.1983.

Trübestein G., Böhme H., Heidrich H., Heinrich F., Hirche H., Maass U. et al. (1984): Naftidrofuryl in chronic arterial disease. Results of a controlled multicenter study. Angiology 35: 701–708.

Völker D. (1983): Treatment of arteriopathies with pentoxifylline (Trental 400): results of a double-blind study. Pharmatherapeutica 3 (suppl. 1): 136–142.

Walker G.A., MacMannaford J.C. (1995): A meta-analysis of randomized, double-blind, placebo-controlled studies of the effect of buflomedil on intermittent claudication. Fundam. Clin. Pharmacol. 9: 387–394.

24

25. Gichtmittel

GERHARD SCHMIDT

Gichtmittel werden zur Behandlung des akuten Gichtanfalls und der chronischen Gicht eingesetzt. Die Basis der Therapie ist eine Diät mit reduzierter Purinzufuhr. Sie ist allein ausreichend, wenn der Patient keine klinischen Symptome zeigt, die Harnsäure im Plasma unter 10 mg pro 100 ml liegt und keine Uratsteine vorliegen. Die asymptomatische Hyperurikämie erfordert keine routinemäßige Arzneitherapie, da die meisten hyperurikämischen Patienten keine Gicht entwickkeln (Emmerson 1996). Vor dem ersten Gichtanfall sind weder Gichttophi noch Nierenschäden nachweisbar.

Die Arzneitherapie der Gicht ist pharmakologisch gut begründet und gliedert sich in die drei Therapieprinzipien: Unterdrückung des Gichtanfalls, Hemmung der Harnsäurebildung durch Urikostatika und Förderung der Harnsäureausscheidung durch Urikosurika (Emmerson 1996). Für die Therapie des *akuten Gichtanfalls* kommen Colchicin und nichtsteroidale Antiphlogistika (z.B. Indometacin, Diclofenac) sowie gegebenenfalls Glucocorticoide in Frage. Colchicin wird in diagnostisch unklaren Fällen bevorzugt, weil mit seiner prompten Wirkung eine Bestätigung der Diagnose Arthritis urica möglich ist. Bei der *Dauertherapie der Gicht* wird entweder die Harnsäurebildung durch Xanthinoxidasehemmstoffe (Allopurinol) reduziert oder die renale Harnsäureausscheidung durch Urikosurika gesteigert. Allopurinol gilt allgemein als Mittel der Wahl. Dagegen sind Urikosurika bei Patienten mit eingeschränkter Nierenfunktion und Gichtnephropathie kontraindiziert.

Verordnungsspektrum

Die Gichtmittel bilden mit 19 Präparaten unter den häufig verordneten Arzneimitteln ein kleines Indikationsgebiet (Tabelle 25.1). Bis auf

Tabelle 25.1: Verordnungen von Gichtmitteln 1999. Angegeben sind die verordnungshäufigsten Präparate mit Verordnungsrang, Verordnungen und Umsatz 1999 im Vergleich zu 1998.

Rang	Präparat	Verordnungen in Tsd.	Änd. %	Umsatz Mio. DM	Änd. %
24	Allopurinol-ratiopharm	2227,4	+6,1	38,7	+4,0
338	allo von ct	499,1	+15,2	7,6	+17,5
409	Zyloric	429,6	−2,9	9,0	−5,3
490	Uripurinol	380,1	−4,2	8,0	−5,3
526	Allopurinol AL	353,7	+24,4	5,2	+27,4
565	Allopurinol Heumann	331,8	+15,6	6,0	+16,5
945	Colchicum-Dispert	193,9	−6,1	4,7	−1,9
1091	Allopurinol Hexal	162,2	+20,8	2,3	+21,7
1110	Remid	159,0	−2,5	3,3	−3,7
1201	Allopurinol 300 Stada	145,4	+13,2	3,4	+12,8
1481	Allobeta	112,6	+34,5	1,8	+31,4
1958	Allomaron	74,8	−4,2	4,7	−3,0
1969	Benzbromaron-ratiopharm	73,9	+14,3	1,3	+9,8
2057	Cellidrin	69,2	−18,6	1,5	−21,4
2101	Colchysat Bürger	67,3	−13,5	1,2	−17,9
2230	Allo. comp.-ratiopharm	60,0	−6,8	3,0	−2,8
2388	Milurit	53,1	−2,3	0,8	−6,9
2449	Urtias	50,3	+4,4	1,1	+1,0
2490	Foligan	48,7	−21,1	1,0	−23,5
Summe		5492,4	+5,8	104,6	+3,5
Anteil an der Indikationsgruppe		94,7%		92,0%	
Gesamte Indikationsgruppe		5799,1	+5,4	113,7	+2,8

zwei Colchicinpräparate, ein Benzbromaronpräparat und zwei Kombinationspräparate aus Allopurinol und Benzbromaron sind sonst nur Allopurinolpräparate vertreten (Tabelle 25.2). So entfallen 92 % der verordneten Tagesdosen auf Allopurinol, das gegenüber dem Vorjahr etwas angestiegen ist. Weiterhin dominieren preisgünstige Generika bei den Verschreibungen.

Colchicin ist ein Alkaloid aus den Blüten und Samen der Herbstzeitlose. Es wird im Gegensatz zu Allopurinol und Benzbromaron nur für die Akuttherapie des Gichtanfalls und die Kurzzeitprophylaxe zu Beginn einer medikamentösen Gichttherapie eingesetzt. In Deutschland werden immer noch die Pflanzenextrakte der Herbstzeitlose verwendet, während in anderen Ländern das Reinalkaloid als Handelspräparat zur Verfügung steht. Die Verordnung der Colchicinpräparate hat gegenüber dem Vorjahr deutlich abgenommen.

Benzbromaron ist nach der Ausweitung der Verordnungsanalyse auf die 2500 verordnungshäufigsten Präparate erstmals seit 1990 wie-

25

Tabelle 25.2: Verordnungen von Gichtmitteln 1999. Angegeben sind die 1999 verordneten Tagesdosen, die Änderungen gegenüber 1998 und die mittleren Kosten je DDD 1999.

Präparat	Bestandteile	DDD in Mio.	Änderung in %	DDD-Kosten in DM
Allopurinol				
Allopurinol-ratiopharm	Allopurinol	114,3	(+3,2)	0,34
allo von ct	Allopurinol	28,1	(+18,3)	0,27
Zyloric	Allopurinol	23,7	(−6,0)	0,38
Uripurinol	Allopurinol	21,3	(−6,0)	0,37
Allopurinol AL	Allopurinol	19,5	(+28,5)	0,27
Allopurinol Heumann	Allopurinol	16,6	(+15,9)	0,36
Allopurinol 300 Stada	Allopurinol	9,7	(+12,1)	0,35
Remid	Allopurinol	8,9	(−4,5)	0,38
Allopurinol Hexal	Allopurinol	8,5	(+21,8)	0,27
Allobeta	Allopurinol	6,6	(+31,4)	0,26
Cellidrin	Allopurinol	4,0	(−22,2)	0,37
Urtias	Allopurinol	3,1	(−0,1)	0,37
Foligan	Allopurinol	2,6	(−24,7)	0,38
Milurit	Allopurinol	1,9	(−11,4)	0,41
		268,8	(+5,1)	0,33
Colchicin				
Colchicum-Dispert	Herbstzeitlosensamenextrakt	3,5	(−6,7)	1,35
Colchysat Bürger	Herbstzeitlosenblütenextrakt	1,3	(−19,3)	0,92
		4,8	(−10,4)	1,23
Benzbromaron				
Benzbromaron-ratiopharm	Benzbromaron	6,3	(+9,1)	0,21
Kombinationspräparate				
Allomaron	Allopurinol Benzbromaron	6,8	(−3,2)	0,69
Allo. comp.-ratiopharm	Allopurinol Benzbromaron	5,6	(−2,5)	0,53
		12,4	(−2,9)	0,62
Summe		292,2	(+4,5)	0,36

der als Monopräparat vertreten, wird aber trotz einer auffälligen Verordnungszunahme weiterhin weitaus weniger als die Kombinationspräparate mit Allopurinol eingesetzt (Tabelle 25.2). Aus theoretischen Gründen mag es sinnvoll sein, die Prinzipien der Xanthinoxidasehemmung und der urikosurischen Wirkung zu kombinieren und dadurch eine Dosisreduktion zu erzielen. Unter praktischen Bedingungen ist dieses Kombinationsprinzip jedoch problematisch, weil Benzbromaron die Ausscheidung des wirksamen Metaboliten von Allopurinol (Oxipurinol) erhöht (Löffler et al. 1983). Es sollte besonderen Indikationen (schnelle Senkung besonders hoher Harnsäurespiegel) vorbehalten bleiben und nicht zur Standardtherapie in Form von fixen Kombinationen verwendet werden.

25

Literatur

Emmerson B.T. (1996): The management of gout. N. Engl. J. Med. 334: 445–451.
Löffler W., Simmonds H.A., Gröbner W. (1983): Gout and uric acid nephropathy: Some new aspects in diagnosis and treatment. Klin. Wochenschr. 61: 1223–1239.

26. Gynäkologika

Ulrich Schwabe und Thomas Rabe

In der Indikationsgruppe Gynäkologika stehen Mittel zur Behandlung von gynäkologischen Infektionen und klimakterischen Beschwerden im Vordergrund. Die größte Gruppe bilden die gynäkologischen Sexualhormonpräparate zur topischen Applikation, die seit 1997 nach den definierten Tagesdosen der WHO berechnet wurden und daher höher liegen als in den vorangehenden Jahren, als die Herstellerempfehlungen zugrundegelegt wurden (Abbildung 26.1). Die systemisch applizierbaren Sexualhormonpräparate werden im Kapitel 45 besprochen. Ein weiterer hoher Anteil der Verordnungen entfällt auf die „sonstigen Gynäkologika", die überwiegend Pflanzenextrakte und homöopathische Zubereitungen enthalten. Kleinere Indi-

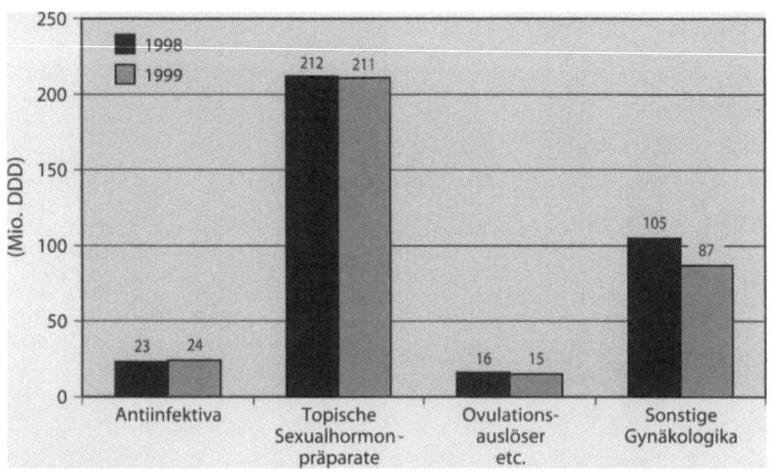

Abbildung 26.1 Verordnungen von Gynäkologika 1999. DDD der 2500 meistverordneten Arzneimittel.

kationsgruppen bilden die Antiinfektiva und die Gruppe der Ovulationsauslöser, Uterusmittel und Prolaktinhemmer. Die Verordnungen von Gynäkologika waren insgesamt erneut rückläufig (Tabelle 26.1). Durch die Ausweitung der diesjährigen Verordnungsanalyse auf die 2500 verordnungshäufigsten Arzneimittel sind unter den insgesamt 53 Präparaten der Indikationsgruppe 18 Präparate mehr vertreten.

26

Gynäkologische Antiinfektiva

Die gynäkologischen Antiinfektiva werden zur Lokaltherapie von Infektionen des äußeren Genitale eingesetzt. Im Vordergrund steht dabei die Kolpitis, die oft mit einer Vulvitis oder Urethritis kombiniert auftritt und als Hauptsymptom vaginalen Fluor aufweist. Die häufigsten Erreger sind Candida albicans, Trichomonas vaginalis und Enterobakterien. Nicht selten liegen Mischinfektionen vor, die eine gezielte Therapie vor allem initial erschweren.

Eine *Candida-Kolpitis* tritt überwiegend als Folge anderer Grundkrankheiten oder Veränderungen auf (Diabetes mellitus, Gravidität, Ovulationshemmer, Antibiotikatherapie). Zur lokalen Behandlung wird in erster Linie Clotrimazol eingesetzt, das durch höhere Verordnungen preisgünstiger Präpararate zugenommen hat. Andere Imidazolderivate waren dagegen rückläufig (Tabelle 26.2).

Die *Trichomoniasis* gehört zu den sexuell übertragbaren Krankheiten und wird in erster Linie mit Metronidazol behandelt. Stärker trichomonazid wirkt das Nitroimidazolderivat Tinidazol, das für die Einmaltherapie geeignet ist.

Bei bakterieller Vaginose (Aminkolpitis) wird ebenfalls Metronidazol empfohlen. Ähnlich wirksam wie Metronidazol ist bei dieser Indikation die topische Applikation von Clindamycin (Joesoef et al. 1999). Dagegen wird die Lokaltherapie mit Povidon-Iod (*Betaisadona Vaginal*) oder weiteren Vaginaltherapeutika aus der Gruppe der anderen Antiinfektiva als wenig wirksam angesehen oder gar nicht erwähnt (Joesoef et al. 1999, Sobel 2000, Simon und Stille 2000).

Auch Milchsäurepräparate werden in der Standardliteratur nicht erwähnt (Simon und Stille 2000). *Vagiflor* und *Döderlein Med* enthalten Milchsäurebakterien (Lactobacillus acidophilus oder gasseri) und werden als Vaginalpräparate bei Vaginitiden unterschiedlicher Genese empfohlen, um den vaginalen pH-Wert zu senken. Nach einer kontrollierten Studie sind Milchsäurebakterien jedoch nicht in der

Tabelle 26.1: Verordnungen von Gynäkologika 1999. Angegeben sind die verordnungshäufigsten Präparate mit Verordnungsrang, Verordnungen und Umsatz 1999 im Vergleich zu 1998.

Rang	Präparat	Verordnungen in Tsd.	Änd. %	Umsatz Mio. DM	Änd. %
116	Kadefungin	1036,4	+12,4	13,7	+8,0
242	OeKolp vaginal	635,6	+3,6	8,0	+2,3
305	Ovestin Creme/Ovula	538,5	+0,9	8,4	+0,6
309	Remifemin plus	533,4	−11,4	17,9	−10,7
515	Canifug Vaginal	360,1	+5,8	5,2	+5,8
553	Arilin	336,8	−3,9	3,6	−3,0
614	Remifemin	305,8	−17,2	5,6	−19,0
639	Antifungol Vaginal	293,2	+9,6	3,9	+7,3
777	Methergin	238,9	+31,1	2,1	+30,0
795	Linoladiol N Creme	234,2	−6,1	4,5	−1,2
815	Agnucaston	227,3	−12,4	7,1	−12,6
847	Fungizid-ratiopharm Vaginal	219,7	−3,6	3,1	−4,4
872	Fluomycin N	213,3	−11,5	5,3	−11,4
926	Progestogel	199,0	−17,4	6,2	−11,9
966	Estriol Jenapharm Ovula	189,9	+11,8	2,2	+11,9
1002	Vagiflor	181,0	−22,0	3,4	−15,7
1034	Gynoflor	174,0	−15,2	3,2	−9,9
1037	Linoladiol-H N Creme	173,4	−4,2	3,7	+1,0
1119	Mastodynon N	158,2	−18,8	4,5	−19,9
1291	Mykohaug C vaginal	134,1	+48,6	1,5	+44,4
1308	Vagi C	132,1	+110,6	1,7	+116,2
1352	Agnolyt	126,4	−25,2	4,7	−22,6
1433	Mykofungin Vaginal	117,5	−24,8	2,3	−23,2
1460	Gyno-Pevaryl	115,3	−16,4	2,3	−16,5
1485	Pravidel Tabl.	112,2	−21,7	9,0	−26,4
1593	gyno Canesten	102,0	−17,4	1,8	−17,2
1614	Fenizolan	100,9	−18,3	1,1	−16,2
1621	inimur Vaginal	100,3	+28,7	3,1	+28,2
1624	Estriol LAW	99,8	−5,5	1,4	−4,8
1631	Vagi-Hex	99,4	−14,1	2,1	−12,8
1643	Nifuran	98,3	−20,5	1,3	−21,3
1665	Biofanal Vaginal	96,5	+19,3	1,6	+20,3
1746	Oestro Gynaedron M	90,1	+20,0	1,0	+25,9
1820	Klimaktoplant	84,5	−16,9	2,7	−17,2
1875	Vagimid	80,6	−16,1	1,0	−30,0
2017	Clomhexal	71,1	+17,3	2,4	+17,6
2018	Simplotan Tabl.	71,1	−9,9	2,0	−12,6
2045	Partusisten	69,7	−7,3	3,3	−1,9
2047	Gyno-Daktar	69,6	−3,5	1,5	−3,7
2053	Döderlein Med	69,5	−25,1	1,3	−24,9
2104	Clont	67,1	+9,3	0,8	+2,4
2145	Ortho-Gynest	65,3	−1,7	0,9	−1,8
2152	Metronidazol Artesan	64,8	−15,7	0,9	−11,6
2163	Vagisan	64,1	+83,3	1,0	+83,3
2189	Clotrimazol vaginal AL	62,6	+88,2	0,6	+88,7

Tabelle 26.1: Verordnungen von Gynäkologika 1999 (Fortsetzung). Angegeben sind die verordnungshäufigsten Präparate mit Verordnungsrang, Verordnungen und Umsatz 1999 im Vergleich zu 1998.

Rang	Präparat	Verordnungen in Tsd.	Änd. %	Umsatz Mio. DM	Änd. %
2194	Kirim/-Gyn	62,3	−27,4	4,4	−26,0
2203	Betaisodona Vaginal	61,5	−11,9	2,4	−14,6
2241	Kytta Femin	59,4	−27,2	1,2	−23,7
2304	Sobelin Vaginal	56,9	−11,4	2,4	−8,6
2311	Klimadynon	56,6	−19,6	1,3	−19,3
2397	Xapro	52,7	−1,8	0,8	+0,5
2418	Feminon N	51,8	−20,6	1,5	−18,0
2425	Clomifen-ratiopharm	51,3	+14,6	1,8	+14,3
	Summe	9066,0	−3,1	181,1	−7,3
	Anteil an der Indikationsgruppe	89,0%		84,1%	
	Gesamte Indikationsgruppe	10185,5	−3,2	215,3	−5,8

26

Lage, eine normale Vaginalflora dauerhaft wiederherzustellen oder spezifisch pathogene Keime zu beseitigen (Hallen et al. 1992). Beide Präparate wurden 1999 weniger verordnet.

Topische Sexualhormonpräparate

Die topischen Sexualhormonpräparate enthalten mit einer Ausnahme nur Östrogene. Estriol und Estradiol werden erfolgreich im Rahmen der postmenopausalen Östrogentherapie als Lokaltherapeutika bei atrophischen urogenitalen Veränderungen eingesetzt. Hauptindikationen sind die Folgen von Genitalatrophien und postmenopausalen Dysurien. Östrogene werden nach vaginaler und kutaner Applikation schnell resorbiert und erreichen wesentlich höhere Plasmaspiegel als nach oraler Gabe, weshalb die Dosierungsrichtlinien sorgfältig eingehalten werden müssen (Kaiser und Wolff 1986). Die Verordnungen topischer Östrogene haben sich 1999 kaum verändert (Tabelle 26.3). Wesentlich höher sind die verordneten Tagesdosen von mehreren Östrogenpflastern (z.B. *Estraderm TTS*), die Estradiol in Form transdermaler therapeutischer Systeme für die systemische Östrogensubstitution enthalten und im Kapitel Sexualhormone besprochen werden.

Progestogel enthält als einziges Lokalpräparat das natürliche Gestagen Progesteron. Es wird vom Hersteller bei prämenstrueller Masto-

Tabelle 26.2: Verordnungen von gynäkologischen Antiinfektiva 1999. Angegeben sind die 1999 verordneten Tagesdosen, die Änderungen gegenüber 1998 und die mittleren Kosten je DDD 1999.

Präparat	Bestandteile	DDD in Mio.	Änderung in %	DDD-Kosten in DM
Clotrimazol				
Kadefungin	Clotrimazol	5,8	(+13,3)	2,34
Canifug Vaginal	Clotrimazol	1,7	(+6,2)	3,12
Antifungol Vaginal	Clotrimazol	1,6	(+9,6)	2,47
Fungizid-ratiopharm Vaginal	Clotrimazol	1,2	(−4,4)	2,62
Mykohaug C vaginal	Clotrimazol	0,7	(+49,7)	2,14
Mykofungin Vaginal	Clotrimazol	0,6	(−25,3)	3,68
gyno Canesten	Clotrimazol	0,5	(−17,7)	3,36
Clotrimazol vaginal AL	Clotrimazol	0,3	(+90,7)	2,00
		12,5	(+8,1)	2,58
Andere Imidazolderivate				
Fenizolan	Fenticonazol	0,6	(−18,3)	1,83
Gyno-Daktar	Miconazol	0,5	(−15,6)	2,89
Gyno-Pevaryl	Econazol	0,4	(−17,2)	5,54
		1,5	(−17,1)	3,20
Nitroimidazolderivate				
Arilin	Metronidazol	0,9	(−7,1)	4,00
Metronidazol Artesan	Metronidazol	0,3	(−10,4)	2,91
Vagimid	Metronidazol	0,3	(−30,0)	3,61
Clont	Metronidazol	0,1	(+2,0)	5,36
Simplotan Tabl.	Tinidazol	0,1	(−13,4)	18,49
		1,7	(−12,2)	4,77
Milchsäurepräparate				
Vagiflor	Milchsäurebakterien	1,3	(−18,0)	2,59
Döderlein Med	Lactobacillus gasseri	0,7	(−25,1)	1,87
Vagisan	Milchsäure	0,4	(+83,3)	2,14
		2,5	(−11,5)	2,31
Andere Antiinfektiva				
Betaisodona Vaginal	Povidon-Iod	1,1	(−16,6)	2,18
Vagi C	Ascorbinsäure	0,9	(+119,6)	1,84
Biofanal Vaginal	Nystatin	0,7	(+15,5)	2,43
Fluomycin N	Dequalinium	0,6	(−11,7)	8,36
inimur Vaginal	Nifuratel	0,6	(+27,0)	5,06
Vagi-Hex	Hexetidin	0,6	(−14,1)	3,51
Sobelin Vaginal	Clindamycin	0,5	(−11,4)	5,19
Nifuran	Furazolidin	0,3	(−22,2)	4,25
		5,4	(+3,4)	3,75
Summe		23,6	(+1,0)	3,02

Tabelle 26.3: Verordnungen topischer Sexualhormonpräparate 1999. Angegeben sind die 1999 verordneten Tagesdosen, die Änderungen gegenüber 1998 und die mittleren Kosten je DDD 1999.

Präparat	Bestandteile	DDD in Mio.	Änderung in %	DDD-Kosten in DM
Monopräparate				
Ovestin Creme/Ovula	Estriol	91,9	(–0,3)	0,09
OeKolp vaginal	Estriol	45,5	(–2,5)	0,18
Estriol LAW	Estriol	19,1	(–5,7)	0,07
Oestro Gynaedron M	Estriol	13,2	(+30,8)	0,08
Xapro	Estriol	11,4	(+0,3)	0,07
Linoladiol N Creme	Estradiol	9,3	(–4,0)	0,49
Estriol Jenapharm Ovula	Estriol	7,6	(+12,0)	0,29
Progestogel	Progesteron	7,2	(–18,3)	0,86
Ortho-Gynest	Estriol	2,6	(–1,7)	0,36
		207,6	(–0,3)	0,16
Kombinationspräparate				
Linoladiol-H N Creme	Estradiol Prednisolon	2,6	(–2,9)	1,44
Gynoflor	Estriol L. acidophilus	0,8	(–12,5)	3,90
		3,4	(–5,4)	2,04
Summe		211,0	(–0,4)	0,19

26

dynie zur lokalen Applikation auf der Brust empfohlen. Die Anwendung beruht auf der bisher nicht bewiesenen Annahme, daß beim prämenstruellen Syndrom ein relativer Progesteronmangel vorliegt (Gath und Iles 1988). Progesteron wird zwar zu 10 % durch die Haut resorbiert, aber auch schnell zu unwirksamen Metaboliten abgebaut. Tatsächlich wirkte eine 1 %-Progesteroncreme gegen zyklusbedingte Brustschmerzen nicht besser als Placebo (McFadyen et al. 1989). Auch nach oraler Gabe von 300 mg Progesteron pro Tag wurde trotz deutlicher symptomatischer Besserung kein Unterschied zwischen Progesteron und Placebo gefunden (Vanselow et al. 1996). Die Verordnung von *Progestogel* ist 1999 deutlich zurückgegangen (Tabelle 26.3).

Tabelle 26.4: Verordnungen von Ovulationsauslösern, Uterusmitteln und Prolaktinhemmern 1999. Angegeben sind die 1999 verordneten Tagesdosen, die Änderungen gegenüber 1998 und die mittleren Kosten je DDD 1999.

Präparat	Bestandteile	DDD in Mio.	Änderung in %	DDD-Kosten in DM
Ovulationsauslöser				
Clomhexal	Clomifen	4,0	(+17,3)	0,62
Clomifen-ratiopharm	Clomifen	2,8	(+14,6)	0,63
		6,8	(+16,2)	0,62
Uterusmittel				
Methergin	Methylergometrin	3,0	(+31,6)	0,71
Partusisten	Fenoterol	0,8	(−2,0)	4,45
		3,7	(+23,1)	1,46
Prolaktinhemmer				
Pravidel Tabl.	Bromocriptin	3,0	(−27,3)	2,97
Kirim/-Gyn	Bromocriptin	1,9	(−25,5)	2,32
		5,0	(−26,6)	2,72
Summe		15,5	(−0,9)	1,49

Ovulationsauslöser

Clomifen (*Clomihexal, Clomifen-ratiopharm*) ist ein Antiöstrogen aus der Gruppe der Stilbene, das durch Blockade inhibitorischer Östrogenrezeptoren in Hypothalamus und Hypophyse die Gonadorelin- und Gonadotropinsekretion steigert und dadurch eine Ovulation bei anovulatorischen Zyklen auslöst. Durch eine deutliche Zunahme der Verordnungen sind zwei Clomifenpräparate erstmals seit 1992 wieder unter den meistverordneten Arzneimitteln vertreten (Tabelle 26.4).

Uterusmittel

Als Uterusmittel sind Arzneimittel zusammengefaßt, die in der Geburtshilfe eingesetzt werden, um die Motilität der glatten Uterusmuskulatur zu steigern oder zu hemmen (Tabelle 26.4). Methylergometrin gehört zur Gruppe der Mutterkornalkaloide und bewirkt eine langanhaltende Kontraktion des Uterus. Hauptindikation ist die postpartale Uterusatonie, insbesondere Uterusblutungen nach Plazentaablösung. Bei mangelhafter Uterusinvolution wird Methylergometrin wegen Beeinträchtigung der Laktation seltener angewendet. *Partusisten* enthält das Beta$_2$-Sympathomimetikum Fenoterol. Es hat sich als Tokolytikum für die Hemmung vorzeitiger Wehentätigkeit oder zur Uterusrelaxation bei geburtshilflichen Notfällen bewährt.

26

Prolaktinhemmer

Bromocriptin ist ein Dopaminrezeptoragonist aus der Gruppe der Sekalealkaloide, der zur Behandlung der Hyperprolaktinämie und des Morbus Parkinson (siehe Kapitel 41, Parkinsonmittel) eingesetzt wird. Die gynäkologischen Bromocriptinpräparate werden erstmals in diesem Kapitel besprochen, da sie in der Roten Liste aus der Gruppe der Hypophysenpräparate zu den Gynäkologika umgruppiert wurden. In der Gynäkologie wird Bromocriptin bei hyperprolaktinämischen Zyklusstörungen mit Amenorrhö, Galaktorrhö und Infertilität eingesetzt. Als Abstillmittel soll es nur bei Versagen anderer Maßnahmen eingesetzt werden. Der deutliche Verordnungsrückgang (Tabelle 26.4) ist möglicherweise durch die Einführung langwirkender D$_2$-Rezeptoragonisten (z.B. Cabergolin) bedingt.

Sonstige Gynäkologika

Als „sonstige Gynäkologika" sind pflanzliche und homöopathische Präparate zusammengefaßt worden, die den besonderen Therapierichtungen zuzuordnen sind und keine Ansätze für eine pharmakologisch begründete Therapie erkennen lassen. In beiden Präparategruppen sind die Verordnungen ohne Ausnahme deutlich zurückgegangen (Tabelle 26.5).

Extrakte aus Cimicifuga racemosa (schwarze Schlangenwurzel, Traubensilberkerzenwurzelstock) werden bei klimakterisch bedingten neurovegetativen und psychischen Beschwerden angewendet. Eine Medline-Recherche der letzten 30 Jahre ergab zwei Arbeiten über unkontrollierte Untersuchungen bei klimakterischen Symptomen, die nicht die Anforderungen an den Nachweis der therapeutischen Wirksamkeit erfüllen (Lehmann-Willenbrock und Riedel 1988, Düker et al. 1991).

Tabelle 26.5: Verordnungen sonstiger Gynäkologika 1999. Angegeben sind die 1999 verordneten Tagesdosen, die Änderungen gegenüber 1998 und die mittleren Kosten je DDD 1999.

Präparat	Bestandteile	DDD in Mio.	Änderung in %	DDD-Kosten in DM
Pflanzliche Präparate				
Remifemin plus	Johanniskrautextrakt Cimicifuga-Wurzelstockextrakt	25,4	(–11,2)	0,71
Agnucaston	Mönchspfefferextrakt	17,1	(–12,7)	0,41
Remifemin	Cimicifuga-Wurzelstockextrakt	15,1	(–19,0)	0,37
Agnolyt	Mönchspfeffertinktur	9,9	(–25,4)	0,47
Kytta Femin	Mönchspfefferfrüchte	3,2	(–27,3)	0,38
Klimadynon	Cimicifuga-Wurzelstockextrakt	2,7	(–19,7)	0,47
		73,4	(–16,5)	0,51
Homöopathika				
Mastodynon N	Agnus castus D1 Caulophyllum thal. D4 Cyclamen D4 Ignatia D6 Iris D2 Lilium tigrinum D3	8,4	(–20,4)	0,54
Klimaktoplant	Cimicifuga D2 Sepia D2 Lachesis D5 Ignatia D3 Sanguinaria D2	3,7	(–19,1)	0,73
Feminon N	Pulsatilla pratensis D2 Vitex agnus castus D1 Cimicifuga racemosa D3 Phosphorus D4 Calcium carbonicum D10	1,8	(–20,8)	0,83
		13,8	(–20,2)	0,63
Summe		87,3	(–17,1)	0,53

Extrakte aus Vitex agnus castus (Mönchspfefferfrüchte, Keusch-lammfrüchte) (*Agnolyt, Agnucaston*) sollen bei Regeltempoanoma-lien, Mastodynie und prämenstruellem Syndrom angewendet wer-den. Diese mediterrane Arzneipflanze wurde schon vor 2000 Jahren von Dioskurides erwähnt: „Er wird agnos (der Unfruchtbare) genannt, weil der Samen der Pflanze als Trank genommen den Drang zum Beischlaf mäßige". Im Mittelalter soll er das schwere Gelübde des

Zölibats in den Klöstern (daher „Mönchspfeffer" oder „Keusch-lamm") erleichtert haben. Dementsprechend wird Agnus castus in der Homöopathie zur Behandlung der Impotenz verwendet. Heute wird den Agnus-castus-Extrakten eine dopaminagonistische Wirkung zugeschrieben, die zur Hemmung der Prolaktinsekretion geeignet sein soll (Jarry et al. 1994). Eine marginale Hemmung TRH-stimulierter Prolaktinspiegel ist von zweifelhafter klinischer Bedeutung (Milewicz et al. 1993). Zum prämenstruellen Syndrom und zur Mastodynie gibt es keine kontrollierten Studien. Dennoch wird behauptet, daß die Wirksamkeit dieser Präparate in zahlreichen klinischen Untersuchungen gut belegt sei (Weiss und Fintelmann 1997). Es existiert für Keuschlammfrüchte sogar eine Zulassung durch das vormalige Bundesgesundheitsamt in Form einer positiven Aufbereitungsmonographie der Kommission E, die zwar die arzneimittelrechtlichen Anforderungen für die Phytotherapie als besondere Therapierichtung erfüllt, aber weit hinter den wissenschaftlich akzeptierten Maßstäben für einen Wirksamkeitsnachweis zurückbleibt.

26

Bei den Homöopathika sind ausschließlich Komplexpräparate vertreten, die auch von der klassischen Homöopathie Hahnemannscher Prägung abgelehnt werden. Meistens sind Agnus castus und Cimicifuga als homöopathische Potenzen enthalten. Bei klimakterischen Beschwerden, Mastopathien und „psychosexuellen Störungen" erfreuen sie sich als Placebos immer noch großer Beliebtheit, sind 1999 aber deutlich weniger verordnet worden (Tabelle 26.5).

Literatur

Düker E.M., Kopanski L., Jarry H., Wuttke W. (1991): Effects of extracts from Cimicifuga racemosa on gonadotropin release in menopausal women and ovariectomized rats. Planta Med. 57: 420–424.

Gath D., Iles S. (1988): Treating the premenstrual syndrome. Brit. Med. J. 297: 237–238.

Hallen A., Jarstrand C., Pahlson C. (1992): Treatment of bacterial vaginosis with lactobacilli. Sex. Transm. Dis. 19: 146–148.

Jarry H., Leonhardt S., Wuttke W. (1994): In vitro prolactin but not LH and FSH release is inhibited by compounds in extracts of Agnus castus: direct evidence for a dopaminergic principle by the dopamine receptor assay. Exp. Clin. Endocrinol. 102: 448–454.

Joesoef M.R., Schmid G.P., Hillier S.L. (1999): Bacterial vaginosis: review of treatment options and potential clinical indications for therapy. Clin. Infect. Dis. 28 (Suppl. 1): S57–S65.

Kaiser R., Wolff F. (1986): Lokale Östrogentherapie: Resorption, systemische Wirkungen und Dosierungsvorschläge. Dtsch. Ärztebl. 83: C1197–1201.

Lehmann-Willenbrock E., Riedel H.H. (1988): Klinische und endokrinologische Untersuchungen zur Therapie ovarieller Ausfallserscheinungen nach Hysterektomie unter Belassung der Adnexe. Zentralbl. Gynäkol. 110: 611–618.

McFadyen I.J., Forrest A.P.M., Raab G.M., Macintyre C.C.A. (1989): Progesterone cream for cyclic breast pain. Brit. Med. J. 289: 931.

Milewicz A., Gejdel E., Sworen H., Sienkiewicz K., Jedrzejak J. et al. (1993): Vitex agnus-Extrakt zur Behandlung von Regeltempoanomalien infolge latenter Hyperprolaktinämie. Arzneim. Forsch. 43: 752–756.

Simon C., Stille W. (2000): Antibiotika-Therapie in Klinik und Praxis. 10. Aufl., Schattauer, Stuttgart New York, S. 520.

Sobel J.D. (2000): Bacterial vaginosis. Annu. Rev. Med. 51: 349–356.

Vanselow W., Dennerstein L., Greenwood K.M., de Lignieres B. (1996): Effect of progesterone and its 5 alpha and 5 beta metabolites on symptoms of premenstrual syndrome according to route of administration. J. Psychosom. Obstet. Gynaecol. 17: 29–38.

Weiss R.F., Fintelmann V. (Hrsg.) (1997): Lehrbuch der Phytotherapie, 8. Aufl. Hippokrates Verlag, Stuttgart.

26

27. Hämorrhoidenmittel

Volker Dinnendahl

Etwa jeder dritte Bundesbürger leidet gelegentlich an Hämorrhoiden oder anderen proktologischen Erkrankungen. Hauptursache ist eine schlackenarme Ernährung und die daraus resultierende Obstipation. Daneben werden auch erbliche Belastung, bewegungsarme Lebensweise, Laxantienabusus oder Geburten als zusätzliche Faktoren diskutiert (Kirsch 1984, Brühl 1999).

Die Basistherapie eines Hämorrhoidalleidens besteht daher vor allem in ballaststoffreicher Ernährung und ausreichender Flüssigkeitszufuhr. Ein Laxantienabusus muß beseitigt werden. Je nach Schweregrad (Stadien I-IV) wird als kausale Behandlung Sklerosierung, Gummibandligatur nach Barron oder ein chirurgischer Eingriff empfohlen (Wienert 1985, Stelzner 1990, Staude 1992, Brühl 1999).

Eine lokale medikamentöse Therapie, die bestenfalls symptomatisch wirkt, kann *adjuvant* indiziert sein, um Jucken, Schmerzen und weitere Entzündungszeichen akut zu lindern bzw. zu beseitigen (Kirsch 1998). Es liegt bisher jedoch kein Nachweis vor, daß Schweregrad und Progredienz des Leidens durch eine derartige Arzneitherapie beeinflußt werden (Transparenzkommission 1990), insbesondere kann dadurch die notwendige Kausalbehandlung nicht ersetzt werden. Bei jeder Lokaltherapie muß grundsätzlich mit allergischen Reaktionen gerechnet werden. Kontaktallergien gegen Lokalanästhetika durch Hämorrhoidalsalben sind wiederholt beschrieben worden (Lodi et al. 1999). Das Risiko von Überempfindlichkeitsreaktionen nimmt mit der Zahl der Kombinationspartner in den Arzneimitteln zu, so daß es sich empfiehlt, Präparate mit möglichst wenigen arzneilich wirkenden Substanzen einzusetzen. In diesem Zusammenhang müssen auch die zahlreichen galenischen Hilfsstoffe (bis zu 14) mitberücksichtigt werden. Als Konservierungsmittel werden z.B. auch Parabene eingesetzt, die ein relativ hohes allergenes Potential besitzen (ABDA-Datenbank 2000). Unverständlicherweise gibt es sogar

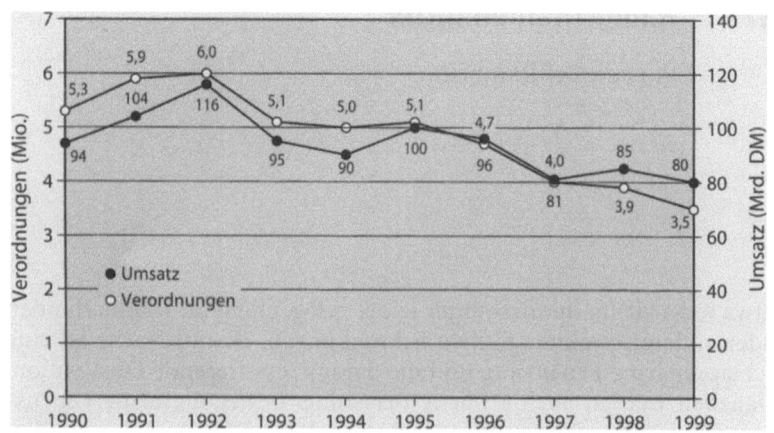

Abbildung 27.1 Verordnung und Umsatz von Hämorrhoidenmitteln 1990–1999, ab 1991 mit den neuen Bundesländern.

Hersteller, die ihren anorektal anzuwendenden Zubereitungen Parfümöl bzw. Geruchskorrigenzien zumischen.

Bei der Beurteilung der Frage, ob lokal anzuwendende Hämorrhoidenmittel (Proktologika) zur symptomatischen Behandlung von Hämorrhoidalbeschwerden geeignet sind, spielt gerade in diesem Indikationsgebiet auch die Arzneiform eine wichtige Rolle. So sind Salben, Cremes oder Sprays zumeist nur bei ekzematösen Reaktionen der Perianalhaut geeignet, sofern sie der besonderen anatomischen Situation (intertriginöses Hautareal) gerecht werden. Suppositorien sind in ihrer Effektivität kritisch zu bewerten, da sie in aller Regel aufgrund der anatomischen Gegebenheiten in der Rektumampulle ihre Wirkstoffe freisetzen und nicht am Ort der Beschwerden, nämlich im Analkanal (Transparenzkommission 1990, Kirsch 1998). Bei intraanalen Beschwerden sollten daher sogenannte „Analtampons" eingesetzt werden, von denen aufgrund ihrer besonderen Applikationsweise eine lokale Wirkung erwartet werden kann. Inzwischen sind viele Proktologika nicht nur als Salben und Suppositorien, sondern auch als Analtampons verfügbar.

Verordnungsspektrum

Trotz eindeutiger Erkenntnisse, die eine fachärztliche Behandlung nahelegen, ist die beliebteste therapeutische Maßnahme die Verordnung eines der zahlreichen Hämorrhoidenmittel, die als Zäpfchen, Salben, Cremes, Tücher, Sprays und entsprechende Kombinationspackungen im Handel sind. Im Jahre 1999 sind zwar die durchschnittlichen Tagesbehandlungskosten von DM 1,75 auf DM 1,88 angestiegen, die Zahl der Verordnungen ist jedoch weiter zurückgegangen (Tabellen 27.1 und 27.2). Damit hat sich der bereits seit 1992 zu beobachtende Trend weiter fortgesetzt (Abbildung 27.1). Hämorrhoidenmittel erzielten 1999 mit 3,5 Mio. Verordnungen einen Umsatz von 79,7 Mio. DM zu Lasten der GKV. Damit sind die Verordnungen seit dem Höhepunkt im Jahre 1992 um 42 % und der Umsatz um 31 % zurückgegangen.

Tabelle 27.1: Verordnungen von Hämorrhoidenmitteln 1999. Angegeben sind die verordnungshäufigsten Präparate mit Verordnungsrang, Verordnungen und Umsatz 1999 im Vergleich zu 1998.

Rang	Präparat	Verordnungen in Tsd.	Änd. %	Umsatz Mio. DM	Änd. %
217	Faktu	690,6	−10,0	19,2	−9,1
336	Dolo Posterine N	500,7	−10,2	12,4	−3,5
484	Posterisan Salbe/Supp.	383,8	−12,5	7,1	−8,5
650	Posterisan forte	289,8	−11,8	7,1	−5,3
665	Haemo-Exhirud	282,7	−2,8	8,4	−4,0
954	Procto-Jellin	192,4	−2,1	2,9	+6,2
986	Scheriproct	183,8	−6,0	4,0	+1,9
1573	Lido Posterine	103,9	+5,5	2,5	+15,0
1941	Procto-Kaban	76,1	−13,3	1,6	−9,1
1978	Anusol	73,6	−9,1	1,3	−9,5
2024	Tampositorien H	70,9	+2,9	1,0	+1,6
2434	Ultraproct	50,8	−14,4	1,2	−7,7
Summe		2899,1	−8,6	68,8	−5,0
Anteil an der Indikationsgruppe		82,4%		86,3%	
Gesamte Indikationsgruppe		3517,4	−9,0	79,7	−5,8

Therapeutische Aspekte

In der Mehrzahl der Hämorrhoidenmittel sind Lokalanästhetika wie Lidocain, Cinchocain oder Polidocanol als Kombinationspartner enthalten (Tabelle 27.2). Sie sind geeignet, kurzfristig Schmerzen und Juckreiz zu lindern. Als Salze können die Arzneistoffe allerdings nicht durch die intakte Haut, sondern nur durch die Rektalschleimhaut resorbiert werden. Im Sinne einer rationalen Therapie ist es zu begrüßen, daß ein Lidocain-Monopräparat entgegen dem Trend bei den fixen Kombinationen einen deutlichen Verordnungszuwachs zu verzeichnen hat. *Lido Posterine* kommt übrigens mit der geringsten Zahl an galenischen Hilfsstoffen aus.

Glucocorticoide wirken stark entzündungshemmend, dürfen jedoch allenfalls bei nässenden Analekzemen oder anderweitig therapierefraktärem Pruritus kurzfristig angewandt werden. Bei länger dauernder Behandlung (besonders mit fluorierten Corticoiden) muß mit dem Auftreten einer Candidiasis gerechnet werden. Darüber hinaus besteht die Gefahr irreparabler Hautatrophien im Analbereich und der Verschlimmerung eitrig-entzündlicher Prozesse (Transparenzkommission 1990).

Adstringentien wie Policresulen, Hamameliszubereitungen und Bismutverbindungen wirken aufgrund einer oberflächlichen Eiweißfällung lokal schwach blutstillend und entzündungshemmend. Sie sollten vorzugsweise bei nässenden Ekzemen im Analbereich eingesetzt werden.

Einige Hämorrhoidenmittel enthalten zusätzliche Substanzen von fraglichem Wert, wie Allantoin, Blutegelwirkstoff oder schwache Antiseptika wie Perubalsam (z.B. *Anusol*), der ein relativ hohes allergenes Potential besitzt. Es fehlen immer noch überzeugende Belege dafür, daß irgendeines dieser Mischpräparate eine überlegene Wirkung hat (American Medical Association 1986). Zwei Mittel (*Posterisan, Posterisan forte*) enthalten sinnigerweise abgetötete Colibakterien, die nach Auffassung des Herstellers besondere Wirkungen im Vergleich zu den natürlichen Colibakterien der Analregion haben sollen.

Für die meisten dieser Präparate gibt es zahlreiche Literaturstellen, die aus Sicht der Hersteller den therapeutischen Effekt belegen sollen. Entscheidend für die Bewertung eines Arzneimittels sind klinisch kontrollierte Studien zur Wirksamkeit mit korrekter statistischer Auswertung. Solche Studien sind in diesem Indikationsgebiet eher

Tabelle 27.2: Verordnungen von Hämorrhoidenmitteln 1999. Angegeben sind die 1999 verordneten Tagesdosen, die Änderungen gegenüber 1998 und die mittleren Kosten je DDD 1999.

Präparat	Bestandteile	DDD in Mio.	Änderung in %	DDD-Kosten in DM
Lokalanästhetikahaltige Mittel				
Faktu	Policresulen Cinchocain	8,9	(−7,8)	2,17
Dolo Posterine N	Cinchocain	6,5	(−11,1)	1,91
Haemo-Exhirud	Blutegelwirkstoff Allantoin Polidocanol	6,4	(−5,2)	1,31
Lido Posterine	Lidocain	1,5	(+12,2)	1,67
		23,3	(−7,0)	1,83
Glucocorticoidkombinationen				
Posterisan forte	Escherichia-coli-Stoffwechselprodukte Hydrocortison	2,0	(−11,9)	3,60
Scheriproct	Prednisolon Cinchocain	1,9	(−3,3)	2,08
Procto-Jellin	Fluocinolonacetonid Lidocain	1,5	(−9,6)	1,98
Procto-Kaban	Clocortolon Cinchocain	0,8	(−16,5)	2,14
Ultraproct	Fluocortolon Cinchocain	0,5	(−14,9)	2,21
		6,7	(−9,9)	2,53
Andere Mittel				
Posterisan Salbe/Supp.	Escherichia-coli-Stoffwechselprodukte	5,4	(−15,5)	1,32
Anusol	Bismut-Ammonium-Iodid-Benzol-Komplex Perubalsam Zinkoxid	0,9	(−10,4)	1,48
Tampositorien H	Hamamelisextrakt	0,3	(+1,1)	3,17
		6,6	(−14,1)	1,43
Summe		36,5	(−8,9)	1,88

27

die Ausnahme, wobei nicht verkannt werden soll, daß ein valider Wirksamkeitsnachweis beim Hämorrhoidalleiden schwierig zu führen ist.

Auch für das Jahr 1999 kann festgestellt werden, daß die ärztliche Verordnung in diesem Indikationsgebiet weiter an Rationalität gewonnen hat. Insgesamt ist ein erfreulicher Trend weg von den unübersichtlichen, nicht plausiblen Mehrfachkombinationen zu erkennen.

Für die symptomatische Linderung von Hämorrhoidalbeschwerden sind einfache, evtl. sogar wirkstofffreie Zubereitungen wahrscheinlich am sichersten (Brühl 1999). Persönliche Hygienemaßnahmen haben oberste Priorität.

Literatur

ABDA-Datenbank (Mai 2000): Werbe- und Vertriebsges. Dtsch. Apotheker, Version Lauer/Fischer.

American Medical Association (1986): Drug Evaluations, 6th ed., Saunders Company, Philadelphia, p. 972.

Brühl W. (1999): Proktologische Erkrankungen. Dtsch. Apoth. Ztg. 139: 2388–2392.

Kirsch J.J. (1984): Hämorrhoiden: Diagnostische Abgrenzung und differenzierte Therapie. Dtsch. Ärztebl. 81: A-1621–1631.

Kirsch J.J. (1998): 11. Kurpfälzisches Koloproktologen-Gespräch. Experten-Workshop „Proktologika". Coloproctology 20: XIII-XVIII.

Lodi A., Ambonati M., Coassini A., Kouhdari Z., Palvarini M., Crosti C. (1999): Contact allergy to 'caines' caused by anti-hemorrhoidal ointments. Contact Dermatitis 41: 221–222.

Staude G. (1992): Sklerotherapie und Gummiring-Ligatur bei Hämorrhoiden. Münch. Med. Wochenschr. 134: 186–190.

Stelzner F. (1990): Das Corpus cavernosum recti und seine Hyperplasie – die Hämorrhoiden. Dtsch. Ärztebl. 87: C-1578–1581.

Transparenzkommission (1990): Transparenzliste für die Indikation Hämorrhoidalleiden. Bundesanzeiger Nr. 215 vom 17.11.1990.

Wienert V. (1985): Einführung in die Proktologie. Schattauer-Verlag, Stuttgart New York.

28. Hypnotika und Sedativa

Martin J. Lohse und Bruno Müller-Oerlinghausen

Hypnotika werden zur symptomatischen Therapie von Schlafstörungen eingesetzt. Der Übergang zu den Sedativa, die vorwiegend tagsüber eingenommen werden, ist fließend. Bei einigen Wirkstoffen muß aufgrund der langen Halbwertszeit auch bei Verwendung als Hypnotikum mit einer Sedation während des auf die Einnahme folgenden Tages gerechnet werden. Die Abgrenzung gegenüber den Tranquillantien (vgl. Kapitel 42) ist oft willkürlich und basiert vermutlich weitgehend auf Marketingaspekten.

An häufigen oder ständigen Schlafstörungen leiden 7 % der Bundesbürger. Eine dringende Behandlungsbedürftigkeit ist vor allem bei solchen Patienten gegeben, deren Schlafstörungen über einen Monat mindestens dreimal pro Woche auftreten und zur Einbuße in der Tagesbefindlichkeit und Leistungsfähigkeit führen oder starken Leidensdruck auslösen (Clarenbach et al. 1995).

Die Verordnung eines Hypnotikums setzt voraus, daß mögliche Ursachen für eine Schlafstörung abgeklärt sind. Zu diesen Ursachen zählen insbesondere ungünstige Schlafbedingungen, situative oder chronische psychische Belastungen, organische und psychische Erkrankungen und die Einnahme von Medikamenten und anderen Substanzen, die das Zentralnervensystem stimulieren, zum Beispiel Theophyllin und Coffein. Vielfach sind Schlafstörungen nicht ohne weiteres objektivierbar, so daß das Problem in erster Linie bei der Bewertung der Schlafqualität durch den Patienten zu sehen ist. In vielen Fällen sind nicht-medikamentöse Maßnahmen möglich, die manchmal die Verordnung von Hypnotika vermeidbar machen können, immer aber ergänzen sollten (Mendelson und Jain 1995). Indiziert scheint die Verwendung von Hypnotika in erster Linie für die kurzfristige Behandlung. Der lediglich symptomatische Charakter der Therapie mit Hypnotika darf dabei nicht übersehen werden. Besonders schwierig ist die Behandlung chronischer Insomnien.

Diese Patienten sollten, wenn möglich, an Spezialisten verwiesen werden, die eine differenzierte Diagnostik einschließlich der Polysomnographie (Penzel und Brandenburg 1996) und spezifische verhaltenstherapeutische Interventionen und Pharmakotherapien anbieten können.

Verordnungsspektrum

Die Hypnotika gliedern sich im wesentlichen in drei Gruppen auf (Abbildung 28.1): Benzodiazepine, chemisch andersartige Benzodiazepinrezeptoragonisten (Zopiclon und Zolpidem) und pflanzliche Präparate, von denen die Mehrzahl Kombinationspräparate sind. Die Verwendung von Barbituraten gilt heute als obsolet und hat in den letzten Jahren vollständig aufgehört. Daneben gibt es noch chemisch unterschiedliche Substanzen, die als Hypnotika eingesetzt werden können. Von ihnen findet sich lediglich das Chloralhydrat unter den 2500 verordnungshäufigsten Arzneimitteln.

Insgesamt gehen die Verordnungen von Hypnotika und Sedativa seit 1992 zurück (Abbildung 28.1). Diese Abnahme hat sich auch 1999 fortgesetzt (Tabelle 28.1). Sie findet sich auch bei den DDDs, geht also

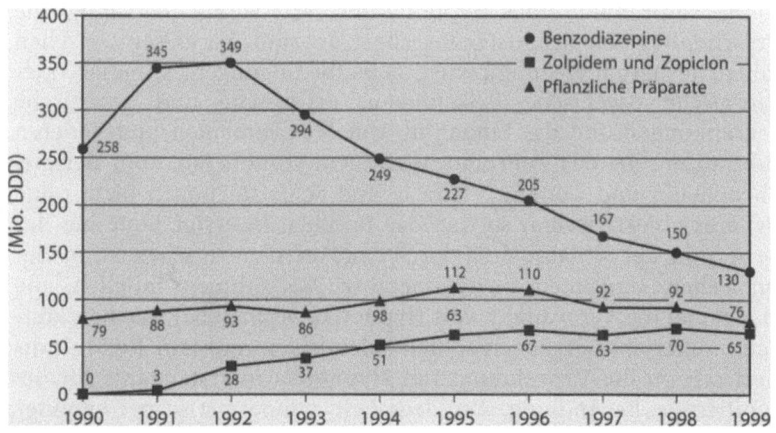

Abbildung 28.1: Verordnungen von Hypnotika und Sedativa 1990 bis 1999. Gesamtverordnungen nach definierten Tagesdosen, ab 1991 mit neuen Bundesländern.

Tabelle 28.1: Verordnungen von Hypnotika und Sedativa 1999. Angegeben sind die verordnungshäufigsten Präparate mit Verordnungsrang, Verordnungen und Umsatz 1999 im Vergleich zu 1998.

Rang	Präparat	Verordnungen in Tsd.	Änd. %	Umsatz Mio. DM	Änd. %
54	Stilnox	1577,3	−10,6	50,4	−3,4
89	Noctamid	1200,5	−9,9	20,7	−9,9
106	Ximovan	1083,3	−15,2	34,9	−9,3
224	Bikalm	674,8	−8,5	21,6	−1,4
231	Rohypnol	652,3	−25,5	9,6	−25,3
316	Lendormin	523,3	−22,2	7,8	−22,0
317	Remestan	523,2	−12,6	7,5	−13,0
341	Kytta-Sedativum f	496,5	−19,9	13,2	−19,8
388	Viburcol	450,4	−4,6	3,6	−1,4
405	Radedorm	432,6	−30,5	2,5	−29,9
528	Planum	350,4	−23,0	5,2	−23,5
570	Dalmadorm	327,8	−17,7	4,9	−17,4
596	Halcion	314,5	−5,9	3,3	−7,8
620	Chloraldurat Pohl	302,6	−10,3	3,6	−9,2
623	Staurodorm Neu	301,1	−10,4	4,6	−10,2
725	Flunitrazepam-ratiopharm	259,3	+21,0	2,5	+19,5
747	Luvased	249,9	−14,9	5,1	−7,2
883	Euvegal-Dragees forte	209,9	−16,5	7,5	−14,2
1039	Sedariston Tropfen	173,3	−10,6	4,3	−2,4
1165	Flunitrazepam-neuraxpharm	151,0	+7,5	1,5	+8,6
1393	Psychotonin-sed.	121,4	−25,0	3,9	−23,1
1423	Sedonium	118,8	−21,6	4,5	−19,9
1449	dysto-loges	116,3	−0,5	2,1	−3,4
1516	Sedacur	109,4	−4,2	2,3	−2,3
1626	Ivel	99,6	−25,4	3,2	−24,2
1749	Baldrian-Dispert/-Stark	89,7	−27,5	1,6	−26,9
1759	Imeson	88,5	−18,7	0,7	−25,0
1840	temazep von ct	83,4	+14,7	1,2	+14,2
1856	Nitrazepam-neuraxpharm	81,7	+8,4	0,5	+9,0
1901	Fluninoc	78,9	+27,2	0,7	+26,2
2013	Ergocalm	71,5	−17,7	1,4	−17,2
2026	Eatan N	70,8	−21,9	0,9	−19,6
2032	Somnosan	70,5	(neu)	1,7	(neu)
2038	Novanox	70,1	−3,3	0,6	−6,0
2051	Valdispert	69,5	−12,3	1,1	−12,8
2095	Mogadan	67,5	+3,7	0,6	−5,0
2313	Kavosporal comp.	56,5	−12,6	1,4	−10,1
2464	Nitrazepam AL	49,6	+9,2	0,3	+14,9
	Summe	11767,5	−13,2	242,9	−10,0
	Anteil an der Indikationsgruppe	92,0%		92,7%	
	Gesamte Indikationsgruppe	12784,9	−12,1	262,1	−9,0

28

nicht etwa auf die Verordnung jeweils größerer Packungen zurück. Der Rückgang betrifft alle Gruppen von Hypnotika/Sedativa, allerdings in geringerem Ausmaß die neueren Substanzen Zolpidem und Zopiclon. Diese Substanzen nehmen mit *Stilnox* (Zopiclon) und *Ximovan* (Zopiclon) die Plätze 1 und 3 unter den Hypnotika ein, dazwischen liegt das mittellang wirkende Benzodiazepin *Noctamid* (Lormetazepam). Dennoch entfällt nach wie vor der Großteil der Verordnungen auf die Benzodiazepine. Pflanzliche Präparate haben bis 1995 kontinuierliche Zuwächse gezeigt, seitdem aber stetig wieder abgenommen. Aus der Gesamtzahl von ca. 271 Mio. Tagesdosen läßt sich ableiten, daß in der Bundesrepublik jeden Tag etwa 750000 Menschen ein Schlafmittel oder Sedativum einnehmen, wobei die potentielle Anwendung von Tranquillantien als Hypnotika nicht berücksichtigt ist. Gegenüber den Zahlen von 1992 mit etwa 470 Mio. Tagesdosen bedeutet dies einen Rückgang um über 40%. Nach entsprechenden Erhebungen leidet freilich ein wesentlich größerer Teil der Bevölkerung an die Lebensqualität beeinträchtigenden Schlafstörungen, ohne medikamentöse Hilfe in Anspruch zu nehmen (Gillin und Byerley 1990).

Benzodiazepine

Für den Einsatz von Benzodiazepinen (Tabelle 28.2) als Hypnotika ist bei insgesamt ähnlichen Eigenschaften dieser Substanzen die Wirkdauer bislang der entscheidende Parameter für die differentialtherapeutische Anwendung. Deshalb werden sie in Präparate mit kurzer, mittlerer und langer Wirkdauer unterteilt. Dabei ist es wichtig zu wissen, daß die Wirkdauer nicht nur durch die Halbwertszeit der Wirksubstanz, sondern auch durch Umverteilungsprozesse, aktive Metaboliten sowie nicht zuletzt durch patientenbezogene Variablen bestimmt ist. Hierzu zählt auch, daß die meisten pharmakokinetischen Daten an jungen Gesunden erhoben sind, daß aber der Metabolismus der meisten Benzodiazepine durch Leberfunktionsstörungen und ganz allgemein im Alter massiv verlangsamt sein kann (Klotz 1995). Dies gilt in sehr viel geringerem Ausmaß für solche Substanzen, die direkt glukuronidiert werden und die deshalb mit größerer Sicherheit dosiert werden können: Lorazepam, Lormetazepam, Oxazepam und Temazepam.

Empfohlen werden bei Einschlafstörungen Präparate mit kurzer Wirkdauer, bei Durchschlafstörungen solche mittlerer Wirkdauer.

Tabelle 28.2: Verordnungen von Benzodiazepinhypnotika 1999. Angegeben sind die 1999 verordneten Tagesdosen, die Änderungen gegenüber 1998 und die mittleren Kosten je DDD 1999.

Präparat	Bestandteile	DDD in Mio.	Änderung in %	DDD-Kosten in DM
Mit kurzer Wirkdauer				
Lendormin	Brotizolam	10,2	(−22,0)	0,76
Halcion	Triazolam	4,0	(−5,1)	0,82
		14,2	(−17,8)	0,78
Mit mittlerer Wirkdauer				
Noctamid	Lormetazepam	36,4	(−9,7)	0,57
Remestan	Temazepam	9,2	(−13,7)	0,81
Planum	Temazepam	6,5	(−24,0)	0,79
Ergocalm	Lormetazepam	2,6	(−16,2)	0,52
temazep von ct	Temazepam	1,6	(+13,8)	0,76
		56,5	(−12,1)	0,64
Mit langer Wirkdauer				
Rohypnol	Flunitrazepam	12,6	(−25,0)	0,76
Radedorm	Nitrazepam	8,4	(−30,5)	0,30
Dalmadorm	Flurazepam	6,3	(−17,6)	0,77
Staurodorm Neu	Flurazepam	6,0	(−10,4)	0,77
Flunitrazepam-ratiopharm	Flunitrazepam	5,0	(+19,3)	0,50
Flunitrazepam-neuraxpharm	Flunitrazepam	3,0	(+8,5)	0,50
Eatan N	Nitrazepam	2,8	(−21,3)	0,30
Nitrazepam-neuraxpharm	Nitrazepam	2,4	(+8,8)	0,23
Novanox	Nitrazepam	2,0	(−7,5)	0,30
Imeson	Nitrazepam	1,7	(−18,7)	0,41
Fluninoc	Flunitrazepam	1,5	(+27,7)	0,49
Mogadan	Nitrazepam	1,3	(+6,5)	0,42
Nitrazepam AL	Nitrazepam	1,2	(+14,4)	0,21
		54,3	(−14,9)	0,55
Andere Benzodiazepinrezeptoragonisten				
Stilnox	Zolpidem	29,5	(−10,2)	1,71
Ximovan	Zopiclon	20,2	(−15,4)	1,73
Bikalm	Zolpidem	12,5	(−8,8)	1,73
Somnosan	Zopiclon	1,2	(neu)	1,36
		63,4	(−10,0)	1,71
Summe		188,4	(−12,7)	0,98

28

Besonders bei langwirkenden Benzodiazepinen muß auch am nächsten Tage mit einer Sedation gerechnet werden. Sehr kurz wirkende Benzodiazepine verursachen tagsüber möglicherweise Unruhe- und Angstzustände (Lader 1987). Als Sedativa können Präparate mit langer Wirkdauer von Nutzen sein; es besteht dabei aber die Gefahr der Kumulation. Neben der Bedeutung der Wirkdauer ist ein schneller Wirkungseintritt für die Anwendung als Hypnotikum günstig.

Die Verordnungen von Benzodiazepinen sind bezogen auf die Tagesdosen des Gesamtmarktes stark rückläufig (Abbildung 28.1). Durch Verschiebungen bei den eigentlichen Benzodiazepinen und durch starke Zunahmen bei Zolpidem und Zopiclon in den vergangenen Jahren hat sich insgesamt ein Trend zu kürzer wirksamen Substanzen ergeben.

28

Bei den Substanzen mit kurzer Wirkdauer haben sich die verordneten Tagesdosen von *Lendormin* und *Halcion* wie schon seit vielen Jahren weiter verringert. Bei den Benzodiazepinen mittlerer Wirkdauer hat es etwas geringere Abnahmen gegeben, so daß diese Gruppe bezüglich der verordneten DDD-Zahl die Gruppe der langwirkenden Substanzen übertrifft. Interessanterweise umfaßt diese Gruppe mit mittlerer Wirkdauer nur direkt glukuronidierte Substanzen, die im Alter leichter zu dosieren sind.

Bei den lang wirkenden Benzodiazepinen, der früher größten Gruppe, hat es ebenfalls zum wiederholten Mal Einbrüche gegeben. Dies gilt für Nitrazepam ebenso wie für Flunitrazepam. Für die Rückgänge beim langjährigen Marktführer *Rohypnol* mag auch der bekannte Mißbrauch in der Drogenszene mitverantwortlich sein, der allerdings nach der Umstellung von der 2 mg- auf die 1 mg-Tablette zurückgegangen zu sein scheint (W. Poser, persönliche Mitteilung).

Zopiclon (*Ximovan, Somnosan*) und Zolpidem (*Stilnox, Bikalm*) sind chemisch den Benzodiazepinen nicht verwandte Substanzen, die ebenfalls an Rezeptoren des γ-Aminobuttersäure (GABA)-regulierten Chloridkanals angreifen, jedoch an anderer Stelle als die Benzodiazepine. Daher ergeben sich insgesamt den Benzodiazepinen pharmakologisch ähnliche Eigenschaften, die sicherlich wichtiger sind als die unterschiedliche chemische Struktur. Mit einer Halbwertszeit von 3–6 Stunden ist Zopiclon ähnlich wie Triazolam zu bewerten, dem es nach einer großen Studie an ambulanten Patienten (Rüther et al. 1992) therapeutisch ebenbürtig ist. Zolpidem hat mit einer Halbwertszeit von 2–3 Stunden eine noch kürzere Wirkdauer. Es zeigt eine dem Triazolam vergleichbare Wirksamkeit.

Molekularpharmakologische Studien zeigen, daß Zolpidem im Vergleich zu Zopiclon und den Benzodiazepinen nur an bestimmte Subtypen des GABA-regulierten Chloridkanals bindet. Diese enthalten die alpha1-Untereinheit und werden verschiedentlich als ω1-

Rezeptoren bezeichnet. Diese Selektivität kann inzwischen auch strukturell erklärt werden (Renard et al. 1999) und stellt vermutlich die Basis für ein unterschiedliches pharmakologisches Profil dar. Tierexperimentelle Studien und die bisher verfügbaren klinischen und epidemiologischen Daten deuten auf ein möglicherweise geringeres Abhängigkeitsrisiko von Zopiclon und Zolpidem. Mißbrauch von Zopiclon und Zolpidem ist zwar berichtet worden, jedoch handelt es sich bisher um Einzelfälle. Für beide Substanzen wurde im Rahmen des Frühwarnsystems eine nur sehr geringe Akzeptanz bei Drogen-Abhängigen beobachtet (Keup 1999), die sich mit Beobachtungen über kurzwirksame Benzodiazepine deckt. Vor Verordnung dieser Substanzen bei Benzodiazepinabhängigen wird trotzdem gewarnt (Arzneimittelkommission, 1999).

28

Auf eine relativ hohe Zahl gravierender zentraler Nebenwirkungen (Amnesie, visuelle Wahrnehmungsstörungen, Auslösung von Psychosen) wurde hingewiesen (Müller 1994). Möglicherweise beeinflußt Zopiclon vor allem bei älteren Patienten weniger das Kurzzeitgedächtnis (Kerr et al. 1995). Für beide Substanzen gibt es Einzelfallberichte sowohl über schwerwiegende zentrale Nebenwirkungen als auch Warnungen vor Abhängigkeit (Ansseau et al. 1992, Fava 1996, Canaday 1996, Markowitz und Brewerton 1996, Clee et al. 1996, Sanchez et al. 1996). Zwei Todesfälle nach Zopiclon-Überdosierung wurden berichtet (Boniface und Russell 1996). Jüngere Studien und epidemiologische Daten an einer großen Zahl von Patienten zeigten für Zolpidem insgesamt ein günstiges Profil unerwünschter Wirkungen und eine geringere akute Toxizität als für klassische Benzodiazepine (Dockhorn und Dockhorn 1996, Wyss et al. 1996, Hajak und Bandelow 1998, Noble et al. 1998, Darcourt et al. 1999).

Auch wenn bisweilen die Meinung vertreten wird, daß das Gesamtprofil von Zolpidem doch demjenigen von Triazolam weitgehend vergleichbar sei (Lobo und Greene 1997), mehren sich die Hinweise, daß zumindest Zolpidem ein günstigeres Nutzen/Risiko-Verhältnis haben könnte als klassische Benzodiazepine (Holm und Goa 2000). Trotz ihres höheren Preises haben sich dieser Meinung entsprechend die Verordnungen dieser Präparate nach deutlichen Zuwächsen in der ersten Hälfte der 90er Jahre jetzt auf beträchtlicher Höhe stabilisiert (Abbildung 28.1).

Chloralhydrat

Die Verordnungen von *Chloraldurat* zeigten seit vielen Jahren einen wellenförmigen Verlauf. Seit 1996 sind sie jedoch rückläufig (1999: 3,6 Mio. DDD). Chloralhydrat ist bei leichteren Schlafstörungen interessant, weil es praktisch keine Störungen der Schlafphasen verursacht. In verkapselter Form ist es für Patienten im allgemeinen akzeptabel, obwohl auch bei dieser Darreichungsform gastrointestinale Nebenwirkungen auftreten können. Eine geringe therapeutische Breite und mögliche kardiovaskuläre Nebenwirkungen begrenzen aber die Verwendung dieses Arzneimittels besonders bei kardiovaskulären Risikopatienten.

Pflanzliche Präparate

Pflanzliche Präparate aus Baldrian, Melisse, Hopfen etc. werden in der traditionellen Phytotherapie zur Behandlung von Schlaflosigkeit seit langem eingesetzt. Ihre Wirkung ist jedoch nicht ausreichend belegt. Von vielen Autoren werden sie im wesentlichen als (Pseudo-) Placebos eingestuft. Dazu trägt auch bei, daß von den verschiedenen in den letzten Jahrzehnten als wirksamkeitsbestimmend angesehenen Inhaltsstoffen des Baldrians – ätherisches Öl, Methylpyrrylketon, Valerensäure, Valepotriate – keiner auch nur entfernt die erforderlichen Mengen in Fertigarzneimitteln erreicht (Hänsel und Volz 1995). Der objektive Nachweis einer hypnotischen Wirkung von Baldrianextrakten ist bislang nicht überzeugend gelungen (Dreßing et al. 1992, Schulz et al. 1994). Zwei placebokontrollierte Doppelblindstudien von wäßrigem Baldrianextrakt fanden zwar schlaffördernde Effekte, diese ließen sich im Schlaf-EEG aber nicht objektivieren (Balderer und Borbély 1985, Leathwood und Chauffard 1985). Eine jüngere Studie (Dreßing et al. 1992) findet zwar keine signifikanten Effekte einer Baldrian-Melissen-Kombination auf Einschlaflatenz und Schlafeffizienz, kommt aber trotzdem zu dem Fazit „schlafverbessernde Wirkung der Baldrian-Melissen-Kombination nachgewiesen". Ebenso enthalten die meisten Hopfenpräparate nur so viel eingesetzter Hopfendroge wie 10 ml Bier (Hänsel 1987). Allerdings haben auch die fünf Flaschen Bier entsprechenden Hopfen-Inhaltsstoffe keine schlafinduzierende Wirkung (Stocker 1967). Auch für Präparate aus Melisse und Passionsblume finden sich keine klinischen Studien, die eine hypnotische Wirkung zeigen (Hänsel und Volz 1995). Die Verwendung pflanzlicher Hypnotika gilt jedoch als kaum von Nebenwirkungen belastet, und der ausgeprägte Placeboeffekt kann vielen Patienten mit leichten Schlafstörungen eine subjektive Verbesserung der Schlafqualität bringen (Nachtmann und Hajak 1996). Wie aus den durchschnittlichen Kosten für eine definierte Tagesdosis zu ersehen ist (Tabelle 28.3), ist die Behandlung mit diesen Präparaten im Vergleich zu der mit Benzodiazepinen jedoch keineswegs billig, sondern oft sogar teurer. Freilich sollten die leicht höheren Kosten pflanzlicher Hypnotika kein Argument sein, wenn dem Patienten geholfen und das Entstehen einer Benzodiazepinabhängigkeit vermieden wird.

28

Insgesamt hat die Verordnung von pflanzlichen Hypnotika und Sedativa, die meist Extrakte mehrerer Pflanzen enthalten, 1999 deutlich abgenommen. Möglicherweise wird der seit einigen Jahren beobachtete Rückgang durch verstärkte Selbstmedikation auf der Patientenseite kompensiert. Ihre Bedeutung gewinnen diese Präparate vermutlich vor allem in dem Versuch, der Entwicklung einer Benzodiazepinabhängigkeit durch Verordnung von pflanzlichen Präparaten entgegenzuwirken. Bei der oft behaupteten Unschädlichkeit gilt es aber im Auge zu behalten, daß die Langzeittoxikologie der meisten Präparate höchst unzulänglich untersucht ist. Insbesondere dürfte das karzinogene Potential der im Baldrian enthaltenen Valepotriate Grund zur Skepsis gegenüber der angeblichen Freiheit von Nebenwirkungen pflanzlicher Hypnotika sein (Hänsel und Volz 1995). Auch sind kürzlich für den heute in erster Linie als Antidepressivum genutzten Johanniskrautextrakt (z.B. in *Psychotonin-sed.* und *Sedariston Tr.*) wesentliche pharmakokinetische Interaktionen bekannt geworden (s. Kapitel 42).

Therapeutische Aspekte

Die Therapie der Schlaflosigkeit ist oft schwierig und unbefriedigend. In den letzten Jahren erarbeitete Konsensus-Dokumente geben den Ärzten klare Empfehlungen für die differenzierte und rationale Therapie von Schlafstörungen (Clarenbach et al. 1995). Neben der im allgemeinen kurzfristigen Anwendung ist danach nur in wenigen begründeten Ausnahmen eine Medikation für längstens sechs Monate akzeptabel, wobei die Indikation alle zwei bis vier Wochen strikt überprüft werden muß. Wenn sich eine längerfristige Anwendung

Tabelle 28.3: Verordnungen von pflanzlichen Hypnotika und Sedativa 1999.
Angegeben sind die 1999 verordneten Tagesdosen, die Änderungen gegenüber
1998 und die mittleren Kosten je DDD 1999.

Präparat	Bestandteile	DDD in Mio.	Änderung in %	DDD-Kosten in DM
Monopräparate				
Sedonium	Baldrianwurzelextrakt	4,9	(−19,6)	0,92
Baldrian-Dispert/-Stark	Baldrianwurzelextrakt	1,2	(−28,6)	1,35
Valdispert	Baldrianwurzelextrakt	0,7	(−13,8)	1,51
		6,8	(−20,8)	1,06
Kombinationspräparate				
Kytta-Sedativum f	Baldrianwurzelextrakt Hopfenzapfenextrakt Passionsblumenextrakt	15,7	(−20,2)	0,84
Luvased	Baldrianwurzelextrakt Hopfenzapfenextrakt	6,8	(−16,8)	0,75
Psychotonin-sed.	Johanniskrautextrakt Baldrianwurzelextrakt	6,7	(−24,8)	0,58
Sedariston Tropfen	Baldrianwurzelextrakt Melissenblätterextrakt Johanniskrautextrakt	5,2	(−15,1)	0,83
Euvegal-Dragees forte	Baldrianwurzelextrakt Melissenblütenextrakt	4,4	(−17,0)	1,69
Ivel	Baldrianwurzelextrakt Hopfenzapfenextrakt	4,0	(−27,2)	0,79
dysto-loges	Reserpinum D4 Gelsemium D4 Passiflora inc. Ø Melissa Ø Spigelia D4 Coffea D6 Glonoinum D8 Veratrum D6 Tabacum D6	3,6	(−9,8)	0,59
Sedacur	Baldrianwurzelextrakt Hopfenzapfenextrakt Melissenblätterextrakt	3,2	(−3,3)	0,74
Viburcol	Chamomilla D1 Belladonna D2 Dulcamara D4 Plantago major D3 Pulsatilla D2 Calcium carbonic. D8	2,2	(−6,6)	1,61
Kavosporal comp.	Kava-Kava-Wurzelstockextrakt Baldrianwurzelextrakt	1,1	(−10,3)	1,23
		53,0	(−18,0)	0,88
Summe		59,8	(−18,4)	0,90

nicht vermeiden läßt wird die flexible und intermittierende Dosierung (medikationsfreie Intervalle!) empfohlen.

Dabei ist zu berücksichtigen, daß pharmakologisch wirksame Präparate schon nach wenigen Wochen einen deutlichen Wirkungsverlust zeigen können und daß Benzodiazepine – insbesondere lang- und mittellang wirkende – auch in therapeutischen Dosen zu einer Abhängigkeit führen können, deren medizinisches Risiko bisher ungeklärt ist. Da die Entzugssymptome nach Absetzen von Hypnotika Schlaflosigkeit und Unruhe beinhalten, kann es zu einem Circulus vitiosus der Hypnotikaverordnung kommen, der zur Ausbildung einer Abhängigkeit beiträgt. Unter kurzwirkenden Benzodiazepinen wurden dagegen nur sehr wenige Fälle einer Abhängigkeit beobachtet.

28

Nach wie vor ist nicht eindeutig zu beantworten, ob neben den pharmakokinetischen Daten für die Gesamtbewertung des Nutzens einzelner Benzodiazepine auch unterschiedliche pharmakodynamische Eigenschaften eine Rolle spielen. Die Beschreibung von multiplen Formen von GABA/Benzodiazepin-Rezeptoren, neuerdings auch Belege zu den Wirkungen von Benzodiazepinen und Benzodiazepinagonisten an spezifischen Untereinheiten, legt die Möglichkeit solcher Unterschiede nahe. Sie lassen auch auf weitere Neuentwicklungen hoffen.

Insgesamt haben die Verordnungen von Hypnotika in den letzten Jahren drastisch abgenommen. Seit 1992 macht diese Abnahme insgesamt über 40 % der Tagesdosen aus, vor allem bedingt durch einen Rückgang bei den Benzodiazepinen um über 60 % (Abbildung 28.1). Unklar ist, wie dieser Rückgang der Hypnotikaverordnungen kompensiert worden ist: ob durch Selbstmedikation, Verschreibung auf Privatrezept, nicht-medikamentöse Maßnahmen oder ob inzwischen eine unzureichende Versorgung schlafgestörter Patienten vermutet werden muß.

Literatur

Ansseau M., Pitchot W., Hansenne M., Gonzales-Moreno A. (1992): Psychotic reactions to zolpidem. Lancet 339: 809.

Arzneimittelkommission der deutschen Ärzteschaft (1999): Keine Verordnung von Zolpidem bei bekannter Benzodiazepinabhängigkeit. Deutsches Ärzteblatt 96: B500.

Balderer G., Borbély A. (1985): Effect of valerian on human sleep. Psychopharmacology 87: 406–409.

Boniface P.J., Russell S.G. (1996): Two cases of fatal zopiclone overdose. J. Anal. Toxicol. 20: 131–133.

Canaday B.R. (1996): Amnesia possibly associated with zolpidem administration. Pharmacotherapy 16: 687–689.

Clarenbach P., Steinberg R., Weeß H.G., Berger M., Hajak G. et al. (1995): Empfehlungen zu Diagnostik und Therapie der Insomnie. Deutsche Gesellschaft für Schlafforschung und Schlafmedizin DGSM. Nervenarzt 66: 723–729.

Clee W.B., McBride A.J., Sullivan G. (1996): Warning about zopiclone misuse. Addiction 91: 1389–1390.

Darcourt G., Pringuey D., Salliere D., Lavoisy J. (1999): The safety and tolerability of zolpidem – an update. J. Psychopharmacol. 13: 81–93.

Dockhorn R.J., Dockhorn D.W. (1996): Zolpidem in the treatment of short-term insomnia: a randomized, double-blind, placebo-controlled clinical trial. Clin. Neuropharmacol. 19: 333–340.

Dreßing H., Riemann D., Löw H., Schredl M., Reh C. et al. (1992): Baldrian-Melisse-Kombinationen versus Benzodiazepine. Bei Schlafstörungen gleichwertig? Therapiewoche 42: 726–736.

Fava G.A. (1996): Amnestic syndrome induced by zopiclone. Eur. J. Clin. Pharmacol. 50: 509.

Gillin J.C., Byerley W.F. (1990): The diagnosis and management of insomnia. N. Engl. J. Med. 322: 239–248.

Hänsel R. (1987): Möglichkeiten und Grenzen pflanzlicher Arzneimittel (Phytotherapie). Dtsch. Apoth. Ztg. 127: 2–6.

Hänsel R., Volz H.-P. (1995): Pflanzliche Mittel mit psychotroper Wirkung. In: Riederer P., Laux, G., Pöldinger, W. (Hrsg.): Neuropsychopharmaka, Bd. 2, Springer-Verlag, Wien, S. 303–334.

Hajak G., Bandelow B. (1998): Safety and tolerance of zolpidem in the treatment of disturbed sleep: a post-marketing surveillance of 16944 cases. Int. Clin. Psychopharmacol. 13: 157–67.

Holm KJ, Goa KL (2000): Zolpidem: an update of its pharmacology, therapeutic efficacy and tolerability in the treatment of insomnia. Drugs 59: 865–889.

Kerr J.S., Drawe R.A., Parkin C., Hindmarch I. (1995): Zopiclone in elderly patients: Efficacy and safety. Human Psychopharmacology 10: 221–229.

Keup W. (1999): Zolpidem und Zopiclon. Geringeres Mißbrauchspotential im Vergleich zu Benzodiazepin-Hypnotica. Arzneimitteltherapie 16: 246–253.

Klotz U. (1995): Benzodiazepin-Hypnotika; Pharmakokinetik. In: Riederer P., Laux G., Pöldinger W. (Hrsg.): Neuropsychopharmaka, Bd. 2. Springer-Verlag, Wien, S. 135–139.

Lader M. (1987): Clinical Pharmacology of Benzodiazepines. Ann. Rev. Med. 38: 19–28.

Leathwood P.D., Chauffard F. (1985): Aqueous extract of valerian reduces latency of fall asleep in man. Planta Med. 50: 144–148.

Lobo B.L., Greene W.L. (1997): Zolpidem distinct from triazolam? Ann. Pharmacother. 31:625–632.

Markowitz J.S., Brewerton T.D. (1996): Zolpidem-induced psychosis. Ann. Clin. Psychiatry 8: 89–91.

Mendelson W.B., Jain B. (1995): An assessment of short-acting hypnotics. Drug Safety 13: 257–270.

Müller W.E. (1994): Wie „neu" sind die Hypnotika Zopiclon und Zolpidem? Arzneiverordnung in der Praxis 2: 6–8.

Nachtmann A., Hajak G. (1996): Phytopharmaka zur Behandlung von Schlafstörungen. Internist 37: 743–749.

28

Noble S., Langtry H.D., Lamb H.M. (1998): Zopiclone. An update of its pharmacology, clinical efficacy and tolerability in the treatment of insomnia. Drugs 55: 277–302.

Penzel T., Brandenburg U. (1996): Diagnostische Verfahren und Standards in der Schlafmedizin. Internist 37: 442–453.

Renard S., Olivier A., Granger P., Avenet P., Graham D., et al. (1999): Structural elements of the γ-aminobutyric acid type A receptor conferring subtype selectivity for benzodiazepine site ligands. J. Biol. Chem. 274: 13370–13374.

Rüther E., Clarenbach P., Hajak G., Fischer W., Haase W. (1992): Zopiclon bei Patienten mit Schlafstörungen. Einflüsse auf Schlafqualität und Tagesbefinden im Vergleich zu Flunitrazepam, Triazolam und Placebo. Münch. Med. Wochenschr. 46: 753–757.

Sanchez L.G., Sanchez J.M., Lopez-Moreno J. (1996): Dependence and tolerance with zolpidem. Am. J. Health Syst. Pharm. 53: 2638.

Schulz H., Stolz C., Müller J. (1994): The effect of valerian extract on sleep polygraphy in poor sleepers. A pilot study. Pharmacopsychiatry 27: 147–151.

Stocker, H.R. (1967): Sedative und hypnogene Wirkung des Hopfens. Schweiz. Brau.-Rundsch. 78: 80–89.

Wyss, P.A. Radovanovic D., Meier-Abt P.J. (1996): Akute Überdosierung von Zolpidem (Stilnox). Schweiz. Med. Wochenschr. 126: 750–756.

28

U. Schwabe/D. Paffrath (Hrsg.)

Arzneiverordnungs-Report 2000

Springer-Verlag Berlin Heidelberg GmbH

Ulrich Schwabe Dieter Paffrath (Hrsg.)

Arzneiverordnungs-Report 2000

Aktuelle Daten, Kosten, Trends und Kommentare

Volume II

Mit Beiträgen von

Manfred Anlauf

J. Christian Bode

Volker Dinnendahl

Uwe Fricke

Hans-Georg Joost

Karl-Friedrich Hamann

Knut-Olaf Haustein

Karl Hans Holtermüller

Adalbert Keseberg

Gerald Klose

Björn Lemmer

Martin J. Lohse

Klaus Mengel

Bernd Mühlbauer

Bruno Müller-Oerlinghausen

Hartmut Oßwald

Thomas Rabe

Gerhard Schmidt

Harald Schmidt

Hasso Scholz

Helmut Schröder

Ulrich Schwabe

Gisbert W. Selke

Sabine Wittkewitz-Richter

Reinhard Ziegler

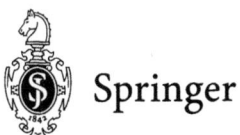 Springer

Prof. Dr. med. Ulrich Schwabe
Pharmakologisches Institut der Universität Heidelberg
Im Neuenheimer Feld 366
69120 Heidelberg

Dr. rer. soc. Dieter Paffrath
Bachstraße 29
50858 Köln

ISBN 978-3-540-67573-0   ISBN 978-3-642-56832-9 (eBook)
DOI 10.1007/978-3-642-56832-9

Wichtiger Hinweis
Die Erkenntnisse in der Medizin unterliegen laufendem Wandel durch Forschung
und klinische Erfahrungen. Sie sind darüber hinaus vom wissenschaftlichen
Standpunkt der Beteiligten als Ausdruck wertenden Dafürhaltens geprägt. Wegen
der großen Datenfülle sind Unrichtigkeiten gleichwohl nicht immer auszuschlie-
ßen. Alle Angaben erfolgen insoweit nach bestem Wissen.

Die Wiedergabe von Gebrauchsnamen, Handelsnamen, Warenbezeichnungen usw.
in diesem Werk berechtigt auch ohne besondere Kennzeichnung nicht zu der
Annahme, daß solche Namen im Sinne der Warenzeichen- und Markenschutz-
Gesetzgebung als frei zu betrachten wären und daher von jedermann benutzt werden dürften.

Produkthaftung: Für Angaben über Dosierungsanweisungen und Applikationsformen können Autoren, Herausgeber und Verlag keine Gewähr übernehmen. Derartige Angaben müssen vom jeweiligen Anwender im Einzelfall anhand anderer Literaturstellen und anhand der Beipackzettel der verwendeten Präparate in eigener
Verantwortung auf ihre Richtigkeit überprüft werden.

Herstellung: PRO EDIT GmbH, D-69126 Heidelberg
Einbandgestaltung: design & production, D-69121 Heidelberg
Satz: Mitterweger & Partner Kommunikationsgesellschaft mbH, D-68723 Plankstadt
SPIN 10838099   14/3111-5 4 3 2 1 – Gedruckt auf säurefreiem Papier

Vorwort der Herausgeber

Im Arzneiverordnungs-Report 2000 haben wir neue Akzente in unserem jährlichen Bericht über die vertragsärztlichen Arzneiverordnungen gesetzt. Die Verordnungsanalysen wurden erstmals auf die 2500 meistverordneten Präparate ausgedehnt, wodurch jetzt 92 % der Rezepte für die Patienten der gesetzlichen Krankenkassen erfaßt werden. Damit stehen die Verordnungsdaten von 18600 Fertigarzneimitteln zur Verfügung. In dieser Ausgabe haben wir erstmals ein Kapitel über die neu eingeführten Wirkstoffe des Jahres 1999 mit Evidenz-basierter Literatur zur therapeutischen Wirksamkeit aufgenommen. Als Schwerpunktthema haben wir in diesem Jahr die Generika und Analogpräparate gewählt, weil die Patente mehrerer therapeutisch wichtiger Arzneimittel abgelaufen sind und dadurch neue Möglichkeiten für eine wirtschaftliche Arzneitherapie geschaffen wurden. Wie in den vorangehenden Jahren wurden uns die Verordnungsdaten des GKV-Arzneimittelindex, der vom Wissenschaftlichen Institut der AOK (WIdO) erstellt wird, dankenswerterweise von den Projektträgern zur Verfügung gestellt.

Trotz knapper Termine haben unsere Autoren wieder zügig und kompetent am Arzneiverordnungs-Report 2000 mitgewirkt, wofür wir ihnen herzlich danken. Zu besonderem Dank sind wir allen Beratern der Herausgeber verpflichtet, die sich an der Durchsicht der Manuskripte beteiligt haben und uns wertvolle Anregungen zukommen ließen. Wir danken ferner Frau Rosemarie LeFaucheur, die in bewährter Weise alle Manuskripte des Buches vorbildlich für den Druck vorbereitet hat. Schließlich gilt unser Dank Herrn Dr. Mager vom Springer-Verlag für die kompetente Planung und Betreuung der diesjährigen Ausgabe und Frau G. Wiegel von der Pro Edit GmbH für die Herstellung des Buches in schnellstmöglicher Zeit.

Heidelberg und Köln, 14. Juli 2000　　　　　　　　*Ulrich Schwabe*
　　　　　　　　　　　　　　　　　　　　　　Dieter Paffrath

Autorenverzeichnis

Prof. Dr. med. M. Anlauf, Medizinische Klinik II des Zentralkrankenhauses Reinkenheide, Postbrookstraße 18, 27574 Bremerhaven

Prof. Dr. med. J. Ch. Bode, Robert-Bosch-Krankenhaus, Auerbachstraße 110, 70376 Stuttgart

Prof. Dr. rer. nat. V. Dinnendahl, Deutsches Apothekerhaus, Ginnheimer Straße 26, 65760 Eschborn, e-mail: v.dinnendahl@abda.aponet.de

Prof. Dr. rer. nat. U. Fricke, Institut für Pharmakologie der Universität zu Köln, Gleueler Straße 24, 50931 Köln, e-mail: Uwe.Fricke@medizin.uni-koeln.de

Prof. Dr. med. K.-F. Hamann, Hals-Nasen-Ohrenklinik und Poliklinik der Technischen Universität München, Ismaninger Straße 22, 81675 München

Prof. Dr. med. K.-O. Haustein, Institut für Nikotinforschung und Raucherentwöhnung, Johannesstraße 85–87, 99084 Erfurt, e-mail: haustein@inr-online.de

Prof. Dr. med. K. H. Holtermüller, St. Markus-Krankenhaus, 1. Medizinische Klinik, Wilhelm-Epstein-Straße 2, 60431 Frankfurt am Main, e-mail: med1.mk@diakonie-kliniken.de

Prof. Dr. med. Dr. rer. nat. Hans-Georg Joost, Institut für Pharmakologie und Toxikologie der RWTH Aachen, Wendlingweg 2, 52074 Aachen

Prof. Dr. med. A. Keseberg, Am Hahnacker 36, 50374 Erftstadt-Liblar

Prof. Dr. med. G. Klose, Medizinische Klinik, Zentralkrankenhaus links der Weser, Senator-Weßling-Straße 1, 28277 Bremen, e-mail: postmaster@zkhldw.de

Prof. Dr. med. B. Lemmer, Institut für Pharmakologie und Toxikologie, Fakultät für Klinische Medizin Mannheim der Universität Heidelberg, Maybachstraße 14–16, 68169 Mannheim, e-mail: blemmer@rumms.uni-mannheim.de

Prof. Dr. med. M. J. Lohse, Institut für Pharmakologie und Toxikologie der Universität Würzburg, Versbacher Straße 9, 97078 Würzburg, e-mail: i-pharmakologie@toxi.uni-wuerzburg.de

Dr. med. K. Mengel, Institut für Pharmakologie und Toxikologie, Fakultät für Klinische Medizin Mannheim der Universität Heidelberg, Maybachstraße 14–16, 68169 Mannheim, kmengel@rumms.uni-mannheim.de

Privatdozent Dr. med. B. Mühlbauer, Pharmakologisches Institut der Universität, Wilhelmstraße 56, 72074 Tübingen, e-mail: muehlbauer@uni-tuebingen.de

Prof. Dr. med. B. Müller-Oerlinghausen, Psychiatrische Klinik und Poliklinik (WE 12), Freie Universität Berlin, Eschenallee 3, 14050 Berlin, e-mail: bmoe@zedat.fu-berlin.de

Prof. Dr. med. H. Oßwald, Pharmakologisches Institut der Universität, Wilhelmstraße 56, 72074 Tübingen, e-mail: osswald@uni-tuebingen.de

Prof. Dr. med. T. Rabe, Universitäts-Frauenklinik, Voßstraße 9, 69115 Heidelberg, e-mail: thomas_rabe@med.uni-heidelberg.de

Prof. Dr. med. G. Schmidt, Institut für Pharmakologie und Toxikologie der Universität, Robert-Koch-Straße 40, 37075 Göttingen, e-mail: fvetterl@med.uni-goettingen.de

Prof. Dr. med. H. Schmidt, Rudolf-Buchheim-Institut für Pharmakologie, Frankfurter Straße 107, 35392 Gießen, e-mail: Harald.Schmidt@pharma.med.uni-giessen.de

Prof. Dr. med. H. Scholz, Institut für Experimentelle und Klinische Pharmakologie und Toxikologie, Universitäts-Krankenhaus Eppendorf, Martinistraße 52, 20246 Hamburg, e-mail: h.scholz@uke.uni-hamburg.de

H. Schröder, Marienforster Weg 11, 53343 Wachtberg-Ließem

Prof. Dr. med. U. Schwabe, Pharmakologisches Institut der Universität Heidelberg, Im Neuenheimer Feld 366, 69120 Heidelberg, e-mail: Ulrich.Schwabe@urz.uni-heidelberg.de

G. W. Selke, Martin-Legros-Str. 64, 53123 Bonn, e-mail: gisbert@tapirsoft.de

Frau S. Wittkewitz-Richter, Gottesgabe 16, 22955 Hoisdorf

Prof. Dr. med. R. Ziegler, Medizinische Universitätsklinik, Abteilung Innere Medizin I, Bergheimer Straße 58, 69115 Heidelberg, e-mail: sekretariat_ziegler@krzmail.krz.uni-heidelberg.de

Berater der Herausgeber

Prof. Dr. med. J. Bauer, Universitätsklinik für Psychiatrie und Psychosomatik, Hauptstraße 5, 79104 Freiburg

Dr. med. J. Bausch, Bad Sodener Straße 19, 63628 Bad Soden-Salmünster

Prof. Dr. med. W. Brech, Werastraße 33, 88045 Friedrichshafen

Dr. med. F. Buettner, Wulfsteert, 24340 Eckernförde

Prof. Dr. med. F. Daschner, Institut für Umweltmedizin und Krankenhaushygiene, Hugstetter Str. 55, 79106 Freiburg

Prof. Dr. med. H.C. Diener, Neurologische Universitäts-Klinik, Hufelandstr. 55, 45147 Essen

Frau Dr. rer. nat. U. Galle-Hoffmann, Heisterbacher Straße 162, 53332 Bornheim

Prof. Dr. med. R. Gugler, I. Medizinische Klinik, Städtisches Klinikum Karlsruhe, Moltkestraße 90, 76133 Karlsruhe

Dr. med. H. Harjung, Bessunger Straße 101, 64347 Griesheim

W. Hartmann-Besche, Volksgartenstraße 36, 50677 Köln

Prof. Dr. med. H. Holzgreve, Medizinische Poliklinik der Universität München, Pettenkoferstraße 8a, 80336 München

Prof. Dr. med. H. Huland, Urologische Klinik und Poliklinik, Universitätskrankenhaus Eppendorf, Martinistraße 52, 20246 Hamburg

W. Kaesbach, Saturnstr. 2 b, 45277 Essen

Prof. Dr. med. K.M. Koch, Medizinische Hochschule Hannover, Abteilung Nephrologie, Zentrum Innere Medizin und Dermatologie, Carl-Neuberg-Straße 1, 30625 Hannover

Inhaltsverzeichnis

29. Hypophysen- und Hypothalamushormone

Ulrich Schwabe

Hormone der Hypophyse und des Hypothalamus sind unter physiologischen Bedingungen zentrale Steuerungshormone für endokrine Drüsen und somatische Körperfunktionen. So regeln einige Hypophysenhormone die periphere Hormonproduktion in Schilddrüse, Nebennierenrinde und Gonaden, andere steigern Wachstum, Laktation, peripheren Gefäßtonus und renale Wasserrückresorption. Die Steuerung der hypophysären Hormonfreisetzung erfolgt einerseits zentral durch die übergeordneten Releasinghormone und Hemmstoffe des Hypothalamus, andererseits bei einigen Hypophysenhormonen durch die peripheren Hormone der endokrinen Drüsen über eine inhibitorische Feedbackregulation.

Hypophysen- und Hypothalamushormone sind ursprünglich in erster Linie als Diagnostika für die Funktionsprüfung endokriner Organe eingesetzt worden. In den letzten zehn Jahren hat aber auch ihre therapeutische Bedeutung ungewöhnlich stark zugenommen. Besonders zu nennen ist die Hemmung gonadotroper Funktionen durch Gonadorelinanaloga bei der hormonsuppressiven Behandlung des Prostatakarzinoms, die Substitution des Wachstumshormonmangels und die ovarielle Stimulation mit Gonadotropinen zur Behandlung der weiblichen Infertilität im Rahmen der In-vitro-Fertilisation. Diese Entwicklung ist an der deutlichen Zunahme der Verordnungen und vor allem an dem mehr als zehnfachen Zuwachs des Umsatzes seit 1990 zu erkennen (Abbildung 29.1). Unter den 2500 verordnungshäufigsten Arzneimitteln, die im diesjährigen Arzneiverordnungs-Report standardmäßig in allen Indikationsgruppen analysiert werden, sind jedoch nur acht Präparate vertreten, die nur ein unvollständiges Bild dieser dynamisch wachsenden Indikationsgruppe vermitteln. Deshalb wurde die Verordnungsanalyse auf alle Präparate bis zum Rang 6000 ausgedehnt, die in der zugrundeliegenden Rezeptstichprobe von 0,4 % noch mit ausreichender statistischer Sicherheit

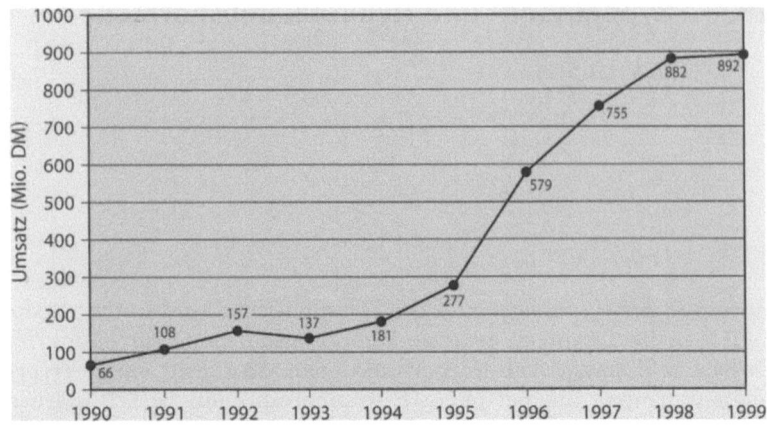

Abbildung 29.1: Umsatz von Hypophysen- und Hypothalamushormonen 1990–1999. Angegeben ist der Gesamtumsatz der Indikationsgruppe, ab 1991 mit den neuen Bundesländern.

beurteilt werden können, wenn die Summen mindestens noch 25000 Verordnungen ergeben.

Im Jahre 1999 sind die Verordnungen der Hypophysen- und Hypothalamushormone erstmals seit 1993 nicht weiter angestiegen, sondern leicht zurückgegangen. Ein Teil des Rückgangs ist auch dadurch bedingt, daß die Prolaktinhemmer aus der Gruppe der Dopaminrezeptoragonisten (Bromocriptin, Cabergolin, Metergolin, Quinagolid) in der Roten Liste ab 1999 zu den Gynäkologika umgruppiert worden sind, wo sie jetzt besprochen werden (siehe Kapitel 26). Das Umsatzvolumen ist dagegen annähernd konstant geblieben. Es beträgt 892 Mio. DM, während die 1,3 Mio. Verordnungen im Vergleich zu anderen Indikationsgruppen verschwindend gering sind (Tabelle 29.1). Hypophysen- und Hypothalamushormone sind daher relativ teure Arzneimittel, die zum Teil sogar die Tagestherapiekosten teurer Zytostatika und Immuntherapeutika übertreffen.

Gonadoreline

Neben dem natürlichen Gonadotropin-Releasinghormon (Gonadorelin, GnRH, LHRH) werden synthetische Gonadorelinanaloga eingesetzt, die aufgrund ihrer stärkeren Wirkung und längeren Wirkungs-

Tabelle 29.1: Verordnungen von Hypophysen- und Hypothalamushormonen 1999. Angegeben sind die verordnungshäufigsten Präparate mit Verordnungsrang, Verordnungen und Umsatz 1999 im Vergleich zu 1998.

Rang	Präparat	Verordnungen		Umsatz	
		in Tsd.	Änd. %	Mio. DM	Änd. %
817	Minirin	226,6	−7,6	35,9	−4,7
1503	Zoladex	110,6	−2,1	107,6	+5,3
1674	Enantone	95,4	−13,5	73,2	−15,3
1698	Gonal	93,9	+4,7	107,0	−3,5
2108	Pregnesin	67,0	+5,8	4,8	+21,5
2117	Trenantone	66,7	+22,4	103,8	+42,8
2242	Menogon	59,4	+12,2	23,5	+7,8
2383	Decapeptyl	53,5	−20,1	33,5	−5,8
	Summe	773,1	−2,9	489,5	+3,9
	Anteil an der Indikationsgruppe	60,8%		54,9%	
	Gesamte Indikationsgruppe	1271,3	−6,7	891,8	−0,3

dauer die hypophysären Gonadorelinrezeptoren desensitisieren und dann als funktionelle Gonadorelinantagonisten die hypophysäre Gonadotropinsekretion und die nachgeschaltete gonadale Steroidsynthese hemmen. Hauptindikation der Gonadorelinanaloga ist die hormonsuppressive Therapie des Prostatakarzinoms, durch die der Testosteronplasmaspiegel auf Kastrationsniveau gesenkt wird. Außerdem werden Gonadorelinanaloga in der Gynäkologie zur Behandlung der Endometriose und des Uterus myomatosus sowie zur endokrinen Therapie des fortgeschrittenen Mammakarzinoms bei prämenopausalen Patientinnen eingesetzt. Eine spezielle Indikation ist die Vorbereitung der ovariellen Stimulation im Rahmen der assistierten Fertilisation.

Führende Präparate sind Goserelin (*Zoladex*), Leuprorelin (*Trenantone, Enantone, Uno Enantone*) und Triptorelin (*Decapeptyl*), die häufig für die Langzeittherapie des Prostatakarzinoms eingesetzt werden (Tabelle 29.2). Goserelin und Leuprorelin sind Wirkstoffe mit einer relativ langen Halbwertszeit und können daher als subkutane Depotimplantate im Abstand von drei Monaten injiziert werden. Auch Buserelin (*Profact*) kann beim Prostatakarzinom trotz einer kürzeren Halbwertszeit als Depotimplantat alle drei Monate gegeben werden. Triptorelin (*Decapeptyl*) wirkt kürzer und ist für tägliche Gabe oder die monatliche Depotinjektion geeignet. Nafarelin (*Synarela*) wird als Nasenspray appliziert und ist unter anderem für die Vorbereitung der assistierten Fertilisation zur Ausschaltung der endogenen Gonadotropinausschüttung aus der Hypophyse geeignet.

Kryptocur (Gonadorelin) ist das einzige Präparat mit dem kurz wirkenden natürlichen Gonadotropin-Releasinghormon des Hypothalamus. Einzeldosen stimulieren die hypophysäre Gonadotropinsekretion und anschließend die Sexualhormonsynthese. Anwendungsgebiete sind hypothalamisch bedingte Fertilitätsstörungen und der Kryptorchismus.

Gonadotropine

Die Gonadotropine des Hypophysenvorderlappens werden als gonadale Steuerungshormone für zahlreiche Indikationen eingesetzt. Follitropin (Follikelstimulierungshormon, FSH) stimuliert die Follikelreifung im Ovar und die Spermatogenese im Hoden. Lutropin (Luteinisierungshormon, LH) erhöht die ovarielle Steroidsynthese und induziert in der Zyklusmitte den Eisprung. In den Leydigzellen des Hodens stimuliert Lutropin die androgene Steroidsynthese. Choriongonadotropin ist ein weiteres Gonadotropin, das in der Plazenta gebildet wird und vorwiegend luteotrope Aktivität hat. Alle drei Gonadotropine werden in aktiver Form über die Niere ausgeschieden und können aus dem Harn durch Aufreinigung gewonnen werden.

Das am häufigsten verordnete Gonadotropin ist Choriongonadotropin (*Pregnesin, Choragon, Predalon, Primogonyl*), das aus dem Harn von Schwangeren hergestellt wird. Wegen seiner LH-Aktivität ist es das bevorzugte Lutropinpräparat. In der Gynäkologie wird es zur Ovulationsauslösung nach eingetretener Follikelreifung im Rahmen der assistierten Fertilisation und in der Kinderheilkunde bei Kryptorchismus und bei verzögerter Pubertätsentwicklung zur Steigerung der Gonadenfunktion eingesetzt.

Menotropin (*Menogon, Pergonal*) ist humanes Menopausengonadotropin (hMG, Urogonadotropin), das aus dem Harn postmenopausaler Frauen gewonnen wird und zu gleichen Teilen Follitropin und Lutropin enthält. Bei der Frau wird es zur Stimulation des Follikelwachstums eingesetzt, wenn eine hypo- oder normogonadotrope Ovarialinsuffizienz vorliegt. Beim Mann wird es bei ungenügender Gonadotropinsekretion zur Stimulation der Spermatogenese in Verbindung mit der luteotropen Wirkung des Choriongonadotropins angewendet.

Follitropin alfa (*Gonal*) und Follitropin beta (*Puregon*) stehen seit einigen Jahren als rekombinante Hormone zur Verfügung. Sie sind wirksamer als das aus dem Harn postmenopausaler Frauen gereinigte Urofollitropin (*Fertinorm*) und können daher in geringeren Dosen und mit kürzeren Behandlungszeiten eingesetzt werden (Frydman et al. 2000). Die Verordnungen von *Puregon* haben stark zugenommen, obwohl die Tagestherapiekosten bezogen auf die WHO-DDD von 75 Einheiten erheblich höher liegen als die von Urofollitropin (Tabelle 29.2).

Wachstumshormon

Wachstumshormon ist ein weiteres Hormon des Hypophysenvorderlappens. Seine wichtigste Indikation ist die Behandlung des hypophysären Minderwuchses. Ursprünglich wurden für diesen Zweck Hormonextrakte aus menschlichen Hypophysen verwendet, die jedoch in der Menge stark limitiert waren und schließlich sogar vom Markt genommen werden mußten, weil einige Patienten nach Gabe dieser Humanpräparate eine Creutzfeld-Jakob-Krankheit entwickelt hatten. Die im Jahre 1985 eingeführte gentechnische Herstellung gewährleistet ein ausreichendes Angebot für die Therapie und hat eindrucksvolle Erfolge bei der Steigerung des Längenwachstums von Kindern mit hypophysärem Minderwuchs ermöglicht. Die Behandlungskosten liegen allerdings mit 30000 DM pro Jahr weiterhin sehr hoch.

Seit 1996 ist Wachstumshormon auch zur Substitution des Wachstumshormonmangels bei Erwachsenen zugelassen. In kontrollierten Studien bei Erwachsenen mit Somatropinmangel gibt es Hinweise auf eine erhöhte Knochendichte, eine verbesserte Leistungsfähigkeit der Muskulatur und eine Senkung des Körperfettgehalts. Viele Fragen zur routinemäßigen Anwendung sind jedoch noch ungeklärt (Biller und Daniels 1998). Ein erhebliches Problem sind vor allem die hohen Behandlungskosten von Somatropin bei Erwachsenen (ca. 80000 DM pro Jahr). Die Altersanalyse der Somatropinverordnungen zeigt allerdings, daß fast ausschließlich Kinder und Jugendliche bis zu einem Lebensalter von 20 Jahren mit Wachstumshormon behandelt wurden. Nach den stärkeren Zuwächsen in den vorangehenden Jahren haben die Verordnungen der vier Somatropinpräparate 1999 insgesamt abgenommen (Tabelle 29.2).

Tabelle 29.2: Verordnungen von Hypophysen- und Hypothalamushormonen 1999. Angegeben sind die 1999 verordneten Tagesdosen, die Änderungen gegenüber 1998 und die mittleren Kosten je DDD 1999.

Präparat	Bestandteile	DDD in Mio.	Änderung in %	DDD-Kosten in DM
Gonadorelinanaloga				
Zoladex	Goserelin	6,7	(+6,2)	16,18
Trenantone	Leuprorelin	6,5	(+45,9)	15,93
Enantone	Leuprorelin	4,1	(−15,8)	17,72
Decapeptyl	Triptorelin	2,1	(−2,7)	16,11
Profact	Buserelin	1,7	(−23,1)	16,35
Synarela	Nafarelin	1,1	(+4,1)	7,60
Kryptocur	Gonadorelin	0,2	(+47,4)	19,44
Uno Enantone	Leuprorelin	0,1	(+86,4)	26,18
		22,5	(+5,8)	16,05
Gonadotropine				
Pregnesin	Choriongonadotropin	4,0	(+5,8)	1,19
Menogon	Menotropin	2,8	(+7,8)	8,41
Choragon	Choriongonadotropin	1,8	(−10,3)	1,31
Predalon	Choriongonadotropin	1,5	(−26,9)	1,23
Fertinorm	Urofollitropin	1,1	(−16,1)	43,09
Gonal	Follitropin alfa	1,1	(−3,3)	93,64
Humegon	Gonadotropin	0,8	(−14,7)	7,28
Pergonal	Menotropin	0,4	(−39,5)	8,35
Puregon	Follitropin beta	0,4	(+49,9)	105,77
Primogonyl	Choriongonadotropin	0,4	(−33,3)	1,56
		14,4	(−6,9)	16,80
Wachstumshormon				
Genotropin	Somatropin	1,0	(−34,8)	75,33
Humatrope	Somatropin	0,7	(+59,9)	78,52
Saizen	Somatropin	0,3	(+124,0)	81,22
Norditropin	Somatropin	0,3	(−35,2)	82,23
		2,3	(−9,4)	77,98
Vasopressinanaloga				
Minirin	Desmopressin	4,2	(−5,8)	8,46
Somatostatinanaloga				
Sandostatin	Octreotid	0,6	(+21,0)	111,78
Summe		44,0	(−0,5)	20,06

Vasopressinanaloga

Desmopressin (*Minirin*) ist ein Derivat des Hyopohysenhinterlappen-
hormons Vasopressin (Adiuretin) mit verstärkter antidiuretischer
Wirkung ohne wesentliche blutdrucksteigernde Aktivität. Hauptindikation ist der zentrale Diabetes insipidus. Außerdem kann es bei
Hämophilie A zur Steigerung der Faktor-VIII-Gerinnungsaktivität
eingesetzt werden. Die Verordnungen sind 1999 leicht zurückgegangen (Tabelle 29.2).

Somatostatinanaloga

Somatostatin hemmt die Freisetzung anderer Peptidhormone aus
dem Hypophysenvorderlappen und dem Gastrointestinaltrakt.
Octreotid (*Sandostatin*) ist ein Somatostatinanalog mit stärkerer und
längerer Wirkung und wird zur symptomatischen Therapie endokrin
aktiver Tumoren des Gastrointestinaltrakts eingesetzt.

Literatur

Biller B.M.K., Daniels G.H. (1998): Neuroendocrine regulation and diseases of the
    anterior pituitary and hypothalamus. In: Fauci A.S. et al. (eds.): Harrison's Prin-
    ciples of Internal Medicine. 14th ed., pp. 1972–1999.
Frydman R., Howles C.M., Truong F. (2000): A double-blind, radomized study to
    compare recombinant human follicle stimulating hormone (FSH; Gonal-F) with
    highly purified urinary FSH (Metrodin HP) in women undergoing assisted
    reproductive techniques including intracytoplasmic sperm injection. The
    French Multicentre Trialists. Hum. Reprod. 15: 520–525.

30. Immuntherapeutika und Zytostatika

KNUT-OLAF HAUSTEIN

Zu den das Immunsystem beeinflussenden Stoffen gehören solche, die Reaktionen des Immunsystems hemmen (Immunsuppressiva), und solche, die seine Aktivitäten steigern (Immunstimulantien). Hinzu kommen körpereigene Mediatoren des Immunsystems (Interferone, Interleukine, koloniestimulierende Faktoren etc.), die durch die Erfolge der Gentechnologie in größeren Mengen für therapeutische Zwecke hergestellt werden. Da Immunsuppressiva teilweise in die Gruppe der Zytostatika einzuordnen sind, ergeben sich Abweichungen von der Einteilung in den Tabellen 28.1 und 28.2, die der Systematik der Roten Liste folgen.

Im Vergleich zu 1998 nahm die Verordnung der Zytokine und Immunsuppressiva geringfügig zu, während die Gruppe der Immunstimulantien mit bakteriellen, pflanzlichen und homöopathischen Präparaten deutlich abnahm (Abbildung 30.1). Diese gegenläufige Entwicklung ist auch in der tabellarischen Auflistung der Immuntherapeutika zu erkennen. Die Verordnungen sind wegen der Abnahme der vielen Präparate der besonderen Therapierichtungen stark rückläufig, der Gesamtumsatz steigt jedoch wegen der hohen Zunahmen der kostenträchtigen Zytokine und Immunsuppressiva an (Tabelle 30.1). Ein ähnliches Bild bieten die Zytostatika mit auffälligen Verordnungsrückgängen pflanzlicher Präparate und kräftigen Anstiegen umsatzstarker Zytokine und Chemotherapeutika (Tabelle 30.2). Durch die Ausweitung der Verordnungsanalyse auf die 2500 verordnungshäufigsten Arzneimittel sind mehr als doppelt so viele Zytostatika wie bisher vertreten. Trotzdem fällt nur ein kleiner Anteil von Präparaten (knapp 70%) in die Gruppe häufig ambulant verordneter Zytostatika.

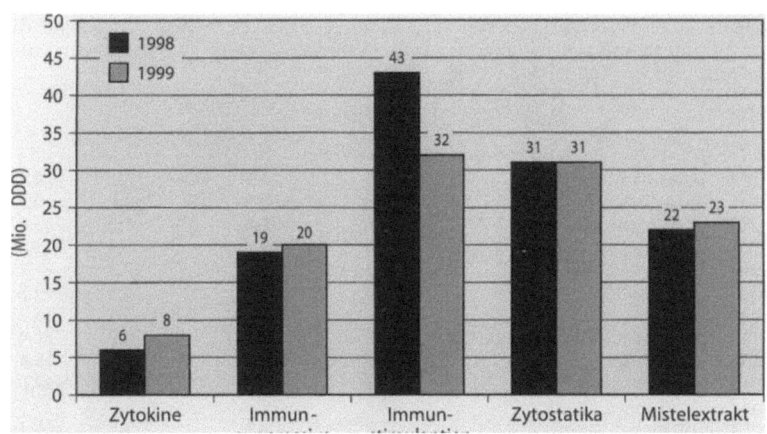

Abbildung 30.1: Verordnungen von Immuntherapeutika 1999. DDD der 2500 meistverordneten Arzneimittel.

Zytokine

In diesem Abschnitt werden Mediatoren des Immunsystems (Zytokine) besprochen, die inzwischen gentechnisch hergestellt werden und bei verschiedenen Indikationen eingesetzt werden: Interferone (IF) und koloniestimulierende Faktoren (CSF). Auf Grund ihrer Herstellungskosten zählen diese Präparate zu den preislich aufwendigsten, für die künftig nicht mehr das festgelegte Arzneimittelbudget zuständig sein kann.

Als Interferone werden Stoffe mit weitgehend glykosilierter Proteinstruktur bezeichnet, denen die Aufgabe zukommt, im Körper Zellen vor einer Virusinfektion zu schützen. Insbesondere sind die bevorzugt in den Monozyten gebildeten Interferone Interferon-alfa-2a und 2b (*Roferon, Intron A*) und die in Fibroblasten synthetisierten Interferon-beta-1a und 1b (*Betaferon, Avonex*) von Interesse. Induktoren für die körpereigene Stimulation der Interferonsynthese sind neben Viren aus Bakterienoberflächen stammende Lipopolysaccharide. Während Interferon-alfa-2b (*Intron A*) in Kombination mit Ribavirin für die Behandlung der Hepatitis C zunehmende Bedeutung erlangt (McHutchinson et al. 1998), wird es zusätzlich bei malignen Melanomen, Nierenzellcarcinomen, bei Karposi-Sarkom von

Tabelle 30.1: Verordnungen von Immuntherapeutika 1999. Angegeben sind die verordnungshäufigsten Präparate mit Verordnungsrang, Verordnungen und Umsatz 1999 im Vergleich zu 1998.

Rang	Präparat	Verordnungen in Tsd.	Änd. %	Umsatz Mio. DM	Änd. %
203	Contramutan D/N	704,6	−25,1	14,2	−24,4
441	Sandimmun	411,9	+10,5	268,9	+10,9
593	Esberitox N	315,3	−34,6	5,5	−33,2
707	Symbioflor I	263,5	−29,5	8,6	−19,5
917	Imurek	201,3	−3,8	47,4	−5,2
1010	Echinacin	179,3	−29,0	4,3	−29,8
1096	Lymphomyosot	161,4	−18,1	3,1	−15,2
1344	Echinacea-ratioph. Tbl./Tr.	127,0	−25,0	0,9	−31,4
1498	Toxi-Loges N	111,3	−17,6	1,2	−18,4
1610	Lymphozil K/E	101,3	−20,1	1,3	−17,9
1647	toxi-loges Tropfen	97,8	−29,3	2,0	−29,7
1653	Broncho-Vaxom	97,4	−26,9	7,5	−24,4
2027	Prograf	70,7	+1,2	68,1	−1,2
2169	Azathioprin-ratiopharm	63,8	+28,2	12,2	+27,9
2217	CellCept	60,5	+32,4	67,0	+48,8
2272	Betaferon	58,1	+40,9	138,1	+37,1
2381	Echinacea-ratiopharm Liq.	53,6	−30,6	0,8	−28,7
2393	Neupogen	52,9	+9,0	110,1	+1,4
2438	Avonex	50,8	+53,5	113,0	+50,8
2482	Luivac	48,9	−27,9	3,0	−25,5
Summe		3231,1	−18,5	877,0	+13,9
Anteil an der Indikationsgruppe		91,5%		86,0%	
Gesamte Indikationsgruppe		3529,7	−17,7	1019,7	+16,8

AIDS-Patienten und verschiedenen Hämoblastosen eingesetzt. Die Betainterferone (*Betaferon, Avonex*) werden im großen Umfang zur Behandlung der multiplen Sklerose verwendet (Jacobs et al. 1996) (Tabelle 30.3). In den kommenden Jahren wird es zu einem noch höheren Anstieg der Verordnungen als bisher kommen.

Die koloniestimulierenden Faktoren (CSF) befördern die Differenzierung von Stammzellen des hämatopoetischen Systems (Monozyten: M-CSF; Granulozyten-Vorläuferzellen: G-CSF, Filgrastim, *Neupogen*; myeloische Stammzellen und Thrombozyten: GM-CSF, *Leukomax*). Insbesondere Filgrastim wird bei Tumorpatienten eingesetzt, die chemo- oder strahlentherapeutisch behandelt werden, um die Granulozytenstürze zumindest teilweise zu unterdrücken und damit auch die sich so verzögernde Behandlungsdauer zu verkürzen (Dunn und Goa 2000). Das Verordnungsvolumen von Filgrastim zeigte nur

Tabelle 30.2: Verordnungen von Zytostatika 1999. Angegeben sind die verordnungshäufigsten Präparate mit Verordnungsrang, Verordnungen und Umsatz 1999 im Vergleich zu 1998.

Rang	Präparat	Verordnungen in Tsd.	Änd. %	Umsatz Mio. DM	Änd. %
508	Iscador	364,8	−17,2	32,2	−9,9
1331	Helixor	128,9	−14,5	10,9	−11,3
1710	Methotrexat medac	92,8	−7,7	20,8	−8,5
1964	MTX Hexal	74,3	+45,0	8,3	+42,4
1980	Lektinol	73,4	+20,3	15,0	+37,1
2039	Intron A	70,0	+5,3	143,2	+20,5
2213	Litalir	60,8	+18,8	18,8	+30,8
2219	Gemzar	60,5	−27,0	24,9	−9,7
2336	Roferon	55,4	−16,6	111,3	−2,6
2366	Wobe-Mugos E	54,0	−7,0	15,1	−5,9
2457	Methotrexat Lederle	49,8	−5,5	6,0	−1,9
	Summe	1084,6	−8,2	406,4	+5,6
	Anteil an der Indikationsgruppe	68,5%		61,8%	
	Gesamte Indikationsgruppe	1582,6	−5,9	658,0	+9,0

einen leichten Anstieg gegenüber 1998. Die Therapiekosten liegen sehr hoch (Tabelle 30.3).

Immunsuppressiva

Immunsuppressiva werden bei Organtransplantationen, Autoimmun- und Isoimmunerkrankungen angewandt. Azathioprin (z.B. *Imurek*) ist ein Immunsuppressivum aus der Gruppe der Purinanaloga, das über Wechselwirkungen mit dem Nukleinsäurestoffwechsel der Zelle die Zahl der Lymphozyten verringert, während Ciclosporin (*Sandimmun*) in einer frühen Phase die antigeninduzierte Differenzierung von T-Zellen über eine herabgesetzte Gentranskription von Interleukin-2, Interleukin-3 und Interferon-γ hemmt. Tacrolimus (*Prograf*) gehört zu den Makroliden und bindet wie Ciclosporin an einem „FK-binding"-Protein, einem zytosolischen Rezeptor (Immunophil). Seine Wirkungen ähneln denen von Ciclosporin. Mycophenolatmofetil (*CellCept*) ist ein Prodrug, welches im Organismus zur aktiven Mycophenolsäure freigelegt wird. Es hemmt ein Schlüsselenzym der Purinsynthese, die Inosinmonophosphatdehydrogenase. Dieses Enzym wird vor allem in T- und B-Lymphozyten wirksam, während andere Zelltypen die in ihnen enthaltenen Purine wiederverwerten

Tabelle 30.3: Verordnungen von Immuntherapeutika 1999. Angegeben sind die 1999 verordneten Tagesdosen, die Änderungen gegenüber 1998 und die mittleren Kosten je DDD 1999.

Präparat	Bestandteile	DDD in Mio.	Änderung in %	DDD-Kosten in DM
Interferone				
Intron A	Interferon-alfa-2b	2,5	(+22,9)	57,24
Roferon	Interferon-alfa-2a	2,1	(+1,7)	52,95
Betaferon	Interferon beta-1b	1,7	(+40,9)	79,27
Avonex	Interferon-beta-1a	1,4	(+53,5)	79,81
		7,8	(+24,0)	65,14
Koloniestimulierende Faktoren				
Neupogen	Filgrastrim	0,3	(+5,6)	425,68
Immunsuppressiva				
Sandimmun	Ciclosporin	8,5	(+10,2)	31,45
Imurek	Azathioprin	6,4	(−4,3)	7,45
Azathioprin-ratiopharm	Azathioprin	1,9	(+27,6)	6,29
CellCept	Mycophenolsäure	1,9	(+48,9)	34,70
Prograf	Tacrolimus	1,5	(−4,4)	43,96
		20,3	(+7,9)	22,81
Summe		28,3	(+11,8)	38,07

können. Über diesen Mechanismus kommt es zu einer bevorzugt selektiven Hemmung der DNS-Synthese von Lymphozyten. Die Verordnung von Immunsuppressiva, die in den letzten Jahren durch die zunehmende Zahl der Organtransplantationen verständlicherweise angestiegen war, hat auch 1999 weiter zugenommen (Tabelle 30.3).

Zytostatika

In dem Segment der 2500 häufig verordneten Arzneimittel finden sich nur drei zytostatische Wirkstoffe. Eine große Zahl der kostenintensiven Arzneimittel hat nur kleine Verordnungszahlen bei ambulanten Patienten und wird unter diesen Bedingungen nicht erfaßt.

Methotrexat ist ein Zytostatikum und Immunsuppressivum aus der Gruppe der Folsäureantagonisten, das aufgrund einer hohen Affinität zur Dihydrofolatreduktase als Antimetabolit die Bildung der Tetrahydrofolsäure hemmt. Als Zytostatikum wird es vor allem in zahlreichen Therapieschemata zur Behandlung von Leukämien und des Mammakarzinoms eingesetzt. Gemcitabin (*Gemzar*) ist ebenfalls ein zytostatisch wirkender Antimetabolit, der insbesondere bei fortgeschrittenen Adeno- und Cystadenokarzinomen des exokrinen Pankreas eingesetzt wird, vorausgesetzt, der Patient befindet sich in einem guten Allgemeinzustand mit ausreichender Knochenmarksreserve. Die Zahl der Verordnungen von Gemcitabin ist im Vergleich zu denen von Methotrexat und Hydroxycarbamid gering, allerdings liegen die Kosten pro Verordnung deutlich höher (Tabelle 30.4). Hydroxycarbamid (*Litalir*) ist ein Hemmstoff der Ribonukleosiddiphosphatreduktase, ein Enzym das für die DNS-Synthese bedeutsam ist. Es ist ein Hemmstoff für die Reaktionen in der S-Phase. Hauptindikation ist die chronische myeloische Leukämie bei nicht ausreichender Wirkung von Interferon-alfa-2.

Ein großer Teil der Verordnungen entfällt auf Mistelpräparate (Tabelle 30.4), zu denen 1999 *Lektinol* hinzugekommen ist. Sie werden in der Roten Liste als pflanzliche Zytostatika klassifiziert. Als Indikationen werden Geschwulstkrankheiten und begleitende Störungen blutbildender Organe angegeben. Die beiden anthroposophischen Arzneimittel *Iscador* und *Helixor* wurden im Vergleich zum Vorjahr seltener verordnet, während die Verordnung des phytotherapeutischen Mittels *Lektinol* deutlich zunahm (Tabelle 30.4). Bei *Lektinol* handelt es sich um einen wässrigen Auszug aus unverholzten Mistelzweigen mit Blättern, also ein Präparat mit wechselnder Zusammensetzung. Seit einiger Zeit werden die Mistelextrakte analysiert und einzelne Mistellektine auf ihre immunmodulatorischen Wirkungen untersucht. So wurde in vitro eine erhöhte Freisetzung von TNFα, Interleukin-1 und -6 sowie von Interferon-γ aus isolierten Blutzellen und eine erhöhte Phagozytoseaktivität menschlicher Granulozyten nachgewiesen (Hajto et al. 1990, Stein et al. 1998). Bei In vivo-Untersuchungen wurde eine verstärkte Expression des Interleukin-2-Rezeptors, die Erhöhung der Zahl und Aktivität der NK-Zellen sowie eine erhöhte Freisetzung von β-Endorphin nachgewiesen (Heiny et al. 1998). Deshalb wird eine Korrelation zwischen Immunsystem und einem endokrinen System vermutet, die von therapeutischer Bedeutung sein soll. Alle diese Daten reichen nicht, um eine tumorhemmende Wirkung beim Menschen zu belegen, weil nach den bisherigen Untersuchungen keine Studie die Wirksamkeit des Mistelextraktes nachgewiesen hat, wie die Metaanalyse von elf Studien an Patienten mit verschiedenen Tumorarten ergab (Kleijnen und Knip-

Tabelle 30.4: Verordnungen von Zytostatika 1999. Angegeben sind die 1999 verordneten Tagesdosen, die Änderungen gegenüber 1998 und die mittleren Kosten je DDD 1999.

Präparat	Bestandteile	DDD in Mio.	Änderung in %	DDD-Kosten in DM
Antimetabolite				
MTX Hexal	Methotrexat	11,2	(+16,0)	0,74
Methotrexat medac	Methotrexat	10,0	(−9,0)	2,08
Methotrexat Lederle	Methotrexat	7,3	(−12,0)	0,83
Gemzar	Gemcitabin	0,2	(−16,5)	129,81
		28,6	(−1,7)	2,10
Ribonukleotidreduktasehemmer				
Litalir	Hydroxycarbamid	1,7	(+18,8)	10,81
Phytotherapeutika				
Lektinol	Mistelextrakt	10,0	(+30,7)	1,49
Iscador	Mistelextrakt	9,5	(−14,4)	3,40
Helixor	Mistelextrakt	3,4	(−8,7)	3,24
		22,9	(+2,0)	2,54
Kombinationen				
Wobe-Mugos E	Papain Trypsin Chymotrypsin	0,4	(−6,0)	34,18
Summe		53,7	(+0,4)	2,83

schild 1994). So zeigte beispielsweise die Studie von Dold et al. (1991) an 408 Patienten mit histologisch gesicherten Bronchialkarzinomen keine signifikanten Unterschiede bezüglich der Überlebenszeiten (9,1 vs. 7,6 Monate, Verum vs. Placebo) und dem Anteil der nach 2 Jahren überlebenden Patienten (11,5 vs. 10,1 %, Verum vs. Placebo).

Immunstimulantien

Immunstimulantien sollen bei Immundefekten die Immunreaktion anregen, z.B. bei chronisch-infektiösen Erkrankungen und Karzinomen. Sie sind als in der Entwicklung befindliche Stoffe einzustufen und haben im Gegensatz zu den Impfstoffen keine Antigenverwandtschaft mit den Krankheitserregern. Bei der Anwendung von Immunstimulantien ist die nachfolgende Manifestation physiologischerweise unterdrückter Immunreaktionen zu bedenken, die zu einer Exazer-

bation chronisch-entzündlicher Prozesse führen kann. Die angestrebte „Steigerung der körpereigenen Abwehrkräfte" würde dann
bisher ruhende Autoimmunprozesse aktivieren. Durch den Fortschritt in der immunologischen Forschung wird immer deutlicher,
daß das Immunsystem weniger mit der Tumorentstehung zu tun hat,
als bisher angenommen. Tiere ohne funktionierendes Immunsystem
erkranken nicht an soliden Tumoren, sondern sterben an Virusinfekten bzw. entwickeln Tumorarten, die viraler Genese sind (z.B. Lym-
phome). Die Interpretation dieser Daten läßt auch den Schluß zu, daß
die Immunantwort bei der Mehrzahl der Tumoren relativ spät und
unwirksam ist (Beverly 1995). Beide Interpretationen würden die
schwache oder fehlende Antitumorwirkung von Immunmodulatoren
einschließlich der Mistelextrakte erklären.

Als Immunstimulantien werden pflanzliche Mittel, Bakterienlysate
und Homöopathika verordnet. Im Vergleich zum Vorjahr sind die
Verordnungen um etwa ein Viertel gesunken, wobei zwischen den
verschiedenen Präparaten nur geringe Unterschiede bestanden
(Tabelle 30.5).

Alle pflanzlichen Mittel enthalten Zubereitungen aus Echinacea.
Am häufigsten wurden in dieser Gruppe das Kombinationspräparat
Esberitox N verordnet. Echinaceaextrakte werden zur Steigerung der
körpereigenen Abwehr, zur Vorbeugung und Behandlung leichter
Erkältungskrankheiten, bei bakteriellen Hautinfektionen, Herpes
simplex labialis sowie bei Leukopenien nach Strahlen- und Zytostati-
kaanwendung angeboten. Die Indikationen sind vor allem durch
Erfahrungsberichte belegt (Dorsch 1996). Mit derartigen Präparaten
wurde in vitro eine stimulierende Wirkung auf Teilschritte von
Immunreaktionen nachgewiesen, so z.B. die Zunahme einer T-Lym-
phozytenpopulation (Melchart et al. 1995). Dieser Effekt sagt aber
wenig über die klinische Relevanz bei der Behandlung von Immuner-
krankungen aus. In einer kürzlich veröffentlichten Placebo-kontrollierten Studie gelang es nicht, die prophylaktische Wirksamkeit
zweier Echinaceaextrakte bei Infektionen des oberen Respirationstraktes nachzuweisen (Melchart et al. 1998). Die kritische Beurteilung
von randomisierten Studien über die immunmodulierenden Eigenschaften von Echinacea ergaben bei drei von fünf Studien schon
wegen der Interpretation der Meßmethoden der Phagozytose negative Resultate (Melchart et al. 1995).

Von 1990 bis Mai 2000 wurden der Arzneimittelkommission der
Deutschen Ärzteschaft für 49 echinaceahaltige Präparate 121 Fallbe-

Tabelle 30.5: Verordnungen von bakteriellen und pflanzlichen Immunstimulantien 1999. Angegeben sind die 1999 verordneten Tagesdosen, die Änderungen gegenüber 1998 und die mittleren Kosten je DDD 1999.

Präparat	Bestandteile	DDD in Mio.	Änderung in %	DDD-Kosten in DM
Pflanzliche Mittel				
Esberitox N	Rad. Baptisiae tinct. Rad. Echinaceae purpur Herb. Thujae occid.	2,8	(−34,0)	1,98
Echinacin	Extr. Herba Echinacea	1,7	(−25,1)	2,46
Echinacea-ratiopharm Tbl./Tr.	Extr. Rad. Echinaceae	1,6	(−33,4)	0,54
Echinacea-ratiopharm Liq.	Extr. Rad. Echinaceae	0,4	(−29,3)	1,92
		6,5	(−31,4)	1,75
Bakterielle Mittel				
Broncho-Vaxom	Bakterienlysat aus Haemophilus influenzae Diplococcus pneumoniae Klebsiella pneumoniae Staphylococcus aureus Streptococcus pyogenes und viridans Neiseria catarrhalis	6,1	(−24,9)	1,23
Symbioflor I	Enterococcus faecalis	3,4	(−22,0)	2,53
Luivac	Bakterienlysat aus Staphylococcus aureus Streptococcus mitis Streptococcus pyogenes Streptococcus pneumoniae Klebsiella pneumoniae Branhamella catarrhalis Haemophilus influenzae	2,5	(−25,4)	1,17
		12,1	(−24,2)	1,58
Summe		18,6	(−26,9)	1,64

richte über unerwünschte Arzneimittelwirkungen gemeldet, bei denen in mehr als der Hälfte der Fälle allergische Reaktionen (62 %) bis hin zum Erythema multiforme und Störungen im Respirationstrakt mit Asthma bronchiale (12 %) sowohl nach parenteraler als auch nach oraler Gabe aufgetreten sind. Unter diesen Berichten ist ein Todesfall sicher, ein zweiter möglicherweise auf die Gabe eines

Echinaceapräparates zu beziehen. Auch ein kürzlich in Australien veröffentlichter Fall weist auf schwere allergische Reaktionen hin, die sich dadurch noch komplizieren können, daß sich auch kreuzallergische Reaktionen zu anderen Pflanzenprodukten mit ähnlichen Wirkstoffen ausbilden können (Mullins 1998). In Anbetracht dieser Berichte muß vor einer unkritischen parenteralen und oralen Anwendung von Echinaceapräparaten gewarnt werden. Diese Warnung gilt auch für die Anwendung bei Kindern, die sogar noch häufiger als Erwachsene mit diesen Präparaten behandelt werden. Einige Hersteller warnen zwar vor einer langfristigen Anwendung von echinacea-haltigen Zubereitungen. Damit ist jedoch nicht ausgeschlossen, daß eine wiederholte Applikation zu einer Sensibilisierung führt, wobei die in ihren Zubereitungen enthaltenen Glykoproteine und Polysaccharide für die Sensibilisierung verantwortlich sein könnten. Dabei ist es unerheblich, ob Echinaceapräparate parenteral oder per os eingenommen werden, oder ob es sich um pflanzliche oder homöopathische Präparate handelt. Bei fraglichem therapeutischem Wert und wiederholt beobachteten Risiken sollte sich der Arzt überlegen, ob er diese Immuntherapeutika einsetzt (Arzneimittelkommission der deutschen Ärzteschaft 1996).

Präparate mit Bakterienlysaten sind *Broncho-Vaxom, Symbioflor I* und *Luivac*. Im Gegensatz zu 1998 verringerten sich die Verordnungen 1999 um ein Viertel (Tabelle 30.5). In mehreren Placebo-kontrollierten Doppelblindstudien mit *Broncho-Vaxom* an Patienten mit chronischen Bronchitiden bzw. rezidivierenden Atemwegsinfektionen wurde eine Reduktion der infektiösen Episoden und des Antibiotikaverbrauchs (nur in vier von zwölf Studien) beschrieben (Pforte und Emmerich 1993). In einer kanadischen Studie wurde keine Abnahme der Häufigkeit akuter Exazerbationen chronisch-obstruktiver Atemwegserkrankungen (Zielkriterium) nachgewiesen, dafür aber eine 55%ige Abnahme der Krankenhaustage. Das Risiko einer Hospitalisierung wegen dieser Erkrankung war in der Verumgruppe um 30% geringer als in der Placebogruppe (Collet et al. 1997). Da diese Studie abgebrochen wurde, ist sie methodisch zu kritisieren und bezüglich der beschriebenen Ergebnisse nicht im Sinne einer überzeugenden Wirksamkeit zu bewerten.

Eine weitere Gruppe von Immunstimulantien bilden die homöopathischen Komplexpräparate, deren Verordnung 1999 gegenüber dem Vorjahr ebenfalls um ein Viertel abnahm (Tabelle 30.6). Sie enthalten ähnlich wie die pflanzlichen Immunstimulantien auch Zubereitungen

Tabelle 30.6: Verordnungen von homöopathischen Immunstimulantien 1999. Angegeben sind die 1999 verordneten Tagesdosen, die Änderungen gegenüber 1998 und die mittleren Kosten je DDD 1999.

Präparat	Bestandteile	DDD in Mio.	Änderung in %	DDD-Kosten in DM
Contramutan D/N	Echin. Angustifolia ∅ Aconitum ∅ Belladonna ∅ Eupatorium Perfol. ∅	4,1	(−28,3)	3,43
Lymphomyosot	Myosotis arvensis D3 Veronica D3 Teucrium scorodon D3 Pinus silvestris D4 Gentiana lutea D5 Equisetum hyemale D4 Sarsaparilla D6 Scrophularia nodosa D3 Juglans D3 Calcium phosphor. D12 Natrium sulfuricum D4 Fumaria officinalis D4 Levothyroxinum D12 Aranea diadema D6 Geranium robertian. D4 Nasturtium offic. D4 Ferrum iodatum D12	3,7	(−22,2)	0,84
toxi-loges Tropfen	Echinacea ∅ Eupatorium ∅ Baptisia ∅ China ∅ Bryonia D4 Aconitum D4 Ipecacuanha D4	2,5	(−30,2)	0,79
Lymphozil K/E	Extr. Rad. Echinaceae Calc. Carbonic. Hahn. D3 Lachesis D6	1,8	(−20,8)	0,73
Toxi-Loges N	Eupatorium ∅ Baptisia ∅ Aconitum D4 Ipecacuanha D4	1,2	(−24,5)	0,97
Summe		13,3	(−25,8)	1,63

aus Echinacea. Ausnahmen bilden das aus 17 verschiedenen Bestandteilen bestehende Komplex-Homöopathikum *Lymphomyosot Tropfen* zur Anwendung bei Lymphödemen und *Toxi-Loges N*, welches zur

Erhöhung der körpereigenen Abwehr bei akuten und chronischen Infektionen sowie bei Virusinfekten eingesetzt werden soll.

Literatur

Arzneimittelkommission der deutschen Ärzteschaft (1996): Wie verträglich sind Echinacea-haltige Präparate? Dtsch. Ärztebl. 93: A-2723.

Beverly P. (1995): Tumorimmunologie. In: Roitl J.M., Broxtoff J., Male D.K. (Hrsg.): Kurzes Lehrbuch der Immunologie. 3. Aufl. Thieme, Stuttgart New York, S. 246–257.

Collet J.P., Shapiro S., Ernst P., Renzi P., Ducruet T., Robinson A., PARI-IS Study Steering Committee and Research Group (1997): Effects of an immunostimulating agent on acute exacerbations and hospitalizations in patients with chronic obstructive pulmonary disease. Amer. J. Respir. Crit. Care Med. 156: 1719–1724.

Dold U., Edler L., Maeurer H.C. et al. (1991): Krebszusatztherapie beim fortgeschrittenen nicht-kleinzelligen Bronchialkarzinom. Thieme, Stuttgart, S. 1–12.

Dorsch W. (1996): Klinische Anwendung von Extrakten aus Echinacea purpurea oder Echinacea pallida. Klinische Wertung kontrollierter klinischer Studien. Z. Ärztl. Fortbild. (Jena) 90: 117–122.

Dunn C.J., Goa K.L. (2000): Lenograstim: an update of its pharmacological properties and use in chemotherapy-induced neutropenia and related clinical settings. Drugs 59: 681–717.

Hajto T., Hostanska K., Frei K., Rordorf C., Gabius H.J. (1990): Increased secretion of tumor necrosis factor-alpha, interleukin-1, and interleukin-6 by human mononuclear cells exposed to β-galactoside-specific lectin from clinically applied mistletoe extracts. Cancer Res. 50: 3322–3326.

Heiny B.M., Albrecht V., Beuth J. (1998): Correlation of immune cell activities and beta-endorphin release in breast carcinoma patients treated with galactose-specific lectin standardized mistletoe extract. Anticancer Res. 18: 583–586.

Jacobs L.D., Cookfair D.L., Rudick R.A., Herndon R.M., Richert J.R., Salazar A.M. et al. (1996): Intramuscular interferon ß-1a for disease progression in relapsing multiple sclerosis. The Multiple Sclerosis Colloborative Research Group (MSCRG). Ann. Neurol. 39: 285–294.

Kleijnen J., Knipschild P. (1994): Mistletoe treatment for cancer. Review of controlled trials in humans. Phytomedicine 1: 255–260.

McHutchinson J.G., Gordon S.C., Schiff E.R. (1998): Interferon alpha-2b alone or in combination with ribavirin as initial treatment for chronic hepatitis C. N. Engl. J. Med. 339: 1485–1492.

Melchart D., Linde K., Worku F., Sarkady L., Holzmann M., Jurcic K., Wagner H. (1995): Results of five randomized studies on the immunomodulatory activity of preparations of Echinacea. J. Altern. Complement. Med. 1: 145–160.

Melchart D., Walther E., Linde K., Brandmaier R., Lersch C. (1998): Echinacea root extracts for the prevention of upper respiratory tract infections: a double-blind, placebo-controlled randomized trial. Arch. Fam. Med. 7: 541–545.

Mullins R.J. (1998): Echinacea-associated anaphylaxis. Med. J. Aust. 16: 170–171.

Pforte A., Emmerich B. (1993): Störungen der Infektabwehr bei Patienten mit chronischer Bronchitis: präventive und supportive Möglichkeiten. Pneumologie 47: 395–402.

Stein G., Henn W., von Laue H., Berg P. (1998): Modulation of the cellular and humoral immune responses of tumor patients by mistletoe therapy. Eur. J. Med. Res. 3: 194–202.

31. Kardiaka

HASSO SCHOLZ

In der Indikationsgruppe Kardiaka werden Arzneimittel zur Behandlung der Herzinsuffizienz zusammengefaßt, die positiv inotrop wirken und dadurch zu einer Steigerung der Herzleistung führen. Es handelt sich vor allem um die Gruppe der Herzglykoside. Daneben werden bei der Herzinsuffizienz in zunehmendem Maße primär auch Pharmaka verwendet, die auf eine Entlastung des Herzens zielen. So werden Diuretika eingesetzt, weil sie über die Natriumausscheidung das Blutvolumen senken und Stauungssymptome bessern (vgl. Kapitel 23). Außerdem werden ACE-Hemmer gegeben, die u.a. die neurohormonale Aktivierung durch Angiotensin, Aldosteron und Noradrenalin reduzieren und dadurch Vor- und Nachlast des Herzens senken (vgl. Kapitel 3). Bei Patienten mit chronischer Herzinsuffizienz bessern ACE-Hemmer nicht nur die Symptome und die Belastbarkeit, sondern auch die Lebenserwartung. Das gleiche gilt für die Betarezeptorenblocker Carvedilol, Bisoprolol und Metoprolol, wenn sie in initial sehr niedrigen, langsam gesteigerten Dosen zusätzlich zur Standardtherapie eingesetzt werden (vgl. Kapitel 18). Für Diuretika ist dies bisher nicht belegt. Für Herzglykoside ist kürzlich gezeigt worden, daß sie die Notwendigkeit von Krankenhausaufnahmen bei Herzinsuffizienz senken. Die Letalität wurde nicht signifikant gesenkt, allerdings auch nicht gesteigert (The Digitalis Investigation Group 1997).

Verordnungsspektrum

Wie in den vorangehenden Jahren nahm die Verordnungshäufigkeit in der gesamten Indikationsgruppe weiter ab (Tabelle 31.1), während die Verordnungen von Diuretika und ACE-Hemmern zunahmen. Diuretika und ACE-Hemmer werden inzwischen wesentlich häufiger

Tabelle 31.1: Verordnungen von Kardiaka 1999. Angegeben sind die verordnungs-häufigsten Präparate mit Verordnungsrang, Verordnungen und Umsatz 1999 im Vergleich zu 1998.

Rang	Präparat	Verordnungen in Tsd.	Änd. %	Umsatz Mio. DM	Änd. %
25	Novodigal Tabl.	2220,0	+7,3	24,7	+7,7
41	Digimerck	1799,3	–2,9	25,1	–3,8
63	Digitoxin AWD	1473,8	–2,8	19,3	–2,5
107	Lanitop	1078,6	–13,0	19,7	–13,1
210	Crataegutt	697,7	–13,4	31,0	–9,3
253	Korodin Herz-Kreislauf	619,8	–8,0	13,9	–11,5
745	β-Acetyldigoxin-ratiopharm	250,1	–2,9	2,0	–6,4
910	Miroton N forte	204,0	–27,3	12,5	–21,1
1095	Stillacor	161,5	+8,0	1,7	+16,8
1134	Orthangin N	154,9	–28,1	3,8	–23,9
1170	Digotab	150,2	–6,3	1,7	–3,6
1256	Kytta-Cor	138,3	–9,6	4,0	–6,7
1293	Digostada	133,5	–3,5	1,1	–4,0
1373	Dilanacin	123,5	–11,4	2,4	–11,2
1417	Diacard Liquidum	119,1	–25,4	3,4	–22,3
1466	Faros	114,5	–12,1	4,4	–12,2
1806	Lanicor	85,5	–13,9	1,5	–14,2
2034	Miroton	70,4	–27,3	2,2	–18,4
2164	Septacord	64,0	–11,9	1,8	–11,7
2266	Digitoxin Didier	58,4	–2,9	0,9	–0,2
2291	Digacin	57,4	–10,7	0,9	–10,1
2456	Adenylocrat F	49,9	–36,7	1,6	–33,8
	Summe	9824,2	–5,7	179,8	–8,3
	Anteil an der Indikationsgruppe	93,0%		90,9%	
	Gesamte Indikationsgruppe	10566,6	–6,6	197,8	–9,2

als Herzglykoside verordnet, wobei allerdings berücksichtigt werden muß, daß diese beiden Arzneimittelgruppen auch bei anderen Indikationen, vor allem bei der Hypertonie, indiziert sind (Tabellen 3.1 und 13.1).

Unter den häufig verordneten Digitalisglykosiden dominiert weiterhin Digitoxin (Abbildung 31.1). An zweiter Stelle folgen Digoxin und Digoxinderivate. Insgesamt erscheinen zwölf Präparate mit Reinglykosiden unter den 2500 verordnungshäufigsten Präparaten (Tabelle 31.2).

Die pflanzlichen Kardiaka waren 1999 ebenfalls weiter rückläufig. Sie machen aber immer noch 18 % (Vorjahr 23 %) des gesamten Marktsegments aus (Tabelle 31.3). Das ist unter pharmakologischen Gesichtspunkten wenig verständlich, denn die Wirkung dieser Mittel,

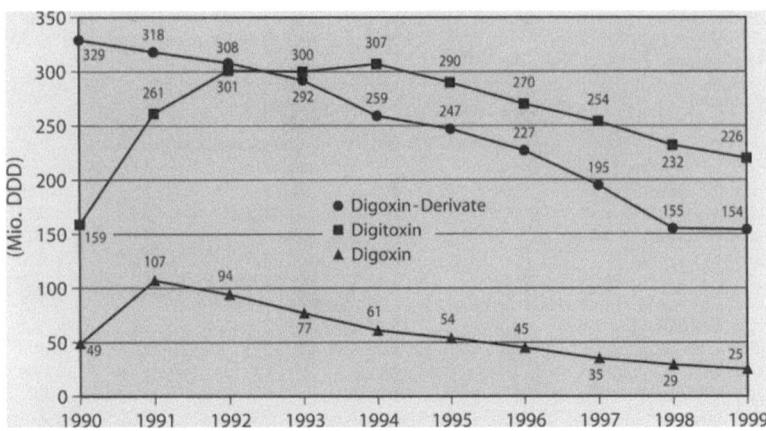

Abbildung 31.1: Verordnungen von Herzglykosiden 1990 bis 1999. Gesamtverordnungen nach definierten Tagesdosen, ab 1991 mit neuen Bundesländern.

die zum Teil immer noch nach MSE (Meerschweincheneinheiten) „standardisiert" werden, ist unsicher.

Therapeutische Gesichtspunkte

Es ist positiv zu bewerten, daß 1999 82 % (Vorjahr 77 %) des Marktsegments der positiv inotropen Substanzen auf chemisch definierte Herzglykoside entfallen. Dieser Anteil hat vor allem durch den überproportionalen Rückgang der pflanzlichen Kardiaka zugenommen. Digoxin und Digoxinderivate sind in entsprechender galenischer Zubereitung gut bioverfügbar und ausreichend gut steuerbar. Allerdings muß bei Digoxinpräparaten die Dosis bei eingeschränkter Nierenfunktion und damit insbesondere im Alter reduziert werden, was bei Digitoxin nicht der Fall ist. Das erklärt die hohe Verordnungshäufigkeit von Digitoxin.

Der gegenwärtige Verordnungsanteil der zum Teil bizarr zusammengesetzten pflanzlichen Kardiaka ist weiterhin wenig plausibel. Für Patienten und Ärzte ist möglicherweise irreführend, daß Crataegusextrakte auf Grund eines Votums der phytotherapeutischen Kommission E vom vormaligen Bundesgesundheitsamt für die Anwen-

Tabelle 31.2: Verordnungen von Herzglykosiden 1999 (Monopräparate). Angegeben sind die 1999 verordneten Tagesdosen, die Änderungen gegenüber 1998 und die mittleren Kosten je DDD 1999.

Präparat	Bestandteile	DDD in Mio.	Änderung in %	DDD-Kosten in DM
Digoxin				
Dilanacin	Digoxin	12,3	(−11,6)	0,20
Lanicor	Digoxin	7,5	(−14,8)	0,20
Digacin	Digoxin	4,5	(−11,3)	0,21
		24,4	(−12,6)	0,20
Digoxinderivate				
Novodigal Tabl.	β-Acetyldigoxin	77,9	(+9,4)	0,32
Lanitop	Metildigoxin	51,7	(−13,2)	0,38
β-Acetyldigoxin-ratiopharm	β-Acetyldigoxin	8,4	(+0,4)	0,24
Stillacor	β-Acetyldigoxin	5,4	(+7,3)	0,32
Digotab	β-Acetyldigoxin	5,2	(−4,3)	0,33
Digostada	β-Acetyldigoxin	4,6	(−3,2)	0,25
		153,1	(−0,7)	0,33
Digitoxin				
Digimerck	Digitoxin	124,1	(−3,4)	0,20
Digitoxin AWD	Digitoxin	94,5	(−2,3)	0,20
Digitoxin Didier	Digitoxin	4,5	(+0,5)	0,20
		223,1	(−2,9)	0,20
Summe		400,6	(−2,7)	0,25

dung bei nachlassender Leistungsfähigkeit des Herzens (Klasse II nach NYHA) zugelassen wurden.

Dieser Einwand gilt auch unter Berücksichtigung von Ergebnissen Placebo-kontrollierter Studien an herzinsuffizienten Patienten mit dem Schweregrad NYHA II, die u. E. jedoch nicht als einwandfreie Belege der klinischen Wirksamkeit angesehen werden können (Tabelle 31.4). Bei einer Dosierung von 300 mg Weißdornextrakt pro Tag über 4 Wochen waren die Effekte auf Arbeitstoleranz, Druckfrequenzprodukt und klinische Symptomatik nicht signifikant, was auf die zu niedrige Dosis zurückgeführt wurde, die jedoch der Crataegus-Monographie entsprach (Bödigheimer und Chase 1994). Mit einer geringeren Dosis (160 mg/Tag) wurden dagegen signifikante Unterschiede der Druckfrequenzprodukte in dem wenig aussagekräftigen Vorher-Nachher-Vergleich gemessen, während die Gruppenunterschiede nicht auf Signifikanz geprüft wurden (Leuchtgens 1993, Weikl

Tabelle 31.3: Verordnungen von pflanzlichen Kardiaka 1999. Angegeben sind die 1999 verordneten Tagesdosen, die Änderungen gegenüber 1998 und die mittleren Kosten je DDD 1999.

Präparat	Bestandteile	DDD in Mio.	Änderung in %	DDD-Kosten in DM
Monopräparate				
Crataegutt	Weißdornextrakt	26,1	(−11,4)	1,19
Orthangin N	Weißdornextrakt	6,0	(−28,3)	0,63
Kytta-Cor	Weißdornextrakt	5,2	(−4,6)	0,77
Faros	Weißdornextrakt	3,6	(−12,6)	1,20
Adenylocrat F	Weißdornextrakt	2,0	(−33,7)	0,76
		43,0	**(−14,9)**	**1,04**
Kombinationspräparate				
Korodin Herz-Kreislauf	Campher Weißdornextrakt	24,6	(−12,1)	0,57
Diacard Liquidum	Valeriana D1 Aether sulf. D1 Camphora D2 Cactus D2 Crataegus D2	9,2	(−23,5)	0,37
Miroton N forte	Adoniskrautextrakt Maiglöckchenkrautextrakt Meerzwiebelextrakt	7,6	(−27,6)	1,64
Miroton	Meerzwiebelextrakt Maiglöckchenkrautextrakt Oleanderblätterextrakt Adoniskrautextrakt	1,6	(−27,7)	1,34
Septacord	Kalium-Ion Magnesium-Ion Weißdornextrakt	1,3	(−11,9)	1,37
		44,4	**(−18,3)**	**0,76**
Summe		**87,3**	**(−16,6)**	**0,90**

et al. 1996). Ähnlich waren die Ergebnisse in einer weiteren Studie mit höherer Dosis, bei der signifikante Unterschiede der Arbeitstoleranz nur im Paardifferenzentest, aber offenbar nicht bei den Gruppenunterschieden zwischen Verum- und Placebogruppe gefunden wurden, wie aus den dazu fehlenden Angaben geschlossen werden kann (Schmidt et al. 1994). Bei Messung der fahrradergometrischen

Tabelle 31.4: Placebo-kontrollierte Studien mit Weißdornextrakt bei Patienten mit Herzinsuffizienz im Stadium NYHA II

Studie	Patienten (Dauer)	Placebo vor/nach	Crataegus vor/nach	Signi- fikanz
Leuchtgens (1993) DFP-Differenz*	20 (8 Wo.)	37/35	36/27	p<0,05
Bödigheimer & Chase (1994) Arbeitstoleranz (Watt)	85 (4 Wo.)	94/97	88/101	keine
Schmidt et al. (1994) Arbeitstoleranz (Watt)	78 (8 Wo.)	71/76	79/107	p<0,001
Förster et al. (1994) Globalbefund (Score) Wattleistung (Wattsec) Anaerobe Schwelle verbessert (Patienten)	72 (8 Wo.)	7,0/6,6 3,0/3,7 0/10	8,1/5,3 4,1/5,1 0/18	p<0,01 keine p<0,05
Weikl et al. (1996) DFP-Differenz*	136 (8 Wo.)	63,3/66,9	66,4/62,3	p=0,018

* DFP-Differenz: Differenz des Druckfrequenzprodukts nach zweiminütiger Belastung mit 50 Watt gegenüber dem Ruhewert

Wattleistung wurde ebenfalls kein signifikanter Gruppenunterschied zwischen Verum und Placebo festgestellt, sondern nur bei der anaeroben Schwelle und im Globalbefund subjektiver Beschwerden (Förster et al. 1994).

Cratagusextrakte und ähnliche Phytotherapeutika sind bei der Herzinsuffizienz auch deshalb nicht zu empfehlen, weil es dafür Arzneimittel, z.B. ACE-Hemmer, mit eindeutig belegter therapeutischer Wirksamkeit gibt (The SOLVD-Investigators 1992). Aus diesem Grunde haben pflanzliche Kardiaka trotz Zulassung auch keine Berücksichtigung in aktuellen ärztlichen Empfehlungen für die Therapie der Herzinsuffizienz gefunden (Burkart et al. 1993, Erdmann und Riecker 1996). Die Wirksamkeit von Cratagusextrakten wird zur Zeit in einer großen prospektiven und kontrollierten Studie (SPICE-Studie) geprüft.

Wirtschaftliche Gesichtspunkte

Unter den 2500 am häufigsten verordneten Arzneimitteln befinden sich in der Gruppe der Kardiaka auch 1999 mehrere generische Präparate. Bemerkenswert ist, daß die pflanzlichen Arzneimittel mit durchschnittlich 0,90 DM/DDD nach wie vor mehr als dreimal so teuer sind wie reine Herzglykoside (durchschnittlich 0,25 DM/DDD). *Crataegutt* hat mit 31 Mio. DM weiterhin den höchsten Umsatz von allen Kardiaka. Eine Zurückhaltung bei der Verordnung solcher Präparate wäre daher nicht nur unter pharmakologisch-therapeutischen, sondern auch unter wirtschaftlichen Gesichtspunkten sinnvoll.

Ein Kostenfaktor ist nach wie vor auch die nicht indizierte Therapie der Herzinsuffizienz. Durch eine indikationsgerechtere Therapie könnten wahrscheinlich zahlreiche Verordnungen abgesetzt und beträchtliche Ausgaben eingespart werden. Zum Beispiel muß bei der heterogenen Pathogenese der Herzinsuffizienz berücksichtigt werden, daß in vielen Fällen Herzglykoside von vornherein keine günstigen Wirkungen zeigen (Erdmann und Riecker 1996).

Literatur

Bödigheimer K., Chase D. (1994): Wirksamkeit von Weißdorn-Extrakt in der Dosierung 3mal 100 mg täglich. Multizentrische Doppelblindstudie mit 85 herzinsuffizienten Patienten im Stadium NYHA II. Münch. med. Wschr. 136 (Suppl. 1): S7–S11.

Burkart F., Erdmann E., Hanrath P., Kübler W., Mutschler E. et al. (1993): Consensus-Konferenz „Therapie der chronischen Herzinsuffizienz". Z. Kardiol. 82: 200–210.

Erdmann E., Riecker G. (Hrsg.) (1996): Klinische Kardiologie. 4. Aufl., Springer-Verlag, Berlin Heidelberg New York, S. 751–917.

Förster A., Förster K., Bühring M., Wolfstädter H.D. (1994): Crataegus bei mäßig reduzierter linksventrikulärer Auswurffraktion. Ergospirometrische Verlaufsuntersuchung bei 72 Patienten in doppelblindem Vergleich mit Plazebo. Münch. med. Wschr. 136 (Suppl. 1): S21–S26.

Leuchtgens H. (1993): Crataegus-Spezialextrakt WS 1442 bei Herzinsuffizienz NYHA II. Fortschr. Med. 111: 352–354.

Schmidt U., Kuhn U., Ploch M., Hübner W.-D. (1994): Wirksamkeit des Extraktes LI 132 (600 mg/Tag) bei achtwöchiger Therapie. Plazebokontrollierte Doppelblindstudie mit Weißdorn an 78 herzinsuffizienten Patienten im Stadium II nach NYHA. Münch. med. Wschr. 136 (Suppl. 1): S13–S19.

The Digitalis Investigation Group (1997): The effect of digoxin on mortality and morbidity in patients with heart failure. N. Engl. J. Med. 336: 525–533.

The SOLVD-Investigators (1992): Effect of enalapril on mortality and the development of heart failure in asymptomatic patients with reduced left ventricular ejection fractions. N. Engl. J. Med. 327: 685–691.

Weikl A., Assmus K.-D., Neukum-Schmidt A., Schmitz J., Zapfe G. jun. et al. (1996): Crataegus-Spezialextrakt WS 1442. Fortschr. Med. 114: 291–296.

32. Koronarmittel

Hasso Scholz

In der Indikationsgruppe Koronarmittel sind wie in der Roten Liste Arzneimittel zur medikamentösen Behandlung der koronaren Herzkrankheit zusammengefaßt. Die wichtigsten Vertreter dieser Gruppe sind die organischen Nitrate. Außer Koronarmitteln werden zur Behandlung der koronaren Herzkrankheit auch Betarezeptorenblocker und Calciumantagonisten verwendet, die an anderer Stelle besprochen werden.

Verordnungsspektrum

Unter den 2500 am häufigsten verordneten Arzneimitteln sind 1999 47 Koronarmittel vertreten. Die Verordnungen haben 1999 gegenüber 1998 abermals um 6 % abgenommen (Tabelle 32.1). Die Auswertung nach definierten Tagesdosen (DDD) zeigt, daß die Abnahme bei fast allen Nitraten wieder etwa gleich stark war (Abbildung 32.1). Lediglich Molsidominpräparate haben auch 1999 etwas zugenommen.

Nitrate wurden bei der koronaren Herzkrankheit im Vergleich zu anderen Arzneimittelgruppen weniger häufig als Betarezeptorenblocker und Calciumantagonisten verordnet (siehe Kapitel 18 und 20). Dabei ist zu berücksichtigen, daß Betarezeptorenblocker und Calciumantagonisten auch bei anderen Indikationen eingesetzt werden.

Insgesamt hat sich bei den Koronarmitteln im Vergleich zum Vorjahr wenig geändert. Bei den Nitraten ist Glyceroltrinitrat, für das die verordneten Tagesdosen auf der Basis der WHO-DDD von 2,5 mg für die sublinguale Applikation berechnet werden, geringfügig zurückgegangen (Tabelle 32.2). Noch stärker haben die relativ teuren Nitratpflaster 1999 abgenommen. Nitratkombinationen gehören nicht zur medikamentösen Standardtherapie der koronaren Herzkrankheit.

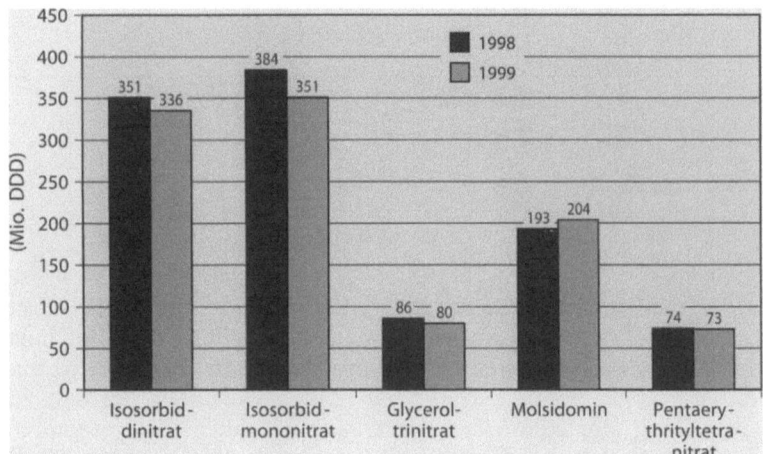

Abbildung 32.1: Verordnungen von Koronarmitteln 1999. DDD der 2500 meistverordneten Arzneimittel.

Unter den meistverordneten Präparaten findet sich nur noch *Nitrangin compositum*, eine Kombination aus Glyceroltrinitrat und Baldriantinktur, die nicht nur überflüssig, sondern auch erheblich teurer als wirksame Glyceroltrinitratpräparate ist (Tabelle 32.2).

Bei den Langzeitnitraten wurde Isosorbiddinitrat (ISDN) wiederum weniger verordnet als das etwa 40 % teurere Isosorbidmononitrat (ISMN) (Tabelle 32.3). Minimal war dagegen der Verordnungsverlust bei Pentaerythrityltetranitrat (*Pentalong*), das als einziges Langzeitnitrat in der ehemaligen DDR verfügbar war und vermutlich deshalb immer noch viel in den neuen Bundesländern verordnet wird. Dieses Nitrat wirkt hauptsächlich über die beiden Metaboliten Pentaerithrityl-Dinitrat und -Mononitrat, die eine Eliminationshalbwertszeit von 4,2 bzw. 10,4 Stunden haben (Weber et al. 1995). Als einziger Nitrovasodilatator hat Molsidomin auch 1999 erneut zugenommen. Molsidomin macht inzwischen nach DDD 19 % des Marktsegments aus (Tabelle 32.4).

In der Gruppe der anderen Koronarmittel spielt nur noch der Phosphodiesterasehemmer Trapidil (*Rocornal*) eine Rolle, der in der ehemaligen DDR entwickelt wurde (Mest 1990). Auch 1999 nahmen die Verordnungen leicht zu (Tabelle 32.4). Trapidil wirkt positiv inotrop und venodilatatorisch und hemmt die Thrombozytenaggrega-

Tabelle 32.1: Verordnungen von Koronarmitteln 1999. Angegeben sind die verordnungshäufigsten Präparate mit Verordnungsrang, Verordnungen und Umsatz 1999 im Vergleich zu 1998.

Rang	Präparat	Verordnungen in Tsd.	Änd. %	Umsatz Mio. DM	Änd. %
15	Isoket	2785,2	−10,2	116,7	−8,9
49	Nitrolingual	1630,5	−3,4	28,9	−3,2
59	Pentalong	1535,0	−2,8	83,2	−1,4
143	Corvaton	929,3	−14,2	61,7	−13,5
185	Corangin	744,0	−17,5	71,6	−18,7
236	Ismo	647,4	−16,6	28,7	−17,3
332	Molsihexal	503,6	+8,8	19,4	+7,6
377	Mono Mack	459,2	−17,8	47,5	−17,0
391	ISDN-ratiopharm	448,0	−4,7	12,8	−5,9
426	IS 5 mono-ratiopharm	421,4	+7,7	18,6	+13,7
501	ISDN Stada	373,6	−6,4	17,0	−2,4
525	Molsidomin-ratiopharm	353,9	+52,5	13,7	+55,4
545	Monostenase	340,9	−15,4	17,5	−13,8
647	Molsidomin Heumann	291,2	−6,9	15,8	−6,4
724	ISDN von ct	259,4	+18,3	5,9	+20,9
726	Isomonit	259,1	+7,4	10,7	+9,0
796	Rocornal	233,5	+3,6	23,9	+2,7
891	Monoclair	208,7	+8,8	11,5	+6,7
948	Nitrangin Isis	193,2	−9,3	2,5	−2,9
963	molsidomin von ct	190,5	+28,4	7,1	+31,2
1044	Monolong	171,8	−8,0	14,1	−3,6
1055	Isostenase	169,0	−19,1	4,6	−19,0
1088	Jenacard	162,4	−12,9	4,8	−11,3
1176	Conpin	148,9	−7,0	7,4	−12,9
1196	Nitrangin compositum	146,3	−29,1	3,2	−27,5
1251	Iso Mack/Retard	138,6	−7,7	5,5	−4,3
1259	ISDN AL	138,0	+15,3	3,2	+17,6
1312	Monobeta	131,5	+1,4	5,7	−0,6
1386	Nitrosorbon	122,0	+19,9	4,5	+25,5
1412	Molsicor	119,9	+26,8	4,7	+24,9
1546	Isodinit	106,7	+19,0	2,6	+11,0
1577	Elantan	103,6	−14,9	8,4	−18,7
1582	Corangin Nitro	103,1	−21,4	1,7	−21,5
1628	Coleb	99,4	−14,8	11,7	−15,3
1781	Nitroderm TTS	87,0	−20,3	9,9	−19,1
1885	ISMN STADA	80,0	+7,4	4,1	+8,3
1888	ISMN von ct	79,7	+4,5	3,4	+1,7
2012	Monopur	71,5	−6,2	3,0	−4,8
2020	ISMN AL	71,0	+54,1	2,6	+53,1
2046	Nitro Mack	69,6	−14,1	2,6	−14,6
2094	Iso-Puren	67,6	−8,8	2,0	−8,4
2148	ISMN Heumann	65,1	−1,3	2,9	−0,1
2244	duracoron	59,2	−12,8	2,4	−12,8
2276	Molsiket	58,0	+101,0	2,4	+127,3
2319	MinitranS	56,3	−30,7	6,6	−12,2

Tabelle 32.1: Verordnungen von Koronarmitteln 1999 (Fortsetzung). Angegeben sind die verordnungshäufigsten Präparate mit Verordnungsrang, Verordnungen und Umsatz 1999 im Vergleich zu 1998.

Rang	Präparat	Verordnungen in Tsd.	Änd. %	Umsatz Mio. DM	Änd. %
2351	ISDN Heumann	54,6	+1,9	1,1	−4,1
2398	duranitrat	52,7	−7,6	1,2	−4,4
	Summe	15541,2	−5,8	741,1	−7,0
	Anteil an der Indikationsgruppe	95,2%		95,4%	
	Gesamte Indikationsgruppe	16331,3	−6,0	776,8	−7,2

tion. Damit unterscheidet es sich in seinem Wirkungsspektrum und seinem Wirkungsmechanismus von den übrigen Koronarmitteln.

Therapeutische Gesichtspunkte

Die Tabelle 32.3 zeigt, daß zur Therapie der koronaren Herzkrankheit weiterhin ISDN und ISMN am häufigsten verwendet worden sind. Dies ist unter pharmakologisch-therapeutischen Gesichtspunkten plausibel. Mit beiden Substanzen kann eine wirksame Anfallsprophylaxe durchgeführt werden. Allerdings ist zur Vermeidung einer Toleranzentwicklung zu beachten, daß die Dosis nicht zu hoch gewählt und daß ein nitratfreies bzw. nitratarmes Intervall eingehalten wird. Das wird am besten dadurch erreicht, daß die Nitrate *ungleichmäßig* über den Tag verteilt eingenommen werden (z.B. morgens und mittags). Isosorbidmononitrat hat gegenüber Isosorbiddinitrat lediglich theoretische Vorzüge, z.B. eine höhere Bioverfügbarkeit, die jedoch praktisch, außer bei der Dosisfindung, keine Bedeutung besitzen. Außerdem ist ISMN wegen seiner relativ langsamen Resorption auch bei sublingualer Applikation im Gegensatz zu ISDN nicht zur Behandlung akuter Angina-pectoris-Anfälle geeignet. ISMN ist in diesem Sinne also kein „Universalpräparat". Schließlich sind durch den höheren Preis des Isosorbidmononitrat Mehrkosten entstanden, die therapeutisch nicht zu rechtfertigen sind.

Molsidomin wirkt ähnlich wie die Nitrate, induziert aber wahrscheinlich eine geringere Toleranzentwicklung, weil aus Molsidomin das letztlich in der Zelle wirkende Stickstoffmonoxid NO nichtenzymatisch freigesetzt wird. Es wird häufig mit Nitraten kombiniert,

Tabelle 32.2: Verordnungen von Glyceroltrinitrat 1999. Angegeben sind die 1999 verordneten Tagesdosen, die Änderungen gegenüber 1998 und die mittleren Kosten je DDD 1999.

Präparat	Bestandteile	DDD in Mio.	Änderung in %	DDD-Kosten in DM
Glyceroltrinitrat				
Nitrolingual	Glyceroltrinitrat	55,4	(–3,6)	0,52
Nitrangin Isis	Glyceroltrinitrat	5,1	(–0,6)	0,48
Corangin Nitro	Glyceroltrinitrat	4,6	(–21,9)	0,38
Nitro Mack	Glyceroltrinitrat	3,9	(–15,7)	0,67
		69,0	(–5,6)	0,52
Nitratpflaster				
Nitroderm TTS	Glyceroltrinitrat	6,4	(–18,0)	1,55
MinitranS	Glyceroltrinitrat	4,2	(–24,0)	1,57
		10,5	(–20,5)	1,56
Kombinationen				
Nitrangin compositum	Glyceroltrinitrat Baldriantinktur	2,2	(–29,0)	1,44
Summe		81,8	(–8,7)	0,68

wenn mit diesen bei zu langem (zur Vermeidung einer Toleranz notwendigem) Dosierungsintervall kein ausreichender Therapieerfolg zu erzielen ist, was jedoch bisher nicht durch entsprechende Studien belegt ist. Molsidomin-haltige Lösungen sind vor einigen Jahren vom Markt genommen worden, da durch Lichteinwirkung eine Verunreinigung (Morpholin) entstehen kann, die im Magen möglicherweise in einen krebsverdächtigen Stoff umgewandelt wird (Arzneimittelkommission der deutschen Ärzteschaft 1989). Aus dieser Zeit stammt die u. E. nicht mehr relevante Indikationseinschränkung, daß Molsidomin nur angewandt werden sollte, wenn andere Arzneimittel nicht angezeigt sind, nicht vertragen wurden oder nicht ausreichend wirksam waren.

Tabelle 32.3: Verordnungen von Langzeitnitraten 1999. Angegeben sind die 1999 verordneten Tagesdosen, die Änderungen gegenüber 1998 und die mittleren Kosten je DDD 1999.

Präparat	Bestandteile	DDD in Mio.	Änderung in %	DDD-Kosten in DM
Isosorbiddinitrat				
Isoket	Isosorbiddinitrat	208,7	(−7,4)	0,56
ISDN Stada	Isosorbiddinitrat	34,1	(−0,0)	0,50
ISDN-ratiopharm	Isosorbiddinitrat	22,0	(−6,4)	0,58
ISDN von ct	Isosorbiddinitrat	13,0	(+25,0)	0,46
Nitrosorbon	Isosorbiddinitrat	10,7	(+25,8)	0,42
Iso Mack/Retard	Isosorbiddinitrat	9,7	(−4,7)	0,57
Jenacard	Isosorbiddinitrat	7,6	(−9,1)	0,63
ISDN AL	Isosorbiddinitrat	7,6	(+18,9)	0,42
Isostenase	Isosorbiddinitrat	7,2	(−19,8)	0,64
Isodinit	Isosorbiddinitrat	7,0	(+9,2)	0,38
Iso-Puren	Isosorbiddinitrat	3,0	(−8,0)	0,67
duranitrat	Isosorbiddinitrat	2,5	(−3,0)	0,49
ISDN Heumann	Isosorbiddinitrat	2,2	(−6,7)	0,49
		335,5	(−4,3)	0,54
Isosorbidmononitrat				
Corangin	Isosorbidmononitrat	70,2	(−18,1)	1,02
Mono Mack	Isosorbidmononitrat	65,4	(−14,1)	0,73
Ismo	Isosorbidmononitrat	33,9	(−16,4)	0,85
IS 5 mono-ratiopharm	Isosorbidmononitrat	31,9	(+12,5)	0,58
Monostenase	Isosorbidmononitrat	24,4	(−15,0)	0,72
Isomonit	Isosorbidmononitrat	18,8	(+8,8)	0,57
Monoclair	Isosorbidmononitrat	17,2	(+6,9)	0,67
Monolong	Isosorbidmononitrat	15,2	(−2,7)	0,93
Coleb	Isosorbidmononitrat	13,1	(−13,8)	0,89
Conpin	Isosorbidmononitrat	12,6	(−2,6)	0,58
Monobeta	Isosorbidmononitrat	11,5	(−1,0)	0,50
Elantan	Isosorbidmononitrat	9,2	(−16,0)	0,91
ISMN STADA	Isosorbidmononitrat	6,4	(+8,2)	0,64
ISMN AL	Isosorbidmononitrat	5,9	(+59,5)	0,44
ISMN von ct	Isosorbidmononitrat	5,8	(+2,5)	0,59
Monopur	Isosorbidmononitrat	5,4	(−5,3)	0,56
ISMN Heumann	Isosorbidmononitrat	4,2	(−3,5)	0,69
		351,1	(−8,7)	0,77
Pentaerythrityltetranitrat				
Pentalong	Pentaerythrityl-tetranitrat	73,4	(−1,0)	1,13
Summe		760,0	(−6,1)	0,70

Tabelle 32.4: Verordnungen von Molsidomin und anderen Koronarmitteln 1999. Angegeben sind die 1999 verordneten Tagesdosen, die Änderungen gegenüber 1998 und die mittleren Kosten je DDD 1999.

Präparat	Bestandteile	DDD in Mio.	Änderung in %	DDD-Kosten in DM
Molsidomin				
Corvaton	Molsidomin	75,0	(–12,4)	0,82
Molsihexal	Molsidomin	41,0	(+11,4)	0,47
Molsidomin-ratiopharm	Molsidomin	31,2	(+56,5)	0,44
Molsidomin Heumann	Molsidomin	22,8	(–6,6)	0,69
molsidomin von ct	Molsidomin	14,2	(+38,1)	0,50
Molsicor	Molsidomin	10,2	(+21,1)	0,46
Molsiket	Molsidomin	5,0	(+110,9)	0,48
duracoron	Molsidomin	4,7	(–12,4)	0,50
		204,1	(+5,6)	0,62
Trapidil				
Rocornal	Trapidil	8,6	(+2,4)	2,77
Summe		212,7	(+5,5)	0,71

Literatur

Arzneimittelkommission der deutschen Ärzteschaft (1989): Molsidomin-haltige Lösungen/Tropfen vom Markt genommen. Dtsch. Ärztebl. 86: C-2266.

Mest H.J. (1990): Trapidil: a potent inhibitor of platelet aggregation. J. Drug. Dev. 3: 143–149.

Weber W., Michaelis K., Luckow V., Kuntze U., Stalleicken D. (1995): Pharmacokinetics and bioavailability of pentaerythrityl tetranitrate and two of its metabolites. Arzneim.-Forsch. 45: 781–784.

33.   Leber- und Gallenwegstherapeutika

J. Christian Bode

Unter der Bezeichnung „Leber- und Gallenwegstherapeutika" werden eine Reihe von Arzneimitteln zusammengefaßt, die bei Erkrankungen der Leber, Gallenblase und Gallenwege eingesetzt werden (Abbildung 33.1). Die Verordnungen der Gallenwegstherapeutika sind in den letzten zehn Jahren bis auf die Zunahme im Jahre 1991, die durch das Hinzukommen der neuen Bundesländer bedingt war, kontinuierlich zurückgegangen. Die Verordnung von Lebertherapeutika ist im gleichen Zeitraum ebenfalls zurückgegangen (Abbildung 33.1), die Abnahme war aber weniger ausgeprägt. Zusätzlich anzumerken ist, daß für die Behandlung der chronischen Virushepatitis B und C wichtige Medikamente (Interferon-alfa, Ribavirin, Lamivudin) bei

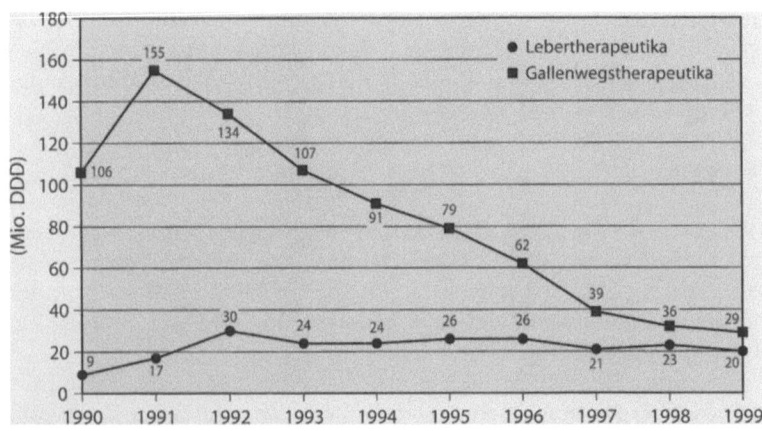

Abbildung 33.1: Verordnungen von Leber- und Gallenwegstherapeutika 1990 bis 1999. Gesamtverordnungen nach definierten Tagesdosen, ab 1991 mit neuen Bundesländern.

den Immuntherapeutika und Zytostatika (Kapitel 30) und Antibiotika und Chemotherapeutika (Kapitel 8) eingeordnet sind.

Lebertherapeutika

Für viele akute Leberkrankheiten, insbesondere Virushepatitis A und
B, besteht eine ausgeprägte Tendenz zur Spontanheilung. Das gleiche
gilt für die Mehrzahl nutritiver und toxisch bedingter Leberkrankheiten bei Ausschaltung der zugrunde liegenden Ursache. Trotz erfreulicher Fortschritte in der Behandlung der chronischen Virushepatitis
Typ B und C im letzten Jahrzehnt sind andere chronische Leberkrankheiten weiterhin einer medikamentösen Therapie nur z.T.
zugänglich oder können nur bei Komplikationen mit Pharmaka
behandelt werden (Gerok und Blum 1995, Zakim und Boyer 1996).

Im Vordergrund der Therapie stehen daher für viele Leberkrankheiten Allgemeinmaßnahmen, wie Alkoholkarenz und Ausschaltung
anderer Noxen und eine qualitativ und quantitativ ausgewogene
Ernährung. Besonders wichtig ist Alkoholkarenz bei Patienten mit
chronischer Virushepatitis C, da bereits mäßiger Alkoholkonsum das
Fortschreiten der Erkrankung beschleunigt und reichlicher Alkoholkonsum (>100 g/Tag) fast zu einer exponentiellen Zunahme des Zir-
rhoserisikos führt (Corrao und Aricó 1998).

Die häufigste Ursache für die Entwicklung einer Lebererkrankung
ist in der Bundesrepublik übermäßiger Alkoholgenuß (Bode 1999a).
Das Risiko der Entwicklung einer fortschreitenden alkoholbedingten
Lebererkrankung (Alkoholhepatitis, Alkoholzirrhose) steigt bei
regelmäßigem Konsum größerer Alkoholmengen (40–60 g/Tag bei
Männern, 20–30 g/Tag bei Frauen) stark an. Die wirksamste therapeutische Maßnahme ist die Alkoholabstinenz (Lieber und Salaspuro
1992, Bode 1999a). Danach bilden sich die alkoholbedingte Fettleber
und die Alkoholhepatitis meist innerhalb von wenigen Wochen oder
Monaten zurück. Selbst eine beginnende Alkoholzirrhose ist noch
partiell rückbildungsfähig oder kann im Stadium der Fibrose zur
Ruhe kommen.

Die akute Virushepatitis A und B heilt in der Mehrzahl der Fälle
spontan, bei Virus A ca. 99 %, bei Virus B über 90 %. Bei der Virushepatitis Typ C kommt es jedoch häufig (ca. 60–80 %) zum Übergang
in chronische Verlaufsformen. Bisher sind keine Medikamente
bekannt, die den Verlauf der akuten Virushepatitis A und B günstig

beeinflussen (Gerok und Blum 1995, Zakim und Boyer 1996). Bei der akuten Virushepatitis C kann die Ausheilung und die Viruselimination durch eine Behandlung mit Alfa-Interferon gefördert werden (Hopf et al. 1997).

Bei verschiedenen chronischen Leberkrankheiten muß eine spezifische Therapie eingeleitet werden: Immunsuppressiva bei der sogenannten autoimmunen chronisch aggressiven Hepatitis, D-Penicillamin oder auch einmal Zinksalze wegen D-Penicillamin-Unverträglichkeit beim Morbus Wilson, Aderlässe bei der Hämochromatose oder eventuell auch Deferoxamin (Gerok und Blum 1995, Zakim und Boyer 1996). Bei der chronischen Virushepatitis B wird durch die Behandlung mit Alfa-Interferon bei einem Teil der Patienten eine Viruselimination erreicht (Hopf et al. 1997). Für Patienten, bei denen durch die Behandlung mit Alfa-Interferon keine anhaltende Remission der chronischen Hepatitis erreicht wird, ist die kürzlich eingeführte Therapie mit Lamivudin eine wichtige Ergänzung (Petry et al. 2000). Bei Patienten mit chronischer Virushepatitis C wurde die Monotherapie mit Alfa-Interferon aufgrund der Ergebnisse neuerer Therapiestudien zum großen Teil durch eine Kombinationsbehandlung mit Ribavirin ersetzt (Gish 1999, Reiser und Schmiegel 1999).

Die Zunahme der Verordnungen der beiden Interferonpräparate Interferon-alfa-2a (*Roferon*) und Interferon-alfa-2b (*Intron A*) sind sehr wahrscheinlich auf die innerhalb weniger Jahre stark angestiegene Zahl der wegen chronischer Hepatitis C mit Interferon-alfa behandelten Patienten zurückzuführen (s. Kapitel 30, Immuntherapeutika und Zytostatika). Bei chronisch entzündlichen Lebererkrankungen mit überwiegender Cholestase, insbesondere bei der primär biliären Zirrhose, hat sich die Behandlung mit Ursodeoxycholsäure als wirksam erwiesen (Heathcote 1996, Saksena und Tandon 1997).

Viele der in den vergangenen Jahrzehnten eingesetzten „Lebertherapeutika" sind in die Therapie eingeführt worden, weil in bestimmten tierexperimentellen Modellen eine sogenannte „Leberschutzwirkung" beobachtet wurde. Sie enthalten u.a. Extrakte oder Einzelstoffe aus Pflanzen, als besonders wichtig angesehene Metabolite oder Cofaktoren im Stoffwechsel, Vitamine und andere essentielle Nahrungsbestandteile. Bei den Leberkrankheiten des Menschen ist die Wirksamkeit im Sinne einer günstigen Beeinflussung des Krankheitsverlaufes oder einer Ausheilung der Krankheit für die vielen sogenannten Leberschutzpräparate mit solchen Inhaltsstoffen jedoch nicht erwiesen, sie werden deshalb in Standardwerken der Hepatologie nicht empfohlen (Gerok und Blum 1995, Pape und Sauerbruch 1999, Zakim und Boyer 1996).

Silymarin

Legalon enthält einen Extrakt aus den Früchten der Mariendistel, dessen aktives Prinzip als Silymarin bezeichnet wird und hauptsächlich das Flavonoid Silibinin enthält. In *silymarin von ct* entspricht nach Angabe des Herstellers der Silymaringehalt demjenigen von *Legalon*. Die Verordnungen beider Silymarin-Präparate haben 1999 im Vergleich zu 1998 deutlich abgenommen (Tabelle 33.1 und 33.2). Die Ergebnisse klinischer Studien zur Prüfung der Wirksamkeit von Silymarin bei akuten und chronischen Leberkrankheiten sind uneinheitlich. In den 70er Jahren wurden mehrere kontrollierte Studien bei Patienten mit akuter Virushepatitis durchgeführt (Lit. in Flora et al. 1998). Wegen erheblicher Schwächen im Design dieser Studien sind aus den Ergebnissen kaum Rückschlüsse zum therapeutischen Nutzen von *Legalon* bei akuter Virushepatitis möglich (Bode 1999b). Entsprechendes gilt für Studien zum Einfluß von Silymarin bei Patienten mit leichten Formen alkoholinduzierter Leberveränderungen (Bode 1999b). In einer Doppelblindstudie bei Patienten mit Zirrhose wurde jedoch in der Untergruppe mit Patienten mit Alkoholzirrhose eine signifikante Verbesserung der Überlebensrate nach zwei und vier Jahren gesehen (Ferenci et al. 1989). In einer zweiten Doppelblindstudie, die an einer vergleichbar großen Zahl von Patienten mit Alkoholzirrhose über zwei Jahre mit Silymarin durchgeführt wurde, ergab

Tabelle 33.1: Verordnungen von Lebertherapeutika 1999. Angegeben sind die verordnungshäufigsten Präparate mit Verordnungsrang, Verordnungen und Umsatz 1999 im Vergleich zu 1998.

Rang	Präparat	Verordnungen in Tsd.	Änd. %	Umsatz Mio. DM	Änd. %
1057	Legalon	168,6	−17,0	16,7	−15,8
2040	Hepa-Merz Amp./Gran./Kautbl.	70,0	−20,6	15,3	−17,6
2374	silymarin von ct	53,8	−15,9	3,4	−18,5
	Summe	292,4	−17,7	35,4	−16,8
	Anteil an der Indikationsgruppe	19,1%		39,9%	
	Gesamte Indikationsgruppe	1528,2	−2,7	88,9	−8,1

Tabelle 33.2: Verordnungen von Lebertherapeutika 1999. Angegeben sind die 1999 verordneten Tagesdosen, die Änderungen gegenüber 1998 und die mittleren Kosten je DDD 1999.

Präparat	Bestandteile	DDD in Mio.	Änderung in %	DDD-Kosten in DM
Legalon	Silymarin	2,6	(−15,8)	6,35
Hepa-Merz Amp./Gran./Kautbl.	Ornithinaspartat	1,8	(−20,4)	8,39
silymarin von ct	Silymarin	0,6	(−18,7)	5,52
Summe		5,1	(−17,9)	6,98

sich dagegen kein Hinweis auf eine günstige Beeinflussung des Krankheitsverlaufs oder die Überlebensrate der Patienten (Parés et al. 1998). Die Ergebnisse von zwei nicht-kontrollierten Studien sprechen dafür, daß durch frühzeitige parenterale Silymaringabe der Verlauf einer akuten Leberschädigung durch Knollenblätterpilze günstig beeinflußt und die Überlebensrate verbessert werden (Lit. in Flora et al. 1998). Auch wenn es sich nicht um kontrollierte Doppelblindstudien handelt, so ist aufgrund der Ergebnisse einschließlich experimenteller Studien ausreichend wahrscheinlich, daß bei dieser seltenen, aber gravierenden Intoxikation ein Nutzen von der Silymarintherapie zu erwarten ist.

Ornithinaspartat

Die Verordnung von *Hepa-Merz* hat nach einer vorübergehenden Erhöhung 1998 im Jahr 1999 wieder deutlich abgenommen (Tabelle 33.1). Der Wirkstoff Ornithinaspartat senkt bei hepatischer Enzephalopathie die erhöhten Ammoniakspiegel. In einer größeren, Placebo-kontrollierten Doppelblindstudie wurde bei Patienten mit Zirrhose und subklinischer hepatischer Enzephalopathie durch parenterale Gabe von *Hepa-Merz* (20 g/Tag) außer einer Senkung der Ammoniakkonzentration im Blut eine Verbesserung der mentalen Leistungsfähigkeit in psychometrischen Tests nachgewiesen (Kircheis et al. 1997). Entsprechend wurde eine günstige Wirkung auch nach oraler Behandlung (18 g/Tag) im Rahmen einer kontrollierten Doppelblindstudie an einer kleineren Zahl von Patienten beschrieben

(Stauch et al. 1998). Bei Patienten mit schweren Formen einer hepatischen Enzephalopathie (Koma Grad II oder ausgeprägter) muß die Wertigkeit im Vergleich zur bisherigen Standardtherapie durch kontrollierte Studien an größeren Patientengruppen geklärt werden. Bisher gibt es keine Hinweise dafür, daß der Verlauf der Grunderkrankung, d.h. von chronischen Lebererkrankungen jeglicher Art, durch Ornithinaspartat beeinflußt wird.

Gallenwegstherapeutika

Gallenwegserkrankungen werden in der Mehrzahl der Fälle durch Gallensteine hervorgerufen. Soweit dabei Schmerzen und Entzündungserscheinungen auftreten, werden kurzfristig Analgetika, Spasmolytika und geeignete Antibiotika angewendet. Die inzwischen allgemein eingeführte laparoskopische Cholezystektomie bei Cholezystolithiasis hat die Behandlungsstrategie des Gallensteinleidens in den letzten Jahren deutlich geändert. Die Indikation zum Versuch einer medikamentösen Steinauflösung wird deutlich seltener gestellt. Eine Ausnahme bilden lediglich nicht schattengebende Cholesterinsteine bis zu 1 cm Durchmesser bei Risikopatienten, die durch Chenodeoxycholsäure und Ursodeoxycholsäure aufgelöst werden können.

Das Verordnungsvolumen der Cholagoga und Gallenwegstherapeutika, das seit 1992 merklich abgenommen hatte (Abbildung 33.1), ging in der gesamten Indikationsgruppe zurück (Tabelle 33.3).

Tabelle 33.3: Verordnungen von Gallenwegstherapeutika 1999. Angegeben sind die verordnungshäufigsten Präparate mit Verordnungsrang, Verordnungen und Umsatz 1999 im Vergleich zu 1998.

Rang	Präparat	Verordnungen in Tsd.	Änd. %	Umsatz Mio. DM	Änd. %
1220	Hepar SL	143,3	−2,6	8,1	−2,3
1245	Spasmo Gallo Sanol	139,2	−26,3	6,8	−22,4
1266	Ursofalk	137,6	+8,5	20,3	+7,2
1501	Cholecysmon-Dragees	111,2	−34,5	2,8	−32,6
1589	Cholagogum F	102,4	−15,2	6,2	−7,1
2124	Cholagogum N Tropfen	66,3	−29,2	3,1	−12,6
Summe		699,9	−17,4	47,4	−6,1
Anteil an der Indikationsgruppe	68,5%			73,8%	
Gesamte Indikationsgruppe		1022,1	−20,3	64,2	−9,7

Gallensäuren

Urso-Falk enthält als Wirkstoff Ursodeoxycholsäure. Wie bereits im Abschnitt „Lebertherapeutika" erwähnt, ist eine günstige Wirkung dieser Gallensäure auf den Verlauf bestimmter cholestatischer Lebererkrankungen (primär biliäre Zirrhose, primär sklerosierende Cholangitis und Schwangerencholestase) gut belegt (Stiehl 1995, Heathcote 1996, Saksena und Tandon 1997). Die Zunahme der Verordnungshäufigkeit ist wahrscheinlich auf die zunehmend gute Dokumentation des therapeutischen Nutzens in kontrollierten Therapiestudien für die erwähnten Indikationen zurückzuführen. Die seit zwei Jahrzehnten gesicherte Indikation der medikamentösen Litholyse hat zwar durch Einführen der laparoskopischen Cholezystektomie eine Einschränkung erfahren, sie ist jedoch weiterhin für Patienten mit deutlich erhöhtem Operationsrisiko eine wichtige Behandlungsmöglichkeit von Gallenblasensteinen (Leuschner 1994).

Pflanzliche Cholagoga

Hepar SL enthält als Wirkstoff Artischockenextrakt. Die Einordnung unter „Gallenwegstherapeutika" ist, wenn von der Namensgebung abgesehen wird, schwer nachzuvollziehen. Laut Roter Liste wird ab 1998 als Indikation für das Präparat „dyspeptische Beschwerden" genannt. Eine rationale Begründung für die wellenförmigen Änderungen der Verordnungshäufigkeit in den vergangenen Jahren ist nicht zu geben.

Die Kombinationspräparate *Cholagogum F, Cholagogum N Tropfen* und *Spasmo Gallo Sanol* enthalten Kombinationen verschiedener Pflanzenextrakte. Bestandteil aller aufgelisteten Cholagoga ist Schöllkraut (Herba Chelidonii) als Extrakt oder Droge mit dem Hauptalkaloid Chelidonin, dem schwache papaverinähnliche und spasmolytische Wirkungen zugeschrieben werden. Unabhängig von der Tatsache, daß Papaverin medizinisch nicht mehr verwendet wird, ist in den meisten Präparaten Schöllkraut in so geringer Menge enthalten, daß mit einer Wirkung nicht gerechnet werden kann (Hänsel 1987). Auch dreizehn Jahre später hat sich an dieser Situation nicht viel geändert. Selbst wenn man die Schöllkraut-Monographie des vormaligen Bundesgesundheitsamtes mit den nur wenig belegten Tagesdosen (2–5 g Droge oder 12–30 mg Chelidonin) zugrunde legt, sind

Spasmo Gallo Sanol und *Cholagogum F* 3–7fach unterdosiert. *Chol-agogum N Tropfen*, das nach Herstellerangaben tropfenweise dosiert werden soll, müßte monographiegemäß flaschenweise getrunken werden. Die Beliebtheit einiger solcher pflanzlicher Cholagoga beruht vermutlich immer noch darauf, daß sie laxierend wirkende Pflanzen-extrakte (Aloe) enthalten und ersatzweise für die nicht mehr verord-nungsfähigen Laxantien verschrieben werden. Für *Chol-Kugeletten Neu* wurde entsprechend dieser Annahme in der Roten Liste 1998 die Bezeichnung „Abführhilfe" ergänzt und das Präparat in die Indikati-onsgruppe Laxantien verlagert, wo es nunmehr auch dargestellt wird (s. Kapitel 35). Trotz des mangelhaft dokumentierten Nutzens ist die Gabe von Schöllkrautextrakten mit Risiken verbunden, da in letzter Zeit mehrere Hepatitisfälle im Zusammenhang mit der Einnahme von Schöllkrautextrakten beschrieben wurden (Strahl et al. 1998, Benninger et al. 1999).

Die Kombinationspräparate enthalten außerdem Curcumawurzel-stock (Rhizoma curcumae, Gelbwurzel), der in erster Linie als Gewürz Verwendung findet und wesentlicher Bestandteil des Curry-pulvers ist. Daneben werden der Droge auch choleretische Eigen-schaften zugeschrieben. Auch hier werden die in der Monographie genannten Tagesdosen (1,5–3 g Droge) von *Cholagogum N Tropfen* nicht erreicht. Bei einer Literaturrecherche (Medline 1993–96) für den Arzneiverordnungs-Report 1997 fanden sich keine Berichte über kontrollierte klinische Therapiestudien, die eine Effektivität von *Cholagogum F* bei Gallenwegserkrankungen belegen. Insgesamt ist daher nicht anzunehmen, daß die Kombinationen wesentliche thera-peutische Effekte entfalten.

Organpräparate

Cholecysmon-Dragees enthalten als Wirkstoff Extrakt aus Rindergalle (Tabelle 33.4). Trotz kontinuierlichem Rückgang des Verordnungsvo-lumens seit 1993 und nochmals deutlichem Rückgang im Vergleich zu 1998 ist das Präparat weiterhin das am vierthäufigsten verordnete Gallenwegstherapeutikum (Tabelle 33.3). Entscheidender Wirkanteil sind wahrscheinlich Gallensäuren, die in der gewählten Dosierung laxierend wirken (s. auch Abschnitt „Kombinationspräparate"). Da weiterhin nicht geklärt ist, ob ein erhöhtes Angebot bestimmter Gal-lensäuren das Risiko für das Auftreten kolorektaler Neoplasien för-

Tabelle 33.4: Verordnungen von Gallenwegstherapeutika 1999. Angegeben sind die 1999 verordneten Tagesdosen, die Änderungen gegenüber 1998 und die mittleren Kosten je DDD 1999.

Präparat	Bestandteile	DDD in Mio.	Änderung in %	DDD-Kosten in DM
Gallensäuren				
Ursofalk	Ursodeoxycholsäure	4,4	(+6,9)	4,62
Pflanzliche Cholagoga				
Hepar SL	Artischockenextrakt	3,0	(−2,3)	2,71
Cholagogum F	Curcumawurzelstock-extrakt Schöllkrautextrakt	2,9	(−15,7)	2,16
Cholagogum N Tropfen	Schöllkrautextrakt Gelbwurzextrakt Pfefferminzöl	2,3	(−22,0)	1,34
Spasmo Gallo Sanol	Schöllkrautextrakt Gelbwurzextrakt	1,9	(−25,9)	3,67
		10,1	(−16,0)	2,41
Organpräparate				
Cholecysmon-Dragees	Rindergallen-blasenextrakt	4,9	(−33,9)	0,58
Summe		19,3	(−17,6)	2,45

dert (McMichael und Potter 1985), ist die Indikation zur Gabe eines solchen Gemisches verschiedener Gallensäuren zu überdenken. In neueren Monographien zur Diagnostik und Therapie von Erkrankungen der Leber und der Gallenwege finden sich keine Empfehlungen zur Gabe von Rindergallenblasenextrakt (Gerok und Blum 1995, Zakim und Boyer 1996).

Nach dem Verordnungsrückgang der Cholagoga und dem Ausscheiden von weiteren Kombinationspräparaten betrugen die Verordnungskosten für pflanzliche Cholagoga und Organpräparate aber 1999 immer noch über 27 Mio. DM (Tabelle 33.3). Es muß daher an der Forderung festgehalten werden, daß in diesem Bereich ein wichtiger Beitrag zur Senkung der Arzneimittelausgaben geleistet werden könnte, wenn auf ungenügend geprüfte Präparate mit potentiellen Risiken verzichtet würde.

Literatur

Benninger J., Schneider H.T., Schuppan D., Kirchner T., Hahn E.G. (1999): Acute hepatitis induced by greater celandine (Chelidonium majus). Gastroenterology 117: 1234–1237.

Bode J.C. (1999a): Alcoholic liver diseases. In: Bianchi Porro G., Cremer M., Krejs G., Ramadori G., Rask-Madsen J. (eds.): Gastroenterology & Hepatology, Mc Graw-Hill, New York Milano, pp. 511–522.

Bode J.C. (1999b): Silymarin for the therapy of liver disease. Am. J. Gastroenterol. 94: 545–546.

Corrao G., Aricó S. (1998): Independent and combined action of hepatitis C virus infection and alcohol consumption on the risk of symptomatic liver cirrhosis. Hepatology 27: 914–919.

Ferenci P., Dragosic B., Dittrich H., Frank H., Benda L. et al. (1989): Randomized controlled trial of silymarin treatment in patients with cirrhosis of the liver. J. Hepatol. 9: 105–113.

Flora K., Hahn M., Rosen H., Benner K. (1998): Milk thistle (Silybum marianum) for the therapy of liver diseases. Am. J. Gastroenterol. 93: 139–143.

Gerok W., Blum H.E. (Hrsg.) (1995): Hepatologie. 2. Aufl. Urban und Schwarzenberg, München Wien Baltimore.

Gish R.G. (1999): Standards of treatment in chronic hepatitis C. Seminars in Liver Disease 19 (Suppl. 1): 35–47.

Hänsel R. (1987): Möglichkeiten und Grenzen pflanzlicher Arzneimittel (Phytotherapie). Dtsch. Apoth. Ztg. 127: 2–6.

Heathcote J. (1996): Review: Treatment of primary biliary cirrhosis. J. Gastroenterol. Hepatol. 11: 605–609.

Hopf U., Niederau C., Kleber G., Fleig W.E. (1997): Behandlung der chronischen Virushepatitis B/D und der akuten chronischen Virushepatitis C – Konsensus der Deutschen Gesellschaft für Verdauungs- und Stoffwechselkrankheiten. Z. Gastroenterol. 35: 971–986.

Kircheis G., Nilius R., Held C., Berndt H., Buchner M. et al. (1997): Therapeutic efficacy of l-ornithine-l-aspartate infusions in patients with cirrhosis and hepatic encephalopathy: results of a placebo-controlled, double-blind study. J. Hepatol. 25: 1351–1360.

Leuschner U. (1994): Medikamentöse Litholyse bei Cholezystolithiasis: Eine kritische Standortbestimmung. Verdauungskrankheiten 12: 17–23.

Lieber C.S., Salaspuro M.P. (1992): Alcoholic liver disease. In: Sadler-Millward G.H., Wright R., Arthur M.J.P. (eds.): Whrigt's liver and biliary disease. 3rd ed., Saunders, London, pp. 899–964.

McMichael A.J., Potter J.D. (1985): Host factors in carcinogenesis: Certain bile-acid metabolic profiles that selectively increase the risk of proximal colon cancer. J. Natl. Cancer Inst. 75: 185–191.

Pape G.R., Sauerbruch T. (1999): Leberkrankheiten. In: Paumgartner G. (Hrsg.): Therapie innerer Krankheiten, 9. Aufl., Springer-Verlag, Berlin Heidelberg New York, S. 659–710.

Parés A., Planas R., Torres M., Caballeria J., Viver J.M. et al. (1998): Effects of silymarin in alcoholic patients with cirrhosis of the liver: results of a controlled, double-blind, randomized and multicenter trial. J. Hepatol. 28: 615–621.

Petry W., Erhardt A., Heintges T., Häussinger D. (2000): Neue Entwicklungen in der Therapie der chronischen Hepatitis B. Wann sind Nukleosidanaloga indiziert? Z. Gastroenterol. 38: 77–87.

Reiser M., Schmiegel W.-H. (1999): Chronische Hepatitis C – Fortschritt durch Kombinationstherapie mit Interferon alpha und Ribavarin. Dtsch. Ärztebl. 96: A195–A199.

Saksena S., Tandon R.K. (1997): Ursodeoxycholic acid in the treatment of liver diseases. Postgrad. Med. 73: 75–80.

Stauch S., Kircheis G., Adler G., Beckh K., Ditschuneit H. et al. (1998): Oral l-ornithine-l-aspartate therapy of chronic hepatic encephalopathy: results of a placebo-controlled double-blind study. J. Hepatol. 28: 856–864.

Stiehl A. (1995): Gallensäuren bei Lebererkrankungen – neue Indikationen. Ther. Umsch. 52: 682–686.

Strahl S., Ehret V., Dahm H.H., Maier K.P. (1998): Nekrotisierende Hepatitis nach Einnahme pflanzlicher Heilmittel. Dtsch. Med. Wochenschr. 123: 1410–1014.

Zakim D., Boyer T.D. (eds.) (1996): Hepatology – A textbook of liver diseases, Vol. I+II, 3rd Ed., Saunders, Philadelphia London Toronto.

34. Lipidsenkende Mittel

GERALD KLOSE UND ULRICH SCHWABE

Ausgehend von der ursprünglich pathophysiologisch begründeten Behandlungsbedürftigkeit schwerer, genetisch bedingter Fettstoffwechselstörungen wurde der therapeutische Nutzen einer lipidsenkenden Arzneitherapie eingehend untersucht. Zahlreiche angiographische und klinische Studien belegen heute, daß ihr Einsatz die Kriterien Evidenz-basierter Medizin bei Patienten mit erhöhtem kardiovaskulären Risiko erfüllt. Weiterhin verbessern lipidsenkende Maßnahmen relevant die Prognose nach Herztransplantation (Kobashigawa et al. 1995, Jaeger et al. 1997).

Frühe Studien zur Primärprävention wiesen schon die Möglichkeit einer Senkung kardiovaskulärer Ereignisse nach, in der LRC-Studie mit Colestyramin (Lipid Research Clinics Program 1984) und in der Helsinki Heart Study (1987) mit dem Fibrat Gemfibrozil, allerdings ohne eine Abnahme der Gesamtletalität. Entscheidender Durchbruch für die heutige Anerkennung der Lipidsenkung in der Prävention der koronaren Herzkrankheit war die erfolgreiche Sekundärprävention mit den stärker wirkenden HMG-CoA-Reduktasehemmern (Statine) in der 4S-Studie (Scandinavian Simvastatin Survival Study Group 1994) und die wirksame Primärprävention in der WOS-Studie (Shepherd et al. 1995) unter Berücksichtigung von Morbidität und Mortalität. Als Wirkungsmechanismus werden der möglicherweise schnell einsetzende Schutz vor einer Plaque-Komplikation und eine Verhinderung der Endotheldysfunktion durch LDL-Senkung diskutiert (Levine et al. 1995, Davies 1996).

Die Studien begründen Vorschläge von Therapiezielen für Gesamtcholesterin bzw. LDL-Cholesterin unter Berücksichtigung klinischer Risikomerkmale (Arzneimittelkommission der deutschen Ärzteschaft 1999). Aktuelle Leitlinien zur lipidsenkenden Therapie berücksichtigen nicht nur die wissenschaftliche Rechtfertigung, sondern auch die angemessene Indikationsstellung und praktische

Umsetzbarkeit im Hinblick auf eine ökonomisch realisierbare Ressourcenallokation im Gesundheitssystem (SIGN, Scottish Intercollegiate Guidelines Network, 1999, Lipids and the Primary Prevention, 2000, Secondary Prevention of Coronary Heart Disease). Eine systematische Literaturdurchsicht ist dabei Grundlage für gewichtete Empfehlungen (A–C) nach dem Grad der ermittelten Evidenz (Ia–IV).

Grundlage der Therapie ist bei allen Hyperlipoproteinämien eine durch Fettrestriktion und Fettmodifikation charakterisierte Ernährungsumstellung. Sie reicht für das bei geringem Risiko (Primärprävention, definiert durch keine klinisch erkennbare Arteriosklerosemanifestation und höchstens ein weiterer Risikofaktor) meist empfohlene Behandlungsziel von 160 mg/d LDL-Cholesterin oft aus. Die Patienten sollten motiviert werden, alle anderen Risikofaktoren für die Entstehung einer Arteriosklerose abzubauen. Dazu gehört die Aufgabe des Rauchens, Behandlung einer bestehenden Hypertonie, ausreichende körperliche Bewegung und eine sorgfältige Blutglukosekontrolle bei Diabetikern. Bei Vorliegen mindestens zwei weiterer Risikofaktoren besteht ein mittleres kardiovaskuläres Risiko, für das LDL-Cholesterin unter 115 mg/dl als Therapieziel empfohlen wird.

Für die Indikation zur Arzneitherapie ist die Abgrenzung von Gefährdeten mit hohem Risiko in Form einer genetisch determinierten Hypercholesterinämie wie familiärer Hypercholesterinämie oder manifester Arteriosklerosekomplikation (Sekundärprävention) von Bedeutung, d.h. meistens symptomatische koronare Herzkrankheit oder Zustand nach Herzinfarkt, mehrere Risikofaktoren oder Cholesterin über 300 mg/dl. Das für die Sekundärprävention vorgeschlagene Behandlungsziel von LDL-Cholesterin unter 100 mg/dl ist oft nur medikamentös erreichbar.

Das alleinige Vorliegen höherer Cholesterinkonzentrationen oder ein nach der AFCAPS/TexCAPS-Studie im Prinzip vom Serumcholesterin unabhängiger möglicher Präventionseffekt ist als Indikationskriterium für die Therapie gesundheitsökonomisch nicht unproblematisch (Pearson 1998). Als ökonomisch vertretbar wird eine medikamentöse lipidsenkende Therapie bei erhöhtem Globalrisiko für kardiovaskuläre Krankheiten, nämlich einer Ereigniswahrscheinlichkeit von über 2 % pro Jahr, angesehen (Pyörälä et al. 1994). Während dagegen bei noch nicht klinisch erfaßbaren Krankheitsmanifestationen (sog. Primärprävention) meist erst weitere Risikofaktoren wie ein höheres Alter (>54 Jahre) eine so hohe Ereigniswahrscheinlichkeit vorhersagen, gilt in der Sekundärprävention durch das klinisch per se höhere Risiko selbst bei niedrigeren Cholesterinwerten (CARE <240 mg/dl) eine cholesterinsenkende Therapie als gerechtfertigt.

Verordnungsspektrum

Die Verordnungen der lipidsenkenden Mittel haben 1999 vor allem beim Umsatz erneut zugenommen (Tabelle 34.1). Hauptgrund ist der überproportionale Anstieg der HMG-CoA-Reduktasehemmer (Sta-

Tabelle 34.1: Verordnungen von lipidsenkenden Mitteln 1999. Angegeben sind die verordnungshäufigsten Präparate mit Verordnungsrang, Verordnungen und Umsatz 1999 im Vergleich zu 1998.

Rang	Präparat	Verordnungen in Tsd.	Änd. %	Umsatz Mio. DM	Änd. %
27	Sortis	2147,3	+31,4	465,0	+38,4
83	Zocor	1247,0	+4,0	293,6	+8,9
147	Lipobay	915,7	+37,6	170,2	+55,9
248	Mevinacor	624,0	−14,9	131,0	−11,3
285	Denan	560,8	−9,5	127,3	−5,4
327	Pravasin	512,5	+4,7	110,4	+10,0
392	Cranoc	447,6	−11,2	67,2	−2,2
574	Locol	326,3	+0,9	49,9	+9,8
697	Bezafibrat-ratiopharm	266,6	−10,2	16,7	−10,1
828	Lipidil	223,7	−15,6	29,7	−17,0
925	Cedur	199,1	−17,0	19,3	−19,6
933	Liprevil	196,6	−0,5	40,9	+8,5
1154	Normalip	152,6	−2,3	21,2	−5,0
1387	Fenofibrat-ratiopharm	122,0	−7,8	9,0	−5,4
1456	Gevilon	115,8	−11,8	10,8	−10,7
1527	Sedalipid	108,5	−19,4	7,6	−13,9
1550	Zenas	106,2	+929,6	19,2	(>1000)
1726	durafenat	91,3	−1,5	7,2	+0,7
1783	Mevalotin	86,9	+78,8	18,1	+117,7
1790	Azufibrat	86,0	−17,4	5,7	−11,1
1818	Befibrat	84,6	−7,7	5,3	−4,6
1880	Lipox	80,1	−16,5	4,9	−13,7
2252	Bezacur	59,0	−9,9	3,7	−13,0
2327	Bezafibrat Heumann	55,8	−12,3	2,9	−17,6
2354	Duolip	54,4	−35,1	6,5	−35,2
2359	Quantalan 50	54,3	−3,7	12,0	+1,3
2379	Lipo-Merz	53,7	−8,9	6,8	−15,3
Summe		8978,3	+5,7	1662,0	+14,4
Anteil an der Indikationsgruppe		95,0%		97,7%	
Gesamte Indikationsgruppe		9450,7	+4,9	1700,6	+13,7

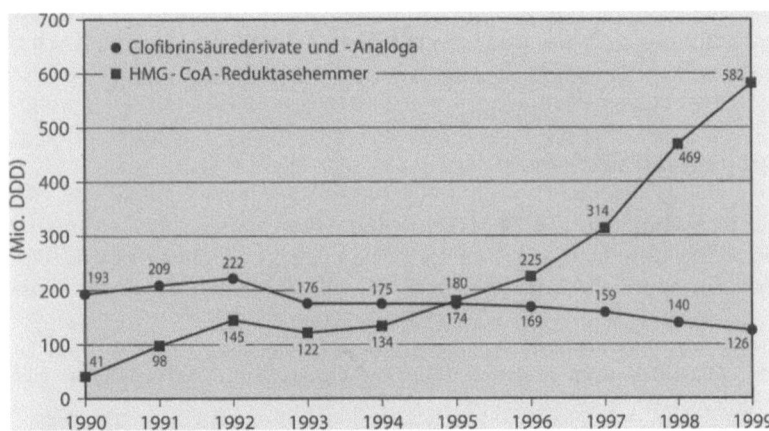

Abbildung 34.1: Verordnungen von lipidsenkenden Mitteln 1988 bis 1999. Gesamtverordnungen nach definierten Tagesdosen (ab 1991 mit neuen Bundesländern)

tine), während sich die Abwärtsentwicklung der Fibrate fortgesetzt hat (Abbildung 34.1). Das geänderte Verordnungsverhalten kann auf der zunehmenden Berücksichtigung von Evidenz-basierten Therapieleitlinien begründet sein (Arzneimittelkommission der deutschen Ärzteschaft 1999).

Insgesamt wurden 1999 708 Mio. definierte Tagesdosen von lipidsenkenden Arzneimitteln verschrieben, die ausreichend sind, um ständig 1,94 Mio. Patienten zu behandeln. Darin kommt zum Ausdruck, daß die cholesterinsenkende Arzneitherapie inzwischen weit über den ursprünglich gesteckten Rahmen genetisch bedingter Hypercholesterinämien hinausreicht. Die drei häufigsten genetisch sicher zuzuordnenden Lipoproteinstoffwechselstörungen sind die familiäre Hypercholesterinämie mit partiellem LDL-Rezeptordefekt (Inzidenz 1:500), der familiäre Apolipoprotein-B-Defekt (Inzidenz 1:500) und die kombinierte Hyperlipidämie (Inzidenz 1:300), während andere monogene Hypercholesterinämien erheblich seltener sind. Nach diesen Inzidenzen ist eine genetisch so definierbare Hypercholesterinämie bei etwa 600000 Menschen in Deutschland zu erwarten.

Nach den aktuellen Verordnungsdaten kommt daher eine cholesterinsenkende Therapie auch vielen Patienten mit polygenetisch bedingten Hypercholesterinämien zugute, bei denen die Sekundär-prävention der koronaren Herzkrankheit heute zu den etablierten Therapiezielen gehört. So wurde in einer europäischen Studie über die Sekundärprävention der koronaren Herzkrankheit festgestellt, daß 44 % der Patienten erhöhte Geamtcholesterinwerte (über 210 mg/dl) hatten, aber nur 32 % der Patienten mit lipidsenkenden Mitteln behandelt wurden, davon nur die Hälfte ausreichend (EUROASPIRE Study Group 1997). Auch in dem deutschen Teil der Studie ergaben sich ähnliche Hinweise für eine hohe Prävalenz behandelbarer Risikofaktoren bei Koronarpatienten (Enbergs et al. 1997). Werden die Verordnungsdaten der Lipidsenker von 1999 zugrundegelegt, ist davon auszugehen, daß bei einer geschätzten Zahl von 3 Mio. Patienten mit koronarer Herzkrankheit in Deutschland inzwischen 65 % eine cholesterinsenkende Sekundärprophylaxe erhalten.

HMG-CoA-Reduktasehemmer

Durch kompetitive Hemmung der Hydroxy-Methyl-Glutaryl-Coenzym-A-Reduktase (HMG-CoA-Reduktase) kommt es zu einer vermehrten LDL-Rezeptorexpression. Diese ermöglicht einen oft erheblichen Anstieg des LDL-Katabolismus mit einer ungefähr 30 %igen Senkung des LDL-Cholesterins im Plasma.

Die Langzeitstudie mit Simvastatin hat als erste ihrer Art die Wirksamkeit dieses Therapieprinzips für die Sekundärprophylaxe von Patienten mit koronarer Herzkrankheit und Hypercholesterinämie eindrucksvoll bestätigt (Scandinavian Simvastatin Survival Study Group 1994). Die 4S-Studie zeigte aufgrund ihres Umfangs (4444 Teilnehmer; 5,4 Beobachtungsjahre) erstmals bei Koronarpatienten eine Senkung der Gesamtletalität von 11,5 % auf 8,2 % (relative Risikoreduktion um 30 %), wobei die Abnahme der koronaren Todesfälle um 42 % ausschlaggebend war (Scandinavian Simvastatin Survival Study Group 1994). Der therapeutische Nutzen erstreckte sich auch auf Frauen (nur Myokardinfarkte) und ältere Patienten (bis 70 Jahre) sowie offenbar besonders auf Diabetiker (Pyörälä et al. 1997).

Die in der West-of-Scotland-Studie mit Pravastatin erzielte Verminderung kardiovaskulärer Todesfälle von 2,3 % auf 1,6 % (relative Risikoreduktion 32 %) ging ebenfalls nicht mit einer nach früheren Primärpräventionsstudien befürchteten Erhöhung nichtkardiovaskulärer Mortalität einher (Shepherd et al. 1995). Entsprechend wird diese Studie als wissenschaftliche Untermauerung der Wirksamkeit der Primärprävention durch Cholesterinsenkung bei Männern mit erhöhtem Cholesterin anerkannt, die auf Diät nicht ansprachen.

In der CARE-Studie wurde darüber hinaus gezeigt, daß der in der 4S-Studie zum Ausdruck gekommene klinische Nutzen der Sekundärprävention schon bei niedrigen Cholesterinausgangswerten (<240 mg/dl) nachweisbar wird. Unter LDL-Cholesterinsenkung mit Pravastatin ging die Häufigkeit der tödlichen koronaren Herzkrankheit und nichttödlicher Herzinfarkte von 13,2 % auf 10,2 % zurück (relative Risikoreduktion 24 %) (Sacks et al. 1996). Ein teilweise überproportionaler Nutzen zeigte sich wiederum bei Frauen, Älteren und Diabetikern.

Kürzlich wurden die Ergebnisse von zwei neuen großen Interventionsstudien vorgestellt, welche die Evidenz weiter bestätigen und ergänzen. Ein Rückgang nicht nur der Koronarmortalität und anderer kardiovaskulärer Endpunkte, sondern die Senkung der Gesamtmortalität von 14,1 % auf 11,0 % (relative Risikoreduktion 22 %) bei dem bislang größten Kollektiv von 9014 Koronarpatienten mit wiederum durchschnittlichen Cholesterinwerten (218 mg/dl mittlerer Ausgangswert) und unter präventionsrelevanter Begleitmedikation ließ eine vorzeitige Beendigung der LIPID-Studie mit Pravastatin zu (The Long-Term Intervention with Pravastatin in Ischemic Disease Study Group 1998). Durch die AFCAPS/TexCAPS-Studie wurde die in der WOS-Studie belegte Effektivität der Statintherapie in der Primärprävention mit Lovastatin auch für niedrigere Cholesterinausgangswerte (221 mg/dl) bestätigt (Downs et al. 1998).

Die Substanzklasse der HMG-CoA-Reduktasehemmer, die ausschließlich aus patentgeschützten Arzneimitteln besteht, hat seit 1990 über 80 % der Verordnungen von allen lipidsenkenden Pharmaka nach DDD erreicht (Abbildung 34.1). Atorvastatin (*Sortis*) hat mit einer nochmaligen starken Steigerung seine führende Position weiter ausgebaut und übertrifft jetzt auch die Gesamtverordnungen der beiden Simvastatinpräparate (*Zocor, Denan*). Für den jeweiligen Markterfolg eines Statins scheinen erwartetes Ausmaß der LDL-Senkung und dessen Preis einen größeren Ausschlag zu geben als der Empfehlungsgrad in Evidenz-basierten Leitlinien (Arzneimittelkommission der Deutschen Ärzteschaft 1999, SIGN 1999, 2000). Zwar war Atorvastatin in einer 18monatigen Studie an Koronarpatienten mindestens genauso wirksam wie eine koronare Angioplastie (Pitt et al. 1999), doch direkte Studien zum Nachweis der Senkung kardiovaskulärer

Tabelle 34.2: Verordnungen von HMG-CoA-Reduktasehemmern 1999. Angegeben sind die 1999 verordneten Tagesdosen, die Änderungen gegenüber 1998 und die mittleren Kosten je DDD 1999.

Präparat	Bestandteile	DDD in Mio.	Änderung in %	DDD-Kosten in DM
Sortis	Atorvastatin	223,2	(+40,7)	2,08
Zocor	Simvastatin	101,0	(+11,0)	2,91
Lipobay	Cerivastatin	78,5	(+55,1)	2,17
Denan	Simvastatin	40,9	(−3,8)	3,12
Mevinacor	Lovastatin	38,4	(−10,5)	3,41
Pravasin	Pravastatin	31,6	(+12,6)	3,49
Cranoc	Fluvastatin	23,8	(−6,8)	2,82
Locol	Fluvastatin	18,0	(+6,2)	2,77
Liprevil	Pravastatin	11,4	(+12,3)	3,60
Zenas	Cerivastatin	9,3	(>1000)	2,06
Mevalotin	Pravastatin	5,5	(+145,8)	3,27
Summe		581,6	(+23,9)	2,57

Ereignisse durch Atorvastatin (z.B. TNT-Studie) sind noch nicht abgeschlossen.

Um die DDD-Kosten für die jeweiligen Substanzgruppen vergleichbar zu machen, müssen diese wenigstens die Kosten für eine vergleichbare LDL-Cholesterinsenkung reflektieren. Den Annahmen zur Äquivalenzdosis als Basis der DDD liegen daher jetzt die diesbezüglichen WHO-Empfehlungen zugrunde. Für die klinische Relevanz, das heißt verhinderbare Ereignisse in Abhängigkeit von Unterschieden der LDL-senkenden Wirkung pro Substanzmenge in mg gibt es im übrigen keine ausreichenden Daten. Der in Interventionsstudien erzielte klinische Nutzen ist darüber hinaus meist mit Dosen erzielt worden, die deutlich über den hiesigen Dosierungsempfehlungen der Hersteller liegen.

Clofibrinsäurederivate und Analoga

Für die Gruppe der Clofibrinsäurederivate und analoger Verbindungen ist die DDD-Kurve 1999 weiter abgefallen (Abbildung 34.1). Sie senken bevorzugt erhöhte Triglyceridspiegel, während die cholesterinsenkende Wirkung weniger stark ausgeprägt ist. *Cedur* ist nicht mehr das führende Präparat, nachdem die DDD-Menge 1999 wie in

Tabelle 34.3: Verordnungen von Fibraten und anderen lipidsenkenden Mitteln 1999. Angegeben sind die 1999 verordneten Tagesdosen, die Änderungen gegenüber 1998 und die mittleren Kosten je DDD 1999.

Präparat	Bestandteile	DDD 1997 in Mio.	Änderung in %	DDD-Kosten in DM
Bezafibrat				
Bezafibrat-ratiopharm	Bezafibrat	14,2	(−10,3)	1,18
Cedur	Bezafibrat	11,7	(−16,6)	1,65
Azufibrat	Bezafibrat	4,7	(−10,4)	1,21
Lipox	Bezafibrat	4,6	(−13,6)	1,06
Befibrat	Bezafibrat	4,5	(−5,0)	1,18
Bezacur	Bezafibrat	3,1	(−13,0)	1,18
Bezafibrat Heumann	Bezafibrat	2,3	(−17,5)	1,27
		45,1	(−12,5)	1,30
Fenofibrat				
Lipidil	Fenofibrat	18,7	(−13,7)	1,59
Normalip	Fenofibrat	13,4	(−1,2)	1,58
Fenofibrat-ratiopharm	Fenofibrat	9,9	(−5,5)	0,92
durafenat	Fenofibrat	7,9	(+2,2)	0,90
		50,0	(−6,6)	1,34
Weitere Fibrate				
Gevilon	Gemfibrozil	5,9	(−6,5)	1,84
Lipo-Merz	Etofibrat	4,7	(−11,6)	1,43
Duolip	Etofyllinclofibrat	4,5	(−33,6)	1,44
		15,1	(−18,0)	1,59
Anionenaustauscher				
Quantalan 50	Colestyramin	1,4	(+1,8)	8,76
Andere Präparate				
Sedalipid	Magnesium-pyridoxal-phosphat-glutamat	3,6	(−19,4)	2,09
Summe		115,2	(−10,9)	1,47

den Vorjahren abgenommen hat (Tabelle 34.3). Auch die Bezafibrat-generika sind alle zurückgegangen. Im Vergleich zu Clofibrat haben Bezafibrat und Fenofibrat eine stärkere lipidsenkende Wirkung, insbesondere auf das LDL-Cholesterin. Entsprechend können sie auch bei überwiegenden Hypercholesterinämien eingesetzt werden. Nach einer früheren klinischen Langzeitstudie mit Nachweis gefäßanatomischer Besserung sowie Senkung kardialer Ereignisse durch Bezafibrat bei einer sehr kleinen Patientengruppe (Ericsson et al. 1996) liegt inzwischen eine größere Sekundärpräventionsstudie (VA-HIT-Studie) mit Gemfibrozil vor. Sie belegt einen klinischen Nutzen (22 % Ereignisreduktion) in Verbindung mit einer Triglyceridsenkung und Erhöhung des HDL-Cholesterin (Rubins et al. 1999). Auf LDL-Cholesterin hatte Gemfibrozil praktisch keinen Effekt. An erster Stelle der Fibratverordnungen rangiert auch 1999 der Wirkstoff Fenofibrat. Für *Lipidil* und *Normalip*, die Fenofibrat in mikronisierter Form enthalten, wird mit der geänderten Galenik eine höhere cholesterinsenkende Wirksamkeit geltend gemacht. Die Verordnungen der Fenofibratpräparate insgesamt sind auch 1999 zurückgegangen.

Gevilon enthält Gemfibrozil, einen mit der Clofibrinsäure verwandten Stoff. Es wurde 1984 in die Therapie eingeführt und nahm 1999 gegenüber dem Vorjahr noch weiter ab. Als therapeutischer Vorteil wird ein stärkerer Effekt auf die HDL-Konzentration geltend gemacht. Die Helsinki-Herz-Studie hat gezeigt, daß Gemfibrozil zu einem Rückgang der Inzidenz der koronaren Herzkrankheit führt (Helsinki Heart Study 1987). Die kardiovaskuläre Mortalität wurde allerdings nicht verändert. Unter den Fibraten wird Gemfibrozil in den USA als Mittel der Wahl bei familiärer Typ-III-Hyperlipoproteinämie und anderen Hypertriglyceridämien empfohlen (Witztum 1996). Es bleibt abzuwarten, in welchem Ausmaß der in der oben angeführten VA-HIT-Studie nachgewiesene therapeutische Nutzen das zukünftige Verordnungsverhalten beeinflußt.

Lipo-Merz und *Duolip* enthalten Clofibrinsäureester, die gegenüber Clofibrat keine gesicherten therapeutischen Vorteile haben. Die Verordnung beider Präparate ist gegenüber dem Vorjahr wieder erheblich abgefallen.

Andere Präparate

Der seit 1991 kontinuierliche Verordnungsrückgang von *Sedalipid* hat sich auch 1999 weiter fortgesetzt (Tabelle 34.3). Möglicherweise beruht diese Entwicklung darauf, daß eine lipidsenkende Wirkung für dieses Präparat nicht hinreichend belegt wurde, geschweige daß kontrollierte Studien mit klinischen Endpunkten vorliegen.

Literatur

Arzneimittelkommission der deutschen Ärzteschaft (1999): Empfehlungen zur Therapie von Fettstoffwechselstörungen. Arzneiverordnung in der Praxis, Sonderheft 1, 2. Aufl.: 1–16

Davies M.J. (1996): Stability and instability: two faces of coronary atherosclerosis. Circulation 94: 2013–2020.

Downs J.R., Clearfield M., Weis S., Whitney E., Shapiro D.R. et al. (1998): Primary prevention of acute coronary events with lovastatin in men and women with average cholesterol levels. JAMA 279: 1615–1622.

Enbergs A., Liese A., Heimbach M., Kerber S., Scheld H.H. et al. (1997): Sekundärprävention der koronaren Herzkrankheit auf dem Prüfstand. Ergebnisse der EUROASPIRE-Studie in der Region Münster. Z. Kardiol. 86: 284–291.

Ericsson C.G., Hamsten A., Nilson J., Grip L., Svane B., De Faire U. (1996): Angiographic assessment of effects of bezafibrate on progression of coronary artery disease in young male postinfarction patients. Lancet 347: 849–853.

EUROASPIRE Study Group (1997): EUROASPIRE. A European Society of Cardiology survey of secondary prevention of coronary heart disease: principal results. EUROASPIRE Study Group. European Action on Secondary Prevention through Intervention to Reduce Events. Eur. Heart J. 18: 1569–1582.

Helsinki Heart Study (1987): Primary-prevention trial with gemfibrozil in middleaged men with dyslipidemia. N. Engl. J. Med. 317: 1237–1245.

Jaeger B.R., Meiser B., Nagel D., Überfuhr P., Thiery J. et al. (1997): Aggressive lowering of fibrinogen and cholesterol in the prevention of graft vessel disease after heart transplantation. Circulation (suppl. II): II-154–II-158.

Kobashigawa J.A., Katznelson S., Laks H. (1995): Effect of pravastatin on outcomes after cardiac transplantation. N. Engl. J. Med. 333: 621–627.

Levine G.N., Keaney J.F., Vita J.A. (1995): Cholesterol reduction in cardiovascular disease. Clinical benefits and possible mechanisms. N. Engl. J. Med. 332: 512–522.

Lipid Research Clinics Program (1984): Lipid Research Clinics Coronary Primary Prevention Trial Results. I. Reduction in incidence of coronary heart disease. II. Relationship of reduction in incidence of coronary heart disease to cholesterol lowering. JAMA 251: 351–364, 365–374.

Pearson T.A. (1998): Lipid-lowering therapy in low risk patients. JAMA 279: 1659–1661.

Pitt B., Waters D., Brown W.V., van Boven A.J., Schwartz L., Title L.M. et al. (1999): Aggressive lipid-lowering therapy compared with angioplasty in stable coronary artery disease. N. Engl. J. Med. 341: 70–76.

Pyörälä K., DeBacker G., Graham I., Pole-Wilson P., Wood D. (1994): Prevention of coronary heart disease in clinical practice. Eur. Heart J. 15: 1300–1331.

Pyörälä K., Pedersen R.T., Kjekshus J., Faergeman O., Olsson A.G. et al. (1997): Cholesterol lowering with simvastatin improves prognosis of diabetic patients with coronary heart disease. Diabetes Care 20: 614–620.

Rubins H.B., Robins S.J., Collins D,. Fye C.L., Anderson J.W., Elam M.B. et al. for The Veterans Affairs High-Density Lipoprotein Cholesterol Intervention Trial Study Group (1999): Gemfibrozil for the secondary prevention of coronary heart disease in men with low levels of high-density lipoprotein cholesterol. N. Engl. J. Med. 341: 410–418.

Sacks F.M., Pfeffer M.A., Moye L.A., Rouleau J.L., Rutherford J.D. et al. (1996): The effect of pravastatin on coronary events after myocardial infarction in patients with average cholesterol levels. N. Engl. J. Med. 335: 1001–1009.

Scandinavian Simvastatin Survival Study Group (1994): Randomized trial of cholesterol lowering in 4444 patients with coronary heart disease. The Scandinavian
Simvastatin Survival Study (4S). Lancet 344: 1383–1389.

Shepherd J., Cobbe S.M., Ford I., Isles C.G., Lorimer A.R. et al. for the West of Scotland Coronary Prevention Study Group (1995): Prevention of coronary heart
disease with pravastatin in men with hypercholesterolemia. N. Engl. J. Med. 333:
1301–1307.

SIGN Publication Number 40 (1999): Lipids and the Primary Prevention of Coronary Heart Disease. SIGN Secretariat, Royal College of Physicians, 9 Queen
Street, Edinburgh EH2 1JQ.

SIGN Publication Number 41 (2000): Secondary Prevention for Coronary Heart
Disease following Myocardial Infacrtion. SIGN Secretariat, Royal College of Physicians, 9 Queen Street, Edinburgh EH2 1JQ.

The Long-Term Intervention With Pravastatin in Ischemic Disease (LIPID) Study
Group (1998): Prevention of cardiovascular events and death with pravastatin in
patients with coronary heart disease and a broad range of initial cholesterol
levels. N. Engl. J. Med. 339: 1349–1357.

Witztum J.L. (1996): Drugs used in the treatment of hyperlipoproteinemias. In:
Hardman J.G. et al. (eds.): Goodman & Gilman's The pharmacological basis of
therapeutics, 9th ed., McGraw-Hill, New York, pp. 875–897.

35. Magen-Darm-Mittel und Laxantien

KARL HANS HOLTERMÜLLER

Als Magen-Darm-Mittel werden verschiedene Arzneimittelgruppen zusammengefaßt, die bei Erkrankungen des Gastrointestinaltraktes zur Anwendung kommen. Es handelt sich dabei um eine heterogen zusammengesetzte Indikationsgruppe. Unter den 2500 am häufigsten verordneten Arzneimitteln gehörten 1999 123 Präparate zu den Magen-Darm-Mitteln (Tabelle 35.1). Diese unterschiedlich zusammengesetzten Arzneimittel haben einen Anteil von 92,3 % an den Verordnungen und von 93,2 % am Umsatz im Indikationsgebiet.

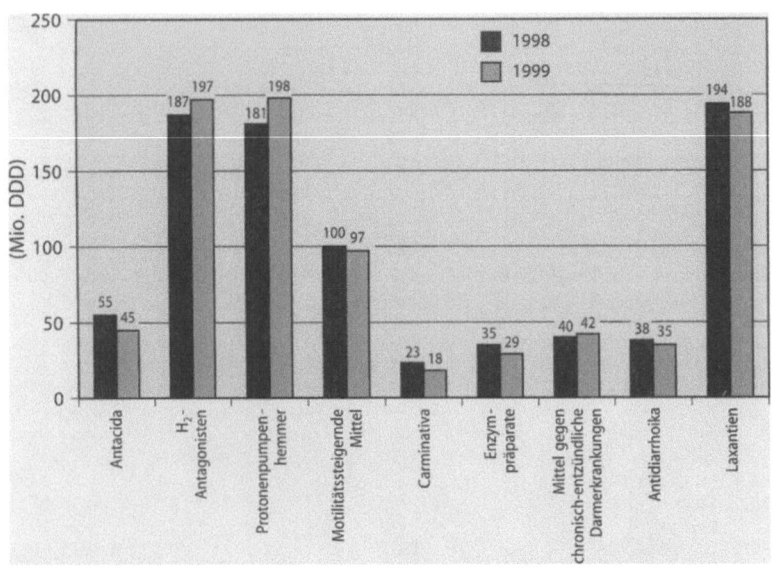

Abbildung 35.1: Verordnungen von Magen-Darm-Mitteln 1999. DDD der 2500 meistverordneten Arzneimittel.

Tabelle 35.1: Verordnungen von Magen-Darm-Mitteln 1999. Angegeben sind die verordnungshäufigsten Präparate mit Verordnungsrang, Verordnungen und Umsatz 1999 im Vergleich zu 1998.

Rang	Präparat	Verordnungen		Umsatz	
		in Tsd.	Änd. %	Mio. DM	Änd. %
16	MCP-ratiopharm	2643,3	+4,1	20,1	−14,0
30	Antra	2077,4	−34,5	370,1	−31,7
36	Paspertin	1958,5	−4,7	17,4	−8,5
43	Perenterol	1786,6	−4,2	33,2	−5,1
62	Ranitidin-ratiopharm	1478,3	+8,4	58,6	+11,8
94	Maaloxan	1173,4	−15,6	37,3	−14,7
100	Ranitic	1128,0	+6,9	43,1	+8,4
103	Iberogast	1096,5	−1,7	22,2	+0,6
113	Lefax	1043,1	−21,0	20,8	−20,8
115	Propulsin	1036,7	−17,5	73,1	−14,9
122	Imodium	1008,7	−9,5	11,9	−8,7
132	Pantozol	977,4	+2,9	152,6	+11,6
135	Gastrosil	958,8	−11,6	9,6	−12,9
169	Agopton	804,4	−22,6	114,5	−13,4
170	sab simplex	787,0	−24,5	21,0	−24,1
191	Riopan	727,2	−19,3	22,2	−19,1
193	Lopedium	723,4	+2,0	6,9	−6,1
205	Rifun	703,8	−13,4	110,5	−3,7
303	Kreon	541,1	−9,8	66,7	−5,4
334	Talcid	501,8	−13,3	11,2	−15,7
343	Omep	494,1	(neu)	52,7	(neu)
363	Ranibeta	473,7	+17,8	17,0	+20,7
399	Gastronerton	436,7	−6,1	3,0	−10,7
415	Omeprazol-ratiopharm	425,0	(neu)	53,3	(neu)
431	Salofalk	415,5	−3,4	101,5	+4,2
464	Enzym-Lefax Neu/Forte	394,7	−26,3	20,4	−23,3
510	Loperamid-ratiopharm	364,5	+3,5	3,9	+3,7
577	Tepilta Suspension	325,2	−22,8	13,6	−22,1
587	Perocur	319,1	+12,9	4,0	+10,6
597	MCP von ct	313,1	+15,5	2,5	+16,2
598	Kompensan Liquid/Tabl.	312,8	−18,4	7,6	−16,3
633	Ranitidin Stada	296,6	−11,2	12,2	−7,0
702	Gelusil/Lac	265,2	−16,2	7,8	−15,5
759	Santax S	245,4	−18,0	4,0	−16,5
813	Ranitidin von ct	227,3	−12,2	8,4	−7,7
820	Omeprazol-Azupharma	225,7	(neu)	26,8	(neu)
846	Pariet	220,1	(>1000)	21,4	(>1000)
861	MCP-Hexal	216,3	+83,8	1,6	+69,1
878	Azuranit	211,3	−5,9	8,9	−3,3
884	Hylak forte N	209,9	−17,9	4,7	−19,0
928	Panzytrat	198,2	−8,2	30,0	−10,6
935	Pepdul	195,6	−24,9	26,5	−26,1
970	Claversal	188,7	+10,3	39,5	+13,8
972	Diarrhoesan	188,1	−1,8	2,5	+2,9
976	omeprazol von ct	187,2	(neu)	21,5	(neu)

Tabelle 35.1: Verordnungen von Magen-Darm-Mitteln 1999 (Fortsetzung). Angegeben sind die verordnungshäufigsten Präparate mit Verordnungsrang, Verordnungen und Umsatz 1999 im Vergleich zu 1998.

Rang	Präparat	Verordnungen in Tsd.	Änd. %	Umsatz Mio. DM	Änd. %
994	Magaldrat-ratiopharm	182,8	−10,8	3,4	−13,4
999	Marax	181,8	−19,1	3,7	−18,9
1011	Tannacomp	179,2	−8,2	3,2	−9,5
1032	Omeprazol Stada	174,3	(neu)	19,5	(neu)
1040	Zantic	173,1	−27,4	21,3	−28,9
1065	Espumisan	167,1	−21,8	3,1	−23,1
1101	Sostril	160,4	−30,2	18,5	−31,3
1125	Mutaflor	157,4	−6,1	13,0	+4,3
1128	Lanzor	156,5	−25,1	23,3	−11,1
1157	Ranicux	152,2	+128,3	4,8	+132,5
1180	Ranitidin AL	148,7	+89,6	4,8	+68,4
1181	Pangrol	148,6	−7,2	15,9	+2,5
1186	MCP-Isis	147,7	+6,3	1,1	+7,6
1211	Ulcogant	144,0	−11,2	6,2	−10,2
1227	Carminativum-Hetterich N	142,3	−14,0	1,9	−15,9
1236	Hamadin	140,2	+39,6	1,6	+38,8
1260	Maalox	137,8	+4,5	5,6	−2,1
1264	Pankreon	137,7	−12,4	16,7	−7,3
1279	Omniflora N	135,8	−13,9	4,7	−17,9
1303	Ranidura T	132,7	+97,5	5,3	+106,0
1307	Kaoprompt-H	132,2	−3,5	2,5	+0,6
1317	Uzara	131,1	+27,8	1,6	+26,9
1329	Cerucal	128,9	−2,5	3,1	−6,6
1341	Loperamid Heumann	127,5	+18,6	1,0	+8,9
1390	MCP-beta	121,8	+83,0	0,7	+76,6
1405	Loperamid Stada	120,3	−6,2	1,2	−8,2
1442	Ozym	117,0	+17,0	8,1	+22,1
1467	Ranitidin Heumann	114,4	+5,9	4,7	+5,5
1470	Mucofalk	114,0	−14,9	3,7	−15,9
1487	loperamid von ct	111,9	+11,0	0,9	+13,3
1509	Kompensan-S Liquid/Tabl.	110,1	−20,7	2,9	−17,1
1523	Pro-Symbioflor	109,1	−29,9	3,0	−21,9
1588	Entocort	102,5	−6,1	28,1	−6,9
1598	Meteozym	101,9	−32,8	4,8	−34,0
1617	Loperhoe	100,5	+5,3	0,7	+4,1
1644	Motilium	98,1	−5,7	7,1	+15,2
1680	MCP Stada	95,1	+61,2	0,8	+55,7
1702	Solugastril	93,7	−19,9	3,3	−16,4
1704	Colina	93,6	−19,2	2,2	−9,5
1727	Enzynorm forte	91,2	−20,3	5,6	−9,6
1730	Symbioflor II	91,0	−24,2	2,5	−16,6
1743	Azulfidine	90,2	−14,4	13,5	−14,5
1835	Megalac Almasilat	83,7	−37,3	1,8	−35,4
1859	Rani-Puren	81,6	−22,8	4,0	−21,1
1886	Glysan	79,9	−33,0	1,4	−34,7

Tabelle 35.1: Verordnungen von Magen-Darm-Mitteln 1999 (Fortsetzung).
Angegeben sind die verordnungshäufigsten Präparate mit Verordnungsrang, Verordnungen und Umsatz 1999 im Vergleich zu 1998.

Rang	Präparat	Verordnungen in Tsd.	Änd. %	Umsatz Mio. DM	Änd. %
1965	Progastrit	74,2	−20,0	1,3	−24,7
1985	Pentofuryl	73,2	−3,6	1,3	−2,4
2015	Gastrovegetalin	71,3	+20,6	0,9	+16,5
2019	H2 Blocker-ratiopharm	71,1	−12,5	3,2	−7,1
2048	Kohle-Compretten/Granulat	69,6	−15,2	0,9	−15,6
2056	Pankreatin-ratiopharm	69,3	−9,5	6,3	−6,0
2058	Magaldrat Heumann	69,1	−8,5	1,0	−15,8
2060	Flosa	69,1	−13,2	2,4	−6,3
2093	Omeprazol dura	67,6	(neu)	7,7	(neu)
2106	Pentasa	67,0	+4,7	19,8	+9,2
2120	Raniprotect	66,6	−37,4	3,1	−30,3
2126	Colina spezial	66,2	−16,3	1,9	−14,9
2160	almag von ct Suspension	64,2	−14,7	1,5	−18,3
2170	Spasmo-Solugastril	63,6	−13,5	2,5	−8,0
2250	Spasmo-Nervogastrol	59,0	−6,3	1,6	−3,6
2261	Ome-Puren	58,5	(neu)	6,5	(neu)
2264	Ranitidin-1A Pharma	58,4	+220,8	1,7	+194,6
2300	Nizax	57,0	−33,8	7,6	−36,4
2307	Lopalind	56,8	−4,6	0,6	−11,9
2329	Colifoam	55,6	+10,6	6,9	+23,7
2332	Pankreaplex Neu	55,6	−17,9	0,9	−18,3
2341	Gastrotranquil	55,0	−2,6	0,4	+1,2
2382	Reasec	53,5	+4,7	1,9	+10,2
2405	Hylak N	52,5	−23,6	0,8	−25,6
2406	Rani AbZ	52,5	+28,3	1,7	+27,5
2474	Cimehexal	49,1	−21,4	2,0	−29,6
2475	Rani-BASF	49,1	−2,5	1,8	+7,1
2477	Abdomilon N	49,1	−1,7	0,8	−1,7
2478	Trigastril	49,0	−29,7	2,1	−27,3
2484	Omebeta	48,8	(neu)	5,4	(neu)
2488	Gastripan	48,8	−17,4	0,9	−16,6
2498	Omnisept	48,2	−20,7	1,0	−24,4
2500	Cytotec	48,1	−21,4	3,3	−21,9
Summe		38213,9	−4,7	2106,9	−2,7
Anteil an der Indikationsgruppe		92,3%		93,2%	
Gesamte Indikationsgruppe		41388,9	−5,6	2259,8	−2,8

Gegenüber 1998 ist in den Verordnungen und im Umsatz eine geringe Minderung eingetreten. In diesem Indikationsbereich sind z.B. Antibiotika nicht enthalten, die heute zur Eradikationstherapie von Helicobacter pylori eingesetzt werden. Ebenso fehlen Corticosteroidpräparate (mit Ausnahme von Budesonid), die bei entzündlichen Darmerkrankungen zur Anwendung kommen.

Die Klassifikation der verwendeten Magen-Darm-Mittel ist in der Abbildung 35.1 dargestellt. Gegenüber 1998 ist ein Anstieg der Verordnungen bei den H_2-Rezeptorantagonisten, Protonenpumpenhemmern und den Mitteln gegen chronisch-entzündliche Darmerkrankungen zu verzeichnen. Die 1999 am häufigsten verordneten Magen-Darm-Mittel waren Protonenpumpenhemmer, H_2-Rezeptorantagonisten und Laxantien. Die heute verfügbaren Protonenpumpenhemmer haben 1999 ein Umsatzvolumen von 985 Millionen DM erreicht und sind damit für 44 % des Umsatzes im Indikationsbereich Magen-Darm-Mittel verantwortlich.

Ulkustherapeutika

Mit der Entdeckung der Rolle von Helicobacter pylori für die Ulkusentstehung und dem Nachweis, daß die Eradikation die Heilung von Ulcera ventriculi und Ulcera duodeni fördert und die Rezidivrate bei Patienten mit der Ulkuskrankheit auf ein Minimum senkt, hat sich die Ulkustherapie grundlegend gewandelt. Die Behandlung des Magen- und Zwölffingerdarmgeschwürs besteht heute bei Nachweis von Helicobacter pylori in einer siebentägigen Behandlung mit einem Protonenpumpeninhibitor und zwei antimikrobiell wirksamen Substanzen. Es werden Eradikationsraten von etwa 90 % erreicht (Labenz et al. 1996). Durch die erfolgreiche Eradikation von Helicobacter pylori kann die infektionsbedingte Ulkuskrankheit geheilt werden.

Die Fünf-Jahres-Rezidivrate nach Beendigung einer erfolgreichen Eradikationstherapie liegt zwischen 5 und 10 % und ist damit den Rezidivraten nach chirurgischen Eingriffen vergleichbar. Da es sich bei der Ulkuskrankheit, sofern sie nicht durch die Einnahme von nichtsteroidalen Antiphlogistika hervorgerufen wird, um eine Infektionskrankheit handelt, ist zu erwarten, daß in einigen Jahren ein Impfstoff (ggf. oraler Impfstoff) sowohl zur Prävention als auch zur Therapie der Infektion zur Verfügung stehen wird. Erste präklinische Studien mit Impfstoffen werden bereits durchgeführt. Die Standardtherapie zur Eradikation von Helicobacter pylori besteht in der siebentägigen Einnahme eines Protonenpumpeninhibitors am Morgen und am Abend in der Standarddosis (z.B. Omeprazol 2mal 20 mg) zusammen mit zwei Antibiotika, z.B. Amoxicillin 2mal 1 g und Clarithromycin

2mal 500 mg (Lind et al. 1999, MACH 2-Studie). Wegen der häufigen Resistenz gegenüber Metronidazol (35 %) sollten Patienten, die bereits einmal Metronidazol erhalten haben, nicht erneut mit dieser Substanz im Rahmen einer Eradikationsbehandlung therapiert werden. In Deutschland muß gegenwärtig von einer primären Clarithromycinresistenz von 5 % ausgegangen werden (Ellenrieder 1999). Bei Therapieversagern kann die Clarithromycinresistenzrate auf 50 % ansteigen.

Im Falle eines Therapieversagens mit dem Behandlungsregime der MACH 2-Studie ist eine Vierfachtherapie über eine Woche mit einem Protonenpumpenhemmer 2mal täglich, Bismutcitratkomplex 120 mg 4mal täglich, Tetracyclin 500 mg 4mal täglich und Metronidazol 400 mg 3mal täglich angezeigt. Mit diesem Behandlungsregime werden nach Versagen der Primärtherapie immerhin noch Eradikationsraten von 75 % erzielt (Lee et al. 1999).

Seit 1991 ist die Verordnung von Ulkustherapeutika von 292 Mio. Tagesdosen auf 466 Mio. Tagesdosen angestiegen (Abbildung 35.2). Dieser Anstieg ist im wesentlichen auf die zunehmende Verordnung von Protonenpumpenhemmern und H_2-Rezeptorantagonisten zurückzuführen, während die Antacida einen kontinuierlichen Abfall der Verordnungshäufigkeit zeigen. 1999 hat die Verschreibung von Antacida gegenüber dem Vorjahr um ca. 20 % abgenommen (Tabelle 35.2 und Tabelle 35.3).

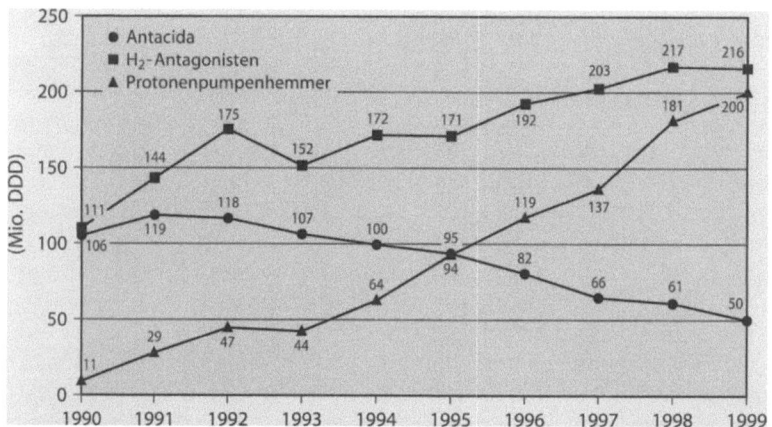

Abbildung 35.2: Verordnungen von Ulkustherapeutika 1990 bis 1999. Gesamtverordnungen nach definierten Tagesdosen (ab 1991 mit neuen Bundesländern).

Tabelle 35.2: Verordnungen von reinen Antacidapräparaten 1999. Angegeben sind die 1999 verordneten Tagesdosen, die Änderungen gegenüber 1998 und die mittleren Kosten je DDD 1999.

Präparat	Bestandteile	DDD in Mio.	Änderung in %	DDD-Kosten in DM
Magaldrat				
Riopan	Magaldrat	8,2	(−18,7)	2,70
Magaldrat-ratiopharm	Magaldrat	1,3	(−12,5)	2,56
Marax	Magaldrat	1,2	(−19,7)	3,03
Glysan	Magaldrat	0,6	(−31,4)	2,48
Magaldrat Heumann	Magaldrat	0,4	(−18,4)	2,59
Gastripan	Magaldrat	0,3	(−14,8)	2,76
		12,1	(−18,8)	2,71
Almasilat				
Gelusil/Lac	Aluminium-Magnesium-Silikathydrat	3,1	(−16,4)	2,53
Megalac Almasilat	Almasilat	0,6	(−35,7)	3,06
		3,7	(−20,3)	2,62
Aluminium- und Magnesiumhydroxid				
Maaloxan	Aluminiumhydroxid Magnesiumhydroxid	8,1	(−16,5)	4,63
Maalox	Aluminiumhydroxid Magnesiumhydroxid	1,3	(+2,6)	4,41
Progastrit	Aluminiumhydroxid Magnesiumhydroxid	0,8	(−19,8)	1,76
almag von ct Suspension	Aluminiumhydroxid Magnesiumhydroxid	0,6	(−19,3)	2,30
		10,7	(−15,0)	4,26
Andere Antacida				
Talcid	Hydrotalcit	4,9	(−16,3)	2,28
Kompensan Liquid/Tabl.	Dihydroxyaluminium-natriumcarbonat	4,0	(−20,5)	1,91
Solugastril	Aluminiumhydroxid Calciumcarbonat	1,0	(−20,6)	3,21
Trigastril	Aluminiumhydroxid Magnesiumhydroxid Calciumcarbonat	0,5	(−32,8)	3,85
		10,5	(−19,4)	2,31
Summe		37,0	(−18,1)	3,04

Tabelle 35.3: Verordnungen von Antacidakombinationen mit anderen Stoffen 1999. Angegeben sind die 1999 verordneten Tagesdosen, die Änderungen gegenüber 1998 und die mittleren Kosten je DDD 1999.

Präparat	Bestandteile	DDD in Mio.	Änderung in %	DDD-Kosten in DM
Tepilta Suspension	Oxetacain Aluminiumhydroxid Magnesiumhydroxid	4,9	(−22,7)	2,76
Kompensan-S Liquid/ Tabl.	Aluminium-natrium- carbonat-dihydroxid Dimeticon	1,2	(−21,4)	2,39
Spasmo-Nervogastrol	Butinolin Calciumcarbonat Basisches Bismutnitrat	1,2	(−5,1)	1,34
Spasmo-Solugastril	Butinolin Aluminiumhydroxid Calciumcarbonat	0,6	(−12,7)	4,26
Summe		7,9	(−19,6)	2,61

Bei den H_2-Rezeptorantagonisten ist 1999 ein weiterer Anstieg der Verordnungshäufigkeit zu erkennen, der auf eine vermehrte Verschreibung der kostengünstigen Generika zurückzuführen ist (Tabelle 35.4). Eine mögliche Erklärung hierfür ist einmal ein breiterer Einsatz der H_2-Rezeptorantagonisten bei Nicht-Ulkuserkrankungen, wie z.B. der funktionellen Dyspepsie (Nicht-Ulkus-Dyspepsie). Weiterhin werden die H_2-Rezeptorantagonisten zur Magensäuresekretionshemmung bei der Eradikationstherapie eingesetzt. Das ursprünglich in den USA beschriebene und angewandte sogenannte Tripel-Schema – eigentlich eine falsche Namensgebung – enthielt drei antimikrobiell wirksame Substanzen, Tetracyclin, Metronidazol und Bismutsubsalicylat sowie H_2-Rezeptorantagonisten. Die Eradikationsraten lagen bei 89%. Der starke Rückgang bei der Verordnung der Originalpräparate von Ranitidin (*Sostril, Zantic*) sowie von Famotidin und Nizatidin spricht für eine gezielte Auswahl des Arztes bei der Anwendung desselben Therapieprinzips nach Kostengesichtspunkten (Tabelle 35.4). Insgesamt sind dadurch die Durchschnittskosten der Tagesdosis für alle H_2-Rezeptorantagonisten noch einmal weiter gesunken und betrugen 1999 nur noch 1,32 DM (Vorjahr 1,47 DM).

Tabelle 35.4: Verordnungen von H_2-Antagonisten 1999. Angegeben sind die 1999 verordneten Tagesdosen, die Änderungen gegenüber 1998 und die mittleren Kosten je DDD 1999.

Präparat	Bestandteile	DDD in Mio.	Änderung in %	DDD-Kosten in DM
Ranitidin				
Ranitidin-ratiopharm	Ranitidin	54,1	(+12,5)	1,08
Ranitic	Ranitidin	39,7	(+8,9)	1,09
Ranibeta	Ranitidin	16,1	(+20,3)	1,06
Ranitidin Stada	Ranitidin	11,4	(−5,5)	1,07
Azuranit	Ranitidin	8,2	(−2,7)	1,10
Ranitidin von ct	Ranitidin	7,8	(−6,0)	1,08
Zantic	Ranitidin	6,9	(−26,4)	3,07
Sostril	Ranitidin	6,0	(−28,9)	3,11
Ranitidin AL	Ranitidin	5,6	(+94,8)	0,86
Ranidura T	Ranitidin	5,0	(+107,3)	1,05
Ranicux	Ranitidin	4,8	(+138,5)	1,00
Ranitidin Heumann	Ranitidin	4,3	(+5,1)	1,08
Rani-Puren	Ranitidin	3,2	(−24,7)	1,26
Raniprotect	Ranitidin	2,8	(−28,7)	1,11
Rani AbZ	Ranitidin	2,0	(+46,9)	0,86
Ranitidin-1A Pharma	Ranitidin	2,0	(+230,4)	0,86
Rani-BASF	Ranitidin	1,6	(+4,1)	1,11
		181,6	(+8,3)	1,21
Cimetidin				
H2 Blocker-ratiopharm	Cimetidin	2,2	(−7,4)	1,41
Cimehexal	Cimetidin	1,6	(−23,9)	1,28
		3,8	(−15,1)	1,36
Weitere H_2-Antagonisten				
Pepdul	Famotidin	8,8	(−23,0)	3,01
Nizax	Nizatidin	2,5	(−34,1)	2,99
		11,3	(−25,8)	3,01
Summe		196,7	(+5,0)	1,32

Die Tabelle 35.5 zeigt einen Anstieg der Verordnung von Protonenpumpenhemmern, der nach Ablauf des Patentschutzes von *Antra* auf die Verordnung zahlreicher Omeprazolgenerika zurückzuführen ist. Auch die Verordnungshäufigkeit der Handelspräparate von Pantoprazol und Lansoprazol ging zurück. Der vermehrte klinische Einsatz von Protonenpumpenhemmern reflektiert die Wirksamkeit dieser Substanzen bei der Ulkuskrankheit, der Refluxösophagitis und bei der Prävention und Therapie von erosiven Läsionen, die unter der

Tabelle 35.5: Verordnungen von Protonenpumpenhemmern und weiteren Ulkus-therapeutika 1999. Angegeben sind die 1999 verordneten Tagesdosen, die Änderungen gegenüber 1998 und die mittleren Kosten je DDD 1999.

Präparat	Bestandteile	DDD in Mio.	Änderung in %	DDD-Kosten in DM
Omeprazol				
Antra	Omeprazol	70,7	(−32,5)	5,23
Omep	Omeprazol	15,2	(neu)	3,47
Omeprazol-ratiopharm	Omeprazol	14,8	(neu)	3,61
Omeprazol-Azupharma	Omeprazol	7,7	(neu)	3,51
omeprazol von ct	Omeprazol	6,1	(neu)	3,50
Omeprazol Stada	Omeprazol	5,6	(neu)	3,48
Omeprazol dura	Omeprazol	2,2	(neu)	3,48
Ome-Puren	Omeprazol	1,9	(neu)	3,47
Omebeta	Omeprazol	1,6	(neu)	3,45
		125,6	(+20,0)	4,48
Andere Protonenpumpenhemmer				
Pantozol	Pantoprazol	26,6	(−0,7)	5,74
Rifun	Pantoprazol	19,5	(−13,1)	5,66
Agopton	Lansoprazol	18,6	(−16,5)	6,16
Pariet	Rabeprazol	4,2	(> 1000)	5,12
Lanzor	Lansoprazol	4,0	(−9,7)	5,86
		72,8	(−4,2)	5,80
Andere Ulkustherapeutika				
Ulcogant	Sucralfat	1,9	(−10,4)	3,28
Cytotec	Misoprostol	0,9	(−23,7)	3,57
		2,8	(−15,2)	3,37
Summe		201,3	(+9,4)	4,94

Einnahme von nichtsteroidalen Antirheumatika im Magen und Duodenum entstehen (Hawkey et al. 1998). Darüber hinaus wurde unter Omeprazol (2mal 40 mg) auch eine Regression von metaplastischem Barrettepithel nachgewiesen (Peters et al. 1999).

Die Eradikation von Helicobacter pylori bei Patienten mit funktioneller Dyspepsie führt im Vergleich zu Placebo nicht zu einer symptomatischen Besserung bei einem Nachbeobachtungszeitraum von 12 Monaten nach Abschluß der Behandlung (Talley et al. 1999). Der therapeutische Nutzen einer Eradikationstherapie bei diesen Patienten ist somit nicht gegeben.

Die Verordnung anderer Ulkustherapeutika, wie z.B. Sucralfat und Misoprostol, ist weiter zurückgegangen (Tabelle 35.5). Die protektive Wirkung von Misoprostol ist bei der Einnahme nichtsteroidaler Antiphlogistika gut belegt (Silverstein et al. 1995). Unter Einnahme dieser Arzneimittel geben 10–60 % der behandelten Patienten gastrointestinale Symptome an, wobei jedoch keineswegs alle diese Patienten bei einer endoskopischen Untersuchung Schleimhautläsionen aufweisen. Bei der Langzeitanwendung der nichtsteroidalen Antiphlogistika treten bei 15–20 % der behandelten Patienten Schleimhautläsionen auf. Das Risiko einer signifikanten Komplikation (z.B. einer Blutung) liegt bei 1–4 % pro Jahr unter einer Dauertherapie mit nichtsteroidalen Antiphlogistika, die Letalität einer dadurch induzierten Blutung bei 5–10 % (Wolfe et al. 1999).

Die prophylaktische Gabe von Misoprostol oder Omeprazol vermindert die Häufigkeit des Auftretens von Ulzerationen und von lebensgefährlichen Komplikationen dieser Ulzerationen (wie z.B. Perforation und Blutung) unter der Einnahme nichtsteroidaler Antiphlogistika. In der OMNIUM-Studie wurde gezeigt, daß Omeprazol (1mal tgl. 20 mg morgens) oder Misoprostol (4mal tgl. 200 µg) Ulzera, Erosionen und weitere Symptome, die unter einer Langzeiteinnahme nichtsteroidaler Antiphlogistika auftraten, ähnlich erfolgreich verhinderten (Hawkey et al. 1998). Während der anschließenden sechsmonatigen Erhaltungstherapie traten jedoch unter Omeprazol deutlich weniger Rezidive und seltener Nebenwirkungen auf als unter Misoprostol. Da bei der großen Zahl der Verschreibungen nichtsteroidaler Antiphlogistika eine generelle Prävention gastroduodenaler Läsionen mit Omeprazol oder Misoprostol zu erheblichen Mehrkosten führen würde, sollten nur jene Patienten eine Präventivtherapie erhalten, bei denen das Risiko für die Ausbildung von Komplikationen besonders hoch ist, wie z.B. Patienten, die älter als 70 Jahre sind, Patienten mit früher aufgetretener gastrointestinaler Blutung und Patienten mit bekannter Ulkuskrankheit.

Motilitätssteigernde Mittel

Bei den motilitätssteigernden Mitteln ist die Verordnungshäufigkeit annähernd konstant geblieben (Tabelle 35.6). Bei Metoclopramid setzt sich allerdings der in den drei Vorjahren erkennbare Rückgang

Tabelle 35.6: Verordnungen von motilitätssteigernden Mitteln 1999. Angegeben sind die 1999 verordneten Tagesdosen, die Änderungen gegenüber 1998 und die mittleren Kosten je DDD 1999.

Präparat	Bestandteile	DDD in Mio.	Änderung in %	DDD-Kosten in DM
Metoclopramid				
MCP-ratiopharm	Metoclopramid	22,3	(+2,5)	0,90
Paspertin	Metoclopramid	16,1	(−6,0)	1,09
Gastrosil	Metoclopramid	9,7	(−10,4)	1,00
Cerucal	Metoclopramid	3,6	(−4,9)	0,86
MCP von ct	Metoclopramid	3,2	(+18,2)	0,78
Gastronerton	Metoclopramid	2,7	(−11,0)	1,11
MCP-Hexal	Metoclopramid	1,7	(+73,4)	0,95
MCP-Isis	Metoclopramid	1,1	(+9,5)	0,96
MCP Stada	Metoclopramid	0,8	(+54,1)	0,95
MCP-beta	Metoclopramid	0,8	(+77,0)	0,94
Gastrotranquil	Metoclopramid	0,5	(−0,2)	0,85
		62,4	(−0,3)	0,97
Weitere Prokinetika				
Propulsin	Cisaprid	15,1	(−14,8)	4,84
Motilium	Domperidon	2,1	(+3,2)	3,35
		17,3	(−12,9)	4,65
Pflanzliche Mittel				
Iberogast	Bittere Schleifenblume Angelikawurzel Kamillenblütenextrakt Kümmeltinktur Schöllkrauttinktur Mariendistelfrüchtetinktur Melissenblättertinktur Süßholzwurzeltinktur Pfefferminzblättertinktur	16,3	(−5,9)	1,36
Gastrovegetalin	Melissenblätterextrakt	0,8	(+11,9)	1,20
		17,1	(−5,2)	1,35
Summe		96,8	(−3,7)	1,69

fort. Diese Tendenz mag die unzureichende Effektivität der bisher verfügbaren Prokinetika bei der Behandlung funktioneller Magen-Darmbeschwerden reflektieren. Bei der Refluxösophagitis haben klinische Studien gezeigt, daß eine Kombinationstherapie von motilitätssteigernden Mitteln (z.B. Metoclopramid) mit Protonenpumpen-inhibitoren keinen therapeutischen Zugewinn gegenüber der Mono-therapie mit einem Protonenpumpeninhibitor erbringt (Vigneri et al. 1995).

Das Prokinetikum Cisaprid (*Propulsin*) hatte sich 1989 nach seiner Einführung schnell unter den verordnungshäufigsten Präparaten eta-bliert, weil es anders als Metoclopramid keine dopaminantagonisti-schen Wirkungen hat und daher keine extrapyramidalmotorischen Störungen auslöst. Von der amerikanischen FDA wurde jedoch bereits 1998 darauf hingewiesen, daß Cisaprid durch QT-Intervallver-längerungen lebensbedrohliche Herzrhythmusstörungen auslösen kann. Darüber hinaus hemmen zahlreiche Arzneimittel (CYP450 3A4-Inhibitoren) den Abbau von Cisaprid und erhöhen dadurch zusätzlich sein arrhythmogenes Potential. In den USA sind seit der Markteinführung im Jahre 1993 bereits 341 Berichte über schwerwie-gende Herzrhythmusstörungen (darunter 80 Todesfälle) gezählt wor-den (Food and Drug Administration 2000). Die Herstellerfirma hat Cisaprid daher ab 14. Juli 2000 in den USA vom Markt genommen. Aus diesem Grunde beabsichtigt auch das Bundesinstitut für Arznei-mittel und Medizinprodukte (BfArM) ein befristetes Ruhen der Zulassung für Cisaprid (*Propulsin, Alimix*) anzuordnen (Arzneimit-telkommission der Deutschen Apotheker 2000).

Das Kombinationspräparat *Iberogast* zeigt 1999 gegenüber dem Vorjahr eine geringere Verordnungshäufigkeit. Dieses Mittel enthält neun verschiedene Pflanzenauszüge in alkoholischer Lösung. Bei einer Medline-Recherche der letzten 30 Jahre fand sich lediglich eine kontrollierte Studie über Arzneimittel-bedingte Magen-Darm-Beschwerden bei 40 Patienten, bei der signifikante Effekte durch *Iberogast* ohne statistisch nachprüfbare Daten beobachtet wurden (Mac-Lean und Hübner-Steiner 1987). In einer kontrollierten Studie wurde gezeigt, daß *Iberogast* nach 4 und 8 Wochen bei Patienten mit funk-tioneller Dyspepsie zu einer signifikanten, symptomatischen Besse-rung im Vergleich zu Placebo führte (Holtmann et al. 1999). Offen bleibt jedoch, ob bei einer Langzeitbeobachtung dieser Effekt auch im therapiefreien Intervall anhält. Neu in dieser Gruppe ist ein Melis-senblätterextrakt.

Carminativa

Unter den Carminativa werden Simethiconpräparate und pflanzliche Mittel mit ätherischen Ölen zusammengefaßt, welche die Magen-Darm-Motorik anregen und dadurch Völlegefühl und Blähungen beseitigen sollen. Im Vordergrund steht die Verordnung von Simethicon. Bei dieser Substanz handelt es sich um Polydimethylsiloxan (Dimeticon), das mit Siliciumdioxid aktiviert wurde und wegen seiner oberflächenspannungssenkenden Wirkung als Entschäumer verwendet wird. Dieses Mittel hat unter anderem die Indikation Meteorismus mit gastrointestinalen Beschwerden und wird zur Entfernung abnormer Gasansammlungen im Gastrointestinaltrakt empfohlen. Sehr oft wird es bei Säuglingskoliken eingesetzt, die im Alter bis zu vier Monaten auftreten. Die Behandlung dieser Störungen erfolgt üblicherweise mit nichtmedikamentösen Maßnahmen und mit einer Überprüfung der Ernährungstechnik. Wichtig erscheint es vor allem, die Mutter zu beruhigen und über die vorübergehende Natur der Symptome aufzuklären (Koletzko 1997). Simethicon ist auch speziell bei Kindern geprüft worden, war aber nicht besser wirksam als Placebo (Metcalf et al. 1994). Es empfiehlt sich gegenwärtig, den Einsatz dieses Mittels als Placebomedikation auf besondere Einzelfälle zu beschränken. Diätetische Modifikationen sollten bei diesem Beschwerdebild im Vordergrund der therapeutischen Maßnahmen stehen. Anticholinerge Spasmolytika werden heute nicht mehr als sinnvoll angesehen. Entsprechend den neueren pathophysiologischen Erkenntnissen hat die Verordnung von Simethicon und pflanzlicher Kombinationspräparate seit 1997 deutlich abgenommen (Tabelle 35.7).

Enzympräparate

Pankreasenzympräparate werden zur Behandlung der exokrinen Pankreasinsuffizienz im fortgeschrittenen Stadium benötigt. Eine Enzymsubstitution ist erst dann indiziert, wenn die tägliche Stuhlfettausscheidung 15 g überschreitet und der Patient an Gewicht abnimmt. Indikationsbereiche sind die chronische Pankreatitis und ein Zustand nach ausgedehnten Pankreasoperationen. Zur Substitution wird meist Pankreatin vom Schwein verwendet. Für den therapeutischen Erfolg ist der Lipasegehalt der Enzympräparate von Bedeutung. Als Richtdosis werden 80000 FIP-Einheiten Lipase pro

Tabelle 35.7: Verordnungen von Carminativa 1999. Angegeben sind die 1999 verordneten Tagesdosen, die Änderungen gegenüber 1998 und die mittleren Kosten je DDD 1999.

Präparat	Bestandteile	DDD in Mio.	Änderung in %	DDD-Kosten in DM
Simethicon				
sab simplex	Dimeticon	6,4	(−24,5)	3,30
Lefax	Dimeticon	6,3	(−18,4)	3,29
Espumisan	Dimeticon	0,9	(−24,4)	3,36
		13,6	(−21,8)	3,30
Kombinationen				
Carminativum-Hetterich N	Ethanol. Auszug aus: Kamillenblüten Pfefferminzblättern Fenchel Kümmel Pomeranzenschalen	3,9	(−16,3)	0,49
Pankreaplex Neu	Mariendistelfrüchte-extrakt Jamboulrindeextrakt Condurangorindenextrakt Sarsaparillawurzel-extrakt	0,6	(−18,7)	1,58
Abdomilon N	Angelikawurzelextrakt Enzianwurzelextrakt Kalmuswurzelextrakt Melissenblätterextrakt Wermutkrautextrakt	0,2	(−7,3)	4,90
		4,6	(−16,3)	0,78
Summe		18,2	(−20,5)	2,66

Mahlzeit angegeben, d.h. 240000 Einheiten pro Tag. Es ist erforderlich, daß diese Präparate galenisch so hergestellt werden, daß sie bei der Passage durch den Magen nicht durch die Salzsäure inaktiviert werden.

Die in Tabelle 35.8 aufgeführten Pankreatinpräparate, Enzymkombinationen und Enzym-Acida-Kombinationen wurden 1999 im Vergleich zum Vorjahr weniger verordnet. Der Abfall war besonders deutlich bei den Kombinationen. Die immer noch häufige Anwendung von Pankreasenzympräparaten entspricht keineswegs der Häufigkeit einer therapiebedürftigen Pankreasinsuffizienz. Enzympräpa-

Tabelle 35.8: Verordnungen von Enzympräparaten 1999. Angegeben sind die 1999 verordneten Tagesdosen, die Änderungen gegenüber 1998 und die mittleren Kosten je DDD 1999.

Präparat	Bestandteile	DDD in Mio.	Änderung in %	DDD-Kosten in DM
Pankreatin				
Kreon	Pankreatin	6,7	(−5,0)	9,89
Panzytrat	Pankreatin	3,1	(−11,0)	9,58
Pankreon	Pankreatin	2,0	(−7,3)	8,14
Pangrol	Pankreatin	2,0	(−1,9)	8,09
Ozym	Pankreatin	1,1	(+21,0)	7,55
Pankreatin-ratiopharm	Pankreatin	0,8	(−5,9)	8,16
		15,7	(−4,9)	9,13
Enzymkombinationen				
Enzym-Lefax Neu/Forte	Dimeticon Pankreatin	8,4	(−25,1)	2,42
Meteozym	Pankreatin Simethicon	2,3	(−34,4)	2,13
		10,7	(−27,3)	2,36
Enzym-Acida-Kombinationen				
Enzynorm forte	Magenschleimhautextr. Aminosäurehydro-chlorid	2,9	(−20,4)	1,90
Summe		29,3	(−15,9)	5,94

rate werden vielfach ungerechtfertigt zur Behandlung dyspeptischer Beschwerden wie Druck- und Völlegefühl eingesetzt. Die Behandlung dieser Beschwerden mit Enzympräparaten ist nicht nur ineffektiv, sondern auch zu teuer, selbst wenn bei einigen Patienten eine therapeutische Wirksamkeit über einen Placeboeffekt anzunehmen ist.

Mittel gegen chronisch-entzündliche Darmerkrankungen

Sulfasalazin, Mesalazin, Olsalazin sind therapeutisch wirksam bei der Behandlung des Morbus Crohn und der Colitis ulcerosa. Diese Substanzen beeinflussen nicht nur die akute Entzündungsphase günstig, sondern sie verhindern, als Langzeitprophylaxe gegeben, auch Rezidive bei der Colitis ulcerosa, weniger eindeutig beim Morbus Crohn.

Tabelle 35.9: Verordnungen von Mitteln gegen chronisch-entzündliche Darmerkrankungen 1999. Angegeben sind die 1999 verordneten Tagesdosen, die Änderungen gegenüber 1998 und die mittleren Kosten je DDD 1999.

Präparat	Bestandteile	DDD in Mio.	Änderung in %	DDD-Kosten in DM
Sulfasalazin				
Azulfidine	Sulfasalazin	4,2	(−12,6)	3,19
Mesalazin				
Salofalk	Mesalazin	19,6	(+5,8)	5,17
Claversal	Mesalazin	7,9	(+17,7)	5,01
Pentasa	Mesalazin	4,4	(+9,1)	4,54
		31,8	(+9,0)	5,05
Glucocorticoide				
Colifoam	Hydrocortisonacetat	3,8	(+14,1)	1,80
Entocort	Budesonid	2,1	(−7,6)	13,18
		6,0	(+5,2)	5,86
Summe		42,1	(+5,8)	4,98

In Tabelle 35.9 ist erkennbar, daß die Verordnung von Mesalazin deutlich zugenommen hat, während die Verordnung von Sulfasalazin gegenüber 1998 weiter zurückgegangen ist. Sulfasalazin wird außerdem als remissionsinduzierendes Medikament bei der rheumatoiden Arthritis eingesetzt (s. Kapitel 16). Auf diese Indikation entfallen ca. 67 % der Verordnungen.

Als weitere Gruppe werden in Tabelle 35.9 Glucocorticoide aufgeführt. Budesonid (*Entocort*) wird infolge eines hohen First-Pass-Effektes in der Leber rasch metabolisiert und hat geringe systemische Nebenwirkungen. Es kann bei entzündlichen Darmerkrankungen oral oder als Klysma verabreicht werden. In einer Dosis von 9 mg/Tag läßt sich unter Budesonid bei Morbus Crohn eine Remission erreichen (Rutgeerts et al. 1994). Budesonid verhindert jedoch nicht Rezidive, kann aber die Remissionsdauer nach initialer Therapie verlängern. Budesonid erwies sich ebenfalls als nicht wirksam bei der Verhinderung von Rezidiven eines Morbus Crohn nach vorausgegangener chirurgischer Behandlung (Hellers et al. 1999). In zunehmendem Maße wird auch in Deutschland diese topische Therapie eingesetzt, da sie als Klysma eine effektive Behandlungsform vorwiegend bei linksseitig lokalisierten entzündlichen Darmerkrankungen darstellt. Diese Erkenntnis zeigt sich in dem Anstieg der Verordnung von lokal zu applizierendem Hydrocortisonacetat (Tabelle 35.9). Die Notwendigkeit zu höherer Dosierung bei Anwendung von Mesalazin in der akuten Phase einer chronisch entzündlichen Darmerkrankung wird ebenfalls vom therapierenden Arzt zunehmend umgesetzt, was sich in einer steigenden Verordnungshäufigkeit für diese Substanz niederschlägt (Tabelle 35.9).

Antidiarrhoika

Nach Angaben der Krankenkassen leiden etwa 30 % der Bevölkerung mindestens einmal jährlich unter einer Durchfallerkrankung. 69 % der Betroffenen warten ab oder kurieren sich mit Hausmitteln, 31 % suchen ihren Hausarzt auf, durchschnittlich allerdings erst zwei Tage nach dem Auftreten der Diarrhö (Caspary et al. 1995). Grundlage der Behandlung akuter Durchfallerkrankungen ist eine ausreichende Zufuhr von Flüssigkeit und Salzen, die vorzugsweise als enterale Elektrolytlösungen gegeben werden sollen. Die Anwendung von Arzneimitteln aus der Gruppe der obstipierenden Mittel und Chemotherapeutika ist nur dann notwendig, wenn die allgemeinen Maßnahmen nicht ausreichen, und sollte mit Vorsicht erfolgen. Ein Rückgang der Verordnungshäufigkeit ist 1999 in der gesamten Gruppe der Opioide mit Ausnahme des Kombinationspräparates *Reasec* (Tabelle 35.10) eingetreten.

Loperamid

Loperamid wirkt über eine Stimulation der Opioidrezeptoren im Darm. Neben der Hemmung der Propulsivmotorik vermindert Loperamid auch die intestinale Flüssigkeitssekretion. Häufigstes Anwendungsgebiet für Loperamid ist die Reisediarrhö, wobei es hier sicherlich nur selten indiziert ist. Opioide sollten keinesfalls bei bakteriellen Darminfektionen eingesetzt werden, die mit hohem Fieber und blutiger Diarrhö einhergehen. Bei Kindern unter zwei Jahren ist die Substanz kontraindiziert.

Tabelle 35.10: Verordnungen von Antidiarrhoika 1999. Angegeben sind die 1999 verordneten Tagesdosen, die Änderungen gegenüber 1998 und die mittleren Kosten je DDD 1999.

Präparat	Bestandteile	DDD in Mio.	Änderung in %	DDD-Kosten in DM
Opioide				
Imodium	Loperamid	4,5	(−6,0)	2,64
Lopedium	Loperamid	2,4	(−1,5)	2,90
Loperamid-ratiopharm	Loperamid	1,4	(+0,8)	2,70
Loperamid Stada	Loperamid	0,4	(−6,2)	2,83
loperamid von ct	Loperamid	0,4	(+15,4)	2,29
Loperhoe	Loperamid	0,3	(+4,3)	2,33
Loperamid Heumann	Loperamid	0,3	(+7,7)	3,31
Lopalind	Loperamid	0,2	(−10,7)	3,36
		10,0	(−2,6)	2,73
Opioidkombinationen				
Reasec	Diphenoxylat Atropinsulfat	0,3	(+9,6)	6,93
Chemotherapeutika				
Tannacomp	Tanninalbuminat Ethacridinlactat	0,8	(−11,9)	3,82
Pentofuryl	Nifuroxazid	0,3	(−2,8)	4,03
		1,2	(−9,5)	3,88
Summe		11,4	(−3,1)	2,95

Sonstige Antidiarrhoika

In dieser Arzneimittelgruppe sind Präparate mit unterschiedlichen Bestandteilen aufgelistet (Tabelle 35.11). Neben Adsorbentien handelt es sich hier um Hefepräparate, Stoffwechselprodukte und Autolysate von Bakterien sowie um Präparate mit lebensfähigen Bakterien, die auch als Probiotika oder Biotherapeutika zusammengefaßt werden. Die Gesamtgruppe zeigt 1999 eine deutliche Verminderung der Verordnungen gegenüber 1998.

Am häufigsten wurden Bakterien- und Hefepräparate verordnet. Das Trockenhefepräparat Saccharomyces boulardii ist zur Behandlung von Durchfallkrankheiten sowie zur Vorbeugung von Reisediarrhöen zugelassen. Aus den bisherigen Untersuchungen ergaben sich zwar statistisch signifikante Unterschiede des Trockenhefepräparates

Tabelle 35.11: Verordnungen sonstiger Antidiarrhoika 1999. Angegeben sind die 1999 verordneten Tagesdosen, die Änderungen gegenüber 1998 und die mittleren Kosten je DDD 1999.

Präparat	Bestandteile	DDD in Mio.	Änderung in %	DDD-Kosten in DM
Adsorbentien				
Colina	Smektit	0,6	(-7,0)	3,53
Colina spezial	Smektit Aluminiumhydroxid Magnesiumcarbonat	0,5	(-15,5)	3,62
Diarrhoesan	Apfelpektin Kamillenblütenextrakt	0,2	(-4,9)	12,19
Kohle-Compretten/ Granulat	Med. Kohle	0,1	(-15,4)	7,59
Kaoprompt-H	Kaolin Pektin	0,1	(-2,4)	34,06
		1,5	(-10,3)	6,48
Hefepräparate				
Perenterol	Saccharomyces boulard.	5,1	(-3,0)	6,52
Perocur	Saccharomyces boulard.	1,2	(+3,0)	3,35
Santax S	Saccharomyces boulard.	1,0	(-23,6)	3,80
Hamadin	Saccharomyces boulard.	0,5	(+38,0)	3,34
		7,8	(-3,8)	5,47
Bakterienpräparate				
Mutaflor	Escherichia coli	3,3	(-5,0)	3,94
Symbioflor II	Escherichia coli	2,5	(-19,8)	1,00
Hylak forte N	Lactobacillus helvet. Lactobacillus acidoph. Escherischia coli	2,5	(-19,5)	1,86
Omniflora N	Lactobacillus gasseri Bifidobacterium longum	2,2	(-18,4)	2,14
Pro-Symbioflor	Autolysat von Escherichia coli und Enterococcus faecalis	1,9	(-24,7)	1,62
Hylak N	Lactobacillus helvet. Lactobacillus acidoph. Escherichia coli	0,5	(-26,8)	1,50
Omnisept	Lactobacillus acidoph.	0,2	(-27,3)	3,96
		13,2	(-17,6)	2,25
Pflanzliche Mittel				
Uzara	Uzarawurzelextrakt	0,9	(+67,4)	1,86
Summe		23,4	(-11,2)	3,59

zu Placebo, die jedoch aus klinischer Sicht wenig relevant sind. Nach 2–7tägiger Therapie wurde die Stuhlfrequenz bei akuter Erwachsenendiarrhö nur am zweiten Tag signifikant von 3,0 auf 2,4 Stühle pro Tag gesenkt (Höchter et al. 1990). Ähnlich marginale Ergebnisse werden für die antidiarrhoische Therapie von Kindern in einer mexikanischen Studie beschrieben (Cetina-Sauri und Basto 1991). Bei der Prävention der Reisediarrhö hatte Saccharomyces boulardii ebenfalls keine überzeugenden Wirkungen. In der dazu vorliegenden Placebokontrollierten Studie an 3000 österreichischen Fernreisenden wurde die Durchfallquote von 39 % auf 34 % (250 mg Trockenhefe tgl.) oder 29 % (1000 mg Trockenhefe tgl.) gesenkt, wenn mehr als die Hälfte der Studienteilnehmer wegen Protokollverletzungen ausgeschlossen wurden (Kollaritsch et al. 1993). Eine Auswertung aller Studienteilnehmer zeigt dagegen keine Unterschiede in der Wirksamkeit von Saccharomyces boulardii und Placebo. Wir schließen uns daher der klinisch-pharmakologischen Beurteilung an, daß eine antibakterielle Therapie weiterhin die wesentlich erfolgreichere Form der Prophylaxe und der Therapie der Reisediarrhö mit Erfolgsquoten bis zu 90 % ist (Scarpignato und Rampal 1995).

Auch bei Behandlung des Rezidivs der Clostridium-difficile-Kolitis und bei Sonden-ernährten Intensivpatienten hatte die Behandlung mit Trockenhefepräparaten nur marginale Erfolgsquoten (McFarland et al. 1994, Bleichner et al. 1997).

Der Nutzen von Bakterienpräparaten ist schwierig zu beurteilen. Bei Kindern, die Antibiotika erhielten, führte die prophylaktische Gabe von Lactobacillus-Präparationen zu einer Verminderung der Stuhlfrequenz (Young et al. 1998). Darüber hinaus erwies sich eine Dauertherapie als effektiv bei der Behandlung der „Pouchitis" nach ileoanaler Anastomose bei Patienten mit Colitis ulcerosa (Gionchetti et al. 1998). Zur abschließenden Beurteilung des therapeutischen Nutzens dieser Substanzen sind weitere klinische Studien erforderlich. Mit dem Bakterienpräparat *Mutaflor*, das Escherichia coli enthält, wurden in einer Placebo-kontrollierten Studie Effekte auf die Remissionserhaltung bei einer kleinen Gruppe von Patienten mit Morbus Crohn beobachtet, die jedoch nicht signifikant waren (Malchow 1997). In einer weiteren Studie erreichten steroidbehandelte Patienten mit Colitits ulcerosa ähnlich hohe Remissionsraten mit Mesalazin (75 %) wie mit dem Colipräparat (68 %) (Rembacken et al. 1999). Wegen der ungewöhnlich hohen Rezidivrate unter Mesalazin (73 %) und dem hohen Anteil steroidbehandelter Patienten ist das

Ergebnis jedoch nicht repräsentativ für die Standardtherapie und kann daher nicht als Wirksamkeitsnachweis für Coliextrakte gewertet werden.

Laxantien

Die Gruppe der Laxantien umfaßt in ihrem Wirkungsmechanismus unterschiedliche Substanzen wie Quellstoffe, Lactulose, hydragoge Laxantien (z.B. Bisacodyl), pflanzliche Kombinationen und salinische Laxantien in Form von Klysmen (Tabellen 35.12 und 35.13). Da Laxan-

Tabelle 35.12: Verordnungen von Laxantien 1999. Angegeben sind die verordnungshäufigsten Präparate mit Verordnungsrang, Verordnungen und Umsatz 1999 im Vergleich zu 1998.

Rang	Präparat	Verordnungen in Tsd.	Änd. %	Umsatz Mio. DM	Änd. %
233	Bifiteral	650,5	−19,7	21,3	−19,0
312	Lactulose-ratiopharm	531,6	+11,3	13,1	+12,9
379	Lactulose Stada	457,3	−10,0	12,8	−5,8
672	Microklist	280,1	−8,4	6,3	−6,6
717	Lactulose Neda	261,0	−26,4	8,0	−23,5
836	Laxoberal	222,3	−4,4	4,6	+2,6
859	Practo-Clyss	216,9	−8,7	3,6	+3,4
1113	Lactulose AL	158,8	+147,5	3,7	+152,3
1130	Chol-Kugeletten Neu	156,0	−25,4	3,9	−25,4
1228	Dulcolax	141,9	−17,4	1,7	−14,5
1404	Lactocur	120,5	−13,8	3,0	−8,7
1687	Klysma-Salinisch	94,5	−7,9	1,6	−5,2
1713	Obstinol mild/M	92,3	+44,0	1,4	+73,6
1739	Movicol Pulver	90,5	+63,3	4,1	+72,9
1768	Lactulose-saar	87,9	+307,6	2,1	+369,9
2077	Glycilax	68,5	+18,9	0,4	+16,5
2143	Lactuflor	65,5	−22,1	1,9	−21,7
2161	Lecicarbon CO2-Laxans	64,1	+18,4	1,0	+18,2
2202	Aristochol Konzentrat Gran.	61,6	−39,3	1,1	−25,5
2389	Agiolax	53,0	−6,7	0,8	−6,3
2395	Isomol Pulver	52,8	(>1000)	2,1	(>1000)
2436	Babylax	50,8	−12,0	0,5	−8,9
2466	Eugalac	49,5	−13,1	0,9	−13,1
Summe		4027,8	−4,7	100,0	−1,5
Gesamte Indikationsgruppe		3638,8	−10,0	88,5	−6,3

Hier sind auch Präparate aufgeführt, die mit Laxantien wirkstoffgleich sind, in der Roten Liste aber als Lebertherapeutika geführt werden. Daher läßt sich der Anteil an der Indikationsgruppe nicht ausweisen.

Tabelle 35.13: Verordnungen von Laxantien (Monopräparate) 1999. Angegeben sind die 1999 verordneten Tagesdosen, die Änderungen gegenüber 1998 und die mittleren Kosten je DDD 1999.

Präparat	Bestandteile	DDD in Mio.	Änderung in %	DDD-Kosten in DM
Quellstoffe				
Mucofalk	Plantago-ovata-Samenschalen	3,5	(−15,9)	1,07
Flosa	Plantago-afra-Samenschalen	1,9	(−5,3)	1,26
		5,4	(−12,5)	1,14
Osmotische Laxantien				
Bifiteral	Lactulose	43,3	(−18,5)	0,49
Lactulose-ratiopharm	Lactulose	34,0	(+9,6)	0,39
Lactulose Stada	Lactulose	33,0	(−7,8)	0,39
Lactulose Neda	Lactulose	15,7	(−22,7)	0,51
Lactulose AL	Lactulose	10,6	(+152,5)	0,35
Lactocur	Lactulose	7,1	(−11,0)	0,43
Lactulose-saar	Lactulose	5,6	(+376,7)	0,38
Lactuflor	Lactulose	3,6	(−22,1)	0,52
Eugalac	Lactulose	0,5	(−10,3)	1,93
		153,3	(−3,4)	0,44
Hydragoge Laxantien				
Laxoberal	Natriumpicosulfat	11,7	(+1,0)	0,39
Dulcolax	Bisacodyl	2,2	(−13,6)	0,77
		14,0	(−1,7)	0,45
Gleitmittel				
Obstinol mild/M	Paraffin, dickflüssig	0,5	(+70,6)	2,70
Glycilax	Glycerol	0,3	(+17,8)	1,26
Babylax	Glycerol	0,2	(−13,2)	2,85
		1,0	(+30,3)	2,23
Summe		173,7	(−3,4)	0,47

tien im wesentlichen bei Patienten mit intaktem Kolon zum Einsatz kommen, sollten nach ausführlicher Beratung über verdauungsphysiologische Vorgänge und diätetischer Empfehlung von schlackenreicher Kost mit reichlich Flüssigkeit vorrangig Quellstoffe verordnet werden.

Die Gruppe der Laxantien zeigt 1999 eine Abnahme von Verordnungen und Umsatz (Tabelle 35.12). Allerdings sind in dieser Gruppe einige Lactulosepräparate enthalten, die in der Roten Liste als Leber-

Tabelle 35.14: Verordnungen von Laxantienkombinationen 1999. Angegeben sind die 1999 verordneten Tagesdosen, die Änderungen gegenüber 1998 und die mittleren Kosten je DDD 1999.

Präparat	Bestandteile	DDD in Mio.	Änderung in %	DDD-Kosten in DM
Chol-Kugeletten Neu	Schöllkrautextrakt Aloeextrakt	3,1	(–25,7)	1,26
Agiolax	Indische Flohsamen Indische Flohsamen-schalen Tinnevelly-Sennesfrüchte	2,5	(–6,9)	0,32
Microklist	Natriumcitrat Natriumlaurylsulfo-acetat Sorbitol	2,3	(–7,1)	2,73
Aristochol Konzentrat Gran.	Schöllkrautextrakt Aloeextrakt	1,6	(–22,9)	0,67
Movicol Pulver	Macrogol Natriumchlorid Natriumhydrogen-carbonat Kaliumchlorid	1,3	(+70,3)	3,12
Lecicarbon CO2-Laxans	Natriumhydrogen-carbonat Natriumhydrogen-phosphat	1,2	(+20,9)	0,81
Practo-Clyss	Natriumdihydrogen-phosphat Natriummonohydrogen-phosphat	1,1	(+5,0)	3,38
Isomol Pulver	Macrogol Natriumchlorid Natriumhydrogencarbonat Kaliumchlorid	0,6	(>1000)	3,19
Klysma-Salinisch	Natriumdihydrogen-phosphat Natriummonohydrogen-phosphat	0,3	(–4,1)	4,98
Summe		14,1	(–3,3)	1,74

therapeutika eingeordnet sind. Die meisten Lactulosepräparate werden inzwischen als Laxantien klassifiziert. Nur noch wenige Präparate werden in der Roten Liste als Lebertherapeutika (z.B. *Lactuflor, Lactulose-ratiopharm*) aufgeführt, womit vermutlich der Ausschluß der Verordnungshäufigkeit gemäß Sozialgesetzbuch V (§ 34, Abs. 1, Nr. 3) für Abführmittel umgangen werden soll.

Über 80 % der verordneten Tagesdosen entfallen auf Lactulosepräparate aus der Gruppe der osmotischen Laxantien, die nach Versagen diätetischer Maßnahmen und von Quellstoffen indiziert sind. Lactulose ist ein schwer resorbierbares Disaccharid, das im Darmlumen osmotisch Flüssigkeit bindet und erst im Dickdarm bakteriell zu Milchsäure und Essigsäure gespalten wird. Durch die kolonspezifische Wirkung werden potentielle Risiken anderer Laxantien vermieden. Lactulose wird bei der hepatischen Enzephalopathie zur Steigerung der enteralen Ammoniakelimination eingesetzt. Die Verordnungsentwicklung unter den verschiedenen Lactulosepräparaten zeigt, daß der behandelnde Arzt sich überwiegend nach dem Preis richtet. In den letzten vier Jahren ist es sogar zu einer Verdopplung der Lactuloseverordnungen gekommen. Es gibt keine Hinweise dafür, daß die hepatische Encephalopathie oder die von dem Leistungsausschluß ausgenommenen Darmkrankheiten für die Anwendung von Laxantien (z.B. Tumorleiden, Divertikelkrankheit) in diesem Zeitraum eine entsprechende Zunahme verzeichnen.

Quellstoffe (*Mucofalk, Flosa*) zeigen 1999 eine auffällige Abnahme in der Verordnungshäufigkeit gegenüber dem Vorjahr (Tabelle 35.13). Das gleiche gilt für hydragoge Laxantien. Dagegen hat die Verordnung von Gleitmitteln und hier insbesondere die Verordnung des paraffinhaltigen *Obstinol* zugenommen. Unter den Laxantienkombinationen wurden die Macrogol enthaltenden Präparate vermehrt verordnet, während die Verordnung von Präparaten mit dem potentiell nephrotoxischem Aloeextrakt zurückging (Tablette 35.14).

Literatur

Arzneimittelkommission der Deutschen Apotheker (2000): Cisaprid-haltige Arzneimittel. Pharmazeut. Ztg. 145: 1953.

Bleichner G., Bléhaut H., Mentec H., Moyse D. (1997): Saccharomyces boulardii prevents diarrhea in critically ill tube-fed patients. Intensive Care Med. 23: 517–523.

Caspary W.F., Lüpke N.P., Oldiges F.J., Wahle K. (1995): Diarrhoe in der ärztlichen Praxis. Münch. Med. Wochenschr. 137: 411–415.

Cetina-Sauri G., Basto G.S. (1991): Antidiarrhöische Therapie bei Kindern. Der Kinderarzt 22: 2059–2061.

Ellenrieder V., Boeck W., Richter C., Marre R., Adler G., Glasbrenner B. (1999): Prevalence of resistance to Clarithromycin and it clinical impact on the Efficacy of Helicobacter pylori Eradication. Scand. J. Gastroenterol. 34: 750–756.

Food and Drug Administration (2000): Withdrawal of troglitazone and cisapride. JAMA 283: 2228.

Gionchetti P., Rizello F., Venturi A. et al. (1998): Maintenance treatment of chronic pouchitis: a randomised placebo controlled double-blind trial with a new probiotic preparation. Gastroenterology 114: A985.

Hawkey C.J., Karrasch J.A., Szczepanski L., Walter D.G., Barkun A. et al. (1998): Omeprazole compared with misoprostol for ulcers associated with nonsteroidal antiinflammatory drugs. Omeprazole versus Misoprostol for NSAID-induced Ulcer Management (OMNIUM) Study Group. N. Engl. J. Med. 338: 727–734.

Hellers G., Cortot A., Jewell D. et al. (1999): Oral budesonide for prevention of postsurgical recurrence in Crohn's disease. Gastroenterology 116: 294–300.

Höchter W., Chase D., Hagenhoff G. (1990): Saccharomyces boulardii bei akuter Erwachsenendiarrhoe. Wirksamkeit und Verträglichkeit der Behandlung. Münch. Med. Wochenschr. 132: 188–192.

Holtmann G., Madisch A., Hotz J., Mayr G., Schnitker J., Klein-Galczinsky C., Buchert D. (1999): A double-blind randomized, placebo controlled trial on the effects of a herbal preparation in patients with functional dyspepsia. Gastroenterology 116, A65 (Abstract).

Koletzko S. (1997): Sonstige Erkrankungen des Magen-Darm-Traktes. In: Reinhardt D. (Hrsg.): Therapie der Krankheiten im Kindes- und Jugendalter. 6. Aufl., Springer, Berlin Heidelberg New York, S. 759–776.

Kollaritsch H., Holst H., Grobara P., Wiedermann G. (1993): Prophylaxe der Reisediarrhöe mit Saccharomyces boulardii. Fortschr. Med. 111: 152–156.

Labenz J., Tillenburg B., Peitz U., Köhl H., Becker T. et al. (1996): Ulcusheilung durch Helicobacter-pylori-Eradikation: Genügt eine Woche Therapie? Dtsch. Med. Wochenschr. 121: 3–8.

Lee J.M., Breslin N.P., Hyde D.K., Buckley M.J., O'Morain C.A. (1999): Treatment options for Helicobacter pylori infection when proton pump inhibitor-based triple therapy fails in clinical prectice. Aliment. Pharmacol. Ther. 13: 489–496.

Lind T., Mégraud F., Unge P., Bayerdörffer E., O'Morain C., Spiller R., van Zenten S. et al. (1999): The MACH 2 study: Role of omeprazole in eradication of helicobacter pylori with I-week triple therapies. Gastroenterology 116: 248–253.

Mac Lean N., Hübner-Steiner U. (1987): Behandlung arzneimittelbedingter Magen-Darm-Beschwerden. Fortschr. Med. 105: 239–242.

Malchow H. A. (1997): Crohn's disease and Escherichia coli. A new approach in therapy to maintain remission of colonic Crohn's disease? J. Clin. Gastroenterol. 25: 653–658.

McFarland L.V., Surawicz C.M., Greenberg R.N. (1994): A randomized placebo-controlled trial of saccharomyces boulardii in combination with standard antibiotics for clostridium difficile disease. JAMA 271: 1913–1918.

Metcalf T.J., Irons T.G., Sher L.D., Young P.C. (1994): Simethicone in the treatment of infant colic: a randomized placebo-controlled multicenter trial. Pediatrics 94: 29–34.

Peters F.T.M., Ganesch S., Kuipers E.J., Sluitder W.J., Klinkenberg-Knol E.C., Lamers C.B.H.W., Kleibeucker J.H. (1999): Endoscopic regression of Barrett's oesophagus during omeprazole treatment; a randomised double blind study. Gut 45: 489–494.

Rembacken B.J., Snelling A.M., Hawkey P.M., Chalmers D.M., Axon A.T.R. (1999): Non pathogenic Escherichia coli versus mesalazine for the treatment of ulcerative colitis: a randomised trial. Lancet 354: 635–639.

Rutgeerts P., Löfberg R., Malchow H. et al. (1994): A comparison of budesonide with prednisolone for active Crohn's disease. N. Engl. J. Med. 331: 842–845.

Scarpignato C., Rampal P. (1995): Prevention and treatment of traveler's diarrhea: a clinical pharmacological approach. Chemotherapy 41 (Suppl. 1): 48–81.

Silverstein F.E., Graham D.Y., Senior J.R., Davies H.W., Struthers B.J. et al. (1995): Misoprostol reduces serious gastrointestinal complications in patients with rheumatoid arthritis receiving nonsteroidal anti-inflammatory drugs. A randomized, double-blind, placebo controlled trial. Ann. Intern. Med. 123(4): 241–249.

Talley N.J., Vakil N., Baillard E.D., Fennerty B.M. (1999): Absence of benefit of eradicating helicobacter pylori in patients with nonulcer dyspepsia. N. Engl. J. Med. 341: 1106–1111.

Vigneri S., Termini R., Leandro G., Badalamenti S., Pantalena M. et al. (1995): A comparison of five maintenance therapies for reflux esophagitis. New Engl. J. Med. 333: 1106–1110.

Wolfe M.M., Lichtenstein D.R. (1999): Gastrointestinal toxicity of nonsteroidal antiinflammatory drugs. N. Engl. J. Med. 340: 1888–1899.

Young R.J., Whithney D.B., Hanner T.L., Antonson D.L., Lupo J.V., Venderhoof J.A. (1998): Antibiotic associated diarrhea utilizing lactobacillus GG. Gastroenterology 114: A435.

36. Migränemittel

ADALBERT KESEBERG

Migränemittel werden zur Anfallskupierung und zur Senkung der Anfallsbereitschaft eingesetzt. Typisch für die Migräne ist der anfallsartig auftretende Halbseitenkopfschmerz, häufig verbunden mit Erbrechen, Übelkeit und Lichtscheu. Bei 15 % der Patienten leiten Aura-Symptome visueller und sensorischer Natur den Anfall ein. Frauen sind häufiger betroffen als Männer. Bei Frauen ist nicht selten ein Zusammenhang mit der Menstruation zu beobachten. Als Auslösefaktoren für einzelne Attacken kommen Streß, hormonelle Faktoren und bestimmte Nahrungsmittel sowie Alkohol in Frage. Insgesamt handelt es sich um ein Krankheitsbild, das anhand der Anamnese leicht von anderen Kopfschmerzformen abgrenzbar ist (Diener et al. 1999).

Ein leichter Migräneanfall ist mit den üblichen Analgetika und Antiemetika gut zu beeinflussen. Bei schweren Migräneattacken stehen neben den seit langem angewendeten Sekalealkaloiden seit einigen Jahren spezifische Migränemittel aus der Gruppe der 5-HT$_{1B/1D}$-Rezeptoragonisten (Triptane) zur Verfügung. Zusätzlich zu dem 1993 eingeführten Sumatriptan (*Imigran*) sind in den letzten Jahren drei weitere Triptane auf den Markt gekommen, die 1999 alle unter den verordnungshäufigsten Arzneimitteln vertreten waren.

Eine Migräneprophylaxe ist indiziert, wenn mehr als zwei Migräneanfälle pro Monat auftreten. Mittel der Wahl sind Betarezeptorenblocker (z.B. Metoprolol), die im Kapitel 18 besprochen werden. Alternativ wird auch der Calciumantagonist Flunarizin eingesetzt. Das früher übliche Dihydroergotamin wird nicht mehr empfohlen (Diener et al. 1999).

Die Verordnungen der Migränemittel waren in der gesamten Indikationsgruppe erneut leicht rückläufig (Tabelle 36.1). Dieser Eindruck relativiert sich allerdings durch den erneuten Anstieg der Verordnungskosten, der durch die Neueinführung eines weiteren Trip-

Tabelle 36.1: Verordnungen von Migränemitteln 1999. Angegeben sind die verordnungshäufigsten Präparate mit Verordnungsrang, Verordnungen und Umsatz 1999 im Vergleich zu 1998.

Rang	Präparat	Verordnungen in Tsd.	Änd. %	Umsatz Mio. DM	Änd. %
451	Imigran	404,6	−7,1	56,0	−7,9
634	Ergo-Lonarid PD	296,5	−26,8	6,0	−27,2
635	AscoTop	296,2	+22,6	30,6	+27,3
764	Migränerton	243,5	−22,8	5,6	−17,6
923	Migräne-Kranit N Tabletten	200,1	−23,0	5,4	−16,5
946	Migrätan S	193,9	−10,5	6,0	−10,1
1042	Maxalt	172,9	+894,1	16,3	+976,2
1143	Optalidon spezial NOC	153,9	−13,7	5,6	+1,4
1316	Naramig	131,2	+14,6	13,9	+7,0
1478	Cafergot N	112,8	−4,2	7,0	+11,4
1491	Avamigran N	111,8	−20,3	3,4	−22,2
2042	Migralave N	69,8	−17,4	2,0	−23,8
2223	ergo sanol spezial N	60,2	−16,6	2,2	−7,5
2238	Migräflux (orange/grün)/-N	59,6	−11,9	1,5	−9,8
2424	Clavigrenin	51,4	−34,0	1,5	−34,2
	Summe	2558,3	−6,8	163,0	+6,8
	Anteil an der Indikationsgruppe	88,7%		94,8%	
	Gesamte Indikationsgruppe	2885,8	−7,8	172,0	+5,9

tans bedingt ist. Dementsprechend haben sich die verordneten Tagesdosen der Triptane weiterhin erhöht, während Sekalealkaloide und Kombinationspräparate erneut deutlich abgenommen haben (Abbildung 36.1).

Sekalealkaloide

Sekalealkaloide sind lange Zeit die klassischen Arzneimittel zur Behandlung der akuten Migräneattacke gewesen. Wegen ihrer günstigen Therapiekosten werden sie weiterhin bei einer begrenzten Zahl von Migränepatienten empfohlen, die nur selten oder langdauernde Kopfschmerzen haben und die Dosisbegrenzungen einhalten (Tfelt-Hansen et al. 2000). Als nichtselektive 5-HT-Rezeptoragonisten haben sie jedoch zusätzliche Wirkungen auf mehrere Serotoninrezeptoren, adrenerge Alpharezeptoren und Dopaminrezeptoren, so daß sie mehr Nebenwirkungen als die selektiv wirkenden Triptane auslösen (s. unten). Insbesondere können sie Übelkeit und Erbrechen induzie-

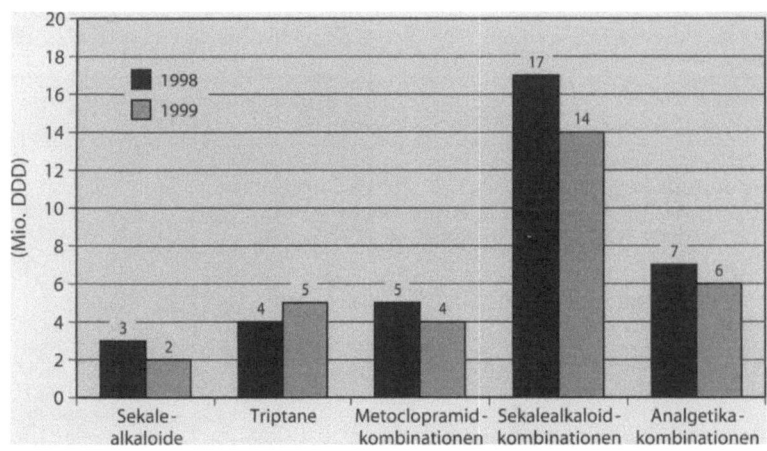

Abbildung 36.1: Verordnungen von Migränemitteln 1999. DDD der 2500 meistverordneten Arzneimittel.

ren und damit typische Initialsymptome der schweren Migräneattacke verstärken. Daher wird allgemein die gleichzeitige Gabe prokinetischer Antiemetika vom Typ des Metoclopramids empfohlen. Ein weiterer Nachteil ist ihre geringe und damit unsichere Bioverfügbarkeit in oraler oder rektaler Form. Dihydroergotamin (DHE) wird extrem variabel resorbiert und eignet sich daher nicht für die orale Therapie. Schließlich sind Sekalealkaloide vor allem bei Erkrankungen der Koronarien und peripheren Gefäße, Hypertonie, Leber- und Nierenkrankheiten sowie in der Schwangerschaft kontraindiziert.

Damit wird verständlich, daß die Verordnungen der Monopräparate von Ergotamin (*ergo sanol-spezial N*) und Dihydroergotamin (*Clavigrenin*) erneut rückläufig sind (Tabelle 36.2). Diese Entwicklung ist eng mit dem verstärkten Einsatz der Triptane in den letzten vier Jahren verbunden.

Triptane

Nach Sumatriptan (*Imigran*) sind 1998 und 1999 drei weitere Triptane aus der gleichen Stoffklasse in die Gruppe der 2500 meistverordneten Arzneimittel gelangt. Das zuletzt eingeführte Rizatriptan zeigt den stärksten Anstieg in Verordnung und Umsatz. Damit wird das

Tabelle 36.2: Verordnungen von Migränemitteln 1999 (Monopräparate). Angegeben sind die 1999 verordneten Tagesdosen, die Änderungen gegenüber 1998 und die mittleren Kosten je DDD 1999.

Präparat	Bestandteile	DDD in Mio.	Änderung in %	DDD-Kosten in DM
Sekalealkaloide				
Clavigrenin	Dihydroergotamin	1,8	(−32,9)	0,88
ergo sanol spezial N	Ergotamintartrat	0,4	(−11,0)	6,13
		2,1	(−30,0)	1,76
5-HT$_{1B/1D}$-Rezeptoragonisten				
Imigran	Sumatriptan	1,8	(−8,1)	31,22
AscoTop	Zolmitriptan	1,5	(+27,7)	20,48
Maxalt	Rizatriptan	0,8	(>1000)	21,42
Naramig	Naratriptan	0,7	(+6,5)	20,27
		4,7	(+23,5)	24,67
Summe		6,8	(−0,1)	17,60

therapeutisch bedeutsame Potential dieser relativ neuen Arzneimittelgruppe auch in der praktischen Verordnungstätigkeit deutlich. Die Triptane sind als selektive 5-HT$_{1B/1D}$-Rezeptoragonisten derzeit die wirksamsten Mittel der akuten Migränetherapie. Über vaskuläre Serotoninrezeptoren bewirken sie eine Vasokonstriktion großer Hirngefäße und arteriovenöser Anastomosen. Daneben hemmen sie die neurogene Entzündung im Migräneanfall durch eine verminderte Freisetzung proinflammatorischer Neurotransmitter aus perivaskulären Trigeminusfasern. Im Gegensatz zu den Sekalealkaloiden lindern sie zusätzlich auch migränetypische Symptome wie Übelkeit, Erbrechen, Lichtscheu und Lärmempfindlichkeit. Alle Triptane haben ein ähnliches Wirkungsprofil, unterscheiden sich aber in der Pharmakokinetik und damit vor allem in der Wirkungsdauer und in der Häufigkeit des Wiederauftretens von Migräneanfällen.

Am besten untersucht ist Sumatriptan, das in Dosen von 25–100 mg oral bei 50–70 % der Patienten die Beschwerden innerhalb von 2 Stunden lindert. Bei Übelkeit und Erbrechen können 25 mg rektal oder 20 mg als Nasenspray eingesetzt werden. Besonders wirksam ist die subkutane Injektion, nach der sich die Symptome bereits nach 60 Minuten bei 80 % der Patienten zurückbilden. Wegen der kurzen Halbwertszeit von zwei Stunden treten 12 Stunden nach oraler Gabe bei 30–40 % der Patienten erneut Migränekopfschmerzen auf, bei denen eine zweite Gabe wiederum wirksam ist. Schwerwiegende Nebenwirkungen bei Patienten mit kardialen Vorerkrankungen oder anderen Kontraindikationen haben die Arzneimittelkommission der deutschen Ärzteschaft (1995) veranlaßt, auf die Beachtung der Kontraindikationen hinzuweisen.

Die neueren Triptane Zolmitriptan (*AscoTop*), Naratriptan (*Naramig*) und Rizatriptan (*Maxalt*) haben eine höhere orale Bioverfügbarkeit und eine längere Halbwertszeit. Das am längsten wirkende Naratriptan ist besonders für Patienten mit langen und regelmäßig wiederauftretenden Attacken geeignet. Allerdings wirkt Naratriptan langsamer als Rizatriptan (Bomhof et al. 1999).

Mit Ausnahme von Sumatriptan zeigen alle neueren Triptane trotz der enorm hohen Therapiekosten einen weiteren Anstieg in der Verordnung (Tabelle 36.2). Besonders stark ist die Zunahme des neu eingeführten Präparates *Maxalt*, das genau wie *Ascotop* und *Naramig* nach den DDD-Werten der WHO kostengünstiger ist als Sumatriptan. Insgesamt hat das auffällige Verordnungswachstum der Triptane dazu geführt, daß diese Gruppe nach definierten Tagesdosen wesentlich häufiger als die Sekalealkaloide angewendet werden.

Kombinationspräparate

Die Kombinationspräparate haben trotz allgemein rückläufiger Verordnungszahlen immer noch einen Anteil von ca. 80 % am Verordnungsvolumen der Migränemittel (Tabelle 36.3). Alle diese Kombinationen sind nach heutigen Therapievorstellungen nicht empfehlenswert (Diener et al. 1999). Eine ähnliche Schlußfolgerung wurde kürzlich aus einer Analyse von ca. 90000 Verordnungen an Migränepatienten gezogen, die sich über den Zeitraum von 1994 bis 1996 erstreckte (Krobot et al. 1999). Nach unseren Daten aus den letzten vier Jahren werden die aktuellen Therapieempfehlungen in der praktischen Migränetherapie zunehmend beachtet, da alle Kombinationspräparate 1999 weiter rückläufig waren (Tabelle 36.3).

Für die initiale Therapie des Migräneanfalls wird die freie Kombination von Analgetika mit prokinetischen Antiemetika empfohlen. Als Therapieprinzipien kommen dabei die peripher analgetische Wirkung des Paracetamols sowie die periphere Wirkung des Metoclopramids auf die Magenmotorik (bessere Resorption des Paracetamols) und seine zentrale Wirkung (Unterdrückung des Brechreizes) zum

Tabelle 36.3: Verordnungen von Migränemitteln 1999 (Kombinationen). Angegeben sind die 1999 verordneten Tagesdosen, die Änderungen gegenüber 1998 und die mittleren Kosten je DDD 1999.

Präparat	Bestandteile	DDD in Mio.	Änderung in %	DDD-Kosten in DM
Metoclopramidkombinationen				
Migränerton	Paracetamol Metoclopramid	3,7	(−23,2)	1,51
Sekalealkaloidkombinationen				
Migrätan S	Ergotamintartrat Propyphenazon	3,7	(−10,9)	1,61
Optalidon spezial NOC	Dihydroergotamin Propyphenazon	3,7	(−12,7)	1,51
Ergo-Lonarid PD	Dihydroergotamin Paracetamol	3,2	(−27,8)	1,85
Cafergot N	Ergotamintartrat Coffein	2,2	(−4,3)	3,17
Avamigran N	Ergotamintartrat Propyphenazon	1,5	(−23,4)	2,31
		14,4	(−16,2)	1,95
Analgetikakombinationen				
Migräne-Kranit N Tabletten	Propyphenazon Paracetamol Codein	3,4	(−21,8)	1,57
Migralave N	Buclizin Paracetamol	1,3	(−25,2)	1,58
Migräflux (orange/grün)/-N	Dimenhydrinat Paracetamol Codein	1,0	(−9,4)	1,45
		5,7	(−20,7)	1,55
Summe		23,8	(−18,5)	1,78

Tragen. Die Substanz blockiert zentrale Dopaminrezeptoren und wirkt zusätzlich auf Serotoninrezeptoren. Metoclopramid ist auch in Kombination mit Acetylsalicylsäure gut wirksam. In einer kontrollierten Studie wurde nachgewiesen, daß die Kupierung eines Migräneanfalls fast ebenso effektiv gelingt wie mit oral verabreichtem Sumatriptan (Tfelt-Hansen et al. 1995).

Die Verordnung der Metoclopramidkombination *Migränerton* ist 1999 weiterhin rückläufig. Für dieses Präparat gibt es lediglich eine

unkontrollierte Beobachtungsstudie und eine Studie zur Pharmakokinetik (Becker et al. 1988, Becker et al. 1992). Die fixe Kombination
bietet aber keine Vorteile, da die Einzelkomponenten zeitversetzt eingenommen werden sollen und die Halbwertszeiten von Paracetamol
(2 Std.) und Metoclopramid (5 Std.) unterschiedlich sind. Metoclopramid wirkt bei Migräneattacken auf die Übelkeit besser als Placebo, führt jedoch nicht zu einer signifikanten Verstärkung der Para-
cetamolwirkung (Tfelt-Hansen et al. 1980). Darüber hinaus genügen
bei geringeren Migränesymptomen entweder nur Metoclopramid
oder nur ein Analgetikum zur Kupierung (Diener et al. 1999).

Die Sekalealkaloidkombinationen halten in den Verordnungszahlen trotz eines weiteren Rückgangs weiterhin die Spitze (Tabelle 36.3).
Zu den einzelnen Kombinationen gibt es nur wenige gut kontrollierte
Studien. Eine Kombination aus Paracetamol (1000 mg/Tbl.) und
Dihydroergotamin (2 mg/Tbl.) senkte die Kopfschmerzintensität
nach zwei Stunden um 45 %, im Vergleich zu Paracetamol allein
(38 %) oder Placebo (20 %), und hatte damit einen signifikanten, aber
nur marginalen Vorteil gegenüber Paracetamol (Hoernecke und Doenicke 1993). Die Validität der Daten ist jedoch fraglich, da trotz einer
hohen Dropoutquote von 40 % eine Intent-to-treat-Analyse fehlt. Die
Wirksamkeit der Kombination *Ergo-Lonarid PD* ist damit nicht sicher
belegbar, zumal die mittlere vom Hersteller empfohlene Einzeldosis
deutlich niedriger liegt.

Weniger kritisch wurden Zweierkombinationen aus Ergotamin
und Coffein beurteilt, da es schon länger Hinweise auf eine Steigerung der intestinalen Ergotaminresorption durch Coffein gab
(Schmidt und Fanchamps 1974). Die Ergotaminkombination *Cafergot N* war in einer Vergleichsstudie nach zwei Stunden schwächer
wirksam (48 %) als Sumatriptan (66 %), wurde aber nicht mit Placebo
verglichen (The Multinational Oral Sumatriptan and Cafergot Comparative Study Group 1991). Generell sollten aber Mischpräparate mit
Coffein vermieden werden, das den während der Migräneattacke
bereits erhöhten Sympathikustonus weiter steigert (Diener et al.
1999).

Die Mehrzahl der Präparate (*Optalidon spezial NOC, Migrätan S,
Avamigran N*) enthält Propyphenazon, das als Pyrazolderivat mit
dem Risiko anaphylaktischer Reaktionen und der Agranulozytose
behaftet ist und daher nur zurückhaltend angewendet werden soll
(Mutschler 1996). Darüber hinaus gibt es bei der Migräne keine kontrollierten Studien zur Wirkung von Propyphenazon. Bei Migräne-

patienten induzierte die regelmäßige Einnahme von Analgetikakombinationen häufig Dauerkopfschmerzen, die am ehesten durch Ergotamin hervorgerufen wurden (Dichgans et al. 1984). Auch ein Sumatriptan-induzierter Dauerkopfschmerz wird beobachtet (Kaube et al. 1994). Auch Zolmitriptan und Naratriptan können dies bewirken (Limmroth et al. 1999). Für Rizatriptan liegen noch keine Berichte vor.

Die als Analgetikakombinationen bezeichneten Migränemittel enthalten nichtopioide Analgetika, Codein und Antihistaminika mit fraglicher therapeutischer Bedeutung für die Anfallskupierung der Migräne.

Literatur

Arzneimittelkommission der deutschen Ärzteschaft (1995): Kontraindikation bei Sumatriptan beachten. Dtsch. Ärztebl. 92: A-1546–47.

Becker A., Buck W., Vögtle-Junkert U. (1988): Analgesie und Antiemese – Therapieziele in der Migränebehandlung. Med. Welt 39: 473–476.

Becker A., Berner G., Leuschner F., Vögtle-Junkert U. (1992): Pharmakokinetische Aspekte zur Kombination von Metoclopramid und Paracetamol. Arzneim.-Forschg. 42: 552–555.

Bomhof M., Paz J., Legg N., Allen C., Vandormael K., Patel K. (1999): Comparison of rizatriptan 10 mg vs. naratriptan 2.5 mg in migraine. Eur. Neurol. 42: 173–179.

Dichgans J., Diener H.C., Gerber W.D., Verspohl E.J., Kukiolka H., Kluck M. (1984): Analgetika-induzierter Dauerkopfschmerz. Dtsch. Med. Wochenschr. 109: 369–373.

Diener H.C., Limmroth V. (1999): Acute management of migraine: triptans and beyond. Curr. Opin. Neurol. 12: 261–267.

Hoernecke R., Doenicke A. (1993): Behandlung des Migräneanfalls: die Kombination Dihydroergotamintartrat und Paracetamol im Vergleich zu den Einzelsubstanzen und Placebo. Med. Klinik 88: 642–648.

Kaube H., May A., Diener H.C., Paffenrath V. (1994): Sumatriptan. Brit. Med. J. 308: 1573–1574.

Krobot K.J., Steinberg H.W., Pfaffenrath V. (1999): Migraine prescription density and recommendations. Results of the PCAOM study. Cephalalgia 19: 511–519.

Limmroth V., Kazawara Z., Fritsche G., Diener H.C. (1999): Headache after frequent use of serotonin agonists zolmitriptan and naratriptan. Lancet 353: 378.

Mutschler E. (1996): Arzneimittelwirkungen. 7. Aufl., Wissenschaftliche Verlagsgesellschaft, Stuttgart, S. 182.

Schmidt R., Fanchamps A. (1974): Effect of caffeine on intestinal absorption of ergotamine in men. Eur. J. Clin. Pharmacol. 7: 213–216.

Tfelt-Hansen P., Herny P., Mulder L.J., Scheldewaert R.G., Schoenen J., Chazot G. (1995): The effectiveness of combined oral lysine acetylsalicylate and metoclopramide compared with oral sumatriptan for migraine. Lancet 346: 923–926.

Tfelt-Hansen P., Olesen J., Aebelholt-Krabbe A., Melgaard B., Veilis B. (1980): A double blind study of metoclopramide in the treatment of migraine attacks. J. Neurol. Neurosurg. Psychiatry 43: 369–371.

Tfelt-Hansen P., Saxena P.R., Dahlöf C., Pascual J., Lainez M., Henry P. et al. (2000): Ergotamine in the acute treatment of migraine. A review and European consensus. Brain 123: 9–18.

The Multinational Oral Sumatriptan and Cafergot Comparative Study Group (1991): A randomized, double-blind comparison of sumatriptan and cafergot in the acute treatment of migraine. Eur. Neurol. 31: 314–322.

37. Mineralstoffpräparate und Osteoporosemittel

ULRICH SCHWABE UND REINHARD ZIEGLER

In der Gruppe der Mineralstoffpräparate werden verschiedene Mineralsalze nach chemischer Systematik zusammengefaßt, die therapeutisch mehreren Indikationen zuzuordnen sind. Hauptvertreter sind die Calcium-, Kalium- und Magnesiumpräparate, die primär für die Substitution bei entsprechenden Mangelzuständen in Frage kommen. Daneben gibt es kleinere Präparategruppen, die Fluorid, Zink, Aluminium, Selen oder Kupfer enthalten.

Calcium- und Fluoridpräparate werden neben der Substitutionsbehandlung vor allem schwerpunktmäßig bei der Therapie der Osteoporose eingesetzt. Daher erscheint es uns zweckmäßig, weitere Osteoporosemittel in die Verordnungsanalyse einzubeziehen, die in zunehmendem Maße therapeutische Bedeutung gewinnen, nämlich Calcitonin und die seit drei Jahren für diese Indikation zugelassenen Bisphosphonate. Neben den Mineralstoffpräparaten werden deshalb Osteoporosemittel dargestellt, die in der Indikationsgruppe der Osteoporosemittel und Calciumstoffwechselregulatoren in der Roten Liste aufgeführt sind. Die meisten Hersteller haben auch Fluoridpräparate in diese Gruppe eingeordnet.

In der gesamten Indikationsgruppe der Mineralstoffpräparate haben die Verordnungszahlen leicht abgenommen, möglicherweise z. T. als Inanspruchnahme eines Einsparpotentials (Tabelle 37.1). Bei der Abnahme der Fluoride dürfte die Einführung der Bisphosphonate eine zunehmende Rolle spielen.

Osteoporosemittel

Die differenzierte Osteoporosetherapie stützt sich auf den Einsatz von Hormonen wie Östrogene, aktuell ergänzt durch den ersten selektiven Estrogen-Rezeptor-Modulator (SERM), der umsatzmäßig noch

Tabelle 37.1: Verordnungen von Mineralstoffpräparaten 1999. Angegeben sind die verordnungshäufigsten Präparate mit Verordnungsrang, Verordnungen und Umsatz 1999 im Vergleich zu 1998.

Rang	Präparat	Verordnungen in Tsd.	Änd. %	Umsatz Mio. DM	Änd. %
45	Magnesium Verla N Drag.	1764,2	−13,6	31,8	−12,2
92	Tromcardin Amp./Drag./Tabl.	1180,6	−8,0	37,4	−8,3
148	Calcium Sandoz Brausetabl.	912,8	−18,3	33,6	−13,1
155	Magnetrans forte	871,1	−8,1	23,0	−6,2
299	Kalinor-Brausetabl.	546,4	−5,2	21,4	+2,7
320	Ossofortin forte	520,3	+16,4	30,5	+17,6
402	Magnesiocard	435,3	−7,6	7,9	−4,8
403	Magnesium-Diasporal N/orange	433,7	−8,7	15,2	−6,5
440	Magium K	412,5	−4,2	10,8	−4,1
554	Magnesium Verla Tabl./N Konz	336,8	−16,0	6,9	−16,2
556	Oralpädon	336,5	+4,4	3,0	+4,6
691	Zentramin Bastian N Tabl.	268,5	−20,3	11,8	−14,6
788	Ossofortin	236,3	−24,8	8,0	−25,5
814	Kalinor/retard	227,3	−1,4	5,6	−0,7
850	Zinkorotat	218,9	−20,0	5,4	−19,5
867	Calcium-Dura	214,8	+5,6	6,2	+1,2
887	Calcimagon-D3	209,3	+644,6	8,0	+654,6
919	Kalium-Mag.-Apogepha	201,0	−18,3	4,1	−18,5
1068	Kalium-Duriles	166,5	+8,1	4,4	+2,4
1081	Magnesium Jenapharm	163,4	+1,4	3,7	−0,6
1086	galacordin	162,8	+15,9	4,2	+17,6
1314	Sandocal D	131,2	+40,1	10,0	+30,9
1347	Elotrans Neu	126,8	−3,9	1,4	−6,5
1379	Calcium Hexal	122,7	+5,6	4,0	+6,5
1395	Rekawan	121,2	+25,1	1,9	+20,6
1474	Ideos	113,3	+40,4	5,8	+44,6
1542	Magnerot N	107,5	−16,1	1,9	−16,0
1548	Anti-Phosphat	106,4	+0,2	4,8	+21,4
1565	Unizink	105,0	−15,7	2,9	−15,2
1691	Biomagnesin	94,4	−16,3	1,9	−15,4
1742	Lösnesium	90,2	−24,7	3,0	−22,5
1789	Mg 5-Longoral	86,1	−30,5	2,0	−31,2
1979	Kalitrans-Brausetabletten	73,5	−0,3	1,9	+22,6
1983	Milupa GES	73,2	−5,4	0,5	−5,1
2000	Frubiase Calcium forte	72,3	−33,2	3,5	−24,4
2023	Osspulvit S	70,9	−28,8	1,3	−27,8
2063	Magnesium-Optopan	69,0	+25,3	0,8	+25,6
2109	Magnesium 500 von ct	66,9	+12,1	0,9	+12,2
2231	Magnesium-Diasporal 150	60,0	+43,3	1,5	+47,2
2331	Osspulvit S forte	55,6	−13,2	1,9	−7,1
2429	Calcimagon	51,1	−16,5	2,3	−17,8
2440	KCl-retard Zyma	50,6	−18,3	1,3	−16,3
	Summe	11667,1	−7,0	338,1	−3,1
	Anteil an der Indikationsgruppe	89,2%		88,1%	
	Gesamte Indikationsgruppe	13077,2	−6,7	383,7	−2,8

nicht in Erscheinung tritt, Vitaminen wie Vitamin D und seine Metaboliten sowie auf die Calcium- und Fluoridpräparate, Bisphosphonate und Calcitonine. In den folgenden Abschnitten werden Calciumpräparate und Fluoride sowie die Bisphosphonate und Calcitonine abgehandelt. Dabei wird auch auf weitere Anwendungsgebiete der Calciumpräparate eingegangen.

In der Gruppe der Osteoporosemittel und Calciumstoffwechselregulatoren sind 1999 zwölf Arzneimittel unter den 2500 am häufigsten verordneten Präparaten vertreten. Es handelt sich um elf Osteoporosemittel aus der Gruppe Fluoride (sechs Vertreter), der Bisphosphonate (*Didronel, Fosamax, Aredia*) und der Calcitonine (*Karil, Calci*) sowie um ein Dihydrotachysterolpräparat (*A.T. 10*). Auf diese Präparate entfällt der Hauptteil der Verordnungen, aber nur knapp 75 % des Umsatzes (Tabelle 37.2).

Die bereits seit 1997 erkennbare Umschichtung von Fluoriden zu den Bisphosphonaten hat sich auch 1999 weiter fortgesetzt, so daß die Bisphosphonate trotz einer kleineren Präparatezahl die Fluoridpräparate weit überflügelt haben (Abbildung 37.1).

Tabelle 37.2: Verordnungen von Nebenschilddrüsenhormonen, Calciumstoffwechselregulatoren und Osteoporosemitteln 1999. Angegeben sind die verordnungshäufigsten Präparate mit Verordnungsrang, Verordnungen und Umsatz 1999 im Vergleich zu 1998.

Rang	Präparat	Verordnungen		Umsatz	
		in Tsd.	Änd. %	Mio. DM	Änd. %
310	Tridin	533,2	–28,1	30,5	–27,9
465	Didronel-Kit	393,4	+28,1	85,0	+38,5
803	Fosamax	231,6	+11,7	57,7	+16,4
1512	Karil	109,8	–25,3	17,3	–26,3
1513	Ossin	109,8	–17,5	2,3	–18,9
1637	Ossiplex retard	98,8	–18,1	3,1	–18,1
1801	Natriumfluorid 25 Baer	85,7	–4,5	1,2	–7,1
1918	Aredia	77,4	+17,4	62,8	+25,1
1946	A.T. 10	75,7	–12,1	9,0	+2,7
1991	Fluoril	72,9	+14,3	3,3	+20,5
2205	Calci	61,3	–3,6	3,9	–7,8
2453	Ospur F 25	50,0	–12,5	0,7	–11,4
	Summe	1899,6	–8,8	276,8	+10,1
	Anteil an der Indikationsgruppe	85,4%		74,7%	
	Gesamte Indikationsgruppe	2224,2	–8,1	370,6	+6,0

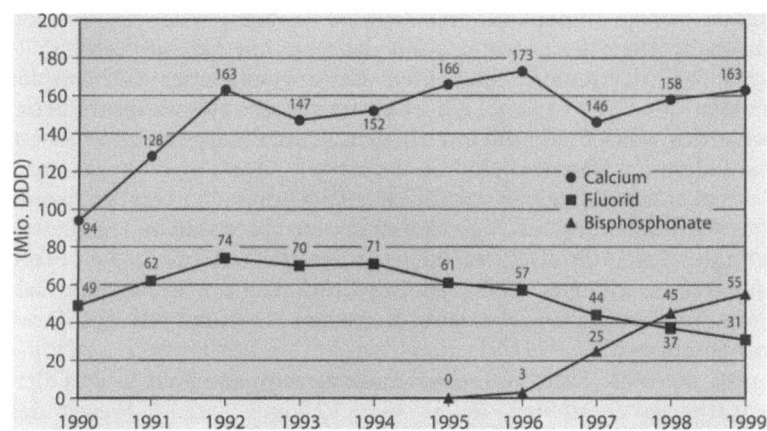

Abbildung 37.1: Verordnungen von Osteoporosemitteln und Calciumpräparaten 1990 bis 1999. Gesamtverordnungen nach definierten Tagesdosen, ab 1991 mit neuen Bundesländern.

Calciumpräparate

Calciumsalze werden bei nutritiven oder malabsorptionsbedingten Calcium- und Vitamin-D-Mangelzuständen sowie substitutiv-adjuvant bei der Therapie der Osteoporose und des Hypoparathyreoidismus eingesetzt. Die empfohlene tägliche Calciumzufuhr beträgt für Erwachsene 1000 mg sowie für Schwangere, Stillende und postmenopausale Frauen, die keine Östrogensubstitution erhalten, 1500 mg (NIH Consensus Conference 1994). Diese Mengen werden ohne weiteres durch den Calciumgehalt der üblichen Ernährung gedeckt. Besonders calciumreich sind Milch, Milchprodukte (Käse, Joghurt, Quark, Schokolade, Eiscreme) und viele Gemüse. Für eine ausreichende Calciumaufnahme wird Vitamin D in seiner wirksamen Form als 1,25-Dihydroxycolecalciferol benötigt. Bei funktionierender Calciumhomöostase hat eine den Bedarf übersteigende Calciumzufuhr beim gesunden Organismus keinen Nutzen.

Leichtere Calciummangelerkrankungen können infolge unzureichender Zufuhr oder leichter Resorptionsstörungen entstehen. Sie sollten primär durch eine ausreichende Calciumaufnahme mit der Nahrung (Milchprodukte) behandelt werden, bevor Calciumpräparate in Betracht gezogen werden. Chronische Calciummangelzustände infolge Hypoparathyreoidismus, Rachitis, Osteomalazie und Malabsorptionszuständen müssen dagegen mit Colecalciferol (Vitamin D$_3$) oder seinen Metaboliten (bei ungenügender Aktivität der renalen 1α-Hydroxylase, z.B. bei terminaler Niereninsuffizienz) behandelt werden, um die intestinale Calciumresorption zu erhöhen. Die Calciumpräparate dienen in derartigen Situationen der Garantie eines ausreichenden bzw. optimierten Angebotes. Der verschreibende Arzt muß unbedingt nach geschätztem Bedarf verordnen. Die Bedeutung des Calciums als „Basistherapie" bei der Osteoporose ist heute unbestritten (Ziegler 1999). In Substitutionsdosen reduzieren Calcium und Colecalciferol bei alten Menschen Frakturen relevant (Dawson-Hughes et al. 1997).

Für die orale Substitutionsbehandlung wird in erster Linie Calciumcarbonat empfohlen, da es 40 % Calcium enthält. Wegen des geringeren Calciumgehaltes sind Calciumlaktat (13 %), Calciumglukonat (9 %) und Calciumglucobionat (6,6 %) weniger für die orale Therapie geeignet (American Medical Association 1986). Für die Beurteilung der verordneten Calciumpräparate ist daher ein ausreichender Calciumgehalt und eine entsprechende Dosierungsempfehlung von Bedeutung. Legt man den Richtwert von 1000 mg Calcium pro Tag zugrunde, dann sind inzwischen alle reinen Calciumpräparate ausreichend hoch dosiert, um in 1–2 Tagesdosen das Optimum zu erfüllen.

Besonders deutlich wird 1999 ein stärkerer Trend zu Kombinationen von Calcium mit Vitamin D (Tabelle 37.3), wie es bei der Basistherapie der Osteoporose empfohlen wird (Ziegler 1999). Die wirtschaftlich sinnvolle Mindestdosis von 500 mg Calcium erreichen *Ossofortin forte, Calcimagon D3, Sandocal D* und *Ideos*. Beim Erwachsenen sind die niedriger dosierten anderen Präparate kaum sinnvoll. Diese Bewertungen haben sich sichtbar auf das Verordnungsverhalten ausgewirkt, weil alle unterdosierten Calciumpräparate mehr oder weniger deutlich abgenommen haben. Insgesamt haben sich die Verordnungen dieser Gruppe abermals deutlich erhöht.

Dihydrotachysterol (*A.T. 10*) ist ein Vitamin-D-Derivat, das trotz chemischer Unterschiede genauso wie Colecalciferol wirkt und traditionell bei Hypoparathyreoidismus zur Steigerung der Calciumkonzentration eingesetzt wird.

Tabelle 37.3: Verordnungen von Calciumpräparaten und Vitamin-D-Derivaten 1999. Angegeben sind die 1999 verordneten Tagesdosen, die Änderungen gegenüber 1998 und die mittleren Kosten je DDD 1999.

Präparat	Bestandteile	DDD in Mio.	Änderung in %	DDD-Kosten in DM
Calciumpräparate				
Calcium Sandoz Brausetabl.	Calciumlactogluconat Calciumcarbonat	69,9	(−12,6)	0,48
Calcium-Dura	Calciumcarbonat	9,1	(+7,6)	0,68
Calcium Hexal	Calciumcarbonat	4,3	(+6,3)	0,93
Calcimagon	Calciumcarbonat	1,9	(−17,0)	1,18
		85,2	(−10,1)	0,54
Vitamin-D-Kombinationen				
Ossofortin forte	Calciumcarbonat Colecalciferol	24,5	(+17,0)	1,24
Calcimagon-D3	Calciumcarbonat Colecalciferol	9,7	(+651,5)	0,82
Sandocal D	Calciumcarbonat Colecalciferol	8,4	(+32,2)	1,19
Ossofortin	Calciumphosphat Calciumgluconat Colecalciferol	5,6	(−25,9)	1,41
Ideos	Calciumcarbonat Colecalciferol	5,1	(+39,5)	1,15
Osspulvit S forte	Calciumhydrogenphosphat Retinolpalmitat Ergocalciferol Tocopherolacetat Thiaminnitrat Riboflavin Pyridoxin Ascorbinsäure Nicotinamid	2,8	(−13,2)	0,68
Frubiase Calcium forte	Calciumgluconat Calciumlactat Ergocalciferol	1,4	(−27,8)	2,44
Osspulvit S	Calciumphosphat Colecalciferol	1,0	(−31,2)	1,32
		58,5	(+26,0)	1,18
Vitamin-D-Derivate				
A.T. 10	Dihydrotachysterol	3,3	(+0,4)	2,73
Summe		147,0	(+1,7)	0,84

Fluoridpräparate

Fluoride dienen der Behandlung der primären Osteoporose mit langsamem Umsatz. Sie stimulieren die Knochenneubildung. Als Volldosis sind 20 mg Fluorid in Gestalt von Monofluorphosphat anzusehen, beziehungsweise 33–36 mg Fluorid als Natriumfluorid (75–80 mg). Die Therapiezeit beträgt 2–4 Jahre. Bei den Verschreibungen führt *Tridin* als Kombinationspräparat von Fluorophosphat und Calciumsalzen, da die Fluoridtherapie in der Regel mit Calcium kombiniert wird (Tabelle 37.4). Vielerorts wird eine niedrig dosierte Vitamin-D-Zusatztherapie empfohlen.

Durch randomisierte Studien in den USA entstanden Zweifel an der Wirksamkeit des Fluorids. Verantwortlich war vermutlich das Studiendesign infolge fehlender Adaptierung an erforderliche Dosen und Fortsetzung der Therapie über vier Jahre, ohne Rücksicht darauf, ob bereits früher ein ausreichender Erfolg erzielt war (Wüster und Ziegler 1993). In einer nachträglichen Analyse bestätigen die amerikanischen Autoren diese Vermutung (Riggs et al. 1994). Die verschreibenden Ärzte sind offenbar weiterhin verunsichert. Das Jahr 1999 brachte einen erneuten Rückgang der verordneten Tagesdosen (Tabelle 37.4). Hauptgrund dürfte die weitere Umstellung auf andere Therapieprinzipien sein, vor allem auf die Bisphosphonate. Vergleicht man die Höchstzahl von Fluorideinnahmen von 74 Mio. DDD im Jahre 1992 mit der jetzt ersichtlichen Summe von 31 Mio. DDD Fluoride plus 55 Mio. DDD Bisphosphonate, so zeigt die Summe von 86 Mio. DDD einen erfreulichen Anstieg bei der Osteoporosetherapie (Abbildung 37.1), zu der dann noch z.B. Östrogene und SERMs (Ettinger et al. 2000) hinzutreten.

Fluoridpräparate werden weiterhin als wirksame Kariesprophylaxe in den Jahren der Zahnbildung eingesetzt. Interessant ist die Mitteilung, daß Fluor als Spurenelement möglicherweise auch für die Stabilität des Skeletts im Sinne einer Osteoporoseprophylaxe wirksam sein kann, wenn es etwa als Trinkwasserfluoridierung dauernd verwendet wird, wie eine Untersuchung aus Finnland gezeigt hat (Simonen und Laitinen 1985).

Tabelle 37.4: Verordnungen von weiteren Osteoporosemitteln 1999. Angegeben sind die 1999 verordneten Tagesdosen, die Änderungen gegenüber 1998 und die mittleren Kosten je DDD 1999.

Präparat	Bestandteile	DDD in Mio.	Änderung in %	DDD-Kosten in DM
Fluoridpräparate				
Tridin	Natriumfluorophosphat Calciumgluconat Calciumcitrat	13,4	(−28,0)	2,28
Ossin	Natriumfluorid	4,6	(−19,2)	0,50
Ossiplex retard	Natriumfluorid Ascorbinsäure	2,9	(−18,7)	1,08
Fluoril	Natriumfluorphosphat Calciumlactogluconat Calciumcarbonat	2,9	(+20,8)	1,16
Natriumfluorid 25 Baer	Natriumfluorid	2,3	(−7,6)	0,51
Ospur F 25	Natriumfluorid	1,4	(−11,5)	0,51
		27,4	(−20,0)	1,50
Bisphosphonate				
Didronel-Kit	Etidronsäure Calciumcarbonat	35,4	(+28,1)	2,40
Fosamax	Alendronsäure	17,6	(+16,5)	3,27
Aredia	Pamidronsäure	0,1	(+27,4)	508,93
		53,2	(+24,0)	3,86
Calcitonin				
Karil	Calcitonin	0,9	(−25,3)	19,02
Calci	Calcitonin	0,5	(−8,7)	7,66
		1,4	(−20,1)	14,96
Summe		82,0	(+3,9)	3,26

Bisphosphonate

Eines der Prinzipien der Osteoporosetherapie ist die Hemmung der verstärkten Resorption von Knochengewebe, die sogenannte antiresorptive Therapie. Im Sinne der Substitution werden einerseits die Östrogene verordnet, andererseits die Calcitonine und Bisphosphonate. Ein prinzipieller Unterschied in der Wirkung besteht bei letzteren nicht – hinsichtlich Zuverlässigkeit der Wirkung sind jedoch die Bisphosphonate den Calcitoninen überlegen. Sie haben auch den Vorteil günstigerer Behandlungskosten.

An führender Stelle steht die Etidronsäure (*Didronel*) (Miller et al. 1997), gefolgt von der Alendronsäure (*Fosamax*) (Bone et al. 2000) (Tabelle 37.4). Etidronsäure wurde bereits 1982 als erstes Bisphosphonat zur Behandlung des Morbus Paget eingeführt und erhielt 1996 auch die Zulassung für die postmenopausale Osteoporose. Alendronsäure hat ähnliche Wirkungen wie Etidronsäure, wirkt aber in deutlich geringeren Dosen. Die Einnahmevorschriften sind korrekt zu befolgen. Als drittes Präparat ist 1999 erstmals die Pamidronsäure (*Aredia*) vertreten, die bei tumorinduzierter Hyperkalzämie als Infusionsbehandlung angewendet wird und eine Wirkungsdauer von 2–3 Wochen hat. Die Gruppe der Bisphosphonate liegt 1999 nach der Zahl der verordneten Tagesdosen fast doppelt so hoch wie die der Fluoridpräparate (Tabelle 37.4). Es ist zu prognostizieren, daß sich die Bisphosphonate noch weiter verbreiten werden (Fleisch 1997).

Calcitonin

Calcitonin wird ebenfalls bei Krankheiten mit gesteigertem Knochenumbau eingesetzt. Am besten ist seine Wirkung bei Morbus Paget belegt, aber auch hier wird es durch die potenteren Bisphosphonate weitgehend ersetzt. Als adjuvante Therapie wird es auch bei akuten Knochenschmerzen (z.B. infolge osteoporotischer Wirbeleinbrüche) und als Nasenspray zur Osteoporoseprophylaxe bei postmenopausalen Frauen eingesetzt. Höhere Behandlungskosten und eine im Vergleich zu den Bisphosphonaten weniger gut belegte Wirksamkeit erklären die weitere Abnahme der Calcitonin-Verordnungen (Tabelle 37.4).

Kaliumpräparate

Kaliumpräparate dienen zur Korrektur eines Kaliummangels, der in ausgeprägten Fällen auch als Hypokaliämie in Erscheinung tritt. Ursachen sind meist renale oder gastrointestinale Kaliumverluste. Am häufigsten ist die durch Diuretika induzierte Hypokaliämie. Auch an einen Diuretika- oder Laxantienabusus muß gedacht werden.

Kalium sollte grundsätzlich oral substituiert werden. Die intravenöse Gabe ist jedoch immer dann notwendig, wenn der Patient oral kein Kalium einnehmen kann, z.B. im Coma diabeticum. Bei leichterem Kaliummangel ohne zusätzliche Risiken (z.B. Digitalistherapie, EKG-Veränderungen) und einem Kaliumserumspiegel über 3,5 mmol/l ist keine medikamentöse Therapie erforderlich (American Medical Association 1986). Hier reicht eine Korrektur durch kaliumreiche Nahrungsmittel aus (z.B. Obst, Gemüse, Kartoffeln, Fruchtsäfte). Die normale tägliche Kost enthält ohnehin 2–4 g Kalium (50–100 mmol).

Erst bei einem Kaliumserumspiegel unter 3,5 mmol/l ist die Verordnung von Kaliumpräparaten sinnvoll. Als Tagesdosis werden 40 mmol Kalium empfohlen. Da ein Kaliummangel fast immer mit einer hypochlorämischen Alkalose einhergeht, ist Kaliumchlorid das Mittel der Wahl (American Medical Association 1986). Es ist in den meisten Monopräparaten enthalten. Marktführer ist allerdings weiterhin das Kombinationspräparat *Kalinor-Brausetabletten*, das Kaliumcitrat und Kaliumhydrogencarbonat enthält (Tabelle 37.5). Es wirkt alkalosefördernd und ist daher für die Korrektur der häufig vorkommenden hypochlorämischen Hypokaliämie wenig geeignet. Insgesamt haben sich die Verschreibungen der Kaliumpräparate 1999 gegenüber dem Vorjahr kaum verändert. Schon seit vielen Jahren zeigt der Zeitverlauf der Kaliumpräparate eine bemerkenswerte Konstanz (Abbildung 37.2).

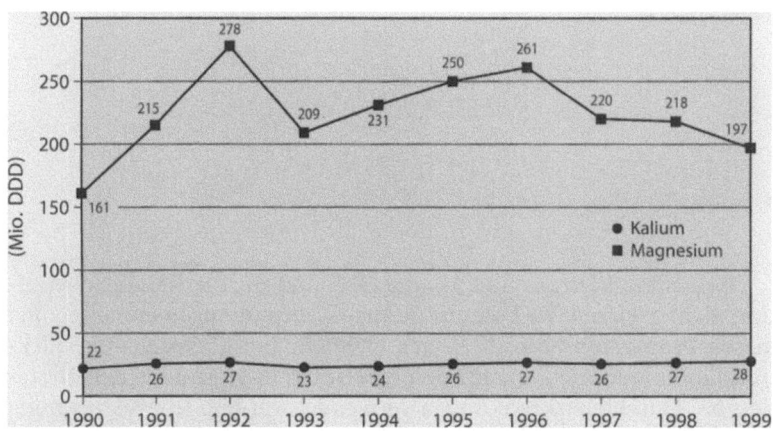

Abbildung 37.2: Verordnungen von Kalium- und Magnesiumpräparaten 1990 bis 1999. Gesamtverordnungen nach definierten Tagesdosen, ab 1991 mit den neuen Bundesländern.

Tabelle 37.5: Verordnungen von Kaliumpräparaten 1999. Angegeben sind die 1999 verordneten Tagesdosen, die Änderungen gegenüber 1998 und die mittleren Kosten je DDD 1999.

Präparat	Bestandteile	DDD in Mio.	Änderung in %	DDD-Kosten in DM
Monopräparate				
Kalinor/retard	Kaliumchlorid	3,8	(−1,3)	1,49
Kalium-Duriles	Kaliumchlorid	3,7	(+7,6)	1,19
Rekawan	Kaliumchlorid	2,1	(+22,5)	0,91
Kalitrans-Brausetabletten	Kaliumhydrogencarbonat	2,0	(+23,5)	0,94
KCl-retard Zyma	Kaliumchlorid	0,9	(−16,4)	1,47
		12,5	(+6,9)	1,21
Kaliumkombinationen				
Kalinor-Brausetabl.	Kaliumcitrat Kaliumhydrogencarbonat Citronensäure	11,1	(+2,3)	1,93
Elektrolyt-Glucose-Lösungen				
Oralpädon	Natriumchlorid Kaliumchlorid Glucose Natriumhydrogencitrat	0,8	(+4,5)	3,60
Elotrans Neu	Glucose Natriumchlorid Natriumcitrat Kaliumchlorid	0,4	(−7,4)	3,48
Milupa GES	Glucose Natriumhydrogen-carbonat Kaliumchlorid Natriumchlorid	0,1	(−5,4)	3,72
		1,4	(−0,2)	3,58
Summe		24,9	(+4,4)	1,66

Oralpädon, Elotrans und *Milupa GES* sind für die Kaliumsubstitution nicht geeignet, weil sie nur geringe Kaliummengen enthalten. Bei diesen Präparaten handelt es sich vielmehr um glukosehaltige Elektrolytkombinationen, die für den Elektrolytersatz und die Rehydratation bei Durchfallerkrankungen verwendet werden. Ihre Verordnung hat größtenteils weiter abgenommen.

Magnesiumpräparate

Magnesiumpräparate sind zur Korrektur von Magnesiummangelzuständen indiziert. Typisches Symptom einer Hypomagnesiämie ist eine Tetanie infolge gesteigerter neuromuskulärer Erregbarkeit. Ursachen können langdauernde Elektrolytverluste bei Malabsorptionszuständen, Diarrhö, Nierenerkrankungen oder Diuretikatherapie sein, aber auch eine mangelnde Zufuhr bei chronischem Alkoholismus oder parenteraler Ernährung. Die tägliche Magnesiumaufnahme des Erwachsenen beträgt etwa 10–20 mmol (240–480 mg). Wegen der weiten Verbreitung dieses Kations in der Nahrung ist ein alimentär bedingter Magnesiummangel bei üblicher Kost selten (Kuhlmann et al. 1987). Bei stationären Patienten wird dagegen eine Hypomagnesiämie in 6–11 % der Fälle beobachtet (Manz et al. 1990).

In der Geburtshilfe und in der Kardiologie gibt es spezielle Indikationen für eine gezielte pharmakologische Magnesiumtherapie. Kurzfristige Magnesiuminfusionen gelten bei speziellen Tachykardieformen (Torsade des pointes) und bei Digitalis-bedingten Arrhythmien als sichere und weitgehend gefahrlose Therapie. Eine dreiwöchige Kombinationsbehandlung mit Magnesium und Kalium hatte statistisch signifikante Effekte auf ventrikuläre Arrhythmien (–17,4 %), wobei die klinische Bedeutung weiterer Überprüfung bedarf, da auch unter Placebo eine signifikante Abnahme (–7,4 %) auftrat und repetitive Tachyarrhythmien unverändert blieben (Zehender et al. 1997). Dagegen hatte Magnesium beim akuten Myokardinfarkt keinen Effekt auf die 5-Wochen-Letalität, sondern erhöhte sogar die Häufigkeit von Herzversagen, schwerer Hypotonie und kardiogenem Schock (ISIS-4 Collaborative Group 1995). Auch eine einjährige Magnesiumgabe (15 mmol/d oral) senkte nach einem Myokardinfarkt das Auftreten kardialer Ereignisse (z.B. Reinfarkt, plötzlicher Herztod) nicht, sondern erhöhte das Risiko sogar um 55 % (Galloe et al. 1993).

Die zwischenzeitliche Erholung des Magnesiummarktes bis 1996 hat sich danach nicht weiter fortgesetzt. Seit drei Jahren sind die Verordnungen rückläufig (Abbildung 37.2). Man kann nur die damaligen Vermutungen wiederholen, daß auch Magnesiumpräparate zum Einsparpotential der Ärzte gehören, also teilweise mit einer gewissen Placebobedeutung verordnet werden. Tatsächlich gibt es unter den Magnesiumkombinationen mehrere Präparate, die noch nicht einmal die Mengen der normalen täglichen Magnesiumaufnahme erreichen und für die Behandlung einer manifesten Hypomagnesiämie unge-

Tabelle 37.6: Verordnungen von Magnesiumpräparaten (Monopräparate) 1999. Angegeben sind die 1999 verordneten Tagesdosen, die Änderungen gegenüber 1998 und die mittleren Kosten je DDD 1999.

Präparat	Bestandteile	DDD in Mio.	Änderung in %	DDD-Kosten in DM
Monopräparate				
Magnetrans forte	Magnesiumoxid	31,9	(−5,8)	0,72
Magnesium-Diasporal N/ orange	Magnesiumcitrat	22,7	(−5,4)	0,67
Magnesiocard	Magnesiumaspartat	10,5	(−3,5)	0,75
Magnesium Verla Tabl./N Konz	Magnesiumhydrogen-aspartat	10,4	(−16,2)	0,66
Magnesium Jenapharm	Magnesiumcarbonat	4,4	(−1,2)	0,86
Mg 5-Longoral	Magnesiumhydrogen-aspartat	3,1	(−31,3)	0,64
Magnesium-Diasporal 150	Magnesiumoxid	2,4	(+48,3)	0,61
Magnesium-Optopan	Magnesiumoxid	1,7	(+25,3)	0,44
Magnesium 500 von ct	Magnesiumhydrogen-aspartat	1,0	(+12,0)	0,87
Summe		88,1	(−6,3)	0,70

eignet sind, weil nur 30–145 mg Magnesium pro Tag mit den angegebenen Dosierungsempfehlungen erreicht werden. Unterdosierte Magnesiumpräparate sind *Tromcardin, Zentramin Bastian N Tbl.* und *galacordin*, die außerdem noch überdurchschnittlich hohe DDD-Kosten aufweisen (Tabelle 37.7).

Weitere Mineralstoffpräparate

Zinkpräparate sind bei Zinkmangel indiziert, der z.B. bei langdauernder parenteraler Ernährung oder bei Dialysepatienten vorkommen kann. Andere Anwendungen zur Förderung der Wundheilung, zur Immunaktivierung bei Neoplasien oder zur Behandlung von virilen Potenzstörungen sind nicht ausreichend belegt. Zu nennen sind auch dermatologische Indikationen. Nach der Zunahme der Verschreibungen im Vorjahr hat das Jahr 1999 wieder eine Abnahme erbracht, ohne daß die Gründe bereits jetzt offensichtlich wären (Tabelle 37.8).

Tabelle 37.7: Verordnungen von Magnesiumkombinationen 1999. Angegeben sind die 1999 verordneten Tagesdosen, die Änderungen gegenüber 1998 und die mittleren Kosten je DDD 1999.

Präparat	Bestandteile	DDD in Mio.	Änderung in %	DDD-Kosten in DM
Magnesium Verla N Drag.	Magnesiumhydrogenglutamat Magnesiumcitrat	40,2	(−12,1)	0,79
Tromcardin Amp./ Drag./Tabl.	Kaliumhydrogenaspartat Magnesiumhydrogenaspartat	26,9	(−8,8)	1,39
Magium K	Kaliumhydrogenaspartat Magnesiumhydrogenaspartat	12,1	(−5,6)	0,89
Zentramin Bastian N Tabl.	Magnesiumcitrat Calciumcitrat Kaliumcitrat	5,2	(−19,1)	2,26
Kalium-Mag.- Apogepha	Kaliumadipat Magnesiumadipat	4,9	(−18,7)	0,85
galacordin	Kaliumhydrogenaspartat Magnesiumhydrogenaspartat	3,7	(+16,7)	1,15
Lösnesium	Magnesiumcarbonat Magnesiumoxid	2,7	(−21,7)	1,11
Magnerot N	Magnesiumhydrogenphosphat Magnesiumcitrat	2,6	(−15,9)	0,73
Biomagnesin	Magnesiumhydrogenphosphat Magnesiumhydrogencitrat	1,9	(−15,5)	1,03
Summe		100,2	(−10,9)	1,07

Aluminiumhydroxid (*Anti-Phosphat*) ist 1999 in seinen Verordnungen fast unverändert geblieben. Es wird zur Hemmung der enteralen Phosphatresorption bei Hyperphosphatämie eingesetzt, die vor allem als Folge eines sekundären Hyperparathyreoidismus bei eingeschränkter Nierenfunktion vorkommt. Mittel erster Wahl ist aller-

Tabelle 37.8: Verordnungen von weiteren Mineralstoffpräparaten 1999. Angegeben sind die 1999 verordneten Tagesdosen, die Änderungen gegenüber 1998 und die mittleren Kosten je DDD 1999.

Präparat	Bestandteile	DDD in Mio.	Änderung in %	DDD-Kosten in DM
Zinkpräparate				
Zinkorotat	Zinkorotat	8,2	(−19,6)	0,66
Unizink	Zinkhydrogenaspartat	5,1	(−14,3)	0,56
		13,3	(−17,6)	0,62
Aluminiumhydroxid				
Anti-Phosphat	Aluminiumhydroxid	1,0	(−0,4)	4,64
Summe		14,4	(−16,6)	0,91

dings Calciumcarbonat in Dosen von 6–10 g/Tag, da Aluminiumhydroxid zu Hyperaluminämie mit dem Risiko einer Enzephalopathie und Osteopathie führen kann (Tabelle 37.8).

Literatur

American Medical Association (1986): Agents affecting calcium metabolism. In: Drug Evaluations, 6th ed., Saunders Company, Philadelphia, pp. 827–839, 885–902.

Bone H.G., Greenspan S.L., McKeever C. et al. (2000): Alendronate and estrogen effects in postmenopausal women with low bone mineral density. J. Clin. Endocrinol. Metab. 85: 720–726.

Dawson-Hughes B., Harris S.S., Krall E.A., Dallal G.E. (1997): Effect of calcium and vitamin D supplementation on bone density in men and women 65 years of age or older. N. Engl. J. Med. 337: 670–676.

Ettinger B., Black D.M., Mitlack B.H. et al. (2000): Reduction of vertebral fracture risk in postmenopausal women with osteoporosis treated with raloxifene. JAMA 282: 637–645.

Fleisch H. (1997): Bisphosphonates in bone disease. From the laboratory to the patient. Parthenon Publ. Group, New York London pp. 1–184.

Galloe A.M., Rasmussen H.S., Jorgensen L.N., Aurup P., Balslov S. et al. (1993): Influence of oral magnesium supplementation on cardiac events among survivors of an acute myocardial infarction. Brit. Med. J. 307: 585–587.

ISIS-4 Collaborative Group (1995): ISIS-4: a randomised Arctoriol trial assessing early oral Captopril, oral mononitrate and intravenous magnesium sulphate in 58050 patients with suspected acute myocardial infarction. Lancet 345: 669–685.

Kuhlmann U., Siegenthaler W., Siegenthaler G. (1987): Wasser- und Elektrolythaushalt. In: Siegenthaler W. (Hrsg.): Klinische Pathophysiologie. Georg Thieme Verlag, Stuttgart New York, S. 209–237.

Manz M., Mletzko R., Jung W., Lüderitz B. (1990): Behandlung von Herzrhythmusstörungen mit Magnesium. Dtsch. Med. Wschr. 115: 386–390.

Miller P.D., Watts N.B., Licata A.A. et al. (1997): Cyclical etidronate in treatment of postmenopausal osteoporosis. Am. J. Med. 103: 468–476.

NIH Consensus Conference (1994): Optimal calcium intake. JAMA 272: 1942–1948.

Riggs B.L., O'Fallon W.M., Lane A., Hodgson S.F., Wahner H.W. et al. (1994): Clinical trial of fluoride therapy in postmenopausal osteoporotic women: Extended observations and additional analysis. J. Bone Miner. Res. 9: 265–275.

Simonen O., Laitinen O. (1985): Does fluoridation of drinking-water prevent bone fragility and osteoporosis? Lancet 2: 432–434.

Wüster C., Ziegler R. (1993): Fluorid-Therapie der Osteoporose: „Auf die Dosis kommt es an". Dtsch. Ärztebl. 90: B-41–42.

Zehender M., Meinertz T., Faber T., Caspary A., Jeron A. et al. (1997): Antiarrhythmic effects of increasing the daily intake of magnesium and potassium in patients with frequent ventricular arrhythmias. J. Am. Coll. Cardiol. 29: 1028–1034.

Ziegler R. (1999): Osteoporose. Klinikarzt 28: 139–144.

38. Mund- und Rachentherapeutika

SABINE WITTKEWITZ-RICHTER UND VOLKER DINNENDAHL

Mund- und Rachentherapeutika werden zur Behandlung von Infektionen und schmerzhaften Schleimhautaffektionen des Mund- und Rachenraumes eingesetzt. Bei den überwiegend durch Viren ausgelösten Infektionen des Mund- und Rachenraumes ist der Einsatz dieser vor allem antiseptisch oder lokal antibiotisch wirkenden Präparate nicht angezeigt. Eine subjektive Linderung der Beschwerden lässt sich wohl auf den vermehrten Speichelfluss bei der Anwendung von Lutschtabletten zurückführen.

Die nicht selten in der Folge von Virusinfektionen auftretenden Candidabesiedlungen müssen gezielt mit Antimykotika therapiert werden. Somit verbleibt für eine lokale Therapie lediglich ein Anteil von ca. 20 % der Erkrankungen, die primär oder sekundär durch Bakterien ausgelöst werden. Ausgenommen davon sind allerdings Streptokokkeninfektionen, die wegen möglicher Spätkomplikationen systemisch mit Antibiotika zu therapieren sind.

Verordnungsspektrum

Das Verordnungsvolumen der Mund- und Rachentherapeutika ist erneut gesunken (Tabelle 38.1). Maßgebliche Ursache ist der Verordnungsrückgang bei den sonstigen Präparaten (Abbildung 38.1). In der gesamten Indikationsgruppe wurden Verordnungen in Höhe von 97,4 Mio. DM zu Lasten der gesetzlichen Krankenversicherung ausgestellt. Trotz dieser Tendenz bleibt weiterhin anzumerken, daß Mund- und Rachentherapeutika gemäß § 34 Abs. 1 SGB V zu den ausgeschlossenen Arzneimitteln gehören und für Versicherte ab dem 18. Lebensjahr grundsätzlich nur bei Pilzinfektionen, geschwürigen Erkrankungen der Mundhöhle und nach chirurgischen Eingriffen im Hals-, Nasen- und Ohrenbereich verordnet werden dürfen.

Tabelle 38.1: Verordnungen von Mund- und Rachentherapeutika 1999. Angegeben sind die verordnungshäufigsten Präparate mit Verordnungsrang, Verordnungen und Umsatz 1999 im Vergleich zu 1998.

Rang	Präparat	Verordnungen in Tsd.	Änd. %	Umsatz Mio. DM	Änd. %
124	Chlorhexamed	1004,8	+5,9	12,6	+10,4
190	Lemocin	734,6	−20,1	6,5	−21,9
368	Tonsilgon N	465,2	−10,5	6,1	−10,7
499	Dolo-Dobendan	374,9	−20,3	3,6	−18,1
569	Dynexan A Gel	327,9	+9,0	3,7	+11,1
592	Dobendan	316,6	−17,9	2,5	−17,2
594	Herviros Lösung	315,1	+2,8	4,0	+18,4
739	Tantum Verde Lösung	253,3	−11,8	2,9	−11,6
741	Hexoral	252,7	−14,0	3,5	−11,4
851	Corsodyl	218,7	+46,9	3,5	+54,9
902	Hexoraletten N	206,3	−15,1	1,8	−13,9
916	Kamistad-Gel	201,7	+11,0	1,9	+14,1
1058	Tonsiotren	168,1	−21,5	2,3	−21,3
1092	Ampho-Moronal Lutschtabl.	162,1	+3,5	4,3	+3,4
1163	Dontisolon D	151,1	−0,9	2,1	−0,0
1182	Ampho-Moronal Suspension	148,4	+19,9	7,3	+19,6
1197	Betaisodona Mundantiseptikum	146,2	−20,3	2,4	−20,1
1338	Hexetidin-ratiopharm	128,0	−10,7	1,0	−10,9
1350	Dorithricin	126,4	−19,6	1,2	−18,4
1454	Solcoseryl	116,0	+23,4	1,3	+23,7
1522	Moronal Suspension	109,1	−6,8	2,4	−5,3
1580	Recessan	103,4	−15,7	1,2	−13,3
1649	Lemocin CX Gurgellösung	97,6	−20,1	1,1	−19,8
1723	Pyralvex	91,6	−5,4	1,3	−3,3
1754	Dentinox N	89,1	−15,1	0,8	−17,6
1910	Doreperol N	77,8	−18,3	1,0	−17,4
1953	Dequonal	75,1	−13,6	0,9	−10,8
1972	Frubienzym	73,8	−29,5	0,7	−27,7
2008	Frubilurgyl	72,0	−16,3	0,8	−11,6
2049	Mundisal	69,6	−11,8	0,7	−11,7
2084	Osanit	68,1	−4,1	0,7	−3,4
2151	Glandosane	64,8	−4,2	1,9	+0,3
2167	Kamillosan Mundspray N	63,9	−15,1	0,8	−14,9
2278	Laryngomedin N	58,0	−16,2	1,3	−13,9
Summe		6932,0	−7,9	90,0	−3,5
Anteil an der Indikationsgruppe		90,4%		92,4%	
Gesamte Indikationsgruppe		7668,7	−8,2	97,4	−4,1

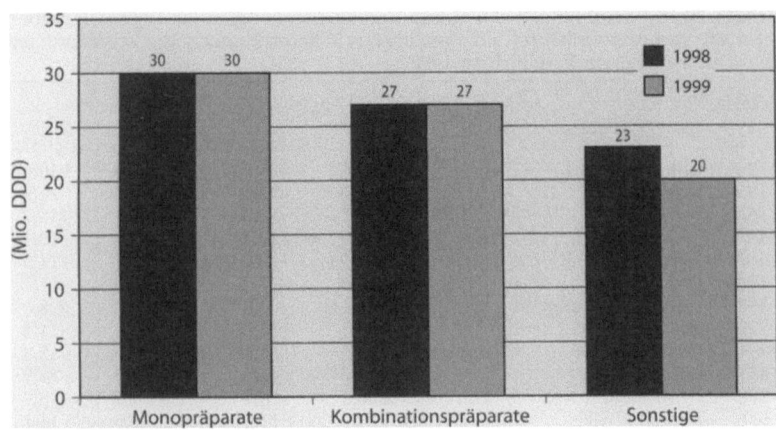

Abbildung 38.1: Verordnungen von Mund- und Rachentherapeutika 1999. DDD der 2500 meistverordneten Arzneimittel.

Therapeutische Aspekte

Antiseptika

Unter den Monopräparaten überwiegen die Antiseptika, deren Wirkung in vitro nachgewiesen werden kann. Zum Nachweis der therapeutischen Wirksamkeit und zur besseren Vergleichbarkeit wird eine Standardisierung der Prüfmethodik gefordert (Pitten und Kramer 1998). Antiseptika können in höheren Dosierungen zu Schleimhautreizungen bis hin zu Läsionen der Mundschleimhaut führen. Daher sind wohl die Wirkstoffe besonders in Lutschtabletten häufig unterdosiert.

Chlorhexamed, Lemocin CX, Frubilurgyl und *Corsodyl* enthalten Chlorhexidingluconat, das eine breite antimikrobielle Wirkung gegen grampositive und gramnegative Keime zeigt, hingegen weniger gegen Hefen und Dermatophyten. Durch standardisierte Effektivitätsmessungen kann eine deutliche Keimzahlreduktion nachgewiesen werden (Pitten und Kramer 1999).

Bei Daueranwendung kann es zur reversiblen bräunlichen Verfärbung der Zunge und der Zähne sowie zur Beeinträchtigung des Geschmacksempfindens kommen (Bundesgesundheitsamt 1994). Mit Ausnahme von *Chlorhexamed* und *Corsodyl*, die 62 % der verordne-

Tabelle 38.2: Verordnungen von Mund- und Rachentherapeutika 1999 (Monopräparate). Angegeben sind die 1999 verordneten Tagesdosen, die Änderungen gegenüber 1998 und die mittleren Kosten je DDD 1999.

Präparat	Bestandteile	DDD in Mio.	Änderung in %	DDD-Kosten in DM
Antiseptika				
Chlorhexamed	Chlorhexidingluconat	6,7	(+5,9)	1,88
Corsodyl	Chlorhexidingluconat	4,2	(+46,4)	0,83
Laryngomedin N	Hexamidin	1,4	(−16,2)	0,94
Hexoral	Hexetidin	1,3	(−15,3)	2,67
Betaisodona Mundantiseptikum	Povidon-Iod	1,0	(−20,3)	2,42
Hexetidin-ratiopharm	Hexetidin	0,9	(−10,7)	1,19
Dobendan	Cetylpyridiniumchlorid	0,8	(−19,2)	3,01
Lemocin CX Gurgellösung	Chlorhexidingluconat	0,7	(−20,1)	1,69
Doreperol N	Hexetidin	0,3	(−22,4)	2,82
Frubilurgyl	Chlorhexidingluconat	0,2	(−5,2)	3,32
		17,5	**(+2,2)**	**1,69**
Antimykotika				
Ampho-Moronal Lutschtabl.	Amphotericin B	1,6	(+2,9)	2,76
Ampho-Moronal Suspension	Amphotericin B	1,5	(+19,1)	4,96
Moronal Suspension	Nystatin	0,3	(−5,1)	8,39
		3,3	**(+8,7)**	**4,22**
Antiphlogistika				
Mundisal	Cholinsalicylat	1,4	(−11,9)	0,50
Tantum Verde Lösung	Benzydamin	1,0	(−11,8)	2,82
		2,4	**(−11,9)**	**1,48**
Lokalanästhetika				
Recessan	Polidocanol	3,4	(−15,7)	0,34
Glucocorticoide				
Dontisolon D	Prednisolon	3,3	(−3,5)	0,63
Summe		**30,0**	**(−1,4)**	**1,68**

ten Tagesdosen ausmachen, verzeichnen alle weiteren Antiseptika überwiegend deutliche Verordnungsabnahmen (Tabelle 38.2).

Hexetidin (*Hexoral, Hexetidin-ratiopharm, Doreperol N*) wirkt schwächer und deutlich kürzer als Chlorhexidin (Raetzke 1993). Das oberflächenaktive Cetylpyridiniumchlorid (*Dobendan*) wird in der

Aufbereitungsmonographie (Bundesgesundheitsamt 1993) negativ bewertet. Die Kommission kam zu dem Schluss, daß die Anwendung angesichts des begrenzten antimikrobiellen Wirkspektrums sowie möglicher Risiken (z.B. allergische Reaktionen) nicht vertretbar ist.

Povidon-Iod (*Betaisodona Mundantiseptikum*) zeigt in vitro eine starke Keimreduktion, die jedoch in vivo durch Speichel oder Serumkontakt deutlich abnimmt. Bei Patienten mit Schilddrüsenerkrankungen und Iodüberempfindlichkeit ist Vorsicht geboten, da Iod aus den Zubereitungen resorbiert wird. Die Verordnungen haben weiter abgenommen.

Antimykotika

Antiseptika sollten nicht zur Behandlung von Pilzinfektionen eingesetzt werden, da die Konzentrationen in den Präparaten häufig unter der minimalen Hemmkonzentration liegen. Die im Mundraum auftretenden Pilzinfektionen werden fast ausschließlich durch Candidaarten verursacht. Eine zuverlässige und gut verträgliche lokale Behandlung ist mit Amphotericin B (*Ampho-Moronal Lutschtbl.* und *Suspension*) sowie mit Nystatin (*Moronal Suspension*) möglich. Der Zuwachs an Tagesdosen und die niedrigen Therapiekosten bei *Ampho-Moronal Lutschtbl.* ergeben sich durch die Zugrundelegung der Dosierungsempfehlungen für die lokale Anwendung im Mund- und Rachenbereich (Tabelle 38.2).

Antiphlogistika

Benzydamin (*Tantum Verde*) soll lokal angewendet antiphlogistisch und lokalanästhetisch wirken. Der antibakterielle Effekt des Wirkstoffes ist schwach, so daß bei der kurzen Anwendungsdauer die Keimzahl kaum reduziert werden kann. Die Substanz wird resorbiert und kann zu einer Vielzahl von Nebenwirkungen führen, wie z.B. Brechreiz, Übelkeit, Schlafstörungen und Hautkomplikationen.

Neben Cholinsalicylat enthält *Mundisal* das als Hilfsstoff deklarierte Cetalkoniumchlorid, welches aufgrund erheblicher Lücken im Wirkspektrum negativ bewertet wurde (Bundesgesundheitsamt 1991). Bei beiden Präparaten ist ein deutlicher Verordnungsrückgang zu erkennen (Tabelle 38.2).

Lokalanästhetika

Die als Monopräparat ausgewiesene *Recessan Salbe* enthält neben dem Oberflächenanästhetikum Polidocanol noch sieben weitere arzneilich wirksame Bestandteile, die als Hilfsstoffe deklariert sind.

Glucocorticoide

Die längerfristige Anwendung von Glucocorticoiden auf Schleimhäuten sollte ebenso kritisch gesehen werden wie die topische Anwendung auf der Haut (s. Kapitel 21, Dermatika und Wundbehandlungsmittel). Das Prednisolonacetat enthaltende (*Dontosolon D*) wurde seltener verordnet (Tabelle 38.2).

Sonstige

Bepanthen Tabletten werden in der Roten Liste 1999 nicht mehr unter den Mund- und Rachentherapeutika gelistet, sondern den Vitaminpräparaten zugeordnet (siehe Kapitel 49). Die fragwürdige Indikation als Adjuvans bei Entzündungen im Mund- und Rachenbereich wurde allerdings zusätzlich beibehalten.

Antiseptische Kombinationspräparate

Die Kombination von Antiseptika mit einem Lokalanästhetikum kann sinnvoll sein, um stark schmerzende Affektionen zu lindern. Die Lokalanästhetika Benzocain (*Dolo-Dobendan, Hexoraletten N, Dorithricin*) und Tetracain (*Herviros Lösung*) sind jedoch aufgrund einer möglichen Paragruppenallergie als Lokaltherapeutika auf der Schleimhaut wenig geeignet.

Weiterhin enthalten viele der Kombinationspräparate Antiseptika, die in der Literatur oder im Rahmen der Aufbereitung der Altarzneimittel sehr kritisch beurteilt werden. Das Antiseptikum Benzalkoniumchlorid (*Dynexan A Gel, Dorithricin, Dequonal*) wird im Entwurf der Aufbereitungsmonographie negativ bewertet (Bundesgesundheitsamt 1990). Aufgrund des begrenzten Wirkspektrums und der hohen Allergisierungsrate sei die Anwendung als antimikrobielle Substanz nicht vertretbar.

Tabelle 38.3: Verordnungen von antiseptischen Mund- und Rachentherapeutika 1999 (Kombinationspräparate). Angegeben sind die 1999 verordneten Tagesdosen, die Änderungen gegenüber 1998 und die mittleren Kosten je DDD 1999.

Präparat	Bestandteile	DDD in Mio.	Änderung in %	DDD-Kosten in DM
Mit Lokalanästhetika				
Dynexan A Gel	Lidocain Benzalkoniumchlorid	9,7	(+9,1)	0,38
Kamistad-Gel	Lidocain Thymol Kamillenblütenauszug	6,7	(+11,0)	0,29
Herviros Lösung	Tetracain Aminoquinurid	3,9	(+2,8)	1,01
Lemocin	Tyrothricin Cetrimoniumbromid Lidocain	2,7	(−22,3)	2,43
Dolo-Dobendan	Cetylpyridiniumchlorid Benzocain	1,4	(−21,3)	2,53
Hexoraletten N	Chlorhexidin Benzocain	1,0	(−15,1)	1,77
Dorithricin	Tyrothricin Benzocain Benzalkoniumchlorid	0,5	(−22,7)	2,57
		26,0	(+0,4)	0,88
Mit anderen Stoffen				
Dequonal	Benzalkoniumchlorid Dequaliniumchlorid	0,6	(−14,1)	1,39
Frubienzym	Lysozym Cetylpyridiniumchlorid	0,3	(−30,2)	2,14
		0,9	(−20,3)	1,65
Summe		27,0	(−0,5)	0,90

Das Lokalantibiotikum Tyrothricin (*Lemocin, Dorithricin*) wirkt gegen grampositive Bakterien. Die minimale Hemmkonzentration wird allerdings durch die entsprechenden Zubereitungen kaum erreicht. Daher wird die Verwendung von Tyrothricin in Lutschtabletten überwiegend negativ beurteilt (Fricke 1984, Fricke et al. 1990, Wunderer 1986, Daschner 1998, Daschner 1999). Bis auf eine Ausnahme (*Kamistad-Gel*) enthalten also alle Lokalanästhetikakombinationen kritikwürdige Bestandteile.

Während für die Kombinationen von Antiseptika mit einem Lokalanästhetikum ein therapeutischer Nutzen plausibel erscheint, kann dieser für die Kombinationen mit anderen Stoffen überwiegend nicht nachvollzogen werden. *Frubienzym* enthält Lysozym, das als unspezifischer humoraler Immunitätsfaktor in zahlreichen Körperflüssigkeiten vorkommt. Neben der begrenzten Wirksamkeit wurden wiederholt allergische Reaktionen gemeldet, die sowohl durch das aus Hühnereiweiß gewonnene Lysozym als auch durch das negativ bewertete Cetylpyridiniumchlorid hervorgerufen werden können.

Sonstige Mund- und Rachentherapeutika

Es handelt sich in dieser Gruppe fast ausschließlich um Präparate mit pharmakologisch fragwürdigen Kombinationen und einer Vielzahl von vor allem pflanzlichen Bestandteilen (Tabelle 38.4). Allenfalls sind unspezifische Wirkungen zu erwarten, da die Kombinationspartner nicht ausreichend dosiert oder, was insbesondere für den Kälberblutextrakt (*Solcoseryl*) zutrifft, nicht ausreichend geprüft sind.

Tonsilgon enthält sieben pflanzliche Bestandteile und wird in der Roten Liste 2000 zur Behandlung rezidivierender und chronischer Atemwegsinfekte, insbesondere Tonsillitis, aufgeführt. Inwieweit die enthaltenen pflanzlichen Inhaltsstoffe hier wirksam sind, bleibt dahingestellt. Um so erstaunlicher ist, dass *Tonsilgon* immer noch an der dritten Stelle der Verordnungen in der gesamten Indikationsgruppe steht (Tabelle 38.1).

Im Sinne einer wirtschaftlichen Verordnungsweise bei den Mund- und Rachentherapeutika sollte die indikative Eingrenzung der Verordnungsfähigkeit gemäß den Verordnungsrichtlinien weiterhin beachtet und verstärkt auf sinnvoll zusammengesetzte Präparate zurückgegriffen werden.

Tabelle 38.4: Verordnungen von sonstigen Mund- und Rachentherapeutika 1999. Angegeben sind die 1999 verordneten Tagesdosen, die Änderungen gegenüber 1998 und die mittleren Kosten je DDD 1999.

Präparat	Bestandteile	DDD in Mio.	Änderung in %	DDD-Kosten in DM
Tonsilgon N	Eibischwurzel Kamillenblüten Schachtelhalmkraut Walnußblätter Schafgarbenkraut Eichenrinde Löwenzahnkraut	5,8	(–11,8)	1,05
Kamillosan Mundspray N	Kamillenauszug Pfefferminzöl Anisöl	4,6	(–15,1)	0,18
Pyralvex	Rhabarberwurzelextrakt Salicylsäure	2,9	(–9,7)	0,43
Tonsiotren	Atropin. sulf. D5 Hepar sulf. D3 Kalium bichrom. D4 Silicea D2 Merc. biiodat. D8	2,2	(–21,5)	1,01
Dentinox N	Kamillentinktur Lidocain-HCl Polidocanol	2,2	(–15,4)	0,38
Solcoseryl	Kälberblutextrakt Polidocanol	1,4	(+23,4)	0,91
Glandosane	Carmelose-Natrium Sorbitol Kaliumchlorid Natriumchlorid Magnesiumchlorid Calciumchlorid Kaliummonohydrogen-phosphat	0,5	(+1,6)	3,67
Osanit	Magnesium phosph. C6 Calcium carb. „Hahnemanni" C8 Chamomilla D6 Calcium phosph. D12	0,3	(–4,1)	2,31
Summe		20,0	(–11,7)	0,76

Literatur

Bundesgesundheitsamt (1990): Entwurf der Aufbereitungsmonographie Benzalkoniumchlorid vom 27.07.1990.

Bundesgesundheitsamt (1991): Aufbereitungsmonographie Cetalkoniumchlorid, Bundesanzeiger vom 29.02.1992: S. 1512.

Bundesgesundheitsamt (1993): Aufbereitungsmonographie Cetylpyridiniumchlorid, Bundesanzeiger vom 03.09.1993: S. 8559.

Bundesgesundheitsamt (1994): Aufbereitungsmonographie Chlorhexidin und Chlorhexidinsalze. Bundesanzeiger vom 24.08.1994: 9126.

Daschner F. (1998): Antibiotika am Krankenbett, 9. Auflage, S. 235–236.

Daschner F. (1999): Desinfektionsmittel im Rachen von Kindern? Intern. Praxis 1/99 Jahrgang 39: 185–186.

Fricke U. (1984): Arzneimittel bei Erkältungskrankheiten. Pharm. Ztg. 129: 1164–1175.

Fricke U., Keseberg A., Liekfeld H. (1990): Empfehlungen für die Selbstmedikation; Leitsymptom Halsschmerz. Pharm. Ztg. 135: 28–31.

Pitten F.-A., Kramer A. (1998): Untersuchungen zur standardisierten Prüfung von Mundhöhlenantiseptika an freiwilligen Probanden. Hyg. Med. 23: 451–456.

Pitten F.-A., Kramer A. (1999): Antimicrobial efficacy of antiseptic mouthrinse solutions. Eur. J. Clin. Pharmacol. 55: 95–100.

Raetzke P. (1993): Chlorhexidin. Ein Wirkstoff bereichert die Zahnheilkunde. Dtsch. Apoth. Ztg. 133: 3997–4000.

Wunderer H. (1986): Mund- und Rachentherapeutika. Dtsch. Apoth. Ztg. 126: 2281–2292.

39. Muskelrelaxantien

Sabine Wittkewitz-Richter und Ulrich Schwabe

Zentral wirkende Muskelrelaxantien werden zur Behandlung krankhafter Tonuserhöhungen der Skelettmuskulatur eingesetzt. Grundsätzlich lassen sich zwei verschiedene Indikationen unterscheiden.

Die *spastische Tonuserhöhung der Skelettmuskulatur* ist durch zentralmotorische Störungen bedingt und tritt beispielsweise bei Schlaganfall oder multipler Sklerose auf. Durch eine einschleichende Dosierung von Muskelrelaxantien wird versucht, die bestehende Spastik zu reduzieren, ohne daß die meist gleichzeitig bestehenden Lähmungserscheinungen zu stark hervortreten. Eine wirksame Therapie ist mit den zentral angreifenden Mitteln Baclofen, Diazepam, Tetrazepam und Tizanidin möglich. Schwächere Wirkungen hat das direkt auf die Muskulatur wirkende Dantrolen.

Weiterhin können *lokale Muskelverspannungen* durch Entzündungen, Verletzungen oder degenerative Wirbelsäulenerkrankungen ausgelöst werden. Sie reagieren in den meisten Fällen auf Ruhigstellung, physikalische Maßnahmen und Analgetika wie Acetylsalicylsäure oder Paracetamol. Schmerzhafte Muskelspasmen, die die Funktion beeinträchtigen und nicht ausreichend auf die konservativen Maßnahmen ansprechen, können mit zentral wirksamen Muskelrelaxantien aus der Gruppe der Benzodiazepine (Diazepam, Tetrazepam) behandelt werden.

Die Verordnungen der Muskelrelaxantien bewegen sich auf dem Niveau des Jahres 1998, gleichzeitig hat der Umsatz leicht zugenommen (Tabelle 39.1). Neu hinzugekommen ist das Präparat *Myoson* (Pridinol).

Tabelle 39.1: Verordnungen von Muskelrelaxantien 1999. Angegeben sind die verordnungshäufigsten Präparate mit Verordnungsrang, Verordnungen und Umsatz 1999 im Vergleich zu 1998.

Rang	Präparat	Verordnungen in Tsd.	Änd. %	Umsatz Mio. DM	Änd. %
188	Mydocalm	742,2	+1,6	30,1	+9,2
240	Musaril	641,3	−16,9	22,7	−16,8
535	Tetrazepam-ratiopharm	345,3	+16,3	5,9	+11,8
555	Dolo-Visano M	336,7	−10,8	9,0	−0,8
586	Lioresal	319,2	−0,2	21,5	+5,5
610	Limptar N	307,1	−5,1	14,9	−2,4
772	Tethexal	240,5	+8,1	3,9	−2,2
786	Sirdalud	236,8	+0,6	10,7	+0,5
1149	Myospasmal	153,2	+15,8	1,9	+9,4
1278	tetrazep von ct	136,0	+6,2	1,8	+6,7
1430	Baclofen-ratiopharm	117,7	+9,4	8,5	+14,4
1462	Ortoton	115,1	−11,3	6,5	−4,4
1562	Tetra-saar	105,3	+16,1	1,7	+6,5
1809	Mobiforton	85,2	−10,9	1,6	−10,0
1812	Myoson	84,9	(neu)	1,9	(neu)
1919	Tetramdura	77,3	−19,9	1,6	−18,0
2491	Muskelat	48,7	−6,9	1,0	−7,1
Summe		4092,4	−0,5	145,2	+1,2
Anteil an der Indikationsgruppe		90,1%		76,0%	
Gesamte Indikationsgruppe		4542,0	−0,1	191,0	+4,7

Verordnungsspektrum

Am häufigsten wurde weiterhin das Benzodiazepin Tetrazepam verordnet. Obwohl ein deutlicher Trend zur Verordnung von Tetrazepamgenerika zu erkennen ist, bleibt *Musaril* weiterhin das führende Präparat (Tabelle 39.2). Tetrazepam hat ähnliche muskelrelaxierende und sedierende Eigenschaften wie das seit langem für diese Indikation eingesetzte Diazepam. Auch im Abhängigkeitspotential unterscheidet es sich nicht wesentlich von anderen Benzodiazepinen, so daß eine Begrenzung der Behandlungsdauer anzustreben ist. Nach tierexperimentellen Daten hat Tetrazepam sogar eine geringere myotonolytische Gesamtwirkung als Diazepam (Simiand et al. 1989). Allerdings soll Tetrazepam aufgrund einer geringeren Sedation eine höhere Selektivität für die Muskelrelaxation aufweisen. Eine Bestätigung durch klinische Vergleichsstudien steht nach einer Medline-Recherche aus. Trotz der steigenden Verwendung von Generika ist

Tabelle 39.2: Verordnungen von Muskelrelaxantien 1999. Angegeben sind die 1999 verordneten Tagesdosen, die Änderungen gegenüber 1998 und die mittleren Kosten je DDD 1999.

Präparat	Bestandteile	DDD in Mio.	Änderung in %	DDD-Kosten in DM
Tetrazepam				
Musaril	Tetrazepam	11,8	(−17,0)	1,91
Tetrazepam-ratiopharm	Tetrazepam	4,1	(+12,1)	1,45
Tethexal	Tetrazepam	2,7	(+0,3)	1,41
Myospasmal	Tetrazepam	1,3	(+14,2)	1,46
tetrazep von ct	Tetrazepam	1,3	(+11,7)	1,47
Tetra-saar	Tetrazepam	1,1	(+5,6)	1,61
Tetramdura	Tetrazepam	1,0	(−17,1)	1,61
Mobiforton	Tetrazepam	1,0	(−10,2)	1,67
Muskelat	Tetrazepam	0,6	(−7,0)	1,59
		24,9	(−7,4)	1,69
Baclofen				
Lioresal	Baclofen	6,8	(+0,2)	3,14
Baclofen-ratiopharm	Baclofen	3,4	(+15,2)	2,47
		10,3	(+4,8)	2,92
Andere Muskelrelaxantien				
Limptar N	Chininsulfat	15,0	(−2,1)	0,99
Mydocalm	Tolperison	7,7	(+10,0)	3,94
Sirdalud	Tizanidin	3,8	(+0,7)	2,83
Dolo-Visano M	Mephenesin	1,6	(−7,8)	5,62
Ortoton	Methocarbamol	1,0	(−13,0)	6,23
Myoson	Pridinol	0,6	(neu)	3,24
		29,7	(+2,3)	2,46
Summe		64,8	(−1,3)	2,24

Musaril aber immer noch neunmal teurer als Diazepam (0,22 DM/Tag, vgl. Tabelle 42.3) und könnte daher sicher in den meisten Fällen durch Diazepam substituiert werden.

Baclofen (*Lioresal, Baclofen-ratiopharm*) ist nur bei zentral bedingten spastischen Tonuserhöhungen der Muskulatur indiziert. Es handelt sich um das am stärksten wirksame Arzneimittel bei dieser Indikation.

Chinin (*Limptar N*) wird seit längerer Zeit zur Behandlung nächtlicher Wadenkrämpfe empfohlen, obwohl die Belege aus kontrollierten Studien widersprüchlich sind (Mandal et al. 1995). Eine Metaanalyse von acht Placebo-kontrollierten Studien hat kürzlich ergeben, daß

Chinin die Wadenkrampfhäufigkeit um 21 % senkt (Man Son Hing et al. 1998). Im Vergleich zu Placebo traten jedoch unter Chininmedikation mehr Nebenwirkungen, insbesondere Ohrensausen, auf. Unter Berücksichtigung des Nebenwirkungsprofils empfehlen die Autoren daher als erstes nichtmedikamentöse Maßnahmen, z.b. aktive Dorsalflexion des Fußes, und erst, wenn diese erfolglos sind, einen Versuch mit Chinin.

Tolperison (*Mydocalm*) wurde bereits vor 40 Jahren entwickelt und gelangte 1994 erstmals unter die 2000 meistverordneten Arzneimittel. Die Verordnungen stiegen 1999 weiter an, obwohl die Wirksamkeit nicht nach den heutigen Standards belegt ist (Tabelle 39.2). Als zentralwirkendes Muskelrelaxans wird es bei Muskelverspannungen und Spastik angewendet.

Sirdalud enthält den Wirkstoff Tizanidin, das dem Clonidin strukturverwandt ist und ähnliche sedative und hypotensive Nebenwirkungen hat. Die Wirksamkeit bei zentral und peripher bedingten Muskelspasmen ist belegt. Es gilt daher als sinnvolle Alternative zu Baclofen bei Patienten mit spinal bedingter Spastizität. Die Verordnung hat sich 1999 kaum verändert.

Mephenesin (*Dolo-Visano M*) ist ein zentral wirkendes Myotonolytikum, das für die Behandlung schmerzhafter Muskelspasmen angewendet wird. Der klinische Nutzen von Mephenesin dürfte aufgrund der kurzen Wirkdauer (Halbwertszeit 1 h) und der sedierenden Nebenwirkungen nur begrenzt sein. Die Verordnungen waren 1999 erneut rückläufig.

Methocarbamol (*Ortoton*) gehört ebenfalls zur Gruppe der zentralen Myotonolytika und hat ähnliche Wirkungen wie Mephenesin. In zwei älteren Arbeiten war es bei Patienten mit Rücken- oder Nackenschmerzen sowie traumatisch oder entzündlich bedingten Schmerzen auf der Basis subjektiver Symptome nach 2–7 Tagen etwas besser wirksam als Placebo (Tisdale und Ervin 1975, Valtonen 1975). In einer kontrollierten Studie erzeugte Methocarbamol deutliche Anstiege mehrerer Sedationsparameter (Preston et al. 1992).

Pridinol (*Myoson*) wird in die Gruppe der Muskelrelaxantien eingruppiert, ist aber pharmakologisch ein Anticholinergikum (Waelbroeck et al. 1993). Es wird derzeit als Myotonolytikum (*Lyseen-Hommel*) und als Parkinsonmittel angeboten (*Parks 12*). *Lyseen-Hommel* läßt die Firma derzeit ausverkaufen und vertreibt Pridinol seit 1999 parallel unter dem Namen *Myoson*. Es soll bei zentralen und peripheren Muskelspasmen und Erkrankungen des rheumatischen Formenkreises angewendet werden. Zu beiden Indikationen liegen nach einer Medline-Recherche keine kontrollierten klinischen Untersuchungen vor.

Literatur

Mandal A.K., Abernathy T., Nelluri S.N., Stitzel V. (1995): Is quinine effective and safe in leg cramps? J. Clin. Pharmacol. 35: 588–593.

Man Son Hing M., Wells G., Lau A. (1998): Quinine for nocturnal leg cramps: a meta-analysis including unpublished data. J. Gen. Intern. Med. 13: 600–606.

Preston K.L., Wolf B., Guarino J.J., Griffiths R.R. (1992): Subjective and behavioral effects of diphenhydramine, lorazepam and methocarbamol: evaluation of abuse liability. J. Pharmacol. Exp. Ther. 262: 707–720.

Simiand J., Keane P.E., Biziere K., Soubrie P. (1989): Comparative study in mice of tetrazepam and other centrally active skeletal muscle relaxants. Arch. Int. Pharmacodyn. Ther. 297: 272–285.

Tisdale S.A., Ervin D.K. (1975): A controlled study of methocarbamol (Robaxin®) in acute painful musculoskeletal conditions. Curr. Ther. Res. 17: 525–530.

Valtonen E.J. (1975): A double-blind trial of methocarbamol versus placebo in painful muscle spasm. Curr. Med. Res. Op. 3: 382–385.

Waelbroeck M., Camus J., Tastenoy M., Lambrecht G., Mutschler E., Kropfgans M. et al. (1993): Thermodynamics of antagonist binding to rat muscarinic M2 receptors: antimuscarinics of the pridinol, sila-pridinol, diphenidol and sila-diphenidol type. Br. J. Pharmacol. 109: 360–370.

40. Ophthalmika

MARTIN J. LOHSE

Die Indikationsgruppe der Ophthalmika umfaßt Präparate, die lokal oder in einzelnen Fällen auch systemisch bei Augenkrankheiten gegeben werden. Solche Präparate werden ganz überwiegend von Ophthalmologen, daneben vor allem von Allgemeinmedizinern verordnet (vgl. Kapitel 54). Sie erreichen hohe Verordnungszahlen, tragen aber wegen günstiger Kosten zu den Gesamtumsätzen des Arzneimittelmarktes weniger bei. Insgesamt sind 1999 die Verordnungen von Ophthalmika nach deutlichen Rückgängen im Vorjahr stabil geblieben (Tabelle 40.1). Zunahmen hat es – neben preisbedingten Veränderungen – im wesentlichen bei Neuerungen wie den Glaukommitteln *Alphagan* und *Xalatan* gegeben, erstaunlicherweise aber auch bei den Kombinationen von Glucocorticoiden und Antibiotika.

Die jetzt hier erfaßten Präparate der Ränge bis 2500, die für ein kleines Indikationsgebiet sehr zahlreich sind, machen etwa 93 % der Verordnungen von Ophthalmika aus. Abbildungen 40.1 und 40.2 geben als Übersichten die 2500 verordnungsstärksten Präparate bzw. den Gesamtmarkt wieder.

Die Ophthalmika umfassen ganz unterschiedliche Arzneimittelgruppen. Von den definierten Tagesdosen (DDD) entfielen früher fast zwei Drittel auf die Gruppen Glaukommittel, „Antikataraktika" und Sympathomimetika. Im Laufe der letzten Jahre haben sich hier erhebliche Umschichtungen ergeben (Abbildungen 40.1 und 40.2). Insbesondere haben die Verordnungen von Glaukommitteln in den achtziger Jahren erheblich zugenommen und sich seit 1992 auf hohem Niveau stabilisiert. Die Filmbildner haben sich mit kontinuierlichen Zuwächsen als zweitstärkste Gruppe etabliert. Dagegen sind die Verordnungen der in ihrer Wirksamkeit zweifelhaften „Antikataraktika" kontinuierlich zurückgegangen. Prozentual bemerkenswert zugenommen, nämlich etwa auf das Doppelte, haben in den letzten zehn Jahren auch die Verordnungen von Antiinfektiva, Vitaminpräparaten

Tabelle 40.1: Verordnungen von Ophthalmika 1999. Angegeben sind die verordnungshäufigsten Präparate mit Verordnungsrang, Verordnungen und Umsatz 1999 im Vergleich zu 1998.

Rang	Präparat	Verordnungen in Tsd.	Änd. %	Umsatz Mio. DM	Änd. %
79	Bepanthen Augen-/Nasensalbe	1285,4	−3,9	6,2	−9,2
162	Dexa-Gentamicin	825,4	+21,0	8,8	+22,6
222	Kanamytrex	679,5	−6,7	7,1	−3,9
247	Corneregel	628,2	+12,5	5,7	+16,8
252	Refobacin Augensalbe/Tropf.	621,0	−0,6	4,1	−2,3
267	Floxal	600,2	−3,7	8,3	+2,6
296	Trusopt	550,3	−9,3	61,8	+1,2
301	Inflanefran	543,7	−12,0	8,0	−10,1
308	Livocab Augentropfen	534,9	+9,7	23,1	+8,4
349	Isopto-Max	488,7	+3,0	8,5	+1,9
361	Lacrisic	474,4	+34,3	6,8	+48,0
366	Lacophtal	471,3	−1,5	6,7	−2,8
376	Tim Ophthal	460,7	+10,6	9,3	+14,1
384	Artelac	454,7	−3,5	9,2	−10,0
443	Arufil /uno	409,7	+69,3	3,8	+99,4
455	Vidisic	403,1	+0,9	4,1	−8,8
463	Oculotect	396,3	+5,7	6,0	+4,4
466	Vividrin Augentropfen	392,9	−9,0	6,4	−9,6
505	Dexamytrex	368,3	+5,0	4,4	+3,2
537	Timomann	343,6	−9,6	7,2	+0,6
538	Xalatan	343,1	+50,2	44,7	+66,0
542	Cromohexal-Augentropfen	342,4	+12,1	5,3	+10,0
564	Ecolicin	332,2	+10,0	3,8	+10,3
572	Gentamicin-POS	327,3	+1,0	1,9	+1,7
580	Oculotect fluid	321,7	+5,0	4,4	−8,4
629	Vistagan	298,2	+2,6	9,0	+2,4
677	Siccaprotect	276,9	+8,2	3,1	+9,2
721	Betamann	260,2	−3,9	8,0	−4,8
723	Polyspectran Augen-/Ohrentr.	259,8	+3,0	2,6	+3,4
727	Fucithalmic	258,6	+1,9	3,6	+11,2
744	Yxin	250,1	−7,2	1,8	−3,7
751	Chibro-Timoptol	249,1	−13,6	7,1	−14,6
774	Protagent	240,4	−5,2	5,9	−6,4
778	Kanamycin-POS	238,8	+31,3	1,5	+31,9
789	Alphagan	235,8	+75,8	22,0	+122,3
805	Dexa-Polyspectran N	230,9	+10,8	3,4	+12,4
810	Oxytetracycl. Pred. Jenapharm	228,6	−3,4	3,3	−1,0
812	Lacrimal	227,7	−1,7	2,5	+0,8
816	Sic Ophtal	227,1	+102,0	2,2	+113,5
822	Liposic	225,2	−23,7	3,1	−8,8
834	Liquifilm	222,4	−7,4	2,6	−17,3
879	Vidisept	211,1	−3,0	2,6	+0,1
880	Dispatenol	210,5	−0,5	2,4	−3,4
882	Dexium	210,0	−18,6	19,4	−17,7
905	Dispatim	205,3	−8,1	6,1	−5,9

Tabelle 40.1: Verordnungen von Ophthalmika 1999 (Fortsetzung). Angegeben sind die verordnungshäufigsten Präparate mit Verordnungsrang, Verordnungen und Umsatz 1999 im Vergleich zu 1998.

Rang	Präparat	Verordnungen in Tsd.	Änd. %	Umsatz Mio. DM	Änd. %
907	Ophtalmin	204,8	+8,8	2,0	+13,4
934	Isoglaucon	196,2	−13,3	5,6	−13,0
942	Ficortril Augensalbe	194,7	+2,7	1,8	+13,4
947	Terracortril Augensalbe/-Tr.	193,3	−6,1	1,6	−6,6
957	Sophtal-POS N	191,3	−4,0	2,1	−0,4
983	Ultracortenol	184,8	−11,8	3,2	−3,8
987	Antikataraktikum N	183,6	−28,1	4,1	−27,9
1013	Thilo-Tears	178,9	−1,0	2,9	−4,2
1019	Blephamide Augensalbe/Tr.	177,4	−26,5	2,9	−22,4
1024	Terramycin Augensalbe	175,5	+10,2	0,7	+10,1
1036	Arutimol	173,5	−8,0	5,3	−4,4
1052	Voltaren ophtha	169,2	+13,3	7,4	+9,1
1090	Cromoglicin-ratioph. Augentr.	162,3	+12,2	2,6	+15,1
1099	Cosopt	160,6	(>1000)	22,6	(>1000)
1183	Spersadexolin	148,3	−1,1	2,9	−0,8
1194	Lacrimal O.K.	146,5	−15,2	5,8	−3,5
1205	Normoglaucon	144,9	−10,3	9,4	−8,4
1212	Solan M	143,9	−14,0	2,3	−7,6
1229	Proculin	141,9	−26,5	1,0	−26,3
1248	Oxytetracyclin Augensalbe	139,1	+7,2	1,3	+7,5
1249	Clonid Ophtal	138,8	+12,8	3,0	+19,7
1277	Dacrin	136,0	−7,8	1,3	+6,7
1282	Berberil N	135,3	−3,9	0,9	−9,7
1292	Dexa-sine	133,6	+15,9	2,5	+15,0
1355	Oculotect Gel/sine Tropfen	125,7	+9,8	2,2	+18,9
1366	Irtan	124,5	−16,7	4,8	−14,8
1367	Aquapred Augentropfen	124,3	+9,2	1,2	+19,2
1370	Noviform Augensalbe	123,8	−2,1	1,9	−1,6
1376	Vitamin A-POS	123,1	+2,6	1,0	+4,0
1378	Hydrocortison-POS N	122,9	+31,8	1,2	+32,0
1381	Vidirakt S mit PVP	122,2	−8,6	1,5	−11,4
1398	Totocortin	121,1	+74,5	1,1	+93,2
1399	Mycinopred	121,1	+5,5	1,6	+5,5
1401	Pilomann	121,0	−13,9	2,0	−10,2
1415	Dobica	119,6	−25,1	6,9	−24,8
1427	Heparin-POS	118,0	+2,9	1,2	+4,7
1452	Polyspectran Augensalbe	116,1	−5,5	1,2	−5,2
1469	Ocuflur	114,2	−11,3	5,0	−11,4
1493	Efflumidex	111,7	−18,6	1,6	−16,5
1524	Visc ophtal	109,0	+948,2	1,0	+936,9
1538	Betoptima	107,7	−0,4	3,1	−0,5
1540	Timohexal	107,6	−14,8	2,7	−15,4
1581	Pilocarpin Ankerpharm	103,3	−11,6	1,4	−8,5
1612	Ciloxan	101,1	−5,9	1,3	−4,1
1651	Kollateral A+E Drag.	97,5	−32,9	5,7	−31,9

Tabelle 40.1: Verordnungen von Ophthalmika 1999 (Fortsetzung). Angegeben sind die verordnungshäufigsten Präparate mit Verordnungsrang, Verordnungen und Umsatz 1999 im Vergleich zu 1998.

Rang	Präparat	Verordnungen in Tsd.	Änd. %	Umsatz Mio. DM	Änd. %
1654	Arteoptic	97,4	−14,0	2,9	−16,4
1655	Alomide	97,3	−23,2	1,5	−19,3
1699	Pilocarpol	93,9	−8,5	1,2	−0,5
1700	Biciron	93,8	−18,3	0,7	−16,6
1709	Lacrigel	92,8	+16,8	0,9	+14,0
1712	Regepithel	92,7	+7,1	0,9	+17,1
1722	Prednisolon Augens. Jenapharm	91,7	−16,7	1,2	−14,6
1777	Timolol-POS	87,3	−9,3	2,1	−6,7
1807	Allergopos N	85,2	−1,7	0,7	+0,4
1815	Allergocrom Augentropfen	84,8	−4,0	1,2	−2,6
1826	Spersallerg	84,1	−15,1	1,5	−0,3
1836	Posiformin	83,6	+20,2	0,6	+23,9
1848	Acular	82,6	+56,1	3,2	+62,9
1851	Timpilo	82,5	−20,6	9,0	−17,5
1853	Pan Ophtal	82,0	+31,4	0,6	+35,2
1858	Borocarpin S	81,7	−7,6	1,2	−8,3
1860	Predni-POS	81,5	+73,6	1,0	+102,9
1871	Timosine	80,9	+10,6	5,0	+6,3
1915	LentoNit	77,4	−23,1	1,2	−23,8
1923	Kan Ophtal	77,0	+8,3	0,6	+25,2
1948	Timo Comod	75,5	+34,5	1,6	+34,9
1955	Dexapos	74,9	+72,8	0,6	+79,0
1966	Crom Ophtal	74,1	+5,8	0,9	+10,6
1975	Dexa Biciron	73,6	−24,1	1,3	−2,3
1994	Timolol CV	72,7	(neu)	1,1	(neu)
2052	Dexagel	69,5	+26,0	0,9	+26,0
2066	Gentamytrex	68,9	+2,5	0,5	+0,2
2078	Panthenol-Augensalbe	68,5	−20,0	0,3	−24,5
2100	Konjunktival	67,4	−23,7	0,9	−21,6
2147	Dispadex comp.	65,1	+42,0	0,6	+41,1
2178	Levophta	63,2	−14,1	1,7	−13,8
2195	Posorutin Augentropfen	62,3	−0,3	0,6	+2,1
2227	Nebacetin Augensalbe	60,1	−9,8	0,4	−6,4
2233	Efemolin	59,9	−11,5	1,1	−5,0
2240	Augentonikum Stulln	59,5	−9,5	0,9	−14,5
2247	Otriven Augentropfen	59,1	+4,8	0,8	+12,8
2285	Gent Ophtal	57,7	+13,8	0,4	+25,3
2297	Cibaflam	57,2	(>1000)	0,7	(>1000)
2305	Diamox	56,9	+11,8	3,0	+15,8
2310	Oculosan N	56,7	−26,5	1,2	−21,8
2318	Emadine	56,3	(neu)	1,7	(neu)
2328	Vitreolent Plus	55,7	−29,7	1,9	−29,7
2344	Ophtopur N	54,9	−25,2	0,5	−16,8
2346	Euphrasia Augentropfen	54,9	+4,3	0,9	+1,6

Tabelle 40.1: Verordnungen von Ophthalmika 1999 (Fortsetzung). Angegeben sind die verordnungshäufigsten Präparate mit Verordnungsrang, Verordnungen und Umsatz 1999 im Vergleich zu 1998.

Rang	Präparat	Verordnungen in Tsd.	Änd. %	Umsatz Mio. DM	Änd. %
2349	Actihaemyl-Augengel	54,8	−17,3	0,8	−3,7
2353	Betagentam	54,5	+68,9	0,5	+77,5
2401	Chibroxin	52,6	−27,7	0,7	−24,4
2422	Tobramaxin	51,5	−11,1	0,7	−4,5
2432	Aureomycin Augensalbe	51,1	−12,1	0,3	−13,8
Summe		27274,8	+2,0	587,5	+8,7
Anteil an der Indikationsgruppe		92,5%		93,6%	
Gesamte Indikationsgruppe		29497,7	+1,1	627,6	+7,7

und Antiallergika, wenn auch die Gesamtmengen dieser Präparate nicht so erheblich sind.

Beim Vergleich mit früher publizierten Werten muß bedacht werden, daß 1997 entsprechend den WHO-Empfehlungen einige DDDs neu festgelegt wurden. So wurde bei allen Glaukommitteln eine beidseitige Therapie angenommen. In Abbildung 40.2 sind jedoch die Verordnungen auch für die früheren Jahre mit den neu festgelegten

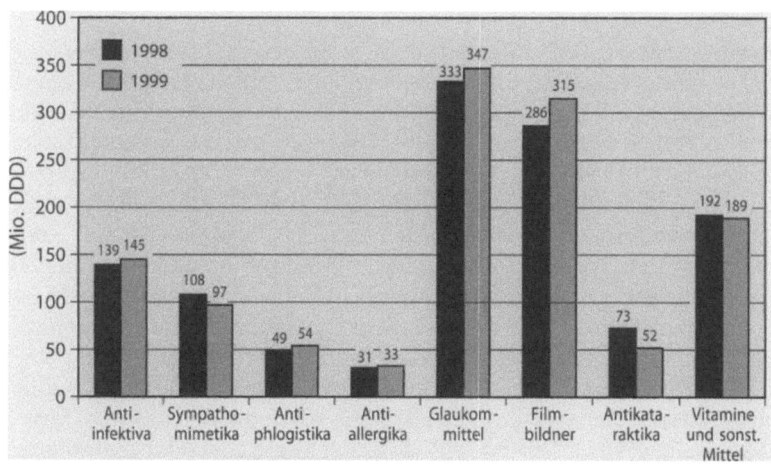

Abbildung 40.1: Verordnungen von Ophthalmika 1999. DDD der 2500 meistverordneten Arzneimittel.

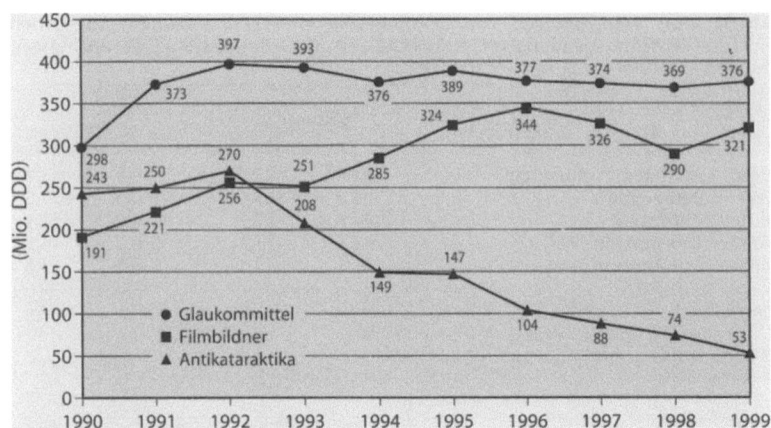

Abbildung 40.2: Verordnungen von Ophthalmika 1990 bis 1999. Gesamtverordnungen nach definierten Tagesdosen, ab 1991 mit neuen Bundesländern.

DDD vorgenommen, so daß die Trends der Verordnungen korrekt wiedergegeben werden.

Antiinfektiva

Antiinfektive Ophthalmika (Tabellen 40.2 und 40.3) werden zur Behandlung von Infektionen des vorderen Augenabschnittes eingesetzt. Diese Infektionen äußern sich zumeist als Konjunktivitiden. Für die bakterielle Konjunktivitis werden im allgemeinen lokal anwendbare Antibiotika verordnet. Auch wenn ein Antibiogramm in der Regel nicht erforderlich ist, empfiehlt sich die Kenntnis der aktuellen und regional oft spezifischen Resistenzlage. Als Erreger kommen vor allem Staphylokokken, Pneumokokken und Haemophilus in Betracht. In einer größeren Resistenzstudie aus den USA wurde folgende Reihenfolge der Wirksamkeit bestimmt: Chloramphenicol, Bacitracin plus Polymyxin B, Gentamicin, Gyrasehemmstoffe, Neomycin, Erythromycin (Everett et al. 1995). Neuere Resistenzstudien aus Amerika (Jensen und Felix 1998) und Japan (Ooishi und Miyao 1997) zeigen vor allem hohe Sensitivität gegenüber Fluorchinolonen und relativ hohe Resistenzraten gegenüber Erythromycin. Vergleichbare Daten liegen für Deutschland nicht vor.

Tabelle 40.2: Verordnungen antiinfektiver Ophthalmika 1999. Angegeben sind die 1999 verordneten Tagesdosen, die Änderungen gegenüber 1998 und die mittleren Kosten je DDD 1999.

Präparat	Bestandteile	DDD in Mio.	Änderung in %	DDD-Kosten in DM
Antibiotika				
Kanamytrex	Kanamycin	14,8	(−6,8)	0,48
Refobacin Augensalbe/Tropf.	Gentamicin	10,7	(−1,5)	0,38
Fucithalmic	Fusidinsäure	7,8	(+1,9)	0,46
Gentamicin-POS	Gentamicin	5,3	(+1,9)	0,36
Kanamycin-POS	Kanamycin	4,8	(+34,1)	0,32
Oxytetracyclin Augensalbe	Oxytetracyclin	2,0	(+7,2)	0,63
Kan Ophtal	Kanamycin	1,8	(+6,6)	0,32
Tobramaxin	Tobramycin	1,6	(−3,4)	0,45
Gentamytrex	Gentamicin	1,3	(−0,9)	0,38
Gent Ophtal	Gentamicin	1,2	(+12,0)	0,35
Aureomycin Augensalbe	Chlortetracyclin	0,4	(−12,1)	0,69
		51,6	(+0,9)	0,43
Gyrasehemmer				
Floxal	Ofloxacin	15,1	(−3,4)	0,55
Ciloxan	Ciprofloxacin	2,5	(−5,9)	0,50
Chibroxin	Norfloxacin	1,3	(−27,7)	0,55
		19,0	(−5,9)	0,54
Adstringentien				
Noviform Augensalbe	Bibrocathol	1,5	(−2,1)	1,24
Posiformin	Bibrocathol	1,0	(+20,2)	0,58
		2,6	(+5,8)	0,97
Antibiotikakombinationen				
Ecolicin	Erythromycin Colistin	3,8	(+10,0)	1,01
Polyspectran Augen-/Ohrentr.	Polymyxin B Neomycin Gramicidin	3,6	(+3,0)	0,73
Terramycin Augensalbe	Oxytetracyclin Polymyxin B	0,9	(+10,2)	0,81
Polyspectran Augensalbe	Polymyxin B Bacitracin Neomycin	0,7	(−5,5)	1,60
Nebacetin Augensalbe	Neomycin Bacitracin	0,4	(−9,8)	1,09
		9,4	(+5,0)	0,93
Summe		82,6	(−0,2)	0,53

Tabelle 40.3: Verordnungen antiinfektiver Ophthalmikakombinationen mit Glucocorticoiden 1999. Angegeben sind die 1999 verordneten Tagesdosen, die Änderungen gegenüber 1998 und die mittleren Kosten je DDD 1999.

Präparat	Bestandteile	DDD in Mio.	Änderung in %	DDD-Kosten in DM
Antibiotika und Glucocorticoide				
Dexa-Gentamicin	Gentamicin Dexamethason	14,7	(+20,5)	0,60
Aquapred Augentropfen	Chloramphenicol Prednisolon	6,2	(+9,2)	0,19
Dexamytrex	Gentamicin Dexamethason	6,2	(+0,4)	0,72
Isopto-Max	Neomycin Polymyxin B Dexamethason	5,8	(+2,7)	1,45
Cibaflam	Fluorometholon Gentamicin	4,6	(>1000)	0,14
Spersadexolin	Chloramphenicol Tetryzolin Dexamethason	3,7	(−1,1)	0,78
Mycinopred	Polymyxin B Neomycin Prednisolon	3,5	(+5,5)	0,47
Oxytetracyclin Prednisolon Jenapharm	Oxytetracyclin Prednisolon	3,3	(−3,4)	1,00
Dexa-Polyspectran N	Polymyxin B Neomycin Dexamethason	3,2	(+10,8)	1,07
Terracortril Augensalbe/-Tr.	Oxytetracyclin Hydrocortison Polymyxin B	2,0	(−5,4)	0,80
Dispadex comp.	Neomycin Dexamethason	1,3	(+42,7)	0,46
Betagentam	Betamethason Gentamicinsulfat	1,1	(+68,9)	0,50
		55,6	(+18,8)	0,67
Sulfonamidkombinationen				
Blephamide Augensalbe/Tr.	Sulfacetamid Prednisolon	6,9	(−25,7)	0,42
Summe		62,4	(+11,5)	0,65

In einer vergleichenden Untersuchung zur experimentellen Konjunktivitis durch *Staph. aureus* wurde allerdings gefunden, daß Antiseptika wie Ethacridin (*Biseptol*) oder Povidon-Iod zu schnellerer Elimination der Bakterien und Regression der Symptome führten als die Kombination aus Bacitracin, Polymyxin B und Neomycin (Behrens-Baumann und Begall 1993). Insofern ist nicht gesichert, daß Antibiotika bei einfacher bakterieller Konjunktivitis notwendig sind. Bei schweren Infektionen des vorderen Augenabschnittes, etwa Keratitis, ist dagegen eine antibiotische Therapie dringend geboten; bei schweren Hornhautulzera ist ein Antibiogramm erforderlich, während in weniger schweren Fällen empirisch mit Breitspektrumantibiotika behandelt werden kann (McLeod et al. 1996).

Gefahren bestehen bei einigen Antibiotika wegen lokaler Irritation oder Allergisierung bei längerdauernder Anwendung. In den meisten Fällen sollte eine Behandlung zehn Tage nicht überschreiten. Ein ideales Antibiotikum für die Lokalbehandlung gibt es nach wie vor nicht. Empfohlen werden zum einen Kombinationen nur lokal anwendbarer Antibiotika (Polymyxin B, Colistin, Bacitracin, Gramicidin, mit Einschränkungen Neomycin), von denen einige, wie besonders Neomycin, lokal irritierend und allergisierend wirken. Andererseits wird zu den auch systemisch angewandten Aminoglykosiden sowie Erythromycin geraten, bei denen Resistenzentwicklung ein Problem darstellt (siehe unten).

Monopräparate

Die Verordnungen von antibiotischen Monopräparaten waren 1999 insgesamt stabil (Tabelle 40.2). Am häufigsten werden nach wie vor die Aminoglykoside Kanamycin und Gentamicin verordnet. Sie gelten als gut wirksam und relativ nebenwirkungsarm. Die Entwicklung von Resistenz ist möglich. Neben diesen beiden Aminoglykosiden finden sich unter den Monopräparaten das schon lange verwendete Oxytetracyclin und seit einigen Jahren die Fusidinsäure (*Fucithalmic*), die vor allem gegen Staphylokokken wirksam ist. Gyrasehemmer haben sich in den letzten Jahren auch in der Ophthalmologie fest etabliert; ihre Verordnungen haben jedoch nicht mehr weiter zugenommen. Sie scheinen gute Wirksamkeit und gute lokale Penetration mit geringen unerwünschten Wirkungen zu kombinieren (O'Brien et al. 1995, Hanioglu-Kargi et al. 1998).

Auf die Vorteile von Adstringentien wurde oben bereits eingegangen. Bei dem allein hier vertretenen Adstringens Bibrocathol (*Noviform, Posiformin*) haben sich die Verordnungen auf relativ geringem Niveau stabilisiert. Nachteilig ist für die Anwendung tagsüber, daß die Bibrocatholpräparate nur als Salbe verfügbar sind. In Tabelle 40.9 ist mit dem Salicylsäure-haltigen *Sophtal-POS N* ein weiteres als Antiseptikum im Handel befindliches Präparat aufgeführt; Salicylsäure wirkt topisch angewandt vor allem keratolytisch.

Kombinationspräparate

Die Verordnungen von Kombinationspräparaten mit Antiinfektiva haben 1999 wie schon im Vorjahr zum Teil deutlich zugenommen (Tabelle 40.3). Sie umfassen zum einen Kombinationen verschiedener lokal wirksamer Antibiotika (Tabelle 40.2), zum anderen aber die von den Zahlen her weit überwiegenden Kombinationen mit Glucocorticoiden (Tabelle 40.3).

Die reinen Antibiotikakombinationen sind seit langem etabliert und in ihren Wirkungen dokumentiert. Zwei dieser Präparate enthalten Neomycin bzw. Bacitracin, die leicht zu Allergien führen. Deshalb ist bei der Verwendung solcher Präparate Vorsicht geboten, besonders bei langfristiger oder häufiger Verordnung. Auffallend ist, trotz der ungünstigen Resistenzlage, der auch schon in den Vorjahren beobachtete deutliche Anstieg der ebenfalls lang etablierten Kombination Erythromycin/Colistin (*Ecolicin*).

Immer noch in erheblichem Umfang sind Kombinationen von Antibiotika und Glucocorticoiden verwendet worden (Tabelle 40.3). Deutlich mehr als 40 % der Verordnungen von Antibiotika fallen auf Kombinationspräparate mit Glucocorticoiden. Die Verschreibung solcher Pharmaka entbindet in gewisser Weise von einer ausführlichen Diagnostik, da sowohl bei einer allergischen wie auch einer bakteriellen Genese einer Konjunktivitis mit einer Besserung zu rechnen ist. Dieser Eindruck der Besserung wird noch verstärkt, wenn ein Präparat wie z.B. *Spersadexolin* zusätzlich noch ein Sympathomimetikum enthält, das durch eine Vasokonstriktion eine symptomatische Abnahme der Rötung des Auges verursacht. Die ungezielte Verwendung von Glucocorticoiden am Auge ist jedoch mit Risiken verbunden (siehe unten). Eine Kombination von Steroiden und Antibiotika kann daher in den meisten Fällen nicht begründet werden.

Zwei hier vertretene Präparate, *Aquapred Augentropfen* und *Spersadexolin*, enthalten Chloramphenicol, das sich durch gute Wirksamkeit, lokale Verträglichkeit und günstigen Preis auszeichnet, in Einzelfällen aber auch nach lokaler Gabe am Auge hämatologische Nebenwirkungen verursacht hat (Fraunfelder und Bagby 1983).

Die topische Anwendung von Sulfonamiden muß wegen der hohen Sensibilisierungsrate als obsolet gelten. Als einziges Präparat erscheint unter den 2500 führenden Arzneimitteln nur noch die Sulfonamidkombination *Blephamide Augensalbe/Tropfen*, deren Verordnungen von Jahr zu Jahr stark schwanken.

Sympathomimetika

Sympathomimetika werden zur symptomatischen Therapie besonders bei chronischen Reizzuständen der Bindehaut, die keine spezifische Diagnose erlauben, eingesetzt. Ihre Wirkung beruht im wesentlichen auf der Verengung von Gefäßen und damit einer Abschwellung der Schleimhäute. Es handelt sich um alphasympathomimetisch wirkende Substanzen, zum Teil in Kombination mit Antiseptika. Diese Therapie ist rein symptomatisch, wenn auch oft angenehm für den Patienten. Bei chronischer Applikation kann es reflektorisch zu einer Erweiterung der Gefäße kommen, die nur jeweils kurzfristig nach der Applikation des Medikaments verschwindet, und auch zur Austrocknung des Auges und damit zu vermehrter, aber nicht mehr bemerkter Reizung. Aus dem symptomatischen Charakter dieser Therapie, aber vermutlich auch aus den niedrigen Preisen, die eine Verordnung auf Kassenrezept kaum mehr lohnen lassen, erklären sich vermutlich die in den letzten Jahren beobachteten Rückgänge entsprechender Verordnungen.

Die einzelnen Alphasympathomimetika unterscheiden sich in ihrem Wirkungsspektrum nicht und müssen daher als therapeutisch gleichwertig gelten. Im allgemeinen ist die Anwendung eines Monopräparates vollkommen ausreichend. Praktisch alle Präparate sind sehr preisgünstig (Tabelle 40.4).

Bei einer allergischen Genese der Konjunktivitis werden häufig Sympathomimetika in Verbindung mit Antihistaminika eingesetzt. Ob diese Kombinationen sinnvoll sind, muß ebenso wie für die Kombination von zwei Alphasympathomimetika (etwa im *Ophtalmin*) oder die Kombination eines Alphasympathomimetikums mit dem

Tabelle 40.4: Verordnungen von sympathomimetischen Ophthalmika 1999. Angegeben sind die 1999 verordneten Tagesdosen, die Änderungen gegenüber 1998 und die mittleren Kosten je DDD 1999.

Präparat	Bestandteile	DDD in Mio.	Änderung in %	DDD-Kosten in DM
Monopräparate				
Yxin	Tetryzolin	18,6	(–7,2)	0,10
Proculin	Naphazolin	9,5	(–26,5)	0,11
Berberil N	Tetryzolin	8,6	(–1,0)	0,11
Biciron	Tramazolin	6,3	(–18,3)	0,12
Otriven Augentropfen	Xylometazolin	4,7	(+4,8)	0,18
		47,7	(–11,4)	0,11
Kombinationspräparate				
Ophtalmin	Oxedrin Naphazolin Antazolin	16,9	(+8,1)	0,12
Dacrin	Hydrastinin Oxedrin	6,8	(–7,8)	0,19
Spersallerg	Antazolin Tetryzolin	6,7	(–15,1)	0,22
Oculosan N	Zinksulfat Naphazolin	5,7	(–24,3)	0,22
Ophtopur N	Zinkborat Naphazolin	5,1	(–20,8)	0,10
Allergopos N	Antazolin Tetryzolin	4,9	(–1,7)	0,15
Konjunktival	Naphazolin Pheniramin	2,9	(–25,7)	0,32
		49,1	(–8,9)	0,17
Summe		96,8	(–10,1)	0,14

fraglich vasokonstriktorischen Hydrastinin (im *Dacrin*) in Frage gestellt werden. Erfreulicherweise sind in den letzten Jahren besonders fragwürdige Bestandteile wie Campher und zahlreiche Pflanzenextrakte aus allen relevanten Kombinationen herausgenommen worden (*Berberil N, Ophtopur N, Oculosan N, Allergopos N*).

Antiphlogistische Ophthalmika

Glucocorticoide werden in der Ophthalmologie bei Iridozyklitis, verschiedenen Erkrankungen der Cornea und zur Unterdrückung von Narbenwucherungen an Lidern und Cornea eingesetzt. Besserung, aber keine Heilung, versprechen sie bei der allergischen Konjunktivitis sowie Skleritis und Episkleritis. Trotz teilweise gegenläufiger Herstellerempfehlungen sind Glucocorticoide auch in Kombination mit Antibiotika nicht zur Behandlung der infektiösen Konjunktivitis geeignet. Hierbei sind sie nicht nur nutzlos, sondern wegen mehrerer Risiken sogar schädlich. Dazu gehören vor allem das Aufflammen von infektiösen Prozessen, besonders Pilzinfektionen, aber auch vereinzelt die Auslösung eines Glaukoms schon innerhalb weniger Wochen bei prädisponierten Patienten und die Entwicklung von Linsentrübungen nach Anwendung über ein oder mehrere Jahre. Grundsätzlich gewarnt werden muß vor der Anwendung von Glucocorticoiden, wenn die Hornhaut nicht intakt ist. Aus diesen Gründen sollte jede längerdauernde Anwendung von Glucocorticoiden am Auge sorgfältig überwacht werden.

Zum Einsatz kommen verschiedene Glucocorticoide, die sich nicht nur in ihrer Potenz, sondern auch in ihrer Resorbierbarkeit erheblich unterscheiden. So ist die Resorption von Prednisolonacetat (*Inflanefran, Ultracortenol*) höher als die von Phosphatsalzen der Glucocorticoide (*Dexa-sine*). Dagegen ist – gleiche Resorption vorausgesetzt – die Potenz von Dexamethason deutlich höher als die von Prednisolon und Hydrocortison. In den Kombinationspräparaten mit Sympathomimetika (Tabelle 40.5) und Antibiotika (Tabelle 40.3) findet vor allem Dexamethason Verwendung, häufig in Form der schlechter resorbierten Phosphatsalze. Bei den Monopräparaten dagegen überwiegt die Verwendung von Prednisolonacetat. Die Verordnungen von Glucocorticoiden haben 1999 in der Summe wieder zugenommen, wobei der Anstieg vor allem auf preisgünstige Präparate fällt (Tabellen 40.3 und 40.5).

Separat aufgeführt werden die nichtsteroidalen Antiphlogistika Flurbiprofen (*Ocuflur*), Diclofenac (*Voltaren ophtha*) und das neu hinzugekommene Ketorolac (*Acular*) (Tabelle 40.5). Diese Präparate werden hauptsächlich zur Entzündungshemmung nach Operationen sowie zur Vermeidung intraoperativer Miosis eingesetzt, bei denen ihre antiinflammatorische Potenz der der Glucocorticoide gleichkommt (Wright et al. 1997). Die Verordnungen haben vor allem

Tabelle 40.5: Verordnungen von antiphlogistischen Ophthalmika 1999. Angegeben sind die 1999 verordneten Tagesdosen, die Änderungen gegenüber 1998 und die mittleren Kosten je DDD 1999.

Präparat	Bestandteile	DDD in Mio.	Änderung in %	DDD-Kosten in DM
Glucocorticoide				
Inflanefran	Prednisolon	11,3	(−11,9)	0,71
Predni-POS	Prednisolon	6,5	(+151,5)	0,16
Totocortin	Dexamethason	5,0	(+74,5)	0,21
Ultracortenol	Prednisolon	4,5	(−9,5)	0,70
Dexa-sine	Dexamethason	2,6	(+15,6)	0,96
Efflumidex	Fluorometholon	2,2	(−18,6)	0,73
Ficortril Augensalbe	Hydrocortison	1,9	(+2,7)	0,94
Dexagel	Dexamethason	1,3	(+26,0)	0,68
Prednisolon Augens. Jenapharm	Prednisolon	1,3	(−16,7)	0,94
Dexapos	Dexamethason	1,2	(+72,8)	0,46
Hydrocortison-POS N	Hydrocortison	0,8	(+31,8)	1,57
		38,7	(+13,6)	0,60
Glucocorticoidkombinationen				
Dexa Biciron	Dexamethason Tramazolin	2,5	(−24,1)	0,53
Efemolin	Fluorometholon Tetryzolin	1,7	(−11,5)	0,66
		4,2	(−19,4)	0,59
Nichtsteroidale Antiphlogistika				
Voltaren ophtha	Diclofenac	4,8	(+7,8)	1,55
Ocuflur	Flurbiprofen	3,5	(−14,4)	1,43
Acular	Ketorolac	2,4	(+59,8)	1,33
		10,7	(+6,6)	1,46
Summe		53,6	(+8,7)	0,77

durch Anstiege beim *Acular* zugenommen. Bei diesen Zahlen ist allerdings zu bedenken, daß diese Therapie ganz wesentlich auch in der Klinik durchgeführt wird.

Antiallergika

Bei allergischer Konjunktivitis ist eine Prophylaxe mit Cromoglicin-säure und ähnlich wirkenden Substanzen möglich. Ihre Wirkung wird auf eine Hemmung der Mastzelldegranulation zurückgeführt, der genaue Wirkmechanismus ist jedoch unklar. Diese Präparate müssen vorbeugend vor der in Aussicht stehenden Exposition (z.B. Pollen) gegeben werden. Gegenüber den akut und stärker wirksamen Corticosteroiden ist Cromoglicinsäure wegen der sehr viel geringeren Nebenwirkungen vorzuziehen (Hingorani und Lightman 1995). Allerdings kann Cromoglicinsäure, wenn auch wohl sehr selten, selbst anaphylaktische Reaktionen auslösen (Ibanez et al. 1996). Die Verordnungen dieser Präparate haben 1999 leicht zugenommen (Tabelle 40.6). Innerhalb dieser Gruppe hat es dabei Umschichtungen von den klassischen Degranulationshemmern hin zu den neueren Antihistaminika Levocabastin und Emedastin gegeben.

Bei der Cromoglicinsäure dominieren inzwischen die Generika. Bei den Preisen muß berücksichtigt werden, daß bei den verschiedenen Präparaten in unterschiedlichem Ausmaß die Verordnungen von Kombinationspackungen (Augentropfen und Nasensprays) oder Eindosis-Packungen zu scheinbar unterschiedlichen DDD-Kosten führen (Tabelle 40.6).

Tabelle 40.6: Verordnungen von antiallergischen Ophthalmika 1999. Angegeben sind die 1999 verordneten Tagesdosen, die Änderungen gegenüber 1998 und die mittleren Kosten je DDD 1999.

Präparat	Bestandteile	DDD in Mio.	Änderung in %	DDD-Kosten in DM
Cromoglicinsäure				
Vividrin Augentropfen	Cromoglicinsäure	6,0	(−8,7)	1,07
Cromohexal-Augentropfen	Cromoglicinsäure	5,2	(+13,2)	1,02
Cromoglicin-ratioph. Augentr.	Cromoglicinsäure	2,3	(+13,2)	1,11
Crom Ophtal	Cromoglicinsäure	2,1	(+10,9)	0,44
Allergocrom Augentropfen	Cromoglicinsäure	1,7	(−5,4)	0,70
		17,2	(+2,5)	0,95
Weitere Degranulationshemmer				
Irtan	Nedocromil	1,7	(−16,2)	2,79
Alomide	Lodoxamid	1,5	(−23,8)	1,02
		3,2	(−19,9)	1,98
H_1-Antihistaminika				
Livocab Augentropfen	Levocabastin	9,0	(+13,9)	2,55
Levophta	Levocabastin	2,1	(−14,1)	0,82
Emadine	Emedastin	1,4	(neu)	1,20
		12,6	(+20,8)	2,11
Summe		32,9	(+5,7)	1,49

Nedocromil (*Irtan*) wirkt ähnlich wie Cromoglicinsäure und ist klinisch mindestens ebenso effektiv wie diese (Kjellman und Stevens 1995, Hingorani und Lightman 1995). Gegenüber der viermal täglichen Gabe der Cromoglicinsäure scheint die zweimal tägliche Anwendung meist auszureichen. Dieses Präparat wurde 1994 zunächst erfolgreich eingeführt, hat aber vermutlich aufgrund des deutlich höheren Preises in den letzten Jahren stark an Verordnungen eingebüßt.

Lodoxamid (*Alomide*) gilt ebenfalls als Degranulationshemmer, zeichnet sich aber gegenüber der Cromoglicinsäure durch schnelleren Wirkungseintritt aus (Fahy et al. 1992). Dieses dem Nedocromil daher vergleichbare, jedoch deutlich preisgünstigere Präparat findet sich seit 1997 unter den verordnungshäufigsten Arzneimitteln, weist aber nach einem deutlichen Zuwachs im Vorjahr nun wieder einen deutlichen Rückgang auf.

Der H_1-Rezeptorantagonist Levocabastin (*Livocab*, *Levophta*) erreicht bei allergischer Konjunktivitis ähnliche Therapieergebnisse wie andere topische Antiallergika, wirkt aber als hochaffiner Rezeptorantagonist schneller und länger als Cromoglicinsäure (Dechant und Goa 1991). In einer direkt vergleichenden Studie wurde Überlegenheit auch gegenüber dem Nedocromil gefunden (Hammann et al. 1996). Allerdings sind die Ergebnisse insgesamt nicht wesentlich besser als bei anderen antiallergisch wirkenden Substanzen, wozu die hohe Placeborate von 30–80 % beiträgt (Noble und McTavish 1995). Die unterschiedlichen Therapiekosten sind nur scheinbar, da beim *Livocab* häufig Kombipackungen (Augentropfen + Nasenspray) verordnet werden. Emedastin (*Emadine*) ist ein weiterer topisch applizierbarer H_1-Rezeptorantagonist, der pharmakologisch dem Levocabastin vergleichbar ist, für den aber bisher nur eine wenig relevante Studie zum Vergleich mit Ketorolac vorliegt.

Glaukommittel

Als Glaukom wird eine Anzahl von ätiologisch verschiedenen Krankheiten bezeichnet, deren gemeinsames Kennzeichen ein individuell zu hoher Augeninnendruck ist, aus dem die Gefahr von zunehmenden Gesichtsfeldausfällen resultiert. Daher ist eine Dauertherapie angezeigt, die das Ziel hat, den Augeninnendruck über 24 Stunden hinweg unter 20 mm Hg zu senken, bei Patienten mit Normaldruckglaukom auch darunter. Dabei ist wichtig zu wissen, daß selbst in entwickelten Ländern etwa die Hälfte der Glaukompatienten nicht von ihrer Erkrankung wissen (Quigley 1996). Bei der Forschung nach den Ursachen gewinnen genetische Veränderungen an Bedeutung (Stone et al. 1997, Michels-Rautenstrauß et al. 1997).

In der Therapie des Glaukoms hat es in den letzten Jahren eine Reihe von Neuerungen gegeben (Alward 1998, Pfeiffer 1998, Hoyng und van Beek 2000). Zur Auswahl stehen hier verschiedene Gruppen von Arzneimitteln, die entweder den Kammerwasserabfluß erhöhen (Cholinergika) oder die Kammerwasserproduktion reduzieren (Betarezeptorenblocker, Alpha$_2$-Sympathomimetika). Neue Therapiemöglichkeiten stellen das stark alpha$_2$-selektive Brimonidin, der lokal wirksame Carboanhydrasehemmer Dorzolamid und das Prostaglandinderivat Latanoprost dar.

Nebenwirkungen der klassischen Therapie mit Cholinergika bestehen in der Miosis, die das Sehen in der Dämmerung sowie bei Bestehen von Linsentrübungen stört, und bei jungen Patienten besonders in der akkommodativen Myopie. Die Anwendung von Betarezeptorenblockern kann systemische Nebenwirkungen mit sich bringen. Daher stellen insbesondere Asthma bronchiale und AV-Überleitungsstörungen Kontraindikationen dar. Lokale Nebenwirkung der Therapie mit Betarezeptorenblockern kann ein Sicca-Syndrom sein, das vor allem bei Kontaktlinsenträgern zu Problemen führt.

Die DDD für die Glaukommittel wurden vor zwei Jahren zur Vereinheitlichung entsprechend den DDD der WHO neu definiert. Bei Pilocarpinpräparaten wurden sie auf 0,4 ml (4 Tr. täglich), bei Betarezeptorenblockern auf 0,2 ml (2 Tr. täglich), bei allen anderen Präparaten entsprechend den Herstellerempfehlungen festgelegt. Dabei bezieht sich die DDD auf *zwei* Augen, auch wenn Glaukome bei etwa einem Drittel der Patienten nur einseitig bestehen. Für die Eindosispackungen wurde angenommen, daß eine Packung pro Tag verwendet wird, auch wenn strikt genommen wegen der Gefahr bakterieller Kontamination bei jeder Applikation eine neue Packung angebrochen werden sollte, was diese Therapieform noch weiter verteuern würde. Dieses Problem der Verteuerung der Glaukomtherapie durch Eindosispackungen ist im Detail von Hertel und Pfeiffer (1994) untersucht worden. Insgesamt ist durch diese Neudefinitionen der direkte Vergleich mit früher veröffentlichten Werten nicht möglich, jedoch sind die in Abbildung 40.2 gezeigten Daten durchgängig mit den aktuellen DDDs errechnet.

Nach deutlichen Steigerungen in den Vorjahren haben sich die Verordnungen von Glaukommitteln seit 1992 stabilisiert (Abbildung 40.2, Tabelle 40.7). Unter den verschiedenen Arzneimittelgruppen haben sich aber die bisher beobachteten Umschichtungen weiter fortgesetzt: überragende Stellung der Betarezeptorenblocker, Rückgang der Cholinergika und eine auffällige Zunahme bei den neuen Therapieprinzipien.

Cholinergika

Cholinergika sind die klassische Therapie des Glaukoms. Sie werden allein oder in Kombination mit Betarezeptorenblockern eingesetzt. Ganz überwiegend wird hier Pilocarpin benutzt, dessen Verordnungen vermutlich wegen der unerwünschten Wirkungen (Akkomodationsstörungen, Ziliarmuskelspasmus) weiter abgenommen haben. Abnahmen hat es auch bei den Verordnungen der Kombinationen von Pilocarpin mit Betarezeptorenblockern gegeben, die bei ungenügender Wirksamkeit der Einzelkomponenten indiziert sind. Beim Vergleich der in der Tabelle angegebenen Kombinationspräparate mit Betarezeptorenblockern und Pilocarpin muß berücksichtigt werden, daß entsprechend den Herstellerempfehlungen die DDD-Werte für *Timpilo* auf 0,2 ml (zweimal tgl.), für *Normoglaucon* auf 0,4 ml (viermal tgl.) festgelegt wurden.

Alpha$_2$-Sympathomimetika

Bei den Alpha$_2$-Sympathomimetika sind weiterhin zwei Clonidin-Präparate vertreten, deren Verordnungen sich erneut unterschiedlich entwickelten. *Isoglaucon* nahm 1999 wiederum ab, während das etwas perisgünstigere *Clonid Ophtal* Zunahmen verzeichnete. Damit hat das alpha$_2$-selektive Clonidin das früher verwendete Dipivefrin, einen gut penetrierenden Adrenalinester ohne Rezeptorselektivität, weitgehend verdrängt. Auch bei der lokalen Anwendung von Clonidin ist an die Möglichkeit systemischer Nebenwirkungen zu denken, insbesondere Blutdruckabfall und Sedation (Nordlund et al. 1995, Schuman 1996). Das seit über 20 Jahren bekannte, aber erst kürzlich eingeführte Brimonidin (*Alphagan*) ist noch stärker alpha$_2$-selektiv (Walters 1996). In einer großen Studie (Katz 1999) erwies es sich als dem

Tabelle 40.7: Verordnungen von Glaukommitteln 1999. Angegeben sind die 1999 verordneten Tagesdosen, die Änderungen gegenüber 1998 und die mittleren Kosten je DDD 1999.

Präparat	Bestandteile	DDD in Mio.	Änderung in %	DDD-Kosten in DM
Cholinergika				
Pilomann	Pilocarpin	7,1	(−13,3)	0,28
Pilocarpin Ankerpharm	Pilocarpin	6,3	(−9,9)	0,22
Pilocarpol	Pilocarpin	5,9	(−1,2)	0,21
Borocarpin S	Pilocarpin	5,8	(−8,2)	0,21
		25,1	(−8,6)	0,23
Alpha₂-Sympathomimetika				
Isoglaucon	Clonidin	22,5	(−13,1)	0,25
Clonid Ophtal	Clonidin	15,4	(+13,8)	0,19
Alphagan	Brimonidin	14,6	(+104,8)	1,51
		52,5	(+12,8)	0,58
Betarezeptorenblocker				
Tim Ophthal	Timolol	34,0	(+11,5)	0,27
Timomann	Timolol	25,0	(−9,8)	0,29
Vistagan	Levobunolol	23,4	(+2,9)	0,38
Betamann	Metipranolol	19,2	(−4,9)	0,42
Chibro-Timoptol	Timolol	18,0	(−14,1)	0,40
Arutimol	Timolol	15,4	(−7,1)	0,35
Dispatim	Timolol	15,3	(−5,9)	0,40
Timosine	Timolol	8,0	(+8,5)	0,62
Timohexal	Timolol	7,8	(−15,1)	0,34
Betoptima	Betaxolol	7,6	(+0,8)	0,40
Arteoptic	Carteolol	7,1	(−14,2)	0,41
Timolol-POS	Timolol	6,3	(−8,4)	0,33
Timolol CV	Timolol	5,1	(neu)	0,21
Timo Comod	Timolol	3,8	(+34,5)	0,43
		196,0	(−0,6)	0,36
Cholinergikakombinationen				
Normoglaucon	Pilocarpin Metipranolol	10,5	(−9,5)	0,89
Timpilo	Pilocarpin Timolol	6,4	(−20,0)	1,40
		16,9	(−13,8)	1,09
Carboanhydrasehemmer				
Trusopt	Dorzolamid	26,9	(−5,8)	2,30
Diamox	Acetazolamid	1,0	(+12,9)	3,13
		27,8	(−5,3)	2,33
Carboanhydrasehemmerkombinationen				
Cosopt	Dorzolamid Timolol	7,2	(>1000)	3,13
Prostaglandinderivate				
Xalatan	Latanoprost	21,4	(+66,8)	2,09
Summe		347,0	(+4,1)	0,74

Timolol (0,5 %) überlegen, ohne Effekte auf Blutdruck oder Herzfrequenz zu zeigen. Allerdings wurden bei über 10 % der Patienten lokale allergische Reaktionen beobachtet.

Betarezeptorenblocker

Betarezeptorenblocker stellen die seit einigen Jahren die Therapie des Glaukoms dominierende Arzneimittelgruppe dar. Als Standard gilt dabei nach wie vor Timolol, von dem mehrere Nachfolgepräparate in das hier untersuchte Marktsegment vorgedrungen sind. Keiner der neueren Betarezeptorenblocker hat sich – bei insgesamt guter Wirksamkeit – im Vergleich mit Timolol als überlegen erwiesen (Sorensen und Abel 1996). Die Verordnungen der Betarezeptorenblocker haben sich auch 1999 gehalten, mit weiterhin zunehmender Betonung preisgünstiger Timololgenerika.

Carboanhydrasehemmer

Der systemisch angewandte Carboanhydrasehemmstoff Acetazolamid (*Diamox*) spielt nur noch bei akuten Anfällen und in der kurzfristigen Glaukomtherapie eine Rolle. Eine interessante Neuerung stellt das 1995 eingeführte lokal anwendbare Dorzolamid (*Trusopt*) dar. Wirksamkeit und Verträglichkeit sind für dieses Präparat gut dokumentiert (Strahlman et al. 1995, Pfeiffer 1996). Allerdings deuten jüngere Daten darauf hin, daß Dorzolamid akut weniger wirksam ist als systemisches Acetazolamid (Maus et al. 1997) und chronisch weniger wirksam als Timolol (Heijl et al. 1997). Derzeit liegt seine Bedeutung vor allem in der Monotherapie bei Unverträglichkeit von Betarezeptorenblockern sowie in der Kombination mit diesen (Balfour und Wilde 1997). Mit *Cosopt* steht hierfür eine fixe Kombination mit Timolol zur Verfügung, die sich schnell unter die verordnungshäufigsten Arzneimittel eingereiht hat.

Prostaglandinderivate

Eine weitere neue Therapiemöglichkeit zur Behandlung des Weitwinkelglaukoms stellt das Prostaglandinanalogon Latanoprost (*Xalatan*) dar, das sich durch gute therapeutische Wirksamkeit, aber offenbar auch erhebliche lokale Nebenwirkungen auszeichnet (Patel und Spencer 1996). Zu diesen gehören Pigmentierungen der Iris bei bis zu 10 % der Patienten sowie Wachstum und Pigmentierungen von Lidhaaren (Johnstone 1997). Systemische unerwünschte Wirkungen umfassen vor allem Muskel- und Gelenkschmerzen sowie allergische Hautreaktionen (Watson et al. 1996). Über Einzelfälle der Reaktivierung von Herpes-simplex-Infektionen wurde kürzlich berichtet (Wand et al. 1999). Latanoprost wirkt über eine Erhöhung des Kammerwasserabflusses und ist offenbar besonders wirksam. In einer kontrollierten Studie erwies es sich der Kombination aus Timolol und Dorzolamid ebenbürtig (Emmerich 2000).

Vergleichende Betrachtung

Die neuen Strategien der medikamentösen Therapie des Glaukoms haben zu einem erheblichen Rückgang der Zahl der notwendig gewordenen drucksenkenden Glaukomoperationen geführt, wobei die Langzeiterfolge der medikamentösen Therapie im Vergleich mit operativem Vorgehen vermutlich erst in vielen Jahren wirklich beurteilbar werden. Glaukome, die mit konservativen Methoden nicht beherrscht werden können, sind aber wesentlich seltener geworden. Neuere Therapieprinzipien bereichern das Spektrum der Möglichkeiten.

Die jetzt auf hohem Niveau sich stabilisierenden Verordnungszahlen lassen hoffen, daß die Glaukomtherapie den überwiegenden Teil der Erkrankten erfaßt. Fragwürdige Präparate spielen in diesem Indikationsgebiet keine Rolle. Die medikamentöse Glaukomtherapie erweist sich als sinnvolle und kostengünstige Behandlung einer schwerwiegenden Krankheit.

Filmbildner

Die Anwendung von Filmbildnern ist beim Syndrom des trockenen Auges (Keratokonjunktivitis sicca) indiziert. Bei diesem Syndrom handelt es sich entweder um eine Hyposekretion der wäßrigen Phase des präkornealen Films oder um eine Störung der Zusammensetzung des aus einer Lipidschicht, einer wäßrigen Schicht und einer Muzinschicht bestehenden präkornealen bzw. präkonjunktivalen Films. Dies hat zur Folge, daß der Tränenfilm instabil wird, zu früh „aufreißt" und dadurch sowohl Sehstörungen als auch subjektive Beschwerden bewirkt werden. Eine kausale Therapie ist meist nicht möglich. Allerdings sollte versucht werden, äußere Reize wie Rauch und schlecht klimatisierte zugige Luft zu meiden (Kampik et al. 1996). Weiter ist zu bedenken, daß eine Keratokonjunktivitis sicca durch Adstringentien und Sympathomimetika („Weißmacher") verschlechtert oder gar provoziert werden kann.

Als Präparate werden Lösungen mit inerten Substanzen verwendet, die die Tränenflüssigkeit substituieren und das Epithel besser benetzen können. Meist enthalten sie noch Zusätze, die eine längere Verweildauer im Bindehautsack bewirken. Diese Therapie ist nur symptomatisch, und es sollte daher zuvor geklärt werden, ob als Ursache eine Erkrankung (rheumatische Erkrankung, Vitamin-A-Mangel, Östrogenmangel) in Frage kommt. Da alle diese Pharmaka relativ häufig appliziert werden müssen, können die in den Augentropfen enthaltenen Konservierungsstoffe eine Schädigung des Hornhautepithels herbeiführen (Kampik et al. 1996). Deshalb sind inzwischen von etlichen Arzneimitteln auch Konservierungsmittel-freie Formen eingeführt worden, die jeweils eine Einzeldosis separat abgepackt enthalten. Diese sinnvolle Strategie bedeutete bisher eine deutliche Erhöhung der Kosten, die sich aber inzwischen bei vielen Präparaten in vertretbaren Grenzen hält.

Die Tabelle 40.8 unterteilt die Filmbildner in Mono- und Kombinationspräparate strikt nach der von den Herstellern vorgenommenen Einteilung, auch wenn diese nicht immer nachvollziehbar ist. Bei der Berechnung der definierten Tagesdosen dieser Präparate wurde von einer durchschnittlichen definierten Tagesdosis von 0,4 ml (4 Tropfen für jedes Auge) ausgegangen, um Vergleichbarkeit zu gewährleisten, auch wenn die Herstellerangaben teilweise hiervon abweichen. Ähnlich wie bei den Glaukommitteln wurde weiter bei den Einzeldosispackungen jeweils eine Packung als DDD definiert, auch wenn strikt gesehen für jede einzelne Applikation eine neue Packung genommen werden sollte.

Auffallend ist, daß sich bei diesen Präparaten über Jahre hinweg ein deutlicher Zuwachs der Verordnungen fand, wobei auch erfolgreiche Neueinführungen dem Anstieg der Verordnungen bereits etablierter Präparate keinen Abbruch taten. Eine jüngere solche Neueinführung, die relativ große Akzeptanz gefunden hat, ist das *Liposic*,

Tabelle 40.8: Verordnungen von Filmbildnern 1999. Angegeben sind die 1999 verordneten Tagesdosen, die Änderungen gegenüber 1998 und die mittleren Kosten je DDD 1999.

Präparat	Bestandteile	DDD in Mio.	Änderung in %	DDD-Kosten in DM
Povidon				
Lacophtal	Povidon	28,5	(−0,0)	0,24
Arufil /uno	Povidon	21,8	(+65,5)	0,18
Oculotect fluid	Povidon	19,4	(+4,6)	0,23
Protagent	Povidon	13,1	(−2,9)	0,45
Vidisept	Povidon	13,0	(+1,1)	0,20
Vidirakt S mit PVP	Povidon	8,3	(−9,5)	0,17
		104,1	(+8,7)	0,24
Weitere Monopräparate				
Artelac	Hypromellose	28,5	(−2,5)	0,32
Liquifilm	Polyvinylalkohol	13,8	(−4,4)	0,18
Lacrimal	Polyvinylalkohol	13,6	(+6,6)	0,18
Sic Ophtal	Hypromellose	11,8	(+96,3)	0,19
Liposic	Carbomer	11,1	(−9,0)	0,28
Lacrigel	Hydroxyethyl-cellulose	5,1	(+16,5)	0,18
Visc ophtal	Carbomer	5,0	(+954,7)	0,19
		89,1	(+11,9)	0,24
Kombinationen				
Lacrisic	Hypromellose Glycerol Povidon	28,3	(+38,2)	0,24
Oculotect	Retinolpalmitat Hypromellose	23,0	(+3,6)	0,26
Vidisic	Cetrimid Polyacrylsäure	21,5	(+0,9)	0,19
Siccaprotect	Dexpanthenol Polyvinylalkohol	17,3	(+12,8)	0,18
Dispatenol	Dexpanthenol Polyvinylalkohol	13,0	(+0,1)	0,18
Thilo-Tears	Carbomer Mannitol	9,2	(+8,5)	0,32
Lacrimal O.K.	Polyvinylalkohol Povidon	9,1	(−4,1)	0,63
		121,4	(+10,1)	0,26
Summe		314,5	(+10,1)	0,25

das Carbomer sowie (unter anderen) als Hilfsstoff Triglyceride enthält. Seit 1984 hat sich die Anwendung dieser Präparate verfünffacht, so daß die Filmbildner nun nach den Glaukommitteln das zweitgrößte Segment der Ophthalmika darstellen. Dies legt die Vermutung nahe, daß in den letzten Jahren besonders die durch äußere Bedingungen (trockene Luft, klimatisierte Räume, Bildschirmarbeit) verursachten Beschwerden Anlaß für die Verordnung von Filmbildnern geworden sein müssen. Daneben ist auch eine psychosomatische Beteiligung an der Entstehung der Keratokonjunktivitis sicca durch eine Studie nahegelegt worden (Erb et al. 1996). Im Jahr 1996 wurde ein Höhepunkt der Verordnungen erreicht. Für den seitdem zu beobachtenden, 1999 unterbrochenen Rückgang dürften vermutlich eher Budget- als therapeutische Gründe verantwortlich sein.

Sonstige Ophthalmika

In dieser Gruppe wurden Präparate zusammengefaßt, die sich in keine der vorhergehenden therapeutischen Gruppen einordnen lassen. Hierzu gehören vor allem die Gruppen der sogenannten „Antikataraktika" und Vitaminpräparate.

Einen immer noch wesentlichen, aber seit 1992 kontinuierlich abnehmenden Teil davon machen die sogenannten Antikataraktika aus, Präparate, von denen die Hersteller geltend machen, daß sie bei Katarakt oder Sehminderung aus anderen Gründen eine Besserung ermöglichen (Tabelle 40.9). Ein solcher Effekt ist jedoch bisher weder belegt noch wahrscheinlich gemacht worden. Die häufig wechselnden Zusammensetzungen bei solchen Präparaten legen diesen Schluß ebenfalls nahe. So ist aus dem *Vitreolent N*, einem Iod-haltigen Präparat, das völlig anders zusammengesetzte *Vitreolent Plus* geworden. Die Verordnungen von Antikataraktika sind dem langfristigen Trend folgend 1999 weiter gefallen (s. auch Abbildung 40.2).

Einige vitaminhaltige Ophthalmika finden sich unter den 2500 verordnungshäufigsten Präparaten (Tabelle 40.9), unter ihnen das mit 96 Mio. DDD am häufigsten verschriebene Dexpanthenol. Diese Präparate dürften im wesentlichen ähnlich wie die Filmbildner indifferent wirken und z.B. zur Reduktion von Fremdkörpergefühl besonders bei abendlicher Gabe geeignet sein, auch wenn für Dexpanthenol-haltige Tränenflüssigkeit in einer jüngeren Studie spezifische Wirkungen berichtet wurden (Göbbels und Gross 1996). Bemerkens-

Tabelle 40.9: Verordnungen von sonstigen Ophthalmika 1999. Angegeben sind die 1999 verordneten Tagesdosen, die Änderungen gegenüber 1998 und die mittleren Kosten je DDD 1999.

Präparat	Bestandteile	DDD in Mio.	Änderung in %	DDD-Kosten in DM
Sogenannte Antikataraktika				
Antikataraktikum N	Inosinmonophosphat	34,0	(−29,7)	0,12
LentoNit	Kaliumiodid Calciumchlorid Natriumthiosulfat	9,1	(−24,9)	0,14
Vitreolent Plus	Cytochrom C Adenosin Nicotinamid	9,0	(−26,2)	0,21
		52,2	(−28,3)	0,14
Dexpanthenol				
Corneregel	Dexpanthenol	56,5	(+22,0)	0,10
Bepanthen Augen-/ Nasensalbe	Dexpanthenol	32,8	(−4,0)	0,19
Pan Ophtal	Dexpanthenol	5,1	(+39,3)	0,11
Panthenol-Augensalbe	Dexpanthenol	1,4	(−20,0)	0,25
		95,8	(+11,6)	0,13
Retinolpalmitat				
Solan M	Retinolpalmitat	22,9	(−14,6)	0,10
Oculotect Gel/sine Tropfen	Retinolpalmitat	7,6	(+3,2)	0,29
Vitamin A-POS	Retinolpalmitat	2,1	(+2,6)	0,47
		32,5	(−10,0)	0,17
Sonstige Mittel				
Dexium	Calciumdobesilat	19,2	(−17,6)	1,01
Sophtal-POS N	Salicylsäure	13,9	(−0,6)	0,15
Augentonikum Stulln	Digitalin Retinolpalmitat	6,2	(−15,9)	0,15
Dobica	Calciumdobesilat	6,0	(−25,0)	1,15
Posorutin Augentropfen	Troxerutin	4,2	(−0,3)	0,14
Heparin-POS	Heparin	3,4	(+6,1)	0,35
Kollateral A+E Drag.	Moxaverin Retinolacetat α-Tocopherolacetat	2,9	(−33,0)	1,96
Actihaemyl-Augengel	Kälberblutextrakt	2,8	(−2,6)	0,30
Regepithel	Retinolpalmitat Thiaminchlorid Calciumpantothenat	1,9	(+7,1)	0,50
Euphrasia Augentropfen	Euphrasia D2 Rosae aetherolum D7	0,7	(−2,5)	1,18
		61,1	(−12,3)	0,64
Summe		241,6	(−8,6)	0,27

wert ist die Zahl von Vitamin-A-(Retinol-)haltigen Präparaten, die für zahlreiche Indikationen, insbesondere auch zur „unterstützenden Behandlung", angeboten werden. Die allgemeine Wirksamkeit solcher Präparate wird aus ihren anerkannten Wirkungen bei echtem Vitamin-A-Mangel abgeleitet. Sie ist aber nur für diesen Spezialfall belegt, und bei der Mehrzahl der Patienten sind spezifische Wirkungen des Vitamins nicht wahrscheinlich (Moroi und Lichter 1996).

In der Tabelle 40.9 sind schließlich weitere Präparate aufgelistet, die keiner der bisher aufgeführten Arzneimittelgruppen zugeordnet werden können. Fast die Hälfte der Verordnungen entfällt auf Calciumdobesilat (*Dexium, Dobica*). Seit langem wird als Wirkung dieses Mittels eine Verminderung der Kapillarpermeabilität geltend gemacht, neuerdings wurde auch eine Vermehrung der NO-Produktion beobachtet. Daraus wird ein Anwendungsanspruch bei diabetischer Retinopathie, venöser Insuffizienz und Hämorrhoiden abgeleitet. Calciumdobesilat-haltige Präparate werden seit 1974 in der Roten Liste aufgeführt, haben aber die Indikationsgruppe mehrfach gewechselt (1974 Gefäßabdichtende Mittel, 1976 Venenmittel, 1987 Durchblutungsfördernde Mittel, 1992 Venenmittel, 1995 Ophthalmika). In der Augenheilkunde ist die Wirksamkeit nicht belegt, da in einer zweijährigen klinischen Studie kein Unterschied zwischen Calciumdobesilat (1,5 g/Tag) und Placebo auf die Progression der diabetischen Retinopathie beobachtet wurde (Haas et al. 1995).

Literatur

Alward W.L.M. (1998): Medical management of glaucoma. N. Engl. J. Med. 339: 1298–1307.

Balfour J.A., Wilde M.I. (1997): Dorzolamide. A review of its pharmacology and therapeutic potential in the management of glaucoma and ocular hypertension. Drugs Aging 19: 384–403.

Behrens-Baumann W., Begall T. (1993): Antiseptics versus antibiotics in the treatment of the experimental conjunctivitis caused by staphylococcus aureus. Ger. J. Ophthalmol. 2: 409–411.

Dechant K.L., Goa K.L. (1991): Levocabastine. A review of its pharmacological properties and therapeutic potential as a topical antihistamine in allergic rhinitis and conjunctivitis. Drugs 41: 202–224.

Emmerich K.H. (2000): Comparison of latanoprost monotherapy to dorzolamide combined with timolol in patients with glaucoma and ocular hypertension. A 3-month randomised study. Graefes Arch. Clin. Exp. Ophthalmol. 238: 19–23.

Erb C., Horn A., Günthner A., Saal J.G., Thiel H.J. (1996): Psychosomatische Aspekte bei Patienten mit primärer Keratoconjunctivitis sicca. Klin. Monatsbl. Augenheilkd. 208: 96–9.

Everett S.L., Kowalski R.P., Karenchak L.M., Landsittel D., Day R., Gordon Y.L. (1995): An in vitro comparison of the susceptibilities of bacterial isolates from patients with conjunctivitis and blepharitis to newer and established topical antibiotics. Cornea 14: 382–387.

Fahy G.T., Easty D.L., Collum L.M., Benedict-Smith A., Hillery M., Parsons D.G. (1992): Randomised double-masked trial of lodoxamide and sodium cromoglycate in allergic eye disease. A multicentre study. Eur. J. Ophthalmol. 1992: 144–149.

Fraunfelder F.T., Bagby G.C. (1983): Ocular chloramphenicol and aplastic anemia. N. Engl. J. Med. 308: 1536.

Göbbels M., Gross D. (1996): Klinische Studie der Wirksamkeit einer Dexpanthenol-haltigen künstlichen Tränenflüssigkeit (Siccaprotect) bei der Behandlung des trockenen Auges. Klin. Monatsbl. Augenheilkd. 209: 84–88.

Haas A., Trummer G., Eckhardt M., Schmut O., Uyguner I., Pfeiffer K.P. (1995): Einfluß von Kalziumdobesilat auf die Progression der diabetischen Retinopathie. Klin. Monatsbl. Augenheilkd. 207: 17–21.

Hammann C., Kammerer R., Gerber M., Spertini F. (1996): Comparison of effects of topical levocabastine and nedocromil sodium on the early response in a conjunctival provocation test with allergen. J. Allergy Clin. Immunol. 98: 1045–1050.

Hanioglu-Kargi S., Basci N., Soysal H., Bozkurt A., Gursel E., Kayaalp O. (1998): The penetration of ofloxacin into human aqueous humor given by various routes. Eur. J. Ophthalmol. 8: 33–36.

Heijl A., Strahlman E., Sverrisson T., Brinchman-Hansen O., Puustjarvi T., Tipping R. (1997): A comparison of dorzolamide and timolol in patients with pseudoexfoliation and glaucoma or ocular hypertension. Ophthalmology 104: 137–142.

Hertel F., Pfeiffer N. (1994): Einzeldosisapplikationen in der Glaukomtherapie. Ophthalmologe 91: 602–605.

Hingorani M., Lightman S. (1995): Therapeutic options in ocular allergic disease. Drugs 50: 208–221.

Hoyng P.F., van Beek L.M. (2000): Pharmacological therapy for glaucoma: a review. Drugs 59: 411–434.

Ibanez M.D., Laso M.T., Martinez San Irineo M., Alonso E. (1996): Anaphylaxis to disodium cromoglycate. Ann. Allergy Asthma Immunol. 77: 185–186.

Jensen H.G., Felix C. (1998): In vitro antibiotic susceptibilities of ocular isolates in North and South America. In vitro antibiotic testing group. Cornea 17: 79–87.

Johnstone M.A. (1997): Hypertrichosis and increased pigmentation of eyelashes and adjacent hair in the region of the ipsilateral eyelids of patients treated with unilateral topical latanoprost. Am. J. Ophthalmol. 124: 544–547.

Kampik A., Meßmer E., Thoma K. (1996): Das Auge – Konjunktivitis und Sicca Syndrom. Schriftenreihe der Bayerischen Landesapothekerkammer, Heft 53.

Katz L.J. (1999): Brimonidine tartrate 0.2 % twice daily vs timolol 0.5 % twice daily: 1-year results in glaucoma patients. Brimonidine Study Group. Am. J. Ophthalmol. 127: 20–26.

Kjellman N.I., Stevens M.T. (1995): Clinical experience with Tilavist: an overview of efficacy and safety. Allergy 50: 14–22.

Maus T.L., Larsson L.I., McLaren J.W., Brubaker R.F. (1997): Comparison of dorzolamide and acetazolamide as suppressors of aqueous humor flow in humans. Arch. Ophthalmol. 115: 45–49.

McLeod S.D., Kolahdouz-Isfahani A., Rostamian K., Flowers C.W., Lee P.P., McDonnell P.J. (1996): The role of smears, cultures, and antibiotic sensitivity testing in the management of suspected infectious keratitis. Ophthalmology 103: 23–28.

Michels-Rautenstrauß K., Rautenstrauß B., Mardin C.Y., Budde W., Pfeiffer R.A. (1997): Genetische Grundlagen der Glaukome. Dt. Ärzteblatt A-2996–3000.

Moroi S.E., Lichter P.E. (1996): Ocular Pharmacology. In: Hardman J.G., Limbird L.E. (eds.): Goodman & Gilman's The Pharmacological Basis of Therapeutics, 9th ed., McGraw-Hill, New York, pp. 1619–1645.

Noble S., McTavish D. (1995): Levocabastine. An update of its pharmacology, clinical efficacy and tolerability in the topical treatment of allergic rhinitis and conjunctivitis. Drugs 50: 1032–1049.

Nordlund J.R., Pasquale L.R., Robin A.L. et al. (1995): The cardiovascular, pulmonary, and ocular hypotensive effects of 0.2 % brimonidine. Arch. Ophthalmol. 113: 77–83.

O'Brien T.P., Maguire M.G., Fink N.E., Alfonso E., McDonnell P. (1995): Efficacy of ofloxacin vs cefazolin and tobramycin in the therapy for bacterial keratitis. Arch. Ophthalmol. 113: 1257–1265.

Ooishi M., Miyao M. (1997): Antibiotic sensitivity of recent clinical isolates from patients with ocular infections. Ophthalmologica 211, Suppl. 1, 15–24.

Patel S.S., Spencer C.M. (1996): Latanoprost. A review of ist pharmacological properties, clinical efficacy and tolerability in the management of primary open-angle glaucoma. Drugs Aging 9: 363–378.

Pfeiffer N. (1996): Lokaler Carboanhydrasehemmer Dorzolamid: Entwicklung und Eigenschaften. Ophthalmologe 93: 103–118.

Pfeiffer N. (1998): Moderne medikamentöse Glaukomtherapie. Dtsch. Ärztebl. 95: A3292–A3297.

Quigley H.A. (1996): Number of people with glaucoma worldwide. Brit. J. Ophthalmol. 80: 389–393.

Schuman J.S. (1996): Clinical experience with brimonidine 0.2 % and timolol 0.5 % in glaucoma and ocular hypertension. Surv. Ophthalmol. 41 (Suppl.) S27–37.

Sorensen S.J., Abel S.R. (1996): Comparison of the ocular beta-blockers. Ann. Pharmacother. 30: 43–54.

Stone E.M., Fingert J.H., Alward W.L.M. et al. (1997): Identification of a gene that causes primary open angle glaucome. Science 275: 668–670.

Strahlman E., Tipping R., Vogel R. (1995): A double-masked, randomized 1-year study comparing dorzolamide (Trusopt), timolol, and betaxolol. International dorzolamide study group. Arch. Ophthalmol. 113: 985–986.

Walters T.R. (1996): Development and use of brimonidine in treating acute and chronic elevations of intraocular pressure: a review of safety, efficacy, dose response, and dosing studies. Surv. Ophthalmol. 41: S19–S26.

Wand M., Gilbert C.M., Liesegang T.J. (1999): Latanoprost and herpes simplex keratitis. Am. J. Ophthalmol. 127: 602–604.

Watson P., Stjernschantz J., Latanoprost Study Group (1996): A six-month, randomized, double-masked study comparing latanoprost with timolol in open-angle glaucoma and ocular hypertension. Ophthalmology 103: 126–137.

Wright M., Butt Z., McIlwaine G., Fleck B. (1997): Comparison of the efficacy of diclofenac and betamethasone following strabismus surgery. Brit. J. Ophthalmol. 81: 299–301.

41. Parkinsonmittel

ULRICH SCHWABE

Die Parkinsonsche Krankheit ist eine fortschreitende neurologische Erkrankung des extrapyramidalmotorischen Systems. Ursache ist eine in ihrer Ätiologie letztlich unbekannte Degeneration von Nervenzellen in der Substantia nigra, die zu einem „striatalen" Dopaminmangelsyndrom führt und mit einer erhöhten cholinergen Aktivität einhergeht. Die klassischen Symptome sind Akinese, Rigor und Tremor. Daneben können vegetative und psychische Veränderungen auftreten.

Ziel der Arzneitherapie ist es, das fehlende Dopamin zu substituieren und die gesteigerte cholinerge Aktivität zu dämpfen. Levodopa ist das wirksamste und am besten verträgliche Parkinsonmittel und bildet daher die Basis der Parkinsontherapie in allen Stadien. Es bessert vor allem die Akinese, während Rigor wenig und Tremor kaum

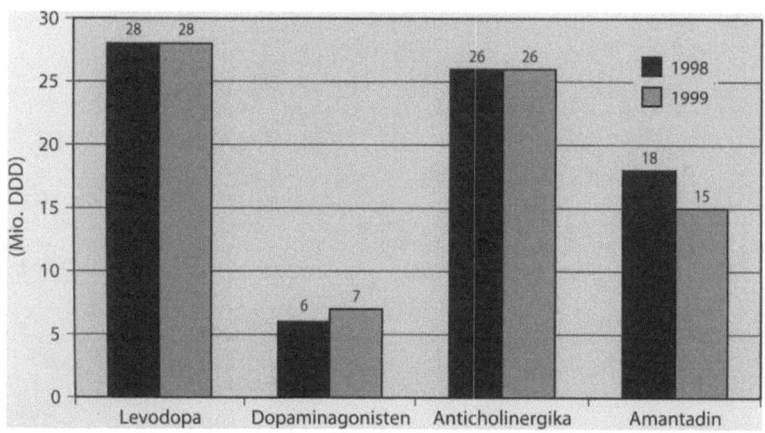

Abbildung 41.1: Verordnungen von Parkinsonmitteln 1999. DDD der 2500 meistverordneten Arzneimittel.

ansprechen. Im Frühstadium kann bei geringer motorischer Behinderung Amantadin zeitweise hilfreich sein. Anticholinergika werden heute nur noch in seltenen Fällen als Monotherapie eingesetzt. Lediglich bei jüngeren Patienten mit vorherrschendem Tremor kann ein initialer Therapieversuch indiziert sein. Generell sollte zu Beginn einer medikamentösen Therapie die Arzneimittelanamnese überprüft werden, da eine Parkinsonsymptomatik bei älteren Patienten in 40 % der Fälle auf eine vorangehende Neuroleptikatherapie zurückzuführen war (Avorn et al. 1995).

Die Verordnung von Parkinsonmitteln hat 1999 in der gesamten Indikationsgruppe abermals geringfügig zugenommen (Tabelle 41.1). Eine Übersicht über die verordneten Tagesdosen zeigt, daß Levodopapräparate und Anticholinergika die größten Gruppen bilden, aber sich wenig verändert haben. Dopaminagonisten haben zugenommen, Amantadin war dagegen rückläufig (Abbildung 41.1).

Tabelle 41.1: Verordnungen von Parkinsonmitteln 1999. Angegeben sind die verordnungshäufigsten Präparate mit Verordnungsrang, Verordnungen und Umsatz 1999 im Vergleich zu 1998.

Rang	Präparat	Verordnungen in Tsd.	Änd. %	Umsatz Mio. DM	Änd. %
95	Madopar	1169,9	+1,5	88,2	+1,6
439	Akineton	412,7	−10,5	16,4	−8,8
474	Nacom	390,0	−2,1	41,0	−2,7
655	Tiapridex	288,0	−1,8	37,6	−0,8
840	PK-Merz	220,5	−14,4	24,1	−7,5
980	Tremarit	185,5	−14,6	8,3	−12,4
1132	Biperiden-neuraxpharm	155,6	+8,1	3,3	+9,6
1443	Parkotil	116,9	−11,0	38,0	−0,4
1475	Isicom	113,2	+13,9	8,6	+10,8
1486	Sormodren	112,1	−1,3	5,6	−6,4
1703	Parkinsan	93,6	+75,9	21,6	+121,0
1716	Dopergin	92,1	−19,6	15,0	−16,8
1857	Parkopan	81,7	−13,6	2,3	−9,5
1894	Cabaseril	79,4	+21,6	41,6	+35,6
1943	Amantadin-ratiopharm	76,1	−3,5	3,6	−3,6
2141	Comtess	65,6	+979,1	15,1	(>1000)
2312	Requip	56,5	+24,0	13,0	+62,8
2403	Striaton	52,5	+4,2	6,5	+3,9
2433	Sifrol	50,9	+409,7	16,7	+518,3
	Summe	3813,0	+0,7	406,7	+13,5
	Anteil an der Indikationsgruppe	87,3%		86,7%	
	Gesamte Indikationsgruppe	4370,1	+1,4	469,0	+6,6

Dopaminerge Mittel

Levodopapräparate

Levodopa wird ausschließlich in Kombination mit Hemmstoffen der Dopadecarboxylase (Benserazid, Carbidopa) verwendet, die den peripheren Stoffwechsel von Levodopa hemmen und dadurch die zerebrale Verfügbarkeit von Levodopa als Vorstufe von Dopamin erhöhen. Durch diese sinnvolle Kombination werden wesentlich geringere Dosierungen von Levodopa benötigt und seine peripheren vegetativen Nebenwirkungen vermindert. Ein Problem der Levodopatherapie besteht offenbar darin, daß viele Patienten unzureichend auf die Therapie eingestellt sind und vor allem mit zu hohen Dosen behandelt werden. Durch Dosisreduktion wurde die Parkinsonsymptomatik bei 43 % der Patienten gebessert, nur bei 11 % war die Levodopadosis zu niedrig (Emskötter et al. 1989).

Der größte Teil der Verordnungen entfällt auf *Madopar* (Tabelle 41.2). Weiter zugenommen hat vor allem die Carbidopakombination *Isicom*, die einen deutlichen Kostenvorteil gegenüber den beiden alteingeführten Standardpräparaten bietet.

Dopaminrezeptoragonisten

Die Gruppe der Dopaminrezeptoragonisten hat von allen Parkinsonmitteln am stärksten zugenommen, bedingt durch drei neue Wirkstoffe, die erstmals unter den meistverordneten Arzneimitteln vertreten sind (Tabelle 41.2). Diese Entwicklung entspricht den heutigen Empfehlungen, möglichst frühzeitig eine Kombinationstherapie mit Levodopa und einem Dopaminagonisten einzuleiten, um die unter Levodopa-Monotherapie eintretenden Dyskinesien und Wirkungsfluktuationen hinauszuzögern (Jankovic 1999).

Cabergolin ist ein hochpotenter D_2-Rezeptoragonist aus der Gruppe der Sekalealkaloide (Ergoline) mit einer langen Halbwertszeit von 65 Stunden, der daher einmal täglich verabreicht werden kann. Er wurde 1995 zunächst als Prolaktinhemmer mit dem Handelsnamen *Dostinex* und 1997 auch als Parkinsonmittel mit einem weiteren Handelsnamen *Cabaseril* eingeführt. Nach einer kräftigen Verordnungszunahme wurde *Cabaseril* führendes Präparat in der Gruppe der Dopaminrezeptoragonisten.

Lisurid (*Dopergin*) und Pergolid (*Parkotil*) sind ältere D_2-Rezeptoragonisten aus der Gruppe der Sekalealkaloide mit ähnlichen

Tabelle 41.2: Verordnungen von dopaminergen Parkinsonmitteln 1999. Angegeben sind die 1999 verordneten Tagesdosen, die Änderungen gegenüber 1998 und die mittleren Kosten je DDD 1999.

Präparat	Bestandteile	DDD in Mio.	Änderung in %	DDD-Kosten in DM
Levodopa				
Madopar	Levodopa Benserazid	16,8	(+0,8)	5,26
Nacom	Levodopa Carbidopa	7,2	(−6,4)	5,70
Isicom	Levodopa Carbidopa	2,4	(+8,7)	3,65
Striaton	Levodopa Carbidopa	1,5	(+3,5)	4,28
		27,9	(−0,4)	5,18
Dopaminrezeptoragonisten				
Cabaseril	Cabergolin	2,0	(+38,6)	21,22
Parkotil	Pergolid	1,7	(+0,2)	22,32
Dopergin	Lisurid	1,3	(−19,2)	11,19
Sifrol	Pramipexol	0,9	(+519,2)	17,71
Requip	Ropinirol	0,9	(+53,7)	14,70
		6,8	(+24,2)	18,19
COMT-Hemmer				
Comtess	Entacapon	1,2	(>1000)	12,45
Dopaminrezeptorantagonisten				
Tiapridex	Tiaprid	6,3	(−2,8)	5,99
Summe		42,2	(+5,3)	7,62

Eigenschaften wie Bromocriptin, das als erster Dopaminrezeptoragonist in die Parkinsontherapie eingeführt wurde, wegen seiner kurzen Wirkungsdauer aber heute nur noch selten verwendet wird.

Ropinirol (*Requip*) ist der erste Vertreter der Nichtergolinderivate unter den Parkinsonmitteln, der 1997 als neuer Wirkstoff eingeführt wurde und 1999 einen kräftigen Verordnungsanstieg aufwies. Pramipexol (*Sifrol*) wurde als zweiter Vertreter der Nichtergolinderivate 1998 neu eingeführt und hat 1999 einen noch stärkeren Verordnungszuwachs erfahren. Pramipexol unterscheidet sich von den Sekalealkaloidderivaten Bromocriptin und Pergolid durch eine präferentielle Affinität zum D_3-Rezeptorsubtyp. Nach klinischen Studien ist Pramipexol sowohl für die initiale Monotherapie wie auch als Kombinationspartner für die Levodopatherapie geeignet (Jankovic 1999).

COMT-Hemmer

Hemmstoffe der Catechol-O-Methyltransferase (COMT) sind eine neue Klasse von Arzneimitteln zur Behandlung des Morbus Parkinson. Die COMT katalysiert in zahlreichen Geweben den Abbau der endogenen Catecholamine, aber auch der therapeutisch eingesetzten Dopaminvorstufe Levodopa zu inaktiven Metaboliten. COMT-Hemmer vermindern bei der Komedikation mit Levodopapräparaten den Abbau von Levodopa zu 3-O-Methyldopa. Dadurch wird die Bioverfügbarkeit von Levodopa um 40–90 % erhöht und seine Eliminationshalbwertszeit verlängert, so daß seine Wirkungsdauer zunimmt und weniger motorische Fluktuationen resultieren. Als erster COMT-Hemmer wurde Tolcapon (*Tasmar*) im September 1997 für die Zusatzbehandlung beim Morbus Parkinson in Deutschland eingeführt. Das Präparat erreichte 1998 bereits 74500 Verordnungen, wurde aber nach Berichten über schwere Hepatotoxizität im November 1998 durch die European Medicines Evaluation Agency (EMEA) vom Markt genommen (Arzneimittelkommission der Deutschen Apotheker 1998).

Als zweiter COMT-Hemmer wurde Entacapon (*Comtess*) im Oktober 1998 eingeführt und nach der Marktrücknahme von Tolcapon als Alternative eingesetzt. Entacapon ist aufgrund einer geringeren Lipophilie in therapeutisch verwendeten Dosierungen ausschließlich peripher wirksam, während Tolcapon auch die zerebrale COMT hemmt. Während mit Tolcapon bereits während der klinischen Prüfung in Placebo-kontrollierten Studien gelegentlich Leberenzymanstiege (4 % der Fälle) beobachtet wurden, fanden sich bei Entacapon keine signifikanten Leberenzymanstiege im Vergleich zu plazebobehandelten Patienten (Arnold und Kupsch 2000).

Dopaminrezeptorantagonisten

Tiapridex (Tiaprid) ist ein D_2-Dopaminrezeptorantagonist, der bei Dyskinesien verschiedener Ursachen eingesetzt wird, unter anderem auch bei Dyskinesien nach Gabe von Levodopapräparaten. Die Berichte über die klinische Wirksamkeit sind widersprüchlich. In einer kontrollierten Studie zur Dosisfindung wurde keine signifikante Abnahme Levodopa-induzierter Hyperkinesen beobachtet, wenn niedrige Tapriddosen verwendet wurden, die nicht von einer gleichzeitigen Zunahme der Parkinsonsymptomatik begleitet waren (Mejer Nielsen 1983).

Amantadin

Amantadin (*PK-Merz, Amantadin-ratiopharm*) wirkt schwächer, aber schneller als Levodopa und erzeugt weniger unerwünschte Wirkungen. Amantadin erhöht die synaptische Verfügbarkeit von Dopamin und blockiert N-Methyl-D-Aspartat-Rezeptoren. Die Verordnungen waren 1999 erneut rückläufig (Tabelle 41.3).

Anticholinergika

Anticholinergika sind bei der Parkinsonschen Krankheit insgesamt weniger effektiv als die dopaminergen Mittel. Bei älteren Patienten sollen Anticholinergika wegen der Beeinträchtigung kognitiver Fähigkeiten vermieden werden (Silver und Ruggieri 1998). Wenn die Verordnungen trotzdem relativ hoch liegen, so beruht das vor allem

Tabelle 41.3: Verordnungen von Anticholinergika und Amantadin 1999. Angegeben sind die 1999 verordneten Tagesdosen, die Änderungen gegenüber 1998 und die mittleren Kosten je DDD 1999.

Präparat	Bestandteile	DDD 1997 in Mio.	Änderung in %	DDD-Kosten in DM
Anticholinergika				
Akineton	Biperiden	10,4	(−8,6)	1,58
Parkinsan	Budipin	3,7	(+99,6)	5,79
Sormodren	Bornaprin	3,5	(−6,7)	1,59
Biperiden-neuraxpharm	Biperiden	3,2	(+10,8)	1,04
Parkopan	Trihexyphenidyl	2,7	(−10,8)	0,88
Tremarit	Metixen	2,4	(−10,6)	3,44
		25,9	(+1,3)	2,22
Amantadin				
PK-Merz	Amantadin	11,3	(−16,1)	2,14
Amantadin-ratiopharm	Amantadin	4,1	(−2,8)	0,90
		15,3	(−13,0)	1,81
Summe		41,3	(−4,5)	2,07

auf dem hohen Anteil von Biperiden (*Akineton, Biperiden-neurax-pharm*). Dieses Präparat wird vermutlich weitaus häufiger für das medikamentös ausgelöste Parkinsonoid benötigt, das nach Gabe von Neuroleptika bei der Behandlung von schizophrenen Psychosen in Form von Frühdyskinesien auftritt.

Während die Mehrzahl der Anticholinergika 1999 weniger verordnet wurde, stiegen die Verordnungen des 1997 eingeführten Budipin (*Parkisan*) auffällig an. Bei gleichzeitiger Levodopatherapie wurde eine vorwiegende Antitremorwirkung beobachtet, während die Effekte auf Bradykinese und Rigor geringer waren (Jellinger und Bliesath 1987). Der Wirkungsmechanismus ist noch nicht vollständig aufgeklärt, da neben indirekten dopaminergen Wirkungen eine Glutamatrezeptorblockade, ein Antimuskarineffekt und eine verminderte γ-Aminobuttersäurefreisetzung beteiligt sind (Eltze 1999). Da unter Budipin maligne Herzrhythmusstörungen mit einer Inzidenz von 1:2000 aufgetreten sind, beabsichtigt das Bundesinstitut für Arzneimittel und Medizinprodukte, die Zulassung zu widerrufen (Arzneimittelkommission der Deutschen Apotheker 2000).

Literatur

Arnold G., Kupsch A. (2000): Hemmung der Catechol-O-Methyltransferase. Optimierung der dopaminergen Therapie beim idiopathischen Parkinsonsyndrom mit Entacapone. Nervenarzt 71: 78–83.

Arzneimittelkommission der Deutschen Apotheker (1998): Tasmar Filmtabletten. Pharm. Ztg. 143: 4150.

Arzneimittelkommission der Deutschen Apotheker (2000): Budipin-haltige Arzneimittel. Pharm. Ztg. 145: 2942.

Avorn J., Bohn R.L., Mogun H., Gurwitz J.H., Monane M. et al. (1995): Neuroleptic drug exposure and treatment of parkinsonism in the elderly: a case-control study. Am. J. Med. 99: 48–54.

Emskötter T., Lachemayer L., Heidenreich C. (1989): Probleme der L-Dopa-Therapie im Verlauf des Parkinson-Syndroms. Fortschr. Neurol. Psychiat. 57: 192–197.

Eltze M. (1999): Multiple mechanisms of action: the pharmacological profile of budipine. J. Neural. Transm. 56 (Suppl.): 83–105.

Jankovic J. (1999): New and emerging therapies for Parkinson disease. Arch. Neurol. 56: 785–790.

Jellinger K., Bliesath H. (1987): Adjuvant-treatment of Parkinson's disease with budipine: a double-blind trial versus placebo. J. Neurol. 234: 280–282.

Mejer Nielsen B. (1983): Tiapride in levodopa-induced involuntary movements. Acta Neurol. Scand. 67: 372–375.

Silver D.E., Ruggieri S. (1998): Initiating therapy for Parkinson's disease. Neurology 50 (Suppl. 6): S18–S22; discussion S44–S48.

42. Psychopharmaka

Martin J. Lohse und Bruno Müller-Oerlinghausen

Unter Psychopharmaka werden verschiedene Gruppen von Arzneimitteln zusammengefaßt, die der Beeinflussung psychischer Erkrankungen dienen (Abbildung 42.1). Dazu zählen zunächst vier große
Gruppen: die Tranquillantien (Anxiolytika), die in dem untersuchten
Marktsegment überwiegend von den Benzodiazepinen gestellt werden, die Antidepressiva und die Neuroleptika, wobei hier Präparate
mit unterschiedlicher chemischer Struktur eingesetzt werden, sowie
die pflanzlichen Psychopharmaka. Die Gruppe der Antidementiva
(Nootropika) wird wegen ihrer Abgrenzung in der Roten Liste und
der kontroversen Diskussion über ihre Wirksamkeit in einem eigenen
Kapitel besprochen (s. Kapitel 9).

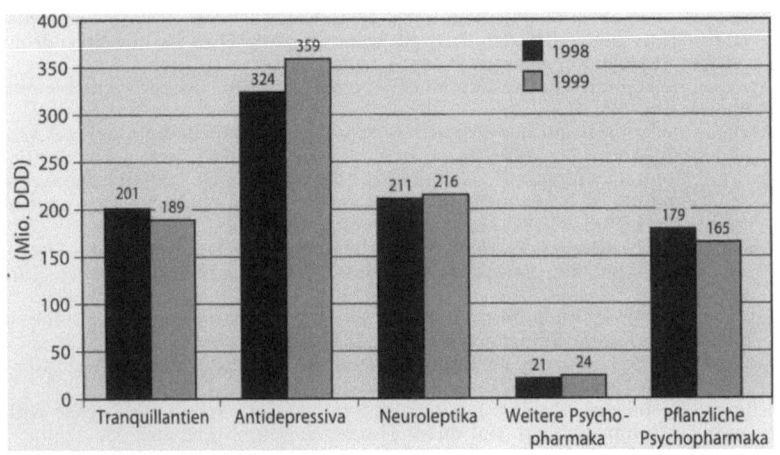

Abbildung 42.1: Verordnungen von Psychopharmaka 1999. DDD der 2500 meistverordneten Arzneimittel

Für die Antidepressiva bestehen relativ klar definierte Indikationen, die sich zunehmend nicht nur auf depressive Störungen beziehen, wie z.B. ihre Verwendung bei Angsterkrankungen und Schmerzsyndromen zeigt. Hauptindikationen der Neuroleptika sind die schizophrenen und manischen Psychosen. Ihre Verwendung als Tranquillantien wird kontrovers beurteilt, da auch bei niedrigen Dosierungen extrapyramidal-motorische Wirkungen beobachtet wurden. Unschärfer sind dagegen die Indikationen für die Tranquillantien, die bei einer Vielzahl von psychischen und somatischen Störungen eingesetzt werden (Hollister et al. 1993). Die spannungs- und erregungsdämpfende Wirkung dieser Präparate ist unbestritten. Ihre Hauptindikationen sind in der kurzfristigen Behandlung von Angstzuständen, eventuell bis zum Wirksamwerden von anderen Maßnahmen wie etwa einer Verhaltenstherapie bei generalisiertem Angstsyndrom oder einer antidepressiven Therapie bei der majoren Depression zu sehen. Eine weitere Indikation stellt die Sedierung bei schweren somatischen Erkrankungen sowie vor diagnostischen Eingriffen dar. Ein unzureichend untersuchter und von den meisten Autoren nicht akzeptierter Indikationsbereich ist dagegen die Anwendung von Tranquillantien zur langdauernden Behandlung wiederkehrender Angstzustände bzw. ängstlich-depressiver Syndrome einschließlich der in der Praxis häufigen somatoformen Störungen, da sie möglicherweise der Chronifizierung psychischer Symptome und sicher der Entstehung von Abhängigkeit Vorschub leistet. Tranquillantien werden nicht unbedingt zu häufig, sondern wohl oft zu lange verordnet.

Verordnungsspektrum

Bei den Psychopharmaka wurden die definierten Tagesdosen (DDD) seit dem Arzneiverordnungs-Report 1998 den entsprechenden DDDs der WHO angepaßt. Dadurch ergeben sich im Vergleich zu den in früheren Jahren errechneten Werten zum Teil beträchtliche Verschiebungen. In einigen Fällen – insbesondere bei den Neuroleptika – entsprechen die DDDs der WHO vermutlich nicht den in Deutschland im ambulanten Bereich üblichen Dosierungen. So wurde etwa die DDD für Haloperidol vom bisherigen Wert 3 mg auf den WHO-Wert von 8 mg angehoben, entsprechend sind die verordneten Tagesdosen abgesunken. Bei der Berechnung der zeitlichen Veränderungen, so

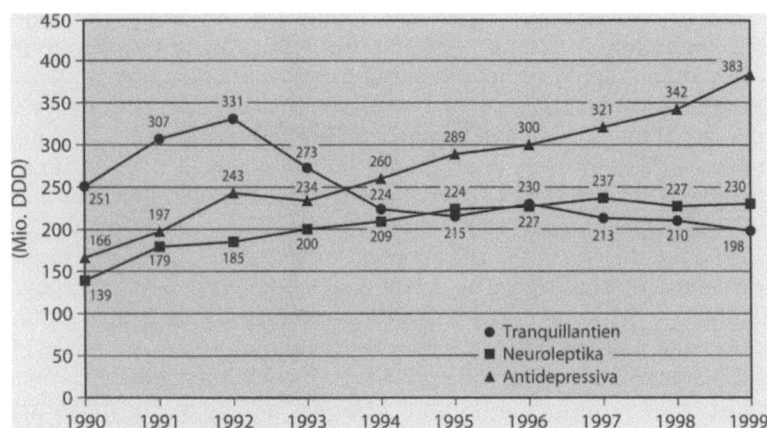

Abbildung 42.2: Verordnungen von Psychopharmaka 1990 bis 1999. Gesamtverordnungen nach definierten Tagesdosen (ab 1991 mit neuen Bundesländern)

auch in Abbildung 42.2, wurden die Verordnungszahlen der vergangenen Jahre mit den WHO-DDDs neu berechnet, so daß die relativen Veränderungen stimmig sind. In Bereichen, in denen es Diskrepanzen zwischen den DDDs der WHO und der vermutlichen Praxis in Deutschland gibt, können die berechneten DDDs ebenso wie die Tagesbehandlungskosten deutlich von den tatsächlichen Werten abweichen. Auch Aussagen über die Häufigkeit des Einsatzes bestimmter Arzneimittelgruppen lassen sich angesichts dieser Differenzen nur sehr schwer machen. Zuverlässig angeben lassen sich jedoch die zeitlichen Veränderungen der Verordnungen sowie der Gesamtverbrauch auch im internationalen Vergleich. Wo solche Probleme ein signifikantes Ausmaß annehmen, ist im Text jeweils darauf hingewiesen.

Die Verordnungen von Psychopharmaka haben 1999 wieder geringfügig abgenommen, während der Umsatz ebenso deutlich wieder zugenommen hat (Tabelle 42.1). Diese relative Verteuerung dürfte ganz wesentlich auf die verstärkte Verordnung von neueren Antidepressiva und atypischen Neuroleptika zurückgehen. Daneben dürfte aber auch die Preisgestaltung der Hersteller hieran mitbeteiligt sein. Auffällig ist z.B. die im Vergleich zur Verordnungssteigerung sehr viel deutlichere Umsatzerhöhung bei *Ritalin, Risperdal, Remergil, Cipra-*

Tabelle 42.1: Verordnungen von Psychopharmaka 1999. Angegeben sind die verordnungshäufigsten Präparate mit Verordnungsrang, Verordnungen und Umsatz 1999 im Vergleich zu 1998.

Rang	Präparat	Verordnungen		Umsatz	
		in Tsd.	Änd. %	Mio. DM	Änd. %
52	Insidon	1616,6	+7,1	58,2	+7,5
81	Diazepam-ratiopharm	1254,7	−4,2	4,3	−6,7
84	Adumbran	1241,8	−3,4	13,0	−2,8
98	Saroten	1151,8	−3,4	34,1	−5,1
110	Tavor	1062,3	−1,2	19,9	−2,2
125	Aponal	996,6	−10,2	36,9	−8,4
130	Jarsin	987,3	−29,0	43,4	−23,9
134	Eunerpan	966,2	−39,5	31,2	−38,4
158	Dipiperon	838,7	−4,7	31,4	−0,7
159	Stangyl	828,4	−2,4	51,8	+0,1
213	Ritalin	695,1	+55,4	25,1	+99,4
220	Atosil	685,8	−8,4	13,5	−6,1
271	Oxazepam-ratiopharm	591,9	+3,2	3,8	−0,8
276	Normoc	576,1	−12,3	8,5	−11,7
289	Sedariston Konzentrat Kaps.	556,6	−15,5	19,1	−9,9
298	Bromazanil	546,9	−6,2	6,6	−8,0
406	Amitriptylin-neuraxpharm	432,4	+28,0	9,6	+30,0
414	Truxal	425,8	−13,8	9,5	−11,9
421	Risperdal	423,2	+39,6	107,8	+50,3
453	Haldol	404,1	−14,7	26,5	−11,1
459	Felis	399,0	−8,0	16,0	−9,4
461	Promethazin-neuraxpharm	398,0	+23,2	8,7	+24,4
469	Doxepin-neuraxpharm	391,8	+18,0	15,5	+15,0
470	Leponex	391,5	−23,9	60,3	−24,9
485	Faustan	383,5	−18,7	1,5	−17,9
486	Rudotel	382,1	−11,1	10,2	−10,9
494	Tranxilium	377,5	−10,5	10,7	−12,2
521	Zyprexa	357,0	+67,3	131,6	+54,0
541	Tafil	342,6	−8,9	9,4	−4,3
576	Amineurin	326,0	+13,9	7,5	+13,2
584	Akatinol Memantine	319,4	+2,9	60,2	+12,7
630	Remergil	297,3	+44,5	59,8	+56,8
636	Anafranil	295,7	−3,0	18,7	−2,6
654	Prothazin	288,2	−13,0	6,8	−14,7
659	Lexotanil	285,7	−13,2	4,4	−18,6
664	Cipramil	283,3	+50,3	52,9	+66,3
666	Doxepin-Dura	282,4	+20,7	5,8	+20,1
676	durazanil	277,1	−13,3	4,0	−13,8
684	Neurocil	272,9	−24,0	10,0	−21,0
699	Taxilan	266,1	−10,6	13,6	−11,7
713	Praxiten	262,3	+4,1	4,0	+4,3
733	Imap 1,5 mg	255,6	−25,6	9,3	−25,4
738	Neuroplant	254,2	−13,3	9,9	−11,8
742	Remotiv	251,0	−19,3	10,1	−14,8
771	Dogmatil /-forte	241,2	−19,7	15,3	−20,4

Tabelle 42.1: Verordnungen von Psychopharmaka 1999 (Fortsetzung). Angegeben sind die verordnungshäufigsten Präparate mit Verordnungsrang, Verordnungen und Umsatz 1999 im Vergleich zu 1998.

Rang	Präparat	Verordnungen in Tsd.	Änd. %	Umsatz Mio. DM	Änd. %
797	Melleril	233,4	−19,7	12,5	−13,1
799	Fluspi	232,7	+8,2	8,4	+7,0
819	Hyperforat	226,1	−21,6	4,4	−20,5
826	Seroxat	224,7	+36,2	48,6	+38,5
864	Sinquan	215,3	−16,1	7,3	−14,8
875	Quilonum	212,1	−2,6	10,0	−1,5
893	oxa von ct	208,3	−3,1	1,3	−1,5
906	Lorazepam-neuraxpharm	204,9	+42,7	2,9	+39,9
921	Hypnorex	200,8	+6,7	8,4	+6,2
939	Trevilor	195,4	+45,8	39,5	+52,1
940	Distraneurin	195,2	−3,4	8,9	−2,0
975	Aurorix	187,2	−14,8	32,9	−6,5
1009	Haloperidol-ratiopharm	179,8	+10,8	4,1	+20,7
1012	Equilibrin	179,1	−15,3	7,6	−15,0
1018	Zoloft	177,6	+29,0	30,8	+46,8
1025	Ludiomil	175,5	−18,8	6,3	−17,1
1041	Levomepromazin-neuraxpharm	173,0	+3,2	7,2	+5,0
1051	Esbericum	169,5	−32,2	6,1	−30,4
1071	Fluanxol depot	165,9	−11,1	22,2	−7,3
1076	Doxepin-ratiopharm	164,6	+29,6	6,0	+40,4
1077	Spilan	163,8	−13,1	7,8	−8,7
1094	Laif 600	161,8	(>1000)	10,4	(>1000)
1102	Tranquase	160,1	−10,4	0,6	−9,5
1105	Texx	159,5	+10,8	4,8	+9,9
1127	Novoprotect	156,7	+9,4	3,3	+14,2
1135	Frisium	154,9	−15,5	3,7	−15,0
1151	Perazin-neuraxpharm	153,0	+26,1	8,3	+28,2
1155	Hyperesa	152,4	−22,2	5,3	−12,9
1174	Fluanxol	149,6	+1,4	5,6	+18,4
1190	Melneurin	147,0	+335,0	3,5	+347,9
1193	Thombran	146,5	+0,7	8,4	−1,0
1207	Dominal	144,5	−1,8	5,4	−1,8
1224	Lyogen/Depot	142,7	−2,4	13,7	−4,7
1225	Melperon-Stada	142,7	+348,9	3,2	+324,3
1237	Meresa/-forte	140,1	−22,1	10,5	−15,1
1296	Psychotonin M/N/300	133,1	−35,4	7,2	−30,2
1306	Ciatyl-Z	132,4	−10,3	11,3	−3,2
1309	Doneurin	132,1	+34,7	3,6	+29,8
1318	Diazepam Stada	130,7	+13,6	0,8	+14,6
1327	Fluctin	129,6	−22,3	30,0	−22,3
1372	Trimipramin-neuraxpharm	123,7	+48,2	3,7	+55,8
1406	Diazepam Desitin Rectiole	120,2	−7,2	3,5	−3,8
1432	Chlorothixen	117,7	+49,4	2,9	+70,1
1444	Valocordin-Diazepam	116,8	+2,6	0,5	−6,8

Tabelle 42.1: Verordnungen von Psychopharmaka 1999 (Fortsetzung). Angegeben sind die verordnungshäufigsten Präparate mit Verordnungsrang, Verordnungen und Umsatz 1999 im Vergleich zu 1998.

Rang	Präparat	Verordnungen in Tsd.	Änd. %	Umsatz Mio. DM	Änd. %
1446	Helarium Hypericum	116,6	−21,1	4,2	−20,8
1458	Melperon-ratiopharm	115,6	(>1000)	2,6	+894,0
1477	Neogama	112,9	−19,2	8,2	−21,3
1510	Melperon neuraxpharm	109,9	+850,7	3,3	+811,9
1519	Antares	109,3	−7,0	6,2	−6,2
1543	Decentan	107,4	−10,1	5,5	−14,3
1566	Radepur	104,8	−28,0	2,5	−26,6
1568	Bromazep	104,6	+0,6	1,1	−2,1
1574	Gityl	103,8	−15,1	1,5	−10,2
1594	Nipolept	102,0	−9,6	7,2	−17,1
1599	Haloperidol-neuraxpharm	101,9	−11,1	3,3	−2,7
1602	Tolvin	101,6	−21,1	6,7	−27,8
1607	Demetrin/Mono Demetrin	101,4	−22,7	2,5	−24,8
1629	Nortrilen	99,4	+5,2	3,2	+2,1
1639	Fluoxetin-ratiopharm	98,6	+6,5	14,7	−1,6
1679	Mareen 50	95,2	+5,4	3,3	+0,8
1682	Fevarin	94,9	−29,0	16,3	−29,4
1690	Gladem	94,4	+7,2	16,5	+26,2
1729	Sigacalm	91,0	+0,6	1,0	+0,7
1741	Sulpirid-ratiopharm	90,2	+26,8	4,2	+17,0
1757	Kivat	88,8	−2,2	2,8	−1,6
1785	Imap	86,7	−28,9	5,5	−27,5
1792	Imipramin-neuraxpharm	86,0	+16,4	3,7	+28,6
1813	Clomipramin-neuraxpharm	84,9	+19,8	2,5	+15,0
1822	Sinophenin	84,5	−12,2	1,7	−4,5
1843	sulpirid von ct	83,3	+7,9	3,7	+2,7
1867	Elcrit	81,0	(>1000)	11,0	(>1000)
1878	Protactyl	80,2	−3,5	1,4	−19,6
1892	Tofranil	79,4	−22,1	2,9	−25,0
1905	Harmosin	78,6	+296,9	1,9	+314,7
1925	Thioridazin-neuraxpharm	76,9	+9,6	3,4	+23,2
1928	Tagonis	76,7	−2,1	17,4	−4,2
1961	amitriptylin von ct	74,5	+52,1	1,5	+59,5
1968	Oxazepam AL	74,0	+14,7	0,4	+14,1
2029	Sepram	70,6	+154,1	11,9	+162,2
2035	Maprolu	70,3	+2,4	1,6	+2,4
2041	Amioxid-neuraxpharm	70,0	+92,2	1,9	+82,6
2068	Deprilept	68,9	−14,7	1,7	−11,0
2069	Kava-ratiopharm	68,9	+9,1	2,5	+11,8
2080	Noctazepam	68,3	−12,0	0,5	−22,0
2114	Herphonal	66,8	−10,2	3,0	−13,9
2123	Glianimon	66,3	+7,7	4,8	+19,2
2156	Maprotilin Neurax	64,6	+10,4	1,8	+11,9
2192	Laubeel	62,4	−13,0	1,4	−10,9
2210	Kavosporal Forte	61,1	+6,3	2,6	+0,3

Tabelle 42.1: Verordnungen von Psychopharmaka 1999 (Fortsetzung). Angegeben sind die verordnungshäufigsten Präparate mit Verordnungsrang, Verordnungen und Umsatz 1999 im Vergleich zu 1998.

Rang	Präparat	Verordnungen in Tsd.	Änd. %	Umsatz Mio. DM	Änd. %
2220	Oxazepam Stada	60,4	+2,7	0,5	+3,5
2228	Cassadan	60,1	−3,7	1,2	+3,5
2236	diazep von ct	59,8	+0,4	0,2	−9,0
2243	Sulp Hexal	59,3	+34,2	2,8	+23,2
2256	Zincum valerianicum-Hevert	58,8	+14,4	2,1	+16,0
2258	Amitriptylin beta	58,7	+148,8	0,9	+93,4
2267	Campral	58,4	−37,1	7,8	−36,7
2294	Hyperimerck	57,3	+73,3	2,2	+91,3
2309	Dapotum	56,7	−0,6	6,8	−2,3
2334	Meprobamat Philopharm	55,5	−3,9	0,6	−3,6
2360	Doxepin Holsten	54,3	+33,6	1,9	+29,8
2363	Hypericum Stada	54,1	−15,5	1,8	−1,8
2396	Propaphenin	52,7	−4,2	1,7	+2,6
2409	Librium	52,3	−11,7	2,2	−13,7
2441	Johanniskraut ratio	50,6	−0,9	1,4	+6,6
2442	Syneudon	50,5	+12,4	1,4	+20,2
2461	Futuran	49,7	(neu)	1,9	(neu)
2465	Oxazepam-neuraxpharm	49,5	+18,1	0,5	+21,4
2468	Benperidol-neuraxpharm	49,4	+11,6	3,9	+21,9
2479	Tranxilium N	49,0	−6,6	0,8	−6,4
2489	Sulpivert	48,7	+37,5	2,3	+53,5
2492	Pryleugan	48,6	−9,8	1,7	−7,4
Summe		36619,9	−2,7	1797,4	+6,4
Anteil an der Indikationsgruppe		93,3%		93,6%	
Gesamte Indikationsgruppe		39232,8	−2,1	1919,8	+7,7

mil. Möglicherweise werden auch pro Verordnung größere Mengen verschrieben.

Bemerkenswert ist die Tatsache, daß einige führende Präparate der Tabelle 42.1, z.B. *Eunerpan, Insidon* und *Jarsin,* alle für leichtere und vermutlich oft nicht genau diagnostizierte Beschwerden, wie ängstlich-depressive Syndrome und somatoforme Störungen und insbesondere im Alter gern verschrieben werden. *Eunerpan* gilt als „mild wirkendes" Neuroleptikum, das vor allem in der Geriatrie zur Behandlung von Unruhezuständen eingesetzt wird. *Insidon* ist ein in seiner Wirksamkeit relativ schlecht belegtes Antidepressivum, das wohl vorzugsweise als Anxiolytikum verwendet wird, um keine Benzodiazepine einsetzen zu müssen. Da aus Datenschutzgründen eine

Verknüpfung der Verordnungen mit Diagnosen nicht möglich ist, lassen sich diese Gründe für die Verordnungszunahme nur vermuten.

Die zeitliche Betrachtung der einzelnen Psychopharmakagruppen des Gesamtmarktes (Abbildung 42.2) zeigt für die Benzodiazepine nach dem kontinuierlichen Rückgang bis in die Mitte der 90er Jahre jetzt seit einigen Jahren eine Stabilisierung der Verordnungen; dabei ist zu bedenken, daß sich bei den Benzodiazepin-Hypnotika die Rückgänge auch in den vergangenen Jahren fortgesetzt haben (s. Kapitel 28). Bei den in der Vergangenheit kontinuierlich angestiegenen Neuroleptika finden sich ebenfalls seit einigen Jahren relativ stabile Verordnungszahlen. Und schließlich ist seit vielen Jahren eine ungebrochene Zunahme der Verordnungen von Antidepressiva zu beobachten. Die Verordnungen von Antidepressiva haben sich in den letzten zehn Jahren mehr als verdoppelt.

Tranquillantien

Tranquillantien werden bevorzugt zur Dämpfung von Angst- und Spannungszuständen, jedoch auch im Kontext antimanischer, antipsychotischer und antidepressiver Therapie eingesetzt. Gegenwärtig werden hierzu vornehmlich Benzodiazepine verwendet. Unter den 2500 verordnungshäufigsten Arzneimitteln befindet sich eine große Zahl von Präparaten, die sich aber auf wenige Wirkstoffe konzentrieren (Tabellen 42.2 und 42.3). Bei den meisten Substanzen haben sich Abnahmen der definierten Tagesdosen ergeben. Ausnahmen bilden vor allem einige preiswerte Generika von Oxazepam, Lorazepam und Diazepam. Bemerkenswert ist auch der markante Rückgang von verordneten DDD des nach Diazepam verordnungsstärksten Tranquillans Bromazepam. Im Verlauf der letzten 15 Jahre hat sich die Verordnung von Tranquillantien ungefähr halbiert. Ähnliches gilt auch für die als Hypnotika eingesetzten Benzodiazepine, wobei freilich eine Substitution durch Verordnung von Zolpidem/Zopiclon sowie pflanzlicher Präparate erfolgte (s. Abbildung 28.1). Die Therapie der Angststörungen dürfte zunehmend durch die Verordnung von Antidepressiva bzw. Opipramol erfolgen. Es wäre wichtig, die Frage der Verordnungen dieser Substanzen durch entsprechende Studien erneut zu untersuchen, um festzustellen, ob das gegenwärtige Niveau sinnvoll ist, bzw. ob es in bestimmten Indikationen zur Untermedikation und fragwürdigen Substitution durch andere Psychopharmaka

Tabelle 42.2: Verordnungen mittellang wirkender Tranquillantien 1999.
Angegeben sind die 1999 verordneten Tagesdosen, die Änderungen gegenüber
1998 und die mittleren Kosten je DDD 1999.

Präparat	Bestandteile	DDD in Mio.	Änderung in %	DDD-Kosten in DM
Bromazepam				
Normoc	Bromazepam	12,6	(−11,8)	0,67
Bromazanil	Bromazepam	11,4	(−8,2)	0,58
durazanil	Bromazepam	6,3	(−13,3)	0,64
Lexotanil	Bromazepam	6,1	(−15,6)	0,72
Gityl	Bromazepam	2,3	(−9,0)	0,67
Bromazep	Bromazepam	2,1	(−2,3)	0,53
		40,7	(−11,1)	0,64
Oxazepam				
Adumbran	Oxazepam	13,2	(−3,1)	0,98
Oxazepam-ratiopharm	Oxazepam	6,1	(+4,1)	0,61
Praxiten	Oxazepam	5,3	(+4,9)	0,75
oxa von ct	Oxazepam	2,2	(+3,1)	0,60
Oxazepam-neuraxpharm	Oxazepam	1,0	(+26,2)	0,47
Sigacalm	Oxazepam	1,0	(+1,5)	0,96
Oxazepam AL	Oxazepam	0,6	(+14,7)	0,61
Noctazepam	Oxazepam	0,5	(−16,7)	1,03
Oxazepam Stada	Oxazepam	0,5	(+3,6)	1,06
		30,5	(+1,2)	0,82
Lorazepam				
Tavor	Lorazepam	21,3	(−2,5)	0,93
Lorazepam-neuraxpharm	Lorazepam	4,7	(+38,1)	0,60
Laubeel	Lorazepam	1,6	(−10,4)	0,87
		27,7	(+2,1)	0,87
Alprazolam				
Tafil	Alprazolam	10,1	(−3,2)	0,94
Cassadan	Alprazolam	1,1	(+6,6)	1,11
		11,2	(−2,3)	0,95
Meprobamat				
Meprobamat Philopharm	Meprobamat	0,4	(+0,0)	1,54
Summe		110,4	(−3,8)	0,78

gekommen ist (Linden und Gothe 1993, Woods und Winger 1995).
Eine neue Therapieempfehlung der Arzneimittelkommission der
deutschen Ärzteschaft zur Behandlung von Angststörungen ist kürzlich erschienen, die klare Aussagen zum differentiellen Stellenwert
verschiedener Substanzklassen (Anxiolytika/Antidepressiva/Neuro-

Tabelle 42.3: Verordnungen lang wirkender Tranquillantien 1999. Angegeben sind die 1999 verordneten Tagesdosen, die Änderungen gegenüber 1998 und die mittleren Kosten je DDD 1999.

Präparat	Bestandteile	DDD in Mio.	Änderung in %	DDD-Kosten in DM
Diazepam				
Diazepam-ratiopharm	Diazepam	28,8	(−4,4)	0,15
Faustan	Diazepam	6,4	(−19,2)	0,24
Diazepam Stada	Diazepam	5,9	(+15,0)	0,13
Tranquase	Diazepam	5,3	(−6,3)	0,11
Valocordin-Diazepam	Diazepam	2,9	(+2,6)	0,16
diazep von ct	Diazepam	1,2	(−6,6)	0,15
Diazepam Desitin Rectiole	Diazepam	0,5	(−4,8)	7,12
		50,9	(−4,6)	0,22
Andere Benzodiazepine				
Rudotel	Medazepam	9,5	(−11,1)	1,07
Tranxilium	Dikaliumclorazepat	9,2	(−12,7)	1,17
Frisium	Clobazam	3,8	(−14,7)	0,99
Librium	Chlordiazepoxid	1,8	(−14,1)	1,20
Demetrin/Mono Demetrin	Prazepam	1,6	(−24,4)	1,52
Radepur	Chlordiazepoxid	1,5	(−26,7)	1,63
Tranxilium N	Nordazepam	0,5	(−6,6)	1,73
		28,0	(−14,1)	1,17
Summe		78,9	(−8,2)	0,56

leptika) sowie verschiedener Psychotherapieformen bei der Behandlung diverser Formen von Angsterkrankungen macht (Arzneimittelkommission 2000).

Bisher gibt es keine eindeutigen Belege für ein unterschiedliches Wirkprofil verschiedener Benzodiazepine. Allerdings legt die Heterogenität der GABA/Benzodiazepin-Rezeptoren nahe, daß solche unterschiedlichen Wirkungen prinzipiell möglich sind. Klare Unterschiede bestehen bei den derzeit als Tranquillantien eingesetzten Benzodiazepinen lediglich in der Pharmakokinetik der einzelnen Präparate und in ihrem Preis. Substanzen mit einer Halbwertszeit unter 24 Stunden sind Bromazepam, Oxazepam, Lorazepam und Alprazolam. Bei allen übrigen hier aufgeführten Benzodiazepinen liegt die Halbwertszeit der Wirksubstanz oder ihrer Metaboliten bei mehreren Tagen, so daß langdauernde Effekte zu erwarten sind. Natürlich hat dies Auswirkungen auf die jeweiligen kognitiven und psychomotorischen Nebenwirkungen, die vor allem bei älteren Patienten in Erscheinung treten.

In diesem Zusammenhang ist erwähnenswert, daß die Mehrzahl (ca. 80 %) der Benzodiazepinverordnungen über 60jährige Patienten betrifft (siehe Arzneiverordnungs-Report '96). Hier ist nicht nur die besondere Empfindlichkeit älterer Patienten, sondern auch die verzögerte Metabolisierung und Ausscheidung einiger Benzodiazepine wie z.B. Diazepam zu bedenken, die bei den langwirksamen Substanzen zur Kumulation führen können.

In den letzten Jahren hat sich die Bewertung des weder den Antidepressiva noch den Tranquillantien eindeutig zurechenbaren Opipramol (*Insidon*) (vgl. Müller und Siebert 1998) etwas positiver entwickelt, nachdem der Hersteller nun endlich auf zwei größere klinische Prüfungen verweisen kann. Leider liegt die Vergleichsstudie mit Alprazolam aber immer noch nicht als Originalarbeit, sondern nur als Vorpublikation vor (Volz und Möller 1998). Dies sei deshalb an dieser Stelle betont, weil das Studium der jetzt regulär veröffentlichten Daten einer zweiten Studie zur Wirksamkeit von *Insidon* bei somatoformen Störungen im Gegensatz zu der genannten deutschen Vorpublikation, in der nur auf statistische Signifikanzen abgehoben wurde, zeigt, daß die Abnahme an somatischer bzw. psychischer Angst sich quantitativ nur marginal von denen der Placebogruppe nach sechswöchiger Medikation unterscheidet (Volz et al. 2000). So bleibt also die Wirksamkeit in weiteren Studien nachzuweisen, wenngleich das Argument, daß Opipramol im Gegensatz zu Benzodiazepinen keine Abhängigkeit erzeugt, wohl stichhaltig ist. Dies gilt aber auch für klassische bei Angststörungen eingesetzte Antidepressiva, deren Wirksamkeit viel besser belegt ist (Arzneimittelkommission 2000).

Antidepressiva

Antidepressiva sind prinzipiell bei allen Formen depressiver Störungen indiziert, wobei jedoch die Wertigkeit der verschiedenen therapeutischen Strategien von der genaueren diagnostischen Zuordnung abhängig ist (Arzneimittelkommission 1997). In jüngerer Zeit finden Antidepressiva auch bei einer Reihe weiterer psychiatrischer Erkrankungen Verwendung, wie etwa Panikattacken, generalisierten Angstsyndromen, Bulimia nervosa, Eßstörungen, Zwangsstörungen und Phobien, im Kindes- und Jugendalter bei Enuresis nocturna und elektivem Mutismus sowie schließlich bei der Kombinationstherapie chronischer Schmerzen (Benkert und Hippius 1998). Nach neueren Erkenntnissen der WHO werden freilich nach wie vor der größere Teil depressiver Patienten nicht korrekt diagnostiziert und selbst bei zutreffender Diagnose nicht adäquat behandelt.

Antidepressiva werden häufig durch drei wesentliche verschiedene Wirkungskomponenten charakterisiert, die für die einzelnen Substanzen unterschiedlich stark ausgeprägt sein sollen (Riederer et al. 1993). Dies sind in grober Orientierung dämpfende, stimmungsaufhellende und aktivierende Wirkungen. Die meisten gebräuchlichen Antidepressiva wirken in etwa gleichem Maße stimmungsaufhellend. Als Prototypen für die dämpfenden Wirkungen gelten Amitriptylin bzw. Doxepin, für die aktivierenden Wirkungen Desipramin. Eine moderne, wenn auch für die Praxis vielleicht zu komplizierte Klassifizierung der Antidepressiva wurde im sog. Asolo-Schema versucht (Rüther et al. 1995). Im Durchschnitt beträgt unter einer vier bis sechs Wochen dauernder Medikation der absolute Unterschied der Responserate zwischen Antidepressiva und Placebo 20 % (Snow et al. 2000).

Unter den 2500 verordnungshäufigsten Arzneimitteln findet sich eine Vielzahl Antidepressiva mit unterschiedlichen Inhaltsstoffen, die nach kontinuierlichen Zunahmen inzwischen über 350 Mio. definierte Tagesdosen erreichen (Tabellen 42.4 und 42.5 sowie Abbildung 42.1). Im letzten Jahrzehnt haben sich die Verordnungen von Antidepressiva etwa verdoppelt, und dieser Trend setzt sich fort (Abbildung 42.2). Jedoch ist die Entwicklung der einzelnen Wirkstoffgruppen unterschiedlich. Während bei den verschiedenen nichtselektiven Monoamin-Rückaufnahme-Inhibitoren (NSMRI) Verordnungszuwachsraten bis ca. 9 % beobachtet wurden, zeigten sich bei den selektiven Serotonin-Rückaufnahme-Inhibitoren (SSRI) und α_2-Antagonisten Zuwachsraten von über 30 %. Bei den NSMRIs dominieren Amitriptylin und Doxepin als die klassischen trizyklischen Substanzen mit stärker sedierenden Wirkungen (Tabelle 42.4). Innerhalb dieser Substanzen hat es preislich bedingte Umschichtungen gegeben. Maprotilin geht weiter zurück, obwohl eine jüngere Studie für diese Substanz gute Wirksamkeit und geringe unerwünschte Wirkungen fand (Schnyder und Koller-Leiser 1996).

Diese Trends – gleichbleibende Verordnungen klassischer Antidepressiva bei gleichzeitig deutlich steigenden Verordnungen neuerer Substanzen – legen die Vermutung nahe, daß neue Indikationen für insbesondere neuere Antidepressiva erschlossen werden. Die anders-

Tabelle 42.4: Verordnungen sedierender Antidepressiva 1999. Angegeben sind die 1999 verordneten Tagesdosen, die Änderungen gegenüber 1998 und die mittleren Kosten je DDD 1999.

Präparat	Bestandteile	DDD in Mio.	Änderung in %	DDD-Kosten in DM
Amitriptylin				
Saroten	Amitriptylin	39,9	(−2,3)	0,85
Amitriptylin-neuraxpharm	Amitriptylin	14,7	(+30,9)	0,65
Amineurin	Amitriptylin	11,1	(+14,1)	0,68
Novoprotect	Amitriptylin	5,0	(+16,1)	0,67
amitriptylin von ct	Amitriptylin	2,3	(+60,4)	0,65
Syneudon	Amitriptylin	2,0	(+21,5)	0,70
Amitriptylin beta	Amitriptylin	1,4	(+90,1)	0,66
		76,4	(+9,3)	0,76
Doxepin				
Aponal	Doxepin	19,4	(−6,4)	1,91
Doxepin-neuraxpharm	Doxepin	12,1	(+20,5)	1,28
Doxepin-ratiopharm	Doxepin	5,4	(+41,1)	1,12
Sinquan	Doxepin	4,3	(−15,3)	1,69
Doxepin-Dura	Doxepin	3,8	(+21,2)	1,54
Doneurin	Doxepin	2,8	(+30,5)	1,32
Mareen 50	Doxepin	2,5	(−0,2)	1,29
Doxepin Holsten	Doxepin	1,5	(+30,4)	1,24
		51,8	(+6,5)	1,55
Trimipramin				
Stangyl	Trimipramin	20,2	(−0,7)	2,56
Trimipramin-neuraxpharm	Trimipramin	1,5	(+56,0)	2,56
Herphonal	Trimipramin	1,0	(−13,4)	3,08
Alpha$_2$-Antagonisten				
Remergil	Mirtazapin	14,7	(+53,7)	4,05
Tolvin	Mianserin	2,5	(−28,9)	2,70
		17,2	(+31,8)	3,86
Weitere Wirkstoffe				
Insidon	Opipramol	37,6	(+7,8)	1,55
Equilibrin	Amitriptylinoxid	10,7	(−15,0)	0,71
Anafranil	Clomipramin	8,2	(−1,8)	2,27
Amioxid-neuraxpharm	Amitriptylinoxid	3,3	(+84,6)	0,58
Thombran	Trazodon	2,1	(−1,2)	4,08
Nortrilen	Nortriptylin	2,0	(+2,6)	1,62
Clomipramin-neuraxpharm	Clomipramin	1,3	(+16,7)	1,83
		65,3	(+3,9)	1,54
Summe		233,3	(+7,6)	1,56

artigen unerwünschten Wirkungen und neue, wissenschaftlich begründete Indikationen (z.b. Zwangssyndrome, Eßstörungen) könnten höhere Verordnungszahlen rechtfertigen. Ähnliche Daten wurden
für die USA freilich auch so interpretiert, daß insbesondere die SSRIs
aufgrund populistischer Berichte zu „life-style"-Medikamenten stili-
siert wurden (Olfson et al. 1998). Es muß derzeit offen bleiben, ob ein
solcher Trend auch für Deutschland Relevanz besitzt.

Neben den zahlreichen in ihren Wirkungen gut belegten Präparaten fallen die weiterhin sehr hohen Verordnungszahlen von *Insidon*
(Opipramol) auf, dessen unzureichend belegte antidepressive Wirksamkeit oben bereits erwähnt wurde. Der vorpublizierte Entwurf der
Aufbereitungskommission B3 bewertete im Jahr 1992 die Substanz
für die Indikation „Depression" negativ, und auch die Indikation
„Angst- und Spannungszustände" wurde als unzureichend belegt kritisiert (Benkert und Hippius 1998). Inzwischen teilte der Hersteller
mit, daß er die Nachzulassung für die Indikation „generalisierte
Angststörung" und „somatoforme Störung" beantragen wird (siehe
auch bei Tranquillantien).

Bei der Mehrzahl der SSRI sind Zuwächse zu verzeichnen. Dies gilt
insbesondere für Citaloprampräparate. Ihre Wirksamkeit ist inzwischen gut belegt. Große unabhängige Metaanalysen und Leitlinien
haben keinen generellen Wirksamkeitsunterschied zwischen NSMRI,
SSRI und anderen neueren Antidepressiva feststellen können. Auch
die Rate an Behandlungsabbrüchen unterscheidet sich nicht. Nur für
NSMRI der ersten Generation gilt, daß die Abbruchrate wegen
Nebenwirkungen etwas höher liegt als bei SSRIs. Deshalb können
auch ältere Patienten ohne relevante Komorbidität in der allgemeinmedizinischen Praxis grundsätzlich sowohl mit NSMRIs als auch
SSRIs behandelt werden (Snow et al. 2000). Für einige SSRIs ist auch
die rezidivprophylaktische Wirksamkeit mäßig gut belegt, obwohl die
Studiendauer für eine valide Aussage fast immer zu kurz ist (Montgomery et al. 1994, Franchini et al. 1996). Bei dieser Substanzgruppe
fehlen im Unterschied zu den NSMRI sedierende und vegetative
Nebenwirkungen weitgehend. Ein Nachteil von Fluoxetin ist im Vergleich zu neueren SSRIs die lange Halbwertszeit der Substanz (3
Tage) und vor allem des aktiven Metaboliten Norfluoxetin (7 Tage)
sowie ausgeprägte Wechselwirkungen mit anderen Pharmaka durch
Hemmung des Cytochrom-P450-Systems (Baumann 1996). Citalo-
pram und Sertralin sind diesbezüglich günstiger zu beurteilen. Damit
sind die Zuwächse bei diesen Präparaten und die Stagnation bei den

Fluoxetinpräparaten (trotz preislich bedingter Umschichtungen) als sinnvoll zu bewerten. Auffallend sind angesichts des hohen Preises die Zuwächse beim Venlafaxin, das sich in einer Metaanalyse als besonders gut wirksam und verträglich erwies (Einarson et al. 1999). Als stark beworbener Vorteil der neueren Substanzen gilt ihre niedrige akute Toxizität im Hinblick auf das hohe Suizidrisiko depressiver Patienten. Jedoch muß dazu kritisch bemerkt werden, daß sich nach epidemiologischen Studien aus verschiedenen Ländern nur ein kleiner Prozentsatz suizidaler Patienten mittels des jeweils verschriebenen Antidepressivums das Leben nimmt (Müller-Oerlinghausen und Berghöfer 1999). Bei Patienten mit Herzinsuffizienz stellt der Einsatz der neueren Substanzen wohl die risikoärmere Alternative dar (Braun und Strasser 1997). Andererseits verlangt das andere Profil unerwünschter Wirkungen (z.B. Schlaflosigkeit, Übelkeit, Diarrhö und Störungen der Sexualfunktion) weiterhin Aufmerksamkeit und eine differenzierte Verordnungsweise (Trindade et al. 1998).

Stark eingebrochen sind die Verordnungen für Mianserin, vermutlich weil das vom gleichen Hersteller neu auf den Markt gebrachte deutlich teurere Mirtazapin jetzt stärker beworben wird. Sein potentieller therapeutischer Stellenwert und seine möglichen Vorteile gegenüber dem Mianserin können trotz eines theoretisch interessanten pharmakologischen Profils (Kasper 1996) noch nicht beurteilt werden.

Mit Moclobemid (*Aurorix*) begann 1992 eine Renaissance der Monoaminoxidase (MAO)-Hemmstoffe. Moclobemid unterscheidet sich von bisher verfügbaren Substanzen dadurch, daß es für den relevanten Subtyp A der MAO relative Selektivität aufweist und daß die Hemmwirkung reversibel ist (RIMA, reversible Inhibitoren der MAO). Dadurch dürften hypertensive Krisen, wie sie durch den Verzehr tyraminhaltiger Nahrungsmittel ausgelöst werden können, seltener sein als bei den klassischen MAO-Hemmstoffen (Berlin und Lecrubier 1996). Ob seine Wirksamkeit freilich der des unselektiven MAO-Hemmstoffs Tranylcypromin ganz entspricht, bleibt zweifelhaft (Laux et al. 1995). Eine schlechtere Wirksamkeit wurde im Vergleich mit Clomipramin beobachtet (Volz et al. 1996). Die oben erwähnte Leitlinie des American College of Physicians kommt aber zum Schluß, daß sich auch RIMA in ihrer generellen Wirksamkeit nicht von NSMRIs oder SSRIs unterscheiden (Snow et al. 2000).

Klar umrissen in Indikationen wie auch Nebenwirkungen ist die Anwendung von Lithiumpräparaten zur Prophylaxe von manisch-

Tabelle 42.5: Verordnungen wenig sedierender Antidepressiva 1999. Angegeben sind die 1999 verordneten Tagesdosen, die Änderungen gegenüber 1998 und die mittleren Kosten je DDD 1999.

Präparat	Bestandteile	DDD in Mio.	Änderung in %	DDD-Kosten in DM
Maprotilin				
Ludiomil	Maprotilin	5,4	(−16,8)	1,15
Maprotilin Neurax	Maprotilin	2,0	(+12,0)	0,91
Deprilept	Maprotilin	1,9	(−10,3)	0,91
Maprolu	Maprotilin	1,6	(+5,3)	0,97
		10,9	(−8,6)	1,04
Imipramin				
Imipramin-neuraxpharm	Imipramin	2,5	(+31,6)	1,48
Tofranil	Imipramin	1,4	(−23,8)	2,00
Pryleugan	Imipramin	0,8	(−6,2)	2,14
		4,7	(+2,0)	1,75
Selektive Serotonin-Rückaufnahme-Inhibitoren				
Cipramil	Citalopram	18,5	(+73,9)	2,86
Seroxat	Paroxetin	12,5	(+42,4)	3,88
Zoloft	Sertralin	10,8	(+55,3)	2,85
Trevilor	Venlafaxin	8,6	(+54,3)	4,60
Fluctin	Fluoxetin	7,5	(−22,3)	4,00
Gladem	Sertralin	5,9	(+36,9)	2,78
Fluoxetin-ratiopharm	Fluoxetin	5,7	(+16,9)	2,60
Tagonis	Paroxetin	4,3	(−4,6)	4,03
Fevarin	Fluvoxamin	4,2	(−29,6)	3,88
Sepram	Citalopram	4,0	(+170,9)	2,97
		82,0	(+30,7)	3,40
MAO-Inhibitoren				
Aurorix	Moclobemid	8,9	(−3,6)	3,68
Lithiumsalze				
Quilonum	Lithium	10,2	(−1,6)	0,98
Hypnorex	Lithiumcarbonat	8,7	(+6,0)	0,97
		18,9	(+1,7)	0,98
Summe		125,5	(+17,1)	2,79

depressiven Phasen und zur Therapie von Manien (Müller-Oerling-hausen et al. 1997). Angesichts dieser Datenlage ist es zu begrüßen, daß die Verordnungen der beiden führenden Lithiumpräparate in den vergangenen Jahren wiederum um ein geringes zugenommen haben. Insgesamt dürfte die Zahl der Lithium-behandelten Patienten in der Bundesrepublik angesichts des auch volkswirtschaftlich eindrucksvollen Nutzens dieser Prophylaxe eher zu niedrig liegen (Lehmann und Müller-Oerlinghausen 1993).

Ob es zum Lithium wirksame Alternativen der Phasenprophylaxe unipolarer Depressionen gibt, ist wiederholt untersucht worden. Carbamazepin ist als Phasenprophylaktikum dem Lithium wohl nicht gleichwertig (Dardennes et al. 1995). Die prophylaktische Wirksamkeit von NSMRIs läßt sich wegen der beschränkten Zahl von Studien leider nur aus Metaanalysen ableiten, wobei sich trendmäßig eine etwas bessere Wirksamkeit von Lithium gegenüber freilich nicht hoch dosiertem Amitriptylin bei den unipolaren Depressionen zeigt. Eine ausgezeichnete rezidivprophylaktische Wirksamkeit wurde in einer Dreijahresstudie mit hochdosiertem Imipramin nachgewiesen (Frank et al. 1990). Eine große prospektive deutsche Langzeitstudie fand eine bessere Rezidivprophylaxe über 2,5 Jahre mit Lithium im Vergleich zu 100 mg/d Amitriptylin (Greil et al. 1996). Abzulehnen ist aufgrund der völlig unzureichenden Datenlage die derzeitige starke Bewerbung von Valproat-Präparaten zur Rezidivprophylaxe. Eine suizidpräventive Wirksamkeit bei Patienten mit affektiven Psychosen ist bislang für keine andere Substanz außer Lithiumsalzen gezeigt worden (Schou 1998).

Neuroleptika

Neuroleptika werden primär zur Behandlung schizophrener und manischer Psychosen eingesetzt. Jedoch werden sie auch bei anderen Indikationen, z.B. Erregungszuständen im Rahmen oligophrener Syndrome oder bei chronischen Schmerzzuständen, verwendet. Die wesentliche Wirkung dieser Arzneimittel besteht in der Abschwächung produktiver psychotischer Symptome, daneben aber auch in einer Verminderung des Antriebes, Verlangsamung der Reaktion und Erzeugung von Gleichgültigkeit gegenüber äußeren Reizen. Dabei bleiben die intellektuellen Funktionen und die Bewußtseinslage weitgehend erhalten. Für die zunehmend wichtiger gewordene Gruppe der sogenannten atypischen Neuroleptika gilt, daß sie auch die Negativsymptome, also z.B. den Antriebsmangel und die gestörte Affektivität des chronisch Schizophrenen, günstig beeinflussen und daß aufgrund der geringeren Auswirkung auf die Motorik die „Zwangsjacken"-Wirkung geringer ist (Möller 1999).

Aufgrund des – gerade in Deutschland – sehr breiten Anwendungsspektrums der Neuroleptika ist die Angabe definierter Tagesdosen außerordentlich schwierig. Neuroleptika können von niedrigsten Dosen als Tranquillantien bis hin zu Höchstdosen in der Behandlung akuter Psychosen eingesetzt werden, und es ist selten möglich, einzelne Darreichungsformen eindeutig einer bestimmten Verwendung zuzuordnen. Deshalb wurden seit 1997 durchweg (soweit definiert) die neuen DDDs der WHO verwendet. Diese in Skandinavien erarbeiteten DDDs beruhen allerdings vor allem auf der akuten antipsychotischen Therapie und liegen damit für den ambulanten Bereich relativ hoch. So betragen die DDDs für die meisten oral angewendeten Phenothiazine 300 mg, für Prothipendyl 240 mg, für Fluphenazin 10 mg, für Haloperidol 8 mg, für Pipamperon 200 mg, für Clozapin 300 mg und für Flupentixol 6 mg. Lediglich beim Perazin mit 100 mg und beim Benperidol mit 1,5 mg liegen die WHO-DDDs relativ niedrig. Durch Abweichungen in der tatsächlichen Praxis von den WHO-Richtwerten können sich beträchtliche Abweichungen bei der Summe der berechneten DDDs und den Tagesbehandlungskosten (DDD-Kosten) ergeben. Trotzdem scheint die Verwendung der WHO-DDDs derzeit die objektivste Bezugsgröße darzustellen. Von dieser wurde lediglich dann abgewichen, wenn auf Grund der Fachinformationen festgestellt werden kann, daß ein Präparat praktisch ausschließlich für einen anderen als von der WHO erfaßten Zweck vorgesehen ist, und wenn die Verordnungspraxis dies unterstützt. Dies ist der Fall bei den als Tranquillantien niedrigdosierten Neuroleptika Fluspirilen (1,5 mg/7 Tage) und Flupentixol (DDD 1,5 mg) sowie für das als stark dämpfendes Antihistaminikum anzusehende Promethazin (DDD 75 mg). Diese niedrig dosierten Präparate sind in Tabelle 42.7 zusammengefaßt.

Die Verordnungen der Neuroleptika haben sich 1999 unterschiedlich entwickelt. Abnahmen sind vor allem bei Phenothiazinen und Sulpirid sowie bei den niedrig dosierten Neuroleptika Fluspirilen und Melperon eingetreten, während die Verordnungen bei den atypischen Neuroleptika Risperidon und Olanzapin erheblich zunahmen (Tabellen 42.6 und 42.7). Rückgängig sind die Verordnungen von Zotepin, dessen Charakterisierung als „atypisches" Neuroleptikum problematisch erscheint. Damit haben sich die Neuroleptika in den letzten sechs Jahren weitgehend auf einem konstanten Niveau gehalten (Abbildung 42.2). Unter den 2500 am häufigsten verordneten Arzneimitteln findet sich eine große Anzahl von Neuroleptika, die verschie-

Tabelle 42.6: Verordnungen von Neuroleptika 1999. Angegeben sind die 1999 verordneten Tagesdosen, die Änderungen gegenüber 1998 und die mittleren Kosten je DDD 1999.

Präparat	Bestandteile	DDD in Mio.	Änderung in %	DDD-Kosten in DM
Phenothiazine				
Taxilan	Perazin	12,2	(−12,6)	1,11
Perazin-neuraxpharm	Perazin	9,1	(+27,4)	0,92
Lyogen/Depot	Fluphenazin	8,1	(−5,4)	1,71
Dapotum	Fluphenazin	4,8	(−0,5)	1,41
Melleril	Thioridazin	3,1	(−13,1)	4,10
Neurocil	Levomepromazin	2,5	(−20,5)	4,01
Levomepromazin-neuraxpharm	Levomepromazin	2,5	(+6,8)	2,89
Thioridazin-neuraxpharm	Thioridazin	1,5	(+28,0)	2,29
Protactyl	Promazin	0,4	(−24,3)	3,46
		44,1	(−2,3)	1,74
Butyrophenone				
Haldol	Haloperidol	18,0	(−10,9)	1,48
Benperidol-neuraxpharm	Benperidol	8,4	(+28,4)	0,46
Glianimon	Benperidol	8,3	(+24,4)	0,57
Dipiperon	Pipamperon	6,7	(+2,1)	4,67
Haloperidol-ratiopharm	Haloperidol	4,3	(+31,4)	0,95
Haloperidol-neuraxpharm	Haloperidol	3,5	(+1,6)	0,94
		49,3	(+5,4)	1,50
Sulpirid				
Dogmatil /-forte	Sulpirid	1,9	(−19,7)	8,03
Meresa /-forte	Sulpirid	1,3	(−12,7)	7,76
Neogama	Sulpirid	1,1	(−20,4)	7,63
Sulpirid-ratiopharm	Sulpirid	0,7	(+17,8)	5,86
sulpirid von ct	Sulpirid	0,6	(+5,5)	5,82
Sulp Hexal	Sulpirid	0,5	(+24,9)	5,75
Sulpivert	Sulpirid	0,4	(+59,5)	6,26
		6,5	(−7,9)	7,18
Atypische Neuroleptika				
Zyprexa	Olanzapin	9,7	(+52,5)	13,63
Leponex	Clozapin	8,2	(−12,4)	7,36
Risperdal	Risperidon	8,1	(+37,9)	13,24
Nipolept	Zotepin	3,3	(−21,4)	2,15
Elcrit	Clozapin	2,0	(>1000)	5,56
		31,3	(+21,1)	10,16
Andere Neuroleptika				
Fluanxol depot	Flupentixol	4,9	(−5,9)	4,54
Ciatyl-Z	Zuclopenthixol	4,3	(−2,2)	2,66
Chlorothixen	Chlorprothixen	2,1	(+66,3)	1,39
Imap	Fluspirilen	1,8	(−26,4)	(3,07)
		13,0	(−1,6)	3,22
Summe		144,2	(+4,5)	3,87

Tabelle 42.7: Verordnungen niedrigdosierter Neuroleptika 1999. Angegeben sind die 1999 verordneten Tagesdosen, die Änderungen gegenüber 1998 und die mittleren Kosten je DDD 1999.

Präparat	Bestandteile	DDD in Mio.	Änderung in %	DDD-Kosten in DM
Phenothiazine				
Atosil	Promethazin	13,2	(−5,4)	1,02
Promethazin-neuraxpharm	Promethazin	11,9	(+25,3)	0,73
Prothazin	Promethazin	6,8	(−14,8)	0,99
Dominal	Prothipendyl	1,7	(+0,6)	3,13
Decentan	Perphenazin	1,6	(−15,4)	3,48
Sinophenin	Promazin	0,4	(−5,0)	4,12
Propaphenin	Chlorpromazin	0,4	(+4,7)	4,30
		36,0	(+0,5)	1,20
Fluspirilen				
Imap 1,5 mg	Fluspirilen	7,8	(−25,5)	1,20
Fluspi	Fluspirilen	6,3	(+1,9)	1,34
Kivat	Fluspirilen	2,8	(−1,7)	1,00
		16,9	(−13,4)	1,22
Melperon				
Eunerpan	Melperon	5,2	(−37,3)	5,98
Melperon neuraxpharm	Melperon	0,9	(+804,4)	3,81
Melneurin	Melperon	0,8	(+383,1)	4,30
Melperon-Stada	Melperon	0,7	(+312,3)	4,72
Melperon-ratiopharm	Melperon	0,6	(+852,5)	4,63
Harmosin	Melperon	0,4	(+316,9)	4,61
		8,5	(−4,2)	5,35
Andere Neuroleptika				
Truxal	Chlorprothixen	5,7	(−3,4)	1,66
Fluanxol	Flupentixol	5,0	(+10,3)	1,11
		10,8	(+2,6)	1,40
Summe		72,2	(−3,4)	1,73

denen chemischen Gruppen angehören und von sehr unterschiedlicher neuroleptischer Potenz sind. Dazu gehört auch das deutlich seltener verordnete Benzamidderivat Sulpirid mit hoher Selektivität für D_2-Dopaminrezeptoren, das in niedriger Dosis nach einer noch nicht publizierten kontrollierten Studie eine milde bis mäßige antidepressive Wirkung besitzen soll und dessen antipsychotische Wirkung bei der Schizophrenie mit Tagesdosen von 800–1200 mg in mehreren Studien gut belegt ist (Caley und Weber 1995). Sein Nachfolger Amisulprid wird zur Zeit stark beworben.

Die Verwendung niedrig dosierter Neuroleptika als Tranquillantien wird kontrovers diskutiert, da Neuroleptika erhebliche Nebenwirkungen haben und auch bei niedrig dosierten Neuroleptika Einzelfälle von Spätdyskinesien, d.h. einer der schwersten, da oft irreversiblen, Nebenwirkungen dieser Substanzklasse, beobachtet wurden (Kappler et al. 1994). Die Verordnung dieser Präparate, häufig sogar als injizierbare Depotform, hängt vielleicht mit der zunehmend kritisch gewordenen Einstellung gegenüber Benzodiazepinen zusammen. Die Abbildung 42.2 zeigt, daß der Rückgang der Benzodiazepine in den vergangenen Jahren von einer Zunahme bei Antidepressiva und Neuroleptika begleitet war, wobei es sich vermutlich um eine direkte Kompensation handelt (Linden und Gothe 1993). Sorgfältige Phase-IV-Studien zum Vergleich niedrig dosierter Neuroleptika mit Benzodiazepinen existieren unseres Wissens nach wie vor nicht. Angesichts des Spektrums unerwünschter Wirkungen von Neuroleptika scheint jedoch Vorsicht geboten. Die weiteren Rückgänge bei dem früheren Spitzenreiter unter den Neuroleptika, dem *Imap 1,5 mg*, sind vor diesem Hintergrund verständlich und wohl sinnvoll.

Modernen Vorstellungen über einen adäquaten Einsatz von Neuroleptika entsprechen die Zuwächse bei den atypischen Neuroleptika. Dazu gehört in erster Linie Clozapin, aber auch das kürzlich eingeführte Risperidon. Freilich ist der Begriff „atypisch" bzw. – noch bizarrer – „Atypikalität", der inzwischen zum Werbeargument der Hersteller geworden ist, hinsichtlich seiner pharmakologischen und klinischen Bedeutung kritisch zu hinterfragen. Offenbar muß ein ganzes Spektrum von „Atypikalität" diskutiert werden (Stip 2000). Clozapin (*Leponex, Elcrit*) erweist sich weiterhin als eine unverzichtbare Substanz in der Psychiatrie, auch wenn seine Verschreibung wegen Blutzellschäden nur unter sehr restriktiven Auflagen des Herstellers möglich ist. Die Verordnungen dieses Präparats haben nicht mehr deutlich zugenommen, preisbedingte Verschiebungen erfolgten zugunsten von *Elcrit*. Der besondere Vorteil besteht darin, daß Spätdyskinesien unter Clozapin niemals gesehen wurden (Claghorn et al. 1987, Kane et al. 1988). Clozapin wirkt an sehr vielen verschiedenen Rezeptoren, wobei nach wie vor nicht klar ist, was seine pharmakologische Sonderstellung bedingt (Hartman et al. 1996). Obwohl für die Anwendung bei Kindern und Jugendlichen unter 16 Jahren nicht zugelassen, hat sich das Präparat offenbar gerade auch bei diesem Patientenkreis bewährt (Elliger et al. 1994).

Die intensive Suche nach Clozapin-ähnlichen Wirkstoffen hat zur erfolgreichen Einführung des freilich auch sehr teuren Olanzapin (*Zyprexa*) geführt, dessen Verordnungen um 53 % zugenommen haben. Erste Fälle von Blutzellschäden unter Olanzapin sind kürzlich berichtet worden (Dettling et al. 1999). Eine kürzlich publizierte Metaanalyse kommt zu dem Schluß, daß gegenüber typischen Neuroleptika Olanzapin gute antipsychotische Wirksamkeit bietet bei geringeren extrapyramidalen unerwünschten Wirkungen, aber vermutlich größerer Gewichtszunahme (Duggan et al. 2000). Auch die Verordnungen von Risperidon, das wie Clozapin oder Olanzapin sowohl D_2- als auch 5-HT_2-Rezeptoren blockiert (Kornhuber 1994) haben stark zugenommen, so daß *Risperdal* jetzt schon vor *Haldol* an 19. Stelle aller verordneten Psychopharmaka steht. Risperidon war in Phase-III-Studien in niedriger Dosierung (6 mg) ähnlich wirksam wie Haloperidol bei geringeren extrapyramidalmotorischen Wirkungen (Chouinard et al. 1993, Marder und Meibach 1994). Dagegen führen Carter et al. (1995) aus, daß Risperidon zwar eine erhebliche Verteuerung der stationären antipsychotischen Therapie, aber keine Abnahme der Häufigkeit unerwünschter Wirkungen gebracht habe. Extrapyramidale Wirkungen wurden von diesen Autoren bereits bei mittleren Dosierungen von 3,5 mg/d beobachtet. Vergleiche von Risperidon mit Neuroleptika geringerer Potenz fehlen. Die Langzeitwirkungen und der letztliche klinische Wert auch dieser Substanz können daher noch nicht bewertet werden. Insgesamt deutet der Anstieg der Verordnungen dieser sehr teuren Substanzklasse darauf hin, daß ihre Vorteile trotz der Budgetierungszwänge in der Praxis den Patienten nicht generell vorenthalten werden.

Weitere Psychopharmaka

In der Gruppe „weitere Psychopharmaka" sind verschiedene chemisch definierte Psychopharmaka aufgeführt, die therapeutisch aber nicht zusammengehören (Tabelle 42.8).

Glutamatantagonisten

Für Memantin (*Akatinol Memantine*) sind in der Vergangenheit verschiedene Wirkmechanismen postuliert worden. Ein nicht-kompetitiver Antagonismus an NMDA-Glutamatrezeptoren scheint sich zu bestätigen (Chen und Lipton 1997). Die Substanz scheint zur Behandlung zentral und peripher bedingter Spastik geeignet zu sein, hat kürzlich aber auch die Zulassung für die Behandlung von Hirnleistungsstörungen erhalten, ohne jedoch bei den Nootropika eingeordnet zu werden. Auch für diese Substanzen gelten die für Nootropika allgemein dargestellten Probleme (siehe auch Kapitel 9, Antidementiva). Ihre therapeutische Wertigkeit wird klinisch noch zu bestimmen sein, derzeit wird sie pharmakologisch intensiv untersucht. Ihre weiterhin zunehmenden Verordnungen sind bemerkenswert.

Psychostimulantien

Die Verordnungen des Stimulans Methylphenidat (*Ritalin*) haben sich 1999 gegenüber dem Vorjahr fast verdoppelt (Abbildung 42.3). Damit ergibt sich nach den kontinuierlichen Zunahmen in den letzten zehn Jahren ein Anstieg dieser Verordnungen um rund das Zwanzigfache. Ausgelöst wurden diese Steigerungen vermutlich durch den begründeten Verdacht, daß in Deutschland bei der Indikation „hyperkinetische Verhaltensstörung" Psychostimulantien bisher un-

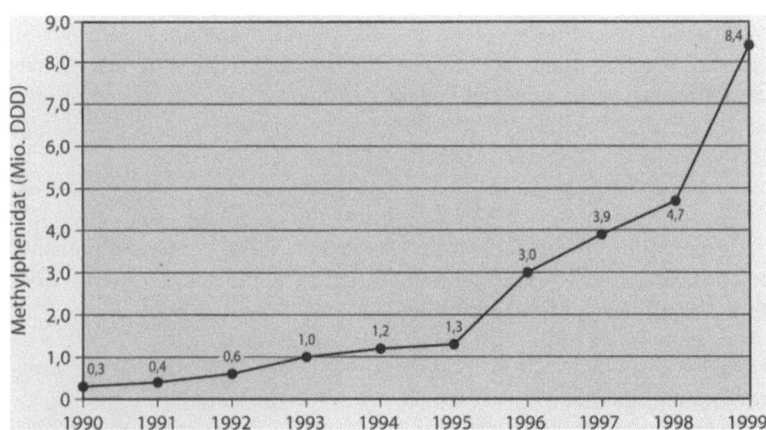

Abbildung 42.3: Verordnungen von Methylphenidat (*Ritalin*) nach definierten Tagesdosen von 1990 bis 1999

Tabelle 42.8: Weitere Psychopharmaka 1999. Angegeben sind die 1999 verordneten Tagesdosen, die Änderungen gegenüber 1998 und die mittleren Kosten je DDD 1999.

Präparat	Bestandteile	DDD 1997 in Mio.	Änderung in %	DDD-Kosten in DM
Glutamatantagonisten				
Akatinol Memantine	Memantin	12,9	(+2,2)	4,67
Psychostimulantien				
Ritalin	Methylphenidat	8,4	(+77,4)	2,98
Mittel zur Behandlung von Alkoholfolgekrankheiten				
Distraneurin	Clomethiazol	1,9	(–2,8)	4,62
Campral	Acamprosat	1,2	(–36,9)	6,62
		3,1	(–19,2)	5,38
Summe		24,4	(+15,1)	4,18

terverordnet wurden (Elliger et al. 1990). Offensichtlich setzt sich diese Auffassung in Angleichung an internationale Trends jetzt durch, nachdem die Wirksamkeit in zahlreichen Studien dokumentiert wurde (Kimko et al. 1999). Die jetzigen Zahlen ergeben insgesamt 8,4 Mio. Tagesdosen, d.h. rechnerisch knapp 23000 kontinuierlich behandelte Patienten. Von diesen sind über 95 % Kinder und Jugendliche von 5–19 Jahren, über 50 % sind im Alter zwischen 10 und 14 Jahren.

Über die Berechtigung solcher Verordnungen wird gerade in der Öffentlichkeit viel diskutiert, wobei vor allem Elternverbände sich sehr nachdrücklich für diese Therapie aussprechen. Dennoch muß aufgrund bekannt gewordener Vorfälle vor der Verordnung überhöhter Dosen sowie laxer Indikationsstellung gewarnt werden. In den USA, wo etwa 90 % der Kinder mit hyperkinetischer Verhaltensstörung mit Methylphenidat behandelt werden, wird die Möglichkeit der zu häufigen Verschreibung ebenfalls intensiv diskutiert (Safer 2000). Nur eine exakte, möglichst kinderpsychiatrisch abgesicherte Diagnose und eine sorgfältige Verlaufskontrolle können die Verordnung rechtfertigen. Dabei ist auch zu beachten, daß auf Grund individueller Unterschiede bei Pharmakokinetik und Ansprechbarkeit die optimale Dosis sehr individuell gesucht werden muß (Kimko et al. 1999). Auch die Narkolepsie stellt eine mögliche Indikation für Methylphenidat dar.

Mittel zur Behandlung von Alkoholfolgekrankheiten

Die Verordnungen von Clomethiazol (*Distraneurin*) sind 1999 nochmals ein wenig zurückgegangen. Zur ambulanten Behandlung bei Alkohol- oder Medikamentenabhängigen ist es kontraindiziert. Der kürzlich vertretenen Meinung, Clomethiazol sei heute praktisch obsolet (Färber und Tölle 1996), ist von verschiedener kompetenter Seite widersprochen worden.

Acamprosat (*Campral*) ist ein Agonist an GABA-Rezeptoren, der nach zwei kontrollierten Studien Alkoholwirkungen vermindern und dadurch die Alkoholaufnahme reduzieren soll. Allerdings sind diese Studien aus methodischen Gründen kritisiert worden (Arzneimittelbrief 1996). Eine kürzlich erschienene Übersicht bewertet die Substanz positiv (Swift 1999). Das Präparat soll nur im Gesamtkonzept einer Alkoholentwöhnung verwendet werden. Im Vergleich zum Vorjahr sind die Verordnungen massiv zurückgegangen. Da keine neuen Daten für eine veränderte Bewertung dieser Substanz vorliegen, mögen vielleicht primär budgetäre Erwägungen hierfür verantwortlich sein.

Pflanzliche Psychopharmaka

Pflanzliche Psychopharmaka sind in Tabelle 42.9 aufgeführt. Es handelt sich dabei vor allem um Präparate, die Johanniskrautextrakt, zum Teil in Kombination mit Baldrian, enthalten. Eine geringe Rolle spielen Extrakte des Kava-Kava-Wurzelstocks, für die multiple Wirkungen auf das Zentralnervensystem geltend gemacht werden. Nach Anstiegen im Vorjahr sind die Verordnungen von Johanniskrautpräparaten 1999 wieder rückläufig. Die Wirksamkeit von pflanzlichen Psychopharmaka ist in vielen Fällen aus klinisch-pharmakologischer Sicht nicht in ausreichender Weise nachgewiesen. Jedoch haben besonders die Wirkungen von Hypericum in letzter Zeit verstärkt wissenschaftliches Interesse gefunden (Schulz und Hänsel 1996). Positive Wirkungen wurden für Johanniskrautextrakte bei leichten Depressionen in einer Metaanalyse kontrollierter Studien festgestellt (Linde et al. 1996), die allerdings in einem zugehörigen Editorial wegen der methodischen Unzulänglichkeiten der Primärstudien kritisiert wurde (Smet und Nolen 1996). Derzeit erscheint eine Wirksamkeit bei leichten bis höchstens mittelschweren depressiven Verstimmungen wahrscheinlich, bei schweren Depressionen sollten solche Präparate nicht angewendet werden. Die Wirksamkeit einer über 4–6 Wochen hinausgehenden Therapie ist nicht belegt (Schulz und Hänsel 1996). Neue amerikanische Therapierichtlinien äußern aller-

Tabelle 42.9: Verordnungen von pflanzlichen Psychopharmaka 1999. Angegeben sind die 1999 verordneten Tagesdosen, die Änderungen gegenüber 1998 und die mittleren Kosten je DDD 1999.

Präparat	Bestandteile	DDD in Mio.	Änderung in %	DDD-Kosten in DM
Johanniskraut				
Jarsin	Johanniskrautextrakt	30,6	(–28,3)	1,42
Felis	Johanniskrautextrakt	20,4	(–3,1)	0,78
Laif 600	Johanniskrautextrakt	12,8	(>1000)	0,81
Remotiv	Johanniskrautextrakt	10,7	(–15,2)	0,95
Neuroplant	Johanniskrautextrakt	9,1	(–12,0)	1,09
Spilan	Johanniskrautextrakt	8,8	(–9,7)	0,88
Psychotonin M/N/300	Johanniskrautextrakt	7,9	(–33,3)	0,91
Esbericum	Johanniskrautextrakt	7,2	(–30,8)	0,85
Texx	Johanniskrautextrakt	6,7	(+9,8)	0,71
Hyperforat	Johanniskrautextrakt	4,2	(–20,9)	1,05
Helarium Hypericum	Johanniskrautextrakt	3,7	(–17,6)	1,16
Hypericum Stada	Johanniskrautextrakt	2,9	(+14,5)	0,61
Hyperimerck	Johanniskrautextrakt	2,2	(+91,1)	1,02
Johanniskraut ratio	Johanniskrautextrakt	2,0	(+0,1)	0,68
Futuran	Johanniskrautextrakt	1,9	(neu)	1,03
		131,1	**(–7,4)**	**1,00**
Kava-Kava-Wurzelstock				
Antares	Kava-Kava-Wurzelstockextrakt	8,2	(–6,3)	0,75
Kava-ratiopharm	Kava-Kava-Wurzelstockextrakt	3,5	(+12,8)	0,70
Kavosporal Forte	Kava-Kava-Wurzelstockextrakt	1,8	(–0,5)	1,46
		13,5	**(–1,2)**	**0,83**
Kombinationen				
Sedariston Konzentrat Kaps.	Johanniskrautextrakt Baldrianwurzelextrakt	11,4	(–13,3)	1,68
Hyperesa	Baldrianextrakt Johanniskrautextrakt	7,3	(–20,1)	0,73
		18,6	**(–16,1)**	**1,31**

Tabelle 42.9: Verordnungen von pflanzlichen Psychopharmaka 1999 (Fortsetzung). Angegeben sind die 1999 verordneten Tagesdosen, die Änderungen gegenüber 1998 und die mittleren Kosten je DDD 1999.

Präparat	Bestandteile	DDD in Mio.	Änderung in %	DDD-Kosten in DM
Homöopathika				
Zincum valerianicum-Hevert	Aconitum napellus D12	1,6	(+15,1)	1,33
	Ambra D12			
	Castoreum D6			
	Cimicifuga D2			
	Cocculus D4			
	Coffea D12			
	Convallaria D4			
	Cypripedium pub. D3			
	Ignatia D6			
	Lilium tigrinum D4			
	Mitchella D3			
	Moschus D6			
	Nux vomica D4			
	Ol. Anisi D4			
	Passiflora D4			
	Platinum D8			
	Valeriana D2			
	Zincum valerianicum D3			
Summe		164,8	(-7,8)	1,03

dings Skepsis gegenüber den positiven Befunden, da hier eine eindeutige „publication bias", also die bevorzugte Publikation positiver Daten, nachzuweisen sei (Williams et al. 2000).

Darüber hinaus können positive Befunde für einzelne Präparate angesichts der unterschiedlichen Dosierungen und der Schwierigkeiten, diese Präparate zu standardisieren, nicht generalisiert werden. Ende 1995 hat das Bundesamt für Arzneimittel und Medizinprodukte die Standardisierung der Johanniskrautpräparate auf Hypericin verlassen, weil der eigentliche Wirkstoff nicht bekannt sei und möglicherweise nicht mit dem Hypericingehalt korreliere. Man kann sich fragen, ob gar keine Standardisierung wirklich besser sei als eine fragwürdige (Schütt und Hölzl 1996). Inzwischen wird Hyperforin als der möglicherweise wirksame Bestandteil diskutiert (Laakmann et al. 1998). Bei den Kava-Präparaten enthalten die meistverordneten den weniger standardisierten und in seiner Wirksamkeit schlechter geprüften Extrakt des Kava-Kava und nicht D,L-Kavain (Volz und Hänsel 1994).

Pflanzliche Präparate werden oft als besonders verträglich und nebenwirkungsarm angesehen. Neben einer allgemein positiven Grundeinstellung trägt oft das Fehlen von Daten zu Toxizität und unerwünschten Wirkungen hierzu bei. Es ist deshalb bemerkenswert, daß zum Johanniskraut in jüngster Zeit eine ganze Reihe von zum Teil lebensbedrohlichen Interaktionen berichtet worden sind (Ernst 2000). Dazu gehören starke Reduktionen der Plasmaspiegel des HIV-Proteasehemmstoffs Indinavir (Piscitelli et al. 2000), des Immunsuppressivums Ciclosporin bis hin zur Transplantatabstoßung (Ruschitzka et al. 2000), von Phenprocoumon (Bon et al. 1999), Warfarin (Yue et al. 2000) und Digoxin (Johne et al. 1999). Als Mechanismen werden die Induktion bestimmter Isoformen des Cytochrom P450 über den Pregnan-X-Rezeptor sowie des P-Glycoprotein-Transportsystems angesehen (De Smet und Touw 2000, Moore et al. 2000). Dies läßt noch weitere Interaktionen erwarten. Diese Befunde zeigen, daß für pflanzliche Präparate dringend zuverlässige Daten zu Toxizität, Verträglichkeit und Interaktionen benötigt werden.

Literatur

Arzneimittelkommission der deutschen Ärzteschaft (Hrsg.) (1997): Empfehlungen zur Therapie der Depression. 1. Aufl. Sonderheft Arzneiverordnung in der Praxis. September 1997.

Arzneimittelkommission der deutschen Ärzteschaft (Hrsg.) (2000): Empfehlungen zur Therapie von Angst- und Zwangsstörungen. 1. Aufl. Sonderheft Arzneiverordnung in der Praxis. Dezember 1999.

Arzneimittelbrief (1996): Acamprosat zur Behandlung der Alkoholkrankheit. Arzneimittelbrief 30: 92–93.

Baumann P. (1996): Pharmacokinetic-pharmacodynamic relationship of the selective serotonin reuptake inhibitors. Clin. Pharmacokinet. 31: 444–469.

Benkert O., Hippius H. (1998): Kompendium der Psychiatrischen Pharmakotherapie. Springer-Verlag, Berlin.

Berlin I., Lecrubier Y. (1996): Food and drug interactions with monoamine oxidase inhibitors: How safe are the newer agents? CNS Drugs 5: 403–413.

Bon S., Hartmann K., Kuhn M. (1999): Johanniskraut: Ein Enzyminduktor? Schweiz. Ap. Ztg. 16: 535–536.

Braun M., Strasser R.H. (1997): Trizyklische Antidepressiva und kongestive Kardiomypathie. Der Internist 38: 1236–1238.

Caley C.F., Weber S.S. (1995): Sulpiride: an antipsychotic with selective dopaminergic antagonist properties. Ann. Pharmacother. 29: 152–160.

Carter C.S., Mulsant B.H., Sweet R.A., Maxwell R.A., Coley K. et al. (1995): Risperidone use in a teaching hospital during its first year after market approval: economic and clinical implications. Psychopharmacol. Bull. 31: 719–25.

Chen H.S., Lipton S.A. (1997): Mechanism of memantine block of NMDA-activated channels in rat retinal ganglion cells: uncompetitive antagonism. J. Physiol. 499: 27–46.

Chouinard G., Jones B., Remington G., Bloom D., Addington D. et al. (1993): A Canadian multicenter placebo-controlled study of fixed doses of risperidone and haloperidol in the treatment of chronic schizophrenic patients. J. Clin. Psychopharmacol. 13: 25–40.

Claghorn J., Honigfeld G., Abuzzahab F.S., Wang R., Steinbook R. et al. (1987): The risks and benefits of clozapine versus chlorpromazine. J. Clin. Psychopharmacol. 7: 377–384.

Dardennes R., Even C., Bange F., Heim A. (1995): Comparison of carbamazepine and lithium in the prophylaxis of bipolar disorders – a metaanalysis. Brit. J. Psychiat. 166: 378–381.

De Smet P.A.G.M., Touw D.J. (2000): Safety of St John's wort (Hypericum perforatum). Lancet 355: 575–576.

Dettling M., Hellweg R., Cascorbi I., Deichle U., Weise L., Müller-Oerlinghausen B. (1999): Genetic determinants of drug-induced agranulocytosis: potential risk of olanzapine? Pharmacopsychiatry 32: 32: 110–112.

Duggan L., Fenton M., Dardennes R.M., El-Dosoky A., Indran S. (2000): Olanzapine for schizophrenia. Cochrane Database Syst. Rev. 2: CD 001359.

Einarson T.R., Arikian S.R., Casciano J., Doyle J.J. (1999): Comparison of extended-release venlafaxine, selective serotonin reuptake inhibitors, and tricyclic antidepressants in the treatment of depression: a meta-analysis of randomized controlled trials. Clin. Ther. 21: 296–308.

Elliger T., Englert E., Freisleder F.J., Friedrich M., Gierow B. et al. (1994): Zur Behandlung schizophrener Psychosen des Kindes- und Jugendalters mit Clozapin (Leponex). Konsensuskonferenz vom 4. März 1994, Kinder und Jugendpsychiatrie. Z. Kinder-Jugendpsychiat. 22: 325–327.

Elliger T.J., Trott G.E., Nissen G. (1990): Prevalence of psychotropic medication in childhood and adolescence in the Federal Republic of Germany. Pharmacopsychiatry 23: 38–44.

Ernst E. (2000): Second thoughts about safety of St. John's wort. Lancet 354: 2014–2016.

Färber D., Tölle R. (1996): Warnende Hinweise zur Verschreibung von Clomethiazol (Distraneurin®). Dtsch. Ärztebl. 93: A-2098.

Franchini L., Zanardi R., Gasperini M., Perez J., Smeraldi E. (1996): Fluvoxamine and lithium in long-term treatment of unipolar subjects with high recurrence rate. J. Affect. Disord. 38: 67–69.

Frank E., Kupfer D.J., Perel J.M. (1990): Three-years outcomes for maintenance therapies in recurrent depression. Arch. Gen. Psychiatry 47: 1093–1099.

Greil W., Ludwig-Mayerhofer W., Erazo N., Engel R.R., Czernik A. et al. (1996): Comparative efficacy of lithium and amitriptyline in the maintenance treatment of recurrent unipolar depression: a randomised study. J. Affect. Disord. 40: 179–190.

Hartman D., Monsma F., Civelli O. (1996): Interaction of antipsychotic drugs with dopamine receptor subtypes. In: Csernansky J.G. (Hrsg.): Antipsychotics, Handb. Exp. Pharmacol., Bd. 120, Springer-Verlag, Berlin, S. 43–75.

Hollister L.E., Müller-Oerlinghausen B., Rickels K., Shader R.I. (1993): Clinical uses of benzodiazepines. J. Clin Psychopharmacol. 13 (Suppl. 1): 1S–169S.

Johne A., Brockmöller J., Bauer S., Maurer A., Langheinrich M., Roots I. (1999): Pharmacokinetic interaction of digoxin with an herbal extract from St. John's wort (Hypericum perforatum). Clin. Pharmacol. Ther. 66: 338–345.

Kane J., Honigfeld G., Singer J., Meltzer H. (1988): Clozapine for the treatment-resistant schizophrenic. Arch. Gen. Psychiatry 45: 789–796.

Kappler J., Menges C., Ferbert A., Ebel H. (1994): Schwere „Spät"dystonie nach „Neuroleptanxiolyse" mit Fluspirilen. Nervenarzt 65: 66–68.

Kasper S. (1996): Mirtazapin. Klinisches Profil eines noradrenalin- und serotoninspezifischen Antidepressivums. Arzneimitteltherapie 14 (9): 257–259.

Kimko H.C., Cross J.T., Abernethy D.R. (1999): Pharmacokinetics and clinical effectiveness of methylphenidate. Clin. Pharmakokinet. 37: 457–470.

Kornhuber J. (1994): Potentielle Antipsychotica mit neuartigen Wirkmechanismen. In: Riederer P., Laux G., Pöldinger W. (Hrsg.): Neuropsychopharmaka, Bd. 4: Neuroleptica. Springer-Verlag, Wien New York, S. 185–196.

Laakmann G., Schüle C., Baghai T., Kieser M. (1998): St. John's wort in mild to moderate depression: The relevance of hyperforin for clinical efficacy. Pharmacopsychiatry 31 (Suppl.): 54–59.

Laux G., Volz H.-P., Möller H.-J. (1995): Newer and older monoamine oxidase inhibitors. CNS Drugs 3: 145–158.

Lehmann K., Müller-Oerlinghausen B. (1993): Kosten-/Nutzen-Kalkulation der Lithium-Langzeit-Prophylaxe. Klin. Pharmakol. Aktuell 4: 68–70.

Linde K., Ramirez G., Mulrow C.D., Pauls A., Weidenhammer W., Melchart D. (1996): St John's wort for depression – an overview and meta-analysis of randomised clinical trials. Brit. Med. J. 313: 253–258.

Linden M., Gothe, H. (1993): Benzodiazepine substitution in medical practice. Analysis of pharmacoepidemiological data based on expert interviews. Pharmacopsychiatry 26: 107–113.

Marder S.R., Meibach R.C. (1994): Risperidone in the treatment of schizophrenia. Am. J. Psychiatry 151: 825–835.

Möller H.-J. (1999): Atypical neuroleptics: a new approach in the treatment of negative symptoms. Eur. Arch. Psychiatry Clin. Neurosci. 249 (Suppl. 4): 99–107.

Montgomery S.A., Roberts A., Patel A.G. (1994): Placebo-controlled efficacy of antidepressants in continuation treatment. Int. Clin. Psychopharmacology 9: 49–53.

Moore L.B., Goodwin B., Jones S.A., Wisely G.B., Serabjit-Singh C.J., Willson T.M., et al. (2000): St. John's wort induces hepatic drug metabolism through activation of the pregnane X receptor. Proc. Natl. Acad. Sci. USA 97: 7500–7502.

Müller W.E., Siebert B. (1998): Opipramol im Vergleich zu anderen Therapeutika – Neue pharmakologische Daten. Fortschr. Neurol. Psychiat. 66 (Suppl. I): S9–S12.

Müller-Oerlinghausen B., Berghöfer A. (1999): Antidepressants and suicidal risk. J. Clin. Psychiatry 60 (Suppl. 2): S94–S99.

Müller-Oerlinghausen B., Greil W., Berghöfer A. (Hrsg.) (1997): Die Lithiumtherapie. Nutzen Risiken Alternativen. Springer-Verlag, Berlin Heidelberg New York.

Olfson M., Marcus S.C., Pincus H.A., Zito J.M., Thompson J.W., Zarin D.A. (1998): Antidepressant prescribing practices of outpatient psychiatrists. Arch. Gen. Psychiatry 55: 310–316.

Piscitelli S.C., Burstein A.H., Chaitt D., Alfaro R.M., Falloon J. (2000): Indinavir concentrations and St John's wort. Lancet 355: 547–548.

Riederer P., Laux G., Pöldinger W. (Hrsg.) (1993): Neuropsychopharmaka: Bd. 3 Antidepressiva und Phasenprophylaktika. Springer-Verlag, Wien New York.

Rüther E., Ahrens B., Dieterle D., Erzgikeit A., Gaertner H.J. et al. (1995): Das Asolo-Schema zur therapierelevanten multidimensionalen Klassifizierung der Antidepressiva. Psychopharmakotherapie 2: 158–164.

Ruschitzka F., Meier P.J., Turina M., Lüscher T.F., Noll G. (2000): Acute heart transplant rejection due to Saint John's wort. Lancet 355: 548–549.

Safer D.J. (2000) Are stimulants overprescribed for youths with ADHD? Ann. Clin. Psychiatry 12: 55–62.

Schnyder U., Koller-Leiser A. (1996): A double-blind, multicentre study of paroxetine and maprotiline in major depression. Can. J. Psychiatry 41: 239–44.

Schou M. (1998): Has the time come to abandon prophylactic lithium treatment? A review for clinicians. Pharmacopsychiatry 31: 210–5.

Schulz V., Hänsel R. (Hrsg.) (1996): Rationale Phytotherapie. Ratgeber für die ärztliche Praxis. Springer-Verlag, Berlin Heidelberg New York.

Schütt H., Hölzl J. (1996): Hypericin: nur eine unwirksame Leitsubstanz? Pharm. Ztg. 141: 3678–3680.

Smet P.A.G.M., Nolen W.A. (1996): St John's wort as an antidepressant. Brit. Med. J. 313: 241–242.

Snow V., Lascher S., Mottur-Pilson C., for the American College of Physicians American Society of Internal Medicine (2000): Clinical guideline I. Pharmacological treatment of acute major depression and dysthymia. Ann. Int. Med. 132: 739–742.

Stip E. (2000): Novel antipsychotics: issues and controversies. Typicality of atypical neuroleptics. J. Psychiatry Neurosci. 25: 137–153.

Swift R.M. (1999): Drug therapy for alcohol dependence. N. Engl. J. Med. 340: 1482–1490.

Trindade E., Menon D., Topfer L.A., Coloma C. (1998): Adverse effects associated with selective serotonin reuptake inhibitors and tricyclic antidepressants: a meta-analysis. Canad. Med. Ass. J. 159: 1245–1252.

Volz H.P., Hänsel R. (1994): Kava-Kava und Kavain in der Psychopharmakotherapie. Psychopharmakotherapie 1: 33–39.

Volz H.P., Gleiter C.H., Möller H.J. (1996): Monoaminoxidasehemmer in der Psychiatrie. Nervenarzt 67: 339–347.

Volz H.P., Möller H.J. (1998): Opipramol bei Angst- und Somatisierungsstörungen. Fortschr. Neurol. Psychiat. 66 (Suppl. I): S21–S24.

Volz H., Möller H., Reimann I., Stoll K. (2000): Opipramol for the treatment of somatoform disorders. Results from a placebo-controlled trial. Eur. Neuropsychopharmacol. 10: 211–217.

Williams J.W. Jr., Mulrow C.D., Chiquette E., Hitchcock Noël P., Aguilar C., Cornell J. (2000): Clinical Guideline, Part 2. A systematic review of newer pharmacotherapies for depression in adults: Evidence Report Summary. Ann. Intern. Med. 132: 743–756.

Woods J.H., Winger G. (1995): Current benzodiazepine issues. Psychopharmacology 118: 107–115.

Yue Q.-Y., Bergquist C., Gerdén B. (2000): Safety of St John's wort (Hypericum perforatum). Lancet 355: 576–577.

43. Rhinologika und Otologika

KARL-FRIEDRICH HAMANN

Mit Rhinologika und Otologika sind Arzneimittel zusammengefaßt worden, die überwiegend lokal bei verschiedenen Erkrankungen des äußeren Ohres und des Mittelohres sowie bei bestimmten Erkrankungen der Nasenhaupthöhlen und bei Beteiligung der Nasennebenhöhlen eingesetzt werden. Die Beliebtheit der Lokaltherapeutika geht auf den alten Volksglauben zurück, Krankheiten dort behandeln zu müssen, wo sie sich bemerkbar machen. Der Hauptteil der Verordnungen fällt auf die Sympathomimetika in der Gruppe der Rhinologika, während alle anderen Rhinologika und auch die Otologika eine geringere Rolle spielen (Abbildung 43.1). Gegenüber dem Vorjahr ist

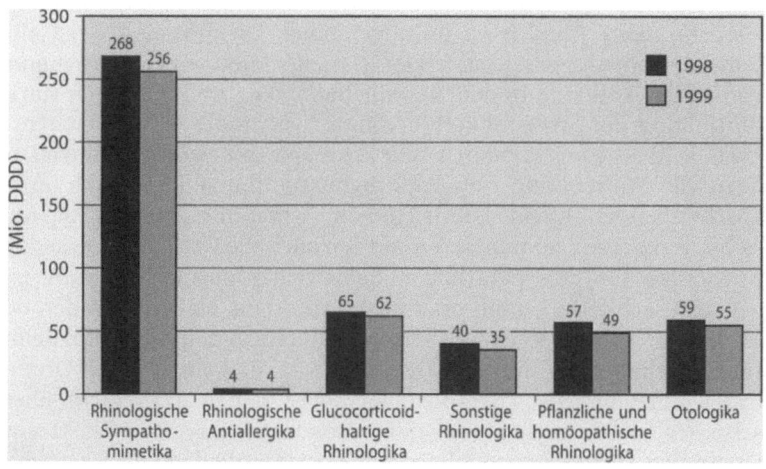

Abbildung 43.1: Verordnungen von Rhinologika und Otologika 1999. DDD der 2500 meistverordneten Arzneimittel.

die Gesamtzahl der Verordnungen sowohl der Rhinologika als auch der Otologika zurückgegangen (Tabellen 43.1 und 43.2).

Rhinologika und Otologika zählen, bezogen auf die Einzelverordnung, zu den preiswerten Therapeutika, erreichen jedoch relativ hohe Umsätze, weil sie in der Behandlung von sehr häufig auftretenden Erkrankungen zum Einsatz kommen.

Rhinologika

Im Vordergrund der symptomatischen Behandlung mit Rhinologika steht die Beseitigung der behinderten Nasenatmung. Sie ist das am meisten störende Symptom aller Rhinitisformen, wobei in manchen Fällen noch Niesreiz und eine Hypersekretion der Schleimhäute hinzukommen. Zur lokalen Applikation stehen schleimhautabschwellende Alphasympathomimetika, Corticosteroide und Antiallergika zur Verfügung. Darüber hinaus gibt es Präparate zur systemischen Anwendung, Homöopathika oder Kombinationen von Alphasympathomimetika und Antihistaminika. Letztere besitzen eher Nebenwirkungen als die Lokaltherapeutika. Die bei manchen Rhinitisformen eingesetzten Sekretomukolytika werden bei den Expektorantien (siehe Kapitel 17) abgehandelt.

Die im Zusammenhang mit banalen Erkältungskrankheiten auftretende *akute Rhinitis* ist im allgemeinen harmlos und weist eine hohe Selbstheilungsrate auf. Der Gesichtspunkt einer Vorbeugung von Komplikationen in den Nasennebenhöhlen und die durch starke Blutfüllung der Schleimhäute bedingte „verstopfte Nase" machen je nach Leidensdruck dennoch eine Therapie notwendig. Sinnvoll ist dazu die Anwendung von Alphasympathomimetika. Durch ihren abschwellenden Effekt läßt sich zum einen die Nasenluftpassage selbst verbessern, zum anderen werden auch die Ostien der Nasennebenhöhlen für den natürlichen Selbstreinigungsmechanismus frei gemacht. Schließlich muß man auch versuchen, ein Zuschwellen der Ostien der Tuba Eustachii zu verhindern und so den Mittelohr-Belüftungsmechanismus aufrechtzuerhalten, damit kein lästiger Ohrendruck entsteht. Die Therapiedauer sollte sieben Tage nicht überschreiten, damit nicht durch den vasokonstriktorischen Effekt eine trophische Störung der Schleimhaut mit anschließender Nekrosebildung auftritt. Dieser Gesichtspunkt gewinnt vor allem bei langanhaltenden Beschwerden an Bedeutung.

Tabelle 43.1: Verordnungen von Rhinologika 1999. Angegeben sind die verordnungshäufigsten Präparate mit Verordnungsrang, Verordnungen und Umsatz 1999 im Vergleich zu 1998.

Rang	Präparat	Verordnungen in Tsd.	Änd. %	Umsatz Mio. DM	Änd. %
6	Olynth	4431,0	−17,1	19,2	−20,7
10	Nasengel/Spray/Tr.-ratioph.	3728,3	+1,8	16,7	+4,9
13	Sinupret	3301,9	−13,4	47,2	−13,8
37	Otriven Lösung etc.	1922,7	−1,4	7,6	−5,7
138	Rhinomer	943,4	−28,9	9,5	−28,5
238	Euphorbium compositum Spray	641,9	−6,7	5,7	−6,3
241	Nasivin	637,3	+3,3	5,5	+32,3
266	Dexa-Rhinospray N	602,8	−20,9	15,6	−14,9
370	Nasengel/Spray/Tropfen AL	464,1	+26,9	1,9	+27,1
489	Rhinex	380,8	−7,9	2,0	−7,2
519	Coldastop	357,5	−17,0	4,6	−11,6
690	Solupen D	269,4	+1,7	4,0	+21,7
729	Emser Nasenspray	258,2	−36,0	2,3	−35,7
782	Nasicur	237,7	+151,8	2,3	+151,8
837	Nasonex	222,2	(neu)	5,7	(neu)
912	Ellatun/N	202,8	−23,8	1,9	−23,2
922	Imidin N/S	200,3	−22,6	1,1	−22,4
956	Flutide Nasal	191,5	−12,9	8,4	−12,4
988	Rinofluimucil-S	183,6	−34,9	3,6	−29,3
995	Pulmicort nasal	182,6	−18,0	9,7	−18,2
1162	Beclomet-Nasal Orion	151,7	−18,6	5,4	−21,8
1234	Livocab Nasenspray	140,9	−4,1	4,2	−3,9
1295	Sinfrontal	133,2	−18,4	2,1	−24,4
1298	Tetrilin	133,1	−10,7	1,1	−10,3
1322	Sinuselect	130,1	−17,3	2,0	−14,9
1382	Rhinopront Saft	122,2	−3,5	1,2	−3,5
1383	Mar plus	122,2	+475,2	1,1	+475,2
1419	Nasacort	119,0	+494,5	5,2	+494,5
1431	Gelonasal	117,7	−12,4	0,6	−12,9
1440	Olynth Salin	117,2	+15,5	0,8	+14,4
1504	Nasan	110,5	−13,7	0,5	−15,7
1511	Syntaris	109,9	−12,9	3,0	−11,5
1534	Rhinopront Kaps.	108,1	−23,3	1,3	−25,7
1579	Beclorhinol	103,5	+26,2	3,2	+25,1
1595	Sinusitis Hevert N	102,0	−17,0	1,9	−17,4
1609	Cromohexal Nasenspray	101,3	+20,0	1,3	+11,9
1663	xylo von ct	96,7	+34,6	0,4	+29,2
1671	Dexa-Siozwo N	95,6	−23,0	1,3	−22,7
1870	Schnupfen Endrine	80,9	−19,0	0,4	−18,5
1967	Arbid N	74,0	−15,8	0,6	−19,6
1974	Siozwo N	73,7	−24,0	0,6	−24,9
1995	Vividrin Nasenspray	72,6	−15,8	1,0	−15,7
2146	cromo pur von ct Nasenspray	65,1	+21,0	1,0	+20,8
2150	Emser Sole Siemens	64,8	−15,6	1,6	+1,7

Tabelle 43.1: Verordnungen von Rhinologika 1999 (Fortsetzung). Angegeben sind die verordnungshäufigsten Präparate mit Verordnungsrang, Verordnungen und Umsatz 1999 im Vergleich zu 1998.

Rang	Präparat	Verordnungen in Tsd.	Änd. %	Umsatz Mio. DM	Änd. %
2177	Rhinoguttae pro infantibus	63,4	+15,2	0,6	+15,4
2260	duracroman Nasenspray	58,7	−5,8	1,1	−4,7
2372	Cromoglicin-ratioph.Nasensp.	53,8	−6,7	0,7	−9,8
2487	Beconase	48,8	−33,9	1,8	−34,0
	Summe	22130,8	−8,6	220,5	−7,3
	Anteil an der Indikationsgruppe	96,1%		96,2%	
	Gesamte Indikationsgruppe	23017,8	−9,4	229,1	−8,3

Der Begriff „nasale Hyperreaktivität" umfaßt alle übersteigerten Reaktionsformen der Nasenschleimhaut auf physikalische, chemische oder pharmakologische Reize, die zu den bekannten Symptomen Obstruktion, Sekretion und Niesreiz führen (Bachert 1997). Sie beruht auf unterschiedlichen, sich teilweise überlappenden Pathomechanismen. Dazu gehören auch die allergische Rhinitis und die früher sog. „vasomotorische Rhinitis", der neben lokalen Reizfaktoren auch psychosomatische Faktoren zugrunde liegen können.

Die Behandlung der nasalen Hyperreaktivität richtet sich, wenn möglich, nach Ätiologie und Pathogenese, vor allem aber gegen die dominierenden Symptome. Zur medikamentösen Therapie werden Degranulationshemmer (Cromoglicinsäure), die am besten prophylaktisch anzuwenden sind, topische und systemische Corticosteroide, Alphasympathomimetika sowie topische und systemische Antihistaminika eingesetzt. Gegenüber den klassischen, mit sedierenden Nebenwirkungen behafteten Antihistaminika stehen seit einigen Jahren auch Antihistaminika ohne diese störenden Begleiterscheinungen zur Verfügung (siehe Kapitel 5, Antiallergika).

Alphasympathomimetika

Die Sympathomimetika bilden die weitaus größte therapeutische Gruppe unter den Rhinologika (Abbildung 43.1). Der Hauptteil der Verordnungen entfällt auf die drei führenden Xylometazolinpräparate *Olynth, Nasengel/Spray/Tropfen-ratiopharm* und *Otriven* (Tabelle 43.3).

Tabelle 43.2: Verordnungen von Otologika 1999. Angegeben sind die verordnungshäufigsten Präparate mit Verordnungsrang, Verordnungen und Umsatz 1999 im Vergleich zu 1998.

Rang	Präparat	Verordnungen in Tsd.	Änd. %	Umsatz Mio. DM	Änd. %
167	Otobacid N	819,1	−9,6	10,9	−6,0
290	Panotile N	556,2	−19,7	13,2	−6,9
353	Otalgan	484,6	−7,7	3,9	−8,6
959	Otovowen	190,9	+26,2	3,2	+35,4
1492	Otodolor	111,7	+7,9	0,6	+7,9
1521	Polyspectran HC	109,2	+6,2	1,8	+6,9
2168	Otosporin	63,9	+17,8	0,9	+18,0
2476	Cerumenex N	49,1	−9,2	0,9	−3,8
Summe		2384,6	−7,9	35,4	−2,6
Anteil an der Indikationsgruppe		91,9%		93,7%	
Gesamte Indikationsgruppe		2594,9	−8,8	37,8	−3,5

In einigen Präparaten taucht wieder Naphazolin (z.B. *Rhinex*) auf – wenn auch in geringer Dosierung –, dessen Handelsname *Privin* dem bei übertriebenem Gebrauch auftretenden Symptomenkomplex den Namen gegeben hat („Privinismus"). Alle Wirkstoffe gehören zur Gruppe der Alpha$_1$-Sympathomimetika und gelten als therapeutisch gleichwertig. Bemerkenswert ist, daß das preisgünstige *Olynth*, das am häufigsten verordnete Xylometazolinpräparat, abgenommen hat, zwei vergleichsweise teurere Sympathomimetika (*xylo von ct, Nasivin*) aber deutlich zugelegt haben. Die Gruppe der teureren Kombinationspräparate, vor allem *Rinofluimucil-S* nahm deutlich ab (Tabelle 43.3), während das teuerste (*Rhinoguttae pro inf.*) zugenommen hat.

Die schleimhautabschwellenden Sympathomimetika ermöglichen eine sichere Linderung der behinderten Nasenatmung, wie sie bei akuter Rhinitis im Rahmen von Erkältungskrankheiten, aber auch bei der allergischen Rhinitis auftritt. Allerdings kommt es bei diesen Substanzen zu einem Reboundphänomen nach 4–6 Stunden mit verstärkter Schleimhautschwellung, die eine erneute Anwendung notwendig macht. Um diesen Circulus vitiosus nicht zu stabilisieren, sollte die Anwendung auf sieben Tage begrenzt sein, maximal auf 14 Tage (Günnel und Knothe 1973).

Hinzu kommt, daß der vasokonstriktorische Effekt bei Daueranwendung zu einer Mangeldurchblutung der Schleimhaut führt und

Tabelle 43.3: Verordnungen rhinologischer Alphasympathomimetika 1999.
Angegeben sind die 1999 verordneten Tagesdosen, die Änderungen gegenüber
1998 und die mittleren Kosten je DDD 1999.

Präparat	Bestandteile	DDD in Mio.	Änderung in %	DDD-Kosten in DM
Xylometazolin				
Olynth	Xylometazolin	90,9	(−17,0)	0,21
Nasengel/Spray/Tr.-ratioph.	Xylometazolin	74,3	(+5,2)	0,22
Otriven Lösung etc.	Xylometazolin	37,3	(+0,1)	0,20
Nasengel/Spray/Tropfen AL	Xylometazolin	7,4	(+29,1)	0,26
Imidin N/S	Xylometazolin	2,5	(−21,9)	0,42
Nasan	Xylometazolin	1,7	(−14,1)	0,29
Gelonasal	Xylometazolin	1,7	(−13,6)	0,34
xylo von ct	Xylometazolin	1,4	(+36,4)	0,30
Schnupfen Endrine	Xylometazolin	1,3	(−20,5)	0,32
		218,6	(−6,2)	0,22
Andere Sympathomimetika				
Nasivin	Oxymetazolin	17,4	(+76,1)	0,31
Ellatun/N	Tramazolin	9,4	(−23,1)	0,20
Rhinex	Naphazolin	6,0	(−7,8)	0,34
Tetrilin	Tetryzolin	1,6	(−10,6)	0,70
		34,4	(+13,2)	0,31
Kombinationen				
Rinofluimucil-S	Acetylcystein Tuaminoheptansulfat	2,0	(−34,9)	1,77
Siozwo N	Naphazolin Pfefferminzöl	0,9	(−24,0)	0,63
Rhinoguttae pro infantibus	Ephedrin Silbereiweiß-Acetyltannat	0,3	(+15,2)	1,99
		3,3	(−29,1)	1,47
Summe		256,3	(−4,4)	0,25

damit zu einer Beeinträchtigung ihrer Hauptfunktion, der Schleimbildung. Die Folge davon ist, daß weniger Schleim produziert wird.
Die Nase trocknet aus, es kommt zur Borkenbildung, in extremen
Fällen zusätzlich zu Nekrosen mit dem Endbild einer Ozäna (Stink-
nase). Um einem Mißbrauch vorzubeugen, sollten die Sympathomimetika zur rhinologischen Anwendung nur in kleinsten Packungen
von 10 ml verschrieben werden.

Antiallergika

Bei den lokal wirksamen Antiallergika sind die Cromoglicinsäure und Levocabastin (*Livocab*) von Bedeutung. Während die Cromoglicinsäure als Degranulationshemmer prophylaktisch das Auftreten allergischer Symptome verhindern soll, wird der H_1-Antagonist Levocabastin bedarfsorientiert nur bei vorhandenen Symptomen eingesetzt. Im Gegensatz zu manchen systemisch verabreichten Antiallergika ist für diese topisch applizierten Substanzen nicht mit sedierenden Nebenwirkungen zu rechnen. Vier Präparate dieser Gruppe haben abgenommen, auch *Livocab-Nasenspray*, das durch hohe Tagestherapiekosten auffällt (Tabelle 43.4). Zugenommen hat das preisgünstigste Präparat dieser Gruppe (*Cromohexal*).

Glucocorticoide

Lokal applizierte Glucocorticoide besitzen zwar zuverlässige Wirkungen in der Behandlung der allergischen Rhinitis, manche sind aber je nach Wirkstoff nicht frei von systemischen Nebenwirkungen. Der Wirkungseintritt ist allerdings langsam. In manchen Fällen können

Tabelle **43.4:** Verordnungen von rhinologischen Antiallergika 1999. Angegeben sind die 1999 verordneten Tagesdosen, die Änderungen gegenüber 1998 und die mittleren Kosten je DDD 1999.

Präparat	Bestandteile	DDD in Mio.	Änderung in %	DDD-Kosten in DM
Degranulationshemmer				
Cromohexal Nasenspray	Cromoglicinsäure	0,8	(+12,6)	1,61
Vividrin Nasenspray	Cromoglicinsäure	0,5	(−15,8)	1,87
cromo pur von ct Nasenspray	Cromoglicinsäure	0,5	(+18,3)	2,02
duracroman Nasenspray	Cromoglicinsäure	0,4	(−5,8)	2,50
Cromoglicin-ratiopharm Nasenspray	Cromoglicinsäure	0,4	(−10,1)	1,65
		2,7	(−0,2)	1,89
H_1-Antihistaminika				
Livocab Nasenspray	Levocabastin	1,4	(−4,1)	3,11
Summe		4,1	(−1,5)	2,29

Tabelle 43.5: Verordnungen von glucocorticoidhaltigen Rhinologika 1999. Angegeben sind die 1999 verordneten Tagesdosen, die Änderungen gegenüber 1998 und die mittleren Kosten je DDD 1999.

Präparat	Bestandteile	DDD in Mio.	Änderung in %	DDD- Kosten in DM
Monopräparate				
Flutide Nasal	Fluticason	7,2	(−12,9)	1,17
Pulmicort nasal	Budesonid	6,1	(−18,0)	1,60
Beclomet-Nasal Orion	Beclometason	4,3	(−19,1)	1,25
Syntaris	Flunisolid	3,7	(−11,4)	0,80
Nasonex	Mometason	3,6	(neu)	1,55
Nasacort	Triamcinolon	3,6	(+494,5)	1,47
Beclorhinol	Beclometason	2,8	(+23,2)	1,15
Beconase	Beclometason	1,3	(−33,9)	1,41
		32,6	(+8,6)	1,30
Kombinationen				
Dexa-Rhinospray N	Tramazolin Dexamethason	21,1	(−20,9)	0,74
Solupen D	Naphazolin Oxedrintartrat Dexamethason	6,7	(+1,7)	0,59
Dexa-Siozwo N	Naphazolin Dexamethason Pfefferminzöl	1,4	(−23,0)	0,99
		29,2	(−16,8)	0,72
Summe		61,8	(−5,1)	1,02

Corticosteroide auch zu einer Schrumpfung von Nasenpolypen führen.

Während unter den Monopräparaten die meisten Präparate dieser Gruppe weiter abgenommen haben, weist das im oberen Preisbereich angesiedelte *Nasocort* einen starken Zuwachs auf (Tabelle 43.5). Die Wirkstoffe Budesonid und Flunisolid weisen neben der guten lokalen Wirkung keine bisher klinisch bemerkbaren Corticosteroidnebenwirkungen auf. Gleiches gilt für Beclometason und Fluticason (Tabelle 43.5).

Die Kombinationen *Dexa-Rhinospray N, Solupen D* und *Dexa-Siozwo N* enthalten Dexamethason. Für diese Substanz ist bekannt, daß mit systemischen Nebenwirkungen zu rechnen ist. Nach Anwendung Dexamethason-haltiger Nasentropfen sind wiederholt Fälle von iatrogenem Cushing-Syndrom und Nebennierenrindensuppression beschrieben worden (Fuchs et al. 1999). Die Anwendung solcher Präparate erscheint trotz der relativ geringen Dexamethasonmengen nicht mehr gerechtfertigt, da andere Corticosteroide ohne solche Nebenwirkungen zur Verfügung stehen. Die Verordnungen dieser Präparate haben bis auf das preisgünstige *Solupen D* abgenommen (Tabelle 43.5).

Sonstige Rhinologika

Selbst hergestellte Salzlösungen oder Fertigpräparate wie *Nisita* und *Emser Sole* haben keine direkten Wirkungen auf die Durchgängigkeit der Nase, bewirken aber durch eine pH-Verschiebung eine Alkalisierung des Schleimes und damit eine Verflüssigung. Besonders bei lang anhaltenden Rhinitiden mit starker Borkenbildung kommt dieses rational begründete Therapieprinzip in Frage (Tabelle 43.6). Auffallend angestiegen sind die Verordnungen von *Mar plus*, einer preisgünstigen Salzlösung, die Dexpanthenol und Meerwasser enthält.

Die therapeutischen Effekte oral applizierter Präparate, die Antihistaminika und Sympathomimetika enthalten, sind mehrfach in Frage gestellt worden (Bachert 1996). Antihistaminika sind zwar bei Erkältungskrankheiten statistisch signifikant wirksam, die Effekte waren jedoch minimal und häufig von sedativen Nebenwirkungen begleitet (American Medical Association 1986). Sympathomimetika wie Phenylephrin sind bei oraler Gabe weniger wirksam als lokal in der Nase und können darüber hinaus systemische Nebenwirkungen wie Blutdruckanstieg und Kopfschmerzen verursachen (Bachert 1996). Die Verordnungen dieser Arzneimittelgruppe haben abgenommen.

Vitamine haben keine spezifischen pharmakologischen Wirkungen bei lokaler Applikation auf die Nasenschleimhaut. Die Vitaminkombination *Coldastop* nahm weiter ab (Tabelle 43.6). Auffallend zugenommen hat der teurere Dexpanthenolspray (*Nasicur*), der nach einer kontrollierten Studie bei Rhinitis sicca wirksamer als Placebo war (Kehrl und Sonnemann 1998).

Tabelle 43.6: Verordnungen sonstiger Rhinologika 1999. Angegeben sind die 1999 verordneten Tagesdosen, die Änderungen gegenüber 1998 und die mittleren Kosten je DDD 1999.

Präparat	Bestandteile	DDD in Mio.	Änderung in %	DDD-Kosten in DM
Salzlösungen				
Rhinomer	Meerwasser	8,4	(−29,1)	1,14
Emser Nasenspray	Natürliches Emser Salz	4,3	(−36,0)	0,54
Mar plus	Dexpanthenol Meerwasser	1,9	(+475,2)	0,58
Emser Sole Siemens	Natürliches Emser Salz	1,3	(+3,3)	1,21
Olynth Salin	Natriumchlorid	0,9	(+15,8)	0,80
		16,8	(−19,6)	0,91
Antihistaminika				
Rhinopront Kaps.	Carbinoxamin Phenylephrin	0,7	(−26,2)	1,88
Rhinopront Saft	Carbinoxamin Phenylpropanolamin	0,4	(−3,5)	3,18
Arbid N	Diphenylpyralin	0,2	(−18,1)	2,91
		1,3	(−19,4)	2,43
Vitaminpräparate				
Coldastop	Retinolpalmitat Tocopherolacetat	12,9	(−17,0)	0,36
Nasicur	Dexpanthenol	4,3	(+151,8)	0,53
		17,2	(−0,2)	0,40
Summe		35,3	(−11,2)	0,72

Pflanzliche und homöopathische Rhinologika

Bei den pflanzlichen Rhinologika ist das Kombinationspräparat *Sinupret* vertreten (Tabelle 43.7), das früher als pflanzliches Expektorans in der Roten Liste klassifiziert wurde. Dieses Phytopharmakon hat 1997 die Nachzulassung erhalten, obwohl die als Wirksamkeitsnachweis vorgelegten Daten keiner strengen wissenschaftlichen Überprüfung standhalten (Chibanguza et al. 1984, Neubauer und März 1994, Ernst et al. 1997). Fünf verschiedene Inhaltsstoffe sollen antivirale, antiinflammatorische und sekretolytische Wirkungen besitzen, deren

Tabelle 43.7: Verordnungen von pflanzlichen und homöopathischen Rhinologika 1999. Angegeben sind die 1999 verordneten Tagesdosen, die Änderungen gegenüber 1998 und die mittleren Kosten je DDD 1999.

Präparat	Bestandteile	DDD in Mio.	Änderung in %	DDD-Kosten in DM
Pflanzliche Mittel				
Sinupret	Enzianwurzel Schlüsselblumenblüten Ampferblätter Holunderblüten Eisenkraut	35,0	(−15,1)	1,35
Homöopathika				
Euphorbium compositum Spray	Euphorbium D4 Pulsatilla D2 Mercurius biiod. D8 Mucosa nasalis suis D8 Hepar sulfuris D10 Argentum nitr. D10 Sinusitis-Nosode D13 Luffa operculata D2	7,4	(−6,7)	0,77
Sinuselect	Cinnabaris D8 Carbo vegetabilis D8 Silicea D8 Mercur. solub. D8 Kalium bichromic. D4 Calc. sulfuric. D4 Hydrastis D4 Thuja D8	3,0	(−16,0)	0,65
Sinfrontal	Chininum arsen. D12 Cinnabaris D4 Ferrum phosphoricum D3 Mercur. solub. D5	2,1	(−28,3)	0,98
Sinusitis Hevert N	Echinacea D2 Galphimia D2 Luffa D2 Apis D4 Atropin. sulf. D4 Baptisia D4 Cinnabaris D3 Crotalus D8 Hepar. sulf. D3 Kal. bichromic. D8 Lachesis D8 Mercur. biiod. D9 Silicea D2 Spongia D6	1,0	(−18,6)	1,83
		13,6	(−13,8)	0,85
Summe		48,5	(−14,8)	1,21

pharmakologische Zuordnung jedoch nicht nachvollziehbar ist. Seine Verordnungen haben abgenommen.

Ein großer Teil der Verordnungen entfällt auf die homöopathischen Kombinationspräparate (Tabelle 43.7). Spezifische pharmakologische Wirkungen sind für diese Kombinationen nicht bekannt. Die relativ häufige Anwendung des im Vergleich zu anderen Rhinologika teuren Homöopathikums *Euphorbium compositum Spray* beruht sicherlich darauf, daß es vielfach als Placebo angesehen wird (Tabelle 43.7). Wahrscheinlich wissen aber nur wenige Patienten, daß dieses Präparat Nasenschleimhaut des Schweines und die auch in der Homöopathie kritisierte Sinusitis-Nosode (verdünnter eitriger Nasenschleim) enthielt. Es ist im Vergleich zum Vorjahr weniger häufig verordnet worden. Das Argument, daß diese Produkte als Placebo wegen des Fehlens von Nebenwirkungen eingesetzt werden können, wird bedenklich bei ernsten Erkrankungen, bei denen eine wirkungsvolle Therapie versäumt wird. Die Verordnung von *Sinusitis Hevert N*, des mit Abstand teuersten Präparates, hat wie auch die der anderen Homöopathika abgenommen. Es ist zu hoffen, daß nicht die wiederholten Appelle an die Kassenärzte zur kostenbewußten Verschreibung Anlaß geben, auf wissenschaftlich unbegründete Präparate auszuweichen.

Otologika

Otologika sind Arzneimittel zur Applikation in den äußeren Gehörgang. Sie werden eingesetzt zur Behandlung des Ohrekzems, der Otitis externa und der chronischen Otitis media. Für die Therapie der *akuten* Otitis media sind Otologika *nicht* geeignet, da diese Substanzen den Ort der Erkrankung wegen des verschlossenen Trommelfells nicht erreichen können.

Bei der *Otitis externa* handelt es sich um eine banale Entzündung der Haut des äußeren Gehörgangs. Sie wird meist verursacht durch Bakterien, die über Mikroläsionen in die Haut eindringen können. Im allgemeinen tritt die Otitis externa als diffuse Form auf, ganz selten als Gehörgangsfurunkel. Wegen der entzündlich bedingten Schwellung kommt es zu starken Schmerzen mit erheblichem Leidensdruck. Die Abschwellung der Gehörgangshaut selbst bringt meist schon den gewünschten Erfolg und Abheilung der Entzündung. Daher stehen in der Therapie der diffusen Otitis externa Ohrentropfen mit antibiotischem, abschwellendem und analgetischem Effekt im Vordergrund (Federspil 1984, Weerda 1994).

Die *chronische Mittelohrentzündung* entsteht, von Ausnahmen abgesehen, als primär chronische Erkrankung. Sie ist gekennzeichnet durch einen mesotympanalen oder epitympanalen Defekt, durch den es immer wieder zum Eindringen von Mikroorganismen und damit zum Aufflammen der Entzündung kommt. Die chronische Mittelohrentzündung macht sich fast nie durch Schmerzen bemerkbar als vielmehr durch eine pathologische Ohrsekretion und Schwerhörigkeit. Die sinnvolle Therapie einer chronischen Mittelohrentzündung besteht in der Tympanoplastik. Allerdings sind die Erfolgschancen von tympanoplastischen Operationen sehr vom Reizzustand der Mittelohrschleimhaut abhängig. Man versucht daher immer, eine chronische Mittelohrentzündung ohne akute Reizzeichen zu operieren. Dieser Gesichtspunkt berechtigt zur Vorbehandlung mit Otologika, die das Ziel hat, die pathologische Ohrsekretion zum Stillstand zu bringen.

Lokalanästhetika-Kombinationen

Kombinationen wie *Otalgan* und *Otodolor* werden mit dem Ziel einer lokalen Schmerzbehandlung eingesetzt. Selbst wenn der lokalanästhetische Effekt wegen der geringen Resorption durch die Haut nur gering ist, wird er durch das abschwellende Agens unterstützt. Reicht diese Therapie nicht aus, müssen systemisch wirkende Analgetika zusätzlich eingesetzt werden. Die Verordnung von *Otalgan* hat deutlich abgenommen, die von *Otosporin* und *Otodolor* haben zugenommen (Tabelle 43.8).

Antibiotika-Kombinationen

In der Therapie der Otitis externa diffusa kommen auch Präparate mit dem Ziel einer lokalen antibiotischen Wirkung zur Anwendung. Wegen des Keimspektrums, das sich hauptsächlich aus Pseudomonas aeruginosa und Proteus zusammensetzt, wird Polymyxin B bevorzugt (Federspil 1984), nur *Otosporin*, dessen Verordnungen zugenommen haben, enthält noch das ototoxische Neomycin.

Seine Spitzenstellung hat *Panotile N* trotz einer Abnahme der Verordnungen behauptet (Tabelle 43.8). Leicht zugenommen hat das teu-

Tabelle 43.8: Verordnungen von Otologika 1999
Angegeben sind die 1999 verordneten Tagesdosen, die Änderungen gegenüber
1998 und die mittleren Kosten je DDD 1999.

Präparat	Bestandteile	DDD in Mio.	Änderung in %	DDD-Kosten in DM
Lokalanästhetikakombinationen				
Otalgan	Phenazon Procain Glycerol	29,1	(–7,4)	0,13
Otodolor	Phenazon Procain Glycerol	0,2	(+7,9)	2,61
		29,3	(–7,3)	0,15
Antibiotikakombinationen				
Panotile N	Polymyxin B Fludrocortison Lidocain	8,2	(–14,4)	1,61
Otosporin	Polymyxin-B Neomycin Hydrocortison	0,6	(+17,8)	1,51
Polyspectran HC	Polymyxin B Bacitracin Hydrocortison	0,4	(+2,9)	4,37
		9,2	(–12,2)	1,72
Glucocorticoidpräparate				
Otobacid N	Dexamethason Cinchocain Butandiol	8,9	(–9,6)	1,22
Cerumenolytika				
Cerumenex N	Ölsäure-Polypeptid	2,5	(–9,2)	0,36
Homöopathika				
Otovowen	Aconitum D6 Capsicum D4 Chamomilla ∅ Echinacea purp. ∅ Hydrastis D4 Hydrargyrum D6 Jodum D4 Natrium tetraboracicum D4 Sambucus nigra ∅ Sanguinaria ∅	5,1	(+23,0)	0,62
Summe		55,0	(–6,5)	0,64

rere *Polyspectran HC*, das neben Polymyxin B noch das Antibiotikum Bacitracin enthält. In allen Präparaten ist ein Corticosteroid enthalten, das die akuten Entzündungserscheinungen zurückdrängen soll. Nach heutiger Auffassung stellen Viruserkrankungen wie der Zoster oticus keine absolute Kontraindikation für Corticosteroide dar.

Glucocorticoide

Ein Glucocorticoid ist in dem Kombinationspräparat *Otobacid N* enthalten, dem neben Dexamethason noch ein Lokalanästhetikum (Cinchocain) zugesetzt ist. Es wird bevorzugt beim Ohrekzem zur Behandlung des Juckreizes palliativ eingesetzt. Seine Verordnung zeigt eine weitere Abnahme (Tabelle 43.8).

Weiterhin ist mit *Otovowen* ein Homöopathikum als Otologikum vertreten. Auch wenn eine Zunahme der Verordnungen stattgefunden hat, gilt, daß pharmakologische Wirkungen ebensowenig nachgewiesen sind wie die Wirksamkeit.

Cerumenolytika

Ceruminalpfröpfe werden, wenn weder eine Trommelfellperforation noch eine frische Verletzung bekannt sind, im allgemeinen durch eine Spülung entfernt. Gelingt dies nicht, erfolgt die Entfernung instrumentell. Nur in seltenen Fällen, in denen die genannten Maßnahmen nicht ausreichen, versucht man, mit warmen Ölen den Ohrschmalzpfropf aufzuweichen, um ihn dann über Spülung entfernen zu können. Als Handelspräparat hat *Cerumenex N*, dessen Verordnung abgenommen hat, eine gewisse Bedeutung erlangt (Tabelle 43.8). Preisgünstigere unspezifische Öle erfüllen denselben Zweck.

Literatur

American Medical Association (1986): Decongestant, cough and cold preparations. Drug Evaluations, 6th ed., Saunders Company, Philadelphia London, pp. 369–391.
Bachert C. (1996): Klinik der Umwelterkrankungen von Nase und Nasennebenhöhlen. Eur. Arch. Otorhinolaryngol. (Suppl. I): 75–153.

Bachert C. (1997): Die nasale Hyperreaktivität. HNO 45: 189–201.

Chibanguza G., März R., Sterner W. (1984): Zur Wirksamkeit und Toxizität eines pflanzlichen Sekretolytikums und seiner Einzeldrogen. Arzneim.-Forsch. 34: 32–36.

Ernst E., März R.W., Sieder Ch. (1997): Akute Bronchitis: Nutzen von Sinupret. Fortschr. Med. 115: 52–53.

Federspil P. (1984): Moderne HNO-Therapie. In: Kuemmerle H.-P., Hitzenberger G., Spitzy K.-H. (Hrsg.): Die medikamentöse Behandlung in der Hals-Nasen-Ohren-Heilkunde. 4. Aufl., Ecomed Verlagsgesellschaft mbH, Landsberg München.

Fuchs M., Wetzig H., Kertscher F., Täschner R., Keller E. (1999): Iatrogenes Cushing-Syndrom und Mutatio tarda durch Dexamethason-haltige Nasentropfen. HNO 47: 647–650.

Günnel F., Knothe J. (1973): HNO-Therapiefibel. Steinkopff, Darmstadt.

Kehrl W., Sonnemann U. (1998): Dexpanthenol-Nasenspray als wirksames Therapieprinzip zur Behandlung der Rhinitis sicca anterior. Laryngorhinootologie 77: 506–512.

Neubauer N., März R.W. (1994): Placebo-controlled, randomized double-blind clinical trial with Sinupret® sugar coated tablets on the basis of a therapy with antibiotics and decongestant nasal drops in acute sinusitis. Phytomedicine 1: 177–181.

Weerda H. (1994): Entzündungen des äußeren Ohres. In: Helms J. (Hrsg.): Oto-Rhino-Laryngologie in Klinik und Praxis, Bd. 1, Thieme, Stuttgart, S. 494–510.

44. Schilddrüsentherapeutika

REINHARD ZIEGLER UND ULRICH SCHWABE

Schilddrüsentherapeutika werden eingesetzt, um eine Unterfunktion zu substituieren bzw. bei Tendenz zur Unterfunktion eine Kropfprophylaxe zu betreiben oder eine Überfunktion der Schilddrüse zu behandeln. Dementsprechend werden innerhalb dieser Indikationsgruppe drei verschiedene Arzneimittelgruppen unterschieden. Schilddrüsenhormone werden gegeben, um bei Unterfunktion die mangelnde Hormonbildung der Drüse zu substituieren. Sie dienen auch der TSH-Suppression bei der endemischen Struma infolge Iodfehlverwertung oder Iodmangel. Bei letzterem werden vermehrt Iodidpräparate verabreicht, insbesondere solange die Struma noch nicht regressiv bzw. knotig verändert ist. Thyreostatika werden bei Schilddrüsenüberfunktion gegeben, um eine übermäßige Hormonproduktion der Schilddrüse zu blockieren.

Die weitaus häufigste Schilddrüsenerkrankung in Deutschland ist der Iodmangelkropf, der bei 30 % der Bevölkerung, entsprechend ca. 25 Millionen Strumaträgern, nachgewiesen worden ist (Gutekunst 1990). Die Kropfhäufigkeit weist offenbar kein typisches Nord-Süd-Gefälle auf, wie früher vermutet wurde. Wesentlich seltener dagegen ist die Schilddrüsenüberfunktion, die insgesamt nur 5 % bis 10 % aller Schilddrüsenerkrankungen ausmacht. Neuerlich nehmen die Thyreostatikaverschreibungen nach ihrem Maximum in den Jahren 1996 und 1997 leicht ab (Abbildung 44.1). Hier scheint das Maximum der Demaskierung der Autonomien durch Iodexposition bleibend unterschritten zu sein. Dies wäre ein gutes Zeichen, daß die Folgen des früher noch stärkeren Iodmangels in dieser Hinsicht allmählich abnähmen.

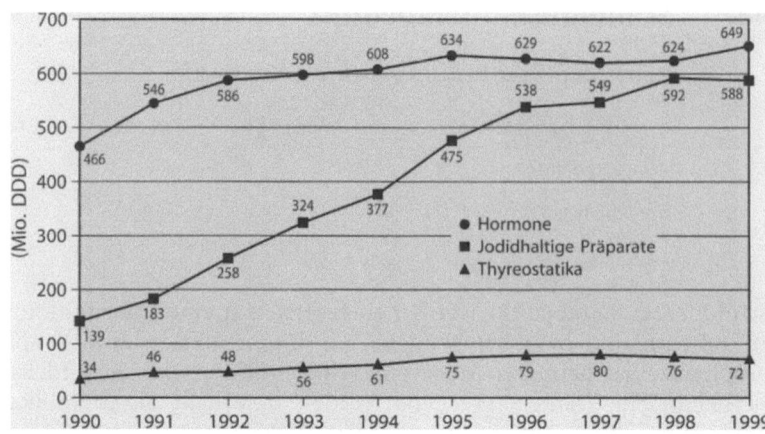

Abbildung 44.1: Verordnungen von Schilddrüsentherapeutika 1990 bis 1999. Gesamtverordnungen nach definierten Tagesdosen (ab 1991 mit neuen Bundesländern).

Verordnungsspektrum

Die Verlaufsbeobachtung der DDD zeigt 1999 im Vergleich zum Vorjahr einen neuerlichen leichten Anstieg bei den Hormonen, die in den davor liegenden Jahrem vom Höchstpunkt (1995) etwas abgefallen waren. Die iodhaltigen Präparate umfassen sowohl die reinen Iodidpräparate als auch die Kombinationen von Iodid plus Schilddrüsenhormon. Erfreulicherweise sieht man in der Gesamtgruppe aller Schilddrüsenhormon- und Iodpräparate eine Zunahme, die ja vor allem der immer noch unbefriedigenden Strumaprophylaxe und -therapie dient. Neben Levothyroxinpräparaten sind auch die Hormon-plus-Iodid-Kombinationen wieder leicht angestiegen (Tabelle 44.2).

Unter den 2500 verordnungshäufigsten Arzneimitteln finden sich 20 Schilddrüsentherapeutika (Tabelle 44.1). Das Angebot ist vielfältig und umfaßt neben fünf Levothyroxinpräparaten drei Hormonkombinationen, drei Kombinationen von Schilddrüsenhormon mit Iodid, vier Iodidpräparate und schließlich fünf Thyreostatika. Der weitaus größte Teil der Verordnungen entfällt mit einer weiteren Zunahme auf Schilddrüsenhormone, dicht gefolgt von den Iodidpräparaten, während der Anteil der Thyreostatika nur sehr gering ist und 1999

Tabelle 44.1: Verordnungen von Schilddrüsentherapeutika 1999. Angegeben sind die verordnungshäufigsten Präparate mit Verordnungsrang, Verordnungen und Umsatz 1999 im Vergleich zu 1998.

Rang	Präparat	Verordnungen in Tsd.	Änd. %	Umsatz Mio. DM	Änd. %
2	L-Thyroxin Henning	5981,0	+6,4	101,8	+6,0
18	Euthyrox	2476,0	+4,9	42,3	+3,5
38	Jodid Tabletten	1896,7	−7,4	24,6	−7,7
99	Jodthyrox	1146,4	−7,8	33,4	−5,3
137	Thyronajod	944,6	+28,4	25,0	+31,3
175	Jodetten	771,5	−11,5	11,2	−9,9
198	Eferox	711,5	+11,1	10,7	+10,4
218	Carbimazol Henning	689,6	−1,8	13,8	−1,1
400	Berlthyrox	435,9	+13,7	7,0	+12,5
649	Methizol	290,8	−2,6	5,1	−2,3
651	Novothyral	288,8	−7,7	12,4	+2,3
838	Thyreotom	221,4	−5,4	6,1	−3,1
841	Jodid-ratiopharm	220,5	+115,3	2,3	+122,9
1209	Favistan	144,1	−8,4	2,9	−12,0
1421	Thyreocomb N	119,0	+4,7	3,1	+9,5
1750	Thiamazol Henning	89,7	−0,1	1,7	+4,0
1889	Prothyrid	79,7	+6,0	2,4	+8,8
1973	Kaliumiodid BC	73,8	−5,6	1,0	−7,5
2234	Thevier	59,9	−13,5	1,0	−13,8
2298	Thyrozol	57,1	−10,9	1,0	−14,1
	Summe	16698,1	+3,1	308,7	+3,6
	Anteil an der Indikationsgruppe	98,7%		98,0%	
	Gesamte Indikationsgruppe	16915,7	+3,1	314,9	+3,6

wie im Vorjahr leicht abgefallen ist (Abbildung 44.1). Diese prozentualen Anteile entsprechen ungefähr auch der Morbiditätsstruktur der Schilddrüsenerkrankungen. Die Zunahme aller DDD geht mit einem leichten Zuwachs von Verordnungen und Umsatz einher (Tabelle 44.1).

Schilddrüsenhormone

Bei den Schilddrüsenhormonen entfällt der Hauptteil der verordneten Tagesdosen wie bisher auf die beiden führenden Monopräparate *L-Thyroxin Henning* und *Euthyrox* (Tabelle 44.2).

Die Kombinationspräparate von Liothyronin (Triiodthyronin) und Levothyroxin nehmen bis auf das kostengünstige *Prothyrid* weiter ab.

Tabelle 44.2: Verordnungen von Schilddrüsenhormonen und Kaliumiodid 1999. Angegeben sind die 1999 verordneten Tagesdosen, die Änderungen gegenüber 1998 und die mittleren Kosten je DDD 1999.

Präparat	Bestandteile	DDD in Mio.	Änderung in %	DDD-Kosten in DM
Levothyroxin				
L-Thyroxin Henning	Levothyroxin	371,6	(+5,3)	0,27
Euthyrox	Levothyroxin	154,6	(+2,4)	0,27
Eferox	Levothyroxin	42,1	(+9,8)	0,25
Berlthyrox	Levothyroxin	24,7	(+11,6)	0,28
Thevier	Levothyroxin	2,3	(-12,1)	0,44
		595,4	(+5,0)	0,27
Hormonkombinationen				
Novothyral	Liothyronin Levothyroxin	34,8	(-6,8)	0,36
Prothyrid	Liothyronin Levothyroxin	7,7	(+5,5)	0,31
Thyreotom	Liothyronin Levothyroxin	7,7	(-9,7)	0,80
		50,2	(-5,6)	0,42
Schilddrüsenhormone plus Iodid				
Jodthyrox	Levothyroxin Kaliumiodid	110,7	(-7,8)	0,30
Thyronajod	Levothyroxin Kaliumiodid	96,3	(+28,5)	0,26
Thyreocomb N	Levothyroxin Kaliumiodid	11,3	(+5,7)	0,27
		218,3	(+6,1)	0,28
Kaliumiodid				
Jodid Tabletten	Kaliumiodid	210,7	(-7,1)	0,12
Jodetten	Kaliumiodid	127,9	(-8,7)	0,09
Jodid-ratiopharm	Kaliumiodid	22,0	(+126,8)	0,10
Kaliumiodid BC	Kaliumiodid	9,0	(-8,1)	0,12
		369,5	(-4,4)	0,11
Summe		1233,5	(+1,7)	0,23

In diesem Sinne setzt sich der bisherige Trend fort. Damit haben sich Empfehlungen durchgesetzt, die dem Monopräparat Levothyroxin eindeutig den Vorzug geben. Bei der Langzeittherapie ist ein gleichmäßiger Hormonspiegel im Serum durch das pharmakologisch langlebige Levothyroxin (Halbwertszeit 5 bis 8 Tage) wesentlich besser zu erreichen als durch das kurzlebige Liothyronin (Halbwertszeit 1 bis 2 Tage). Bei der Verwendung von Kombinationspräparaten beider Schilddrüsenhormone entstehen unerwünschte Spitzen des Triiodthyroninspiegels im Serum mit entsprechend unerwünschten Nebenwirkungen bei höherer Dosierung. Hinzu kommt, daß die mittleren DDD-Kosten bei den Kombinationen unnötigerweise höher als bei Levothyroxin liegen, so daß die Therapie mit den Monopräparaten auch wirtschaftlicher ist. Bei den relativ niedrigen DDD-Kosten aller Schilddrüsentherapeutika fällt der Kostenfaktor allerdings nicht so sehr ins Gewicht. Bemerkenswert ist, daß die Verschreibungen der reinen Schilddrüsenhormonpräparate nach einer weitgehenden Konstanz über vier Jahre 1999 wieder etwas angestiegen sind.

Iodidhaltige Präparate

Seit 1986 zeigen die iodidhaltigen Präparate hohe Steigerungsraten in den Verordnungen und haben seit 1998 ein annähernd ähnlich hohes Plateau wie die Schilddrüsenhormone erreicht (Abbildung 44.1). Hierin spiegelt sich die erfolgreiche Propagierung der Strumaprophylaxe mit Iodid wider, die auch nach neueren Studien verstärkt befürwortet wird, sei es als Primärprophylaxe oder nach ein- bis zweijähriger Levothyroxintherapie als Anschlußprophylaxe. Ob das Stagnieren der Iodidverschreibungen Ursachen in der Budgetierung hat oder die verbesserte Speisesalziodierung widerspiegelt, werden die nächsten Jahre zeigen (Willgerodt et al. 2000).

Unverändert deutlich nahmen die Verordnungen der Kombinationspräparate aus Levothyroxin und Kaliumiodid zu, vor allem durch *Thyronajod*, das als preiswertestes Präparat weiterhin kräftig zulegte, während das führende *Jodthyrox* etwas zurückfiel (Tabelle 44.2). Die Wahl der Kombination von Levothyroxin plus Iodid spricht auch für eine Übergangstherapie in der Absicht, beim Patienten später Levothyroxin durch Iodid zu ersetzen. Zur Notwendigkeit der Iodidpräparate ist anzumerken, daß in den neuen Bundesländern bedauerlicherweise die gesetzliche Iodsalzprophylaxe entfallen ist (Meng und Schindler 1998). Diese Länder benötigen jetzt vermehrt Präparate zur Strumaprophylaxe.

Tabelle 44.3: Verordnungen von Thyreostatika 1999. Angegeben sind die 1999 verordneten Tagesdosen, die Änderungen gegenüber 1998 und die mittleren Kosten je DDD 1999.

Präparat	Bestandteile	DDD in Mio.	Änderung in %	DDD-Kosten in DM
Carbimazol Henning	Carbimazol	29,9	(-0,9)	0,46
Favistan	Thiamazol	18,4	(-13,5)	0,16
Methizol	Thiamazol	14,1	(-2,5)	0,36
Thiamazol Henning	Thiamazol	6,0	(+11,2)	0,28
Thyrozol	Thiamazol	3,3	(-15,8)	0,30
Summe		71,7	(-4,7)	0,34

Thyreostatika

Für die medikamentöse Therapie der Schilddrüsenüberfunktion werden unter den 2500 meistverordneten Arzneimitteln fünf Präparate eingesetzt (Tabelle 44.3). Carbimazol (ein Vertreter) hat abgenommen, während sich bei Thiamazol (vier Vertreter) ein unterschiedlicher Verlauf mit Umverteilung zugunsten *Thiamazol Henning* zeigt, für die der Grund zunächst nicht ersichtlich ist, zumal die DDD-Kosten höher als bei *Favistan* liegen. Carbimazol wird im Organismus in seinen aktiven Metaboliten Thiamazol umgewandelt. Da es Carbimazol-refraktäre Fälle gibt, die auf Thiamazol ansprechen, wird zunehmend empfohlen, nur mit dem aktiven Metaboliten zu behandeln (Grußendorf 1996). Außerdem ist Thiamazol (10 mg) in äquimolaren Mengen 2–3fach billiger als das Prodrug Carbimazol (15 mg).

Bemerkenswert ist die neuerlich seit 1998 zu registrierende leichte Abnahme der Thyreostatika-DDD insgesamt (Abbildung 44.1). In vorsichtiger Interpretation könnte das Erreichen und Überschreiten des Gipfels der Thyreostatika-Verschreibungen bedeuten, daß die Demaskierung von Autonomien durch Iodidexposition abnimmt, wie es in der Schweiz nach Erreichen einer verbesserten Iodversorgung gesehen wurde. Auch Meng (persönliche Mitteilung) teilte dies aus den neuen Bundesländern mit.

Wirtschaftliche Aspekte der Kropfbehandlung

Unter den Schilddrüsenpräparaten haben die Verordnungen der Hormonpräparate 1999 nochmals zugenommen. Es ist anzunehmen, daß der größte Teil der Patienten diese Behandlung als Strumaprophylaxe gegen den Iodmangelkropf benötigt hat. Angesichts der hohen Kropfhäufigkeit in der Bundesrepublik kann man davon ausgehen, daß sogar 40 Mio. Menschen potentiell behandlungsbedürftig sind (Hampel et al. 1995). Damit ist zu erwarten, daß die Therapie mit Schilddrüsenpräparaten auch in den kommenden Jahren noch zunehmen wird. Sehr genau sind die Iodidverordnungen mit ihrem Abnahmetrend zu beobachten, um einer ungünstigen „Iodidmüdigkeit" durch Aufklärung entgegenzusteuern (Scriba und Gärtner 2000). Daß sich die Verordnungszahlen für Schilddrüsentherapeutika nach Einführung des GSG konstant weiter erhöht haben, belegt, daß es sich um „harte" Indikationen handelt.

Angesichts des endemischen Iodmangels in Deutschland haben Endokrinologen seit langem gefordert, eine wirksame Kropfprophylaxe bei der Bevölkerung durchzuführen. Als Methode der Wahl bietet sich die Kropfprophylaxe mit iodiertem Speisesalz an. In unseren Nachbarländern wie Österreich, Schweiz, der ehemaligen Tschechoslowakei und der ehemaligen DDR wurde die Iodsalzprophylaxe bereits mit großem Erfolg eingeführt. In Schweden ist der Kropf seit Einführung der Iodsalzprophylaxe weitgehend beseitigt. Allerdings ist anzumerken, daß die Iodsalzprophylaxe oder auch Iodidgabe bei der seltenen Strumaform der Iodfehlverwertung nicht wirksam ist.

Es ist ausgerechnet worden, daß das Gesundheitswesen pro Jahr mehr als zwei Milliarden DM für die ambulante Diagnostik und Behandlung von Schilddrüsenerkrankungen ausgibt (Pfannenstiel 1998). Mit der gesetzlichen Iodsalzprophylaxe könnten mittelfristig also erhebliche finanzielle Aufwendungen im Gesundheitswesen eingespart werden (vermutlich 70 %, d.h. 1,4 Milliarden DM pro Jahr), ganz abgesehen von dem Gewinn an Lebensqualität durch den Fortfall der Dauertherapie mit Hormonpräparaten, die Abnahme der Häufigkeit von Strumaoperationen und von Radioiodtherapien (bei Autonomie). Immerhin darf seit einiger Zeit auch iodiertes Speisesalz für Fertiglebensmittel verwendet werden. Dennoch wird das beibehaltene Freiwilligkeitsprinzip eine grundlegende Verbesserung verhindern. Tragisch ist die Entwicklung in den neuen Bundesländern. Dort war durch gesetzliche Salziodierung die endemische Struma im drastischen Rückgang. 1990 brachte die Abschaffung der wirksamen Maßnahmen den neuen Ländern die Iodmangelstruma mitsamt ihren Kosten zurück (Meng, persönliche Mitteilung). Ermutigend sind Trendstudien, die für eine Mitarbeit der Lebensmittelindustrie in Gestalt der Iodsalzverwendung sprechen (Hampel et al. 2000). Die Zunahme der Verschreibung von zur Zeit vor allem Schilddrüsenpräparaten (Abbildung 44.1) findet möglicherweise zum Teil ihre Erklärung in der Erfahrung, daß Iodid allein nicht alle Probleme der Strumaentstehung oder auch der Rezidivprophylaxe lösen könnte. Um so wachsamer müssen Trends der Abnahme weiterhin äußerst wichtiger Verschreibungen registriert werden, um notfalls mit intensivierten Aufklärungsmaßnahmen gegenzusteuern.

Auch wenn aus dem ersten Absinken der Thyreostatika-Verschreibungskurve eine „Morgenröte" der Verbesserung der Iodversorgung abgelesen werden könnte, sollte dies nicht als Signal mißverstanden werden, in den Bemühungen um eine weitere Optimierung nachzulassen.

Literatur

Grußendorf M. (1996): Hyperthyreose. In: Allolio B., Schulte H.M. (Hrsg.): Praktische Endokrinologie. Urban & Schwarzenberg, Müchen Wien Baltimore, S. 168–177.

Gutekunst R. (1990): Jodmangel bei Kindern und Erwachsenen. In: Köbberling J., Pickardt C.R. (Hrsg.): Struma. Springer-Verlag, Berlin.

Hampel R., Gordalla A., Zöllner H., Klinke D., Demuth M. (2000): Continuous rise of urinary iodine excretion and drop in thyroid gland size among adolescents in Mecklenburg-West-Pomerania from 1993–1997. Exp. Clin. Endocrinol. Diabetes 108: 197–201.

Hampel R., Kühlberg T., Klein K., Jerichow J.-U., Pichmann E.-G. et al. (1995): Strumaprävalenz in Deutschland größer als bisher angenommen. Med. Klinik 90: 324–329.

Meng W., Schindler A. (1998): Epidemiologie und Prophylaxe des Jodmangels in Deutschland. In: Reiners C., Weinheimer B. (Hrsg.): Schilddrüse 1997. De Gruyter, Berlin, New York, S. 8–19.

Pfannenstiel P. (1998): The cost of continuing deficiency in Germany and the potential cost benefit of iodine prophylaxis. IDD Newsletter 14: 11–12.

Scriba P.C., Gärtner R. (2000): Risiken der Iodprophylaxe? Dtsch. Med. Wschr. 125: 671–675.

Willgeroth H., Baldauf T., Dannenberg C., Stach B. (2000): Aktueller Stand der Iodversorgung und Schilddrüsenvolumina von Leipziger Schulkindern. Endokrinologie-Informationen 24: 29–31.

45. Sexualhormone

Ulrich Schwabe und Thomas Rabe

Sexualhormone werden zur Behandlung verschiedener Störungen der Sexualfunktion bei Mann und Frau eingesetzt. Sie dienen in erster Linie zur Substitution einer ungenügenden körpereigenen Hormonproduktion, aber auch zur Hemmung der Hormonproduktion durch Änderung der zentralen Regulationsvorgänge im Zwischenhirn und der Hypophyse. Neben vielen anderen Anwendungen sind Sexualhormone und ihre entsprechenden Antihormone bei der Therapie von Sexualhormon-abhängigen Tumoren von Bedeutung.

Im einzelnen lassen sich die Sexualhormone in Androgene, Anabolika, Antiandrogene, Östrogene, Gestagene und Antiöstrogene einteilen. Darüber hinaus werden Östrogen-Gestagen-Kombinationen in großem Umfang für die hormonale Kontrazeption eingesetzt. Kontra-

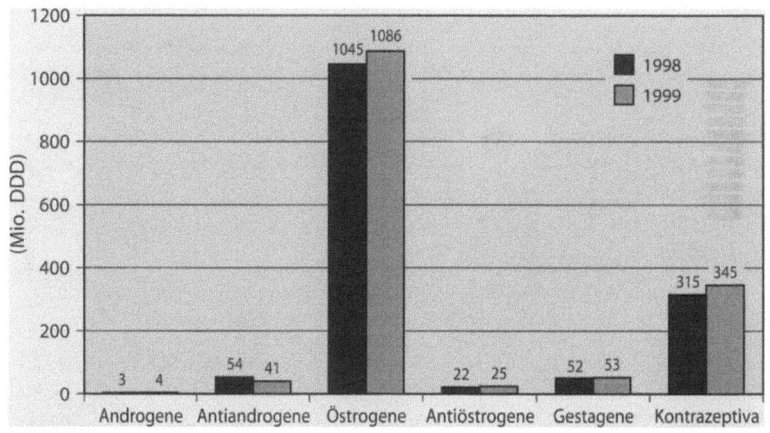

Abbildung 45.1: Verordnungen von Sexualhormonen 1999. DDD der 2500 meistverordneten Arzneimittel.

zeptiva sind seit 1992 in dieser Indikationsgruppe vertreten, weil sie seitdem bei weiblichen Versicherten bis zum vollendeten 20. Lebensjahr auf Kassenrezept verordnet werden können.

Verordnungsspektrum

Der größte Teil der Verordnungen entfällt mit etwa 70 % auf die Gruppe der Östrogene (Abbildung 45.1). Danach folgen die Kontrazeptiva, Gestagene und Antiandrogene. Eine untergeordnete Rolle spielen Androgene und Antiöstrogene. Östrogene haben 1999 weiter zugenommen und zeigen nach dem zwischen 1994 und 1997 erreichten Plateau einen neuerlichen Aufwärtstrend (Abbildung 45.2). Auch bei den Kontrazeptiva ist das Verordnungsniveau wieder angestiegen.

Verordnungen und Umsatz der gesamten Indikationsgruppe haben 1999 leicht zugenommen, vor allem weil viele Präparate erstmals unter den 2500 meistverordneten Mitteln vertreten waren (Tabelle 45.1). Neu hinzugekommen sind die drei Kontrazeptiva *Belara*, *Biviol* und *Desmin*, die Östrogenpräparate *Activelle*, *Climopax*, *Estragest TTS*, *Femoston*, *Gynamon*, *Liviella*, *Merimono*, *Sisare Gel mono* und das antiöstrogenhaltige Präparat *Tamokladin*.

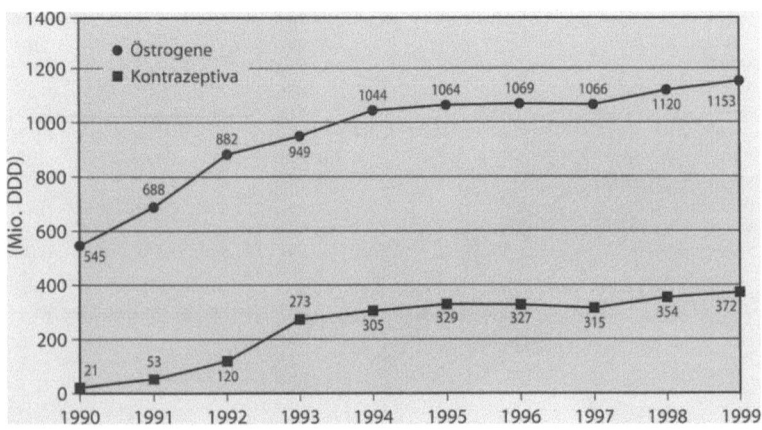

Abbildung 45.2: Verordnungen von Sexualhormonen 1990 bis 1999. Gesamtverordnungen nach definierten Tagesdosen (ab 1991 mit neuen Bundesländern).

Tabelle 45.1: Verordnungen von Sexualhormonen 1999. Angegeben sind die verordnungshäufigsten Präparate mit Verordnungsrang, Verordnungen und Umsatz 1999 im Vergleich zu 1998.

Rang	Präparat	Verordnungen		Umsatz	
		in Tsd.	Änd. %	Mio. DM	Änd. %
35	Presomen comp. Drag.	2016,4	−2,7	92,6	−3,1
75	Kliogest N	1327,0	−10,3	74,7	−10,3
102	Estraderm TTS/MX	1103,0	−16,8	55,2	−14,9
141	Presomen Drag.	935,1	−5,0	37,9	+0,4
189	Valette	737,1	+2,2	34,1	+1,2
273	Cyclo-Menorette	583,4	−18,4	28,6	−18,9
274	Klimonorm	581,6	−14,8	25,7	−12,4
283	Gynodian Depot	568,0	−3,4	33,1	−1,9
365	Diane	473,2	−25,0	22,3	−24,5
398	MonoStep	438,5	+15,1	11,2	+15,7
424	Climopax	422,5	+98,6	20,1	+104,4
444	Trisequens	407,9	−18,8	23,8	−18,6
452	Leios	404,2	+14,5	16,6	+13,6
476	Oestrofeminal	389,7	−6,2	9,8	−7,0
493	Cyclo-Progynova	377,8	−9,4	17,0	−5,2
539	Climen	342,9	+18,0	18,5	+17,9
544	Merigest	341,9	+61,5	17,1	+65,6
546	Femigoa	340,7	−2,3	8,8	−0,7
547	Microgynon	340,2	−13,9	8,0	−15,7
557	CycloÖstrogynal	335,7	−6,2	15,6	−7,2
590	Progynova	316,8	+2,1	6,3	−2,7
605	Miranova	309,9	+20,8	12,8	+21,9
643	Cilest	292,3	+17,0	7,4	+16,4
680	Neo-Eunomin	274,9	−11,8	12,9	−11,0
694	Minisiston	267,3	−2,3	6,8	−2,7
710	Climarest	262,5	+3,8	7,7	+8,3
779	Activelle	238,5	+947,7	12,8	(>1000)
821	Gynokadin	225,3	+46,6	6,8	+65,1
868	Estragest TTS	214,6	(neu)	10,7	(neu)
869	Estramon	213,6	+62,9	7,7	+65,9
870	Oestronara	213,3	−6,7	11,2	−6,3
874	Estracomb TTS	212,4	−8,2	12,9	−6,8
896	Mericomb	207,4	+51,1	7,9	+53,9
914	Sisare	201,8	−14,0	10,5	−8,3
924	Estradiol Jenapharm	199,9	+13,8	5,0	+15,1
944	Belara	194,4	(neu)	8,9	(neu)
1000	Trigoa	181,7	−7,7	4,6	−8,1
1064	Androcur	167,1	−0,4	24,7	−4,3
1116	Sovel	158,6	−12,6	0,8	−12,5
1192	Chlormadinon Jenapharm	146,6	+7,6	3,8	+7,6
1202	Lovelle	145,4	−11,2	5,9	−11,4
1214	Ovestin Tabl.	143,8	−10,6	4,0	−9,1
1231	Primolut-Nor	141,4	−14,4	2,4	−11,5
1262	Utrogest	137,8	−3,3	5,6	−1,2
1289	Fem7	134,5	+39,9	6,5	+47,3

Tabelle 45.1: Verordnungen von Sexualhormonen 1999 (Fortsetzung). Angegeben sind die verordnungshäufigsten Präparate mit Verordnungsrang, Verordnungen und Umsatz 1999 im Vergleich zu 1998.

Rang	Präparat	Verordnungen		Umsatz	
		in Tsd.	Änd. %	Mio. DM	Änd. %
1310	Menorest	131,9	−9,1	6,5	−6,6
1319	Estrafemol	130,3	+35,9	6,0	+46,4
1324	Clinofem	129,9	−6,2	4,1	−3,4
1483	Cutanum	112,6	−0,4	7,1	+19,2
1536	Duphaston	107,8	+14,9	3,3	+15,0
1551	Orgametril	106,1	+19,1	3,9	+16,6
1552	Testoviron	106,0	+10,1	8,7	+21,7
1569	Primosiston Tabl.	104,4	−10,9	1,8	−6,5
1571	Estrifam	104,2	+7,1	4,0	+2,5
1630	Climopax Cyclo	99,4	+98,9	4,6	+99,7
1684	Prosiston	94,8	−8,3	1,9	−2,1
1701	Biviol	93,7	+74,8	2,4	+67,2
1714	Sisare Gel mono	92,3	+76,9	4,8	+100,9
1718	Tamoxifen Hexal	92,1	+10,3	12,0	+1,9
1772	Tamoxifen-ratiopharm	87,5	+0,2	11,0	−2,4
1776	Sandrena	87,3	+30,2	4,6	+44,2
1794	Gestakadin	85,9	+5,3	0,9	+25,6
1804	Tradelia	85,5	−25,0	4,9	−24,5
1855	Depo-Clinovir	81,7	+5,4	4,3	+11,1
1874	Liviella	80,7	(neu)	11,2	(neu)
1884	Dermestril	80,1	+7,6	4,6	+3,8
1891	Desmin	79,6	+978,5	2,5	+974,6
1896	Merimono	79,2	+83,6	1,7	+120,6
1916	Osmil	77,4	−16,2	3,4	−16,4
1920	Procyclo	77,2	−17,1	4,2	−6,0
1952	Eve	75,2	−10,3	3,0	−10,8
1981	Gynamon	73,3	+397,2	2,8	+382,6
2007	Climarest plus	72,0	+32,5	3,3	+38,7
2092	Norethisteron Jenapharm	67,6	+2,1	0,8	−8,2
2149	Östro-Primolut	64,9	+13,8	0,6	+21,3
2176	Femoston	63,4	(neu)	3,3	(neu)
2187	Prothil	62,8	−8,9	2,5	−10,2
2263	OeKolp Tabl.	58,4	−7,0	1,8	−6,8
2296	Cyclosa	57,2	−12,3	2,1	−6,0
2301	Tamokadin	57,0	+34,7	7,3	+34,7
2342	NeoÖstrogynal	55,0	−9,8	2,6	−10,6
2426	Cerella	51,3	−26,3	3,3	−12,0
	Summe	20834,1	+3,3	935,0	+5,0
	Anteil an der Indikationsgruppe	92,1%		77,4%	
	Gesamte Indikationsgruppe	22610,0	+2,4	1208,2	+4,7

Androgene

Androgene werden zur Substitutionstherapie bei Hypogonadismus eingesetzt. Beim primären Hypogonadismus ist eine Dauertherapie mit lang wirksamen Testosteronpräparaten erforderlich. Beim sekundären Hypogonadismus, der durch Gonadotropinmangel infolge von hypothalamischen oder hypophysären Störungen bedingt ist, werden Behandlungspausen eingelegt, um eine reaktive Stimulation des zentralen Steuerungssystems der Hormonsekretion zu induzieren. Bei psychisch bedingten Potenzstörungen ist die Zufuhr von Androgenen unwirksam. Testosteron und seine Derivate haben außerdem anabole und somatische Wachstumswirkungen. *Testoviron* ist das einzige häufig verordnete Testosteronpräparat, das als Testosteronester intramuskulär injiziert wird. Seine Verordnungen sind 1999 im Vergleich zum Vorjahr wieder angestiegen (Tabelle 45.2).

Antiandrogene

Antiandrogene verdrängen männliche Hormone von ihrem Rezeptor und heben dadurch ihre Wirkung auf. Sie können daher eingesetzt werden, um androgenbedingte Krankheitszustände zu behandeln. Dazu gehören Prostatakarzinom, männliche Hypersexualität und Sexualdeviation, Hirsutismus bei der Frau, starke Akne vulgaris, androgenetischer Haarausfall bei Frauen und Pubertas praecox bei Knaben.

Tabelle 45.2: Verordnungen von Androgenen und Antiandrogenen 1999. Angegeben sind die 1999 verordneten Tagesdosen, die Änderungen gegenüber 1998 und die mittleren Kosten je DDD 1999.

Präparat	Bestandteile	DDD in Mio.	Änderung in %	DDD-Kosten in DM
Androgene				
Testoviron	Testosteronpropionat	4,0	(+16,0)	2,15
Antiandrogene				
Diane	Cyproteronacetat Ethinylestradiol	38,3	(−24,7)	0,58
Androcur	Cyproteronacetat	3,0	(−3,9)	8,14
		41,4	(−23,5)	1,14
Summe		45,4	(−21,1)	1,23

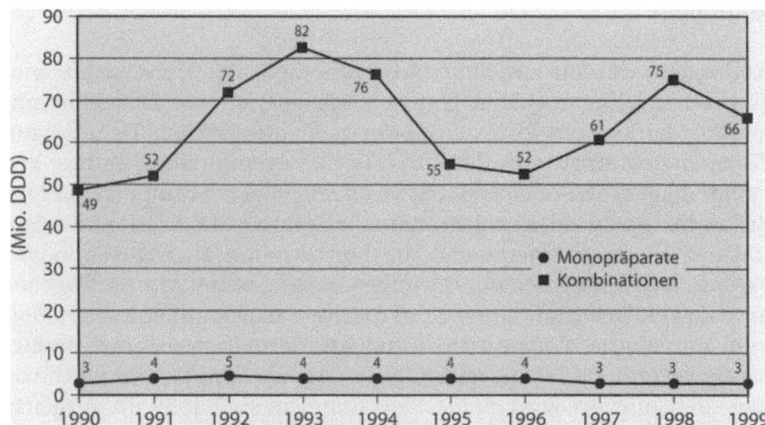

Abbildung 45.3: Verordnungen von Cyproteronpräparaten 1990 bis 1999. Gesamt-verordnungen nach definierten Tagesdosen (ab 1991 mit neuen Bundesländern).

Die Verordnungen von Cyproteronpräparaten (*Diane, Androcur*) haben 1999 wieder abgenommen (Tabelle 45.2, Abbildung 45.3). Bei dem Verordnungsrückgang in den Jahren 1994 bis 1996 handelt es sich noch um Auswirkungen eines Stufenplanverfahrens, das 1994 gegen Cyproteronacetat wegen des Verdachts auf mögliche begünstigende Effekte auf die Entstehung von Leberkarzinomen eingeleitet worden war. Das Verfahren wurde 1995 eingestellt, nachdem die damals erhobenen Vorwürfe durch weitere Untersuchungen widerlegt wurden.

Östrogene

Östrogene regeln zusammen mit den Gestagenen die Reproduktions-vorgänge bei der Frau, induzieren die Pubertätsveränderungen und erhalten die Funktion der Sexualorgane. Zu den therapeutisch wichtigen Wirkungen der Östrogene gehört die Proliferation der Schleimhaut in Uterus und Vagina sowie die Förderung der Knochenminerali-sation. Im Vordergrund steht die Hormonsubstitution bei vorzeitiger Ovarialerschöpfung (Klimakterium praecox), Kastration und klimakterischen Ausfallserscheinungen. Therapieziele sind vor allem die Unterdrückung typischer klimakterischer Beschwerden und die Einschränkung der postmenopausalen Osteoporose.

Der Nutzen einer Osteoporoseprophylaxe ist für eine mindestens zehnjährige Therapiedauer gesichert. Dieses Ergebnis ist durch eine eindrucksvolle Reduktion des Frakturrisikos um 49 % nach Substitutionstherapie bestätigt worden (Cauley et al. 1995). Aber schon in der Stellungnahme der Deutschen Gesellschaft für Endokrinologie (1988) ist betont worden, daß daraus noch keine Empfehlung für eine allgemeine und zeitlich unbegrenzte Östrogensubstitution für alle Frauen bis ins hohe Alter abgeleitet werden kann. Schon immer hat das potentielle Krebsrisiko einer postmenopausalen Östrogensubstitution eine wichtige Rolle in der Gesamtbeurteilung des therapeutischen Nutzens gespielt. Das Risiko für das Korpuskarzinom ist durch den Gestagenzusatz beseitigt worden. Es ließ sich sogar ein protektiver Effekt durch die Gestagenkomponente nachweisen. Ganz anders stellt sich die Situation für das Mammakarzinom dar. Das relative Risiko für die Entstehung eines Mammakarzinoms ist nicht nur nach Östrogensubstitution um 30 bis 40 % erhöht, sondern auch nach kombinierter Östrogen-Gestagen-Gabe (Colditz et al. 1995). Dieses Ergebnis wurde in einer Metaanalyse von 51 Studien an über 50000 Patientinnen bestätigt (Collaborative Group on Hormonal Factors in Breast Cancer 1997). Eine weitere Kohortenstudie an 46353 postmenopausalen Frauen zeigte weiterhin, daß eine kombinierte Östrogen-Gestagen-Gabe das Brustkrebsrisiko stärker erhöht als die alleinige Östrogensubstitution (Schairer et al. 2000).

Das Krebsrisiko ist gegenüber den positiven Effekten der Östrogensubstitution abzuwägen. Dazu gehört auch die günstige Wirkung der postmenopausalen Östrogensubstitution auf den Cholesterinstoffwechsel (LDL-Abnahme, HDL-Anstieg). Metaanalysen zahlreicher Beobachtungsstudien haben gezeigt, daß Frauen, die postmenopausal Östrogene einnehmen, seltener an koronarer Herzkrankheit erkranken als Frauen ohne diese Substitution (Stampfer und Colditz 1991, Grady et al. 1992). Eine randomisierte Studie an postmenopausalen Frauen im Alter von 67 Jahren mit manifester koronarer Herzkrankheit hat jedoch keinen Effekt einer Östrogensubstitution über 4,1 Jahre nachgewiesen (Hully et al. 1998). Östrogene sind also nicht zur Therapie der koronaren Herzkrankheit geeignet. Das Ergebnis widerspricht aber nicht einer primärprophylaktischen Östrogenwirkung bei frühpostmenopausalen Frauen.

Für die Behandlung typischer klimakterischer Beschwerden wie Hitzewallungen, Schweißausbrüche und Stimmungslabilität werden in erster Linie natürliche Östrogene, Östrogenester und equine Östrogene empfohlen. Konjugierte Östrogene und Estradiolvalerat sind etwa gleich stark wirksam. Dagegen haben Estriol und Estriolsuccinat schwächere zentrale Effekte und kommen auch nicht für die Osteoporoseprävention in Betracht. Sie eignen sich aber wegen ihrer kolpotropen Aktivität vor allem für die lokale Behandlung der urogenitalen Atrophie. Außerdem führen sie seltener zu uterinen Blutungen, da sie bei intermittierender niedrig dosierter Anwendung keinen nennenswerten Einfluß auf das Endometrium haben.

Als Therapie der Wahl klimakterischer Ausfallserscheinungen gilt derzeit die Behandlung mit Östrogenen und einem 10–14tägigen Gestagenzusatz (Sequenztherapie), die kontinuierliche Kombinationstherapie (Östrogen/Gestagen) oder die Anwendung von östrogenhaltigen Pflastern mit intermittierender Gestagengabe pro Zyklus alle 2–3 Monate (Cave in Einzelfällen Endometriumkarzinome). Die mit dieser Therapieform verbundenen Entzugsblutungen hören nach mehrjähriger Substitution meist spontan auf.

Östrogen-Monopräparate

Die Gruppe der Monopräparate hat 1999 deutlich zugenommen. Etwa 40 % der Verordnungen entfällt auf die Östrogenpflaster, die eine transdermale Resorption von Estradiol in Dosierungen von täglich 25–100 μg bei zweimaliger bzw. einmaliger Gabe pro Woche ermöglichen (Tabelle 45.3). Transdermal werden infolge der Umgehung der Leber 40fach kleinere Estradioldosen benötigt. In die Leber gelangen auf diesem Wege erheblich geringere Hormonmengen, so daß die östrogenabhängige Synthese von Angiotensinogen, Lipoproteinen und Gerinnungsfaktoren nicht übermäßig stimuliert wird. Zu dem seit vielen Jahren führenden Präparat *Estraderm TTS/MX* sind in den letzten drei Jahren noch sieben weitere Membranpflaster (*Cutanum, Menorest, Estramon, Tradelia, Fem7, Dermestril, Cerella*) hinzugekommen. Trotzdem war die Gesamtzahl der DDD-Verordnungen der Östrogenpflaster 1999 erstmals rückläufig (Tabelle 45.3).

Nach den Östrogenpflastern folgen als zweitgrößte Gruppe die oralen Präparate mit konjugierten Östrogenen (*Presomen, Oestrofeminal, Climarest*). Sie werden aus dem Harn trächtiger Stuten extra-

Tabelle 45.3: Verordnungen von Östrogenen 1999 (Monopräparate). Angegeben sind die 1999 verordneten Tagesdosen, die Änderungen gegenüber 1998 und die mittleren Kosten je DDD 1999.

Präparat	Bestandteile	DDD in Mio.	Änderung in %	DDD-Kosten in DM
Estradiolpflaster				
Estraderm TTS/MX	Estradiol	70,6	(−13,2)	0,78
Estramon	Estradiol	13,9	(+66,0)	0,56
Fem7	Estradiol	11,1	(+53,2)	0,59
Cutanum	Estradiol	10,0	(+5,2)	0,71
Menorest	Estradiol	8,2	(−5,9)	0,79
Tradelia	Estradiol	6,7	(−19,5)	0,74
Dermestril	Estradiol	6,4	(+6,7)	0,73
Cerella	Estradiol	4,8	(−23,1)	0,69
		131,6	(−3,0)	0,73
Estradiol (oral)				
Gynokadin	Estradiolvalerat	18,6	(+58,3)	0,36
Estradiol Jenapharm	Estradiolvalerat	14,8	(+14,6)	0,33
Progynova	Estradiolvalerat	13,8	(+0,3)	0,45
Estrifam	Estradiol	9,6	(+2,0)	0,42
Sisare Gel mono	Estradiol	6,6	(+114,2)	0,73
Sandrena	Estradiol	6,4	(+53,6)	0,72
Merimono	Estradiol	4,7	(+92,3)	0,36
		74,6	(+29,5)	0,44
Konjugierte Östrogene				
Presomen Drag.	Konjugierte Östrogene	70,7	(+0,1)	0,54
Oestrofeminal	Konjugierte Östrogene	24,5	(−7,7)	0,40
Climarest	Konjugierte Östrogene	24,2	(+8,5)	0,32
		119,5	(−0,0)	0,46
Estriol				
Ovestin Tabl.	Estriol	4,2	(−8,8)	0,94
OeKolp Tabl.	Estriol	3,7	(−7,0)	0,47
		8,0	(−8,0)	0,73
Synthetische Östrogene				
Liviella	Tibolon	5,5	(neu)	2,03
Summe		339,1	(+5,5)	0,59

hiert und liegen hauptsächlich als Estron und Equilin in Form konjugierter Sulfate vor. Wirkung und Wirkungsdauer sind geringer als bei anderen Östrogenen. Sie müssen daher ausreichend hoch dosiert werden (0,6 mg/Tag). Eine langandauernde Östrogentherapie ohne Gestagenzusatz soll heute wegen des Korpuskarzinomrisikos nicht vorgenommen werden. Eine Ausnahme stellen hysterektomierte Patientinnen dar.

Stark zugenommen haben die oralen Estradiolpräparate, die in Form des Estradiolvalerat (*Gynokadin, Estradiol Jenapharm, Progynova*) oder als Estradiol (*Estrifam, Sisare Gel mono, Sandrena, Merimono*) in einer Dosis von 1–4 mg/Tag angewendet werden (Tabelle 45.3). Estriol (*Ovestin Tabl., OeKolp Tbl.*) hat eine geringe östrogene Wirkung. Es stimuliert das Endometrium nur noch schwach und löst kaum Blutungen aus. Postmenopausale Dysphorien und lokale Befunde im Genitalbereich werden gemindert.

Erstmals vertreten ist Tibolon (*Liviella*), ein synthetisches Steroid mit östrogenen, gestagenen und schwach androgenen Eigenschaften (siehe auch Kapitel 2, Neue Arzneimittel). Die erhöhte Androgenaktivität verhindert jedoch den positiven Effekt der konventionellen Östrogen-Gestagen-Substitution auf das Plasmacholesterin und die damit verbundene Abnahme des kardiovaskulären Risikos (Farish et al. 1999). Hinzu kommen außerdem 3–4fach höhere DDD-Kosten im Vergleich zur üblichen Östrogen-Gestagen-Substitution.

Östrogen-Kombinationen

Weiter zugenommen haben auch die Östrogen-Kombinationen mit Gestagenzusatz zur Substitution im Klimakterium vor allem durch starke Zunahmen der erstmals vertretenen Präparate *Activelle, Estragest TTS* und *Gynamon* (Tabelle 45.4). Sie sind für die zyklusgerechte Substitution in der Prä- und Postmenopause geeignet, vor allem auch mit dem Ziel der Osteoporoseprophylaxe bei gleichzeitiger Ausschaltung des Korpuskarzinomrisikos. Die größte Gruppe bildet derzeit die Kombination aus Estradiol und Norethisteron gefolgt von den Kombinationen mit konjugierten Östrogenen (Tabellen 45.4 und 45.5).

Bei *Gynodian Depot* handelt es sich um eine Kombination aus Estradiolvalerat und dem Androgen Prasteronenantat, die als Depot im Abstand von vier Wochen intramuskulär injiziert wird. Dehydroepiandrosteron (Prasteron) ist das mengenmäßig bedeutendste Steroidhormon der Nebennierenrinde, das die höchsten Werte bei Zwanzigjährigen erreicht und mit dem Alter kontinuierlich auf 20–30 % der Ausgangswerte abfällt. Seit einigen Jahren besteht daher ein zunehmendes Interesse an einer Hormonsubstitution mit De-

Tabelle 45.4: Verordnungen von Estradiol-Gestagen-Kombinationen 1999. Angegeben sind die 1999 verordneten Tagesdosen, die Änderungen gegenüber 1998 und die mittleren Kosten je DDD 1999.

Präparat	Bestandteile	DDD in Mio.	Änderung in %	DDD-Kosten in DM
Estradiol und Norethisteron				
Kliogest N	Estradiol Norethisteronacetat	108,2	(−10,6)	0,69
Trisequens	Estradiol Norethisteronacetat	33,3	(−19,5)	0,71
Merigest	Estradiolvalerat Norethisteron	27,5	(+65,7)	0,62
Activelle	Estradiol Norethisteronacetat	18,4	(>1000)	0,69
Mericomb	Estradiolvalerat Norethisteron	16,5	(+53,7)	0,48
Estracomb TTS	Estradiol Norethisteronacetat	16,2	(−6,6)	0,79
Estragest TTS	Estradiol Norethisteronacetat	15,3	(neu)	0,70
Gynamon	Estrogen Norethisteron	5,8	(+382,3)	0,48
		241,1	(+15,0)	0,67
Estradiol und Medroxyprogesteron				
Sisare	Estradiolvalerat Medroxyprogesteronacetat	16,5	(−14,6)	0,63
Estrafemol	Estradiolvalerat Medroxyprogesteronacetat	10,4	(+38,4)	0,58
Osmil	Estradiol Medroxyprogesteronacetat	6,3	(−16,6)	0,54
Procyclo	Estradiolvalerat Medroxyprogesteronacetat	6,2	(−17,9)	0,68
		39,5	(−6,1)	0,61
Estradiol und andere Gestagene				
Klimonorm	Estradiolvalerat Levonorgestrel	47,9	(−15,1)	0,54
Cyclo-Progynova	Estradiolvalerat Norgestrel	30,3	(−9,3)	0,56
Oestronara	Estradiolvalerat Levonorgestrel	17,5	(−6,5)	0,64
Femoston	Estradiol Dydrogesteron	4,9	(neu)	0,67
		100,7	(−7,3)	0,57
Summe		381,3	(+5,8)	0,64

Tabelle 45.5: Verordnungen weiterer Östrogenkombinationen 1999. Angegeben sind die 1999 verordneten Tagesdosen, die Änderungen gegenüber 1998 und die mittleren Kosten je DDD 1999.

Präparat	Bestandteile	DDD in Mio.	Änderung in %	DDD-Kosten in DM
Mit konjugierten Östrogenen				
Presomen comp. Drag.	Konjugierte Östrogene Medrogeston	164,6	(–2,9)	0,56
Climopax	Konjugierte Östrogene Medroxyprogesteron-acetat	34,1	(+104,6)	0,59
Climarest plus	Konjugierte Östrogene Medroxyprogesteron-acetat	5,8	(+38,7)	0,56
		204,6	(+7,4)	0,57
Mit anderen Östrogenen				
Cyclo-Menorette	Estradiolvalerat Estriol Levonorgestrel	47,6	(–19,1)	0,60
Gynodian Depot	Estradiolvalerat Prasteronenantat	45,5	(–2,4)	0,73
Climen	Estradiolvalerat Cyproteronacetat	27,9	(+17,6)	0,66
Cyclo-Östrogynal	Estradiolvalerat Estriol Levonorgestrel	27,3	(–6,3)	0,57
Climopax Cyclo	Medroxyprogesteron Estrogen	8,0	(+99,5)	0,57
NeoÖstrogynal	Estradiolvalerat Estriol	4,5	(–9,8)	0,57
		160,9	(–3,9)	0,64
Summe		365,4	(+2,1)	0,60

hydroepiandrosteron in der Menopause und im Alter, ohne daß bisher ausreichende Daten für die Beurteilung seiner Wirkung erarbeitet worden sind (Lamberts et al. 1997, Katz und Morales 1998). Daher wird der Einsatz von Dehydroepiandrosteron außerhalb von klinischen Studien derzeit nicht empfohlen, insbesondere auch unter dem Eindruck des nicht überwachten Verkaufs als Nahrungsergänzungsmittel in den USA. Für das Kombinationspräparat *Gynodian Depot* gibt es nach einer Medline-Recherche bis auf eine Arbeit über eine fehlende Wirkung auf den postmenopausalen Prolaktinabfall (Balint-Peric und Prelevic 1997) keine Belege zur klinischen Wirksamkeit der Kombination. Das gilt vor allem in Bezug auf die Osteoporoseprävention und die wichtige Frage des Krebsrisikos, die bei anderen Präparaten zur klimakterischen Hormonsubstitution eingehend geprüft worden ist (s. oben).

Antiöstrogene

Das am häufigsten verordnete Antiöstrogen Tamoxifen (*Tamoxifen Hexal, Tamoxifen-ratiopharm, Tamokadin*) wird als Adjuvans bei der Behandlung des metastasierenden Mammakarzinoms, vor allem bei Estradiolrezeptor-positiven Patientinnen in der Postmenopause, angewendet (Tabelle 45.6). Weiterhin ist die primärprophylaktische Wirkung von Tamoxifen in mehreren Studien untersucht worden. In der amerikanischen BCPT-Studie (Breast Cancer Prevention Trial) wurde eine 49%ige Senkung des Auftretens des Mammakarzinoms bei Frauen mit erhöhtem Risiko beobachtet (Fisher et al. 1998). Innerhalb von fünf Jahren erkrankten von insgesamt 13338 Frauen in der Placebogruppe 154 (2,3%) und in der Tamoxifengruppe 85 (1,3%) an einem invasiven Mammakarzinom. Allerdings war das Nebenwirkungsrisiko in der Tamoxifengruppe für Lungenembolie (17 Fälle) und Endometriumkarzinom (33 Fälle) höher als in der Placebogruppe (6 bzw. 14 Fälle). In den USA ist Tamoxifen im Oktober 1998 zur Primärprophylaxe des Brustkrebs bei Hochrisikopatientin-

Tabelle 45.6: Verordnungen von Antiöstrogenen 1999. Angegeben sind die 1999 verordneten Tagesdosen, die Änderungen gegenüber 1998 und die mittleren Kosten je DDD 1999.

Präparat	Bestandteile	DDD in Mio.	Änderung in %	DDD-Kosten in DM
Tamoxifen Hexal	Tamoxifen	9,7	(+6,3)	1,23
Tamoxifen-ratiopharm	Tamoxifen	8,8	(+2,1)	1,24
Tamokadin	Tamoxifen	6,1	(+35,1)	1,21
Summe		24,6	(+10,5)	1,23

nen zugelassen worden, obgleich zwei europäische Studien zur Primärprävention des Mammakarzinoms bisher keine protektive Wirkung von Tamoxifen zeigen konnten (Powles et al. 1998, Veronesi et al. 1998).

Gestagene

Gestagene wirken zusammen mit den Östrogenen auf nahezu alle weiblichen Reproduktionsvorgänge. Sie hemmen die Östrogen-induzierte Proliferation des Endometriums und induzieren die Sekretionsphase. Alle Gestagene unterdrücken dosisabhängig die Ovulation und hemmen die Tubenmotilität. In der Schwangerschaft führen Progesteron und 17α-Hydroxyprogesteron zu einer Ruhigstellung des Uterus.

In der Therapie werden heute vor allem synthetische Gestagene eingesetzt, die sich von dem natürlichen Gestagen Progesteron oder vom Testosteron ableiten. Die meisten Derivate haben unterschiedliche Zusatzeffekte auf androgene und östrogene Hormonwirkungen. Diese Gestagene sind ungeeignet zur Schwangerschaftserhaltung bei drohendem oder habituellem Abort, weil es in höherer Dosierung zu Virilisierung oder Feminisierung des Fötus kommen kann. Für eine Gestagentherapie in der Schwangerschaft (Gelbkörperinsuffizienz) wird daher nur das natürliche Progesteron als Vaginalsuppositorium bzw. ein Derivat des Progesteronmetaboliten 17α-Hydroxyprogesterons eingesetzt, das keine zusätzlichen androgenen Wirkungen hat.

Reine Gestagenpräparate werden hauptsächlich bei prämenstruellem Syndrom, Dysmenorrhö, Endometriose und zur Zyklusregulierung bei dysfunktionellen Blutungen gegeben. Bei den Monopräparaten kam es zu einem leichten Anstieg der Verordnungen, vor allem durch die weitere Zunahme des preiswerten Norethisteronpräparats *Gestakadin* (Tabelle 45.7).

Die Kombinationspräparate enthalten das stärker wirksame synthetische Östrogen Ethinylestradiol und werden bei dysfunktionellen Blutungen, sekundärer Amenorrhö oder zur Menstruationsverlegung eingesetzt. Die verordneten Mengen waren erneut rückläufig.

Tabelle 45.7: Verordnungen von Gestagenen 1999. Angegeben sind die 1999 verordneten Tagesdosen, die Änderungen gegenüber 1998 und die mittleren Kosten je DDD 1999.

Präparat	Bestandteile	DDD in Mio.	Änderung in %	DDD-Kosten in DM
Gestagene				
Gestakadin	Norethisteronacetat	7,6	(+22,4)	0,12
Clinofem	Medroxyprogesteron-acetat	6,5	(–3,2)	0,64
Sovel	Norethisteronacetat	5,7	(–9,1)	0,13
Orgametril	Lynestrenol	5,2	(+17,3)	0,76
Primolut-Nor	Norethisteronacetat	4,7	(–9,6)	0,51
Duphaston	Dydrogesteron	4,3	(+16,0)	0,78
Chlormadinon Jenapharm	Chlormadinon	3,7	(+7,6)	1,02
Norethisteron Jenapharm	Norethisteronacetat	3,0	(–2,1)	0,27
Utrogest	Progesteron	2,7	(–1,1)	2,10
Prothil	Medrogeston	1,8	(–6,0)	1,39
		45,2	(+3,5)	0,62
Gestagen-Östrogen-Kombinationen				
Cyclosa	Desogestrel Ethinylestradiol	4,2	(–11,1)	0,50
Prosiston	Norethisteronacetat Ethinylestradiol	1,9	(–8,3)	1,00
Primosiston Tabl.	Norethisteronacetat Ethinylestradiol	1,0	(–10,9)	1,72
Östro-Primolut	Norethisteron Ethinylestradiol	0,8	(+13,8)	0,73
		7,9	(–8,4)	0,81
Summe		53,2	(+1,5)	0,65

Hormonale Kontrazeptiva

Die häufig verordneten Kontrazeptiva gehören bis auf eine Ausnahme zur Gruppe der Östrogen-Gestagen-Kombinationen. Als Ovulationshemmer supprimieren sie in erster Linie die Ausschüttung der hypothalamischen Gonadoreline und der hypophysären Gonadotropine. Dadurch hemmen sie Follikelwachstum, Ovulation und Gelbkörperbildung. Die Gestagenkomponente vermindert zusätzlich die Proliferation des Endometriums (Nidationshemmung) und steigert die Viskosität des Zervixschleims (Hemmung der Spermienaszension).

Orale Kontrazeptiva sind seit ihrer Einführung vor 40 Jahren kontinuierlich weiterentwickelt worden, um das Nebenwirkungsrisiko zu reduzieren. Nach der Beobachtung von seltenen, aber gefährlichen kardiovaskulären Komplikationen in Form von Schlaganfällen, Herzinfarkten und Thromboembolien (Royal College of General Practitioners 1981) wurde zunächst Ethinylestradiol als wichtigste Östrogenkomponente von 50 µg auf 20–30 µg pro Tag reduziert. Mit diesen neuen Präparaten der sogenannten zweiten Generation gingen die thromboembolischen Zwischenfälle zurück. Weiterhin wurden niedrig dosierte Gestagene aus der Gruppe der Gonangestagene als sogenannte dritte Generation der Kontrazeptiva eingeführt, Desogestrel im Jahre 1981 und Gestoden im Jahre 1987. Einige Jahre später wurden 61 Verdachtsfälle von zerebrovaskulären Störungen unter Einnahme von gestodenhaltigen Kontrazeptiva gemeldet (König 1991). Im Oktober 1995 wurden drei große Studien bekannt, in denen ein erhöhtes thromboembolisches Risiko für die beiden niedrig dosierten Gestagene bestätigt wurde. Das Risiko war in einer multinationalen Fallkontrollstudie für Kontrazeptiva mit Desogestrel (9,1fach) und für Gestoden (9,1fach) im Vergleich zu Levonorgestrel (3,5fach) gegenüber Nichtanwenderinnen erhöht (World Health Organization Collaborative Study 1995). Ähnliche Daten ergaben zwei weitere Studien (Jick et al. 1995, Spitzer et al. 1996). Möglicherweise ist dieses Ergebnis durch ein zusätzliches thromboembolisches Risiko bei jungen Erstanwenderinnen bedingt. Obwohl das absolute Risiko für Thromboembolien gering ist (jährlich 1–3 Fälle pro 100000 Frauen), ordnete das Bundesinstitut für Arzneimittel und Medizinprodukte am 5. November 1995 eine Gegenanzeige für Erstanwenderinnen unter 30 Jahren an. Auf Antrag der betroffenen Hersteller hob das Berliner Verwaltungsgericht diese Einschränkung im Dezember 1997 im Eilverfahren und im Juni 1998 im Hauptverfahren wieder auf (VG 14 A 360.97/361.97/379.97). Die Kontroverse um die hormonalen Kontrazeptiva der dritten Generation geht weiter. International wird die Auffassung vertreten, daß die Kontrazeptiva der dritten Generation nicht unsicher sind, jedoch verfügen wir über Alternativen, die sicherer sind (O'Brien 1999, Vandenbroucke 2000).

In der Gesamtgruppe der hormonalen Kontrazeptiva bewegt sich der Verordnungstrend weiter in Richtung der Einphasenpräparate, während die Verordnungen der Zwei- und Dreiphasenpräparate stagnieren oder zurückgehen (Tabellen 45.8 und 45.9). Bei den Einphasenpräparaten hat sich die Kombination aus Ethinylestradiol und

Tabelle 45.8: Verordnungen von Kontrazeptiva (Einphasenpräparate) 1999. Angegeben sind die 1999 verordneten Tagesdosen, die Änderungen gegenüber 1998 und die mittleren Kosten je DDD 1999.

Präparat	Bestandteile	DDD in Mio.	Änderung in %	DDD-Kosten in DM
Mit Levonorgestrel				
MonoStep	Ethinylestradiol Levonorgestrel	35,6	(+14,7)	0,31
Leios	Levonorgestrel Ethinylestradiol	32,8	(+13,3)	0,51
Femigoa	Ethinylestradiol Levonorgestrel	27,9	(−1,5)	0,31
Microgynon	Ethinylestradiol Levonorgestrel	27,8	(−13,6)	0,29
Miranova	Ethinylestradiol Levonorgestrel	25,4	(+21,7)	0,51
Minisiston	Ethinylestradiol Levonorgestrel	21,5	(−3,7)	0,31
		170,9	(+4,5)	0,38
Weitere Einphasenpräparate				
Valette	Ethinylestradiol Dienogest	59,4	(+2,3)	0,57
Cilest	Ethinylestradiol Norgestimat	23,6	(+15,4)	0,31
Belara	Ethinylestradiol Chlormadinonacetat	15,4	(neu)	0,58
Lovelle	Ethinylestradiol Desogestrel	11,8	(−11,7)	0,51
Desmin	Ethinylestradiol Desogestrel	6,4	(+972,2)	0,40
Eve	Ethinylestradiol Norethisteron	6,0	(−11,3)	0,50
		122,5	(+23,6)	0,51
Summe		293,4	(+11,7)	0,43

Levonorgestrel mit einem Anteil von fast 60 % zur Standardkombination entwickelt. Weitere Zuwachsraten haben hier vor allem Präparate mit einem niedrigen Östrogengehalt von 20 µg Ethinylestradiol (*Leios, Miranova*) erreicht. Daneben sind Kontrazeptiva mit antiandrogenen Gestagenen (Dienogest, Chlormadinonacetat) bedeutsam,

Tabelle 45.9: Verordnungen von weiteren Kontrazeptiva 1999. Angegeben sind die 1999 verordneten Tagesdosen, die Änderungen gegenüber 1998 und die mittleren Kosten je DDD 1999.

Präparat	Bestandteile	DDD in Mio.	Änderung in %	DDD-Kosten in DM
Zweiphasenpräparate				
Neo-Eunomin	Ethinylestradiol Chlormadinonacetat	22,4	(−11,1)	0,58
Biviol	Desogestrel Ethinylestradiol	7,3	(+67,0)	0,33
		29,7	(+0,4)	0,52
Dreiphasenpräparate				
Trigoa	Levonorgestrel Ethinylestradiol	14,7	(−9,0)	0,31
Depotgestagene				
Depo-Clinovir	Medroxyprogesteron-acetat	7,3	(+5,4)	0,59
Summe		51,7	(−1,8)	0,47

auf die inzwischen 25 % der Verordnungen bei den Einphasenpräparaten entfallen. Dazu gehören *Valette*, das mit Abstand am häufigsten verordnete Kontrazeptivum und das erstmals vertretene Präparat *Belara*. Neu hinzugekommen ist auch die Desogestrelkombination *Desmin*. Dadurch ist erstmals der seit 1995 eingetretene Verordnungsrückgang der Desogestrelpräparate unterbrochen worden, obwohl *Lovelle* als weiterer Vertreter dieser Gruppe erneut rückläufig war.

Auch bei den Zweiphasenpräparaten ist erstmals ein Desogestrelpräparat (*Biviol*) vertreten, wodurch der Rückgang des *Neo-Eunomin* kompensiert wurde. Es hat damit den Anschein, daß desogestrelhaltige Kontrazeptiva trotz der international lebhaften Diskussion über das erhöhte Thromboembolierisiko wieder am Markt durchsetzbar sind.

Die Gruppe der Dreiphasenpräparate hat nach der Abnahme von *Trigoa* weiter an Bedeutung verloren. Sowohl Zweiphasen- wie auch Dreiphasenpräparate enthalten relativ höhere Östrogenanteile als die Einphasenpräparate. Es gibt aber bisher keine zuverlässigen Kriterien für die Entscheidung, ob eine Patientin Ein-, Zwei- oder Dreiphasenpräparate gut vertragen wird.

Literatur

Balint-Peric L.A., Prelevic G.M. (1997): Changes in prolactin levels with the menopause: the effects of estrogen/androgen and calcitonin treatment. Gynecol. Endocrinol. 11: 275–280.

Cauley J.A., Seeley D.G., Ensrud K., Ettinger B., Black D., Cummings S.R. (1995): Estrogen replacement therapy and fractures in older women. Ann. Intern. Med. 122: 9–16.

Colditz G.A., Hankinson S.E., Hunter D.J., Willett W.C., Manson J.E. et al. (1995): The use of estrogens and progestins and the risk of breast cancer in postmenopausal women. N. Engl. J. Med. 332: 1589–1593.

Collaborative Group on Hormonal Factors in Breast Cancer (1997): Breast cancer and hormone replacement therapy: collaborative reanalysis of data from 51 epidemiological studies of 52.705 women with breast cancer and 10.8411 women without breast cancer. Lancet 350: 1047–1059.

Deutsche Gesellschaft für Endokrinologie (1988): Östrogen/Gestagen-Substitution während und nach den Wechseljahren. Dtsch. Ärztebl. 85: C-1145–1147.

Farish E., Barnes J.F., Fletcher C.D., Ekevall K., Calder A., Hart D.M. (1999): Effects of tibolone on serum lipoprotein and apolipoprotein levels compared with a cyclical estrogen/progesteron regimen. Menopause 6: 98–104.

Fisher B., Constantino J.P., Wickerham L.D., Redmond C.K. et al. (1998): Tamoxifen for prevention of breast cancer: report of the National Surgical Adjuvant Breast and Bowel Project P-1 Study. J. Natl. Cancer I. 90: 1371–1388.

Grady D., Rubin S.M., Petitti D.B., Fox C.S., Black D., Ettinger B. et al. (1992): Hormone therapy to prevent disease and prolong life in postmenopausal women. Ann. Intern. Med. 117: 1016–1037.

Hully S., Grady D., Bush T., Furberg C., Herrington D., Riggs B., Vittinghoff E. (1998): Randomized trial of estrogen plus progestin for secondary prevention of coronary heart disease in postmenopausal women. JAMA 280: 605–613.

Jick H., Jick S.S., Gurewich V., Myers M.W., Vasilakis C. (1995): Risk of idiopathic cardiovascular death and nonfatal venous thromboembolism in women using oral contraceptives with differing progestagen components. Lancet 346: 1589–1593.

Katz S., Morales A.J. (1998): Dehydroepiandrosterone (DHEA) and DHEA-sulfate (DS) as therapeutic options in menopause. Semin. Reprod. Endocrinol. 16: 161–170.

König H.J. (1991): Hirnkreislaufstörungen unter Einnahme gestodenhaltiger hormonaler oraler Kontrazeptiva – Kausalität oder Koinzidenz? Dtsch. Ärztebl. 91: C-1745–1748.

Lamberts S.W., van den Beld A.W., van der Lely A.J. (1997): The endocrinology of aging. Science 278: 419–424.

O'Brian P.A. (1999): The third generation oral contraceptive controversy. Brit. Med. J. 319: 795–796.

Powles T., Eeles R., Ashley S., Easton D., Chang J. et al. (1998): Interim analysis of the incidence of breast cancer in the Royal Marsden Hospital Tamoxifen randomised Chemoprevention Trial. Lancet 352: 98–101.

Royal College of General Practitioners Oral Contraception Study (1981): Further analysis of mortality in oral contraceptive users. Lancet I: 541–546.

Schairer C., Lubin J., Troisi R., Sturgeon S., Brinton L., Hoover R. (2000): Menopausal estrogen and estsrogen-progestin replacement therapy and breast cancer risk. JAMA 283: 485–491.

Spitzer W.O., Lewis M.A., Heinemann L.A.J., Thorogood M., MacRae K.D. (1996): Third generation oral contraceptives and risk of venous thromboembolic disorders: an international case-control study. Brit. Med. J. 312: 83–88.

Stampfer M.J., Colditz G.A. (1991): Estrogen replacement therapy and coronary heart disease: a quantitative assessment of the epidemiologic evidence. Prev. Med. 20: 47–63.

Vandenbroucke J.P. (2000): Competing interests and controversy about third generation oral contraceptives. Brit. Med. J. 320: 381.

Veronesi U., Maisonneuve P., Costa A., Saccini V. Maltoni C. et al. on behalf of the Italian Tamoxifen Prevention Study (1998): Prevention of breast cancer with tamoxifen: preliminary findings from the Italian randomised trial amoung hysterectomised women. Italian Tamoxifen Prevention Study. Lancet 352: 93–97.

World Health Organization Collaborative Study of Cardiovascular Disease and Steroid Hormone Contraception (1995): Effect of different progestagens in low oestrogen oral contraceptives on venous thromboembolic disease. Lancet 346: 1582–1588.

46. Spasmolytika

Ulrich Schwabe

Spasmolytika werden zur Lösung krampfartiger Schmerzen im Bereich von Magen, Darm, Gallenwegen, Harnwegen und des weiblichen Genitale eingesetzt. Wichtigste Gruppe sind die Anticholinergika (Antimuskarinika, Parasympatholytika), die Kontraktionen cholinerg innervierter glatter Muskeln über eine Blockade muskarinischer Acetylcholinrezeptoren hemmen. Hauptvertreter dieser neurotropen Spasmolytika sind Atropin, Scopolaminderivate und synthetische Anticholinergika. Während die natürlichen Belladonnaalkaloide Atropin und Scopolamin eine gute Bioverfügbarkeit aufweisen, ist die therapeutische Wirksamkeit vieler synthetischer Anticholinergika nur nach parenteraler Injektion, aber nicht nach oraler oder rektaler Gabe ausreichend belegt, da viele der pharmakologisch wirksamen Substanzen aufgrund geringer Resorption oder hoher präsystemischer Elimination keine wirksamen Plasmaspiegel erreichen.

Die Spasmolytika bilden nach Verordnungen und Umsätzen eine relativ kleine Indikationsgruppe (Tabelle 46.1). Seit 1992 überwiegt ein abnehmender Trend der Verordnungen, der vor allem bei den Monopräparaten erkennbar ist (Abbildung 46.1). Die Summe der verordneten Tagesdosen ist dadurch 1999 unter das Niveau von 1990 ohne die neuen Bundesländer gefallen. Weitere Spasmolytika werden bei den Urologika (Kapitel 47) besprochen.

Monopräparate

Mebeverin (*Duspatal, Mebemerck*) ist das am häufigsten verordnete Spasmolytikum (Tabelle 46.2). Es gehört zur Gruppe der myotropen Spasmolytika und wird speziell für die Behandlung des Reizkolons eingesetzt. Die Arzneitherapie wird bei dieser Krankheit jedoch allgemein als problematisch angesehen, seit Klein (1988) bei der Auswer-

Tabelle 46.1: Verordnungen von Spasmolytika 1999. Angegeben sind die verordnungshäufigsten Präparate mit Verordnungsrang, Verordnungen und Umsatz 1999 im Vergleich zu 1998.

Rang	Präparat	Verordnungen in Tsd.	Änd. %	Umsatz Mio. DM	Änd. %
120	Buscopan plus	1014,1	−10,3	15,9	−8,7
129	Buscopan	988,5	−3,0	12,4	−4,1
322	Spasmo-Cibalgin comp. S	519,2	−16,6	28,5	−1,4
627	Cholspasmin forte	299,7	−13,0	8,8	−16,3
641	BS-ratiopharm	292,7	+42,1	3,1	+39,2
646	Duspatal	291,1	−13,3	21,2	−11,7
790	Spasman	235,7	−19,2	7,5	−15,1
1072	Paveriwern	165,7	−12,0	1,9	−11,9
1416	Panchelidon	119,2	−28,4	5,7	−22,4
1576	Mebemerck	103,7	+47,4	4,6	+52,8
1613	Petadolex	101,0	+82,1	4,5	+98,3
1817	Ila-Med M	84,7	−13,0	1,1	−6,2
1970	Spasmo-Cibalgin S	73,8	−32,1	2,0	−25,7
	Summe	4289,4	−7,5	117,2	−5,1
	Anteil an der Indikationsgruppe	93,6%		95,3%	
	Gesamte Indikationsgruppe	4583,6	−8,2	123,0	−6,3

tung von kontrollierten Studien der vorangehenden 20 Jahre keine ausreichenden Belege für die Wirksamkeit von Arzneimitteln bei der Therapie des Reizkolons gefunden hat. Seiner Meinung nach sollten Ärzte immer von einer chronischen Gabe kostenträchtiger Arzneimittel abraten, da die Nebenwirkungen störender als die Beschwerden des Reizkolons sein können. Auch Mebeverin hatte in einer Placebo-kontrollierten Studie keinen signifikanten Effekt (Kruis et al. 1986). Seit einigen Jahren ist die Beleglage von Mebeverin sogar noch ungünstiger geworden, da der aktive Wirkstoff nach oraler Gabe infolge einer kompletten präsystemischen Hydrolyse durch unspezifische Esterasen im Blut nicht nachweisbar war (Dickinson et al. 1991, Sommers et al. 1997).

Hymecromon (*Cholspasmin forte*) ist ein Choleretikum und Spasmolytikum, das bei Gallensteinleiden und Cholangitis sowie bei Dyskinesien und Krampfzuständen im Gallenwegsbereich eingesetzt wird. In Probandenstudien wurde nach i.v. Injektion von 400 mg Hymecromon eine Erweiterung des Hauptgallengangs beobachtet (Heistermann et al. 1997), die möglicherweise auf eine biliäre Elimination der Substanz zurückzuführen ist. Die orale Bioverfügbarkeit beträgt nur 1,8 % (Garrett et al. 1993). Bei Patienten mit Postchole-

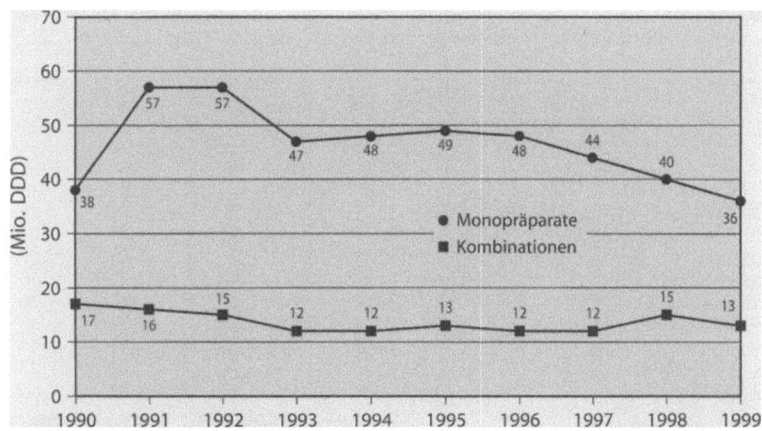

Abbildung 46.1: Verordnungen von Spasmolytika 1990 bis 1999. Gesamtverordnungen nach definierten Tagesdosen (ab 1991 mit neuen Bundesländern).

cystektomiesyndrom wurde in einer Placebo-kontrollierten Studie nach oraler Gabe eine Abnahme krampfartiger Oberbauchscherzen beschrieben, die jedoch aufgrund fehlender statistischer Angaben nicht nachvollziehbar ist (Hoffmann et al. 1986).

An dritter Stelle folgt Butylscopolamin (*Buscopan, BS-ratiopharm*) aus der Gruppe der neurotropen Spasmolytika (Tabelle 46.2). Als Scopolaminderivat blockiert es die Acetylcholinwirkung an peripheren Organen, die durch cholinerge Nerven innerviert werden, zu einem kleinen Teil auch über einen ganglienblockierenden Effekt. Die quaternäre Stickstoffverbindung kann die Bluthirnschranke nicht durchdringen, wird aber aus dem gleichen Grunde bei oraler Gabe nur zu 8 % resorbiert. Noch geringer ist die Resorption als Zäpfchen (3 %). Nach parenteraler Gabe ist Butylscopolamin (20 mg i.v.) bei Kolikschmerzen durch Gallensteine sicher wirksam, allerdings langsamer als Metamizol oder Tramadol (Schmieder et al. 1993). Die Wirksamkeit der oralen oder rektalen Gabe ist nicht durch kontrollierte Studien dokumentiert. Ob Tabletten und vor allem Zäpfchen zuverlässig wirken, ist daher zweifelhaft, zumal die empfohlene Einzeldosis (10 mg) trotz der marginalen Resorptionsquote nur halb so hoch wie die parenterale Dosis liegt.

Pipenzolat (*Ila-Med M*) ist ein weiterer Vertreter der quaternären Anticholinergika ohne ausreichende Dokumentation der oralen

Tabelle 46.2: Verordnungen von Spasmolytika 1999. Angegeben sind die 1999 verordneten Tagesdosen, die Änderungen gegenüber 1998 und die mittleren Kosten je DDD 1999.

Präparat	Bestandteile	DDD in Mio.	Änderung in %	DDD-Kosten in DM
Monopräparate				
Duspatal	Mebeverin	9,9	(−11,3)	2,14
Cholspasmin forte	Hymecromon	8,7	(−16,9)	1,01
Buscopan	Butylscopolamin	3,5	(−5,0)	3,53
Mebemerck	Mebeverin	2,8	(+53,3)	1,63
Panchelidon	Extr. Chelidonii	2,5	(−26,1)	2,26
Paveriwern	Mohnpflanzenextrakt	2,0	(−12,6)	0,97
Petadolex	Pestwurzextrakt	1,8	(+84,1)	2,54
BS-ratiopharm	Butylscopolamin	1,1	(+35,3)	2,70
Ila-Med M	Pipenzolat	0,4	(−5,8)	2,90
		32,7	(−6,7)	1,93
Kombinationspräparate				
Spasman	Demelverin Trihexyphenidyl	3,9	(−12,1)	1,94
Spasmo-Cibalgin comp. S	Propyphenazon Drofenin Codein	3,8	(−13,9)	7,47
Buscopan plus	Butylscopolamin Paracetamol	3,8	(−9,5)	4,21
Spasmo-Cibalgin S	Propyphenazon Drofenin	0,4	(−32,2)	5,24
		11,8	(−12,7)	4,56
Summe		44,6	(−8,4)	2,63

Wirksamkeit. Das Präparat wird vor allem in der niedrig dosierten Form verordnet, die vom Hersteller in erster Linie für Säuglinge und Kleinkinder zur Behandlung gastrointestinaler Spasmen, z. B. Pylorospasmus, Säuglingskoliken und Erbrechen, empfohlen wird. Für diese Indikation gibt es nach einer Medline-Recherche jedoch nur einen Bericht über Todesfälle bei Säuglingen, die wegen Säuglingskoliken mit einem Pipenzolat-haltigen Kombinationspräparat behandelt wurden (Tahir 1992). Aber auch für die Anwendung bei Erwachsenen fanden sich lediglich ältere Arbeiten über die Wirkung auf die Magensekretion bei peptischem Ulkus. Orale Einzeldosen von 10 mg Pipenzolat wirkten jedoch auf die Magensekretion nicht besser als Placebo (Duggan 1965, Vincent et al. 1967).

Panchelidon enthält Schöllkrautextrakt (Chelidonium majus) mit dem Alkaloid Chelidonin, das choleretisch und spasmolytisch wirkt. Die nachprüfbaren Belege beschränken sich auf tierexperimentelle Daten an der isoliert perfundierten Rattenleber und am Rattendarm (Vahlensieck et al. 1995, Boegge et al. 1996). Danach erreichte Schöllkrautextrakt (200 mg/l) nur 15 % der Papaverinwirkung, so daß selbst mit einer im Vergleich zur therapeutischen Anwendung erheblichen Überdosis (ca. 50fach) nur eine marginale Spasmolyse erzielbar war. Unter Berücksichtigung des mangelhaft dokumentierten Nutzens fällt auf, daß kürzlich mehrere Hepatitisfälle nach Gabe von Schöllkrautpräparaten beobachtet wurden (Strahl et al. 1998, Benninger et al. 1999).

Paveriwern enthält einen auf Morphin standardisierten Schlafmohnextrakt, der bei Krämpfen des Magendarmtraktes angewendet werden soll. Hier stimmt weder die Indikation noch die Dosierung. Da Morphin am Darm selbst spasmogen wirkt, müßte zumindest eine Standardisierung auf das spasmolytisch wirkende Papaverin vorgenommen werden, das ebenfalls in Schlafmohnextrakten vorkommt. Die empfohlene Einzeldosis des Extraktes enthält 0,15 mg Morphin und ist daher im Vergleich zur üblichen oralen Morphindosis mindestens hundertfach unterdosiert. *Paveriwern* ist damit ein weiteres Beispiel für die vielen Phytoplacebos, die uns die besonderen Therapierichtungen des Arzneimittelgesetzes beschert haben.

Kombinationspräparate

Ein Viertel der Spasmolytikaverordnungen entfällt auf Kombinationspräparate (Tabelle 46.2). In den meisten Fällen sind nichtopioide Analgetika als weitere Komponenten enthalten, die bei schmerzhaften Spasmen durchaus wirksam sein könnten. Von den häufig verordneten Präparaten dieser Gruppe erfüllt jedoch keines die Ansprüche, die an sinnvolle Kombinationen zu stellen sind.

Spasmo-Cibalgin S und *Spasmo-Cibalgin comp. S* enthalten das synthetische Anticholinergikum Drofenin, das in Deutschland nur als Kombinationspräparat im Handel ist. Möglicherweise ist darauf die mangelhafte Dokumentation dieser Substanz zurückzuführen, die sich lediglich auf eine ältere Praxisstudie beschränkt (Gromer 1967). Weiterhin fällt auf, daß in der pharmakologischen Standardliteratur eine Einzeldosis von Drofenin (50–100 mg) angegeben wird, die

2-4fach höher liegt als die Dosisempfehlung des Herstellers für die Kombination (Mutschler 1996). Unter diesen Umständen ist der Beitrag des Spasmolytikums zur Gesamtwirkung der Kombination schwierig zu beurteilen. *Spasmo-Cibalgin comp.* S ist weiterhin das umsatzstärkste Spasmolytikum, obwohl die Verordnungen seit 1994 um 50 % abgenommen haben. Im gleichen Zeitraum wurden die Preise um 80-90 % erhöht, womit die Herstellerfirma zwar nicht die therapeutische Qualität aber wenigstens den Umsatz ihres Präparates sichern konnte.

Buscopan plus ist ebenfalls wenig empfehlenswert, da das quaternäre Butylscopolamin nur geringfügig resorbiert wird und nicht entsprechend hoch dosiert ist. Immerhin liegt für dieses Kombinationspräparat eine kontrollierte Komponentenstudie bei Patienten mit irritablem Kolon vor (Schäfer und Ewe 1990). Angesichts der bekannten hohen Placeboquote (hier 64 %) und des geringen zusätzlichen Effekts der Kombination (81 %) sind Zweifel berechtigt, zumal der Nutzen einer chronischen Arzneitherapie bei dieser Krankheit allgemein kritisch beurteilt wird (Klein 1988).

Spasman stammt ursprünglich aus der ehemaligen DDR und enthält zwei spasmolytisch wirkende Substanzen. Trihexyphenidyl überwindet als tertiäres Amin gut die Bluthirnschranke und wird deshalb primär als zentrales Anticholinergikum beim Morbus Parkinson unter dem Handelsnamen *Parkopan* eingesetzt (s. Kapitel 41, Parkinsonmittel). Demelverin wird ebenfalls der Gruppe der Spasmolytika zugeordnet, findet aber nirgendwo im Schrifttum Erwähnung. Somit ist nicht beurteilbar, warum hier eine Kombination zweier Spasmolytika vorgenommen wurde.

Literatur

Benninger J., Schneider H.T., Schuppan D., Kirchner T., Hahn E.G. (1999): Acute hepatitis induced by greater celandine (Chelidonium majus). Gastroenterology 117: 1234–1237.

Boegge S.C., Kesper S., Verspohl E.J., Nahrstedt A. (1996): Reduction of ACh-induced contraction of rat isolated ileum by coptisine, (+)-caffeoylmalic acid, Chelidonium majus, and Corydalis lutea extracts. Planta Med. 62: 173–174.

Dickinson R.G., Baker P.V., Franklin M.E., Hooper W.D. (1991): Facile hydrolysis of mebeverine in vitro and in vivo: negligible circulating concentrations of the drug after oral administration. J. Pharm. Sci. 80: 952–957.

Duggan J.M. (1965): A controlled trial of an anticholinergic drug, pipenzolate methylbromide ("piptal"), in the management of peptic ulcer. Med. J. Aust. 2: 826–827.

Garrett E.R., Venitz J., Eberst K., Cerda J.J. (1993): Pharmacokinetics and bioavailabilities of hymecromone in human volunteers. Biopharm. Drug Dispos. 14: 13–39.

Gromer H. (1967): Schmerzbekämpfung mit Spasmo-Cibalgin comp.® in der Allgemeinpraxis. Dtsch. Med. J. 18: 547–551.

Heistermann H.P., Krawzak H.-W., Andrejeweski K., Hohlbach G. (1997): Pharmakologische Beeinflussung der postprandialen Gallengangskinetik – Sonographische Lumenmessung des Gallenganges. Ultraschall in Med. 18: 84–87.

Hoffmann J., Badenberg B., Day U.-H., Garanin G., Lohr E. (1986): Hymecromon bei funktionellen Gallenwegsstörungen. Med. Welt 37: 1593–1598.

Klein K.B. (1988): Controlled treatment trials in the irritable bowel syndrome: a critique. Gastroenterology 95: 232–241.

Kruis W., Weinzierl M., Schüssler P., Holl J. (1986): Comparison of the therapeutic effect of wheat bran, mebeverine and placebo in patients with the irritable bowel syndrome. Digestion 34: 196–201.

Mutschler E. (1996): Arzneimittelwirkungen. 7. Aufl., Wissenschaftliche Verlagsgesellschaft, Stuttgart, S. 308.

Schäfer E., Ewe K. (1990): Behandlung des Colon irritabile. Wirksamkeit und Verträglichkeit von Buscopan plus, Buscopan, Paracetamol und Plazebo bei ambulanten Patienten mit Colon irritabile. Fortschr. Med. 108: 488–492.

Schmieder G., Stankov G., Zerle G., Schinzel S., Brune K. (1993): Observer-blind study with metamizole versus tramadol and butylscopolamine in acute biliary colic pain. Arzneim. Forsch. 43: 1216–1221.

Sommers D.K., Snyman J.R., van Wyk M., Eloff J.N. (1997): Lack of bioavailability of mebeverine even after pretreatment with pyridostigmine. Eur. J. Clin. Pharmacol. 53: 247–249.

Strahl S., Ehret V., Dahm H.H., Maier K.P. (1998): Nekrotisierende Hepatitis nach Einnahme pflanzlicher Heilmittel. Dtsch. Med. Wochenschr. 123: 1410–1014.

Tahir K.I. (1992): Return to Pakistan of pipenzolate plus phenobarbitone. Lancet 339: 498.

Vahlensieck U., Hahn R., Winterhoff H., Gumbinger H.G., Nahrstedt A., Kemper F.H. (1995): The effect of Chelidonium majus herb extract on choleresis in the isolated perfused rat liver. Planta Med. 61: 267–271.

Vincent P.C., Fenton B.H., Beeston D. (1967): The effect of pipenzolate on gastric secretion in man. Med. J. Aust. 1: 546–548.

47. Urologika

BERND MÜHLBAUER UND HARTMUT OSSWALD

Urologika werden zur Behandlung von Miktionsstörungen im weitesten Sinne angewandt, denen Erkrankungen der Prostata, Harnwegsinfektionen und verschiedene andere urologische Störungen zugrundeliegen können. 1999 gehörten 60 Präparate dieser Indikationsgruppe zu den 2500 meistverordneten Arzneimitteln (Tabelle 47.1). Wie in den vergangenen Jahren sind die Verordnungen 1999 in der gesamten Indikationsgruppe zurückgegangen, allerdings haben sich die Umsätze nur wenig verändert. Die Verordnungen von Prostatamitteln aus der Gruppe der Alpha$_1$-Rezeptorenblocker und der 5α-Reduktasehemmer haben als einzige Arzneimittelgruppe zugenommen, während alle anderen Gruppen rückläufig waren, insbesondere die pflanzlichen Prostatamittel, die in ihrem therapeutischen Wert ungesichert sind (Abbildung 47.1).

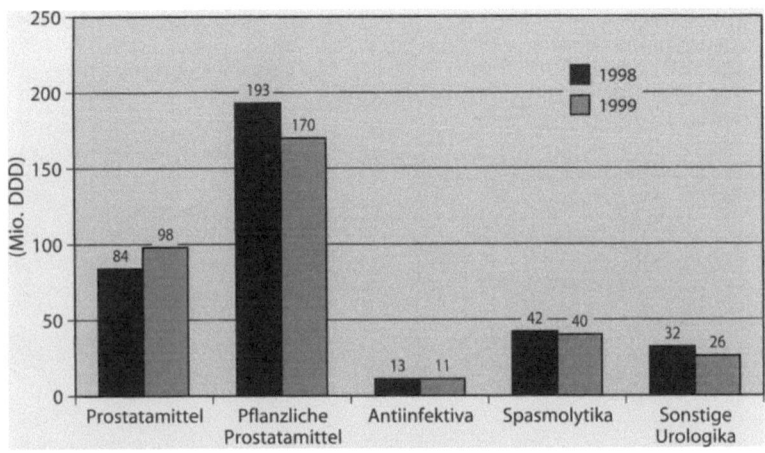

Abbildung 47.1: Verordnungen von Urologika 1999. DDD der 2500 meistverordneten Arzneimittel.

Tabelle 47.1: Verordnungen von Urologika 1999. Angegeben sind die verordnungshäufigsten Präparate mit Verordnungsrang, Verordnungen und Umsatz 1999 im Vergleich zu 1998.

Rang	Präparat	Verordnungen		Umsatz	
		in Tsd.	Änd. %	Mio. DM	Änd. %
504	Spasmex Tabl.	370,4	−14,1	32,3	−8,9
513	Alna	361,7	+9,3	60,1	+13,8
550	Omnic	339,8	+12,7	57,1	+21,8
615	Prostagutt forte	305,3	−8,6	24,3	−5,1
653	Harzol	288,6	−10,4	15,7	−9,0
657	Spasmo-Urgenin TC	286,3	−22,4	14,6	−17,7
660	Azuprostat M	285,5	−12,8	18,1	−10,9
681	Bazoton	274,0	−11,1	25,0	−9,3
735	Detrusitol	255,0	+50,2	31,8	+62,5
760	Acimethin	244,6	−1,9	16,2	−2,3
808	Urospasmon Tabl.	229,3	−20,6	8,9	−13,9
823	Uroxatral	225,1	+12,2	23,1	+13,2
855	Prostess	217,7	−16,9	12,7	−15,1
911	Flotrin	203,2	+36,2	17,2	+38,1
949	Spasmo-lyt	193,2	−15,9	18,7	−15,2
950	Cysto Fink	192,9	−26,1	8,2	−27,0
1075	Talso	164,9	−21,2	11,9	−19,2
1104	Furadantin	159,7	+10,1	2,4	+10,1
1138	Mictonorm	154,4	−12,2	19,4	−11,0
1169	Proscar	150,4	+14,2	37,4	+21,3
1189	Nomon mono	147,0	−19,3	5,6	−11,4
1215	Cystinol	143,6	−21,0	2,0	−21,1
1235	Dridase	140,9	−41,5	18,7	−38,5
1242	Prostagutt mono	139,5	−12,6	8,8	−5,3
1267	Urion	137,3	−1,1	14,7	+4,7
1274	Harntee 400	136,3	−44,1	2,2	−44,3
1337	Freka Drainjet NaCl	128,3	+0,6	5,9	+0,9
1608	Cystinol akut	101,4	−15,7	2,1	−14,5
1615	Nitroxolin Chephasaar	100,8	−26,8	5,6	−20,1
1667	Urol mono	96,0	−16,2	5,2	−15,8
1673	Canephron N	95,4	−13,9	2,5	−15,1
1677	Uro-Vaxom	95,3	−9,6	11,6	−7,7
1694	Cystium wern	94,3	−6,1	1,7	−9,0
1752	Cernilton N	89,3	−9,3	5,5	−8,3
1787	Uro-Nebacetin N	86,3	−22,9	7,0	−12,7
1791	Instillagel	86,0	−14,8	5,5	+14,7
1799	Uvirgan mono	85,8	−17,9	5,1	−12,2
1810	Prosta Fink N	85,1	−23,5	4,5	−22,7
1839	Blemaren N	83,4	−12,8	6,1	−10,4
1869	Dysurgal N	80,9	−17,6	2,6	−7,7
1882	Prostamed	80,1	−2,8	1,8	+1,5
2001	Prosta Fink forte	72,2	−2,5	5,1	−3,1
2028	Spasuret	70,7	−39,9	4,3	−33,5
2088	Mictonetten	67,8	+6,1	4,0	+9,4
2089	Cysto-Myacyne N	67,8	+14,3	3,7	−4,8

Tabelle 47.1: Verordnungen von Urologika 1999 (Fortsetzung). Angegeben sind die verordnungshäufigsten Präparate mit Verordnungsrang, Verordnungen und Umsatz 1999 im Vergleich zu 1998.

Rang	Präparat	Verordnungen		Umsatz	
		in Tsd.	Änd. %	Mio. DM	Änd. %
2110	Uvalysat	66,9	−22,3	0,9	−23,5
2188	Serenoa-ratiopharm	62,8	−3,4	3,3	−5,1
2197	UTK	62,1	−18,7	4,3	−19,7
2229	Uvirgan N	60,0	−25,2	2,0	−16,6
2235	Angocin Anti-Infect N	59,8	+21,4	1,5	+50,5
2257	Spasyt 5	58,8	+666,1	2,9	+758,1
2324	Uro-Tablinen	56,0	−2,4	1,1	+9,3
2356	Inconturina SR	54,3	−24,2	2,1	−21,3
2380	Uralyt-U Granulat	53,7	−8,8	3,5	−9,4
2411	Rhoival Drag./Tropfen	52,1	−22,0	2,4	−13,4
2421	Prosta-Urgenin	51,5	−22,0	4,4	−21,6
2435	Cardular Uro	50,8	−3,4	6,4	+0,4
2443	Nifuretten	50,5	+50,9	0,8	+73,6
2469	Nifurantin B6	49,3	−3,5	1,7	−4,1
2495	Nitrofurantoin-ratiopharm	48,4	+5,5	0,8	+5,7
Summe		8250,7	−9,8	634,9	−1,7
Anteil an der Indikationsgruppe		84,5%		88,4%	
Gesamte Indikationsgruppe		9762,1	−9,5	718,5	−2,7

Prostatamittel

Die benigne Prostatahyperplasie (BPH) ist eine Krankheit, die ab einem Alter von 65 Jahren bei 50 % aller Männer auftritt. Ohne subjektive Beschwerden bedarf sie keiner Therapie. Im weiteren Verlauf kommt es jedoch bei der Hälfte der betroffenen Patienten zu einer behandlungsbedürftigen Blasenentleerungsstörung mit Nykturie, Restharnbildung und Überlaufblase bis zur Harninkontinenz. Pathophysiologie, objektiv quantifizierbare somatische Befunde, subjektive Symptomatik sowie Progredienz dieser Erkrankung weisen eine große interindividuelle Varianz auf, was die vergleichende Beurteilung klinischer Studien erschwert. 1999 ist erstmals von den beiden deutschen urologischen Fachgesellschaften eine gemeinsame Therapieleitline verabschiedet worden (Expertengruppe, 1999). In dieser Leitlinie werden Kriterien zur individuellen Stratifizierung der BPH-Behandlung beschrieben sowie sinnvolle Therapieoptionen von ungesicherten abgegrenzt. Hierzu wurden die weltweit publizierten

Studien gesichtet und positive Resultate nur dann als Wirksamkeitsnachweise gewertet, wenn international anerkannte Standards für klinische Prüfungen (Hadorn et al. 1996) erfüllt waren.

Therapie der Wahl ist bei Restharnvolumina über 100 ml nach wie vor die transurethrale Resektion der Prostata. Nach einer neueren Fünfjahresstudie führt die frühe Prostataresektion auch bei mäßiger Symptomatik zu günstigeren Ergebnissen als das beobachtende Abwarten (Flanigan et al. 1998). Mit den selektiven Inhibitoren der Alpha$_1$-Rezeptoren sowie der 5α-Reduktase stehen medikamentöse Therapieoptionen zur Verfügung, die bei leichter bis mäßiger Symptomatik, zumindest in der Zeit bis zur Operation, eine wirksame Behandlung möglich machen. Da unter den genannten medikamentösen Strategien symptomatische Verbesserungen zu erwarten sind, soll vor Behandlungsbeginn eine urologische Beurteilung erfolgen, da sonst eine bisher asymptomatische, aber ausgeprägte Obstruktion unbemerkt außer Kontrolle geraten kann.

Alpha$_1$-Rezeptorenblocker

Alpha$_1$-Rezeptorenblocker werden aufgrund ihrer vasodilatierenden Wirkungen seit langem als Antihypertensiva eingesetzt (s. Kapitel 13). Daneben blockieren sie die Alpha$_1$-Rezeptoren in der glatten Muskulatur der Prostata und des Blasenhalses, so daß die Urinflußrate ansteigt und das Restharnvolumen sinkt. Eine Besserung von Miktionsbeschwerden bei benigner Prostatahyperplasie wurde zuerst mit dem nichtselektiven Alpharezeptorenblocker Phenoxybenzamin (*Dibenzyran*) beschrieben (Caine et al. 1975). Später wurden selektive Alpha$_1$-Rezeptorenblocker entwickelt, die wegen geringerer kardiovaskulärer Nebenwirkungen besser verträglich sind. Als erster Vertreter wurde 1995 das kurzwirkende Alfuzosin (*Uroxatral, Urion*) für die Indikation Prostatahyperplasie zugelassen. 1996 folgten die Alpha$_1$-Rezeptorenblocker Terazosin (*Flotrin*) und Tamsulosin (*Alna, Omnic*). Deren längere Wirkdauer erlaubt eine Dosierung von einmal täglich. Für Tamsulosin ist eine erhöhte Selektivität für den vor allem in der Prostata vorkommenden α_{1A}-Subtyp der Alpharezeptoren gezeigt worden (Foglar et al. 1995). Ob diese experimentell-pharmakologische Selektivität auch klinisch bedeutsam ist, konnte bisher nicht eindeutig nachgewiesen werden. Mit Alpha$_1$-Rezeptorenblokkern sind in zahlreichen Studien bei benigner Prostatahyperplasie

Tabelle 47.2: Verordnungen von Prostatamitteln 1999. Angegeben sind die 1999 verordneten Tagesdosen, die Änderungen gegenüber 1998 und die mittleren Kosten je DDD 1999.

Präparat	Bestandteile	DDD in Mio.	Änderung in %	DDD-Kosten in DM
5α-Reduktasehemmer				
Proscar	Finasterid	12,1	(+22,2)	3,09
Alpha₁-Rezeptorenblocker				
Alna	Tamsulosin	28,6	(+11,3)	2,10
Omnic	Tamsulosin	27,2	(+19,6)	2,10
Uroxatral	Alfuzosin	10,6	(+14,5)	2,17
Flotrin	Terazosin	8,9	(+28,6)	1,95
Urion	Alfuzosin	7,0	(+6,5)	2,11
Cardular Uro	Doxazosin	3,5	(+16,6)	1,83
		85,8	(+15,6)	2,08
Summe		97,9	(+16,4)	2,21

vergleichbare Steigerungen der Urinflußrate um 20–35 % nachgewiesen worden (Übersicht bei Chapple 1996). Alle genannten Präparate haben 1999 erneut hohe Zuwächse im Verordnungsvolumen erreicht (Tabelle 47.2).

5α-Reduktasehemmer

Auch 1999 hat der vor sechs Jahren als neues Therapieprinzip eingeführte 5α-Reduktasehemmer Finasterid (*Proscar*) trotz seiner hohen DDD-Kosten deutlich in den Verordnungszahlen zugelegt. Finasterid hemmt die Umwandlung von Testosteron in Dihydrotestosteron, das zehnfach wirksamer als die Muttersubstanz das Adenomwachstum fördert. Entsprechend diesem Wirkprinzip führt Finasterid vor allem dann zu einer klinischen Besserung, wenn das Prostatavolumen deutlich vergrößert ist. Dies zeigte sich auch in einer Metaanalyse sechs relevanter klinischer Studien (Boyle et al. 1996). Gemäß den bereits erwähnten Therapieleitlinien ist ein Erfolg der Therapie mit Finasterid bei Prostatavolumina über 40 cm³ zu erwarten. Bei geringem Prostatavolumen scheint Finasterid dagegen schwächer wirksam zu sein als die Alpha₁-Rezeptorenblocker (Lepor et al. 1996).

Pflanzliche Prostatamittel

In Deutschland werden für die symptomatische Behandlung der Prostatahyperplasie nach wie vor überwiegend Phytotherapeutika eingesetzt (Tabelle 47.3). Ihre Wirksamkeit wird kontrovers beurteilt, da einleuchtende Konzepte für mögliche Wirkungsmechanismen fehlen oder das Design von Studien mit positivem Ergebnis nicht den empfohlenen Qualitätsanforderungen entspricht. Die Therapieleitline der Fachgesellschaften (Expertengruppe 1999) kommt zu dem Schluß, daß für keinen Pflanzenextrakt eine kontrollierte Langzeitbeobachtung mit ausreichender Patientenzahl vorliegt.

Am häufigsten werden Extrakte aus Sägepalmenfrüchten (Synonyme: Sabalfrüchte, Sabal serrulatum fructus, Serenoa repens fructus) verordnet. In diesen Extrakten sind Phytosterine enthalten, die nicht auf einen bestimmten Inhaltsstoff standardisiert sind. Darunter befindet sich vor allem Sitosteringlykosid (Sitosterolin). Metaanalysen klinischer Studien deuteten einen möglichen Nutzen von Sägepalmenfrüchteextrakt bei benigner Prostatahyperplasie an. Zur Bestätigung sind jedoch Placebo-kontrollierte Studien mit längerer Dauer und größerer Patientenzahl erforderlich (Lowe et al. 1998, Wilt et al. 1998). Es wurde vorgeschlagen, daß in Extrakten der Sägepalmenfrüchte eine Substanz mit Alpha$_1$-antagonistischer Aktivität enthalten sein könne (Goepel et al. 1999). In einer Vergleichsstudie über drei Wochen wirkte der Alpha$_1$-Rezeptorantagonist Alfuzosin stärker als Sägepalmenfrüchteextrakt (Grasso et al. 1995).

Weiterhin sind cholesterinsenkende Pharmaka unter der Vorstellung eingesetzt worden, daß der erhöhte Cholesteringehalt in der hyperplastischen Prostata gesenkt werden müsse (Editorial 1988). Mit Sitosterin wurde in Placebo-kontrollierten Untersuchungen eine Besserung von subjektiven Symptomen und des Urinflusses bei unverändertem Prostatavolumen beschrieben (Berges et al. 1995, Klippel et al. 1997). Diese Effekte erscheinen allerdings wenig plausibel, da Sitosterin in der normalen Nahrung bereits in ähnlicher Menge enthalten ist (Cobb et al. 1997), wie sie durch die Sitosterindosierungen von *Harzol* und *Azuprostat M* angestrebt wird, und da zudem die systemische Bioverfügbarkeit von Sitosterin nur wenige Prozent beträgt.

Die Verordnungen der pflanzlichen Prostatamittel waren 1999 bis auf eine Ausnahme deutlich rückläufig (Tabelle 47.3). Trotzdem sind die jährlichen Gesamtkosten für diese Mittel, deren Wirksamkeit

Tabelle 47.3: Verordnungen von pflanzlichen Prostatamitteln 1999. Angegeben sind die 1999 verordneten Tagesdosen, die Änderungen gegenüber 1998 und die mittleren Kosten je DDD 1999.

Präparat	Bestandteile	DDD in Mio.	Änderung in %	DDD-Kosten in DM
Sabalfruchtextrakt				
Prostess	Sabalfruchtextrakt	20,8	(−15,4)	0,61
Talso	Sabalfruchtextrakt	17,3	(−18,9)	0,69
Prostagutt mono	Sabalfruchtextrakt	14,0	(−6,8)	0,63
Prosta-Urgenin	Sabalfruchtextrakt	6,6	(−21,7)	0,66
Serenoa-ratiopharm	Sabalfruchtextrakt	5,7	(−5,7)	0,58
		64,5	(−14,6)	0,64
Sitosterin				
Azuprostat M	Sitosterin	20,6	(−10,9)	0,88
Harzol	Sitosterin	15,4	(−9,0)	1,02
		36,0	(−10,1)	0,94
Andere Mittel				
Bazoton	Brennesselwurzelextr.	21,2	(−9,8)	1,18
UTK	Brennesselwurzelextr.	6,0	(−20,8)	0,72
Prosta Fink forte	Kürbissamenextrakt	5,4	(−2,8)	0,95
Cernilton N	Pollenextrakt	4,6	(−7,2)	1,20
		37,2	(−10,5)	1,07
Kombinationspräparate				
Prostagutt forte	Sägepalmenfruchtextr. Brennesselwurzelextr.	21,8	(−5,5)	1,11
Cysto Fink	Bärentrauben- blätterextrakt Kürbissamenöl Gewürzsumach- rindenextrakt Kava-Kava- Wurzelextrakt Hopfenzapfenextrakt	4,7	(−27,4)	1,75
Prosta Fink N	Sabalfruchtextrakt Kürbissamen Kürbissamenöl	4,0	(−22,4)	1,12
Prostamed	Kürbisglobulin Kürbiskernmehl Goldrutenkrautextrakt Espenblätterextrakt	1,5	(+1,3)	1,16
		32,1	(−11,6)	1,21
Summe		169,8	(−12,2)	0,90

nach heutigem Wissensstand über den Placeboeffekt nicht wesentlich hinausgeht, mit über 150 Mio. DM immer noch beträchtlich.

Urologische Antiinfektiva

Zur Behandlung von akuten Harnwegsinfektionen steht eine Reihe effektiver Chemotherapeutika mit breitem Wirkspektrum und guter Gewebegängigkeit zur Verfügung, vom klassischen Co-trimoxazol bis hin zu den neuen Gyrasehemmern aus der Gruppe der Fluorchinolone. Diese werden bei den Antibiotika und Chemotherapeutika (Kapitel 8) beschrieben.

Als speziell urologische Chemotherapeutika werden noch einige ältere Substanzen angeboten, zu denen die Nitrofurane und ältere Gyrasehemmer der Nalidixinsäuregruppe gehören. Da wirksame Konzentrationen dieser Medikamente aufgrund ihrer schnellen Elimination nur in den ableitenden Harnwegen auftreten, werden sie auch als Hohlraumchemotherapeutika bezeichnet. In dieser Gruppe hat *Furadantin* (Nitrofurantoin) in den Verordnungszahlen 1999 zugelegt (Tabelle 47.4). Erstmals in diesem Jahr erscheint unter den verordnungstärksten Medikamenten das Präparat *Nifuretten*, dessen hoher DDD-Preis sich aus dem niedrigen Wirkstoffgehalt von 20 mg des einzelnen Dragees ergibt. Es steht zu vermuten, daß es vor allem im Kindesalter eingesetzt wird (s. unten). Wegen seltener, aber schwerwiegender Nebenwirkungen (Malinverni et al. 1996) soll Nitrofurantoin als Akutmedikation nur noch in Ausnahmefällen angewendet werden. Akute pulmonale Reaktionen („Nitrofurantoin-Pneumonie") werden durch diese Substanz wahrscheinlich häufiger als durch alle anderen Arzneimittel zusammen ausgelöst. Daher ist der *therapeutische* Einsatz von Nitrofurantoin nicht mehr zu rechtfertigen (Simon und Stille 2000).

Der *prophylaktische* Einsatz von Nitrofurantoin wird kontrovers diskutiert. Eine sechsmonatige prophylaktische Behandlung mit Nitrofurantoin, Co-trimoxazol oder Trimethoprim war bei Patientinnen mit rezidivierenden Harnwegsinfekten im Vergleich zu Placebo wirksam, wobei zwischen den drei Substanzen kein Unterschied beobachtet wurde. Nach Therapieende zeigte sich jedoch kein prophylaktischer Effekt mehr (Stamm et al. 1980). Auch nach instrumenteller Harnwegsdiagnostik war eine dreitägige Nitrofurantoinprophylaxe wirksamer als Placebo, aber schlechter verträglich als Cefadroxil

Tabelle 47.4: Verordnungen von urologischen Antiinfektiva 1999. Angegeben sind die 1999 verordneten Tagesdosen, die Änderungen gegenüber 1998 und die mittleren Kosten je DDD 1999.

Präparat	Bestandteile	DDD in Mio.	Änderung in %	DDD-Kosten in DM
Chemotherapeutika				
Furadantin	Nitrofurantoin	2,4	(+13,3)	1,00
Nitrofurantoin-ratiopharm	Nitrofurantoin	1,2	(+5,5)	0,68
Uro-Tablinen	Nitrofurantoin	1,0	(+4,6)	1,14
Nitroxolin Chephasaar	Nitroxolin	0,9	(−24,3)	6,24
Uro-Nebacetin N	Neomycin	0,9	(−22,9)	8,14
Cysto-Myacyne N	Neomycin	0,5	(−9,4)	7,47
Nifuretten	Nitrofurantoin	0,3	(+50,9)	3,29
		7,1	(−1,8)	3,04
Pflanzliche Mittel				
Cystinol akut	Bärentraubenblätter-extrakt	1,1	(−14,2)	1,86
Uvalysat	Bärentrauben-blätterextrakt	0,5	(−55,1)	1,88
		1,6	(−32,0)	1,86
Kombinationspräparate				
Urospasmon Tabl.	Nitrofurantoin Sulfadiazin Phenazopyridin	1,9	(−21,4)	4,79
Nifurantin B6	Nitrofurantoin Vitamin B6	0,8	(−4,2)	2,04
		2,7	(−16,8)	3,95
Summe		11,3	(−11,1)	3,09

(Bhatia et al. 1992). In Placebo-kontrollierten Untersuchungen an Kindern mit neurogener Blase wurde in einer dreimonatigen Studie eine effektive Prophylaxe mit Nitrofurantoin beobachtet (Johnson et al. 1994), in einer sechsmonatigen Studie jedoch nicht (Schlager et al. 1998). Die Wirksamkeit von Nitrofurantoin bei der Prophylaxe chronisch-rezidivierender Harnwegsinfektionen gilt daher als nicht gesichert, auch wenn sie von vielen Urologen, vor allem bei Kindern, eingesetzt wird. Schwere Nebenwirkungen scheinen im Kindesalter allerdings seltener zu sein als bei Erwachsenen (Coraggio et al. 1989, Uhari et al. 1996).

Nitroxolin (*Nitroxolin Chephasaar*) ist ein älteres Nitrochinolinderivat mit chemischer Ähnlichkeit zu den halogenierten Hydroxycholinen vom Typ des Clioquinols. Seit 1962 wird es als Hohlraumchemotherapeutikum zur Behandlung von Harnwegsinfektionen eingesetzt wird (Bergogne-Berezin et al. 1987). Wegen seiner schwachen Wirkung und geringen Erfolgsquote (nur bei 40 % der Fälle) ist es schon lange nicht mehr zeitgemäß. Seine Verordnungshäufigkeit hat wie schon in den beiden Vorjahren stark abgenommen (Tabelle 47.4).

Ähnlich wird Neomycin (*Uro-Nebacetin N, Cysto-Myacyne N*) zur lokalen Instillation in die Blase beurteilt. Das veraltete, oto- und nephrotoxische Aminoglykosid sollte wegen häufiger Unwirksamkeit, Resistenzentwicklung und dazu Allergisierungsgefahr auch zur Instillationsbehandlung nicht mehr eingesetzt werden (Simon und Stille 2000). Wenn überhaupt noch intravesikuläre Spülungen vorgenommen werden, sollten Antiseptika (z.B. Chlorhexidin) bevorzugt werden.

Neben den urologischen Chemotherapeutika werden auch Phytotherapeutika verwendet, von denen zwei (*Cystinol akut, Uvalysat*) seit Jahren zu den häufig verordneten Präparaten zählen. Ihre Verordnungsfrequenz war 1999 stark rückläufig. Der in diesen Medikamenten enthaltene Bärentraubenblätterauszug (Arctostaphylos uva ursi) wurde schon im vorigen Jahrhundert als Mittel zur Behandlung von Harnwegsinfekten beschrieben. Wirksamer Inhaltsstoff ist das Hydrochinonglykosid Arbutin, das im Körper über einen Zwischenschritt zu Hydrochinon umgewandelt wird und bei alkalischem Harn-pH schwach desinfizierend wirkt. Als Tagesdosis werden 400–840 mg Hydrochinonderivate angegeben. Hydrochinon wurde als einer der Benzolmetabolite identifiziert, die sich im Knochenmark anreichern und Ursache der benzolinduzierten Leukämie sind (Snyder et al. 1993). Aus Gründen des vorbeugenden Gesundheitsschutzes sollte daher der Bärentraubenblätterextrakt einer zeitgemäßen Risikoabschätzung unterzogen werden, da die potentiell toxischen Wirkungen des Hydrochinons in der Aufbereitungsmonographie der Kommission E für die phytotherapeutische Therapierichtung nicht erwähnt worden sind (Bundesgesundheitsamt 1994). Eine toxikologische Prüfung dieses Phytotherapeutikums erscheint auch deshalb geboten, weil Bärentraubenblätterextrakt nicht nur in den genannten Monopräparaten, sondern auch in verschiedenen Kombinationspräparaten (*Cysto Fink, Harntee 400, Cystinol*) enthalten ist, so daß 1999 eine Gesamtmenge von 9,3 Mio. Tagesdosen verordnet wurde. Legt man eine mittlere Behandlungsdauer von 14 Tagen zugrunde, so sind 1999 immer noch über 600000 Patienten bärentraubenblätterhaltige Urologika verordnet worden.

Urologische Spasmolytika

Urologische Spasmolytika werden in steigendem Umfang zur Behandlung der Harninkontinenz eingesetzt. Die anticholinerge Wirkung dieser Medikamente soll in der Blase hauptsächlich den Detrusortonus senken, andererseits aber auch den Sphinktertonus steigern. Bei der Beurteilung der therapeutischen Wirksamkeit urologischer Spasmolytika muß die Ätiologie der Blasenfunktionsstörung beachtet werden, da sich daraus unterschiedliche Effizienzraten ableiten. So ist bei erhöhter Detrusoraktivität, die mit Drang- oder Reflexinkontinenz einhergeht (Hyperreflexie), eine höhere Wirksamkeit von Anticholinergika zu erwarten als bei instabiler Blase, die beispielsweise der weit verbreiteten Inkontinenz geriatrischer Pflegepatienten zugrundeliegt. Bei Überlaufinkontinenz (z.B. durch Prostatahyperplasie) oder Belastungsinkontinenz (z.B. durch Sphinkterinsuffizienz) sollten operative Verfahren mit kausalem Behandlungsziel immer in die differentialtherapeutischen Erwägungen einbezogen werden. Bei der sehr häufigen Dranginkontinenz wiederum können beispielsweise Harnwegsentzündungen, psychovegetative Faktoren oder altersdegenerative Veränderungen zugrunde liegen, die einen kausalen Behandlungsansatz ermöglichen. Die Harninkontinenz im Rahmen des postmenopausalen Syndroms der Frau, das mit degenerativen Veränderungen des Urogenitaltrakts einhergeht, läßt sich häufig durch eine adäquate Hormonersatztherapie (siehe Kapitel 45) bessern. In jedem Fall sollte die Entscheidung zur pharmakologischen Behandlung der Harninkontinenz auf gründlicher Anamnese und suffizienter Differentialdiagnostik beruhen, im Idealfall auf einer Untersuchung der Urodynamik.

Der Mangel an fundierten differentialtherapeutischen Erwägungen mag die Ursache sein, daß sich trotz einer wachsenden Zahl von anticholinerg wirkenden Spasmolytika die Hoffnung auf eine erfolgreiche symptomatische Therapie der Harninkontinenz durch Pharmaka bisher nicht eindeutig erfüllt hat. In einer neueren Übersichtsarbeit sind die verschiedenen therapeutischen Situationen sowie die zur Inkontinenzbehandlung zur Verfügung stehenden Substanzen ausführlich

Tabelle 47.5: Verordnungen von urologischen Spasmolytika 1999. Angegeben sind die 1999 verordneten Tagesdosen, die Änderungen gegenüber 1998 und die mittleren Kosten je DDD 1999.

Präparat	Bestandteile	DDD in Mio.	Änderung in %	DDD-Kosten in DM
Trospiumchlorid				
Spasmex Tabl.	Trospiumchlorid	9,5	(−4,4)	3,41
Spasmo-lyt	Trospiumchlorid	5,7	(−15,1)	3,29
Spasmo-Urgenin TC	Trospiumchlorid	1,7	(−23,0)	8,74
		16,8	(−10,4)	3,89
Andere Spasmolytika				
Detrusitol	Tolterodin	7,8	(+63,9)	4,06
Mictonorm	Propiverin	6,2	(−10,7)	3,10
Dridase	Oxybutynin	3,7	(−38,5)	5,00
Dysurgal N	Atropinsulfat	2,6	(−12,5)	1,01
Spasyt 5	Oxybutynin	1,3	(+789,2)	2,29
Spasuret	Flavoxat	1,1	(−38,5)	3,82
Mictonetten	Propiverin	0,8	(+9,9)	5,02
		23,6	(+0,4)	3,55
Summe		40,4	(−4,4)	3,69

beschrieben (Thüroff et al. 1998). Zehn Präparate dieser Gruppe gehörten 1999 zu den 2500 meistverordneten Medikamenten. Während sich die Verordnungshäufigkeit der einzelnen Präparate sehr unterschiedlich entwickelte, zeigte sich zusammengenommen eine leicht abnehmende Tendenz (Tabelle 47.5).

Etwas über 40 % der Verordnungen entfielen auf das Parasympatholytikum Trospiumchlorid, das als Spasmolytikum bei vegetativ bedingten Blasenfunktionsstörungen und gegen Spasmen der glatten Muskulatur im Gastrointestinaltrakt eingesetzt wird. In einer kontrollierten Studie an rückenmarksverletzten Patienten erhöhte Trospiumchlorid die maximale Blasenkapazität von 171 auf 302 ml, während unter Placebogruppe nur eine Zunahme um 3 ml zu beobachten war (Stöhrer et al. 1991). Daten zur Inkontinenz wurden nicht erhoben, da es sich in den meisten Fällen um Patienten mit regelmäßiger Katheterisierung handelte.

Ein weiteres häufig verwendetes Anticholinergikum ist Oxybutynin (*Dridase*), dessen Verordnungszahlen in den letzten vier Jahren kontinuierlich zurückgegangen sind. Dies mag an dem höheren Prozentsatz von Patienten (ca. 70 %) mit typischen anticholinergen

Nebenwirkungen liegen. Allerdings drängt sich die Frage auf, ob dies nicht auch Ausdruck einer höheren Wirksamkeit sein kann. Oxybutynin gilt vielfach als Standardpräparat und ist wiederholt in klinischen Studien geprüft worden. Deshalb werden die wichtigsten Ergebnisse hier beispielhaft für die urologischen Spasmolytika dargestellt. Während in einigen Studien eine signifikante Erhöhung der maximalen Blasenkapazität um 20–30 % beobachtet wurde (Riva und Casolati 1984, Moore et al. 1990, Thüroff et al. 1991), waren in anderen Studien die Ergebnisse nicht signifikant (Tapp et al. 1990, Wehnert und Sage 1992, Iselin et al. 1997). Die Inkontinenzhäufigkeit als Kernsymptom einer Detrusorinstabilität bei geriatrischen Patienten wurde jedoch nur in zwei von sieben Placebo-kontrollierten Studien signifikant beeinflußt (Tabelle 47.6). In einer Inkontinenzstudie mit positivem Ergebnis war eine Verhaltenstherapie allerdings deutlich effektiver als Oxybutynin (Burgio et al. 1998). Daher sind andere Verfahren nach wie vor bedeutsam für die Behandlung dieser häufigen Inkontinenzform.

Erst 1998 eingeführt, hat Tolterodin (*Detrusitol*) 1999 bereits den zweitgrößten Verordnunganteil in dieser Stoffgruppe erreicht. An der

Tabelle 47.6: Wirkung von urologischen Spasmolytika auf die Inkontinenz bei Patienten mit erhöhter Detrusoraktivität. Ergebnisse randomisierter, doppelblinder, Placebo-kontrollierter Studien. NA: nicht angegeben.

Studie	Fall-zahl	Dauer (Tage)	Inkontinenzhäufigkeit pro Tag		Signi-fikanz
			Placebo vor/nach	Verum vor/nach	
Oxybutynin					
Ouslander et al. (1988)	14	42	3,5/2,2	3,4/2,3	p<0,10
Zorzitto et al. (1989)	18	8	NA/1,7	NA/1,6	p=0,57
Szonyi et al. (1995)	57	42	1,1/0	1,4/0,3	keine
Ouslander et al. (1995)	75	3	2,9/2,6	2,9/2,2	p=0,48
Burgio et al. (1998)	197	56	2,2/1,2	2,3/0,8	p<0,005
Abrams et al. (1998)	175	84	3,3/2,4	2,6/0,9	p=0,023
Drutz et al. (1999)	71	84	3,6/2,6	3,3/1,6	p=0,10
Tolterodin					
Rentzhog et al. (1998)	81	14	4,1/3,6	1,8/1,0	p=0,002
Abrams et al. (1998)	174	84	3,3/2,4	2,9/1,6	p=0,22
Van Kerrebroeck et al. (1998)	90	14	6,8/4,9	5,0/3,5	p=0,87
Millard et al. (1999)	316	84	3,5/2,2	3,6/1,8	p=0,19
Larsson et al. (1999)	319	14	3,9/2,5	3,7/2,1	p=0,18
Drutz et al. (1999)	93	84	3,5/2,6	3,7/1,9	p=0,063

Katze zeigte es einen größeren anticholinergen Effekt auf die Detrusorkontraktionen als auf die Speicheldrüse (Nilvebrant et al. 1997). Die bisher durchgeführten klinischen Vergleichsstudien wurden kürzlich in zwei Übersichten einer Metaanalyse unterzogen (Guay 1999, Chapple 2000). Darin wird Tolterodin, verglichen mit Oxybutynin, in der Tat eine ähnliche Wirksamkeit bei geringerer Frequenz anticholinerger Nebenwirkungen bescheinigt. Daher stellen die Autoren Tolterodin als wirksame Behandlungsalternative zu Oxybutynin dar. Die Analyse der Einzelstudien zeigt jedoch, daß auch Tolterodin bei Inkontinenz nur in einer von sechs Studien signifikant wirksamer als Placebo war (Tabelle 47.6).

Dysurgal N enthält das klassische Anticholinergikum Atropin. Die Einzeldosis liegt mit 0,25 mg im Dosisbereich für Kleinkinder und damit deutlich niedriger als bei den üblichen Atropinpräparaten (0,5–1 mg). Die beiden Muscarinrezeptor-Antagonisten Propiverin (*Mictonetten*) und Flavoxat (*Spasuret*) erscheinen erstmals auf der Liste der häufig verordneten Präparate, da diese auf 2500 Positionen erweitert wurde (Tabelle 47.5). Ihr Anteil an der Gruppe der urologischen Spasmolytika liegt unter 5 %.

Urolithiasismittel und Kathetermittel

Medikamente zur Behandlung der Urolithiasis sind 1999 etwas seltener verordnet worden als im Vorjahr. Sie haben nur einen geringen Anteil am gesamten Verordnungsvolumen der Urologika (Tabelle 47.7). Citrathaltige Präparate (*Blemaren N, Uralyt-U Granulat*) erhöhen die renale Bicarbonatausscheidung und bewirken dadurch eine Harnalkalisierung. Sie werden zur Prophylaxe von Cystin- und Harnsäuresteinen eingesetzt. Zusätzlich kann durch sie eine Hypocitraturie, die mit einem erhöhten Risiko für calciumhaltige Nierensteine einhergeht, korrigiert werden. *Acimethin* enthält die Aminosäure Methionin, die zur Ansäuerung des Urins führt. Neben seiner Indikation zur Prophylaxe von Phosphatsteinen wird es als Antidot bei Paracetamolvergiftung als SH-Gruppendonor eingesetzt. Außerdem verbessert die Ansäuerung des Urins die Wirksamkeit einiger Antibiotika und Chemotherapeutika (z.B. Tetracycline, Cloxacillin) in den ableitenden Harnwegen.

Instillagel enthält das Lokalanästhetikum Lidocain zusammen mit einem Antiseptikum und wird lokal zur Vermeidung von Schmerzen

Tabelle 47.7: Verordnungen von Urolithiasis- und Kathetermitteln 1999. Angegeben sind die 1999 verordneten Tagesdosen, die Änderungen gegenüber 1998 und die mittleren Kosten je DDD 1999.

Präparat	Bestandteile	DDD in Mio.	Änderung in %	DDD-Kosten in DM
Urolithiasismittel				
Acimethin	L-Methionin	5,1	(−2,7)	3,21
Blemaren N	Citronensäure Kaliumhydrogencarbonat Natriumcitrat	2,1	(−12,8)	2,93
Uralyt-U Granulat	Kalium-natrium-hydrogencitrat	1,6	(−9,1)	2,19
		8,7	(−6,5)	2,96
Kathetermittel				
Instillagel	Lidocain Chlorhexidindigluconat	2,1	(+16,6)	2,56
Freka Drainjet NaCl	Natriumchlorid	1,3	(+0,6)	4,62
		3,4	(+10,1)	3,33
Summe		12,2	(−2,3)	3,06

bei der transurethralen Harnblasenkatheterisierung angewendet. Zur Pflege und Spülung von Blasenverweilkathetern werden Natriumchloridlösungen eingesetzt. Nur ein Fertigarzneimittel (*Freka Drainjet NaCl*), das lediglich sterile isotone Kochsalzlösung enthält, findet sich unter den 2500 meistverschriebenen Präparaten. Beide Präparate verzeichneten 1999 einen Zuwachs an Verordnungen.

Sonstige Urologika

Bei den „sonstigen Urologika" handelt es sich um eine heterogene Gruppe meist pflanzlicher Arzneimittel, die zur Behandlung von Miktionsstörungen und Harnwegsinfektionen angeboten werden. Zum Teil überschneiden sich die empfohlenen Anwendungsgebiete dieser Substanzen mit denen von Urologika spezifischer Indikationen, die bereits in anderen Abschnitten dieses Kapitels besprochen wurden (s. oben).

Tabelle 47.8: Verordnungen von sonstigen Urologika. Angegeben sind die 1999 verordneten Tagesdosen, die Änderungen gegenüber 1998 und die mittleren Kosten je DDD 1999.

Präparat	Bestandteile	DDD in Mio.	Änderung in %	DDD-Kosten in DM
Monopräparate				
Nomon mono	Kürbissamenextrakt	5,6	(−19,4)	1,00
Uro-Vaxom	E. coli-Fraktionen	4,7	(−7,6)	2,45
Uvirgan mono	Kürbissamenextrakt	2,9	(−16,6)	1,76
Urol mono	Riesengoldrutenextrakt	1,5	(−16,6)	3,53
		14,7	(−15,1)	1,87
Kombinationspräparate				
Inconturina SR	Goldrutenkrautextrakt Gewürzsumachwurzel-rindenextrakt	2,6	(−22,8)	0,80
Harntee 400	Birkenblätterextrakt Ringelblumenextrakt Schachtelhalmextrakt Fenchelfruchtextrakt Queckenwurzelextrakt Wacholderfruchtextrakt Süßholzwurzelextrakt Hauhechelwurzelextrakt Orthosiphonblätterextrakt Phaseolifruchtextrakt Virgaureablätterextrakt Bärentraubenblätterextrakt	1,8	(−46,1)	1,22
Canephron N	Tausendgüldenkraut Liebstöckelwurzel Rosmarinblätter	1,6	(−15,4)	1,53
Uvirgan N	Brennesselwurzelextrakt Kürbiskernöl Hauhechelwurzelextrakt	1,3	(−20,6)	1,54
Cystinol	Birkenblätterextrakt Schachtelhalmextrakt Riesengoldrutenextrakt Bärentraubenblätterextrakt	1,2	(−22,9)	1,75
Cystium wern	Fenchelöl Campherbaumöl	1,2	(−9,8)	1,45
Rhoival Drag./ Tropfen	Odermennigkrautextrakt Goldrutenkrautextrakt Johanniskrautextrakt Hirtentäschelkrautextrakt Arnikablütenextrakt Baldrianwurzelextrakt	1,1	(−23,2)	2,20
Angocin Anti-Infect N	Kapuzinerkressenkraut Meerrettichwurzel	0,5	(+56,2)	3,01
		11,2	(−24,1)	1,46
Summe		25,9	(−19,3)	1,69

In den letzten Jahren sind viele Kombinationspräparate in Monopräparate umgewandelt worden, wodurch jedoch die grundsätzlichen Probleme dieser Gruppe nicht gelöst wurden. Noch immer werden zahlreiche Präparate (z.B. *Harntee 400, Canephron N, Cystinol*) zur „unspezifischen Durchspülungstherapie" bei Harnwegsinfektionen bis hin zur Pyelonephritis angeboten. Es handelt sich um veraltete Therapiekonzepte, die sogar gefährlich sein können, wenn dadurch eine rasche und wirksame antibiotische Therapie versäumt wird. Dies gilt um so mehr, wenn in unkontrollierter Selbstmedikation nicht verschreibungspflichtige Präparate angewandt werden, deren Umsatzvolumen hier nicht erfaßt ist. Des weiteren können in bestimmten Situationen (z.B. Herz- oder Niereninsuffizienz) durch Flüssigkeitsretention gefährliche Hypervolämien auftreten. Auch wenn für neuere Monopräparate wie *Urol mono* die „Durchspülungstherapie" als Anwendungsgebiet amtlich zugelassen wurde, bleibt diese Indikation weiterhin medizinisch fragwürdig.

Die in Tabelle 47.8 gelisteten Präparate zeigen 1999 bis auf eine Ausnahme wie schon in den Vorjahren einen rückläufigen Trend. Dennoch sind 1999 durch die sonstigen Urologika, deren Nutzen wissenschaftlich nicht begründet ist, immer noch Kosten von über 40 Mio. DM verursacht worden.

Literatur

Abrams P., Freeman R., Anderström C., Mattiasson A. (1998): Tolterodine, a new antimuscarinic agent: as effective but better tolerated than oxybutynin in patients with an overactive bladder. Br. J. Urol. 81: 801–810.

Berges R.R., Windeler H., Trampisch H.J., Senge T. and the β-sitosterol study group (1995): Randomised, placebo-controlled, double-blind clinical trial of β-sitosterol in patients with benign prostatic hyperplasia. Lancet 345: 1529–1532.

Bergogne-Berezin E., Berthelot G., Muller-Serieys C. (1987): Present status of nitroxoline. Pathol. Biol. (Paris) 35: 873–878.

Bhatia N.N., Karram M.M., Bergman A., Evans R.P. (1992): Antibiotic prophylaxis following lower urinary tract instrumentation. Urology 39: 583–585.

Boyle P., Gould A.L., Roehrborn C.G. (1996): Prostate volume predicts outcome of treatment of benign prostatic hyperplasia with finasteride: meta-analysis of randomized clinical trials. Urology 48: 398–405.

Bundesgesundheitsamt (1994): Aufbereitungsmonographie Uvae ursi folium (Bärentraubenblätter). Bundesanzeiger Nr. 109, S. 6213, 15.6.1994.

Burgio K.L., Locher J.L., Goode P.S., Hardin J.M., McDowell B.J. et al. (1998): Behavioral vs drug treatment for urge urinary incontinence in older women. A randomized controlled trial. JAMA 280: 1995–2000.

Caine M., Raz S., Ziegler M. (1975): Adrenergic and cholinergic receptors in the human prostate, prostatic capsule, and bladder neck. Brit. J. Urol. 27: 193–202.

Chapple C.R. (1996): Selective α_1-adrenoceptor antagonists in benign prostatic hyperplasia: rationale and clinical experience. Eur. Urol. 29: 129–144.

Chapple C.R. (2000): Muscarinic receptor antagonists in the treatment of overactive bladder. Urology 55 (5A Suppl.): 33–46.

Cobb M.M., Salen G., Tint G.S. (1997): Comparative effect of dietary sitosterol on plasma sterols and cholesterol and bile acid synthesis in a sitosterolemic homozygote and heterozygote subject. J. Am. Coll. Nutr. 16: 605–613.

Coraggio M.J., Gross T.P., Roscelli J.D. (1989): Nitrofurantoin toxicity in children. Pediatr. Infect. Dis. J. 8: 163–166.

Drutz H.P., Appell R.A., Gleason D., Klimberg I., Radomski S. (1999): Clinical efficacy and safety of tolterodine compared to oxybutynin and placebo in patients with overactive bladder. Int. Urogynecol. J. 10: 283–289.

Editorial (1988): Medical treatment of benign prostatic hyperplasia. Lancet I: 1083–1084.

Expertengruppe und Arbeitskreis BPH (1999): Leitlinien der Deutschen Urologen zur Therapie des BPH-Syndroms. Urologe (A) 38: 529–536.

Flanigan R.C., Reda D.J., Wasson J.H., Anderson R.J., Abdellatif M., Bruskewitz R.C. (1998): 5-year outcome of surgical resection and watchful waiting for men with moderately symptomatic benign prostatic hyperplasia: a Department of Veterans Affairs cooperative study. J. Urol. 160: 12–16.

Foglar R., Shibata K., Horie K., Hirasawa A., Tsujimoto G. (1995): Use of recombinant α_1-adrenoceptors to characterize subtype selectivity of drugs for the treatment of prostatic hypertrophy. Eur. J. Pharmacol. 288: 201–207.

Goepel M., Hecker U., Krege S., Rubben H., Michel M.C. (1999): Saw palmetto extracts potently and noncompetitively inhibit human alpha$_1$-adrenoceptors in vitro. Prostate 38: 208–215.

Grasso M., Montesano A., Buonaguidi A., Castelli M., Lania C. et al. (1995): Comparative effects of alfuzosin versus Serenoa repens in the treatment of symptomatic benign prostatic hyperplasia. Arch. Esp. Urol. 48: 97–103.

Guay D.R.P. (1999): Tolterodine, a new antimuscarinic drug for treatment of bladder overactivity. Pharmacotherapy 19: 267–280.

Hadorn D.C., Baker D., Hodges J.S., Hicks N. (1996): Rating the quality of evidence for clinical practice guidelines. J Clin. Epidemiol. 49: 749–754.

Iselin C.E., Schmidlin F., Borst F., Rohner S., Graber P. (1997): Oxybutynin in the treatment of early detrusor instability after transurethral resection of the prostate. Brit. J. Urol. 79: 915–919.

Johnson H.W., Anderson J.D., Chambers G.K., Arnold W.J., Irwin B.J., Brinton J.R. (1994): A short-term study of nitrofurantoin prophylaxis in children managed with clean intermittent catheterization. Pediatrics 93: 752–755.

Klippel K.F., Hiltl D.M., Schipp B. (1997): A multicentric, placebo-controlled, double-blind clinical trial of β-sitosterol (phytosterol) for the treatment of benign prostatic hyperplasia. Brit. J. Urol. 80: 427–432.

Larsson G., Hallén B., Nilvebrant L. (1999): Tolterodine in the treatment of overactive bladder: analysis of the pooled phase II efficacy and safety data. Urology 53: 990–998.

Lepor H., Williford W.O., Barry M.J., Brawer M.K., Dixon C.M. et al. (1996): The efficacy of terazosin, finasteride, or both in benign prostatic hyperplasia. N. Engl. J. Med. 335: 533–539.

Lowe F.C., Dreikorn K., Borkowski A., Braeckman J., Denis L. et al. (1998): Review of recent placebo-controlled trials utilizing phytotherapeutic agents for treatment of BPH. Prostate 37: 187–193.

Malinverni R., Hoigné R., Sonntag R. (1996): Sulfonamides, other folic acid antagonists and miscellaneous antibacterial drugs. In: Dukes M.N.G. (ed.): Meyler's side effects of drugs. 13th ed. Elsevier, Amsterdam Lausanne New York Oxford Shannon Tokyo, pp. 843–871.

Millard R., Tuttle J., Moore K., Susset J.,Clarke B., Dwyer P., Davis B.E. (1999): Clinical efficacy and safety of tolterodine compared to placebo in detrusor over-activity. J. Urol. 161: 1551–1555.

Moore K.H., Hay D.M., Imrie A.E., Watson A., Goldstein M. (1990): Oxybutynin hydrochloride (3 mg) in the treatment of women with idiopathic detrusor insta-bility. Brit. J. Urol. 66: 479–485.

Nilvebrant L., Hallen B., Larsson G. (1997): Tolterodine, a new bladder selective muscarinic receptor antagonist: preclinical pharmacological and clinical data. Life Sci. 60: 1129–1136.

Ouslander J.G., Blaustein J., Connor A., Pitt A. (1988): Habit training and oxybuty-nin for incontinence in nursing home patients: a placebo-controlled trial. J. Am. Geriatr. Soc. 36: 40–46.

Ouslander J.G., Schnelle J.F., Uman G., Fingold S., Nigam J.G. et al. (1995): Does oxybutynin add to the effectiveness of prompted voiding for urinary inconti-nence among nursing home residents? A placebo-controlled trial. J. Am. Geriatr. Soc. 43: 610–617.

Rentzhog L., Stanton S.L., Clardozo L., Nelson E., Fall M., Abrams P. (1998): Effi-cacy and safety of tolterodine in patients with detrusor instability: a dose-ranging study. Br. J. Urol. 81: 42–48.

Riva D., Casolati E. (1984): Oxybutynin chloride in the treatment of female idiopa-thic bladder instability. Results from double blind treatment. Clin. Exp. Obst. Gyn. 11: 37–42.

Schlager T.A., Anderson S., Trudell J., Hendley J.O. (1998): Nitrofurantoin prophy-laxis for bacteriuria and urinary tract infection in children with neurogenic bladder on intermittent catheterization. J. Pediatr. 132: 704–708.

Simon C., Stille W. (2000): Antibiotika-Therapie in Klinik und Praxis. 10. Aufl., Schattauer, Stuttgart New York, S. 238–241, 247–252.

Snyder R., Witz G., Goldstein B.D. (1993): The toxicology of benzene. Environ. Health Perspect. 100: 293–306.

Stamm W.E., Counts G.W., Wagner K.F., Martin D., Gregory D. et al. (1980): Anti-microbial prophylaxis of recurrent urinary tract infections: a double-blind, placebo-controlled trial. Ann. Intern. Med. 92: 770–775.

Stöhrer M., Bauer P., Giannetti B.M., Richter R., Burgdörfer H., Mürtz G. (1991): Effect of trospium chloride on urodynamic parameters in patients with detrusor hyperreflexia due to spinal cord injuries. Urol. Int. 47: 138–143.

Szonyi G., Collas D.M., Ding Y.Y., Malone-Lee J.G. (1995): Oxybutynin with blad-der retraining for detrusor instability in elderly people: a randomized controlled trial. Age Ageing 24: 287–291.

Tapp A.J.S., Cardozo L.D., Versi E., Cooper D. (1990): The treatment of detrusor instability in postmenopausal women with oxyxbutynin chloride: a double blind placebo controlled study. Brit. J. Obstet. Gynaec. 97: 521–526.

Thüroff J.W., Bunke B., Ebner A., Faber P., de Geeter P. et al. (1991): Randomized, double-blind, multicenter trial on treatment of frequency, urgency and inconti-nence related to detrusor hyperactivity: oxybutynin versus propantheline versus placebo. J. Urol. 145: 813–817.

Thüroff J.W., Chartier-Kastler E., Corcus J., Humke J., Jonas U. et al. (1998): Medi-cal treatment and medical side effects in urinary incontinence in the elderly. World J. Urol. 16 (suppl): S48–S61.

Uhari M., Nuutinen M., Turtinen J. (1996): Adverse reactions in children during long-term antimicrobial therapy. Pediatr. Infect. Dis. 15: 404–418.

Van Kerrebroeck P.E.V.A., Amarenco G,. Thüroff J.W., Madersbacher H.G., Lock M.T.W.T., Messelink E.J., Soler J.M. (1998): Dose-ranging study of tolterodine in patients with detrusor hyperreflexia. Neurourol. Urodynam. 17: 499–512.

Wehnert J., Sage S. (1992): Therapie der Blaseninstabilität und Urge-Inkontinenz mit Propiverin hydrochlorid (Mictonorm®) und Oxybutyninchlorid (Dridase®) – eine randomisierte Cross-over-Vergleichsstudie. Akt. Urol. 23: 7–11.

Wilt T.J., Ishani A., Stark G., MacDonald R., Lau J., Mulrow C. (1998): Saw palmetto extracts for treatment of benign prostatic hyperplasia: a systematic review. JAMA 280: 1604–1609.

Zorzitto M.L., Holliday P.J., Jewett M.A.S., Herschorn S., Fernie G.R. (1989): Oxybutynin chloride for geriatric urinary dysfunction: a double-blind placebo-controlled study. Age Ageing 18: 195–200.

48. Venenmittel

UWE FRICKE

Venenmittel werden zur adjuvanten Therapie von venösen Rückfluß-
störungen infolge primärer Varikosis oder chronischer Veneninsuffizienz eingesetzt. Ursachen können Venenerweiterungen mit Klappen-
insuffizienz oder Stenosen und Verschlüsse, meist durch tiefe Beinvenenthrombosen, sein. Die Befunde reichen – neben subjektiven
Beschwerden wie Schwere- und Spannungsgefühl sowie Schmerzen –
je nach Dauer der Störung von Ödemen, Corona phlebectatica para-
plantaris, weißer Atrophie, Dermatoliposklerose, Hyperpigmentie-
rung bis hin zum Ulcus cruris. Primäres Ziel einer Behandlung dieser
Erkrankungen ist die Verbesserung der Zirkulation in den erkrankten Gefäßen durch Aktivierung der Muskelpumpe sowie die Beseitigung von Stauung, Schwellung und trophischen Hautschäden.

Bei allen Venenkrankheiten sind Allgemeinmaßnahmen wie
Gewichtsreduktion bei Übergewicht, körperliche Bewegung, Vermei-
den von langem Sitzen oder Stehen sowie Hochlagerung der Beine beim
Sitzen Grundlage der Therapie. Bei Varizen stehen neben der Kompres-
sionsbehandlung (phlebologischer Kompressionsverband, medizini-
scher Kompressionsstrumpf) operative Maßnahmen und Varizenver-
ödung durch Sklerosierung im Vordergrund. Beim postthrombotischen
Syndrom ist die Kompressionsbehandlung Therapie der Wahl (Hach-
Wunderle 1995, Choucair und Phillips 1998, Gallenkemper et al. 1998,
Arzneimittelkommission der deutschen Ärzteschaft 2000).

Die Wirkung der Kompressionstherapie ist durch beschleunigte
Ulkusheilung, Senkung der Ulkusrezidivrate und Verminderung der
prozentualen Häufigkeit des postthrombotischen Syndroms in kontrollierten Studien belegt (Tabelle 48.1). Gefordert werden in der
Regel Kompressionsstrümpfe der Klasse III bzw. Kompressionsverbände, mit denen ein Fesseldruck von etwa 35–45 mm Hg erreicht
werden kann (Fletcher et al. 1997, Veraart et al. 1997, Choucair und
Phillips 1998, Clement 1999, Cullum et al. 2000). Eine systemische

Tabelle 48.1: Wirkung der Kompressionstherapie auf die chronisch venöse Insuffizienz

Studie	Pat.	Dauer	Kontrollen	Kompressionsstrumpf	Signifikanz
Ulkusheilung					
Mayberry et al. (1991)	113	5,3 Mo.	55%[a]	97%	p<0,0001
Partsch & Horakova (1994)	50	3 Mo.	52%[b]	84%	p<0,05
Ulkusrezidivrate					
Mayberry et al. (1991)	73	30 Mo.	100%[a]	16%	p<0,0001
Harper et al. (1992)	214	36 Mo.	24%[c]	15%[d]	n.a.
Samson & Showalter (1996)	53	28 Mo.	79%[a]	4%	n.a.
Postthrombotisches Syndrom					
Brandjes et al. (1997)					
leicht–mäßig	194	76 Mo.	47%	20%	p<0,001
schwer	194	76 Mo.	23%	11%	p<0,001

[a]Fehlende Patientencompliance, [b]Kompressionsverband, [c]Kompressionsstrumpf Klasse II, [d]Kompressionsstrumpf Klasse III, n.a. nicht angegeben

medikamentöse Therapie bei der chronischen-venösen Insuffizienz (CVI) kann nach den Leitlinien der Deutschen Gesellschaft für Phlebologie mit Substanzen indiziert sein, für die eine Wirksamkeit nachgewiesen ist, insbesondere wenn physikalische Maßnahmen keinen ausreichenden Erfolg haben oder nicht möglich sind. Außerdem kann eine systemische medikamentöse Therapie symptombezogen bei der CVI oder besonderen Begleitumständen eingesetzt werden, z.B. Antiphlogistika bei entzündlicher Dermatoliposklerose, Rheologika in fortgeschrittenen Stadien (Gallenkemper et al. 1998). In der Standardliteratur wird eine Therapie mit Venenmitteln (z.B. Ödemprotektiva) nicht erwähnt oder als nicht erforderlich abgelehnt (Creager und Dzau 1998, Creutzig 1998, Mutschler 1996, Tilsner et al. 1998, Arzneimittelkommission der deutschen Ärzteschaft 2000). Vor der Behandlung der Stauungsbeschwerden mit Diuretika wird sogar ausdrücklich gewarnt.

Verordnungsspektrum

Die Venenmittel haben auch 1999 weiter deutlich abgenommen. Orale Venenmittel waren etwas stärker rückläufig als die topischen Venentherapeutika (Abbildung 48.1). In beiden Gruppen finden sich Präparate, für die eine Wirkung kaum zu erwarten ist (Künzel 1995).

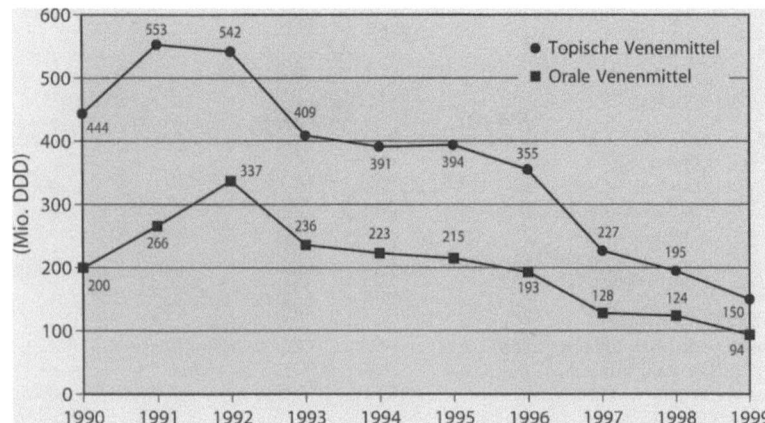

Abbildung 48.1: Verordnungen von Venenmitteln 1990 bis 1999. Gesamtverordnungen nach definierten Tagesdosen (ab 1991 mit neuen Bundesländern).

Die Zahl der insgesamt verordneten Venenmittel (Tab. 48.2) hat sich im Vergleich zum Vorjahr allerdings kaum verändert. Durch erstmalige Erfassung der 2500 meistverordneten Fertigarzneimittel hinzugekommen sind die letztmalig 1996 häufiger verordneten Venenmittel *Antistax*, eine Kombination aus Weinlaubblätterextrakt und Aesculin (Tabelle 48.3), und *Venostasin Gel*, eine Heparin-haltige Kombination mit Aescin und Hydroxyethylsalicylat (Tabelle 48.5).

Orale Venenmittel

Unter den 2500 meistverordneten Arzneimitteln dominieren nach definierten Tagesdosen (DDD) die sogenannten Ödemprotektiva (Tabelle 48.3). Sie werden überwiegend in Form von Monopräparaten eingesetzt und enthalten Pflanzenextrakte (Roßkastaniensamen) oder halbsynthetische Derivate pflanzlicher Inhaltsstoffe (Hydroxyethylrutoside, Troxerutin).

Tabelle 48.2: Verordnungen von Venenmitteln 1999. Angegeben sind die verordnungshäufigsten Präparate mit Verordnungsrang, Verordnungen und Umsatz 1999 im Vergleich zu 1998.

Rang	Präparat	Verordnungen in Tsd.	Änd. %	Umsatz Mio. DM	Änd. %
197	Vetren Gel/Salbe	712,7	−22,4	8,3	−23,3
286	Heparin-ratiopharm	557,3	−22,2	7,2	−24,1
328	Venoruton/-intens Kaps. etc.	508,5	−27,8	46,9	−26,5
330	Thrombareduct	508,0	−20,9	7,5	−23,4
460	Hepa-Gel/Salbe Lichtenstein	398,2	−18,1	3,5	−16,8
527	Venostasin retard/-S etc.	351,6	−22,9	26,7	−21,9
792	Exhirud-Gel etc.	234,6	−31,2	5,4	−33,6
927	Hepathromb	198,8	−30,6	2,2	−31,1
943	Aescusan/retard	194,5	−31,3	10,1	−28,2
1054	Hepathrombin	169,1	−21,5	2,3	−21,1
1073	Venalot-Depot	165,5	−19,8	10,5	−20,8
1203	Heparin AL	145,0	−7,5	1,1	−9,6
1359	Venoplant retard S	125,6	−25,2	8,3	−26,2
1465	Troxerutin-ratiopharm	114,6	−18,4	4,6	−17,4
1567	Phlebodril Kaps.	104,6	−17,7	4,0	−14,9
1622	Hirudoid/-forte	100,2	−29,9	2,4	−30,3
1627	Thrombocutan N/ -Ultra	99,5	+34,7	0,6	+33,7
1692	Venopyronum N forte/retard	94,4	−31,0	7,1	−23,4
1780	Perivar/ -forte	87,1	−30,0	6,0	−26,8
2105	Veno SL	67,1	−18,6	2,8	−18,9
2134	Venalitan/ -N	65,9	−31,3	1,7	−31,1
2155	Aescorin N/forte	64,7	−25,3	3,5	−18,2
2166	Heparin Riker Salbe/Gel	63,9	−26,8	0,8	−28,4
2292	Heparin-ratiopharm comp.	57,3	−23,0	0,9	−22,7
2333	Diu Venostasin	55,5	−29,0	2,9	−28,6
2343	Venoruton Emulgel	55,0	−30,5	0,8	−28,8
2376	Antistax	53,8	−15,4	2,1	−12,6
2420	Venostasin-Gel	51,5	−21,1	1,3	−20,9
	Summe	5404,7	−23,2	181,6	−24,3
	Anteil an der Indikationsgruppe	86,7%		86,7%	
	Gesamte Indikationsgruppe	6233,9	−23,8	209,6	−24,3

Roßkastaniensamenextrakt

Der Samen der Roßkastanie (Aesculus hippocastanum) enthält ein komplexes Gemisch verschiedener Triterpenglykoside (Triterpensaponine), das sich wiederum in eine wasserlösliche Fraktion (α-Aescin) und eine aus Wasser leicht kristallisierbare Fraktion (β-Aescin) trennen läßt. Sowohl α-Aescin als auch β-Aescin sind ihrerseits Gemische aus z.T. mehr als 30 Einzelstoffen (Hänsel und Haas 1983).

Tabelle 48.3: Verordnungen oraler Venenmittel 1999. Angegeben sind die 1999 verordneten Tagesdosen, die Änderungen gegenüber 1998 und die mittleren Kosten je DDD 1999.

Präparat	Bestandteile	DDD in Mio.	Änderung in %	DDD- Kosten in DM
Roßkastaniensamenextrakt				
Venostasin retard/-S etc.	Roßkastaniensamenextr.	15,6	(−21,8)	1,71
Aescusan/retard	Roßkastaniensamenextr.	6,2	(−25,1)	1,62
Venoplant retard S	Roßkastaniensamenextr.	5,6	(−26,4)	1,48
Venopyronum N forte/ retard	Roßkastaniensamenextr.	3,7	(−30,8)	1,91
Aescorin N/forte	Roßkastaniensamenextr.	3,2	(−25,5)	1,07
		34,5	(−24,6)	1,62
Hydroxyethylrutoside				
Venoruton/-intens Kaps. etc.	Hydroxyethylrutoside	28,8	(−26,4)	1,63
Troxerutin-ratiopharm	Troxerutin	3,2	(−17,5)	1,46
Veno SL	Troxerutin	1,8	(−19,2)	1,56
		33,8	(−25,3)	1,61
Kombinationen				
Perivar/ -forte	Troxerutin Heptaminol Ginkgo-biloba-Extrakt	3,9	(−27,1)	1,53
Venalot-Depot	Cumarin Troxerutin	3,3	(−21,1)	3,20
Antistax	Weinlaub-Extrakt Aesculin	2,7	(−12,1)	0,76
Phlebodril Kaps.	Mäusedornwurzelstock- extrakt Trimethylhesperidin- chalkon	2,5	(−16,9)	1,60
Diu Venostasin	Triamteren Hydrochlorothiazid Roßkastaniensamenextr.	1,4	(−28,7)	2,01
		13,9	(−21,5)	1,84
Summe		82,1	(−24,4)	1,65

Roßkastaniensamenextrakte werden auf Triterpenglykoside standardisiert und als Aescin berechnet. Saponine haben ihren Namen vom gemeinen Seifenkraut (Saponaria officinalis), das einen hohen Anteil solcher Triterpenglykoside enthält. Die in Lösungen seifenartig schäumenden Saponine wirken aufgrund ihrer Oberflächenaktivität membranschädigend und führen unter anderem zur Hämolyse, nach der sie früher auch standardisiert wurden. Die ödemprotektive Wirkung von Aescin wird davon abgeleitet, daß es zu einer sphärischen Anschwellung der Erythrozyten und nachfolgend über den dadurch ausgelösten Wasserentzug zu einem Anstieg des kolloidosmotischen Drucks und des Hämatokrits kommen soll (Gessner und Orzechowski 1974). Daraus wird unter anderem eine Wirkung beim Hirnödem und bei traumatischen Schwellungen abgeleitet, die z.B. für das Aescinpräparat *Reparil* (5–20 mg i.v.) in Anspruch genommen wird. Weitere Untersuchungen zeigen, daß Aescin eine Prostaglandinfreisetzung aus Venen induziert, die durch Cyclooxygenaseinhibitoren hemmbar ist (Longiave et al. 1978). Diese Daten weisen auf eine Phospholipase-A_2-Aktivierung hin, wie sie bei Entzündungsreaktionen vorkommt. Darüber hinaus hemmt Aescin in vitro die Aktivität der Elastase und Hyaluronidase, die am enzymatischen Abbau von Proteoglykanen (Bestandteile des Gefäßendothels sowie im wesentlichen extrazellulärer Gewebe) beteiligt sind. Hieraus werden antiödematöse Wirkungen von Aescin abgeleitet (Pittler und Ernst 1998), die sich allerdings in Placebo-kontrollierten klinischen Studien nicht bestätigen ließen (Clement 2000). Eine geringfügige Abnahme lysosomaler Enzymaktivitäten im Plasma variköser Patienten, die in einer kontrollierten Pilotstudie nach Einnahme von Roßkastaniensamenextrakt beobachtet wurde, beruht nur auf einem nicht aussagekräftigen Vorher-Nachher-Vergleich (Kreysel et al. 1983). Auch In-vitro-Befunde, die auf eine venentonisierende Wirkung von Roßkastaniensamenextrakt hinweisen und auch im Tierexperiment gezeigt werden konnten, haben in entsprechenden klinischen Untersuchungen keine Bestätigung gefunden (Pittler und Ernst 1998). Nach intravenöser Gabe von 25 mg Aescin sind Störungen der Nierenfunktion und nach 40 mg Aescin akutes Nierenversagen beschrieben worden (Hellberg et al. 1975). Die therapeutische Breite von Aescin ist also gering. Entsprechende Risiken durch orale Roßkastanienpräparate sind allerdings bisher nicht beobachtet worden und auch wenig wahrscheinlich, da nach oraler Gabe von retardiertem Roßkastaniensamenextrakt mit 50 mg Aescin nur maximale Plasmakonzentrationen von 5 ng/ml gemessen wurden (Schaffler et al. 1993), was einer Bioverfügbarkeit von lediglich ca. 0,5 % entspricht. Trotzdem haben verschiedene Hersteller immer wieder versucht, ödemprotektive Effekte bei Venenkrankheiten nachzuweisen (Hitzenberger 1989).

Eine Placebo-kontrollierte klinische Studie an insgesamt 240 Patienten mit chronisch-venöser Insuffizienz ergab nach zweimal täglicher Gabe von retardiertem Roßkastaniensamenextrakt (entsprechend 2mal 50 mg Aescin) über 12 Wochen eine ähnliche Abnahme des wasserplethysmometrisch gemessenen Unterschenkelvolumens wie die vergleichsweise durchgeführte Kompressionsbehandlung (Diehm et al. 1996). Allerdings waren die gemessenen Änderungen, obwohl statistisch signifikant, mit 43,8 ml (Roßkastaniensamenextrakt) bzw. 46,7 ml (Kompressionsstrumpf) nur gering und entsprechen damit lediglich etwa 2 % des mittleren Unterschenkelvolumens von 2200 ml bzw. nur ca. 25 % des angenommenen Ödemvolumens bei Patienten mit chronisch-venöser Insuffizienz, das im Mittel mit 220 ml angegeben wird. Darüber hinaus gingen die Autoren von einer durch Kompressionsbehandlung erreichbaren mittleren Volumenabnahme von 100 ml aus und stuften eine Änderung unter 50 ml selbst als klinisch „irrelevant" ein. In kritischen Kommentaren zu der Arbeit wurde darauf hingewiesen, daß – wie auch schon früher mitgeteilt (Rudofsky et al. 1986) – bereits im Tagesverlauf Schwankungen des Unterschenkelvolumens um 20–70 ml beobachtet werden (Vayssairat et al. 1996). Auch in mehreren anderen Studien ist die Beinvolumenabnahme geringer als nach Kompressionstherapie (Tabelle 48.4). Es werden daher weitere Untersuchungen zur Wirksamkeit und Sicherheit von Roßkastaniensamenextrakten gefordert, ehe eine aktive Empfehlung für die klinische Praxis gegeben werden kann (Bielanski und Piotrowski 1999).

Hydroxyethylrutoside

Für Hydroxyethylrutoside ist bei Patienten mit chronischer Veneninsuffizienz in Kurzzeitstudien eine Besserung subjektiver Beschwerden und auch einiger objektiver Meßparameter beschrieben. Allerdings wird der globale Therapieerfolg bereits unter Placebo mit 25–90 % (vs. 73–100 % unter der Therapie mit Hydroxyethylrutosiden) angegeben (Wadworth und Faulds 1992). Auch ist die nach mehrwöchiger Behandlung mit Tagesdosen von 500–1200 mg erreichbare Reduktion des wasserplethysmometrisch ermittelten Beinvolumens trotz statistisch signifikanter Ergebnisse mit 2–31 ml klinisch kaum relevant (siehe Tabelle 48.4). Nur in einer neueren Studie mit kleiner Patientenzahl wird nach viermonatiger Behandlung mit Hydroxyethylruto-

Tabelle 48.4: Wirkung von Venenmitteln und Kompressionstherapie auf das Bein-
volumen in Placebo-kontrollierten Studien.

Studie	Fall-zahl	Dauer (Wo.)	Beinvolumen-Abnahme	Signifikanz
Roßkastaniensamenextrakt				
Steiner & Hillemanns (1986)	20	2	120 ml	p<0,001
Lohr et al. (1986)	74	8	15 ml	n.a.
Rudofsky et al. (1986)	39	4	36 ml	p<0,001
Diehm et al. (1992)	39	7	84 ml	p<0,01
Diehm et al. (1996)	240	12	44 ml	p<0,005
Hydroxyethylrutoside				
Nocker & Diebschlag (1987)	30	3	2–16 ml	p<0,005
Nocker et al. (1989)	30	12	10–18 ml	P<0,05
Rehn et al. (1994)	90	12	8–18 ml	p<0,05
Neumann & van den Broek (1995)	23	16	90 ml	p<0,05
Rehn et al. (1996)	100	12	27–30 ml	p<0,001
Großmann (1997)	64	12	31 ml[1]	p<0,05
Kompressionstherapie				
Neumann & van den Broek (1995)	23	16	230 ml[2]	p<0,001
Diehm et al. (1996)	240	12	47 ml[2]	p<0,002
Großmann (1997)	56	12	33 ml[2]	n.a.

[1] Berechnet als Differenz aus Kompression plus Oxerutin im Vergleich zu Kompression allein, [2] Kompressionsstrumpf Klasse II, n.a. nicht angegeben

siden eine deutlich höhere Abnahme des opto-elektronisch gemessenen Beinvolumens ausgewiesen. Im gleichen Zeitraum war jedoch
der klinische Effekt unter einer Kompressionsbehandlung mit einer
Reduktion des Beinvolumens um 230 ml (nach einmonatiger Behandlung 254 ml) wesentlich stärker ausgeprägt (Neumann und van den
Broek 1995, Clement 2000). Wenig effektiv und in der Regel von Placebo nicht verschieden sind Hydroxyethylrutoside in der Behandlung
venöser Unterschenkelgeschwüre (Clement 1999). Problematisch
erscheint darüber hinaus die schlechte Resorption der Hydroxyethylrutoside nach oraler Gabe. Weniger als 10 % einer Dosis erreichen
nach Untersuchungen an gesunden Probanden den großen Kreislauf
(Wadworth und Faulds 1992). Auch die Dosierung ist kritisch. Tagesdosen von 600 mg Hydroxyethylrutosid weisen keinen signifikanten
Unterschied zu Placebo aus.

Tabelle 48.5: Verordnungen topischer Venenmittel 1999. Angegeben sind die 1999 verordneten Tagesdosen, die Änderungen gegenüber 1998 und die mittleren Kosten je DDD 1999.

Präparat	Bestandteile	DDD in Mio.	Änderung in %	DDD-Kosten in DM
Heparin				
Vetren Gel/Salbe	Heparin	28,5	(−22,4)	0,29
Heparin-ratiopharm	Heparin	22,6	(−21,6)	0,32
Thrombareduct	Heparin	20,5	(−21,7)	0,37
Hepa-Gel/Salbe Lichtenstein	Heparin	15,9	(−18,1)	0,22
Hepathrombin	Heparin	7,7	(−21,0)	0,30
Hepathromb	Heparin	7,2	(−31,3)	0,31
Heparin AL	Heparin	4,5	(−11,3)	0,24
Thrombocutan N/ -Ultra	Heparin	4,0	(+34,7)	0,16
Venalitan/ -N	Heparin	2,9	(−31,2)	0,60
Heparin Riker Salbe/Gel	Heparin	2,6	(−26,8)	0,31
Venoruton Emulgel	Heparin	2,2	(−30,5)	0,38
		118,6	(−21,1)	0,30
Heparinoide				
Hirudoid/-forte	Mucopoly-saccharidpoly-schwefelsäure-ester	3,8	(−30,0)	0,62
Organpräparate				
Exhirud-Gel etc.	Blutegelextrakt	5,5	(−33,5)	0,99
Kombinationen				
Heparin-ratiopharm comp.	Heparin Arnikatinktur Roßkastanien-tinktur	2,4	(−23,3)	0,36
Venostasin-Gel	Heparin Aescin Hydroxyethyl-salicylat	1,3	(−20,9)	1,04
		3,7	(−22,5)	0,60
Summe		131,7	(−22,9)	0,35

Kombinationen

Bei Kombination verschiedener Wirkprinzipien ist nicht bekannt, ob sich unterschiedliche ödemprotektive Stoffe in ihrer Wirkung verstärken. Auch der Beitrag des indirekten Sympathomimetikums Hepta-

minol (in *Perivar*) zur angestrebten Wirkung ist unklar. Die Einnahme Cumarin-haltiger Venenmittel (*Venalot-Depot*) kann mit
schwerwiegenden Leberschäden einhergehen. Dies hat 1997 in Frankreich und Belgien zur Marktrücknahme entsprechender Fertigarzneimittel geführt (Koch et al. 1997, N.N. 1997).

Insgesamt dürfte die ungesicherte Wirksamkeit der Venenmittel-
kombinationen dazu beigetragen haben, daß die Verordnungen nach
DDD auch 1999 deutlich rückläufig waren.

Diuretika

Auch Diuretika sind für die *Dauerbehandlung* venös bedingter Ödeme
nicht geeignet, weil durch die potentielle Hämokonzentration der
venöse Abfluß erschwert sein kann und daraus eine Stase mit erhöhter
Thromboseneigung resultiert. Prinzipiell zu vermeiden sind Schleifendiuretika. Spezifische „Venendiuretika" gibt es nicht (Fülgraff und
Palm 1997, Creutzig 1998, Arzneimittelkommission der deutschen
Ärzteschaft 2000). Allenfalls zur Einleitung einer Kompressionstherapie wird eine kurzzeitige Anwendung von Thiaziddiuretika zur Ausschwemmung venös bedingter Ödeme anerkannt. Als einziges Fertigarzneimittel dieses Marktsegments hält sich trotz erneuter deutlicher
Abnahme *Diu Venostasin*, eine überteuerte Kombination aus Hydrochlorothiazid, Triamteren und Roßkastaniensamenextrakt. Die Verordnungszahlen dieses Präparates sind allerdings seit dem Höchst-
wert im Jahre 1992 um insgesamt 75 % zurückgegangen.

Topische Venenmittel

Bei den topischen Venenmitteln werden überwiegend heparinhaltige
Monopräparate verordnet (Tabelle 48.5). Heparinähnlich wirken
Mucopolysaccharidpolyschwefelsäureester (*Hirudoid*). *Exhirud* enthält einen auf Hirudin standardisierten Extrakt aus dem medizinischen Blutegel. Hirudin ist ein Polypeptid und hemmt als selektiver
Thrombininhibitor bereits in sehr niedrigen Konzentrationen die
plasmatische Gerinnung und die thrombininduzierte Thrombozytenaggregation. Unter den topischen Kombinationen sind durch erstmalige Erfassung der 2500 meistverordneten Fertigarzneimittel wieder
zwei Präparate vertreten. Bis auf das preisgünstigste Heparinpräparat

Thrombocutan N/Ultra haben sämtliche topischen Venenmittel abgenommen.

Die lokale Anwendung von Venenmitteln ist in den Leitlinien zur Diagnostik und Therapie der chronischen venösen Insuffizienz (CVI) nicht erwähnt. Auch andere lokale medikamentöse Maßnahmen werden wegen der hohen Sensibilisierungsrate (bis zu 80 %) weitgehend in Frage gestellt (Gallenkemper et al. 1998). Darüber hinaus ist nach wie vor zweifelhaft, ob Heparin bzw. Heparinoide wegen ihres hohen Molekulargewichts und ihrer stark negativen Ladung in ausreichenden Mengen durch die Haut bis zu den subkutanen Venen vordringen können (Dinnendahl und Fricke 1999). Auch die perkutane Penetration von Hirudin ist gering. Systemisch-therapeutisch wirksame Konzentrationen werden nicht erreicht (Bundesgesundheitsamt 1990a, 1990b, Majerus et al. 1996). Eine über den Massageeffekt hinausgehende Wirksamkeit ist nicht belegt (Mutschler 1996, Fülgraff und Palm 1997). Lediglich in einer älteren kontrollierten Untersuchung mit einer Heparinoid-haltigen Salbe (*Hirudoid*) wurde eine Besserung bei Infusionsthrombophlebitiden beobachtet (Mehta et al. 1975). Eine Wirksamkeit im Sinne einer Prophylaxe von Thrombosen sowie eine Besserung daraus resultierender Folgezustände kann damit jedoch nicht begründet werden. Schließlich stehen dem begrenzten Nutzen der Lokaltherapeutika in der Behandlung der chronisch-venösen Insuffizienz Risiken in Form von Allergisierungen und Kontaktekzemen gegenüber (Arzneimittelkommission der deutschen Ärzteschaft 2000).

Literatur

Arzneimittelkommission der deutschen Ärzteschaft (2000): Arzneiverordnungen, 19. Aufl., Deutscher Ärzte-Verlag, Köln.

Bielanski T.E., Piotrowski Z.H. (1999): Clinical question: Does horse-chestnut seed extract (HCSE) reduce symptoms of chronic venous insufficiency? J. Fam. Pract. 48: 171–172.

Brandjes P.M., Büller H.R., Heijboer H., Huisman M.V., de Rijk M., Jagt H., ten Cate J.W. (1997): Randomised trial of effect of compression stockings in patients with symptomatic proximal-vein thrombosis. Lancet 349: 759–762.

Bundesgesundheitsamt (1990a): Monographie: Heparin zur topischen Anwendung. Bundesanzeiger Nr. 165: 4542.

Bundesgesundheitsamt (1990b): Monographie: Extrakt aus Hirudo medicinalis. Bundesanzeiger Nr. 165: 4542.

Choucair M., Phillips T.J. (1998): Compression therapy. Dermatol. Surg. 24: 141–148.

Clement D.L. on behalf of the members of the VEINES International Task Force (1999): Venous ulcer reappraisal: Insights from an international task force. J. Vasc. Res. 36 (Suppl. 1): 42–47.

Clement D.L. on behalf of the members of the International Task Force (2000): Management of venous edema: Insights from an international task force. Angiology 51: 13–17.

Creager M.A., Dzau V.J. (1998): Vascular diseases of the extremities. In: Fauci A.S. et al. (eds.): Harrison's principles of internal medicine. 14th ed., McGraw-Hill, New York, pp. 1398–1406.

Creutzig A. (1998): Krankheiten der Gefäße. In: Classen M., Diehl V., Kochsiek K. (Hrsg.): Innere Medizin, 4. Aufl. Urban & Schwarzenberg, München Wien Baltimore, S. 1053–1098.

Cullum N., Nelson E.A., Fletcher A.W., Sheldon T.A. (2000): Compression bandages and stockings for venous leg ulcers (Cochrane Review). In: The Cochrane Library, Issue 1. Oxford: Updated Software.

Diehm C., Vollbrecht D., Amendt K., Comberg H.U. (1992): Medical edema protection – Clinical benefit in patients with chronic deep vein incompetence. Vasa 21: 188–192.

Diehm C., Trampisch H.J., Lange S., Schmidt C. (1996): Comparison of leg compression stocking and oral horse-chestnut seed extract therapy in patients with chronic venous insufficiency. Lancet 347: 292–294.

Dinnendahl V., Fricke U. (Hrsg.) (1999): Arzneistoff-Profile. Basisinformation über arzneiliche Wirkstoffe. Stammlieferung 1982 mit 1. bis 14. Ergänzungslieferung 1999. Govi-Verlag GmbH, Pharmazeutischer Verlag, Eschborn.

Fletcher A., Cullum N., Sheldon T.A. (1997): A systematic review of compression treatment for venous leg ulcers. Br. Med. J. 315: 576–580.

Fülgraff G., Palm D. (Hrsg.) (1997): Pharmakotherapie, klinische Pharmakologie. 10. Aufl., Gustav Fischer Verlag, Stuttgart Jena Lübeck Ulm.

Gallenkemper G., Bulling B.-J., Gerlach H., Jünger M., Kahle B. et al. (1998): Leitlinien zur Diagnostik und Therapie der chronischen venösen Insuffizienz (CVI) Phlebologie 27: 32–35.

Gessner G., Orzechowski G. (1974): Gift- und Arzneipflanzen von Mitteleuropa. 3. Aufl., Carl Winter Universitätsverlag, Heidelberg, S. 169.

Großmann K. (1997): Vergleich der Wirksamkeit einer kombinierten Therapie mit Kompressionsstrümpfen und Oxerutin (Venoruton®) versus Kompressionsstrümpfe und Plazebo bei Patienten mit CVI. Phlebol. 26: 105–110.

Hach-Wunderle V. (1995): Venöser Gefäßstatus. Internist 36: 525–543.

Hänsel R., Haas H. (1983): Therapie mit Phytopharmaka. Springer-Verlag, Berlin Heidelberg New York Tokyo.

Harper D.R., Ruckley C.V., Dale J.J., Callam M.C., Allan P. et al. (1992): Prevention of recurrence of chronic leg ulcer: a randomized trial of different degrees of compression. In: Raymond-Martimbeau P., Prescott M., Zummo M. (eds.): Phlébologie 92, John Libbey Eurotext, Paris, pp. 902–903.

Hellberg K., Ruschewski W., de Vivie R. (1975): Medikamentös bedingtes postoperatives Nierenversagen nach herzchirurgischen Eingriffen. Thoraxchir. Vask. Chir. 23: 396–399.

Hitzenberger G. (1989): Die therapeutische Wirksamkeit des Roßkastaniensamenextraktes. Wien. Med. Wochenschr. 139: 385–389.

Koch S., Beurton I., Bresson-Hadni S., Monnot B., Hrusovsky S. et al. (1997): Hepatite aigue cytolytique à la coumarine. Deux cas. Gastroenterol. Clin. Biol. 21: 223–225.

Kreysel H.W., Nissen H.P., Enghofer E. (1983): A possible role of lysosomal enzymes in the pathogenesis of varicosis and the reduction in their serum activity by Venostasin. Vasa 12: 377–381.

Künzel D. (1995) Die Behandlung der chronisch-venösen Insuffizienz in der hausärztlichen Praxis. Ein BDA-Leitfaden.

Lohr E., Garanin G., Jesau P., Fischer H. (1986): Ödempräventive Therapie bei chronischer Veneninsuffizienz mit Ödemneigung. Münch. Med. Wochenschr. 128: 579–581.

Longiave D., Omini C., Nicosia S., Berti F. (1978): The mode of action of Aescin on isolated veins: relationship with PGF. Pharmacol. Res. Comm. 10: 145–152.

Majerus P.W., Broze G.J., Miletich J.P., Tollefsen D.M. (1996): Anticoagulant, thrombolytic, and antiplatelet drugs. In: Goodman & Gilman's The Pharmacological basis of therapeutics. 9th ed. McGraw Hill, New York, pp. 1341–1359.

Mayberry J.C., Moneta G.L., Taylor L.M., Porter J.M. (1991): Fifteen-year results of ambulatory compression therapy for chronic venous ulcers. Surgery 109: 575–581.

Mehta P.P., Sagar S., Kakkar V.V. (1975): Treatment of superficial thrombophlebitis: A randomized double-blind trial of heparinoid cream. Brit. Med. J. 3: 614–616.

Mutschler E. (1996): Arzneimittelwirkungen. Wissenschaftliche Verlagsgesellschaft mbH, Stuttgart, S. 500–501.

Neumann H.A.M., van den Broek M.J.T.B. (1995): A comparative clinical trial of graduated compression stockings and O-(ß-hydroxyethyl)-rutosides (HR) in the treatment of patients with chronic venous insufficiency. Lymphology 19: 8–11.

N.N. (1997): Frankreich/Belgien: Aus für „Venenmittel" Cumarin (in Venalot Depot u.a.). Arzneitelegramm 3: 27.

Nocker W., Diebschlag W. (1987): Dosis-Wirkungsstudie mit O-(Beta-Hydroxyäthyl)-rutosid-Trinklösungen. Vasa 16: 365–369.

Nocker W., Diebschlag W., Lehmacher W. (1989): 3monatige, randomisierte doppelblinde Dosis-Wirkungsstudie mit O-(Beta-Hydroxyäthyl)-rutosid-Trinklösungen. Vasa 18: 235–238.

Partsch H., Horakova M.A. (1994): Kompressionsstrümpfe zur Behandlung venöser Unterschenkelgeschwüre. Wien. Med. Wschr. 144: 242–249.

Pittler M.H., Ernst E. (1998): Horse-chestnut seed extract for chronic venous insufficiency. Arch. Dermatol. 134: 1356–1360.

Rehn D., Unkauf M., Vix J.-M. (1994): O-(β-Hydroxyethyl)rutoside bei Venenleiden. Pharm. Ztg. 139: 2152–2158.

Rehn D., Brunnauer H., Diebschlag W., Lehmacher W. (1996): Investigation of the therapeutic equivalence of different galenical preparations of O-(ß-hydroxyethyl)-rutosides following multiple dose peroral administration. Arzneim. Forsch. 46: 488–492.

Rudofsky G., Neiss A., Otto K., Seibel K. (1986): Ödemprotektive Wirkung und klinische Wirksamkeit von Venostasin retard im Doppelblindversuch. Phlebol. Proktol. 15: 47–54.

Samson R.H., Showalter D.P. (1996): Stockings and the prevention of recurrent venous ulcers. Dermatol. Surg. 22: 373–376.

Schaffler K.L. et al. (1993): Pharmakokinetik von Aescin nach p.o. Gabe von 50 mg Aescin in Form einer Retardkapsel an Probanden. Dokumentation Dr. Willmar Schwabe Bioanalytik.

Steiner M., Hillemanns H.G. (1986): Untersuchung zur ödemprotektiven Wirkung eines Venentherapeutikums. Münch. Med. Wochenschr. 128: 551–552.

Tilsner V., Kalmar P., Piepko A. (1998): Venenerkrankungen. In: Domschke W. et al. (Hrsg.): Therapie-Handbuch. Urban & Schwarzenberg, München Wien Baltimore, S. C 20.

Vayssairat M., Debure C., Maurel A., Gaitz J.P. (1996): Horse-chestnut seed extract for chronic venous insufficiency. Lancet 347: 1182.

Veraart J.C., Pronk G., Neumann H.A. (1997): Pressure differences of elastic compression stockings at the ankle region. Dermatol. Surg. 23: 935–939.

Wadworth A.N., Faulds D. (1992): Hydroxyethylrutosides. A review of its pharmacology, and therapeutic efficacy in venous insufficiency and related disorders. Drugs 44: 1013–1032.

49. Vitamine und Neuropathiepräparate

Klaus Mengel

Vitamine sind lebensnotwendige organische Verbindungen, die in Zentraleuropa unter normalen Bedingungen in ausreichenden Mengen in der Nahrung für Erwachsene enthalten sind. Eine zusätzliche Gabe von Vitaminpräparaten ist nur bei ungenügender Zufuhr (z.B. Reduktionskost, Vegetarier), erhöhtem Bedarf (z.B. Säuglinge, Schwangere, Dialysepatienten) oder bei Resorptionsstörungen (z.B. perniziöse Anämie) indiziert. Nach den Arzneimittelrichtlinien dürfen Vitamine generell nicht zu Lasten der gesetzlichen Krankenkassen verordnet werden, ausgenommen bei nachgewiesenen Vitaminmangelzuständen, die durch entsprechende Ernährung nicht behoben werden können, und als Antidot.

Der weitaus überwiegende Anteil der verordneten Tagesdosen entfällt auf Vitamin-D-Präparate, die überwiegend bei Kindern eingesetzt werden (Abbildung 49.1). Nennenswerte Verordnungen erreichen außerdem Vitamin-B_{12}-Präparate und Neuropathiepräparate, die in diesem Kapitel gemeinsam mit den Vitaminen dargestellt werden, weil neben Liponsäurepräparaten zahlreiche Vitaminkombinationen dazu gerechnet werden. Vitamine wie auch Neuropathiepräparate wurden im Vergleich zum Vorjahr erneut weniger verordnet (Tabellen 49.1 und 49.2).

Vitamine

Vitamin A

Vitamin A (Retinol) ist für Wachstum, Sehvermögen und Epithelfunktionen notwendig. Bei Mangelzuständen können sich Nachtblindheit, Keratomalazie, Xerophthalmie und Wachstumsstörungen einstellen. Beim Erwachsenen gilt eine tägliche Zufuhr von 3000 I.E.

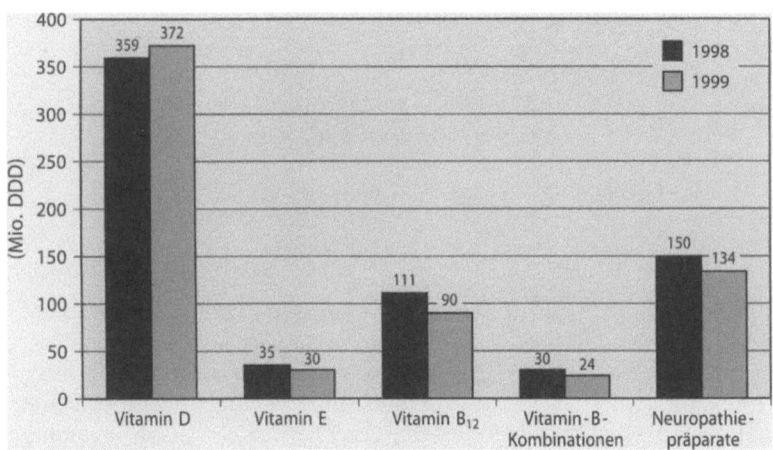

Abbildung 49.1: Verordnungen von Vitaminen und Neuropathiepräparaten 1999. DDD der 2500 meistverordneten Arzneimittel.

(etwa 1 mg) Vitamin A als ausreichend, während der Schwangerschaft und Laktation etwa 50 % mehr. Durch Ausweitung der Verordnungsanalysen auf die 2500 häufigsten Arzneimittel sind *Vitadral-Tropfen* jetzt trotz einer deutlichen Abnahme wieder vertreten.

Vitamin D

Vitamin D$_3$ (Colecalciferol) wird in großem Umfang routinemäßig zur Rachitisprophylaxe gegeben. Die Verordnung von 370 Mio. Tagesdosen von Vitamin D (Tabelle 49.3) bedeutet, daß täglich etwa 1 Mio. Säuglinge und Kleinkinder mit dem Vitamin substituiert werden. Damit erhalten vermutlich nach wie vor alle Kinder im ersten Lebensjahr die Vitamin-D-Prophylaxe. Dieses Vorgehen ist dadurch begründet, daß der Gehalt der Muttermilch an Vitamin D häufig unzureichend ist. Säuglinge sollten pro Tag im Normalfall 10 µg (entspr. 400 I.E.) oral bekommen. Die am häufigsten verwendeten Präparate enthalten 12,5 µg Colecalciferol pro Tablette. Industriell gefertigte Säuglingsnahrung enthält teilweise Vitamin D, was berücksichtigt werden sollte.

Weitaus häufiger als reines Vitamin D (z.B. *Vigantoletten*) wurden Kombinationen mit Natriumfluorid verordnet. Der Zusatz von Fluo-

Tabelle 49.1: Verordnungen von Vitaminen 1999. Angegeben sind die verordnungshäufigsten Präparate mit Verordnungsrang, Verordnungen und Umsatz 1999 im Vergleich zu 1998.

Rang	Präparat	Verordnungen in Tsd.	Änd. %	Umsatz Mio. DM	Änd. %
70	D-Fluoretten	1412,8	−2,2	16,2	−1,9
163	Zymafluor D	825,1	−3,9	9,5	−0,6
219	Vigantoletten	686,6	+15,2	8,5	+17,4
769	Neuro-Lichtenstein N	241,7	−22,0	4,3	−21,1
1015	Vitamin-B-Kompl.N Lichtenst.	178,8	−6,4	2,6	−9,7
1021	Bepanthen Roche Tabletten	176,8	−10,5	1,9	−12,4
1067	Ospur D3	166,8	+3,6	2,4	+4,0
1103	Medivitan N	159,8	−34,6	9,3	−35,2
1172	Vit.B-Komplex forte-ratioph.	150,1	−19,0	3,8	−18,6
1343	Fluor-Vigantoletten	127,1	−7,2	1,4	−6,3
1349	Spondyvit	126,5	−16,3	10,6	−14,9
1426	Vitamin-B12-ratiopharm	118,1	−8,4	1,0	−14,6
1463	B12-Steigerwald	115,0	−19,6	1,6	−18,7
1507	Rocaltrol	110,4	−11,6	19,9	−11,6
1558	Doss	105,6	−3,8	15,1	−0,3
1876	Bondiol	80,6	+27,3	7,9	+29,8
1977	Neuro-Lichtenstein	73,6	−20,3	0,9	−22,6
2004	Polybion N	72,0	−14,9	1,0	+2,3
2086	Multibionta Tropfen	67,8	+38,1	0,6	+38,4
2097	Panthenol Jenapharm	67,4	−19,1	1,1	−25,5
2157	Vitamin B12 Jenapharm	64,6	−20,1	0,9	−21,1
2338	Vitamin D3-Hevert	55,3	+46,4	0,6	+51,9
2460	Vitasprint B12	49,7	−37,5	4,2	−28,7
2463	Vitadral-Tropfen	49,6	−19,9	0,4	−20,7
2493	Dekristol	48,6	+3,5	0,5	+6,8
	Summe	5330,6	−5,9	126,4	−8,8
	Anteil an der Indikationsgruppe	81,5%		76,8%	
	Gesamte Indikationsgruppe	6537,2	−6,5	164,5	−8,5

rid in kleinen Mengen hat sich zur Kariesprophylaxe seit langem bewährt. Es ist aber darauf zu achten, daß keineswegs noch zusätzlich Fluorid verabreicht wird, weil anderenfalls die bekannten Fluoroseschäden zu befürchten sind, besonders Zahnfluorose.

In geringerem Umfang wird Vitamin D_3 bei der Osteoporose als adjuvante Therapie zur Förderung der intestinalen Calciumresorption verabreicht. An dieser Stelle sind auch die beiden Vitamin D_3-Metabolite Alfacalcidol (z.B. *Doss*) und Calcitriol (*Rocaltrol*) zu nennen. Calcitriol (1,25-Dihydroxycolecalciferol) ist die finale biologisch aktive Form des Vitamin D_3, das bei ungenügender renaler Synthese infolge fortschreitender Niereninsuffizienz mit renaler Osteopathie

Tabelle 49.2: Verordnungen von Neuropathiepräparaten 1999. Angegeben sind die verordnungshäufigsten Präparate mit Verordnungsrang, Verordnungen und Umsatz 1999 im Vergleich zu 1998.

Rang	Präparat	Verordnungen in Tsd.	Änd. %	Umsatz Mio. DM	Änd. %
324	Neuro-ratiopharm N	518,8	−21,0	11,2	−20,7
325	Keltican N	517,0	−7,9	35,9	−5,6
658	Thioctacid	285,8	−25,2	49,6	−23,7
662	Neurotrat S	283,6	−27,5	9,3	−36,5
913	Neurium	202,5	−5,1	31,1	−2,4
978	Milgamma NA/100	187,0	−18,9	15,0	−18,6
1140	Neuro-ratiopharm	154,1	−22,0	2,3	−23,6
1200	Liponsäure-ratiopharm	145,5	+21,5	15,8	+43,9
1864	Tromlipon	81,4	−12,9	13,9	−10,0
1900	biomo-lipon	79,0	+25,2	13,2	+34,7
2081	Neurobion N	68,3	−18,5	1,7	−23,4
2096	duralipon	67,4	−15,9	12,5	−9,5
2135	espa-lipon	65,9	−1,4	12,4	−17,8
2273	Medivitan N Neuro	58,1	−26,8	1,6	−25,0
2283	Thiogamma	57,7	−7,6	10,8	−12,5
2367	Fenint	54,0	−35,9	10,4	−38,0
2414	Alpha-Lipon Stada	52,0	+23,1	5,3	+52,8
	Summe	2878,1	−15,5	252,2	−12,2
	Anteil an der Indikationsgruppe	83,6%		80,8%	
	Gesamte Indikationsgruppe	3444,2	−14,0	312,1	−6,9

indiziert ist. Alternativ kann Alfacalcidol (1α-Hydroxycalciferol) eingesetzt werden, das in der Leber zu Calcitriol hydroxyliert wird. Die definierten Tagesdosen werden seit 1998 einheitlich mit dem WHO-Wert von 1 µg für beide Vitamin-D-Derivate berechnet und sind daher nicht direkt mit den früher publizierten Werten vergleichbar. Beide Präparate sind erheblich teurer als Vitamin D_3, insbesondere *Rocaltrol* (Tabelle 49.3).

Vitamin E

Vitamin E (Tocopherol) wirkt als natürliches Antioxidans in der Lipidphase von Zellmembranen gegen freie Sauerstoffradikale und schützt ungesättigte Fettsäuren gegen Oxidation. Die therapeutische Anwendung wird seit langem kontrovers diskutiert, wie es auch für die vielen anderen Antioxidantien der Fall ist (Maxwell 1995). Die

Tabelle 49.3: Verordnungen von Vitaminen 1999. Angegeben sind die 1999 verordneten Tagesdosen, die Änderungen gegenüber 1998 und die mittleren Kosten je DDD 1999.

Präparat	Bestandteile	DDD in Mio.	Änderung in %	DDD-Kosten in DM
Vitamin A				
Vitadral-Tropfen	Retinol	2,1	(−19,8)	0,20
Vitamin D				
D-Fluoretten	Colecalciferol Natriumfluorid	127,5	(−2,8)	0,13
Vigantoletten	Colecalciferol	98,1	(+17,6)	0,09
Zymafluor D	Colecalciferol Natriumfluorid	74,5	(−3,2)	0,13
Ospur D3	Colecalciferol	31,2	(+4,0)	0,08
Fluor-Vigantoletten	Colecalciferol Natriumfluorid	11,3	(−7,2)	0,13
Vitamin D3-Hevert	Colecalciferol	10,6	(+51,1)	0,06
Doss	Alfacalcidol	6,8	(+0,1)	2,24
Dekristol	Colecalciferol	3,4	(−0,6)	0,14
Bondiol	Alfacalcidol	3,2	(+28,2)	2,49
Rocaltrol	Calcitriol	3,0	(−11,1)	6,71
		369,6	(+3,6)	0,22
Vitamin E				
Spondyvit	Tocopherol	29,9	(−14,9)	0,35
Vitamin B$_{12}$				
B12-Steigerwald	Cyanocobalamin	54,4	(−18,2)	0,03
Vitamin B12 Jenapharm	Cyanocobalamin	30,0	(−21,4)	0,03
Vitamin-B12-ratiopharm	Cyanocobalamin	5,3	(−12,9)	0,18
		89,7	(−19,0)	0,04
Pantothensäurederivate				
Bepanthen Roche Tabletten	Dexpanthenol	2,3	(−12,5)	0,85
Panthenol Jenapharm	Dexpanthenol	1,2	(−26,1)	0,91
		3,5	(−17,7)	0,87
Summe		494,8	(−2,9)	0,20

Wirksamkeit ist bei zahlreichen Indikationen nicht oder nicht ausreichend belegt, für die besonders bei Laien geworben wird, die teilweise aber auch in der Roten Liste aufgeführt werden (Arteriosklerose, Krebs, vorzeitiges Altern, Herzmuskelschäden, klimakterische

Beschwerden, Sterilität, Potenzstörungen, Hexenschuß, Leistungsschwäche etc.). Auch bei Patienten mit koronarer Herzkrankheit war eine Wirkung von Vitamin E nach den Ergebnissen großer kontrollierter Studien nicht nachweisbar. In der britischen CHAOS-Studie wurde zwar das Risiko nicht tödlicher Herzinfarkte reduziert, gleichzeitig war jedoch die Gesamtmortalität in der Tocopherolgruppe leicht, aber nicht signifikant erhöht (Stephens et al. 1996). In der finnischen ATBC-Studie wurde kein Unterschied bei größeren koronaren Ereignissen zwischen Tocopherol und Placebo beobachtet (Virtamo et al. 1998). Bei 9541 Patienten mit einem hohen Risiko für kardiovaskuläre Ereignisse hatte eine Gabe von Vitamin E (tgl. 400 I.E.) über 4,5 Jahre keinen Effekt auf kardiovaskuläre Todesfälle, Myokardinfarkte oder Schlaganfälle (The Heart Outcomes Prevention Evaluation Study Investigators 2000). Die Verordnungen des einzigen Vitamin-E-Präparats unter den meistverordneten 2500 Arzneimitteln nahmen weiter ab (Tabelle 49.3).

Vitamin K

Vitamin-K-Mangel beeinträchtigt die Synthese von Prothrombin und anderen Gerinnungsfaktoren. Ursachen dieser seltenen Störung können eine Malabsorption von Fetten oder eine Hemmung der bakteriellen Vitamin-K-Synthese im Darm nach langdauernder Antibiotikatherapie sein. Auch bei Neugeborenen und insbesondere bei Frühgeborenen sind Vitamin-K-abhängige Gerinnungsfaktoren häufig erniedrigt, weshalb eine routinemäßige Gabe von Vitamin K nach der Geburt empfohlen wird. 1992 kamen vorübergehend Zweifel auf, ob durch die Injektion das Krebsrisiko bei Kindern erhöht wird. Daher wird die Routineprophylaxe jetzt oral durchgeführt (Thorp et al. 1995). Nach einer neueren Studie kann die parenterale Applikation von Vitamin K als Risikofaktor für Krebs im Kindesalter nahezu ausgeschlossen werden (von Kries et al. 1997). Außerdem wird Vitamin K bei Überdosierung von oralen Antikoagulantien als Antidot gegeben, wobei allerdings der relativ langsame Wirkungseintritt zu berücksichtigen ist. Unter den meistverordneten Arzneimitteln ist erstmals kein Vitamin K-Präparat mehr vertreten.

Vitamin B$_{12}$

Vitamin B$_{12}$ (Cyano- bzw. Hydroxocobalamin) wird für die parenterale Behandlung der perniziösen Anämie benötigt, bei der infolge des Mangels an Intrinsic Factor eine orale Resorption nicht möglich ist. Gelegentlich können die damit verbundenen neurologischen Störungen (bis hin zu funikulärer Myelose) auch isoliert auftreten oder den hämatologischen Symptomen vorausgehen. Andere B$_{12}$-Mangelzustände sind extrem selten. Bei allen nicht hämatologischen Indikationen ist eine therapeutische Wirkung nicht belegt (American Medical Association 1986). Entsprechend korrekte Indikationsangaben finden sich bei *Vitamin-B12-ratiopharm* und *Vitamin B12 Jenapharm*, während *B12-Steigerwald* neben dem B$_{12}$-Mangel immer noch „Leberparenchymschäden" aufführt. Trotz verbleibender Zweifel an dem korrekten Einsatz dieses Mittels wurde für alle B$_{12}$-Präparate die definierte Tagesdosis der WHO von 20 µg parenteral der Berechnung zugrundegelegt (Tabelle 49.3).

Dexpanthenol

Dexpanthenol ist das alkoholische Analogon der Pantothensäure, die in jeder Körperzelle als Bestandteil des Coenzym A vorhanden ist und an zahlreichen biochemischen Reaktionen beteiligt ist. Klinisch manifeste Mangelerscheinungen werden kaum beobachtet (Bässler et al. 1997). *Panthenol Jenapharm* wurde 1992 erstmals in der Roten Liste als Magen-Darm-Mittel klassifiziert, das zur Behandlung von Mund- und Magenschleimhautentzündungen und postoperativer Darmatonie empfohlen wurde. Seit 1998 wird das Präparat unter Fortfall der gastrointestinalen Indikation bei den Vitaminen aufgelistet, vermutlich weil Dexpanthenol in diesen Anwendungsgebieten auf dem Entwurf zur Änderung der Verordnung über unwirtschaftliche Arzneimittel von 1997 steht. Aber auch für die jetzt noch verbliebenen Restindikationen (z.B. entzündliche Atemwegserkrankungen) gibt es nach der Standardliteratur aus Lehrbüchern und einer Medline-Recherche über die letzten 30 Jahre keine klinische Evidenz.

Tabelle 49.4: Verordnungen von B-Vitamin-Kombinationen 1999. Angegeben sind die 1999 verordneten Tagesdosen, die Änderungen gegenüber 1998 und die mittleren Kosten je DDD 1999.

Präparat	Bestandteile	DDD in Mio.	Änderung in %	DDD-Kosten in DM
Neuro-Lichtenstein N	Thiaminchlorid Pyridoxin	8,6	(−20,8)	0,50
Vitamin-B-Kompl.N Lichtenst.	Thiamin Riboflavin Pyridoxin Nicotinamid Calciumpantothenat Folsäure	5,5	(−8,4)	0,48
Vit.B-Komplex forte-ratioph.	Thiamin Riboflavin Nicotinamid Calciumpantothenat Pyridoxin Cyanocobalamin Biotin	3,3	(−19,0)	1,15
Medivitan N	Hydroxocobalamin Folsäure Pyridoxin Lidocain	2,1	(−36,2)	4,55
Vitasprint B12	L-Glutamin O-Phosphono-DL-serin Cyanocobalamin	1,7	(−24,0)	2,49
Neuro-Lichtenstein	Thiamin Pyridoxin Cyanocobalamin	1,5	(−23,2)	0,60
Multibionta Tropfen	Retinolpalmitat Thiamin Riboflavin Nicotinamid Dexpanthenol Pyridoxin Ascorbinsäure Colecalciferol Tocopherolacetat	0,8	(+38,1)	0,71
Polybion N	Thiaminnitrat Riboflavin Nicotinamid Calciumpantothenat Pyridoxin Biotin	0,8	(−5,7)	1,25
Summe		24,3	(−18,5)	1,10

B-Vitaminkombinationen

Ein kleiner Anteil der Verordnungen entfällt auf die B-Vitaminkombinationen, die 1999 insgesamt rückläufig waren. Diese Präparate nehmen immer noch unangemessen breite Indikationsgebiete in Anspruch. Ausgeprägt ist dies bei *Medivitan N*, das vom Hersteller für Leberkrankheiten, Alkoholabusus, Chemotherapie und antibiotische Therapie angeboten wird. Darüber hinaus wird sogar in Kirchenzeitungen unter dem Motto „Raus aus dem Leistungstief" für eine „Vitalisierungskur" mit Medivitan N bei Erschöpfung oder Schwächezuständen geworben. Vitamininjektionen bei Patienten ohne nachgewiesenen Mangel und ohne klare Diagnose sind auch in anderen Ländern eine weit verbreitete Praxis. Die meisten Patienten lassen die Injektionstherapie nicht mehr fortsetzen, wenn sie angemessen informiert wurden (Lawhorne und Ringdahl 1989). Offenbar haben sich auch in Deutschland die übertriebenen Erwartungen in solche Vitaminkuren nicht bestätigt, denn der Umsatz von *Medivitan N* ist seit dem Höhepunkt im Jahre 1995 von 26,5 Mio. DM auf 9,3 Mio. DM (−65 %) zurückgegangen.

Überdurchschnittlich stark zurückgegangen sind auch die Verordnungen einer weiteren überteuerten Vitaminkombination (*Vitasprint B_{12}*), das neben Cyanocobalamin noch Glutamin und Phosphono-DL-Serin enthält. Dieses Präparat war durch ungewöhnliche Indikationsansprüche wie „geistige Leistungsschwäche", „Lernschwierigkeiten von hypermotorischen Kindern" und „Leistungssportler" und die Darreichungsform als Trinkflaschen aufgefallen.

Neuropathiepräparate

Liponsäure

Liponsäure und viele der Kombinationspräparate mit neurotropen Vitaminen werden seit 1994 als sogenannte Neuropathiepräparate zu einer Gruppe in der Roten Liste zusammengefaßt (Tabelle 49.5). Gelegentlich wird die Liponsäure zur Gruppe der B-Vitamine gerechnet. Sie ist jedoch kein typisches Vitamin, da nutritive Mangelzustände nicht bekannt sind. Bedeutsam ist ihre Funktion als enzymatischer Cofaktor der Pyruvatdehydrogenase. Aufgrund von zusätzlichen antioxidativen Eigenschaften soll sie eine günstige Wirkung auf Schmer-

Tabelle 49.5: Verordnungen von Neuropathiepräparaten 1999. Angegeben sind die 1999 verordneten Tagesdosen, die Änderungen gegenüber 1998 und die mittleren Kosten je DDD 1999.

Präparat	Bestandteile	DDD in Mio.	Änderung in %	DDD-Kosten in DM
Liponsäure				
Thioctacid	Liponsäure	19,6	(−20,2)	2,53
Neurium	Liponsäure	17,9	(+3,4)	1,74
Liponsäure-ratiopharm	Liponsäure	8,5	(+51,2)	1,87
biomo-lipon	Liponsäure	7,3	(+33,2)	1,79
Tromlipon	Liponsäure	6,7	(−16,4)	2,09
espa-lipon	Liponsäure	6,3	(−1,2)	1,97
duralipon	Liponsäure	5,4	(−11,5)	2,30
Thiogamma	Liponsäure	4,7	(−9,6)	2,33
Fenint	Liponsäure	4,0	(−36,2)	2,58
Alpha-Lipon Stada	Liponsäure	2,5	(+91,3)	2,10
		82,9	(−3,9)	2,11
Neuropathiekombinationen				
Neuro-ratiopharm N	Thiamin Pyridoxin	21,1	(−20,8)	0,53
Keltican N	Uridintriphosphat Uridindiphosphat Uridinmonophosphat Cytidinmonophosphat	12,7	(−7,6)	2,83
Neurotrat S	Thiamin Pyridoxin	7,5	(−27,7)	1,24
Milgamma NA/100	Benfotiamin Pyridoxin	5,7	(−18,9)	2,65
Medivitan N Neuro	Thiamin Pyridoxin	1,6	(−24,4)	0,99
Neuro-ratiopharm	Thiamin Pyridoxin Cyanocobalamin	1,4	(−31,2)	1,66
Neurobion N	Thiamin Pyridoxin	1,3	(−21,5)	1,33
		51,2	(−19,3)	1,50
Summe		134,1	(−10,4)	1,88

zen und Parästhesien bei der diabetischen Neuropathie haben (Mehnert et al. 1995). In einer Studie an 328 Diabetikern mit peripherer Neuropathie über 19 Tage besserte Liponsäure (600–1200 mg/d i.v.) die Gesamtsymptomatik um 71–83 % im Vergleich zu 58 % in der Placebogruppe (Ziegler et al. 1995). Das Ergebnis wird dadurch relativiert, daß die Patienten mit einer Blutglukose von 200 mg/dl und einem HbA_1-Wert von 9,1 % nicht nach den heutigen Kriterien der Diabetestherapie eingestellt waren. Ein ähnliches Ergebnis hatte eine kleine Pilotstudie über 21 Tage an 24 Patienten mit einer hohen oralen Dosis von Liponsäure (1800 mg/Tag) (Ruhnau et al. 1999).

Grundsätzlich spielt bei der Pathogenese dieser häufigen Komplikation des Diabetes mellitus die Hyperglykämie offenbar eine entscheidende schädigende Rolle. Bedeutsam für die Prophylaxe diabetischer Spätkomplikationen ist daher eine strikte normnahe Blutzuckereinstellung durch intensivierte Insulintherapie. Hierdurch ließ sich das Auftreten einer Neuropathie um 60 % reduzieren (Diabetes Control and Complications Trial Research Group 1993). International üblich sind daher sorgfältige Stoffwechselkontrollen und ein korrekter Gebrauch analgetisch wirkender Substanzen (Fedele und Giugliano 1997, Foster 1998, Müller-Felber 2000). Eine Besserung der Schmerzsymptomatik wurde durch Amitriptylin bei 28 von 38 Patienten mit diabetischer Neuropathie (74 %) im Vergleich zu 19 von 46 Patienten der Placebogruppe (41 %) nachgewiesen (Max et al. 1992). Ähnliche Ergebnisse wurden in zahlreichen anderen Studien mit Antidepressiva erhalten (McQuay et al. 1996).

Bei 70 Diabetikern mit kardialer autonomer Neuropathie wurden nach viermonatiger oraler Liponsäuretherapie nur geringe Herzfrequenzänderungen beobachtet, die ohne wesentliche klinische Relevanz waren, da sich autonome kardiovaskuläre Symptome nicht signifikant änderten (Ziegler et al. 1997).

Kürzlich wurde eine weitere Studie an 335 Diabetespatienten mit symptomatischer distaler Neuropathie publiziert. Eine dreiwöchige intravenöse Liponsäuretherapie (600 mg tgl.) gefolgt von einer 6monatigen oralen Gabe (1800 mg tgl.) hatte auf neuropathische Beschwerden keinen Einfluß, der sich klinisch relevant von einem Placeboeffekt unterschied (Ziegler et al. 1999). Ein ähnliches negatives Ergebnis hatte eine Placebo-kontrollierte Zweijahresstudie an 65 Patienten (Reljanovic et al. 1999).

Die unverhältnismäßig hohen Kosten der intravenösen Liponsäureinfusionen (34–80 DM tgl.) sowie auch die Kosten der oralen Therapie (2,62–9,00 DM pro DDD) sind unter diesen Bedingungen nicht zu rechtfertigen. Schon früher ist die Liponsäure als Arzneimittel ohne gesicherte Wirkung in der Diabetestherapie kritisiert worden (Heise et al. 1995). Die Kosten dieser Therapie betrugen 1999 200 Mio. DM, wozu weitere Generikapräparate beigetragen haben, die noch nicht in die Gruppe der meistverordneten Präparate gelangt sind. In einer Studie über die Arzneimittelkosten bei diabetischer Polyneuropathie wurde ebenfalls kritisiert, daß in Deutschland ein Drittel der Therapiekosten auf Arzneimittel mit nicht belegter Wirksamkeit entfällt (Rathmann et al. 1999). Allerdings rechneten diese Autoren Liponsäure (41 % der Kosten) zu den wirksamen Medikamenten, weil sie offenbar die neueren negativen Daten von Ziegler et al. (1999) und Reljanovic et al. (1999) noch nicht in die Bewertung einbezogen hatten.

Kombinationspräparate

Ein großer Teil der Verordnungen (Tabelle 49.5) konzentriert sich auf die Kombinationen von Thiamin (B_1), Pyridoxin (B_6) und Cyanocobalamin (B_{12}). Diese Vitamine werden als sogenannte „neurotrope" Vitamine bei zahlreichen neurologisch bedingten Schmerzzuständen propagiert. Hauptgrund dürfte die Ähnlichkeit der Symptomatik mit entsprechenden Mangelerscheinungen von Thiamin (Polyneuropathien) und Pyridoxin (Neuritiden, epileptiforme Krämpfe) sein.

Bis 1993 waren alle diese Präparate in der Roten Liste als Vitaminkombinationen eingeordnet. Erst 1994 wurde die neue Indikationsgruppe der „Neuropathiepräparate" eingerichtet, in der die meisten Vitamin-B-Kombinationen Aufnahme fanden. Vermutlich steht diese Umklassifikation mit der Neufassung der Arzneimittelrichtlinien (Ziffer 17.2) in Zusammenhang, die im August 1993 in Kraft trat und neue Verordnungseinschränkungen für Vitaminpräparate vorsah. Trotz der Umbenennung sind die neugeschaffenen Neuropathiepräparate weiterhin als Vitaminpräparate anzusehen, die genauso wie andere Vitaminpräparate gleicher Zusammensetzung nur eingeschränkt verordnungsfähig sein sollten, nämlich im wesentlichen nur bei nachgewiesenem Vitaminmangel, der nicht durch entsprechende Ernährung behoben werden kann.

Unstrittig ist die Verordnung von B-Vitaminen z.B. bei Beriberi-Polyneuropathie, Isoniazid-induzierter Pyridoxinmangel-Neuropathie und Cobalaminmangel-Neuropathie. Diese Mangelzustände der B-Vitamine treten aber nur unter besonderen Bedingungen auf (z.B. Alkoholismus, Malabsorptionssyndrome). Liegt kein Mangel vor, so sprechen Neuritiden und andere Krankheiten auch auf hohe Thiamindosen nicht an (Mutschler 1996). Das lipidlösliche Thiaminderivat Benfotiamin (in *Milgamma NA/100*) steigerte zwar bei 24 Patienten mit diabetischer Polyneuropathie die Nervenleitgeschwindigkeit von 40 auf 42 m/s, hatte aber keinen signifikanten Effekt auf das Vibrationsempfinden (Stracke et al. 1996).

Über die prinzipiellen Überlegungen hinaus gibt es seit Jahren Diskussionen über die richtige Dosierung von Vitaminen. Unter hochdosierter Pyridoxineinnahme kann es zu einer schweren sensiblen ataktischen Neuropathie kommen (Brandt et al. 1998). Nach Bässler et al. (1997) kann ein exakter Grenzbereich der toxischen Dosierung nicht angegeben werden, er wird aber bei einer Therapie über längere Zeit zwischen 300 und 500 mg/d vermutet. Einige Neuropathiepräparate werden in diesen hohen Dosen empfohlen, z.B. *Medivitan N Neuro, Neurotrat S forte, Neurobion N forte, Milgamma NA/100*. Eine hochdosierte Pyridoxingabe ist nur bei seltenen hereditären Stoffwechselkrankheiten (z.B. Homozysteinurie, Zysteinurie, primäre Oxalose Typ I) als Monotherapie indiziert (Bässler 1989).

Keltican N ist eine Nukleotidkombination, die früher als Analgetikum und seit 1992 als Neuraltherapeutikum klassifiziert wurde. Es enthält mehrere Uridinphosphate und Cytidinmonophosphat in einer Gesamtmenge von 4–5 mg. Das Mittel soll als „physiologisches Neurotropikum" schmerzhafte Neuritiden und Myopathien bessern, obwohl nicht belegt ist, daß die kleinen Dosen nach oraler Gabe überhaupt resorbiert werden und den endogenen Nukleotidpool erhöhen.

Literatur

American Medical Association (1986): Drug evaluations, 6th ed. Saunders Company, Philadelphia London, pp. 589–601.
Bässler K.H. (1989): Nutzen und Gefahren einer Megavitamintherapie mit Vitamin B$_6$. Dtsch. Ärztebl. 86: B-2404–2408.
Bässler K.H. , Golly I., Loew D., Pietrzik K., Grühn E. (1997): Vitamin-Lexikon. Gustav Fischer Verlag, Stuttgart/Govi Frankfurt/Main.
Brandt T., Dichgans J., Diener H.C. (Hrsg.) (1998): Therapie und Verlauf neurologischer Erkrankungen. 3. Aufl. Kohlhammer, Stuttgart, S. 1046.

Diabetes Control and Complications Trial Research Group (1993): The effect of intensive treatment of diabetes on the development and progression of long-term complications in insulin-dependent diabetes mellitus. N. Engl. J. Med. 329: 977–986.

Fedele D., Giugliano D. (1997): Peripheral diabetic neuropathy. Drugs 54: 414–421.

Foster D.W. (1998): Diabetes mellitus. In: Fauci A.S., Braunwald E., Isselbacher K.J., Wilson J.D., Martin J.B. et al. (eds.): Harrison's principles of internal medicine, 14th ed. McGraw-Hill, New York St. Louis San Francisco, pp. 2060–2081.

Heise T., Heinemann L., Bucher E., Richter B., Berger M., Sawicki P.T. (1995): Kosten von Medikamenten ohne gesicherte Wirkung in der Diabetestherapie. Dtsch. Ärztebl. 92: C-2236–2241.

Kries R. von, Göbel, U., Hachmeister A., Kaletsch U., Michaelis J. (1997): Vitamin-K-Prophylaxe und Krebs bei Kindern. Dtsch. Ärztebl. 94: B-960.

Lawhorne L., Ringdahl D. (1989): Cyanocobalamin injections for patients without documented deficiency. Reasons for administration and patient responses to proposed discontinuation. JAMA 261: 1920–1923.

Max M.B., Lynch S.A., Muir J., Shoaf S.E., Smoller B., Dubner R. (1992): Effects of desipramine, amitriptyline and fluoxetine on pain in diabetic neuropathy. N. Engl. J. Med. 326: 1250–1256.

Maxwell S.R.J. (1995): Prospects for the use of antioxidant therapies. Drugs 49: 345–361.

McQuay H.J., Tramèr M., Nye B.A., Carroll D., Wiffen P.J., Moore R.A. (1996): A systematic review of antidepressants in neuropathic pain. Pain 68: 217–227.

Mehnert H., Schmidt K., Stracke H., Sachse G. (1995): Diabetische Polyneuropathie. Münch. Med. Wschr. 137: 83–86.

Müller-Felber W. (2000): Die periphere Neuropathie bei Diabetes mellitus aus neurologischer Sicht. Internist 41: 429–433.

Mutschler E. (1996): Arzneimittelwirkungen. 7. Aufl. Wissenschaftl. Verlagsgesellschaft, Stuttgart, S. 626.

Reljanovic M., Reichel G., Rett K., Lobisch M., Schuette K., Möller W., Tritschler H.J., Mehnert H. (1999): Treatment of diabetic polyneuropathy with the antioxidant thioctic acid (Alpha-lipoic acid): A two year multicenter randomized double-blind placebo-controlled trial (ALADIN II). Free Rad. Res. 31: 171–179.

Rathmann W., Haastert B., Giani G. (1999): Arzneimittelverordnungen und Kosten bei diabetischer Polyneuropathie. Dtsch. Med. Wschr. 124: 681–686.

Ruhnau K.J., Meissner H.P., Finn J.R., Reljanovic M., Lobisch M., Schütte K., Nehrdich D., Tritschler H.J., Mehnert H., Ziegler D. (1999): Effects of 3-week oral treatment with the antioxidant thioctic acid (Alpha-lipoic acid) in symptomatic diabetic polyneuropathy. Diabet. Med. 16: 1040–1043.

Stephens N.G., Parsons A., Schofield P.M., Kelly F., Cheeseman K. et al. (1996): Randomised controlled trial of vitamin E in patients with coronary disease: Cambridge Heart Antioxidant Study (CHAOS). Lancet 347: 781–786.

Stracke H., Lindemann A., Federlin K. (1996): A Benfotiamine-vitamin B combination in treatment of diabetic polyneuropathy. Exp. Clin. Endocrinol. Diabetes 104: 311–316.

The Heart Outcomes Prevention Evaluation Study Investigators (2000): Vitamin E supplementation and cardiovascular events in high-risk patients. N. Engl. J. Med. 342: 145–153.

Thorp J.A., Gaston L., Caspers D.R., Pal M.L. (1995): Current concepts and controversies in the use of Vitamin K. Drugs 49: 376–387.

Virtamo J., Rapola J.M., Ripatti S., Heinonen O.P., Taylor P.R. et al. (1998): Effect of vitamin E and beta carotene on the incidence of primary nonfatal myocardial infarction and fatal coronary heart disease. Arch. Intern. Med. 158: 668–675.

Ziegler D., Hanefeld M., Ruhnau K.J., Meißner H.P., Lobisch M. et al. (1995): Treatment of symptomatic diabetic peripheral neuropathy with the anti-oxidant α-lipoic acid: A 3-week multicentre randomized controlled trial (ALADIN Study). Diabetologia 38: 1425–1433.

Ziegler D., Hanefeld M., Ruhnau K.-J., Hasche H., Lobisch M. et al. (1999): Treatment of symptomatic diabetic polyneuropathy with the antioxidant α-lipoic acid (ALADIN III Study). Diabetes Care 22: 1296–1301.

Ziegler D., Schatz H., Conrad F., Gries F.A. Ulrich H., Reichel G. (1997): Effects of treatment with the antioxidant alpha-lipoic acid on cardiac autonomic neuropathy in NIDDM patients (DEKAN Study). Diabetes Care 20: 369–373.

50. Generika und Analogpräparate

Ulrich Schwabe

Generika und Analogpräparate gewinnen aus unterschiedlichen Gründen wachsende Anteile am deutschen Arzneimittelmarkt. Während die Verwendung von Generika aus ökonomischen Gründen seit langem propagiert wird, nimmt die internationale Kritik an der ständig steigenden Zahl der Analogpräparate, die in den USA auch abwertend als Me-too-Präparate bezeichnet werden, aus vielen Gründen zu. Da die Entwicklung wirklich innovativer Arzneimittel schwierig und risikoreich ist, begnügen sich viele Firmen damit, Analogpräparate mit geringen Variationen etablierter Produkte zu produzieren, die jedoch wenig zur Verbesserung der Arzneitherapie beitragen, außer daß sie Konfusion und Kosten kreieren (Angell 2000).

Generika und Analogpräparate sind daher im Gemeinsamen Aktionsprogramm zur Einhaltung der Arznei- und Heilmittelbudgets 1999 als wesentliche Arzneimittelgruppen mit hohen Einsparpotentialen hervorgehoben worden. Die Empfehlungen des Aktionsprogramms haben nicht nur im Bereich der umstrittenen Arzneimittel, sondern auch bei Generika und Analogpräparaten zu sichtbaren Erfolgen geführt. Auf der anderen Seite haben mehrere pharmazeutische Firmen mit juristischen Mitteln versucht, die Einsparvorschläge im Bereich der Analogpräparate zu unterbinden. In dieser Situation erscheint es wichtig, die Möglichkeiten und Grenzen der Substitution von Analogpräparaten darzustellen. Eine solche Klarstellung ist besonders deshalb wichtig, weil durch den Ablauf des Patentschutzes von Wirkstoffen in therapeutisch bedeutsamen Wirkstoffgruppen, z.B. den Protonenpumpenhemmern und den langwirkenden ACE-Hemmern, erhebliche Kosteneinsparungen durch eine pharmakologisch-therapeutisch korrekte Substitution von Analogpräparaten erzielt werden können. Durch diese Entwicklungen haben die Analogpräparate inzwischen schon ähnlich hohe Einsparpotentiale erreicht wie die Generika.

Generika

Generika sind Arzneimittel mit patentfreien Wirkstoffen, die in der klassischen Form mit dem internationalen Freinamen (generic name) auf den Markt gebracht werden. Ihnen gleichzusetzen sind die sogenannten Markengenerika (branded generics), die patentfreie Wirkstoffe unter einem neuen Handelsnamen anbieten. In vielen Ländern ist die Verschreibung von Generika durch administrative Maßnahmen gefördert worden. In Deutschland war die Zulassung von Generika durch das Arzneimittelgesetz schon im Jahre 1978 vereinfacht worden, da für Arzneimittel mit bekannten Wirkstoffen nur die Ergebnisse der Qualitätsprüfung vorgelegt werden müssen, während für die Daten der pharmakologisch-toxikologischen und der klinischen Prüfung bei der Zulassung auf die Unterlagen des Erstanmelders Bezug genommen werden kann. In den USA ist die generische Substitution durch die Veröffentlichung einer Liste mit Arzneimitteln mit therapeutischen Äquivalenzbewertungen durch die Food and Drug Administration (1987) gefördert worden, nachdem ein neues Gesetz über den Preiswettbewerb von Arzneimitteln in Kraft getreten war, das ebenfalls die Zulassung von Generika wesentlich erleichterte (Mattison 1986).

In Deutschland hat sich der Anteil der Generika am Gesamtmarkt bei den Verordnungen und beim Arzneimittelumsatz seit 1981 auf

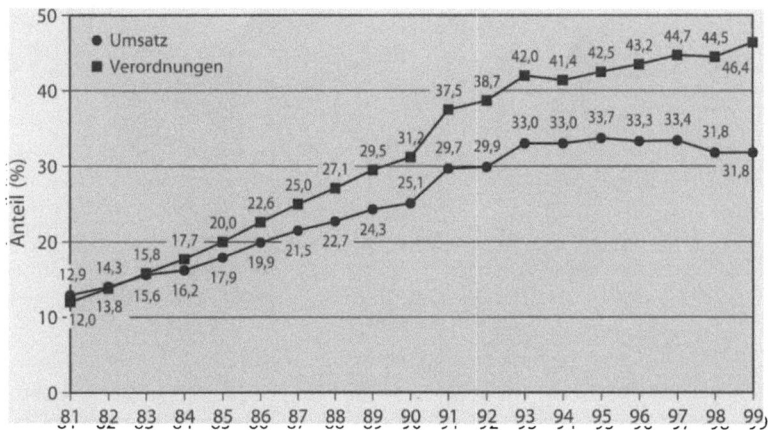

Abbildung 50.1: Anteil der Generika an Gesamtmarkt nach Verordnungen und Umsatz 1981–1999, ab 1991 mit den neuen Bundesländern.

das drei- bis vierfache erhöht (Abbildung 50.1). Nach einer kurzen Phase der Stagnation im Jahre 1998 sind die Generika 1999 wieder auf dem Vormarsch. Im generikafähigen Markt haben Verordnungen und definierte Tagesdosen erstmals die Grenze von 70 % überschritten (Vorjahr 68 %) (Abbildung 50.2). Im Gesamtmarkt erreichten die Generika einen Verordnungsanteil von 46,4 % (Vorjahr 44,5 %) und einen Umsatzanteil von 31,8 % (Vorjahr ebenfalls 31,8 %) (Tabelle 50.1). Die Zahlenwerte sind nicht direkt mit den im Vorjahr publizierten Daten vergleichbar, weil sich die Auswertung auf eine deutlich größere Zahl von 403 generikafähigen Wirkstoffen (Vorjahr 334) bezieht. Diese Veränderung ist vor allem dadurch bedingt, daß weitere Mineralstoffe und pflanzliche Arzneimittel in die Analyse einbezogen wurden, für die es jeweils mehrere Anbieter gibt. Es handelt sich zwar nicht um patentfähige Wirkstoffe, gerade deshalb ist aber ein Preiswettbewerb in ähnlicher Weise wie bei den Generikapräparaten möglich. Ein vollständiger Überblick über den prozentualen Anteil der Generikaverordnungen wird in der ergänzenden statistischen Übersicht gegeben (Kapitel 55, Tabelle 55.8).

Durch die Verordnung von Generika (Zweitanmelderpräparaten) haben die bundesdeutschen Vertragsärzte 1999 insgesamt 3,5 Mrd. DM für die gesetzlichen Krankenkassen eingespart, wenn die derzeitigen Durchschnittskosten einer Generikaverordnung von 32,21 DM

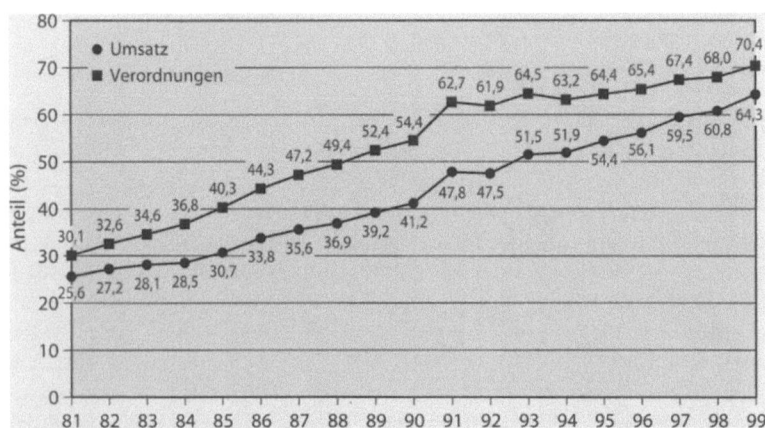

Abbildung 50.2: Anteil der Generika am generikafähigen Markt nach Verordnungen und Umsatz 1981–1999, ab 1991 mit den neuen Bundeländern.

Tabelle 50.1: Anteile der Generikapräparate an Verordnungen und Umsatz von verordnungsstarken Wirkstoffen 1999

Wirkstoff	Verordnungen in Tsd.	Änd. %	Umsatz Mio. DM	Änd. %
Diclofenac	26360,1	61,8	303,8	59,8
Paracetamol	15986,8	81,2	57,1	76,2
Acetylcystein	14472,5	100,0	192,9	100,0
Xylometazolin	11402,0	82,6	50,2	83,2
Acetylsalicylsäure	11079,3	90,3	70,7	82,0
Levothyroxin	9664,3	74,4	162,8	74,0
Ambroxol	9535,7	54,1	88,0	51,6
Ibuprofen	8013,4	99,9	146,1	99,9
Captopril	7895,0	88,6	280,9	73,8
Metoclopramid	7179,8	72,7	62,5	72,1
Metoprolol	7030,4	46,1	387,3	30,4
Insulin	6750,3	100,0	1099,5	100,0
Nifedipin	6145,7	84,5	264,6	83,1
Phenoxymethylpenicillin	6023,3	83,2	98,0	82,9
Furosemid	5678,7	81,7	145,7	77,7
Metamizol	5629,1	72,7	51,6	70,2
Glibenclamid	5579,3	70,7	103,9	62,7
Verapamil	5547,2	67,6	204,6	63,1
Theophyllin	5428,2	99,9	253,2	99,9
Ranitidin	5246,2	93,6	233,4	83,0
Weitere Wirkstoffe	334625,8	65,8	13913,4	59,6
Alle generikafähigen Wirkstoffe	515272,9	70,4	18170,0	64,3
Gesamtmarkt GKV-Rezepte mit Fertigarzneimitteln	782647,7	46,4	36773,8	31,8

Tabelle 55.8 enthält eine vollständigere Aufstellung von Wirkstoffen.

im Vergleich zu 42,52 DM für einen Originalpräparatverordnung zugrunde gelegt werden. Im internationalen Vergleich wurde in Deutschland ein sehr hoher Umstellungsgrad von Original- auf Generikapräparate erreicht. Für den generikafähigen Teilmarkt mit einem Umsatzvolumen von 18,2 Mrd. DM (49,4 % des gesamten Arzneimittelmarktes) läßt sich ein zusätzliches Einsparpotential von 3,0 Mrd. DM berechnen, wenn der jeweils günstigste Preis für Generika mit mindestens 50000 Verordnungen ohne die umstrittenen Arzneimittel berücksichtigt wurde. Damit hat 1999 das noch zusätzlich nutzbare Einsparpotential von Generika gegenüber 1998 noch einmal deutlich um ca. 480 Mio. DM zugenommen (Tabelle 50.2). An der Spitze der Wirkstoffe mit besonders hohen Einsparpotentialen steht weiterhin Metoprolol mit 193 Mio. DM. Danach folgt erstmals Omeprazol mit

Tabelle 50.2: Einsparpotentiale von Generika 1999.

Wirkstoff	Tatsächlicher Umsatz (Mio. DM)	Umsatz bei günst. Preis (Mio. DM)	Mögliche Einsparung (Mio. DM)	Einsparung (kumuliert) (Mio. DM)
Metoprolol	386,1	193,5	192,6	192,6
Omeprazol	569,7	441,9	127,8	320,4
Budesonid	324,3	196,7	127,6	448,0
Captopril	280,2	153,8	126,4	574,4
Isosorbidmononitrat	283,6	164,8	118,8	693,2
Theophyllin	251,9	135,5	116,3	809,5
Enalapril	235,7	149,2	86,5	896,1
Nifedipin	263,8	191,8	72,0	968,1
Ranitidin	232,6	163,4	69,2	1037,3
Tramadol	214,4	146,7	67,8	1105,0
Diclofenac	218,2	152,6	65,7	1170,7
Estradiol	137,4	74,9	62,5	1233,2
Salbutamol	122,7	65,4	57,3	1290,5
Isosorbiddinitrat	183,9	126,9	57,0	1347,5
Tilidin und Naloxon	188,0	132,9	55,1	1402,6
Verapamil	203,5	151,1	52,4	1455,0
Glibenclamid	103,6	53,6	50,0	1505,0
Nitrendipin	82,5	34,0	48,5	1553,5
Furosemid	145,5	103,9	41,6	1595,1
Molsidomin	128,4	91,0	37,4	1632,5
Summe dieser 20 Wirkstoffe	4556,3	2923,8	1632,5	
Summe aller Generika-Wirkstoffe	14465,2	11497,6	2967,6	

Bei der Berechnung des günstigsten Preises wurden nur unumstrittene Präparate mit mindestens 50 Tsd. Verordnungen berücksichtigt.

128 Mio. DM, da der Patentschutz für *Antra* im April 1999 abgelaufen ist und danach zahlreiche Omeprazolgenerika auf den Markt kamen. Ein weiterer neuer Wirkstoff mit einem hohen generischen Einsparpotential ist der langwirkende ACE-Hemmer Enalapril, für den der Patentschutz im Oktober 1999 ablief. Das Einsparvolumen beträgt 87 Mio. DM bei der Berechnung der durchschnittlichen Generikapreise von 1999, die aber inzwischen um fast 40 % gefallen sind. Allein durch das Hinzukommen dieser beiden umsatzstarken Wirkstoffe hat sich das gesamte Einsparpotential der Generika im Jahre 1999 kräftig um 620 Mio. DM erhöht. Die Tabelle 50.2 zeigt weiterhin, daß der größte Teil der Einsparmöglichkeiten auf 20 Wirkstoffe entfällt, für die das Einsparvolumen bereits 1,6 Mrd. und damit 55 % des gesamten Einsparvolumens beträgt.

Analogpräparate

Analogpräparate enthalten neue Moleküle mit jedoch analogen Wirkungen wie bekannte Arzneimittel. Sie sind damit chemische Innovationen mit pharmakologisch ähnlichen oder gleichartigen Wirkungen ohne besondere therapeutische Vorteile. Derartige neue Substanzen sind patentfähig und ermöglichen dem Erfinder in großen Indikationsgruppen einen profitablen Marktanteil. Produkte mit solchen Molekülvariationen werden wegen ihrer Ähnlichkeit zu bereits eingeführten Wirkstoffen auch als „Me-too"-Präparate bezeichnet. In vielen Ländern mit einer produktiven pharmazeutischen Industrie besteht ein großer Teil der jährlich neu eingeführten Wirkstoffe aus solchen Analogsubstanzen. So wurden in den USA von 1989 bis 1993 insgesamt 127 Arzneimittel mit neuen Molekülstrukturen zugelassen, von denen jedoch nur eine kleine Minderheit klare Vorteile gegenüber bestehenden Therapieprinzipien hatte (Kessler et al. 1994). In Deutschland kamen seit Inkrafttreten des Arzneimittelgesetzes 1978 insgesamt 589 neue Wirkstoffe auf den Markt, davon 137 Wirkstoffe mit therapeutisch bedeutsamen neuen Wirkprinzipien. Weitere 155 Wirkstoffe weisen gegenüber bereits im Handel befindlichen Arzneimitteln Verbesserungen pharmakodynamischer oder pharmakokinetischer Eigenschaften auf (Fricke 2000). Die zahlenmäßige Dominanz der Analogpräparate prägt daher auch den deutschen Arzneimittelmarkt.

Nach traditionellen ökonomischen Kriterien verbessern sich die Marktchancen eines zusätzlichen Produktes in einem bereits gesättigten Markt, wenn es billiger als die Mitbewerber angeboten wird (Kessler et al. 1994). Analogpräparate können damit durchaus den Preiswettbewerb fördern und positive Auswirkungen auf die Arzneimittelkosten haben. Ein seit langem bekanntes Beispiel ist ein Analogpräparat in der Gruppe der Betarezeptorenblocker. *Concor* (Bisoprolol) wurde 1986 als β_1-selektiver Betarezeptorenblocker auf den Markt gebracht und hatte trotz einer höheren β_1-Selektivität als das ursprünglich innovative Erstprodukt Metoprolol (*Beloc*) niedrigere Tagestherapiekosten. In den folgenden Jahren erreichte *Concor* bis 1992 überdurchschnittliche Verordnungszunahmen, obwohl es bereits seit 1988 mit den ersten Generika von Atenolol und Metoprolol im Wettbewerb stand.

Andere Pharmafirmen vertrauen jedoch auf den bei Ärzten und Patienten weit verbreiteten Glauben, daß alle neuen Arzneimittel besser und damit auch mehr wert sind (Kessler et al. 1994). Mit geschickten Marketingmethoden und einseitigen Informationen über angebliche Vorteile pseudoinnovativer Neueinführungen gelingt es häufig, höhere Preise für überflüssige Analogpräparate zu erzielen. Aktuelle Beispiele des deutschen Arzneimittelmarktes sind die beiden neu eingeführten oralen Antidiabetika *Amaryl* (Glimepirid) und *Novo-Norm* (Repaglinid) zur Behandlung des Typ-2-Diabetes. Nach den Tagestherapiekosten ist *Amaryl* vierfach teurer als die meisten Glibenclamidgenerika und fast doppelt so teuer wie das Originalpräparat *Euglucon* (Glibenclamid), das ursprünglich von der gleichen Firma vor 30 Jahren entwickelt wurde. *NovoNorm* ist sogar zwanzigfach teurer als die Glibenclamidgenerika (siehe Antidiabetika, Kapitel 10).

Die stetig steigende Zahl der Analogpräparate und die unelastische Preisgestaltung einiger Me-too-Hersteller schaffen die Basis für mehrere Formen von Einsparpotentialen auf dem Analogpräparatemarkt:

- Preiswettbewerb von Analogpräparaten mit dem Innovationsprodukt,
- Preiswettbewerb von Generika des Innovationsproduktes mit später eingeführten Analogpräparaten, die noch unter Patentschutz stehen, aber noch keine generische Konkurrenz haben.
- Preiswettbewerb von Analogpräparate-Generika nicht nur mit dem eigenen Originalpräparat, sondern auch mit dem Originalpräparat des ursprünglichen Innovationsproduktes und seinen Generika.

Wie bereits am Beispiel der Betarezeptorenblocker dargestellt, kann ein preisgünstiges Analogpräparat einen beträchtlichen Marktanteil in seiner Arzneimittelklasse erreichen. Mit dem Ablauf des Patentschutzes des Erstvertreters treten seine Generika nicht nur in einen Preiswettbewerb mit dem wirkstoffgleichen Originalpräparat (generische Konkurrenz), sondern zusätzlich auch mit den wirkungsgleichen Analogpräparaten (wirkungsbezogene oder pharmakologische Konkurrenz), auch wenn diese noch unter Patentschutz stehen und noch keine eigenen generischen Wettbewerber haben. Ein anschauliches Beispiel aus den Verordnungsentwicklungen des Jahres 1999 liefern die Protonenpumpenhemmer zur Hemmung der Magensäuresekretion bei der Behandlung von Ulkuspatienten. Nach dem Ablauf des Patentschutzes des Innovationsproduktes Omeprazol (*Antra*) im April 1999 kamen mehrere Omeprazolgenerika auf den Markt, die nicht nur mit dem Originalpräparat *Antra* konkurrierten, sondern auch zu einem Verordnungsrückgang der Analogpräparate

Pantoprazol (*Pantozol, Rifun*) und Lansoprazol (*Lanzor*) führten (siehe Tabelle 35.5 im Kapitel 35, Magen-Darm-Mittel). Der Preiswettbewerb durch Generika findet also nicht nur auf der Wirkstoffebene, sondern auch auf der Wirkungsebene bei pharmakologisch-therapeutisch vergleichbaren Wirkstoffen statt.

Ein Beispiel für die dritte Stufe von Einsparpotentialen auf dem Analogpräparatemarkt liefern die Ranitidingenerika in der Gruppe der H_2-Antagonisten, die ebenfalls zur Säuresekretionshemmung bei Ulkuspatienten eingesetzt werden. Ranitidin ist ein Analogpräparat des Innovationsproduktes Cimetidin, das 1977 als erster H_2-Antagonist in die Therapie eingeführt wurde. Beim Markteintritt im Jahre 1995 verdrängten die Ranitidingenerika nicht nur die beiden Originalpräparate von Ranitidin (*Sostril, Zantic*), sondern auch das ursprüngliche Innovationspräparat *Tagamet* (Cimetidin) zusammen mit den bereits im Markt befindlichen Cimetidingenerika sowie alle anderen Analogpräparate in der Gruppe der H_2-Antagonisten wie z.B. Famotidin (*Pepdul*) und Nizatidin (*Nizax*). Als Ergebnis wird der Markt in der Arzneimittelklasse der H_2-Antagonisten 1999 von 15 Ranitidingenerika mit einem Marktanteil von 86 % beherrscht, während alle anderen H_2-Antagonisten stark rückläufig waren, so daß sie nur noch geringe Marktanteile behaupten konnten (siehe Tabelle 35.4). Der Markterfolg der Ranitidingenerika beruht in erster Linie darauf, daß sie noch einmal 20 % billiger sind als die Cimetidingererika. Hinzu kommt allerdings, daß Ranitidin aufgrund geringerer Nebenwirkungen besser verträglich als Cimetidin ist und damit bereits als Analogpräparat das innovative Erstprodukt Cimetidin im Verordnungsmarkt überflügelt hatte.

Therapeutische Äquivalenz

Voraussetzung für einen Preiswettbewerb von Wirkstoffen einer Arzneimittelklasse mit einem pharmakologisch einheitlichen Wirkungsmechanismus ist die therapeutische Äquivalenz der einzelnen Vertreter. Der Einfachheit halber bleiben wir bei dem Beispiel der Ulkustherapeutika, um den Begriff der therapeutischen Äquivalenz zu erläutern. Die vier am Markt befindlichen Protonenpumpenhemmer sind pharmakologisch äquivalent, weil alle die Na^+/H^+-ATPase (Protonenpumpe) in der Magenschleimhaut als Schlüsselenzym der Magensäureresekretion hochselektiv hemmen. Die hohe Selektivität beinhaltet, daß keine weiteren pharmakologischen Wirkungen das Wirkungsprofil dieser Substanzklasse modifizieren. Auch bei den pharmakokinetischen Eigenschaften weisen die einzelnen Protonenpumpenhemmer keine therapeutisch bedeutsamen Unterschiede auf. Lediglich bei den Wechselwirkungen nach gleichzeitiger Gabe anderer Arzneimittel hat Pantoprazol geringere Interferenzen als Omeprazol. Bis auf diese marginalen Unterschiede im Interaktionsprofil besteht zwischen Omeprazol und seinen Analogpräparaten therapeutische Äquivalenz. Die Omeprazolgenerika können daher nicht nur für den Austausch des Originalpräparats *Antra*, sondern auch anstelle der Analogpräparate eingesetzt werden.

Schwieriger ist die Frage der therapeutischen Äquivalenz zu beantworten, wenn neben sogenannten Surrogatparametern auch echte Morbiditäts- oder Mortalitätsdaten erhoben wurden. Für die meisten Arzneimittel wird für den Nachweis der therapeutischen Wirksamkeit die Besserung eines einfach und schnell zu messenden Krankheitssymptoms als Surrogatparameter gemessen. Erst in späteren Langzeitstudien wird über mehrere Jahre die Beeinflussung des langfristigen Krankheitsverlaufs und ggf. eine Senkung der Mortalität untersucht. So wird beispielsweise die therapeutische Wirkung eines Antihypertonikums zunächst immer an der Senkung des pathologisch erhöhten Blutdrucks von Hochdruckpatienten gemessen. Erst durch Langzeitstudien kann auch die therapeutische Wirksamkeit auf die Spätfolgen des hohen Blutdrucks in Form von Schlaganfall, Herzinsuffizienz und koronarer Herzkrankheit festgestellt werden. Für Diuretika und Betarezeptorenblocker ist seit längerer Zeit durch mehrere kontrollierte Studien belegt, daß sie mit äquivalenter Wirksamkeit die kardiovaskuläre Morbidität und Mortalität senken (siehe Antihypertonika, Kapitel 13). Auch für Calciumantagonisten (z.B. Nitrendipin) und ACE-Hemmer nimmt die Evidenz zu, daß sie nicht nur den Blutdruck senken, sondern auch lebensverlängernd wirken. Das Gegenbeispiel ist Doxazosin aus der Gruppe der Alpha$_1$-Rezeptorenblocker, das zwar ebenfalls eine wirksame blutdrucksenkende Substanz ist, aber in der Langzeittherapie nach 3,3 Jahren ein doppelt so hohes Risiko einer Herzinsuffizienz hatte wie das Diuretikum Chlorthalidon (ALLHAT Collaborative Research Group 2000). Doxazosin hat damit keine therapeutische Äquivalenz zu den Diuretika und wird in Zukunft nicht mehr als primäres Antihypertonikum zur Behandlung der Hypertonie empfohlen. Wenn also Langzeitergebnisse zur Morbidität und Mortalität vorliegen, gehen sie zusätzlich in die Bewertung des therapeutischen Nutzens einer Wirkstoffgruppe ein. In gleicher Weise sind sie bei der Bewertung der therapeutischen Äquivalenz von pharmakologisch-therapeutisch vergleichbaren Wirkstoffen innerhalb einer Wirkstoffgruppe zu berücksichtigen.

Äquivalenzdosis

Die zweite Voraussetzung für einen Austausch pharmakologisch-therapeutisch vergleichbarer Arzneimittel ist die korrekte Festlegung einer therapeutischen Äquivalenzdosis, d.h. die Arzneimittelmenge, die den gleichen therapeutischen Effekt wie die mittlere Tagesdosis der Vergleichssubstanz hat. Grundlage für die Berechnung ist die Tagesdosis, mit der in kontrollierten Studien ein therapeutischer Effekt bezogen auf eine definierte Indikation nachgewiesen wurde. In kontrollierten Studien wird in der Regel nur eine Dosis untersucht. Bei einigen Arzneimitteln (z.B. ACE-Hemmer, Statine) wird auch eine Dosistitration bis zu einem vorgegebenen therapeutischen Effekt vorgenommen, die mit einer Anfangsdosis begonnen wird und bei Bedarf bis zu einer Höchstdosis gesteigert wird. Die in der klinischen Prüfung ermittelten Werte der Dosis oder des Dosisbereichs sind die Grundlage für die Dosisangaben in der Gebrauchs- oder Fachinformation eines Arzneimittels. Unter diesen Voraussetzungen ist es daher in der Regel möglich, aus den Dosierungsangaben eines Arzneimittels eine mittlere Tagesdosis zu berechnen. Über den Wirkungsnachweis für ein definiertes Therapieziel ist damit die therapeutische Äquivalenz der geprüften Dosierungen zweier pharmakologisch-therapeutisch vergleichbarer Wirkstoffe grundsätzlich gegeben.

Läßt sich die therapeutische Äquivalenzdosis mit den genannten Dosierungsangaben nicht ausreichend genau berechnen, kann das Ergebnis durch Rückgriff auf die Originaldaten kontrollierter Studien überprüft werden. Eine genaue Bestimmung der therapeutischen Äquivalenz der mittleren Tagesdosis von zwei Arzneimitteln kann durch Dosiswirkungskurven der zu vergleichenden Arzneimittel über den therapeutischen Dosisbereich erfolgen. Eine solche Dosisvergleichsstudie wurde beispielsweise mit fünf HMG-CoA-Reduktasehemmern durchgeführt. In dieser Studie senkte Atorvastatin in einer Tagesdosis von 10 mg die Konzentration des LDL-Cholesterins im

Plasma mindestens genauso wirksam wie Simvastatin (20 mg/Tag), war aber signifikant stärker wirksam als Pravastatin (20 mg/Tag), Lovastatin (40 mg/Tag) und Fluvastatin (40 mg/Tag) (Jones et al. 1998). Nicht immer liegen solche direkten Vergleichsstudien von Analogpräparaten im Vergleich zu dem innovativen Erstprodukt einer Wirkstoffklasse vor. Dann besteht als nächster Schritt die Möglichkeit, die Dosiswirkungsdaten aus mehreren kontrollierten Studien als Metaanalyse zu vergleichen.

Definierte Tagesdosen

Im Arzneiverordnungs-Report wird seit 1985 die Methode der definierten Tagesdosis (defined daily dose, DDD) für eine therapiebezogene Analyse kassenärztlicher Arzneiverordnungen verwendet. Die DDD-Methode mit der Anatomisch-Therapeutisch-Chemischen Klassifikation (ATC-Klassifikation) ist als methodische Grundlage für Arzneimittelverbrauchsstudien erarbeitet worden (Nordic Council on Medicines 1985). Die DDD ist die angenommene durchschnittliche tägliche Erhaltungsdosis eines Arzneimittels, die für seine Hauptindikation bei Erwachsenen angewendet wird. Wenn eine neue DDD festgelegt wird, werden verschiedene Quellen verwendet, um den besten Überblick über den aktuellen oder erwarteten Gebrauch einer Substanz zu erhalten. Die DDD ist fast immer ein Kompromiß, der auf der Durchsicht der verfügbaren Informationen einschließlich der in verschiedenen Ländern verwendeten Dosen basiert (WHO Collaborating Centre for Drug Statistics Methodology 2000). Aktualisierte DDD-Werte werden jährlich durch das WHO Collaborating Centre publiziert. Im Laufe der letzten 15 Jahre ist damit für eine wachsende Zahl von Arzneimitteln eine umfangreiche Sammlung von DDD-Daten entstanden, die von einer unabhängigen WHO-Arbeitsgruppe erarbeitet wurde und dadurch eine breite Akzeptanz gefunden hat.

Schon in seinen ersten Publikationen hat das WHO Collaborating Centre darauf hingewiesen, daß die definierten Tagesdosen allgemein für Verbrauchsstudien von Arzneimitteln entwickelt worden seien, jedoch nicht für den Kostenvergleich verschiedener Behandlungsschemata. Solche Kostenvergleiche sollten daher nur vorgenommen werden, wenn die DDD-Werte im aktuellen Fall klinisch äquivalent sind (Nordic Council on Medicines 1985). Wie bereits dargestellt, ist beim Vergleich pharmakologisch-therapeutisch gleichartiger Wirkstoffe ein Mindestmaß an therapeutischer Äquivalenz gegeben, wenn für beide Wirkstoffe die therapeutische Wirksamkeit mit einem definierten Therapieziel bezogen auf eine Indikation nachgewiesen wurde. In späteren Leitlinien für die ATC-DDD-Klassifikation wurde hervorgehoben, daß Arzneimittelverbrauchsstudien eine wichtige Grundlage für medizinische und ökonomische Beurteilungen bilden. Insbesondere wurde die Bedeutung für regulatorische Eingriffe in den Arzneimittelmarkt, für Änderungen von Arzneimittelkosten und für gesundheitspolitische Entscheidungen über den Arzneimittelverbrauch genannt (WHO Collaborating Centre for Drug Statistics Methodology 1990). Tatsächlich ist die Methode der WHO-DDD in der Folgezeit nicht nur für Arzneimittelverbrauchsstudien sondern auch für Arzneimittelkostenanalysen eingesetzt worden (Maxwell et al. 1998, Vested et al. 1997, Blomqvist et al. 2000).

Mit der zunehmenden internationalen Akzeptanz der WHO-DDD haben wir die Berechnung definierter Tagesdosen von Monopräparaten im Arzneiverordnungs-Report ab 1997 von den rechnerischen mittleren Tagesdosen der Preisvergleichsliste des Bundesausschusses der Ärzte und Krankenkassen auf die DDD-Angaben des WHO Collaborating Centre umgestellt (siehe Arzneiverordnungs-Report 1997, Kapitel 50). Nur wenn keine WHO-DDD vorhanden waren, wurden weiterhin die rechnerischen mittleren Tagesdosen aus der Preisvergleichsliste verwendet. In allen anderen Fällen wurden für die Berechnung der DDD-Werte von Monopräparaten und Kombinationspräparaten wie bis dahin die Dosierungsangaben der Hersteller nach der Roten Liste zugrundegelegt. Weiterhin wurden im Rahmen einer systematischen Aktualisierung die DDD-Werte für ca. 50 Wirkstoffe von den älteren Angaben der Preisvergleichsliste auf die aktuellen Angaben der WHO-DDD-Liste umgestellt (siehe Arzneiverordnungs-Report 1998, Kapitel 53). Die Umstellung war auch deshalb erforderlich, weil die Preisvergleichsliste seit 1992 nicht mehr aktualisiert worden war und vor allem die seitdem neueingeführten Wirkstoffe nicht enthielt. Insgesamt bietet die Benutzung der WHO-DDD nicht nur den Vorteil der Aktualität, sondern gewährleistet durch die inzwischen erreichte Vollständigkeit der DDD-Werte eine bessere methodische Vergleichbarkeit der damit berechneten DDD-Mengen und der Qualität der DDD-Analysen des Arzneiverordnungs-Reports. Nur in begründeten Fällen sind wir von der WHO-DDD abgewichen, wenn bei speziellen Indikationen aufgrund der Fachinformation festgestellt werden kann, daß ein Präparat praktisch ausschließlich für einen anderen als von der WHO erfaßten Zweck vorgesehen ist und die Verordnungspraxis dies unterstützt. Dieses Vorgehen wurde beispielsweise bei niedrig dosierten Neuroleptika und Antihistaminika gewählt (siehe Arzneiverordnungs-Report 1998, Kapitel 40).

Probleme des Preisvergleichs

In seiner neuesten Publikation der Leitlinien zur ATC-Klassifikation hat das WHO Collaborating Centre (2000) auffälligerweise darauf hingewiesen, daß die Verwendung der ATC-DDD-Klassifikation für Preisvergleiche und andere Preisentscheidungen einen Mißbrauch der Methode darstelle. Die DDD-Werte würden nicht notwendigerweise den Zweck einer therapeutischen Äquivalenzdosis erfüllen, weil sie nur sehr schwer ermittelt werden könnten, insbesondere nicht mit einer Genauigkeit, die für Preisentscheidungen notwendig sei. Weiterhin würden die praktisch angewendeten Dosen nicht den therapeutischen Äquivalenzdosen entsprechen und nicht notwendigerweise Wirkungsüberlegungen beinhalten. Schließlich wird darauf hingewiesen, daß sich die durchschnittlichen Tagesdosen im Laufe der Zeit ändern würden und Anpassungen nur bei größeren Veränderungen vorgenommen werden könnten. So recht überzeugend wirken diese Argumente gegen eine Verwendung der DDD-Methode zum Preisvergleich von Analogpräparaten nicht, da alle Probleme, die mit der Ermittlung einer korrekten Äquivalenzdosis zusammenhängen, methodisch lösbar sind.

In Deutschland regt sich seit einiger Zeit von Seiten mehrerer pharmazeutischer Firmen Widerspruch gegen die Methode der WHO-DDD als Basis des Kostenvergleichs von Arzneimitteln. So haben die Firmen Dieckmann Arzneimittel und Boehringer Ingelheim Pharma eine einstweilige Verfügung gegen das Gemeinsame Aktionsprogramm zur Einhaltung der Arzneimittel- und Heilmittelbudgets 1999 erwirkt, weil nach Auffassung des Gerichts die Angabe der Preisrelation nach durchschnittlichen Tagesdosen (DDD) für den Wirkstoff Simvastatin (*Denan, Zocor*) unzulässig sei (Landgericht Düsseldorf, Az: 12 O 548/99). Die Kassenärztliche Bundesvereinigung wurde dadurch verpflichtet, die Vertragsärzte darauf hinzuweisen, daß Simvastatin bezüglich der Abweichung des DDD-Preises vom Gruppendurchschnitt nicht beachtet werden darf. Dabei hatte die Kassenärztliche Bundesvereinigung bei der Darstellung teurer

Schrittinnovationen mit nicht gesichertem therapeutischen Zusatznutzen (d.h. Analogpräparate) nur in sehr zurückhaltender Form von ihrem Recht Gebrauch gemacht, die Vertragsärzte über die Preise verordnungsfähiger Leistungen zu informieren (gemäß § 305a SGB V). Für die sechs umsatzstärksten Wirkstoffgruppen nach ATC wurde jeweils nur die prozentuale Abweichung des DDD-Preises eines Wirkstoffs vom Gruppendurchschnitt in grafischer Form dargestellt. Die genauen zahlenmäßigen Kostenunterschiede der einzelnen Präparate waren nicht angegeben worden. Diese Form des Preisvergleichs war nach Auffassung des Gerichts unzulässig, weil die WHO selbst die DDD für Preisbetrachtungen nicht für geeignet hält.

Dieses Argument ist formal korrekt, hält jedoch einer inhaltlichen Prüfung nicht stand. Das WHO Collaborating Centre hat in seinen Leitlinien darauf hingewiesen, daß die von ihm definierten DDD „nicht notwendigerweise" therapeutisch äquivalent sind. Diese Formulierung besagt aber auch, daß eine therapeutische Äquivalenz der WHO-DDD nicht grundsätzlich ausgeschlossen ist. Ein Mindestmaß an therapeutischer Äquivalenz für DDD-Werte ist immer dann gegeben, wenn es sich um pharmakologisch-therapeutisch vergleichbare (äquivalente) Arzneimittel aus der gleichen Wirkstoffklasse handelt und die therapeutische Wirksamkeit einer Dosis oder eines Dosisbereichs mit einem definierten Therapieziel nachgewiesen wurde (siehe oben). Dagegen sind DDD-Werte für Arzneimittel aus pharmakologisch-therapeutisch unterschiedlichen Wirkstoffgruppen nicht ohne weiteres austauschbar, sondern allenfalls aufgrund von vergleichenden Therapiestudien therapeutisch äquivalent. Ein aktuelles Beispiel für eine Inäquivalenz von Arzneimitteln aus unterschiedlichen Arzneimittelgruppen ist das Ergebnis der Vergleichsstudie des Alpha$_1$-Rezeptorenblockers Doxazosin und des Diuretikums Chlorthalidon (siehe oben, therapeutische Äquivalenz). Beide Arzneimittel sind wirksame Antihypertonika, unterscheiden sich aber gravierend in der Risikominderung von Hypertoniefolgekrankheiten.

In einer weiteren einstweiligen Verfügung gegen das Gemeinsame Aktionsprogramm wurde der Kassenärztlichen Bundesvereinigung untersagt, die durchschnittlichen Tagestherapiekosten des ACE-Hemmers Quinapril (Präparat *Accupro*) mit dem WHO-DDD-Wert von 15 mg als über dem Durchschnitt liegend auszuweisen. Die Preisangaben in der Tabelle der umsatzstärksten Wirkstoffe sind nach Auffassung des Sozialgerichts Köln rechtswidrig, da sie auf unzutreffenden Tatsachen beruhen (Az.: S 9 KR 238/99 ER). Auch diese Auffassung ist formal begründet, hält aber einer inhaltlichen Prüfung ebenfalls nicht stand. Nach einer früheren Entscheidung des Sozialgerichts Köln steht rechtskräftig fest, daß die maßgebliche Tagesdosis für Quinapril der von Enalapril zu entsprechen hat und damit auf 10 mg festzusetzen ist. Wie auch immer diese Entscheidung zustandegekommen ist, durch die für beide ACE-Hemmer vorliegenden Daten ist sie nicht belegbar.

Das Analogpräparat Quinapril ist genauso wie das innovative Erstpräparat Enalapril (z.B. *Xanef*) aus der Gruppe der langwirkenden ACE-Hemmer zur Behandlung der essentiellen Hypertonie und der Herzinsuffizienz zugelassen. Nach der Fachinformation von *Accupro* reicht der Dosisbereich für die Behandlung der Hypertonie von einer Initialdosis von 10 mg bis zu einer Maximaldosis von 40 mg pro Tag (Tabelle 50.3). Aus diesem Dosisbereich berechnet sich ein geometrischer Mittelwert von 20 mg als mittlere Tagesdosis für die Indikation Hypertonie (Hypertonie-DDD). Genauso läßt sich eine Herzinsuffizienz-DDD von 14 mg und nach Bildung eines geometrischen Mittelwerts aus der Hypertonie-DDD und der Herzinsuffizienz-DDD ein Gesamt-DDD von 17 mg berechnen, die hier als Hersteller-DDD bezeichnet wird. In gleicher Weise kann eine Hersteller-DDD für Enalapril von 10 mg aus den Dosierungsangaben in der Fachinforma-

Tabelle 50.3: Definierte Tagesdosen (DDD) von Enalapril und Quinapril. Hersteller-DDD sind nach der Fachinformation als geometrische Mittelwerte der Tagesdosen berechnet worden, da wirksame Dosen generell lognormal verteilt sind.

Tagesdosen	Enalapril *Xanef*	Quinapril *Accupro*
Hypertonie		
Initialdosis	5 mg	10 mg
Maximaldosis	40 mg	40 mg
Mittlere Tagesdosis (Hypertonie-DDD)	14 mg	20 mg
Herzinsuffizienz		
Initialdosis	2,5 mg	5 mg
Maximaldosis	20 mg	40 mg
Mittlere Tagesdosis (Herzinsuffizienz-DDD)	7 mg	14 mg
DDD-Werte		
Hersteller-DDD	10 mg	17 mg
(Mittelwert der Hypertonie- und Herzinsuffizienzdosis)		
WHO-DDD	10 mg	15 mg

tion von *Xanef* berechnet werden. In der Roten Liste werden für die Hypertonie zusätzlich Erhaltungsdosen von jeweils 10 mg für Enalapril und Quinapril aufgeführt. Obwohl die WHO-DDD generell die Erhaltungsdosis verwendet, wurden die Daten aus der Roten Liste bei der Berechnung der Hersteller-DDD nicht berücksichtigt, weil sie nicht mit den Angaben aus Übersichtsarbeiten übereinstimmen. Für Enalapril wird eine übliche Erhaltungsdosis bei essentieller Hypertonie von 20 mg täglich angegeben (Todd und Goa 1992), für Quinapril bei Herzinsuffizienz von 10–20 mg täglich (Wadworth und Brogden 1991, Plosker und Sorkin 1994). Die in Tabelle 50.3 berechneten Hersteller-DDD für Enalapril (10 mg) und Quinapril (17 mg) stimmen recht gut mit den jeweiligen WHO-DDD von 10 mg bzw. 15 mg überein. Es besteht damit kein Zweifel, daß die WHO-DDD für diese beiden ACE-Hemmer korrekt ermittelt wurde und relativ genau mit den deutschen Dosierungsangaben beider ACE-Hemmer übereinstimmt.

Das Bestreben des Herstellers des Analogpräparats Quinapril, eine DDD unterhalb der WHO-DDD mit juristischen Mitteln durchzusetzen, kann nur als Versuch gewertet werden, mit zu niedrigen Dosierungsangaben Preisvorteile in einem kompetitiven Markt von 18 ACE-Hemmern zu erlangen. Aus klinischer Sicht ist außerdem noch zu ergänzen, daß Quinapril bisher keine therapeutische Gleichwertigkeit mit Enalapril bei der Herzinsuffizienz erreicht hat, weil mit Quinapril nur eine Besserung funktioneller Parameter nachgewiesen wurde, aber keine Senkung der Mortalität (Garg et al. 1995). Bei Patienten mit Herzinsuffizienz ist daher eine Verordnung von Enalapril nach den wissenschaftlichen Daten besser begründet, weil mit diesem ACE-Hemmer in zwei großen Studien eine Senkung der Mortalität um 31 % bzw. 16 % nachgewiesen worden ist (The CONSENSUS Trial Study Group 1987, The SOLVD Investigators Group 1991).

Einsparpotentiale

Für die Verordnungen des Jahres 1999 sind die Einsparpotentiale durch Substitution von Analogpräparaten aus 17 Wirkstoffgruppen berechnet worden. Gegenüber der Auswertung im Vorjahr sind zwei umsatzstarke Arzneimittelgruppen durch Ablauf des Patentschutzes wichtiger Vertreter hinzugekommen. Es handelt sich um die langwirkenden ACE-Hemmer und die Protonenpumpenhemmer, für die durch die Markteinführung preiswerter Enalapril- und Omeprazolgenerika die noch unter Patentschutz stehenden Analogpräparate dieser beiden innovativen Erstprodukte substituiert werden können. Außerdem sind noch vier weitere Arzneimittelgruppen mit pharmakologisch-therapeutisch vergleichbaren Analogpräparaten in die Berechnung der Einsparpotentiale einbezogen worden (Tabelle 50.4). Es handelt sich um trizyklische Antidepressiva, die selektiven Antidepressiva aus der Gruppe der selektiven Serotoninrückaufnahmeinhibitoren (SSRI), Digoxinderivate und H_2-Rezeptorantagonisten. Neben der generischen Substitution ergibt sich durch die Wirkstoffsubstitution bei Analogpräparaten ein zusätzliches Einsparpotential von 2,3 Mrd. DM.

ACE-Hemmer. Die neu hinzugekommene Wirkstoffgruppe der langwirkenden ACE-Hemmer ergibt ein zusätzliches Einsparvolumen für Analogpräparate in Höhe von 203 Mio. DM. Bei den langwirkenden ACE-Hemmern ist der Patentschutz für Enalapril im Oktober 1999 und für Lisinopril im Dezember 1999 abgelaufen. Für die Substitution wurde Enalapril ausgewählt, da es sich um das innovative Erstprodukt der langwirkenden ACE-Hemmer handelt, für den das größte Ausmaß an therapeutischer Evidenz für die Anwendung bei essentieller Hypertonie und chronischer Herzinsuffizienz vorliegt (The CONSENSUS Trial Study Group 1987, The SOLVD Investigators 1991, Todd und Goa 1992). Als Substitutionspreis wurde hier nicht der günstigste Wert der DDD-Kosten von 1999 (0,84 DM, Tabelle 3.2) verwendet, sondern der aktuelle Preis vom Juni 2000 (0,59 DM), weil die Preise der Enalaprilgenerika seit der Einführung im Oktober 1999 schon um 40 % gesenkt worden sind. Damit soll für diese erstmals vertretene Wirkstoffgruppe ein realistischer Wert für das Einsparpotential angegeben werden. Diese methodische Änderung ist auch insofern korrekt, weil sich die Preise der entsprechenden Originalpräparate im Laufe eines Jahres trotz dieser enormen Marktbewegungen nicht wesentlich verändert haben, sondern weiterhin auf Festbetragsniveau sind. Die Generika des kurzwirkenden Captopril sind zwar billiger als die Enalaprilgenerika, werden aber für einen Austausch mit den langwirkenden ACE-Hemmern nicht empfohlen, da wegen der unterschiedlichen Wirkungsdauer und der damit verbundenen unterschiedlichen Risiken bei der Ersteinstellung eine therapeutische Äquivalenz bezüglich der Pharmakokinetik nicht gegeben ist.

Antidepressiva. Bei den Antidepressiva sind die Analogpräparate für zwei Gruppen von pharmakologisch-therapeutisch vergleichba-

Tabelle 50.4: Einsparpotentiale durch Substitution von Analogpräparaten mit pharmakologisch-therapeutisch vergleichbaren Wirkstoffen 1999. Das Einsparpotential wurde mit den jeweils günstigsten Kosten der definierten Tagesdosis (DDD) von Generika mit mindestens 50 Tsd. Verordnungen berechnet. *DDD-Kosten des preiswertesten Generikums des zugehörigen Wirkstoffs, **Umsatz nach generischer Substitution.

Wirkstoff Substitutionsvorschlag	DDD Mio.	Umsatz Mio. DM	DDD-Kosten DM	Generika-substitution Umsatz Mio. DM	Wirkstoff-substitution Umsatz Mio. DM	Wirkstoff-einsparpotential Mio. DM
ACE-Hemmer, langwirkende						
Enalapril 10 mg, DDD-Preis: 0,59 DM						
Ramipril	146,7	162,6	1,11	162,6	86,6	76,0
Benazepril	49,4	50,3	1,02	50,3	29,1	21,2
Quinapril	28,5	49,0	1,72	49,0	16,8	32,2
Fosinopril	43,8	61,5	1,40	61,5	25,8	35,7
Cilazapril	20,5	24,4	1,19	24,4	12,1	12,3
Spirapril	13,3	16,3	1,22	16,3	7,8	8,5
Perindopril	15,0	21,6	1,45	21,6	8,9	12,7
Trandolapril	6,6	8,7	1,44	8,7	3,9	4,8
	323,8	394,4		394,4	191,0	203,4
Antidepressiva, SSRI						
Fluvoxamin 100 mg, DDD-Preis: 1,97 DM						
Citalopram	22,5	64,8	2,88	64,8	44,3	20,5
Fluoxetin	13,2	44,7	*2,59	**34,2	26,0	8,2
Paroxetin	16,8	65,7	3,91	65,7	32,5	33,2
Sertralin	16,7	47,3	2,83	47,3	32,9	14,4
	69,2	222,5		212,0	135,7	76,3
Antidepressiva, trizyklische						
Amitriptylin 75 mg, DDD-Preis: 0,65 DM						
Doxepin	51,8	80,3	*1,12	**58,0	33,7	24,3
Trimipramin	22,6	58,3	*2,56	**57,9	14,7	43,2
Amitriptylinoxid	14,0	9,5	*0,68	**9,5	9,1	0,6
Clomipramin	9,5	21,2	*1,83	**17,4	6,2	11,2
Nortriptylin	2,0	3,2	1,62	3,2	1,3	1,9
	99,9	172,5		146,0	65,0	81,0
Betarezeptorenblocker						
Atenolol 100 mg, DDD-Preis: 0,51 DM						
Metoprolol	302,0	371,5	*0,62	**187,2	154,0	33,2
Bisoprolol	143,4	156,3	*0,97	**139,1	73,1	66,0
Talinolol	23,3	25,3	1,08	25,3	11,9	13,4
Nebivolol	32,1	51,4	1,60	51,4	16,4	35,0
Betaxolol	20,7	20,9	1,01	20,9	10,6	10,3
Propanolol	27,7	38,8	*1,27	**35,2	14,1	21,1
Celiprolol	35,3	24,7	0,70	24,7	18,0	6,7
Pindolol	2,6	4,6	1,81	4,6	1,3	3,3
	587,1	693,5		488,4	299,5	188,9

Tabelle 50.4: Einsparpotentiale durch Substitution von Analogpräparaten mit pharmakologisch-therapeutisch vergleichbaren Wirkstoffen 1999 (Fortsetzung). Das Einsparpotential wurde mit den jeweils günstigsten Kosten der definierten Tagesdosis (DDD) von Generika mit mindestens 50 Tsd. Verordnungen berechnet.
*DDD-Kosten des preiswertesten Generikums des zugehörigen Wirkstoffs,
**Umsatz nach generischer Substitution.

Wirkstoff Substitutionsvorschlag	DDD Mio.	Umsatz Mio. DM	DDD-Kosten DM	Generikasubstitution Umsatz Mio. DM	Wirkstoffsubstitution Umsatz Mio. DM	Wirkstoffeinsparpotential Mio. DM
Calciumantagonisten						
Nitrendipin 20 mg, DDD-Preis: 0,22 DM						
Nifedipin	339,8	258,2	*0,55	**186,9	74,8	112,1
Nicardipin	1,7	6,8	3,89	6,8	0,4	6,4
Nimodipin	1,3	17,4	12,94	17,4	0,4	17,1
Amlodipin	250,3	377,0	1,51	377,0	55,1	321,9
Felodipin	74,7	110,1	1,47	110,1	16,5	93,7
Nisoldipin	14,9	39,3	2,64	39,3	3,3	36,0
Isradipin	18,1	31,4	1,73	31,4	4,0	27,4
Nilvadipin	8,7	13,1	1,49	13,1	1,9	11,2
Lacidipin	11,3	20,4	1,81	20,4	2,5	17,9
	720,8	873,7		802,4	158,9	643,7
Digoxinderivate						
Digoxin 0,25 mg, DDD-Preis: 0,20 DM						
Metildigoxin	51,7	19,7	0,38	19,7	9,4	10,3
β-Acetyldigoxin	101,4	30,8	*0,24	**24,3	18,9	5,4
	153,1	50,5		44,0	28,3	15,7
Glucocorticoide, inhalativ						
Budesonid 0,8 mg, DDD-Preis: 1,16 DM						
Beclometason	48,7	98,9	*1,80	**87,7	56,5	31,2
Fluticason	42,9	153,2	3,57	153,2	49,8	103,4
Flunisolid	13,3	33,4	2,51	33,4	15,4	18,0
	104,9	285,5		274,3	121,7	152,6
Glucocorticoide, sytemisch						
Prednisolon 5 mg, DDD-Preis: 0,28 DM						
Prednison	54,7	33,4	*0,49	**26,8	15,3	11,5
Methylprednisolon	41,7	64,1	*1,30	**54,2	11,7	42,5
Cloprednol	3,6	9,6	2,69	9,6	1,0	8,6
	100,0	107,1		90,6	28,0	62,6
H₂-Rezeptorantagonisten						
Ranitidin 300 mg, DDD-Preis: 0,86 DM						
Cimetidin	3,8	5,2	1,36	5,2	3,3	1,9
Famotidin	8,8	26,5	3,01	26,5	7,6	18,6
Nizatidin	2,5	7,6	2,99	7,6	2,2	5,4
	15,1	39,3		39,3	13,1	26,0

Tabelle 50.4: Einsparpotentiale durch Substitution von Analogpräparaten mit pharmakologisch-therapeutisch vergleichbaren Wirkstoffen 1999 (Fortsetzung). Das Einsparpotential wurde mit den jeweils günstigsten Kosten der definierten Tagesdosis (DDD) von Generika mit mindestens 50 Tsd. Verordnungen berechnet.
*DDD-Kosten des preiswertesten Generikums des zugehörigen Wirkstoffs,
**Umsatz nach generischer Substitution.

Wirkstoff Substitutionsvorschlag	DDD Mio.	Umsatz Mio. DM	DDD-Kosten DM	Generikasubstitution Umsatz Mio. DM	Wirkstoffsubstitution Umsatz Mio. DM	Wirkstoffeinsparpotential Mio. DM
Nichtsteroidale Antiphlogistika						
Diclofenac 100 mg, DDD-Preis: 0,37 DM						
Indometacin	31,9	25,5	*0,66	**21,1	11,8	9,3
Ibuprofen	113,0	131,1	*0,86	**97,2	41,8	55,4
Piroxicam	21,7	54,0	*0,84	**18,2	8,0	10,2
Meloxicam	17,0	34,4	2,02	34,4	6,3	28,1
Acemetacin	14,4	29,5	*1,43	**20,6	5,3	15,3
Proglumetacin	4,2	10,0	2,37	10,0	1,6	8,4
Naproxen	4,4	8,5	*1,78	**7,8	1,6	6,2
Aceclofenac	6,1	9,8	1,60	9,8	2,3	7,5
Ketoprofen	3,2	2,3	0,72	2,3	1,2	1,1
Tiaprofensäure	2,2	4,6	2,08	4,6	0,8	3,8
Lornoxicam	2,8	4,7	1,70	4,7	1,0	3,7
Dexketoprofen	1,7	4,9	2,92	4,9	0,6	4,3
Lonazolac	1,3	2,3	1,78	2,3	0,5	1,8
Phenylbutazon	0,9	3,0	3,16	3,0	0,3	2,7
	224,8	324,6		240,9	83,183,1	157,8
Nitrate						
Isosorbiddinitrat 60 mg, DDD-Preis: 0,38 DM						
Isosorbidmononitrat	351,1	270,3	*0,44	**154,5	133,4	21,1
Pentaerythrityltetranitrat	73,4	83,2	1,13	83,2	27,9	55,3
	424,5	353,5		237,7	161,3	76,4
Protonenpumpenhemmer						
Omeprazol 20 mg, DDD-Preis: 2,77 DM						
Pantoprazol	46,1	263,1	5,11	263,1	127,7	135,4
Lansoprozol	22,6	137,8	6,10	137,8	62,6	75,2
Rabeprazol	4,2	21,4	5,12	21,4	11,6	9,8
	72,8	422,3		422,3	201,7	220,4
Schleifendiuretika						
Furosemid 40 mg, DDD-Preis: 0,17 DM						
Piretanid	67,3	55,3	0,82	55,3	11,4	43,9
Torasemid	79,5	101,9	1,28	101,9	13,5	88,4
	146,8	157,2		157,2	24,9	132,3

Tabelle 50.4: Einsparpotentiale durch Substitution von Analogpräparaten mit pharmakologisch-therapeutisch vergleichbaren Wirkstoffen 1999 (Fortsetzung). Das Einsparpotential wurde mit den jeweils günstigsten Kosten der definierten Tagesdosis (DDD) von Generika mit mindestens 50 Tsd. Verordnungen berechnet. *DDD-Kosten des preiswertesten Generikums des zugehörigen Wirkstoffs, **Umsatz nach generischer Substitution.

Wirkstoff Substitutions- vorschlag	DDD Mio.	Umsatz Mio. DM	DDD- Kosten DM	Generika- substi- tution Umsatz Mio. DM	Wirkstoff- substi- tution Umsatz Mio. DM	Wirkstoff- einspar- potential Mio. DM
Sulfonylharnstoffe						
Glibenclamid 7 mg, DDD-Preis: 0,18 DM						
Glimepirid	169,9	130,9	0,77	130,9	30,6	100,3
Repaglinid	4,2	18,8	4,47	18,8	0,8	18,0
	174,1	149,7		149,7	31,4	118,3
Thiaziddiuretika						
Hydrochlorothiazid 25 mg, DDD-Preis: 0,21 DM						
Xipamid	101,7	74,2	0,73	74,2	21,4	52,8
Indapamid	15,0	15,9	1,06	15,9	3,2	12,7
	116,7	90,1		90,1	24,6	65,5
Tranquillantien, mittellang wirkend						
Oxazepam 50 mg, DDD-Preis: 0,47 DM						
Bromazepam	40,7	26,0	*0,53	**21,6	4,5	17,1
Lorazepam	27,7	24,1	*0,60	**16,6	3,0	13,6
Alprazolam	11,2	10,6	0,95	10,6	1,2	9,4
	79,6	60,7		48,8	37,3	11,4
Tranquillantien, lang wirkend						
Diazepam 10 mg, DDD-Preis: 0,11 DM						
Medazepam	9,5	10,2	1,07	10,2	1,0	9,2
Dikaliumchlor- azepat	9,2	10,7	1,17	10,7	1,0	9,7
Clobazam	3,8	3,7	0,99	3,7	0,4	3,3
Prazepam	1,6	2,5	1,52	2,5	0,2	2,3
Chlordiazepoxid	3,3	4,7	1,42	4,7	0,4	4,3
Nordazepam	0,5	0,8	1,73	0,8	0,1	0,7
	27,9	32,6		32,6	3,1	29,5
Gesamtsumme	3.441,1	4.429,7		3.870,7	1.608,6	2.262,0

ren Wirkstoffen zusammengestellt worden. Bei den selektiven Serotonin-Rückaufnahme-Inhibitoren (SSRI) wird eine Substitution mit
Fluvoxamin vorgeschlagen, das als erstes SSRI-Antidepressivum im
Jahre 1985 eingeführt wurde. Seit dem Oktober 1998 stehen nach dem
Ablauf des Patentschutzes Fluvoxamingenerika zur Verfügung, mit
denen eine relativ preisgünstige Substitution der inzwischen zahlreichen Analogpräparate in dieser Wirkstoffgruppe möglich ist. Fluvoxamin hemmt die neuronale Serotoninrückaufnahme selektiv und hat
anders als die trizyklischen Antidepressiva keine zusätzlichen
Hemmwirkungen auf adrenerge, cholinerge, Histamin- und Dopaminrezeptoren. Daraus erklärt sich die geringere Häufigkeit vegeta-
tiver und sedierender Nebenwirkungen als bei den klassischen trizyklischen Antidepressiva. Eine Auswahl von SSRI kommt immer dann
in Frage, wenn die Patienten durch typische anticholinerge Nebenwirkungen wie Mundtrockenheit, Obstipation, Verwirrtheit, Miktionsstörungen oder Sehstörungen beeinträchtigt werden. Allerdings
können SSRI auch häufiger Diarrhö, Kopfschmerz, Schlaflosigkeit
und Übelkeit hervorrufen, so daß heute die Auswahl anhand des
Nebenwirkungsprofils mit dem Patienten besprochen werden sollte
(Snow et al. 2000).

Bei den klassischen trizyklischen Antidepressiva vom Amitripty-
lintyp mit sedierender Komponente gibt es ebenfalls eine Reihe von
Substanzen mit einem sehr ähnlichen Wirkungsprofil, bei denen eine
Substitution mit Amitriptylin als dem innovativen Erstprodukt dieser
Substanzklasse vorgeschlagen wird.

Betarezeptorenblocker. Die Betarezeptorenblocker sind das typische Beispiel für eine Arzneimittelklasse mit einer großen Zahl von
Analogpräparaten. Derzeit sind in Deutschland 21 verschiedene
Wirkstoffe aus der Gruppe der Betarezeptorenblocker auf dem Markt,
die in die Unterklassen der β_1-selektiven Substanzen, der nichtselektiven Betarezeptorenblocker und der Substanzen mit ISA-Aktivität
klassifiziert werden. Für nahezu alle therapeutischen Indikationen
sind die β_1-selektiven Substanzen wegen geringerer Nebenwirkungs-
risiken die Mittel der Wahl. Aus diesem Grunde wird auch für die
ISA-Betarezeptorenblocker und die nichtselektiven Substanzen eine
Substitution mit den heute allgemein bevorzugten β_1-selektiven Betarezeptorenblockern empfohlen, obwohl diese beiden Untergruppen
ein etwas anderes pharmakologisches Wirkungsprofil haben. Zur
Substitution wird daher Atenolol als β_1-selektiver Betarezeptorenblocker vorgeschlagen, weil es als hydrophile Substanz günstigere

pharmakokinetische Eigenschaften als Metoprolol hat und wegen seiner ausreichend langen Wirkungsdauer mit einer Halbwertszeit von 6 bis 11 h nur einmal täglich dosiert werden muß.

Calciumantagonisten. Das größte Einsparpotential ergibt sich in der Gruppe der Calciumantagonisten mit 644 Mio. DM (1998 599 Mio. DM). Der Anstieg ist vor allem dadurch bedingt, daß der DDD-Preis des zur Substitution vorgeschlagenen langwirkenden Calciumantagonisten Nitrendipin erneut um ca. 10 % gesunken ist. Außerdem hat das verordnete DDD-Volumen der teuren, unter Patentschutz stehenden Calciumantagonisten weiter zugenommen (siehe Tabelle 20.4, Kapitel 20, Calciumantagonisten). Innerhalb der Gruppe der Calciumantagonisten kann das langwirkende Nitrendipin bei gleicher Effektivität nicht nur langwirkende, sondern auch kurzwirkende Calciumantagonisten aus der Gruppe der Dihydropyridine ersetzen, die aufgrund der besonderen Risiken durch eine reflektorische Tachykardie sowieso nur noch in langsam freisetzender Retardform eingesetzt werden können (siehe Kapitel 20, Calciumantagonisten).

Digoxinderivate. Bei den Digoxinderivaten wird für die Digitalisglykoside Metildigoxin und β-Acetyldigoxin eine Substitution mit der Ursprungssubstanz Digoxin vorgeschlagen, weil die beiden Digoxinderivate als Analogpräparate keinerlei Vorteile gegenüber Digoxin haben. β-Acetyldigoxin wird bereits prähepatisch deacetyliert und erscheint in der systemischen Zirkulation nur als Digoxin. Auch Metildigoxin wird partiell zu Digoxin demethyliert, ist aber auch als Metildigoxin mit einer längeren Halbwertszeit wirksam und kann bei Leberfunktionsstörungen zur Glykosidkumulation führen.

Glucocorticoide. Die beim Asthma bronchiale verwendeten inhalativen Glucocorticoide werden weitgehend als therapeutisch äquivalent angesehen (Pavort und Knox 1993). Aus diesem Grunde wird Budesonid mit besonders preiswerten Generikapräparaten als Substitution für die übrigen inhalativen Glucocorticoide vorgeschlagen.

Bei den systemischen Glucocorticoiden besteht eine weitgehende therapeutische Äquivalenz für die verschiedenen Prednisolonverbindungen. Prednisolon hat als direkt wirksames Glucocorticoid Vorteile gegenüber Prednison, das als Prodrug im Körper erst in das biologisch aktive Prednisolon umgewandelt wird.

H_2-Rezeptorantagonisten. Bei den H_2-Rezeptorantagonisten wird heute die Therapie fast nur noch mit Ranitidin durchgeführt, während die Verordnungen des innovativen Erstproduktes Cimetidin und

der Analogpräparate Famotidin und Nizatidin stark zurückgehen. Ranitidin gilt allgemein als Standardsubstanz dieser Wirkstoffgruppe, weil es gegenüber Cimetidin deutlich weniger Arzneimittelinteraktionen aufweist. Aus diesem Grunde wird die Substitution der noch verbliebenen H_2-Antagonisten mit Ranitidin vorgeschlagen.

Nichtsteroidale Antiphlogistika. Zwei Drittel aller Verordnungen von nichtsteroidalen Antiphlogistika entfallen derzeit auf Diclofenac, das als COX-2-präferentieller Cyclooxygenasehemmer Vorteile gegenüber den nichtselektiven Substanzen im Hinblick auf die Magenverträglichkeit hat (siehe Antirheumatika und Antiphlogistika, Kapitel 16). Eine Substitution wird auch für die nichtsteroidalen Antiphlogistika mit längerer Halbwertszeit (z.B. Piroxicam, Meloxicam, Ketoprofen, Phenylbutazon) vorgeschlagen, weil Diclofenac auch aufgrund seiner kürzeren Wirkungsdauer vorteilhaft bezüglich gastrointestinaler Unverträglichkeitserscheinungen ist.

Nitrate. Unter den langwirkenden Nitraten zur Dauertherapie der Angina pectoris gilt Isosorbiddinitrat als Standardsubstanz, da Isosorbidmononitrat lediglich theoretische Vorzüge hat (siehe Koronarmittel, Kapitel 32).

Protonenpumpenhemmer. Bei den Protonenpumpenhemmern können die Analogpräparate Pantoprazol (*Pantozol, Rifun*), Lansoprazol (*Agopton, Lanzor*) und Rabeprazol (*Pariet*) in vollem Umfang gegen die Omeprazolgenerika ausgetauscht werden, weil zwischen den einzelnen Protonenpumpenhemmern keine bedeutsamen pharmakologisch-therapeutischen Unterschiede bestehen und damit therapeutische Äquivalenz vorliegt. Auch hier ist aus den gleichen Gründen wie bei Enalapril als Substitutionspreis nicht der günstigste Wert der DDD-Kosten von 1999 (3,45 DM, Tabelle 35.5) eingesetzt worden, sondern der aktuelle Preis im Juni 2000 (2,77 DM).

Schleifendiuretika. Bei den Schleifendiuretika ist Furosemid als innovatives Erstprodukt seit langem die Standardsubstanz für eine starke und schnelle Diurese. Das Analogpräparat Torasemid wirkt gleichartig, hat jedoch einen etwas langsameren Wirkungseintritt und eine längere Wirkungsdauer als Furosemid. Dieser Zeitverlauf der diuretischen Wirkung wird von einigen Autoren als vorteilhaft angesehen, obwohl die Lebensqualität von herzinsuffizienten Patienten durch Torasemid im Vergleich zu Furosemid nicht wesentlich verändert wurde (Noe et al. 1999). Auch die bessere Bioverfügbarkeit von Torasemid hat keine therapeutisch bedeutsamen Auswirkungen auf die Natriumausscheidung bei Patienten mit Herzinsuffizienz

(Vargo et al. 1995). Trotz möglicher theoretischer Vorzüge ergeben sich für die Analogpräparate von Furosemid keine klinisch-therapeutischen Vorteile bei der Behandlung der Herzinsuffizienz. Aus diesem Grunde wird die Substitution der vielfach teureren Analogpräparate Piretanid und Torasemid durch Furosemid vorgeschlagen.

Sulfonylharnstoffe. Die beiden neu eingeführten Analogpräparate Glimepirid (*Amaryl*) und Repaglinid (*NovoNorm*) unterscheiden sich in ihren therapeutischen Eigenschaften nicht von dem seit 30 Jahren eingeführten Glibenclamid, sind aber erheblich teurer (siehe Antidiabetika, Kapitel 10). Für beide Substanzen werden besondere therapeutische Eigenschaften in Anspruch genommen, die mit den vorliegenden klinischen Studienergebnissen nicht belegbar sind.

Thiaziddiuretika. Die beiden Thiazidanaloga Xipamid (*Aquaphor*) und Indapamid (*Natrilix*) sind bezüglich Wirkungseintritt und Wirkungsdauer dem Hydrochlorothiazid weitgehend therapeutisch äquivalent (siehe Diuretika, Kapitel 23). Aus diesem Grunde können beide durch das klassische Standarddiuretikum Hydrochlorothiazid substituiert werden, was mit erheblichen Kosteneinsparungen verbunden ist.

Tranquillantien. In der Gruppe der Benzodiazepine gibt es eine große Zahl von Analogpräparaten, die im wesentlichen als Anxiolytika zur symptomatischen Behandlung von Angst- und Spannungszuständen eingesetzt werden. Für praktische Zwecke ist eine Unterteilung in mittellang und lang wirkende Benzodiazepine sinnnvoll. Die mittellang wirkenden Benzodiazepine zeigen bei wiederholter Gabe ein geringeres Kumulationsverhalten und sind damit besser steuerbar. Oxazepam und Lorazepam gehören zu den Benzodiazepinen, die ohne oxidativen Abbau direkt konjugiert werden, so daß ihre Halbwertszeit im Alter und bei gestörter Leberfunktion weniger stark verlängert werden kann. Aus diesem Grunde wird Oxazepam als Standardsubstanz der mittellang wirkenden Benzodiazepine zur Substitution für die übrigen Analogpräparate dieser Gruppe vorgeschlagen.

Diazepam ist der Prototyp der langwirkenden Benzodiazepine, die im Vergleich zu anderen Benzodiazepinen relativ schnell anflutet, aber als Substanz und über seine aktiven Metaboliten eine relativ lange Halbwertszeit hat. Möglicherweise ist das der Grund dafür, daß heutzutage überwiegend mittellang wirkende Benzodiazepine als Tranquillantien verwendet werden. Der größte Teil der lang wirkenden Benzodiazepine hat ein ähnliches Metabolitenmuster wie Diazepam und wird zu Desmethyldiazepam (Nordazepam) und Oxazepam abgebaut. Daraus erklärt sich neben der pharmakodynamischen auch die große pharmakokinetische Ähnlichkeit dieser Analogpräparate des Diazepams.

HMG-CoA-Reduktasehemmer. Auch in diesem Jahr wurden die HMG-CoA-Reduktasehemmer nicht in die Liste pharmakologisch-therapeutisch vergleichbarer Wirkstoffe aufgenommen, obwohl durch die beiden neu eingeführten Wirkstoffe Atorvastatin und Cerivastatin große Einsparungen möglich wären. Diese beiden neuen Statine sind pharmakologisch zweifellos mit den bisher eingeführten Substanzen vergleichbar, weil sie über einen identischen Wirkungsmechanismus cholesterinsenkend wirken. Die therapeutische Äquivalenz ist jedoch noch nicht gesichert, da bisher noch keine ausreichenden Langzeitdaten über die klinische Evidenz zur Senkung der kardiovaskulären Letalität vorliegen, die mit Simvastatin und Pravastatin erhoben wurden (siehe Lipidsenkende Mittel, Kapitel 34).

Durch die Einbeziehung von sieben weiteren Wirkstoffgruppen in die Berechnung von Einsparpotentialen pharmakologisch-therapeutisch vergleichbarer Wirkstoffe ist bei den Analogpräparaten insgesamt ein Einsparpotential durch Wirkstoffsubstitution in Höhe von 2,3 Mrd. DM möglich, das um ca. 500 Mio. DM höher liegt als das im vergangenen Jahr berechnete Einsparpotential. Diese Entwicklung zeigt, daß in Zukunft der Bereich der Analogpräparate für weitere Wirtschaftlichkeitsüberlegungen eine größere Bedeutung bekommen wird als die zunehmend besser ausgeschöpften Einsparmöglichkeiten bei den Generika und den umstrittenen Arzneimitteln.

Literatur

ALLHAT Collaborative Research Group (2000): Major cardiovascular events in hypertensive patients randomized to doxazosin vs chlorthalidone: the antihypertensive and lipid-lowering treatment to prevent heart attack trial (ALLHAT). JAMA 283: 1967–1975.

Angell M. (2000): The pharmaceutical industry – to whom is it accountable? N. Engl. J. Med. 342: 1902–1904.

Blomqvist P., Feletlius N., Ekbom A., Klareskog L. (2000): Rheumatoid arthritis in Sweden. Drug prescriptions, costs, and adverse drug reactions. J. Rheumatol. 27: 1171–1177.

Food and Drug Administration (1987): Approved drug products with therapeutic equivalence evaluations, 7. Aufl. U.S. Department of Health and Human Sciences, Public Health Service, USA.

Fricke U. (2000): Arzneimittelinnovationen – Neue Wirkstoffe 1978–1999. Eine Bestandsaufnahme. In: Klauber J., Schröder H., Selke G.W. (Hrsg.): Innovation im Arzneimittelmarkt. Springer-Verlag, Berlin, S. 85–97.

Garg R., Yusuf S. for the Collaborative Group on ACE Inhibitor Trials (1995): Overview of randomized trials of angiotensin-converting enzyme inhibitors on mortality and morbidity in patients with heart failure. JAMA 273: 1450–1456.

Jones P., Kafonek S., Laurora I., Hunninghake D. for the CURVES Investigators (1998): Comparative dose efficacy study of atorvastatin versus simvastatin, pravastatin, lovastatin, and fluvastatin in patients with hypercholesterolemia (The Curves Study). Am. J. Cardiol. 81: 582–587.

Kessler D.A., Rose J.L., Temple R.J., Schapiro R., Griffin J.P. (1994): Therapeutic-class wars – drug promotion in a competitive marketplace. N. Engl. J. Med. 331: 1350–1353.

Mattison N. (1986): Pharmaceutical innovation and generic drug competition in the USA: effect of the drug price competition and patent term restoration act of 1984. Pharm. Med. 1: 177–185.

Maxwell M., Howie J.G., Pryde C.J. (1998): A comparison of three methods of setting prescribing budgets, using data derived from defined daily dose analyses of historic patterns of use. Br. J. Gen. Pract. 48: 1467–1472.

Noe L.L., Vreeland M.G., Pezzella S.M., Trotter J.P. (1999): A pharmacoeconomic assessment of torsemide and furosemide in the treatment of patients with congestive heart failure. Clin. Ther. 21: 854–866.

Nordic Council on Medicines (1985): Nordic drug index with DDD. NLN Publication No. 15.

Pavort I., Knox H. (1993): Pharmacokinetic optimization of inhaled steroid therapy in asthma. Clin. Pharmacokinet. 25: 126–135.

Plosker G.L., Sorkin E.M. (1994): Quinapril. A reappraisal of its pharmacology and therapeutic efficacy in cardiovascular disorders. Drugs 48: 227–252.

Snow V., Lascher S., Mottur-Pilson C., for the American College of Physicians American Society of Internal Medicine (2000): Clinical guideline I. Pharmacological treatment of acute major depression and dysthemia. Ann. Int. Med. 132: 739–742.

The CONSENSUS Trial Study Group (1987): Effects of enalapril on mortality in severe congestive heart failure. Results of the Cooperative North Scandinavian Enalapril Survival Study (CONSENSUS). N. Engl. J. Med. 316: 1429–1435.

The SOLVD Investigators (1991): Effect of enalapril on survival in patients with reduced left ventricular ejection fractions and congestive heart failure. N. Engl. J. Med. 325: 293–302.

Todd P.A., Goa K.L. (1992): Enalapril. A reappraisal of its pharmacology and therapeutic use in hypertension. Drugs 43: 346–381.

Vargo D.L., Kramer W.G., Black P.K., Smith W.B., Serpas T., Brater D.C. (1995): Bioavailability, pharmacokinetics, and pharmacodynamics of torsemide and furosemide inpatients with congestive heart failure. Clin. Pharmacol. Ther. 57: 601–609.

Vested P., Nielsen J.N., Olesen F. (1997): Does a computerized price comparison module reduce prescribing costs in general practice? Fam. Pract. 14: 199–203.

Wadworth A.N., Brogden R.N. (1991): Quinapril. A review of its pharmacological properties, and therapeutic efficacy in cardiovascular disorders. Drugs 41: 378–399.

WHO Collaborating Centre for Drug Statistics Methodology (1990): Guidelines for ATC classification. Oslo, Uppsala.

WHO Collaborating Centre for Drug Statistics Methodology (2000): Guidelines for ATC classification and DDD assignment. Third edition. Oslo.

51.   Umstrittene Arzneimittel

U. Schwabe

Als umstrittene Arzneimittel werden Wirkstoffe oder Fertigarzneimittel bezeichnet, deren therapeutische Wirksamkeit nicht oder nicht in ausreichendem Maße durch kontrollierte klinische Studien nachgewiesen worden ist. Arzneimittel mit umstrittener Wirksamkeit spielen weiterhin eine bedeutsame Rolle auf dem deutschen Arzneimittelmarkt. Auch über 20 Jahre nach dem Inkrafttreten des Arzneimittelgesetzes im Jahre 1978 sind von den ca. 50000 Fertigarzneimitteln immer noch ca. 20000 in der Nachzulassung ohne die gesetzlich geforderte Prüfung von Qualität, Wirksamkeit und Unbedenklichkeit. Hauptgrund für diese Situation ist die 1994 vorgenommene Verlängerung der automatischen Zulassung ungeprüfter Arzneimittel bis zum Jahre 2004, die ursprünglich schon 1990 erlöschen sollte. Das deutsche Nachzulassungsverfahren wurde jedoch im Oktober 1998 von der Europäischen Kommission als nicht EU-rechtskonform beanstandet. Diesen Bedenken wurde mit der 10. AMG-Novelle Rechnung getragen, die am 1. Juli 2000 in Kraft getreten ist. Sie enthält die von der Europäischen Kommission geforderte Verpflichtung zur pharmakologisch-toxikologischen und klinischen Prüfung sowie die Aufhebung der beanstandeten 2004-Regelung, wodurch das Nachzulassungsverfahren gestrafft wird.

Verordnungsspektrum

Zur Verbesserung der Transparenz des deutschen Arzneimittelmarktes sind Arzneimittelgruppen mit umstrittener Wirksamkeit seit 1986 im Arzneiverordnungs-Report dargestellt worden. Die erste Aufstellung umfaßte elf Arzneimittelgruppen, auf die 1985 ein Verordnungsvolumen von 3,4 Mrd. DM entfiel. Mit der Ausdehnung der pharmakologisch-therapeutischen Analyse auf weitere Indikationsgebiete, die in den ersten Ausgaben des Arzneiverordnungs-Reports noch nicht evaluiert worden waren, kamen in den nachfolgenden Jahren weitere Indikationen hinzu, so daß im Arzneiverordnungs-Report 1999 41 Arzneimittelgruppen dargestellt wurden, die überwiegend oder ausschließlich Arzneimittel mit umstrittener Wirksamkeit enthielten. Für die diesjährige Ausgabe ist die Strukturierung der Indikationsgruppen mit umstrittenen Arzneimitteln gegenüber der vorjährigen Ausgabe bei neun Indikationsgruppen geändert worden, um die indikative Abgrenzung unter Berücksichtigung des WHO-ATC-Codes übersichtlicher zu gestalten. Nach dieser Struktur sind die Verordnungen auch für die vorangehenden Jahre dargestellt worden (Abbildung 51.1). Neu aufgenommen wurden Antipruriginosa (bisher topische Antihistaminika, Benzocain und Bufexamac), Wundbehandlungsmittel (bisher unter sonstigen Dermatika aufgelistet), pflanzliche Magendarmmittel (bisher pflanzliche motilitätssteigernde Mittel), Ophthalmika-Kombinationen (bisher in der Gruppe sonstige Ophthalmika), urologische Antiinfektiva (bisher Nitrofurantoinpräparate). Zusätzlich aufgelistet werden sonstige Antidiarrhoika, Antidysmenorrhoika und Fusafungin, die im Vorjahr als kleinere Indikationsgruppen in der Gruppe der weiteren Einzelpräparate enthalten waren. Dementsprechend hat sich das Verordnungsvolumen dieser Sammelgruppe reduziert.

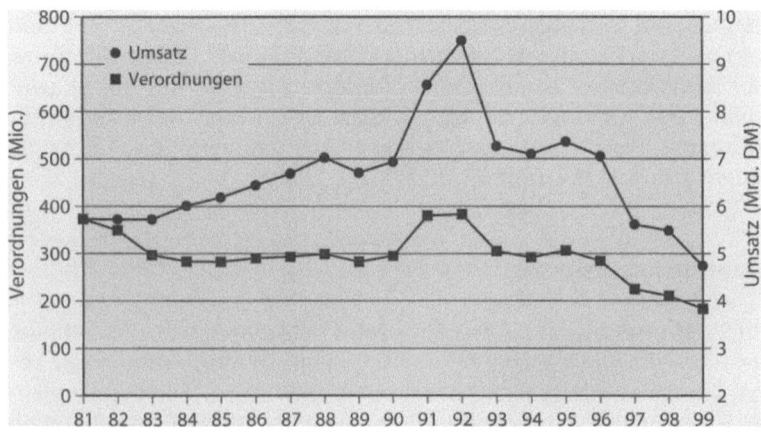

Abbildung 51.1: Verordnung und Umsatz umstrittener Arzneimittel 1981–1999, ab 1991 mit den neuen Bundesländern.

Die Verordnungen umstrittener Arzneimittel sind 1999 weiter deutlich zurückgegangen (–13,4 %). In einem ähnlichen Umfang gingen auch die Umsätze (–13,5 %) zurück, woraus sich Minderausgaben von 735 Mio. DM errechnen (Tabelle 51.1). Der zeitliche Verlauf der Verordnungen zeigt über die letzten 15 Jahre eine nahezu kontinuierliche Zunahme bis zu einem Gipfelpunkt mit 9,5 Mrd. DM im Jahre 1992, der zum Teil durch das Hinzukommen der neuen Bundesländer bedingt war (Abbildung 51.1). Seitdem sind die Verordnungen umstrittener Arzneimittel mit Ausnahme eines erneuten kleinen Anstieges im Jahre 1995 deutlich zurückgegangen, so daß in den letzten sieben Jahren insgesamt Einsparungen von ca. 4,8 Mrd. DM in diesem Bereich erzielt worden sind. Das noch verbleibende Umsatzvolumen der umstrittenen Arzneimittel in Höhe von 4,7 Mrd. DM ist nicht in vollem Umfang für Einsparungen verfügbar, weil ein großer Teil durch wirksame Arzneimittel ersetzt werden kann (siehe Tabelle 51.6).

Zu den besonders häufig verordneten Gruppen der umstrittenen Arzneimittel gehören auch 1999 Expektorantien (527 Mio. DM), Antidementiva (440 Mio. DM), Neuropathiepräparate (277 Mio. DM), durchblutungsfördernde Mittel (246 Mio. DM) und Venenmittel (211 Mio. DM) (Tabelle 51.1). Viele dieser Arzneimittel sind in den USA, Großbritannien und den skandinavischen Ländern nicht erhältlich oder nur als Nahrungsergänzungsmittel im Handel. Daher wurde schon vor vielen Jahren gefolgert, daß wir ohne Nachteil für unsere Patienten auf diese umstrittenen Arzneimittel verzichten können (Gysling und Kochen 1987).

Diese rückläufige Entwicklung wird noch deutlicher, wenn man den prozentualen Anteil der umstrittenen Arzneimittel am Gesamtmarkt betrachtet (Abbildung 51.2). So wird erkennbar, daß der Verordnungsanteil dieser Arzneimittelgruppe in den letzten 15 Jahren kontinuierlich abgenommen hat. Der Umsatzanteil ist sogar noch stärker von 41 % auf 13 % gefallen.

Die wesentliche Ursache der neuerlichen Verordnungsrückgänge umstrittener Arzneimittel ist vermutlich das gemeinsame Aktionsprogramm zur Einhaltung der Arzneimittel- und Heilmittelbudgets 1999, das von der Kassenärztlichen Bundesvereinigung, den Spitzenverbänden der Krankenkassen und dem Bundesministerium für Gesundheit im September 1999 vereinbart wurde (siehe auch Kapitel 1). In dem Aktionsprogramm wurde unter anderem auf die bestehenden Regelungen des SGB V und der Arzneimittelrichtlinien des Bundesausschusses der Ärzte und Krankenkassen hingewiesen. Tat-

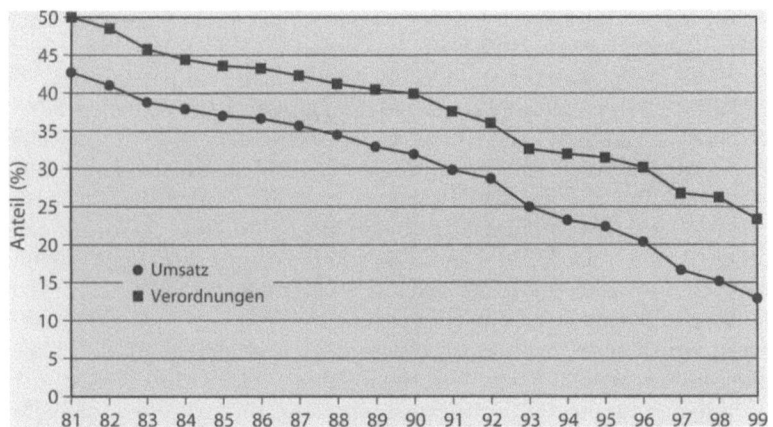

Abbildung 51.2: Anteil der umstrittenen Arzneimittel an Gesamtumsatz und Gesamtverordnungen von 1981–1999, ab 1991 mit den neuen Bundesländern.

sächlich sind in den Arzneimittelrichtlinien vor allem Einschränkungen für die Verordnung von Arzneimitteln mit nicht ausreichend nachgewiesenem therapeutischem Nutzen festgelegt worden. Daher werden die Verordnungen umstrittener Arzneimittel für die Verordnungsdaten des Jahres 1999 nach den leistungsrechtlichen Bestimmungen des SGB V in mehrere Gruppen gegliedert. Diese Klassifikation zeigt, daß für viele der umstrittenen Arzneimittel gesetzlich festgelegte Ausschlußbestimmungen und Verordnungseinschränkungen bestehen, die die Grundlage der Arzneimittelrichtlinien bilden. Diese Einteilung verdeutlicht zugleich, daß bereits ein breites gesetzliches Instrumentarium zur Verordnungseinschränkung umstrittener Arzneimittel an mehreren Stellen (Sozialgesetzbuch, Arzneimittelrichtlinien, Preisvergleichsliste) besteht.

Verordnungseinschränkungen

Leistungsrechtliche Ausschlüsse

Arzneimittel, die ihrer Zweckbestimmung nach üblicherweise bei geringfügigen Gesundheitsstörungen eingesetzt werden (sog. Bagatellarzneimittel), sind für Versicherte, die das 18. Lebensjahr vollendet haben, von der Arzneimittelversorgung ausgeschlossen (§ 34 Abs. 1 SGB V). Dazu gehören:

- Arzneimittel zur Anwendung bei Erkältungskrankheiten und grippalen Infekten einschließlich hierbei angewendeter Schnupfenmittel, Schmerzmittel, hustendämpfender und hustenlösender Mittel,
- Mund- und Rachentherapeutika, ausgenommen bei Pilzinfektionen,
- Abführmittel,
- Arzneimittel gegen Reisekrankheiten.

Bei einigen dieser Arzneimittelgruppen ist die Abgrenzung einzelner Indikationen gegenüber geringfügigen Gesundheitsstörungen nicht möglich. So werden einfache Schmerzmittel wie Acetylsalicylsäure und Paracetamol keineswegs üblicherweise nur bei geringfügigen Gesundheitsstörungen zur Behandlung von Kopfschmerzen und Fieber bei Erkältungskrankheiten eingesetzt, sondern auch zur Behandlung schwerer oder chronischer Schmerzzustände, wie z.B. Migräneattacken oder rheumatoider Arthritis. Ähnliches gilt auch für die Anwendung von Rhinologika bei Sinusitis und Otitis media sowie für die hustendämpfenden Antitussiva, z.B. bei nächtlichem Reizhusten. Alle diese Arzneimittel sind zudem bezüglich ihrer therapeutischen Wirksamkeit gut belegt.

Aus diesem Grunde sind in der Tabelle 51.1 von den leistungsrechtlich ausgeschlossenen Mitteln nur diejenigen aufgelistet worden, deren Wirksamkeit aufgrund zweifelhafter therapeutischer Effekte oder besonderer Risiken umstritten ist. Dazu gehören Expektorantien (hustenlösende Mittel), Laxantien, Grippemittel sowie Mund- und Rachentherapeutika ohne Antimykotika. Der größte Anteil der Verordnungen entfällt auf die Expektorantien, deren umstrittene therapeutische Wirksamkeit ausführlich dargestellt ist (s. Kapitel 17). Bei den Grippemitteln entfällt der größte Teil der Verordnungen auf homöopathische Komplexpräparate, die auch von den Vertretern der klassischen Hahnemannschen Homöopathie nicht anerkannt werden. Ihre Verordnung ist 1999 noch stärker als die von Expektorantien zurückgegangen.

Weiterhin aufgelistet sind Laxantien, deren Wirksamkeit bei kurzfristiger Anwendung unumstritten ist, die aber bei längerdauernder Einnahme bis auf die Füll- und Quellmittel zu Schäden führen und daher wegen des Risikos des Laxantienmißbrauchs abzulehnen sind. Quellmittel machen bei den Laxantienverordnungen nur 3 % der definierten Tagesdosen aus (Tabelle 35.13). Der chronische Gebrauch aller übrigen Laxantien führt bei längerer Einnahme zu gesteigertem

Tabelle 51.1: Arzneimittel mit umstrittener Wirksamkeit 1999

Arzneimittelgruppen	Verordnungen in Tsd.	Änd. %	Umsatz Mio. DM	Änd. %
Antacida-Kombinationen	693	-19,2	25,5	-17,2
Antiarrhythmika-Kombinationen	129	-19,1	18,0	-9,4
Antiarthrotika u. Antiphlogistika	2.775	-21,3	131,9	-18,4
Antidementiva	7.004	-18,1	439,9	-16,3
Antidiarrhoika (sonstige)	972	-6,3	17,4	-6,7
Antidysmenorrhoika	471	-16,0	14,9	-14,5
Antiemetika-Kombinationen	1.542	-13,4	41,1	-11,6
Antihypotonika	3.224	-17,2	108,9	-18,7
Antipruriginosa	3.861	-9,6	56,2	-10,3
Antitussiva-Kombinationen	2.483	-15,6	34,3	-16,0
Carminativa	2.552	-20,3	54,0	-21,2
Cholagoga	987	-24,5	38,6	-17,3
Clofibrinsäureester	129	-22,9	14,1	-25,7
Darmfloramittel	3.191	-6,8	61,0	-8,9
Durchblutungsfördende Mittel	4.790	-15,9	245,5	-15,5
Enzym-Kombinationen (oral)	851	-24,1	43,9	-20,9
Expektorantien	42.198	-6,9	526,9	-10,9
Fusafungin	758	-4,2	20,5	-4,4
Grippemittel	2.339	-16,6	31,5	-15,8
Hämorrhoidenmittel	2.804	-9,6	63,0	-7,1
Hypnotika (pflanzliche)	3.019	-15,3	70,8	-13,8
Immunstimulantien	3.387	-23,5	158,0	-11,9
Kardiaka (pflanzliche)	2.768	-17,9	94,0	-15,2
Klimakteriumstherapeutika	1.172	-15,6	35,7	-14,9
Laxantien	4.084	-5,6	101,1	-2,4
Lebertherapeutika	682	-16,6	64,1	-14,8
Magendarmmittel (pflanzl.)	1.097	-1,8	22,2	+0,4
Magnesiumpräparate	7.124	-10,7	177,3	-9,6
Migränemittel-Kombinationen	1.330	-18,3	39,8	-11,9
Mund- und Rachentherapeutika	6.478	-9,9	76,4	-8,2
Neuropathiepräparate	3.328	-15,2	277,1	-10,7
Ophthalmika (sonstige)	3.582	-3,9	60,7	-10,2
Ophthalmika-Kombinationen	3.945	+1,3	52,1	+2,1
Opipramol	1.617	+7,1	58,2	+7,5
Prostatamittel (pflanzliche)	2.531	-13,4	164,7	-11,2
Psychopharmaka (pflanzliche)	4.452	-14,5	175,9	-9,6
Rheumamittel (Externe)	14.911	-24,1	187,1	-26,3
Rhinologika-Kombinationen	8.330	-15,8	114,7	-14,7
Spasmolytika (oral, rektal)	3.224	-14,5	103,1	-9,6
Urologika (Antiinfektiva)	792	-8,7	24,4	-9,2
Urologika (pflanzliche)	1.829	-20,3	68,0	-16,1
Urologika (Spasmolytika)	1.878	-4,7	160,8	-2,6
Venentherapeutika	6.241	-23,9	211,0	-24,3
Vitamin-Kombinationen	1.123	-20,4	32,7	-24,1
Wundbehandlungsmittel	3.181	-7,1	51,4	-10,4
Weitere Einzelpräparate	5.165	-13,5	138,4	-13,0
Summe	181.024	-13,4	4.706,6	-13,5

Wasser- und Salzverlust mit kompensatorischer Aldosteronsekretion, die eine Kaliumverarmung und damit eine verstärkte Darmträgheit zur Folge hat. Die einzige sinnvolle Maßnahme ist in einer solchen Situation das Absetzen des Abführmittels. Die in den letzten Jahren eingetretene starke Zunahme der Laxantienverordnungen ist wohl kaum auf eine vermehrte Verordnung bei Krankheiten und Einsatzgebieten zurückzuführen, die vom Leistungsausschluß ausgenommen sind, wie z.B. Tumorleiden, Megakolon und Divertikelkrankheit (siehe Magen-Darm-Mittel, Kapitel 35).

Weitere vom Leistungsrecht ausgeschlossene Arzneimittel sind die unwirtschaftlichen Arzneimittel der sogenannten Negativliste nach § 34 Abs. 3 SGB V (Tabelle 51.2). Die betroffenen Präparate sind nach dem Inkrafttreten der ersten Rechtsverordnung am 1. Oktober 1991 weitgehend vom Markt verschwunden. Allerdings gibt es inzwischen durch negative Monographien im Rahmen der Aufbereitung weitere Wirkstoffe und Kombinationspräparate, die in dem Entwurf der ersten Änderungsverordnung der Negativliste vom 21. Mai 1997 enthalten sind. Der Wirkstoff mit dem größten Verordnungsvolumen ist das Lokalantibiotikum Fusafungin (*Locabiosol*), das trotz der negativen Bewertung seit vielen Jahren immer noch in großem Umfang für Atemwegsinfektionen angewendet wird.

Tabelle 51.2: Umstrittene Arzneimittel, die nach § 34 Abs. 1 und 3 SGB V ausgeschlossen sind.

Indikationsgruppe	Verordnungen in Tsd.	Änd. %	Umsatz Mio. DM	Änd. %
Bagatellarzneimittel (§ 34 Abs. 1)				
Expektorantien	42.197,7	−6,9	526,9	−10,9
Grippemittel	2.339,3	−16,6	31,5	−15,8
Laxantien	4.084,0	−5,6	101,1	−2,4
Mund- und Rachentherapeutika	6.478,2	−9,9	76,4	−8,2
	55.099,2	−7,7	735,9	−9,7
Negativliste (§ 34 Abs. 3)				
Fusafungin	758,0	−4,2	20,5	−4,4
Corticosteroid-Kombinationen	161,3	−3,3	2,6	−4,3
Antiarrhythmika-Kombinationen	128,6	−19,1	18,0	−9,4
Expektorantien mit Antitussiva	102,7	−23,3	1,9	−25,7
Methylxanthinkombinationen	34,4	−59,3	2,8	−48,0
	1.185,0	−11,3	45,7	−11,9
Summe	56.284,2	−7,7	781,6	−9,9

Arzneimittelrichtlinien

Für eine Reihe von Arzneimitteln wurden bereits 1993 Verordnungseinschränkungen in den Arzneimittelrichtlinien aufgrund der §§ 2,
12 und 70 SGB V festgelegt, weil im allgemeinen die Voraussetzungen
für die Notwendigkeit einer Arzneimitteltherapie aufgrund eines fehlenden therapeutischen Nutzens der Arzneimittel nicht gegeben sind
oder weil das Behandlungsziel ebenso auch durch nichtmedikamentöse Maßnahmen erreicht werden kann.

In der Tabelle 51.3 sind die Gruppen von nicht oder eingeschränkt
verordnungsfähigen Arzneimitteln aufgelistet, die 1999 verordnet
wurden. Bei den nicht verordnungsfähigen Arzneimitteln gemäß Ziffer 17.1 der Arzneimittelrichtlinien erreichen nur Anabolika und Vitamin-Kombinationen nennenswerte Umsätze, bei allen anderen Indikationsgruppen liegen die Arzneimittelumsätze unter einer Mio. DM.
Anabolika sind Arzneimittel mit umstrittener Wirksamkeit, weil sie
keine gesicherten anabolen Effekte bei akuten Krankheiten, schwerem Trauma oder Eiweißabbau im Rahmen chronischer Krankheiten
haben (Wilson und Griffin 1980). Anabolika werden immer noch
ohne medizinische Indikation von Leistungssportlern zur Steigerung
der Muskelmasse mißbräuchlich angewendet.

Die eingeschränkt verordnungsfähigen Arzneimittel gemäß Ziffer 17.2 der Arzneimittelrichtlinien dürfen nur verordnet werden,
wenn das Behandlungsziel durch nichtmedikamentöse Maßnahmen
nicht erreicht wurde und eine Arzneitherapie zusätzlich erforderlich
ist. Bei allen in der Tabelle 51.3 aufgelisteten Arzneimittelgruppen ist
die Wirksamkeit nicht ausreichend gesichert und damit umstritten.
Auf diese Arzneimittel, die den Verordungseinschränkungen der Arzneimittelrichtlinien unterliegen, entfiel 1999 mit 1084 Mio. DM ein
großer Anteil der Verordnungskosten.

Verordnungseinschränkungen für weitere Arzneimittelgruppen
sind in den Arzneimittelrichtlinien des Bundesausschusses der Ärzte
und Krankenkassen in der Fassung vom 8. Januar 1999 enthalten, die
am 1. April 1999 in Kraft treten sollte, deren Veröffentlichung aber auf
Antrag von drei Pharmaunternehmen durch das Landgericht Hamburg per einstweiliger Verfügung untersagt wurde. Obwohl die Land-
gerichte in Düsseldorf und München Anträge von weiteren Pharma-
herstellern ablehnten, liegen die neuen Arzneimittelrichtlinien nach
der Hamburger Entscheidung weiterhin auf Eis. Die verordnungs-
mäßig bedeutsamsten Präparategruppen der neuen Arzneimittel-

Tabelle 51.3: Verordnungen von Arzneimitteln 1999 mit Verordnungseinschränkungen nach den Arzneimittelrichtlinien (AMR) gemäß §§ 2, 17, 70 SGB V

Indikationsgruppe	Verordnungen in Tsd.	Änd. %	Umsatz Mio. DM	Änd. %
Nichtverordnungsfähig (AMR 17.1)				
Vitamin-Kombinationen	1.123,3	−20,4	32,7	−24,1
Anabolika	40,7	−24,7	3,3	−19,2
	1.164,0	−20,6	35,9	−23,7
Eingeschränkt verordnungsfähig (AMR 17.2)				
Magnesiumpräparate	7.124,1	−10,7	177,3	−9,6
Venentherapeutika	6.240,9	−23,9	211,0	−24,3
Immunstimulantien	3.386,7	−23,5	158,0	−11,9
Antihypotonika	3.224,4	−17,2	108,9	−18,7
Darmfloramittel	3.191,2	−6,8	61,0	−8,9
Antiarthrotika u. Antiphlogistika	2.774,5	−21,3	131,9	−18,4
Carminativa	2.552,4	−20,3	54,0	−21,2
Klimakteriumstherapeutika	1.171,7	−15,6	35,7	−14,9
Cholagoga	986,6	−24,5	38,6	−17,3
Antacida-Kombinationen	693,3	−19,1	25,5	−17,2
Lebertherapeutika	681,7	−16,6	64,1	−14,8
Antidysmenorrhoika	470,5	−16,0	14,9	−14,5
Muskelrelaxantien (Komb.)	65,4	−23,9	3,2	−18,9
	32.563,6	−17,9	1.084,1	−16,7
Eingeschränkt verordnungsfähig (AMR 1999, nicht in Kraft)				
Rheumamittel (Externa)	14.911,0	−24,1	187,1	−26,3
Rhinologika-Kombinationen	8.330,3	−15,8	114,7	−14,7
Antipruriginosa	3.860,6	−9,6	56,2	−10,3
Hämorrhoidenmittel	2.803,5	−9,6	63,0	−7,1
Antiemetika-Kombinationen	1.542,4	−13,4	41,1	−11,6
Migränemittel-Kombinationen	1.330,5	−18,3	39,8	−11,9
Antidiarrhoika (sonstige)	971,7	−6,3	17,4	−6,7
Enzym-Kombinationen (oral)	851,4	−24,1	43,9	−20,9
Analgetika-Kombinationen mit and. Stoffen	577,4	−16,2	4,5	−16,9
Antianämika-Kombinationen	332,4	−5,2	8,1	−5,8
Antikataraktika	321,5	−27,4	7,3	−27,8
	35.832,8	−18,1	583,0	−18,0
Summe	69.560,4	−17,8	1.703,1	−17,2

richtlinien, deren Wirksamkeit nicht gesichert ist, sind in Tabelle 51.3 dargestellt worden. Größtenteils handelt es sich um Kombinationspräparate oder umstrittene topische Präparate. Wenn diese geplanten Richtlinien in Kraft treten können, unterliegt damit ein weiteres Verordnungsvolumen zusätzlichen Verordnungseinschränkungen, das 1999 583 Mio. DM betrug. Auffällig ist die starke Abnahme dieser zusätzlichen Arzneimittelgruppen um 16 %, obwohl das Inkrafttreten der neuen Arzneimittelrichtlinien am 1. April 1999 auf Betreiben von Pharmafirmen durch einstweilige Verfügungen blockiert wurde. Die Ärzteschaft sieht in diesem Bereich der umstrittenen Arzneimittel offenbar ein beträchtliches Potential für eine wirtschaftliche Verordnungsweise.

Weiterhin sind die Verordungseinschränkungen zu nennen, die in der Preisvergleichsliste gemäß § 92 Abs. 2 SGB V für Arzneimittel der Gruppe C zugeordnet sind. Bei diesen Arzneimitteln ist wegen bekannter Risiken oder zweifelhafter therapeutischer Zweckmäßigkeit besondere Aufmerksamkeit geboten. Die meisten dieser Arzneimittelgruppen gehören wegen des nicht ausreichend gesicherten therapeutischen Nutzens oder unnötiger Kombinationsbestandteile zu den umstrittenen Arzneimitteln.

Die Verordnungen von umstrittenen Arzneimitteln aus der Preisvergleichsliste sind in Tabelle 51.4 aufgelistet. Die meisten Verordnungen entfallen auf die Antidementiva, die in der Preisvergleichsliste 1992 unter den Hirnleistungsstörungen aufgelistet sind. Damals wurde der therapeutische Nutzen bei der Indikation Hirnleistungsstörungen trotz der zahlreichen bereits vorliegenden Studien unterschiedlich bzw. kontrovers beurteilt: von Ablehnung und Zweifel bis hin zur Annahme eines gewissen therapeutischen Effektes. Der Bundesausschuß der Ärzte und Krankenkassen hat keine Einteilung in die Gruppen A, B und C vorgenommen, weil eindeutige Zuordnungskriterien fehlten. An der kontroversen Beurteilung der damals in Deutschland häufig verordneten Antidementiva hat sich keine Änderung ergeben, weil die therapeutische Wirksamkeit dieser Arzneimittel nicht

Tabelle 51.4: Verordnungen von Arzneimitteln 1999, für die Verordnungseinschränkungen nach der Preisvergleichsliste gemäß § 92 Abs. 2 SGB V bestehen

Indikationsgruppe	Verordnungen in Tsd.	Änd. %	Umsatz Mio. DM	Änd. %
Antidementiva	7.004,0	−18,1	439,9	−16,3
Durchblutungsfördernde Mittel	4.789,9	−15,9	245,5	−15,5
Koronardilatatoren	347,9	−22,6	12,6	−17,4
Lipidsenker (andere)	156,7	−20,0	10,6	−17,1
Summe	12.298,4	−17,5	708,7	−16,1

ausreichend belegt ist (siehe Antidementiva, Kapitel 9). Auch bei peripheren arteriellen Durchblutungsstörungen gibt es in der Preisvergleichsliste keine Arzneimittel, die allgemein zur medikamentösen Behandlung geeignet sind. Bei den Mitteln der Gruppe B, die nur bei einem Teil der Patienten oder in besonderen Fällen geeignet sind, werden drei Wirkstoffe (Buflomedil, Naftidrofuryl, Pentoxifyllin) aufgelistet. Damit sind auch für diese Vasodilatantien in der Preisvergleichsliste deutliche Verordnungseinschränkungen ausgesprochen.

Umstrittene Arzneimittel ohne Verordnungseinschränkungen

In der Tabelle 51.5 sind weitere Gruppen von umstrittenen Arzneimitteln aufgelistet, für die keine speziellen Verordnungseinschränkungen bestehen. Die einzelnen Untergruppen ermöglichen eine wei-

Tabelle 51.5: Verordnungen von umstrittenen Arzneimitteln 1999, für die keine Verordnungseinschränkungen gelten.

Indikationsgruppe	Verordnungen in Tsd.	Änd. %	Umsatz Mio. DM	Änd. %
Pflanzliche Arzneimittel				
Psychopharmaka (pflanzliche)	4.452,1	−14,5	175,9	−9,6
Hypnotika (pflanzliche)	3.018,9	−15,3	70,8	−13,8
Kardiaka (pflanzliche)	2.768,3	−17,9	94,0	−15,2
Prostatamittel (pflanzliche)	2.531,0	−13,4	164,7	−11,2
Urologika (pflanzliche)	1.829,1	−20,3	68,0	−16,1
Magendarmmittel (pflanzliche)	1.097,1	−1,8	22,2	0,4
	15.696,6	−14,9	595,6	−11,9
Weitere umstrittene Arzneimittel				
Ophthalmika-Kombinationen	3.944,7	1,3	52,1	2,1
Ophthalmika (sonstige)	3.582,4	−3,9	60,7	−10,2
Neuropathiepräparate	3.328,0	−15,2	277,1	−10,7
Spasmolytika (oral, rektal)	3.223,8	−14,5	103,1	−9,6
Wundbehandlungsmittel	3.180,5	−7,1	51,4	−10,1
Antitussiva-Kombinationen	2.483,1	−15,6	34,3	−16,0
Urologika (Spasmolytika)	1.878,4	−4,7	160,8	−2,6
Opipramol	1.616,6	7,1	58,2	7,5
Urologika (Antiinfektiva)	792,3	−8,7	24,4	−9,2
Clofibrinsäureester	129,5	−22,9	14,1	−25,7
Weitere Einzelpräparate	3.024,5	−7,9	81,4	−6,7
	27.183,9	−7,6	917,7	−7,7
Summe	42.880,5	−10,4	1.513,3	−9,3

tere Übersicht über die Gründe der Bewertung als umstrittene Arzneimittel.

Als erstes sind mehrere Gruppen von pflanzlichen Arzneimitteln zu nennen, für die ein wissenschaftlich korrekter Nachweis von Wirksamkeit und Unbedenklichkeit fehlt. Die Arzneimittel konnten bisher auf der Basis von Monographien der Kommission E für Phytotherapeutika beim vormaligen Bundesgesundheitsamt ohne die Vorlage regulärer pharmakologisch-toxikologischer und klinischer Prüfungsergebnisse zugelassen werden. Nach Inkrafttreten der 10. AMG-Novelle werden hier Änderungen eintreten.

Als nächstes folgen weitere Gruppen umstrittener Arzneimittel, die bezüglich der Wirksamkeitsbeurteilung in den jeweiligen Kapiteln bewertet sind (Tabelle 51.5). Hier liegen zum Teil kontrollierte klinische Studien vor, die jedoch oft nur statistisch signifikante Unterschiede, aber keinen klinisch bedeutsamen Effekt erbracht haben. Schließlich sind weitere Präparate mit kleinen Verordnungsvolumina ohne Indikationsgruppierung zusammengefaßt worden.

Insgesamt entfallen auf die umstrittenen Arzneimittel ohne Verordnungseinschränkungen nach den Verordnungsdaten des Jahres 1999 ca. 1,5 Mrd. DM, d.h. noch ungefähr ein Drittel des Gesamtvolumens der umstrittenen Arzneimittel. Damit bestehen für den größten Teil von Arzneimitteln mit nicht ausreichend belegter Wirksamkeit bereits Verordnungseinschränkungen oder sind vom Bundesausschuß für Ärzte und Krankenkassen verabschiedet worden, jedoch durch gerichtliche Entscheidungen noch nicht in Kraft.

Substitutionsvorschläge für umstrittene Arzneimittel

Bei der Diskussion über umstrittene Arzneimittel ist gelegentlich der Eindruck erweckt worden, daß nicht nur die Anwendung dieser Arzneimittel verzichtbar ist, sondern daß auch die Arzneimittelausgaben in diesem Sektor in vollem Umfang eingespart werden können. Diese Argumentation schießt jedoch weit über das Ziel hinaus. Therapeutisch umstrittene Arzneimittel sollten, wann immer möglich, durch wirksame Arzneimittel ersetzt werden. Nur in den Indikationsgebieten, in denen wir nicht oder noch nicht über eine wirksame Arzneitherapie verfügen, sollen andere, nichtmedikamentöse Therapieverfahren herangezogen werden, vor allem dann, wenn ihre Wirksamkeit gut belegt ist. In diesem Kontext sei noch einmal an das Beispiel des Gehtrainings bei Patienten mit peripheren arteriellen Durchblutungsstörungen erinnert (siehe Durchblutungsfördernde Mittel, Kapitel 24).

Bei den Indikationsgruppen, die den leistungsrechtlichen Verordnungsausschlüssen nach § 34 Abs. 1 SGB V unterliegen, können vor allem aus zwei Gründen keine anderen Arzneimittel empfohlen werden. Es handelt sich einerseits um die Behandlung geringfügiger Gesundheitsstörungen, die eine hohe Selbstheilungstendenz haben. Andererseits sind die dort aufgelisteten Arzneimittel bezüglich ihrer therapeutischen Wirksamkeit zweifelhaft. Als mögliche therapeutische Alternativen kommen vor allem nichtmedikamentöse Verfahren in Betracht, so daß die gelegentlich diskutierte Substitution durch teurere Arzneimittel aus anderen Indikationsgruppen nur wenige Einzelfälle betreffen dürfte.

Ähnlich ist die Situation bei den nicht verordnungsfähigen Arzneimitteln nach Ziffer 17.1 der Arzneimittelrichtlinien. Selbst die Ausnahmeregelungen für Anabolika für die Anwendung bei neoplastischen Erkrankungen entsprechen nicht mehr den heutigen Therapieprinzipien. Das Verordnungsvolumen dieser Arzneimittelgruppen ist im übrigen gering, so daß von einer weitgehenden Einhaltung dieser Verordnungseinschränkungen ausgegangen werden kann.

Bei den eingeschränkt verordnungsfähigen Arzneimittelgruppen nach Ziffer 17.2 der Arzneimittelrichtlinien gibt es in mehreren Fällen sinnvolle medikamentöse Alternativen, die in der Tabelle 51.6 aufgelistet sind. Ebenso stehen für die umstrittenen Arzneimittel ohne Verordnungseinschränkungen generell gut wirksame arzneitherapeutische Alternativen zur Verfügung, die in den Substitutionsvorschlägen genannt sind. Im folgenden werden kurze Erläuterungen zu den Substitutionsvorschlägen der einzelnen umstrittenen Arzneimittelgruppen gegeben.

1. Anabolika. Alle derzeit angebotenen Anabolika (Clostebol, Metenolon, Nandrolon) sind bei der Aufbereitung negativ bewertet worden und sind im Änderungsentwurf der Negativliste enthalten.

2. Analgetika-Kombinationen. Hier handelt es sich um die Kombinationen von Analgetika mit anderen Stoffen, die im neuen Entwurf der Arzneimittelrichtlinien enthalten sind. Ausgenommen sind die sinnvollen Tilidin-Naloxonkombinationen und Codein-Paracetamolkombinationen. In dieser Gruppe sind nur noch wenige Präparate vertreten (siehe Tabelle 4.6). Die meisten Vertreter dieser Gruppe sind nach dem Inkrafttreten der ersten Negativliste im Jahre 1991 vom Markt verschwunden. Die verbliebenen Mittel können ohne Pro-

Tabelle 51.6: Substitutionsvorschläge für umstrittene Arzneimittel. Bei Substitutionsvorschlägen durch nichtmedikamentöse Therapie sind die Substitutionskosten nicht bezifferbar (n.b.).

Nr.	Umstrittene Arzneimittel	DDD Mio.	Umsatz Mio. DM	Substitutions-vorschlag	DDD-Kosten	Umsatz Mio. DM
1	Anabolika	2,4	3,3	Leistungsausschluß		
2	Analgetika-Komb.	3,9	4,5	z. B. Paracetamol	0,76	3,0
3	Antacida-Komb.	10,1	25,5	z. B. Ranitidin	1,08	10,9
4	Antianämika-Komb.	7,6	8,1	z. B. Eisen(-II)-sulfat	0,88	6,7
5	Antiarrhythmika-Komb.	6,1	18,0	z. B. Chinidin	5,73	35,0
6	Antiarthrotika u. Antiphlogistika	61,8	131,9	z. B. Diclofenac	0,37	22,9
7	Antidementiva	289,8	439,9	Nichtmedikamentös	n.b.	
8	Antidiarrhoika (sonst.)	4,1	17,4	z. B. Loperamid	2,29	9,4
9	Antidysmenor-rhoika	33,0	14,9	z. B. Ibuprofen	1,13	37,3
10	Antiemetika-Komb.	37,7	41,1	z. B. Diphenhydra-min	1,28	48,3
11	Antihypotonika	101,6	108,9	Nichtmedikamentös	n.b.	
12	Antikataraktika	52,4	7,3	Nichtmedikamentös	n.b.	
13	Antipruriginosa	92,1	56,2	topisches Corticoid	0,88	81,0
14	Antitussiva-Komb.	12,6	34,3	z. B. Codein	2,19	27,6
15	Carminativa	22,2	54,0	Nichtmedikamentös	n.b.	
16	Cholagoga	27,3	38,6	Nichtmedikamentös	n.b.	
17	Clofibrinsäureester	9,8	14,1	z. B. Gemfibrozil	1,84	18,0
18	Corticosteroid-Komb.	0,6	2,6	z. B. Triamcinolon	0,49	0,3
19	Darmfloramittel	18,2	61,0	z. B. Loperamid	2,29	41,7
20	Dermatika (sonst.)	51,4	47	Basiszubereitungen	0,32	16,4
21	Durchblutungs-förd. Mittel	158,4	245,5	z. B. Gehtraining	n.b.	
22	Enzym-Komb. (oral)	18,4	43,9	Pankreatin	9,13	168,0
23	Expektorantien	542,0	526,9	Leistungsausschluß		
24	Expektorantien m. Antitussiva	0,7	1,9	z. B. Codein	2,19	1,5
25	Fusafungin	12,7	20,5	z. B. Amoxicillin	1,74	22,1
26	Grippemittel	26,3	31,5	Leistungsausschluß		
27	Hämorrhoiden-mittel	34,7	63,0	z. B. Lidocain	1,67	57,9
28	Hypnotika (pflanzliche)	77,7	70,8	z. B. Diphen-hydramin	0,32	24,9
29	Immun-stimulantien	68,3	158,0	Nichtmedikamentös	n.b.	
30	Kardiaka (pflanzl.)	103,9	94,0	z. B. Digoxin	0,20	20,8
31	Klimakteriums-therapeutika	56,3	35,7	Östrogen-substitution	0,60	33,8
32	Koronardilatatoren	8,9	12,6	Isosorbiddinitrat	0,50	4,4

Tabelle 51.6: Substitutionsvorschläge für umstrittene Arzneimittel (Fortsetzung). Bei Substitutionsvorschlägen durch nichtmedikamentöse Therapie sind die Substitutionskosten nicht bezifferbar (n.b.).

Nr.	Umstrittene Arzneimittel	DDD Mio.	Umsatz Mio. DM	Substitutions-vorschlag	DDD-Kosten	Umsatz Mio. DM
33	Laxantien	188,2	101,1	Leistungsausschluß		
34	Lebertherapeutika	19,8	64,1	Nichtmedikamentös	n.b.	
35	Lipidsenker (andere)	5,0	10,6	z. B. Gemfibrozil	1,84	7,0
36	Magendarmmittel (pflanzl.)	16,3	22,2	z. B. Metoclopramid	0,90	14,7
37	Magnesium-präparate	197,5	177,3	Nichtmedikamentös	n.b.	
38	Methylxanthin-Komb.	1,2	2,8	Theophyllin	0,76	0,6
39	Migränemittel-Komb.	21,8	39,8	z. B. Paracetamol	0,76	16,6
40	Mund- u. Rachen-therapeutika	70,9	76,4	Leistungsausschluß		
41	Muskelrelaxantien-Komb.	0,9	3,2	z. B. Tetrazepam	1,45	1,3
42	Neuropathie-präparate	152,7	277,1	z. B. Amitriptylin	0,65	99,3
43	Ophthalmika-Komb.	121,8	52,1	z. B. Kanamycin	0,32	39,0
44	Ophthalmika (sonst.)	189,0	60,7	Filmbildner	0,18	34,0
45	Opipramol	37,6	58,2	z. B. Amitriptylin	0,65	24,4
46	Prostatamittel (pflanzl.)	188,1	164,7	z. B. Tamsulosin	2,10	395,0
47	Psychopharmaka (pflanzl.)	171,7	175,9	z. B. Amitriptylin	0,65	111,6
48	Rheumamittel (Externa)	243,7	187,1	z. B. Diclofenac	0,37	90,2
49	Rhinologika-Komb.	123,5	114,7	z. B. Xylometazolin	0,22	27,2
50	Spasmolytika (oral, rektal)	44,2	103,1	z. B. Atropin	0,78	34,5
51	Urologika (Antiinfektiva)	9,9	24,4	z. B. Co-trimoxazol	0,91	9,0
52	Urologika (pflanzl.)	38,7	68,0	z. B. Co-trimoxazol	0,91	35,2
53	Urologika (Spasmolytika)	44,6	160,8	Nichtmedikamentös	n.b.	
54	Venentherapeutika	244,6	211,0	Kompression	n.b.	
55	Vitamin-Komb.	32,3	32,7	Leistungsausschluß		
56	Wundbehand-lungsmittel	107,7	51,4	Zinkoxidpräparate	0,43	46,3
57	Weitere Einzelpräparate	51,4	34,3	Substitution	0,97	34,3
	Summe	4.276,1	4706,6		2.994,5	1712,1

bleme durch Monopräparate aus der Gruppe der nichtopioiden Analgetika substituiert werden, wie z.b. Paracetamol.

3. Antacida-Kombinationen mit anderen Stoffen. Viele dieser Kombinationen sind nach dem Inkrafttreten der ersten Negativliste vom Markt verschwunden. Die verbliebenen Mittel enthalten Kombinationspartner wie Lokalanästhetika, Spasmolytika und Simethicon (siehe Tabelle 35.3). Überzeugende Belege für zusätzliche Wirkungen dieser Bestandteile, die über den Neutralisationseffekt der Antacidakomponente hinausgehen, liegen nicht vor. Bei der Therapie säurebedingter Magenbeschwerden werden diese Arzneimittelkombinationen zunehmend durch die besser wirksamen H_2-Antagonisten (z.b. Ranitidin) ersetzt, die außerdem preisgünstiger als die klassischen Monoantacida sind. Darüber hinaus sind die Antacida bei der Therapie peptischer Ulzera durch die moderne Eradikationstherapie des Helicobacter pylori weitgehend entbehrlich geworden.

4. Antianämika-Kombinationen. Vitamine, Aminosäuren und Mineralstoffe sind als Kombinationsbestandteile von Eisenpräparaten unnötig, da sie den therapeutischen Effekt einer oralen Eisentherapie nicht verbessern. Ausgenommen sind die Zweierkombinationen aus Eisensulfat und Folsäure, die zur Prophylaxe in der Schwangerschaft eingesetzt werden (siehe Tabelle 6.2). Einige Präparate sind jedoch bezüglich der Eisensulfatkomponente unnötig hoch dosiert und beeinträchtigen dadurch die Verträglichkeit. Auch orale Eisen-III-Präparate sollen zweckmäßigerweise durch die besser resorbierbaren und kostengünstigeren Eisen(II)-sulfatpräparate ersetzt werden.

5. Antiarrhythmika-Kombinationen. Die Chinidinkombination *Cordichin* ist bereits in ihren Anwendungsgebieten erheblich eingeschränkt worden (siehe Kapitel 7). Da diese fixe Kombination unter die erste Änderungsverordnung der Negativliste fällt, wird als Substitution Chinidin als Monopräparat vorgeschlagen. Bei bestimmten supraventrikulären Arrhythmien ist alternativ auch die Gabe von Verapamil möglich.

6. Antiarthrotika und sonstige Antiphlogistika. In dieser Gruppe sind Arzneimittel zusammengefaßt worden, die nach der Ziffer 17.2 AMR als Chondroprotektiva und Antiarthrotika bezeichnet werden. Die umstrittene Wirksamkeit dieser Präparate ist im Kapitel 16 begründet worden. Zur Substitution wird als wirksames nichtsteroidales Antiphlogistikum mit relativ guter Verträglichkeit z.b. systemisch appliziertes Diclofenac vorgeschlagen, sofern es nicht sowieso bereits gleichzeitig verordnet wurde.

7. Antidementiva. Hier könnte die Substitution mit wirksamen Cholinesterasehemmstoffen empfohlen werden. Als erster Vertreter mit einem akzeptablen Nebenwirkungsprofil ist seit 1997 in Deutschland Donepezil (*Aricept*) im Handel und 1999 erstmals auch unter den verordnungshäufigsten Arzneimitteln vertreten. Im Gegensatz zu Tacrin hat es keine hepatotoxischen Nebenwirkungen gezeigt. Das Ausmaß der Wirksamkeit von Donepezil erreichte bisher trotz statistischer Signifikanz nicht die durch ein Expertenkommittee vorgegebene klinische Relevanz, so daß die praktische Bedeutung dieser Veränderungen für Patienten und Betreuer unklar bleibt (Birks und Melzer 2000) (siehe Antidementiva, Kapitel 9). Aus diesem Grunde kann dieses neue Präparat nicht für eine generelle Verordnung empfohlen werden.

8. Antidiarrhoika (sonstige). Unter den sonstigen Antidiarrhoika bilden die Mittel zur Regulation der Darmflora eine große Gruppe, die bereits seit 1993 zu den eingeschränkt verordnungsfähigen Arzneimitteln gemäß Ziffer 17.2 AMR gehört und daher gesondert abgehandelt wird (siehe Darmfloramittel). Aber auch für weitere Untergruppen der sonstigen Antidiarrhoika (siehe Tabelle 35.11), insbesondere Adsorbentien, liegen keine den heutigen Anforderungen entsprechenden klinischen Studien vor, die eine Wirksamkeit belegen. Bei akuter Diarrhö sind Nahrungspause, Flüssigkeitszufuhr und ggf. die orale Rehydratation mit einer Elektrolyt-Glukoselösung die wichtigsten therapeutischen Maßnahmen. Falls zusätzlich eine Arzneitherapie bei Berufstätigen (z.B. Busfahrer, Fließbandarbeiter) erforderlich ist, werden als wirksame Mittel Motilitätshemmer vom Typ des Loperamid für eine kurzfristige symptomatische Therapie vorgeschlagen.

9. Antidysmenorrhoika. Die schmerzhaften Uteruskontraktionen der Dysmenorrhö werden durch eine verstärkte Bildung von Prostaglandinen ausgelöst und können durch Cyclooxygenasehemmer wirksam behandelt werden. Homöopathische und pflanzliche Antidysmenorrhoika, die bis 1993 zur Behandlung von Menstruationsstörungen angeboten wurden, haben allenfalls Placebowirkungen. Als Substitution für diese Mittel kommen daher Prostaglandinsynthesehemmer wie Acetylsalicylsäure oder Ibuprofen in Frage.

10. Antiemetika-Kombinationen. Die meisten Verordnungen entfallen auf das homöopathische Komplexmittel *Vertigo-Heel*. Fixe homöopathische Kombinationen werden auch von den Anhängern der Hahnemannschen Homöopathie abgelehnt. Als sinnvolles Monopräparat wird Diphenhydramin zur Substitution vorgeschlagen.

11. Antihypotonika. Für diese Indikationsgruppe werden primär nichtmedikamentöse Maßnahmen in Form von physikalischer Therapie sowie erhöhte Flüssigkeits- und gegebenenfalls Kochsalzzufuhr vorgeschlagen. Sympathomimetika sind wegen ihrer tachyphylaktischen Wirkung für eine langfristige Gabe nicht geeignet.

12. Antikataraktika. Nach der allgemein vertretenen Lehrmeinung läßt sich eine Katarakt mit den bisher verfügbaren Arzneimitteln nicht medikamentös beeinflussen (siehe Kapitel 40). Bei deutlicher Beeinträchtigung des Sehens ist die einzig sinnvolle Therapie die Operation.

13. Antipruriginosa. In dieser Indikationsgruppe sind erstmals verschiedene Arzneimittelgruppen zur Juckreizstillung und Entzündungshemmung gemäß dem WHO-ATC-Code zusammengefaßt worden. Dazu gehören topische Antihistaminika (siehe Antiallergika, Kapitel 5) sowie Bufexamac, Benzocain und Gerbstoffpräparate (siehe Dermatika, Tabelle 22.7). Die topische Anwendung von Antihistaminika zur Juckreizstillung ist aus dermatologischer Sicht wegen der allergenen Potenz dieser Mittel auf der Haut seit langem umstritten (siehe Kapitel 5). Ähnliches gilt auch für die Anwendung von Bufexamac und Benzocain wegen der geringen antipruritischen Potenz und der Neigung zu Kontaktallergien (siehe Kapitel 22). Bei chronischem Ekzem ist die kurzfristige Behandlung mit topischen Corticosteroiden eine sinnvolle Alternative, bei stark juckenden Insektenstichen reicht oft die lokale Kühlung oder ggf. ein systemisches Antihistaminikum.

14. Antitussiva-Kombinationen. Diese Kombinationspräparate sind nach der Negativliste ausgeschlossen, soweit sie Expektorantien und Antitussiva enthalten. Darüber hinaus gibt es noch weitere Antitussivakombinationen, die Antihistaminika und Alphasympathomimetika enthalten. Ihr Nutzen ist nicht gesichert (s. Kapitel 17). Wenn unproduktiver Reizhusten die Nachtruhe massiv stört, wird die Substitution mit einem Monopräparat (z.B. Codein) vorgeschlagen, bei bronchialer Hyperreaktivität bei Asthmapatienten ggf. auch inhalative Glucocorticoide.

15. Carminativa. Simethicon wird unter anderem bei Meteorismus und zur Entleerung abnormer Gasansammlungen im Gastrointestinaltrakt empfohlen. Dieser Entschäumer ist auch speziell bei Kindern klinisch geprüft worden, war aber nicht besser als Placebo (siehe Kapitel 35). Die Behandlung solcher Störungen erfolgt üblicherweise nichtmedikamentös.

16. Cholagoga. Cholagoga und andere Gallenwegstherapeutika aus der Gruppe der pflanzlichen Arzneimittel und der Gallenblasenextrakte sind bei Leber- und Gallenwegskrankheiten umstritten, weil eine Wirksamkeit nicht nachgewiesen wurde (siehe Kapitel 33). Werden Gallenwegskrankheiten durch Gallensteine ausgelöst, werden sie heute überwiegend minimal invasiv und nur noch gelegentlich durch medikamentöse Gallensteinauflösung behandelt. Größtenteils werden diese Präparate jedoch für die Behandlung von gestörter Fettverdauung (*Cholecysmon-Dragees*) oder dyspeptischen Beschwerden (*Hepar SL*) angeboten. Hier haben sich bei falschen Diätgewohnheiten vor allem nichtmedikamentöse Verfahren in Form einer kalorienreduzierten, fettarmen und ballaststoffreichen Kost zusammen mit vermehrter Bewegung bewährt.

17. Clofibrinsäureester. Clofibrat wird für die Langzeitprophylaxe der koronaren Herzkrankheit nicht mehr empfohlen, da in Langzeitstudien eine erhöhte Gesamtmortalität durch Krebstodesfälle und Gallenblasenkrankheiten beobachtet wurde. Die Clofibrinsäureester Etofibrat und Etofyllinclofibrat haben gegenüber Clofibrat keine gesicherten Vorteile (siehe Kapitel 34). Der Substitutionsvorschlag für Fibrate ist daher z.B. Gemfibrozil, dessen Wirksamkeit mehrfach belegt wurde (siehe Kapitel 34).

18. Corticosteroid-Kombinationen (Interna). Diese Kombinationspräparate werden vor allem intramuskulär, intraartikulär oder periartikulär angewendet. Die Kombination mit Vitaminen oder von mehreren Glucocorticoiden wird als nicht sinnvoll angesehen. Als Substitution wird Triamcinolonacetonid als Monopräparat vorgeschlagen, das bei intraartikulärer Injektion einen besonders langdauernden Effekt hat (siehe Tabelle 21.3).

19. Darmfloramittel. Eine große Gruppe der sonstigen Antidiarrhoika bilden die Mittel zur Regulation der Darmflora einschließlich Stoffwechselprodukten, Zellen, Zellteilen und Hydrolysaten von bakteriellen Mikroorganismen, die bereits seit 1993 zu den eingeschränkt verordnungsfähigen Arzneimitteln gemäß Ziffer 17.2 AMR gehören. Zu diesen Mitteln liegen keine den heutigen Anforderungen entsprechenden klinischen Studien vor, die eine Wirksamkeit belegen (siehe Kapitel 35). Als wirksame Behandlung einer akuten Diarrhö wird eine Elektrolyt- und Flüssigkeitssubstitution vorgeschlagen, ggf. Motilitätshemmer vom Typ des Loperamid für eine kurzfristige symptomatische Therapie (siehe auch Nr. 8).

20. Dermatika (sonstige). In dieser Gruppe sind Mittel zur Behandlung der androgenetischen Alopezie, der Hyperhidrosis und von Narbenkontrakturen zusammengefaßt (siehe Tabelle 22.13). In vielen Fällen handelt es sich um unspezifische pflanzliche Dermatika mit Placebocharakter. Allenfalls bei Narbenkontrakturen können als Substitution wirkstofffreie Basiszubereitungen vorgeschlagen werden.

21. Durchblutungsfördernde Mittel. Trotz zahlreicher klinischer Studien ist die therapeutische Wirksamkeit dieser Arzneimittel umstritten (siehe Kapitel 24). Zur Substitution werden nichtmedikamentöse Maßnahmen vorgeschlagen, wobei im Frühstadium Gehtraining und Rauchverzicht besonders effektiv sind.

22. Enzymkombinationen (oral). Die Pankreatinkombinationen sind unter Berücksichtigung der heutigen Therapieempfehlungen erheblich unterdosiert (siehe Tabelle 35.8) und sollten daher durch korrekt dosierte Monopräparate substituiert werden, soweit eine behandlungsbedürftige Pankreasinsuffizienz vorliegt. Dagegen ist eine ausreichende Substitution von Magensäure nicht möglich und auch nicht notwendig (siehe Kapitel 35), so daß hier bei subjektiven Beschwerden vor allem diätetische Maßnahmen indiziert sind.

23. Expektorantien. Auch bei den Expektorantien wird die therapeutische Wirksamkeit trotz mehrerer klinischer Studien weiterhin kontrovers beurteilt, so daß die Anwendung dieser Mittel in erster Linie auf Empirie und subjektiven Eindrücken von Patienten und Ärzten beruht (siehe Kapitel 17). Bei trockenem Reizhusten kann zur Schleimverflüssigung eine ausreichende Flüssigkeitszufuhr sinnvoll sein. Bei den besonders häufigen akuten virusbedingten Bronchitiden im Rahmen von Erkältungskrankheiten und grippalen Infekten sind Expektorantien für Erwachsene leistungsrechtlich ausgeschlossen.

24. Expektorantien mit Antitussiva. Diese Kombinationspräparate sind wieder in dem Entwurf der Negativliste von 1997 enthalten, weil eine gleichzeitige Förderung der Expektoration und Hemmung des Hustens, der die Expektoration von Sekret bewerkstelligen soll, sinnlos ist. Für eine notwendige Dämpfung eines schmerzhaften Reizhustens werden Antitussiva als Monopräparate empfohlen, wie z.B. Codein.

25. Fusafungin. Die therapeutische Wirksamkeit dieses Lokalantibiotikums zur inhalativen Behandlung von Atemwegsinfektionen ist nicht ausreichend belegt. Daher wurde Fusafungin von der zuständigen Aufbereitungskommission negativ bewertet (siehe Kapitel 8).

Nur bei Vorliegen einer bakteriellen Sinusitis kann als Alternative Amoxicillin empfohlen werden.

26. Grippemittel. Arzneimittel zur Anwendung bei grippalen Infekten sind gemäß § 34 Abs. 1 SGB V für Erwachsene ausgeschlossen. Insofern ist für die Grippemittel keine leistungsrechtliche Substitution erforderlich. Darüber hinaus handelt es sich bei den hauptsächlich verordneten Grippemitteln vor allem um homöopathische Komplexpräparate (*Meditonsin H, Gripp-Heel, Metavirulent*), die lediglich den Charakter einer Placebomedikation haben und damit auch für Kinder und Jugendliche therapeutisch entbehrlich sind.

27. Hämorrhoidenmittel. Bei dieser Arzneimittelgruppe können die zahlreichen Arzneimittelkombinationen mit Lokalanästhetika ohne Einschränkungen durch entsprechende Monopräparate zur akuten lokalen Schmerzlinderung ersetzt werden. Bei Pruritus ani wird eine sorgfältige Analhygiene, bei Pilznachweis eine antimykotische Lokaltherapie empfohlen.

28. Pflanzliche Hypnotika. Für die pflanzlichen Hypnotika stehen in der Regel wirksame Therapiealternativen zur Verfügung. Bei leichten Schlafstörungen, die nicht durch Beratung zur Schlafhygiene und durch verhaltenstherapeutische Ansätze behandelbar sind, kommen als Substitution H_1-Antihistaminika vom Typ des Diphenhydramin in Frage. Bei stärkeren Störungen können Benzodiazepine mit mittlerer Wirkungsdauer kurzfristig angewendet werden, sofern keine Benzodiazepinabhängigkeit vorliegt.

29. Immunstimulantien. Die Verordnungen dieser Arzneimittelgruppen betreffen ausschließlich bakterielle und pflanzliche Immunstimulantien, die hauptsächlich für die Prophylaxe von Erkältungskrankheiten zur Steigerung der körpereigenen Abwehr propagiert werden. Da es für diese leichteren virusbedingten Infektionen keine ausreichend wirksame Arzneitherapie gibt, wird eine Substitution durch nichtmedikamentöse Maßnahmen vorgeschlagen. Bei älteren Risikopatienten ist gegebenenfalls eine Grippeschutzimpfung oder aktive Immunisierung gegen Pneumokokken indiziert.

30. Pflanzliche Kardiaka. Da die Herzglykosidkombinationen nach dem Inkrafttreten der ersten Negativliste vom Markt verschwunden sind, gibt es nur noch pflanzliche Kardiaka in dieser Indikationsgruppe. Als wirksames Arzneimittel wird das Herzglykosid Digoxin vorgeschlagen, das in Kombination mit Diuretika und ACE-Hemmern eingesetzt wird (siehe Kapitel 31). Digitalisglykoside sind darüber hinaus wesentlich billiger als Crataeguspräparate und die zahlreich verordneten Crataegus- und Scillaextraktkombinationen.

31. Klimakteriumstherapeutika. In dieser Gruppe sind Pflanzenextrakte und homöopathische Komplexpräparate zusammengefaßt (siehe Tabelle 26.5). Die meisten Präparate sind nach Ziffer 17.2 bei klimakterischen Beschwerden nur eingeschränkt verordnungsfähig, wenn zuvor nichtmedikamentöse Maßnahmen erfolglos waren. Da aber Arzneimittel zur Hormonsubstitution bei klimakterischen Beschwerden nicht von der Verordnungseinschränkung betroffen sind, stehen wirksame arzneitherapeutische Verfahren auch leistungsrechtlich zur Verfügung. Als Substitutionsvorschlag ist daher für die pflanzlichen Klimakteriumstherapeutika eine Hormonsubstitution mit wirksamen Arzneimitteln angegeben.

32. Koronardilatatoren und Koronarmittelkombinationen. Diese Arzneimittelgruppe ist durch den Ausschluß zahlreicher Kombinationspräparate mit der ersten Negativliste auf eine kleine Restgruppe von Arzneimitteln geschrumpft (Tabelle 32.2). Als sinnvolle Substitution wird ein wirksames Langzeitnitrat vom Typ des Isosorbiddinitrats vorgeschlagen.

33. Laxantien. Die längerdauernde Einnahme von Laxantien wird aus medizinischen Gründen wegen des Mißbrauchsrisikos und der damit verbundenen Nebenwirkungen, insbesondere einer Verstärkung einer chronischen Obstipation, abgelehnt. Eine sinnvolle Alternative ist die nichtmedikamentöse Behandlung durch ballaststoffreiche Kost und ausreichende Flüssigkeitsaufnahme. Darüber hinaus ist diese Arzneimittelgruppe nach § 34 Abs. 1 SGB V ab dem 18. Lebensjahr mit Ausnahme von bestimmten Darmkrankheiten (z.B. Tumorleiden, Megakolon, Divertikulose) ausgeschlossen.

34. Lebertherapeutika. Die häufigste Ursache von Leberkrankheiten ist übermäßiger Alkoholgenuß. Daher ist die Alkoholabstinenz die wichtigste therapeutische Maßnahme. Bei Virushepatitis B und C wird die Viruselimination durch die Behandlung mit Interferon alfa gefördert, das in anderen Indikationsgruppen eingeordnet ist. Unter diesen speziellen Bedingungen werden vor allem für die häufigen alkoholisch bedingten Leberschäden die genannten nichtmedikamentösen Verfahren als Substitution vorgeschlagen.

35. Lipidsenker (andere). Hierbei handelt es sich um eine kleine Präparategruppe, für die ein klinischer Nutzen bisher nicht belegt wurde, der über den Effekt einer Ernährungsumstellung hinausgeht (siehe Tabelle 34.3). Obwohl bei leichten Hyperlipidämien zunächst nichtmedikamentöse Verfahren anzuwenden sind, werden als Substitutionsvorschlag wirksame Arzneimittel vom Typ des Gemfibrozils genannt, für das die Wirksamkeit belegt ist (siehe Kapitel 34).

36. Magen-Darm-Mittel (pflanzliche). Der Großteil der Verordnungen entfällt auf Kombinationspräparate (s. Tabelle 35.6), für die keine adäquaten klinischen Studien vorliegen und die wegen der Vielzahl der Bestandteile nicht mit ausreichender Sicherheit beurteilt werden können (s. Kapitel 35). Bei funktionellen motilitätsbedingten Magen-Darmstörungen sind in erster Linie nichtmedikamentöse Verfahren indiziert, ggf. wird zur Substitution dieser Präparate z.b. Metoclopramid als wirksames Prokinetikum vorgeschlagen.

37. Magnesiumpräparate. Bei ausgeprägtem Magnesiummangel ist eine temporäre Substitution mit oralen Magnesiumpräparaten indiziert. Ein diuretikabedingter Magnesiumverlust wird sehr viel wirksamer durch kaliumsparende Diuretika verhindert als durch Magnesiumsupplementierung. Die Zunahme der Magnesiumverordnungen in den letzten zehn Jahren beruht vermutlich auf der Anwendung bei Indikationen, bei denen eine therapeutische Wirksamkeit nicht mit den heutigen Methoden nachgewiesen wurde. Für zahlreiche derartige Indikationen (Myalgie, Migräne, vegetative Dysregulation, Durchblutungsstörungen) werden in erster Linie nichtmedikamentöse Maßnahmen zur Substitution vorgeschlagen.

38. Methylxanthin-Kombinationen. Diese Gruppe von Kombinationspräparaten ist nach § 34 Abs. 1 SGB V (Negativliste) ausgeschlossen und kann ohne Probleme durch wirksame Monopräparate von Theophyllin ersetzt werden.

39. Migränemittel-Kombinationen. Für die Anfallstherapie und die Migräneprophylaxe werden nach den heutigen Therapieempfehlungen ausschließlich Monopräparate eingesetzt (siehe Kapitel 36). Als Substitution für die Sekalealkaloidkombinationen und sonstigen Kombinationen (siehe Tabelle 36.3) wird eine Monotherapie mit nichtopioiden Analgetika vom Typ des Paracetamol vorgeschlagen, das neben Acetylsalicylsäure und Ibuprofen seit mehreren Jahren als initiale Standardtherapie der leichten Migräneattacke von der Deutschen Kopfschmerzgesellschaft empfohlen wird.

40. Mund- und Rachentherapeutika. Bis auf die wirksamen Antimykotika zur lokalen Behandlung von Pilzinfektionen des Mund- und Rachenraumes ist die Wirksamkeit dieser Mittel zweifelhaft (siehe Kapitel 38). Alle diese Arzneimittel sind nach § 34 Abs. 1 SGB V aus der Leistungspflicht ausgeschlossen.

41. Muskelrelaxantien-Kombinationen. Durch die 1996 erfolgte Marktrücknahme der Chlormezanonkombinationen ist das Problem dieser Arzneimittelgruppe weitgehend gelöst. Als Substitution wird z.B. Tetrazepam aus der Gruppe der Benzodiazepine vorgeschlagen.

42. Neuropathiepräparate. Neben den Kombinationen mit neurotropen Vitaminen ist Liponsäure der Hauptvertreter der Neuropathiepräparate (siehe Tabelle 49.5). Bei der diabetischen Neuropathie wirkte die Behandlung mit Liponsäure nicht besser als Placebo (siehe Kapitel 49). Aufgrund einer nachgewiesenen Wirksamkeit wird hier als Substitutionsvorschlag ein Präparat aus der Gruppe der trizyklischen Antidepressiva, z.B. Amitriptylin, genannt, was zugleich mit einer erheblichen Kosteneinsparung verbunden ist.

43. Ophthalmika-Kombinationen. Der größte Teil der Verordnungen entfällt auf die Kombinationen von Antibiotika und Glucocorticoiden (siehe Tabelle 40.3). Die ungezielte Verwendung von Glucocorticoiden am Auge bei ungenügender diagnostischer Abklärung von Konjunktivitiden ist mit Risiken verbunden (siehe Kapitel 40). Bei bakteriell bedingter Konjunktivitis wird daher als Alternative ein topisches Aminoglykosid (z.B. Kanamycin) empfohlen.

44. Ophthalmika (sonstige). In dieser Arzneimittelgruppe sind Antikataraktika, topische Vitaminpräparate, durchblutungsfördernde Mittel und sonstige nicht klassifizierbare Präparate zusammengefaßt worden (siehe Tabelle 40.9). Für alle diese Mittel liegen keine Wirksamkeitsbelege vor. Über Calciumdobesilat wurde kürzlich eine negative Studie publiziert (siehe Kapitel 40). Bei schwerer diabetischer Retinopathie steht daher die Behandlung der Grundkrankheit im Vordergrund. Bei der proliferativen diabetischen Vitreoretinopathie hat sich die panretinale Laserkoagulation bewährt. Die zahlreichen topischen Vitaminpräparate werden lediglich als adjuvante Therapie angewendet und sind somit durch Filmbildner zu substituieren.

45. Opipramol. Die antidepressive Wirksamkeit dieser trizyklischen Verbindung ist nicht ausreichend belegt. Daher wurde Opipramol von der zuständigen Aufbereitungskommission des vormaligen Bundesgesundheitsamtes negativ bewertet. Inzwischen hat der Hersteller mitgeteilt, daß er die Nachzulassung für die Indikation Angststörung und somatoforme Störungen beantragen wird. Die hierzu angekündigten Studien sind jedoch bisher zum Teil nur als Vorpublikation veröffentlicht worden und ermöglichen keine Überprüfung der erhobenen Daten. Bei einer weiteren Studie zur Wirksamkeit von Opipramol bei somatoformen Störungen unterscheidet sich die

Verumgruppe nur marginal von der Placebogruppe nach sechswöchiger Arzneitherapie (Volz et al. 2000) (siehe auch Psychopharmaka, Kapitel 42). Aus diesem Grunde gehört Opipramol weiterhin nicht zu den Arzneimitteln, die dazu geeignet sind, einen mehr als geringfügigen therapeutischen Nutzen zu erzielen. Als Substitution wird Amitriptylin vorgeschlagen, das auch bei speziellen Formen von Angststörungen therapeutisch wirksam ist.

46. Pflanzliche Prostatamittel. Mit den Alpha$_1$-Rezeptorenblockern steht eine wirksame Arzneitherapie für die beginnenden Beschwerden der benignen Prostatahyperplasie zur Verfügung. Die zahlreichen pflanzlichen Prostatamitteln unterscheiden sich dagegen kaum von Placebo (siehe Kapitel 47). Die Umstellung auf eine wirksame Arzneitherapie ist mit erheblichen Mehrkosten in Höhe von ca. 230 Mio. DM pro Jahr verbunden, wobei allerdings eine Therapienotwendigkeit zu überprüfen ist, weil bereits bei mäßiger Symptomatik durch eine Prostataresektion wesentlich günstigere Ergebnisse als durch beobachtendes Abwarten erzielt wurden.

47. Pflanzliche Psychopharmaka. Die Anwendung von Phytotherapeutika bei Angststörungen oder depressiven Verstimmungszuständen ist bisher noch nicht ausreichend belegt. Positive Ergebnisse aus Metaanalysen sind offenbar durch eine bevorzugte Publikation positiver Daten bedingt (siehe Kapitel 42). Für alle diese Präparate stehen wirksame Alternativen zur Verfügung. Bei allen depressiven Syndromen können erprobte Arzneimittel aus der Gruppe der trizyklischen Antidepressiva eingesetzt werden. Daher wird hier als eine mehrerer Substitutionsmöglichkeiten z.B. Amitriptylin vorgeschlagen. Bei Angst- und Spannungszuständen können kurzfristig für einige Tage Benzodiazepine (z.B. Oxazepam) indiziert sein, da sie rasch wirken und eine große therapeutische Breite haben. Als gleichwertiges nichtmedikamentöses Verfahren ist auch die kognitive Verhaltenstherapie zu nennen.

48. Rheumamittel (Externa). Die marginale Wirksamkeit dieser Präparate ist im Kapitel 16 dargestellt worden. Als wirksame Substitution werden nichtsteroidale Antiphlogistika vom Typ des Diclofenac in oralen Arzneiformen vorgeschlagen. Oft wird jedoch auf dem gleichen Rezept nicht nur ein antirheumatisches Externum, sondern auch ein systemisches Antirheumatikum verordnet, so daß in diesen Fällen durch das Weglassen der Rheumasalbe die Einsparung deutlich größer ist.

49. Rhinologika-Kombinationen. Bei diesen Präparaten handelt es sich überwiegend um topisch und systemisch applizierbare Kombinationen von Alphasympathomimetika, die sinnvollerweise durch Monopräparate des Xylometazolins ersetzt werden sollten. Ein großer Teil der Verordnungen entfällt auf pflanzliche und homöopathische Komplexpräparate, die ausschließlich Placebocharakter haben. Soweit diese Präparate zur Behandlung von Sinusitiden eingesetzt werden sollen, ist auch hier eine kurzfristige Gabe von Alphasympathomimetika als Substitution begründbar.

50. Spasmolytika (oral, rektal). Unter den häufig verordneten Arzneimitteln sind keine Präparate mit ausreichend belegter Wirksamkeit für die orale oder rektale Applikation vertreten. Mit Ausnahme der gut resorbierbaren natürlichen Belladonnaalkaloide und anderer tertiärer Anticholinergika sind damit die nicht parenteral angewendeten Spasmolytika zu den Arzneimitteln mit umstrittener Wirksamkeit zu rechnen. Die einzelnen Präparate sind in Kapitel 46 (Spasmolytika) bewertet worden.

51. Urologika (Antiinfektiva). Nach Auffassung führender Infektologen sollte Nitrofurantoin als relativ schwach wirksames, aber in der Langzeittherapie potentiell gefährliches Hohlraumchemotherapeutikum schon seit langem aus dem Handel gezogen werden (siehe Kapitel 47). Auch Nitroxolin und der potentiell karzinogene Bärentraubenblätterextrakt sind wegen ihrer schwachen Wirkung schon lange nicht mehr zeitgemäß (siehe Tabelle 47.4). Daher wird eine Substitution durch sicher wirksame Chemotherapeutika, z.B. Co-trimoxazol, empfohlen.

52. Pflanzliche Urologika. Diese Mittel werden häufig als Adjuvans zur Antibiotikatherapie bei Harnwegsinfektionen empfohlen und sind damit grundsätzlich entbehrlich, zumal die oft auch gleichzeitig empfohlene Anwendung als „Durchspülungstherapie" problemlos durch ausreichende Flüssigkeitszufuhr erreicht werden kann. Zur Sicherheit wurde hier trotzdem als chemotherapeutisches Standardtherapeutikum Co-trimoxazol zur Substitution empfohlen, das erheblich billiger ist als die überteuerten ineffektiven Pflanzenextrakte.

53. Urologische Spasmolytika. Mit den meisten Anticholinergika wurden in kontrollierten Studien Besserungen urodynamischer Parameter beobachtet, als entscheidendes Symptom wurde jedoch die Inkontinenz nicht wesentlich gebessert. Auch mit dem neu eingeführten Tolterudin wurde nur in einer von sieben Studien die Inkontinenzfrequenz gesenkt (siehe Urologika, Kapitel 47). Aus diesem Grunde werden in erster Linie nichtmedikamentöse Maßnahmen als therapeutische Alternative vorgeschlagen.

54. Venentherapeutika. Bei ausgeprägter Varikosis stehen neben der Kompressionstherapie operative Maßnahmen im Vordergrund. Auch bei chronisch venöser Insuffizienz ist die Kompression die Therapie der Wahl (siehe Kapitel 48). Venentherapeutika können die Kompressionstherapie nicht verbessern und schon gar nicht ersetzen. Insofern gibt es für diese Arzneimittelgruppe keine effektive arzneitherapeutische Alternative.

55. Vitamin-Kombinationen. Fixe Vitaminkombinationen gehören mit Ausnahme der Vitamin-D-Fluoridkombinationen zu den Arzneimitteln, die nach Ziffer 17.1 AMR nicht verordnet werden dürfen. Weiterhin gehören alle Vitaminpräparate mit Ausnahme bei Vitaminmangelzuständen zu den nach 17.2 AMR ausgeschlossenen Arzneimitteln. Die Vitamin-E-Kombinationen nehmen andere Anwendungsgebiete in Anspruch, für die keine klinisch gesicherten Wirksamkeitsbelege vorliegen (Durchblutungsstörungen, Leistungsschwäche, Wirbelsäulensyndrom). Unabhängig von dem Leistungsausschluß sind auch dafür keine sinnvollen Substitutionsvorschläge möglich.

56. Wundbehandlungsmittel. Unter den Wundbehandlungsmitteln sind bisher nur sehr wenige Arzneimittel vertreten, für die in kontrollierten Studien positive Resultate erzielt worden sind (Dermatika und Wundbehandlungsmittel, Kapitel 22). Dazu gehören Zinkoxidzubereitungen sowie Dextranomer und Cadexomer-Iod. Alle übrigen Substanzen (z.B. Dexpanthenol, proteolytische Enzyme, Bakterienextrakte und pflanzliche Mittel) werden zwar sehr häufig eingesetzt, objektive Untersuchungen zu ihrer Wirkung liegen jedoch kaum vor. Aus diesem Grunde werden zur Substitution Zinkoxidpräparate vorgeschlagen.

57. Weitere Einzelpräparate. Diese Restgruppe umfaßt weitere Einzelpräparate mit kleinen Verordnungsvolumina, die nach den Verordnungsabnahmen 1999 größtenteils weniger als 20000 Verordnungen aufwiesen und daher nicht weiter aufgegliedert werden.

Die pharmakologisch-therapeutische Analyse der Arzneimittel mit umstrittener Wirksamkeit hat ergeben, daß unter Zugrundelegung der Verordnungsdaten des Jahres 1999 etwa 70 % des Verordnungsvolumens Einschränkungen unterliegen, die gesetzlich festgelegt sind oder vom Bundesausschuß der Ärzte und Krankenkassen verabschiedet worden sind. Von den genannten Verordnungseinschränkungen ist 1999 ein Verordnungsvolumen von 3,2 Mrd. DM betroffen (Tabelle 51.7). Vergleicht man das entsprechende Umsatzvolumen des

Tabelle 51.7: Einsparpotential bei umstrittenen Arzneimitteln 1999

Arzneimittelgruppe	Umsatz 1999 Mio. DM	Umsatz 1998 Mio. DM	Differenz 1999 Mio. DM
Gesetzliche Einschränkung			
Ausschlüsse nach § 34 Abs. 1 SGB V	735,9	815,3	79,4
Ausschlüsse nach § 34 Abs. 3 SGB V	45,7	51,8	6,2
Einschränkung nach AMR Ziffer 17.1	35,9	47,1	11,1
Einschränkung nach AMR Ziffer 17.2	1.084,1	1.301,4	217,3
Einschränkung nach AMR 1999 (nicht in Kraft)	583,0	710,8	127,8
Einschränkung nach Preisvergleichsliste	708,7	844,7	136,0
	3.193,3	3.771,2	577,9
Ohne Verordnungseinschränkung			
Pflanzliche Arzneimittel	595,6	676,0	80,4
Weitere Arzneimittelgruppen	917,7	994,3	76,6
	1.513,3	1.670,3	157,0
Gesamtkosten umstrittener Arzneimittel	4.706,6	5.441,5	734,9
Substitution durch wirksame Arzneimittel	1712,1		
Einsparpotential	2994,5		

Jahres 1998, so ergibt sich eine Minderausgabe von 515 Mio. DM. Das bedeutet, daß 1999 14 % weniger umstrittene Arzneimittel verordnet wurden, für die Verordnungseinschränkungen bestehen oder geplant sind.

Einsparmöglichkeiten

Zusammengenommen wurden 1999 umstrittene Arzneimittel mit einem Umsatz von 670 Mio. DM weniger verordnet (Tabelle 51.7). Das noch verbleibende Umsatzvolumen der umstrittenen Arzneimittel in Höhe von ca. 4,7 Mrd. DM ist, wie bereits erwähnt, nicht in vollem Umfang für Einsparungen verfügbar, weil ein großer Teil durch wirksame Arzneimittel ersetzt werden kann. Die in der Tabelle 51.6 aufgeführten Substitutionsvorschläge ergeben einen Gesamtbetrag von ca. 1,7 Mrd. DM, woraus sich insgesamt ein verbleibendes Einsparvolumen von 3,0 Mrd. DM berechnet.

In vielen Fällen werden mit den Substitutionsvorschlägen zusätzliche Einsparmöglichkeiten gegenüber den umstrittenen Arzneimitteln möglich. Das zeigt sich insbesondere bei den pflanzlichen Arzneimittelgruppen, die entgegen landläufiger Meinung keineswegs preiswert, sondern im Vergleich zu den wirksamen Arzneimitteln oft teurer sind. So können bei pflanzlichen Hypnotika 46 Mio. DM, pflanzlichen Kardiaka 73 Mio. DM, pflanzlichen Psychopharmaka 64 Mio. DM und pflanzlichen Urologika 33 Mio. DM, d.h. zusammen 216 Mio. DM durch Umstellung auf wirksame Arzneimittel eingespart werden.

Bei den Substitutionsvorschlägen gibt es aber auch mehrere Beispiele für Mehrkosten durch Umstellung der Therapie von umstrittenen auf wirksame Arzneimittel. Die Substitution pflanzlicher Prostatamittel durch Alpha$_1$-Rezeptorenblockern ergibt Mehrkosten von 230 Mio. DM, die Substitution von Enzymkombinationspräparaten, die fast ausnahmslos erheblich unterdosiert sind, Mehrkosten von 124 Mio. DM.

In den vergangenen sieben Jahren ist das Verordnungsvolumen umstrittener Arzneimittel von 9,5 auf 4,7 Mrd. zurückgegangen, d.h. jährlich um rund 700 Mio. DM. Wenn sich diese Entwicklung auch zukünftig fortsetzt, wären die noch bestehenden Einsparmöglichkeiten in Höhe von 3,0 Mrd. DM in etwa vier Jahren ausgeschöpft. Damit steht auch in Zukunft immer noch ein erhebliches Umsatzvolumen für die Modernisierung der Arzneitherapie zur Verfügung. Man muß sich aber auch darüber im Klaren sein, daß durch die tiefgreifende Umstrukturierung der Arzneitherapie in den letzten Jahren mehr als die Hälfte der bestehenden Rationalisierungsreserven bei den umstrittenen Arzneimitteln realisiert worden ist.

Ob dieser Weg erfolgreich fortgesetzt werden kann, hängt unter anderem davon ab, ob es der Ärzteschaft auch weiterhin gelingt, die Patienten von dem strikten Sparkurs zu überzeugen. Die Selbstverwaltung der Ärzteschaft verfügt nämlich über keine wirksamen Steuerungsinstrumente, um die Einsparungen im Bereich der umstrittenen Arzneimittel auszuschöpfen, nachdem die Neuauflage der Arzneimittelrichtlinien und das Gemeinsame Aktionsprogramm durch die von mehreren pharmazeutischen Firmen erwirkten einstweiligen Verfügungen gerichtlich blockiert wurde. Es ist zu hoffen, daß die inzwischen eingeleiteten gesetzlichen Maßnahmen weitere Einsparungen bei umstrittenen Arzneimitteln ermöglichen werden.

Literatur

Birks J.S., Melzer D. (2000): Donepezil for mild and moderate Alzheimer's disease. Cochrane Database Syst. Rev. 2: CD 001190.

Gysling E., Kochen M. (1987): Beschränkung als Prinzip rationaler Pharmakotherapie. Pharma-Kritik 9: 1–4.

Volz H., Möller H., Reimann I., Stoll K. (2000): Opipramol for the treatment of somatoform disorders. Results from a placebo-controlled trial. Eur. Neuropsychopharmacol. 10: 211–217.

Wilson J.D., Griffin J.E. (1980): The use and misuse of androgens. Metabolism 29: 1278–1295.

52. Der Arzneimittelmarkt in der Bundesrepublik Deutschland

H. Schröder und G. W. Selke

Im Jahre 1999 zeigt sich der Arzneimittelmarkt wiederum als Spiegel der gesundheitspolitischen Entwicklungen. Während im ersten Quartal 1999 noch ein Spitzenwert des GKV-Fertigarzneimittelumsatzes seit 1997 mit einem Anstieg im Vergleich zum Vorjahresquartal von 8,1 % erreicht wurde, zeigte sich im weiteren Jahresverlauf 1999 bezogen auf den absoluten GKV-Fertigarzneimittelumsatz moderatere Werte (Abbildung 52.1). Dagegen wird bei der Betrachtung der Veränderungswerte im Vergleich zu den Vorjahresquartalen deutlich, daß nach der Bekanntgabe des Gemeinsamen Aktionsprogramms der Kassenärztlichen Bundesvereinigung, der Spitzenverbände der Gesetzlichen Krankenversicherung und des Bundesministeriums für Gesundheit im vierten Quartal ein Umsatzrückgang von 2,7 % und ein Verordnungsrückgang von 10,3 % zu verzeichnen ist. Es kann vermutet werden, daß diese Entwicklung zu dem Ergebnis 1999 beigetragen hat: Von den 23 Kassenärztlichen Vereinigungen in Deutschland haben nur insgesamt acht das Budget mit einer Summe von 410 Mio. DM überschritten, wobei drei die gesetzliche Haftungsgrenze von 5 % der Budgetsumme übertroffen haben (Klauber und Niemeyer 2000). Die Frage, welche der einzelnen Kassenärztlichen Vereinigungen ihr Budget *aufgrund* des Gemeinsamen Aktionsprogramms eingehalten haben, kann auf der Basis der vorliegenden Daten nicht beantwortet werden.

Im gesamten Jahr 1999 ist trotz eines Verordnungsrückgangs von 3 % der Arzneimittelumsatz um 2,9 % gestiegen. Als Gründe hierfür können verschiedene Ursachen benannt werden:

- Die *kartellrechtlichen* Auseinandersetzungen um die Arzneimittel-Richtlinien des Bundesausschusses der Ärzte und Krankenkassen sowie die Festbetragsfestsetzung blockieren ein Einsparpotential in Höhe von 1,2 Mrd. DM (Galle-Hoffmann und Schröder 1999,

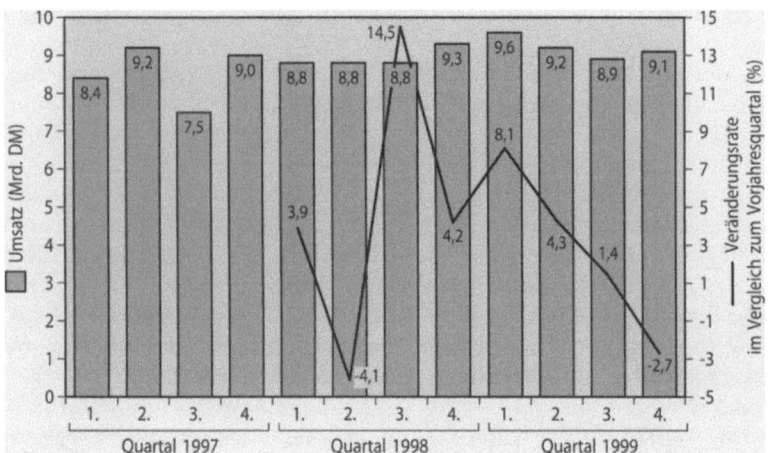

Abbildung 52.1: GKV-Fertigarzneimittelumsätze in den Quartalen 1997 bis 1999

Arbeitsgemeinschaft der Spitzenverbände der Krankenkassen 1999).

- Die Anzahl der *zugelassenen und erstattungsfähigen Arzneimittel* ist in Deutschland mit ungefähr 50000 Präparaten im internationalen Vergleich eindeutig unterreguliert. Auf dem deutschen Markt existieren sogenannte „Altarzneimittel", die sich bedingt durch eine großzügige, EU-rechtswidrige Übergangsfrist seit 1978 noch im Nachzulassungsverfahren befinden. Daß immer noch ungefähr 55 % der verkehrsfähigen Arzneimittel nicht auf Wirksamkeit, Unbedenklichkeit und Qualität untersucht worden sind, kann nicht nur zu Unwirtschaftlichkeiten führen, sondern mindert auch die Versorgungsqualität. Das Institut für Arzneimittel in der gesetzlichen Krankenversicherung wird zukünftig mit der Positivliste dafür sorgen, daß den Kriterien des Sozialgesetzbuches für eine zweckmäßige und wirtschaftliche Arzneimittelversorgung besser entsprochen werden kann.

Im deutschen Arzneimittelmarkt werden allem Anschein nach Instrumente angewendet, die das Problem steigender Arzneimittelausgaben nicht in den Griff bekommen. Dabei kann aus der Erfahrung anderer Länder gelernt werden: Die Preisbildung der Hersteller ist in Deutschland nicht transparent. Modelle beispielsweise aus

Österreich, Großbritannien oder British Columbia zeigen, wie in bilateralen Verhandlungen zwischen Krankenkassen oder der Regierung auf der einen und den pharmazeutischen Herstellern auf der anderen Seite Preisobergrenzen vereinbart werden können. Außerdem sind die Distributionskosten für Arzneimittel in Deutschland im Vergleich zu anderen europäischen Ländern relativ hoch. Deutschland hat 1998 nach der Schweiz den höchsten Großhandels- sowie Apothekenzuschlag je Packung (Clement und Kolb 2000). Vor diesem Hintergrund wird unter anderem auch auf der Gesundheitsministerkonferenz diskutiert, wie angesichts von europarechtlichen Entscheidungen und der Finanzierungsprobleme der Gesetzlichen Krankenversicherung eine Änderung der restriktiven Regelungen der Vertriebswege in Deutschland unter Wahrung der Arzneimittelsicherheit herbeigeführt werden kann.

Im deutschen Gesundheitssystem, das sich hinsichtlich der Marktbeteiligten und deren Rollen nicht wesentlich von anderen europäischen und internationalen Systemen unterscheidet, führen die unterschiedlichen Zielsetzungen von Ärzten, Patienten und Krankenkassen zu Problemen im Arzneimittelmarkt. Viele der vom Regional Office for Europe der World Health Organisation (WHO) bereits vor vierzehn Jahren vorgeschlagenen Maßnahmen zur Beeinflussung dieses Systems wurden in Deutschland zwar etabliert, sind aber teilweise durch pharmazeutische Hersteller juristisch blockiert worden. Neben Budgets, Pharmakotherapieberatung, Qualitätszirkelarbeit, Festbeträgen, Selbstbeteiligung oder Präventionsprogrammen wurde empfohlen, daß durch direkte Kontrollen der Arzneimittelpreise und Gewinne der pharmazeutischen Industrie der Markt als Ganzes Ziel von konkreten Strategien sein sollte. Diese Regelungsmechanismen sollten miteinander verzahnt werden und parallel verlaufen, damit die pharmazeutische Industrie nicht veranlaßt wird, „perverse incentives" wie die Entwicklung von Me-too-Präparaten zu nutzen (Regional Office for Europe der World Health Organisation 1986).

Entwicklung der Marktkomponenten

Im Jahre 1999 sind die GKV-Fertigarzneimittelausgaben auf 36,8 Mrd. DM gestiegen. Obwohl auch in diesem Jahr die Verordnungszahlen zurückgegangen sind, setzt sich der Trend zu teuren Arzneimitteln weiter fort, der sich dadurch bemerkbar macht, daß

Tabelle 52.1: Preis-, Mengen und Strukturentwicklung im GKV-Fertigarzneimittelmarkt 1992 bis 1999

Jahr	Wert je Verordnung DM	Änd. (%)	Verordnungen Mio.	Änd. (%)	Umsatz Mio DM	Änd. (%)	Strukturkomponente Änd. (%)
1992	31,52		1.064		33.518		
1993	31,25	-0,9	944	-11,2	29.505	-12,0	2,7
1994	33,72	7,9	915	-3,1	30.865	4,6	9,0
1995	33,99	0,8	973	6,3	33.070	7,1	0,7
1996	36,89	8,6	939	-3,5	34.657	4,8	8,7
1997	40,89	10,8	834	-11,3	34.081	-1,7	11,3
1998	44,29	8,3	807	-3,2	35.723	4,8	8,1
1999	46,99	6,1	783	-3,0	36.774	2,9	5,6

der Wert je Verordnung im Vergleich zum Vorjahr um 6,1 % angestiegen ist. Die durchschnittliche Verordnung kostet mit 46,99 DM nun knapp 50 % mehr als noch im Jahre 1992. Dagegen hat sich im gleichen Zeitraum die Verordnungsmenge um 25 % reduziert, was dazu führte, daß sich der Gesamtumsatz um knapp 10 % erhöhte. Damit setzt sich die seit 1992 zu beobachtende Scherenbewegung zwischen einem Rückgang der Verordnungszahlen und einem deutlichen Anstieg beim Wert je Verordnung weiter fort.

Arzneimittelpreise

Die Preise für Arzneimittel im deutschen Arzneimittelmarkt haben sich seit 1989 leicht nach unten entwickelt. Verantwortlich dafür ist sicherlich das Festbetragssystem, das dazu beigetragen hat, daß sich der Preisindex im Laufe der letzten elf Jahre ausgehend vom Januar 1989 mit einem Indexwert von 100 % bis Ende 1999 auf 99 % leicht abgesenkt hat (Abbildung 52.2). Dieser leichte Rückgang der Arzneimittelpreise auf dem Gesamtmarkt setzt sich aus gegenläufigen Entwicklungen in den Marktsegmenten Festbetrags- und Nicht-Festbetragsmarkt zusammen. Im Festbetragsmarkt liegt das Preisniveau 1999 um knapp 30 % unter und im Nicht-Festbetragsmarkt bei knapp 20 % über den Preisen vom Januar 1989. Man erkennt deutlich, daß sich mit der sukzessiven Definition weiterer Festbetragsgruppen stufenweise Preisanpassungen nach unten im Markt durchsetzen. Den deutlichsten Preisknick gab es im September 1989, als die umsatz-

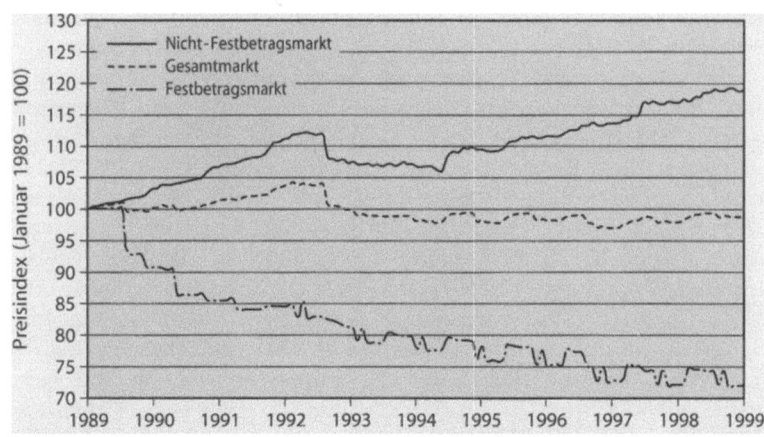

Abbildung 52.2: Preisindex nach Marktsegmenten seit 1989 (ab 1991 mit neuen Bundesländern)[1]

stärksten ersten zehn Festbetragsgruppen definiert wurden. Auch zum Januar und Juli 1990 waren noch deutliche Preisrückgänge im Markt durchsetzbar. Naturgemäß wurden solche Effekte jedoch immer kleiner, da die Marktanteile zusätzlicher Festbetragsgruppen immer kleiner werden.

Erst die marktgerechte Begrenzung der Preisentwicklung durch das Instrument der Festbeträge, die im Rahmen des Gesundheitsreformgesetzes (GRG) eingeführt wurden, verhinderte in den vergangenen elf Jahren also eine Preissteigerung im Gesamtmarkt. Inzwischen umfaßt dieses Marktsegment 64,4 % der Verordnungen und 46,1 % des Umsatzes. Diese Marktanteile konnten im Jahre 1999 nicht ausgedehnt werden, da kartellrechtliche Auseinandersetzungen neue Festbetragsfestsetzungen verhinderten. Trotzdem sichern die Festbeträge den Kassen auch weiterhin mit dem Status quo einen wesentlichen Einfluß auf die Preisentwicklung im Arzneimittelmarkt.

Als Folge des auf zwei Jahre befristeten GSG-Preismoratoriums der Jahre 1993 und 1994 wurde – bedingt durch den Solidarbeitrag der pharmazeutischen Industrie, des Großhandels und der Apotheker-

---

[1] Zur Jahresmitte werden jeweils aktuelle Warenkörbe der Preisindexberechnung zu Grunde gelegt. Durch neue Festbetragsgruppen und Preisanpassungen einzelner Festbetragsgruppen kann es zu Preisniveausprüngen kommen.

schaft – auch im Nicht-Festbetragsmarkt die Preisentwicklung in ihrem Aufwärtstrend zumindest zwei Jahre lang unterbrochen.

Der internationale Vergleich der Arzneimittelpreise zeigt, daß die deutschen Apothekenverkaufspreise im Vergleich von 15 europäischen Ländern hoch liegen und nach Schweden, der Schweiz und Dänemark den Rang 4 belegen (Clement und Kolb 2000). Davon abweichende Studien, wie eine Ende letzten Jahres vorgelegte, methodisch in sich saubere Studie zu den Arzneimittelpreisen im europäischen Vergleich, sind beim näheren Betrachten aufgrund der gewählten Rahmenparameter relativ schnell widerlegbar (Schneider et al. 1999). In dieser Studie wurden 35 umsatz- und verordnungsstarke Generikawirkstoffe sowie weitere zwölf Wirkstoffe ausgewählt. Die theoretisch offensichtlich nicht begründete Auswahl gerade dieser insgesamt 47 Wirkstoffe im Betrachtungsjahr 1998 ist aus mehreren Gründen problematisch:

- Der Umsatzanteil von Generika bei diesen ausgewählten Wirkstoffen liegt bei 72,2 % – im Vergleich zum entsprechenden Wert des Gesamtmarkts von 39,3 %.
- Der Wert je Tagesdosis bei diesen Wirkstoffen liegt bei 0,85 DM – im Vergleich zum Gesamtmarkt bei 1,32 DM.
- Der Wert je Tagesdosis ist bei diesen Wirkstoffen in der originalen wie auch der generischen Form preiswerter als im Gesamtmarkt.
- Das betrachtete Marktsegment hatte im Jahr 1998 nur einen Verordnungsanteil von knapp 30 % und einen Umsatzanteil von 25 %.

Die Auswahl dieser Wirkstoffe, die ein preiswertes Marktsegment aus dem Gesamtmarkt herauslöst, führt zielgerichtet dazu, daß Deutschland im europäischen Vergleich der Preise dieser Wirkstoffe im unteren Mittelfeld landet. Eine darüber hinausgehende Verallgemeinerung der Ergebnisse ist angesichts der systematischen Auswahl preiswerter Wirkstoffe unzulässig. Es ist anzunehmen, daß ein Preisvergleich des Gesamtmarktes – höchst hilfsweise auf Wirkstoffebene – ungünstigere Ergebnisse für den deutschen Arzneimittelmarkt zeitigen würde. Dahingegen würde sich aus methodischen Gründen ein Preisvergleich auf der Ebene der einzelnen Arzneimittel eher anbieten. Transparenz über Arzneimittelpreisunterschiede ist eine wichtige Voraussetzung dafür, daß eine Harmonisierung der europäischen Lebensverhältnisse auch im Bereich der Arzneimittelversorgung in einem zukünftigen einheitlichen Binnenmarkt erreicht werden kann. Dort werden die Europäer möglicherweise die freie Wahl haben, in welchem Land sie sich das von ihrem Arzt verordnete konkrete Arzneimittel besorgen.

Innovationen im Arzneimittelmarkt

Innovationen auf dem deutschen Arzneimittelmarkt sind in den letzten Jahren zunehmend in den Blickpunkt des Interesses geraten. Die pharmazeutische Industrie sieht ein Problem darin, daß ihrer Meinung nach zu große Teile des Arzneimittelmarktes reglementiert sind und zu wenig Freiraum bleibt, den Fortschritt in der Arzneimittelforschung zu nutzen. Dabei wird häufig auf Budgets und Richtgrößen hingewiesen, die den Verordnungsspielraum des Arztes einschränken und damit indirekt auf die Hersteller einwirken. Ausgehend von einer solchen Überlegung wird dann argumentiert, die Arzneimittelausgaben müßten stärker steigen, als Budgetierung oder Richtgrößen es zulassen. Ein Argument zielt dabei auf den Begriff Innovation, der seit der Einführung der Arzneimittelbudgets durch das Gesundheitsstrukturgesetz 1993 bedeutsam geworden ist, denn der § 84 Abs. 1 SGB V sieht vor, daß neben Faktoren wie Veränderungen der Zahl und der Altersstruktur der Versicherten (Morbiditätsentwicklung), der Preisentwicklung etc. auch Innovationen bei der Anpassung der Arzneimittelbudgets zu berücksichtigen sind. Allerdings definiert das Gesetz den verwendeten Begriff nicht.

Einen Hinweis, was man unter dem Begriff „neuartige Wirkstoffe" subsumieren kann, gibt § 35 Abs. 1 SGB V. Dort werden patentgeschützte Wirkstoffe, deren Wirkungsweise neuartig ist und die eine therapeutische Verbesserung – auch wegen geringerer Nebenwirkungen – bedeuten, von der Festbetragsfestsetzung explizit ausgenommen. Als neuartig gilt dabei ein Wirkstoff, solange derjenige Wirkstoff, der als erster dieser Gruppe in Verkehr gebracht worden ist, unter Patentschutz steht. Damit verweigert der Gesetzgeber den Nachahmersubstanzen eindeutig die Anerkennung als neuartig. Metoo-Präparate genießen zwar seit 1996 durch den Patentschutz eine besondere Behandlung bei der Festbetragsfestsetzung, sie jedoch als innovativ zu bezeichnen, würde wohl nicht den Absichten des Gesetzgebers entsprechen.

Angesichts knapper Ressourcen im Gesundheitssystem sollte überlegt werden, wie in die Preisbildung für Arzneimittel zusätzliche Parameter wie Qualität und Nutzen, mithin Effizienzkriterien, einfließen können. Wie sich in anderen Ländern (vgl. Klauber et al. 2000) zeigt, stehen verschiedene Instrumente zur Verfügung, um die pharmazeutische Industrie daran zu hindern, überzogene Preise am Markt durchzusetzen. Daher wird momentan diskutiert, ob zukünftig neben einer formalen Zulassung eines neuen Arzneimittels pharmako-ökonomische Studien mit Kosten-Nutzen-Vergleichen zu erbringen sind, die dem Gesetzgeber, den Krankenkassen und den Patienten glaubhaft verdeutlichen, wieso die geforderten Kosten bei der Anwendung des neuen Arzneimittels gerechtfertigt sind.

Darüber hinaus muß gerade bei neu eingeführten Wirkstoffen aufgrund der kürzeren klinischen Erfahrung mit bis dahin unbekannten und nicht selten schwerwiegenden unerwünschten Wirkungen gerechnet werden. Zum Zeitpunkt der Markteinführung neuer Arzneimittel ist das Sicherheitsprofil dieser Wirkstoffe nicht abschließend zu bewerten. Hiervon sind vermutlich vor allem neuartige Molekülstrukturen betroffen und weniger Neuentwicklungen mit geringfügigen Veränderungen der chemischen Struktur. Immerhin sind 12,4 % der neuen Wirkstoffe seit 1978 von einer Marktrücknahme betroffen. Die vom Markt zurückgezogenen Wirkstoffe der Jahre 1985–1999 (siehe Tabelle 2.5) haben mit einer Verordnungsmenge in Höhe von 8,3 Mio. nicht nur die Patienten gefährdet, sondern auch die Gesetzliche Krankenversicherung mit knapp 500 Mio. DM belastet.

In der politischen Diskussion werden immer wieder zwei Innovationsberechnungen zitiert, die jedoch beide gravierende Schwächen aufzeigen. Eine Studie unternimmt den Versuch, Innovation anhand einer normativen Festsetzung von therapeutischen Innovationen zu berechnen (Meiner und Delling 1997). Die Kritik an diesem Ansatz entzündete sich an der methodischen Vorgehensweise, da der Umsatzzuwachs von spezifischen Wirkstoffen per se als Innovation definiert wird, ohne zu berücksichtigen, in welcher Innovationsphase sich diese Wirkstoffe befinden. Insbesondere in einer späten Phase des Lebenszyklus einer Innovation greift eine Strukturinnovation, die durch Generika- und sogenannte Me-too-Präparate (Nachahmerpräparate) durchaus auch dazu führen kann, daß die Versorgung der Patienten mit diesem Wirkstoff kostengünstiger sichergestellt werden kann. Dieser Kritik schließen sich auch die Autoren eines weiteren Beitrags zur Innovationsberechnung an (Erbsland et al. 2000). Diese Autoren gehen davon aus, daß in einem primär pharmakologischen Ansatz der Sprengsatz bereits im System implementiert ist: Eine

Beurteilung eines Arzneimittels als innovativ anhand seines therapeutischen Nutzens sei grundsätzlich angreifbar. Da keine konsentierte Liste innovativer Produkte als Grundlage für diese Berechnung von Innovation herangezogen werden kann, wählen die Autoren eine mikroökonomische Herangehensweise. Damit werden alle auf den deutschen Markt gekommenen neuen chemischen Einheiten (new chemical entities oder NCEs) berücksichtigt.

Meiner und Delling ist vorzuwerfen, daß die Kriterien, die sie für Fortschrittlichkeit anlegen, eher willkürlich gewählt sind und mit einem Common-sense-Begriff des Fortschritts nicht zur Deckung zu bringen sind (Klauber und Schröder 1997). Die Autoren Erbsland et al. scheitern hingegen an dem Versuch, sich einer begrifflichen Bestimmung von Innovation zu entziehen, indem sie nicht der Frage nachgehen, ob alle neuen Wirkstoffe nach medizinischen oder pharmakologischen Kriterien wirklich als Innovation anzusehen sind. An sich ist selbst die Auswahl der NCEs ab einem gewissen Zeitpunkt innerhalb dieses mikroökonomischen Ansatzes willkürlich, da dieser Ansatz jede Marktveränderung an sich als Innovation interpretiert. Letztlich sind alle Wirkstoffe einmal NCEs gewesen. Auch dieser Ansatz muß sich fragen lassen, ob er den vom Gesetzgeber in § 84 Abs. 1 SGB V gemeinten Innovationsbegriff trifft. Mit der sozialrechtlichen Fixierung der Innovation sind sicherlich nicht jegliche Marktänderungen von NCEs ab einem gewissen Zeitpunkt gemeint, vielmehr sollte wohl eher die Frage nach dem therapeutischen Fortschritt beantwortet werden, den ein Arzneimittel beim Markteintritt darstellt.

Zweifellos ist die Bestimmung als „neu" ein notwendiges, aber kein hinreichendes Kriterium für Innovation. Bevor eine Innovation quantifiziert werden kann, müssen medizinisch-therapeutische Kriterien nach wissenschaftlichen Standards entwickelt werden. Dabei sollte auch diejenige Form von Innovation berücksichtigt werden, die dann greift, wenn die Therapie mit einem Analogpräparat eines innovativen Wirkstoffs kostengünstiger ist. Die Begründung für einen über die Patentlaufzeit hinausgehenden Innovationszuschlag, der von Herstellern gefordert wird, ist marktwirtschaftlich nicht nachvollziehbar.

Eine aktuelle Studie hat untersucht, ob die in anderen Märkten vorhandenen Lebenszyklen von Produkten auch im Arzneimittelmarkt anzutreffen sind (Schröder und Selke 2000). Dabei wurde von der gängigen Beschreibung des Produktlebenszyklus ausgegangen:

Nach der Entwicklung und dem darauf folgenden Markteintritt wird der Markt zunehmend durchdrungen, bis eine Phase der Sättigung folgt. Schließlich veraltet das Produkt, es wird von besseren Nachfolgeprodukten verdrängt oder kommt schlicht aus der Mode. Die Untersuchung von neuen Wirkstoffen, die seit mindestens zehn Jahren auf dem Markt angeboten wurden, zeigt, daß die Vermutung nach typischen Lebenszyklen von neuen Arzneimitteln verworfen werden muß. „Typische" Verläufe, ausgehend von der Markteinführungs- über die Expansions- und die Stagnations- bis hin zur Rückbildungsphase, treten empirisch nicht in Erscheinung. Allem Anschein nach werden die Lebenszyklen neuer Arzneimittel von anderen Faktoren bestimmt, da die zu vermutenden Produktlebensphasen in diesem Markt nicht zu finden sind. Auch der Innovationsgrad von neuen Wirkstoffen nach der pharmakologischen Klassifikation von Fricke und Klaus (1986–1999) zeigt keinen signifikanten Einfluß auf die Umsatzentwicklung eines Arzneimittels im Markt. Während die Preise der im Sinne von Fricke und Klaus innovativen Präparate im Verlauf von zehn Jahren tendenziell relativ stabil bleiben, sinken bei einigen Me-too-Präparaten relativ bald nach Markteinführung die Preise, z.T. allerdings erst nach einem Versuch des Herstellers, sogar noch höhere Preise zu erzielen. Hieraus mag man ableiten, daß sich in vielen Fällen für diese Nachahmerpräparate tatsächlich die Gewinnerwartungen der Hersteller nicht am Markt haben realisieren lassen.

Da allem Anschein nach keine Lebenszyklen bei neuen Wirkstoffen auf dem bundesdeutschen Arzneimittelmarkt beobachtet werden können, liegt die Vermutung nahe, daß Herstellerstrategien die Marktentwicklung prägen, die mit dem therapeutischen Wert des jeweiligen Produkts nichts zu tun haben.

Bei der Betrachtung einer spezifischen Wirkstoffgruppe wie der der Dihydropyridine wird deutlich, daß das Marktgeschehen in Teilen erklärt werden kann. In dieser Wirkstoffgruppe hat sich der Wirkstoff Nifedipin zwischen 1981 und 1984 mit seinem einzigen Vertreter *Adalat* bei knapp 2,00 DM je Tagesdosis eingependelt. Nach Ablauf der Patentzeit im Jahre 1985 wurde durch die generische Konkurrenz ein deutlicher Preiswettbewerb in Gang gesetzt, der dazu führte, daß der Wert je Tagesdosis ab 1988 für das Originalpräparat *Adalat* sukzessive nach unten angepaßt wurde. Mit der ersten Festbetragstranche im Jahre 1989 wurden für Nifedipin Festbeträge nach Stufe 1 festgelegt.

Weniger erklärbar ist hingegen die Preisentwicklung der Me-too-Präparate. Kurz vor Ablauf des Patents für Nifedipin wurde vom gleichen Hersteller ein neues teures Arzneimittel mit dem Wirkstoff Nitrendipin (*Bayotensin*) eingeführt. Dieses Original hat seit 1997 generische Konkurrenz, was allerdings bei *Bayotensin* nicht zu Preisabsenkungen geführt hat. Im Jahre 1999 kostete die Tagesdosis des preiswertesten Nitrendipingenerikums nur ein Achtel des Originalpräparats. 1990 wurden die neuen Wirkstoffe Nicardipin (*Antagonil*) und Nisoldipin (*Baymycard*) mit deutlich unterschiedlichen Preisen eingeführt. Nicardipin wurde mit Tagestherapiekosten von 2,50 DM eingeführt und verteuerte sich innerhalb der nächsten 9 Jahre auf 3,90 DM, wohingegen Nisoldipin einen Rückgang von 3,60 DM auf 2,60 DM innerhalb des gleichen Zeitraums zu verzeichnen hatte. Die beiden Me-too-Präparate der Dihydropyridine liegen damit um das 10–20fache über den Tagestherapiekosten von preiswerten Nitrendipingenerika (0,22 DM) Die Marktbedeutung von *Antagonil* und *Baymycard* ist minimal und nimmt weiter ab (Tabellen 20.3 und 20.4).

Soweit zu den Marktstrategien der pharmazeutischen Hersteller, wobei deutlich wird, daß es durchaus einige nachvollziehbare Marktprozesse nach einer Festbetragsfestsetzung oder dem Ende der Patentlaufzeit gibt. Dagegen scheinen die meisten Bewegungen nicht erklärbar zu sein, so daß vermutlich andere Strategien der pharma-

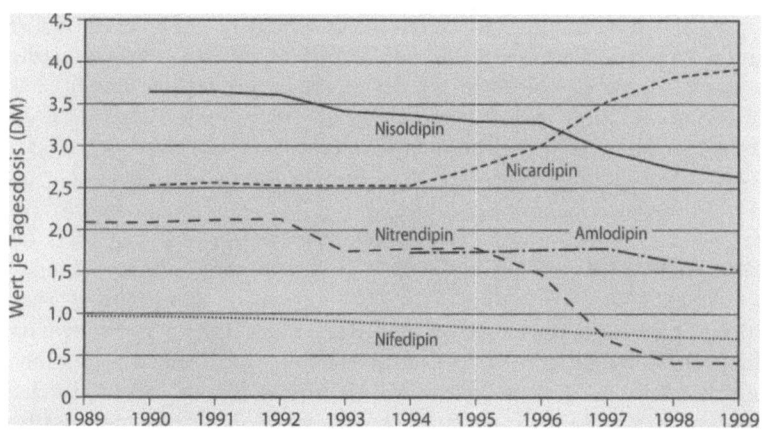

Abbildung 52.3: Tagestherapiekosten für die Wirkstoffgruppe der Dihydropyridine seit 1981 (ab 1991 mit den neuen Bundesländern)

zeutischen Hersteller verantwortlich sind. Dabei sind Preisbewegungen bei Arzneimitteln kaum sachlich begründbar, da die Produktionskosten lediglich einen Bruchteil des Preises ausmachen, den das Präparat im Markt erzielt. Berücksichtigt man den deutschen Marktanteil an einer weltweiten Vermarktung einer Neuentwicklung, so beträgt der Refinanzierungsbedarf der hohen Forschungs- und Entwicklungskosten eines neuen Präparates sechs Mio. DM pro Jahr und Innovation für den deutschen Arzneimittelmarkt (Hartmann-Besche 2000). Da sich die Preisfindung der pharmazeutischen Industrie für neue Arzneimittel weder an den Produktions- noch den Entwicklungskosten und allem Anschein nach auch nicht am Nutzen des neuen Produkts orientiert, muß darüber nachgedacht werden, wie diese scheinbar willkürlichen Marktprozesse – die gerade nicht dem typischen Bild eines angenommenen Lebenszyklus entsprechen – durch andere Steuerungsmechanismen reguliert werden können. Eine Möglichkeit stellt dabei eine unabhängige Kosten-Nutzen-Analyse als Parameter für die Preisfestsetzung eines neuen Arzneimittels dar. Dabei sollte eine neue Qualität der zumeist von pharmazeutischen Herstellern finanzierten pharmako-ökonomischen Studien erreicht werden; insbesondere müssen die Studien methodisch sauber und nachvollziehbar sein, was unter anderem die volle Verfügbarkeit der zugrundegelegten Studiendaten bedeutet (Rennie und Luft 2000). Nach einer aktuellen Studie sind die Ergebnisse pharmakoökonomischer Untersuchungen angesichts gravierender Mängel in 67 % der untersuchten Fälle nicht zuverlässig, da bei kommerziellen Auftraggebern, die einen positiven Vergleich ihres Produktes erwarten, oftmals eine Beeinflussung der Studienergebnisse versucht wird (Hill et al. 2000). Wie aus der klinischen Forschung bekannt ist, kann die materielle Abhängigkeit der Forschung zu Interessenkonflikten führen (Creutzfeld 1999).

Neue Wirkstoffe

Über die therapeutische Bewertung neu eingeführter Wirkstoffe, die einen positiven Beitrag zur Behandelbarkeit von Krankheiten liefern, besteht national und international weitgehend Einigkeit. In ähnlicher Weise, wie die Food and Drugs Administration (FDA) in den USA Neuerungen bewertet, werden neue Wirkstoffe Jahr für Jahr auch in Deutschland nach einer vorgegebenen Klassifikation pharmakologisch-therapeutisch bewertet (Fricke 2000). Unterschieden wird zwischen Arzneimitteln mit einem neuartigen Wirkstoff/Wirkprinzip (A), der Verbesserung pharmakodynamischer und pharmakokinetischer Qualitäten bereits bekannter Wirkprinzipien (B), Analogpräparaten mit marginalen Unterschieden zu eingeführten Wirkstoffen (C) und Neueinführungen ohne ausreichend gesichertes Therapieprinzip (D). Damit werden Arzneimittel qualitativ bewertet, denn nicht jede Neueinführung im Sinne des Patentrechts bedeutet zugleich einen therapeutischen Fortschritt.

Von den insgesamt seit 1986 zugelassenen neuen Wirkstoffen sind mehr als die Hälfte reine Nachahmerentwicklungen, die sich in geringfügigen Molekülvariationen erschöpfen. Diese Me-too-Präparate machen im Jahr 1999 mit einem Umsatz von 6,3 Mrd. DM 54 % des entsprechenden Umsatzes bei neuen Wirkstoffen seit 1986 aus. Ihr Anteil am Gesamtmarkt beträgt 17 %.

Wurden die Me-too-Präparate in der Mitte der Achtziger Jahre noch höherpreisig vertrieben, hat sich der Preis je Tagesdosis deutlich nach unten korrigiert, ist aber immer noch 86 % höher als der entsprechende Durchschnitt im Gesamtmarkt. Der umsatzsenkende Effekt rückläufiger Durchschnittspreise von Me-too-Präparaten wird jedoch dadurch kompensiert, daß sich eine steigende Anzahl von Nachahmersubstanzen im Markt befindet.

Die Durchschnittspreise neuer Wirkstoffe der Kategorie A steigen insbesondere seit 1996. Verantwortlich sind dafür nicht nur die ganz aktuell neu eingeführten Wirkstoffe, sondern in starkem Maße die zahlreichen Markteinführungen der Jahre 1993 bis 1995, die sich erst in den Folgejahren mengenmäßig bemerkbar gemacht haben (Abbildung 52.4).

Analysiert man den Einfluß der Patentlaufzeit bzw. das Einsetzen des generischen Wettbewerbs auf die Preisgestaltung bei ehemals neuen, mittlerweile nicht mehr patentgeschützten Wirkstoffen im Verordnungsjahr 1999, zeigt sich, daß der Verordnungsanteil der Zweitanbieter bei den innovativen, mit A klassifizierten neuen Wirkstoffe 53 % (Umsatzanteil: 31 %) beträgt, gegenüber einem Anteil von knapp 19 % bei den Me-too-Präparaten (Umsatzanteil: 15 %). Darüber hinaus ist der Verordnungsanteil der Zweitanmelder innerhalb des generikafähigen Teilsegments der Me-too-Präparate mit 43,6 % (Umsatzanteil: 37,7 %) gegenüber dem entsprechenden Anteil bei den innovativen Wirkstoffen mit 66,1 % (Umsatzanteil: 54,4 %) niedriger, im Vergleich zum Gesamtmarkt mit einem Verordnungsanteil von 70,4 %

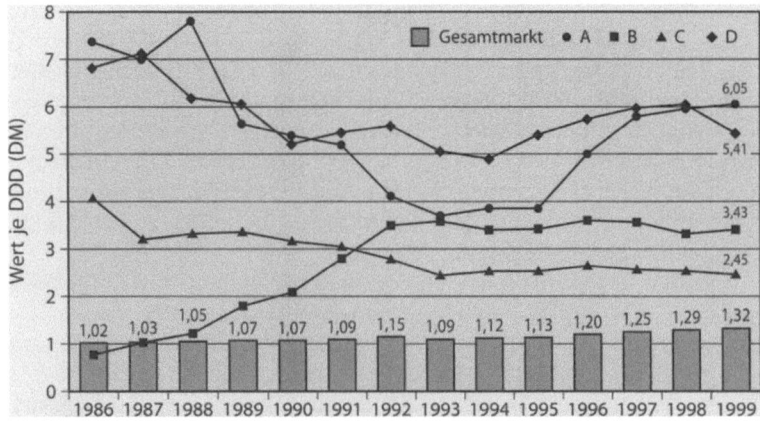

Abbildung 52.4: Wert je Tagesdosis 1986 bis 1999 nach Qualitätskriterien (ab 1991 mit neuen Bundesländern)

(Umsatzanteil 64,3 %) jedenfalls sicherlich noch steigerungsbedürftig. Auch angesichts des deutlich geringeren Generikapreises je Tagesdosis, der im Me-too-Markt knapp die Hälfte und im innovativen A-Marktsegment 64 % weniger als die Originalanbieter beträgt, wird das enorme Einsparpotential – insbesondere auch bei den neuen Wirkstoffen – deutlich, ohne daß ein Qualitätsverlust für die Patienten zu befürchten wäre.

Bei der Analyse neuer Wirkstoffe nach ihrem Umsatzanteil in den einzelnen Jahren wird deutlich, daß die hier betrachteten Präparate 1986 45 Mio. DM, 1999 aber bereits fast 12 Mrd. DM umsetzten. Die stärksten Zuwächse sind immer im Segment der Me-too-Präparate (C-Segment) zu finden, die 1999 54 % des Umsatzes aller neuen Wirkstoffe der Jahre 1986 bis 1999 ausmachen. Nur jede vierte Mark, die für neue Wirkstoffe ausgegeben wird, refinanziert die Forschung nach wirklich innovativen Arzneimitteln (A-Segment). Drei Viertel des Umsatzanstiegs im Gesamtmarkt 1999 wird dagegen durch den Umsatzanstieg im Segment der Me-too-Wirkstoffe ausgemacht (Abbildung 52.5). Diese neuen Analogpräparate, die letztlich keinen Mehrnutzen in der Arzneimitteltherapie zeitigen, haben allerdings im Quartalsverlauf des Jahres 1999 – möglicherweise unter anderem bedingt durch das Gemeinsame Aktionsprogramm – immer kleinere Umsatzanteile im Marktsegment der neuen Wirkstoffe erzielt. Der

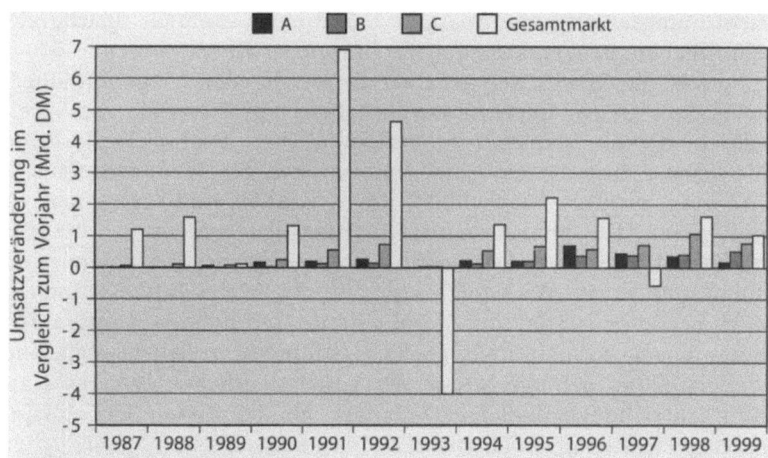

Abbildung 52.5: Umsatzveränderungen 1987 bis 1999 nach Qualitätskriterien (ab 1991 mit neuen Bundesländern)

Umsatzanteil der als A klassifizierten hat sich dagegen im vierten Quartal erhöht. Bei den im Aktionsprogramm benannten therapeutisch substituierbaren Wirkstoffen hat sich der Wert je Tagesdosis im vierten Quartal im Vergleich zum ersten Quartal 1999 um 8 % gesenkt. Damit wird deutlich, daß die Kassenärzte mit Hilfe unabhängiger Informationen – auch wenn diese von pharmazeutischen Herstellern nachträglich beklagt werden – wirtschaftlicher verordnen können.

Die in Kapitel 1 genannten Spezialpräparate sind therapeutisch wichtig, jedoch gleichzeitig besonders teuer. Auch in diesem Bereich finden sich außer älteren Präparaten auch neue, als A, B und C klassifizierte. Immerhin knapp 13 % des Spezialpräparateumsatzes wird von Me-too-Präparaten erbracht. Diese sind zwar im Durchschnitt je Tagesdosis mit 24,43 DM preiswerter als die mit A bewerteten neuen Wirkstoffen mit 30,56 DM, jedoch sind sie um 70 % teurer als die mit B klassifizierten Präparate (14,34 DM). Der Wert je Tagesdosis liegt im gesamten Marktsegment der Spezialpräparate (einschließlich der nicht klassifizierten älteren Wirkstoffe) bei 12,17 DM und beträgt das Neunfache des durchschnittlichen Preises aller Fertigarzneimittel mit 1,32 DM. Die Komponentenzerlegung für das Marktsegment der Spezialpräparate weist als Umsatzanstieg im Jahre 1999 15,1 % aus. Dieser setzt sich zusammen aus einem deutlich überdurchschnittlichen

Verordnungsanstieg von knapp 7 % und einer ebenfalls überdurchschnittlichen Strukturkomponente in gleicher Höhe.

Sowohl die Gesellschaft als auch die forschenden Arzneimittelhersteller müssen ein Interesse daran haben, daß Präparate entwickelt werden, die im Vergleich zu herkömmlichen Therapien als echte Fortschritte zu bewerten sind. Innovationen im Arzneimittelmarkt sind eine wichtige Möglichkeit, um Krankheit und Gebrechen zu minimieren. Die pharmazeutischen Hersteller müßten – trotz der größeren Unsicherheit bezüglich des Ausgangs der Forschung nach einem innovativen Wirkstoff – ebenfalls ein großes Interesse haben, da zu erwarten ist, daß durch hohe Preise und hohe Verkaufszahlen dieses neuen Arzneimittels große Gewinne zu erzielen sind. Eine Sonderstellung nehmen wegen des gesellschaftlichen Interesses an ihrer Erforschung lediglich *orphan drugs* ein. Für diesen Bereich sind andere Förderungsmöglichkeiten beispielsweise auf gesetzlicher Grundlage denkbar.

In der Realität weist jedoch gerade die große Anzahl der als Me-too-Präparate klassifizierten neuen Wirkstoffe darauf hin, daß die individuelle Rationalität der Hersteller Resultate erzeugt, die aus kollektiver Sicht irrational sind. Die Analyse der seit 1986 neu eingeführten Wirkstoffe zeigt, daß das mittlere „Alter" der im Jahre 1999 verordneten Me-too-Präparate im verordnungsgewichteten Durchschnitt um ein Jahr höher ist als das der echten Innovationen. Dies ist ein Indiz dafür, daß sich Me-too-Präparate aufgrund entsprechender Bewerbung durch die pharmazeutische Industrie länger auf dem Markt behaupten können. Da das Risiko eines pharmazeutischen Herstellers, ein Produkt bis zur Marktreife zu entwickeln, bei der Entwicklung eines Me-too-Präparats deutlich geringer ist als bei einer pharmakologisch-therapeutischen Innovation, handelt der pharmazeutische Hersteller unter der Maxime des *shareholder value* durchaus rational, wenn er sich gegen die echte Innovation entscheidet. Einheitliche Preisverhandlungen der Gesetzlichen Krankenkassen mit den pharmazeutischen Herstellern könnten dazu führen, überzogene Preisforderungen zu begrenzen. Staatliche Preisfestsetzungen, wie sie aus anderen europäischen Ländern bekannt sind, wären eine weitere Variante, um bei den Herstellern eine Veränderung ihrer Forschungs- und Entwicklungspolitik hin zu echten Innovationen zu bewirken sowie die Irrationalitäten ihrer Preispolitik zu beschränken. Die Erwartung, unabhängig von therapeutisch relevanten Ergebnissen allein für forschende Tätigkeit entlohnt zu werden, ist realitätsfern.

Umstrittene Arzneimittel

Arzneimittel, deren therapeutischer Nutzen nicht oder zumindest nicht in ausreichendem Maße nachgewiesen worden ist, verlieren seit Jahren an Marktbedeutung. Vor nunmehr 18 Jahren hatte diese Präparategruppe (vgl. Kapitel 51) einen Verordnungsanteil von mehr als 50 % und einen Umsatzanteil von 43 %. 1999 hat sich ihr Verordnungsanteil auf 23 % und ihr Umsatzanteil auf 13 % reduziert. Damit hat die Gesetzliche Krankenversicherung seit 1981 insgesamt 126 Milliarden DM (entsprechend 27 % der Gesamtkosten) für diese Arzneimittel bezahlt.

Der Rückgang dieser Gruppe von Arzneimitteln legt nahe, daß die verstärkten Informationsanstrengungen der Ärzteschaft, die mit der Einführung des Arzneimittelbudgets notwendig waren, zu einer qualitativen Verbesserung der Arzneitherapie mit gleichzeitig hohen Kosteneinsparungen geführt haben. Auch 1999 wurde durch das Gemeinsame Aktionsprogramm im vierten Quartal ein Umsatzrückgang von knapp 24 % gegenüber dem Vorjahresquartal bei den umstrittenen Arzneimitteln erreicht. Im Gesamtjahr ging der Umsatz jedoch nur um 2,7 % zurück. Demnach wurde der Hauptteil der durch das Aktionsprogramm verursachten Einsparungen im Bereich der umstrittenen Arzneimittel erzielt. Dies, obwohl gesetzlich vorgesehene Regelungen etwa durch den Bundesausschuß der Ärzte und Krankenkassen auf Betreiben mehrerer Pharmafirmen durch einstweilige Verfügungen blockiert wurden. Hier besteht offensichtlich weiterer Regelungsbedarf. Diese Lücke wird dann im 2. Halbjahr 2001 unter anderem durch das Institut für Arzneimittel in der gesetzlichen Krankenversicherung mit einer Positivliste geschlossen werden.

Der Generikamarkt

Der Verordnungsanteil der patentfreien Zweitanbieter im Jahre 1999 hat sich im vergangenen Jahr von 44,5 auf 46,4 % des Gesamtmarktes erhöht (siehe auch Tabelle 55.7), mit einem Umsatzanteil, der bei 31,8 % stagniert (vgl. Abbildung 1.4). Gleichzeitig verteuerten sich die Generika im Mittel im Jahre 1999 wiederum um 9 % gegenüber 1998. Dieser auf den ersten Blick erstaunliche Effekt entsteht dadurch, daß im Generikamarkt durch den Patentablauf teurer Wirkstoffe (z.B. Omeprazol) entsprechende Wanderungsbewegungen stattgefunden haben. Gleichzeitig verzeichneten die nicht mehr patentgeschützten Originalpräparate einen moderateren Kostenanstieg von 2 %.

Die Entwicklung des Generikaanteils am Gesamtmarkt steht allerdings im Zusammenhang mit der allgemeinen Umsatz- und Strukturentwicklung im Gesamtmarkt. Betrachtet man nur die Anteile der Generika an den Verordnungen innerhalb des generikafähigen Sektors, dann zeigt sich hier wie auch schon in den Vorjahren sowohl nach Verordnungen als auch nach Umsatz ein weiter wachsender Anteil (Abbildung 50.2). Mit Blick auf den allgemeinen Qualitätsstandard der Arzneimittelherstellung in Deutschland scheint der Trend in die richtige Richtung zu gehen. Tatsächlich ist es mittlerweile verzichtbar geworden, teure Originalpräparate zu verordnen.

Neben den ausgeschlossenen Arzneimitteln, den umstrittenen Arzneimitteln und den teuren „Schrittinnovationen" waren im Gemeinsamen Aktionsprogramm 1999 generische Wirkstoffe als Quelle für Einsparpotentiale benannt. Bei der Ausschöpfungsquote des generikafähigen Marktes liegt das vierte Quartal 1999 mit einem Verordnungsanteil von 71,4 % (Umsatzanteil: 65,6 %) besonders hoch im Vergleich zum Verordnungsanteil von 70,4 % (Umsatzanteil: 64,3 %) im Jahresdurchschnitt. Allem Anschein nach konnte eine Verordnungsänderung bei den Ärzten aufgrund des massiven Budgetdruckes und des Lösungsansatzes des Aktionsprogramms initiiert werden. Der Umsatzanteil der generischen Wirkstoffe im generikafähigen Markt ist vom ersten Quartal (62 %) bis zum vierten Quartal (65,6 %) gestiegen. Insbesondere bei den im Aktionsprogramm benannten Wirkstoffen wurde die generische Ausschöpfungsquote auf einen Verordnungsanteil von knapp 76 % und einen Umsatzanteil von 75 % erhöht. Im ersten Quartal hatte der Verordnungsanteil dieser Wirkstoffe noch bei 72 % (Umsatzanteil 70 %) gelegen. Das verbleibende Einsparpotential aller generikafähigen Wirkstoffe an deren Gesamtumsatz sank von 21,6 % im ersten Quartal auf 19,0 % im vierten Quartal. Dies entspricht einer verstärkten Nutzung des Einsparpotentials im vierten Quartal 1999 gegenüber dem ersten Quartal im Wert von 136 Mio. DM. Die Vertragsärzte haben allem Anschein nach unabhängige Informationen, die mehr Transparenz in den Arzneimittelmarkt hineinbringen, angenommen und waren zu einer entsprechenden Änderung ihres Verordnungsverhaltens bereit. Würden gesetzliche Instrumentarien zur unabhängigen Information der Ärzteschaft ganzjährig zur Verfügung stehen, könnten bedeutende Einsparungen realisiert werden. In Großbritannien steht beispielsweise seit April 1999 das National Institute for Clinical Excellence (NICE) als Teil des National Health Service (NHS) zur Verfügung, dessen Aufgaben folgendermaßen beschrieben werden: „...its role is to provide patients, health professionals and the public with authoritative, robust and reliable guidance on current best practice."

Regionale Unterschiede im Arzneimittelverbrauch

Die regionale Variabilität der Verordnungsverhaltens wurde auch 1999 mit der unterschiedlichen Ausschöpfungsquote der regionalen Budgets für Kassenärzte deutlich. Das nach Regionen differenzierte Hochrechnungsverfahren des GKV-Arzneimittelindex berücksichtigt die in der Marktforschung übliche Trennung nach „Nielsen-Regionen", d.h. die Unterscheidung zwischen der Region Nord (Schleswig-Holstein, Hamburg, Bremen und Niedersachsen), Nordrhein-Westfalen, der Region Mitte (Hessen, Rheinland-Pfalz, Saarland), Baden-Württemberg, Bayern und Berlin. Darüber hinaus wird eine Region Ost (Mecklenburg-Vorpommern, Sachsen-Anhalt, Sachsen, Brandenburg, Thüringen) abgegrenzt.

In Tabelle 52.2 finden sich die Daten zu den regional aufgeschlüsselten Arzneimittelmärkten. Überdurchschnittlich teuer wird demnach in Berlin mit 53,20 DM je Verordnung (13,2 % über dem Bundesdurchschnitt) und 1,46 DM je Tagesdosis (9,9 % über dem Bundesdurchschnitt) therapiert, gefolgt von der Region Nord (51,32 DM je Verordnung, 1,38 DM je Tagesdosis) und der Region Ost (51,65 DM je Verordnung, 1,34 DM je Tagesdosis). Bayern liegt mit 42,77 DM je Verordnung (9,0 % unter dem Bundesdurchschnitt) und 1,29 DM je Tagesdosis (2,8 % unter dem Bundesdurchschnitt) deutlich im preiswerteren Bereich.

Wird für die Betrachtung nach Regionen die Anzahl der Versicherten – amtliche Mitgliederstatistik der GKV-Versicherten (Stichtag 1. Juli 1999) mit Strukturinformationen zur Alters- und Geschlechtsverteilung nach dem Wohnsitzprinzip – in den einzelnen Regionen herangezogen, zeigen sich, wie bereits letztes Jahr, die höchsten Ausgabenwerte je Versicherter mit 628,53 DM Umsatz wiederum in Berlin (Tabelle 52.3). Am preiswertesten wird in Baden-Württemberg mit 463,00 DM pro Versicherter verordnet, gefolgt von Bayern mit 482,20 DM je Person. Mengenmäßig wird am wenigsten in der Region Ost bei einem Pro-Kopf-Verbrauch von 10,2 Verordnungen, der

Tabelle 52.2: Kennzahlen zum Arzneimittelmarkt nach Großregionen im Jahr 1999

Region	Bundesländer	Wert je Verordnung in DM	Wert je DDD in DM
Nord	Schleswig-Holstein, Hamburg, Bremen und Niedersachsen	51,32	1,38
Nordrhein-Westfalen	Nordrhein-Westfalen	45,29	1,30
Mitte	Hessen, Rheinland-Pfalz, Saarland	44,60	1,31
Baden-Württemberg	Baden-Württemberg	44,20	1,30
Bayern	Bayern	42,77	1,29
Berlin	Berlin	53,20	1,46
Ost	Mecklenburg-Vorpommern, Sachsen-Anhalt, Sachsen, Brandenburg, Thüringen	51,65	1,34
Gesamt		46,99	1,33

Region Nord mit 10,3 Verordnungen und dem Bundesland Baden-Württemberg mit 10,5 Verordnungen verordnet. Im Durchschnitt wird bundesweit eine Zuzahlung im Fertigarzneimittelmarkt von 53,55 DM je Versicherter geleistet und damit – bedingt durch die

Tabelle 52.3: Pro-Kopf-Kennzahlen zum Arzneimittelmarkt nach Großregionen im Jahr 1998

Region	Wert je Versicherter			
	Verord-nungen	Umsatz in DM	DDD	Zuzahlung für Fertigarzneimittel in DM
Nord	10,3	530,80	384,9	48,98
Nordrhein-Westfalen	12,3	557,77	430,2	62,16
Mitte	10,9	485,07	371,6	54,99
Baden-Württemberg	10,5	463,00	355,3	52,65
Bayern	11,3	482,20	374,7	55,16
Berlin	11,8	628,53	431,6	55,65
Ost	10,2	527,81	393,8	46,78
Gesamt	11,0	515,15	388,8	53,55

Zuzahlungsabsenkungen und die Befreiungstatbestände zum 1.1.1999
– 22,51 DM weniger (entspricht 30 %) als noch im Jahre 1998. Deutlich unterdurchschnittlich ist bei den Versicherten der Region Ost ein Betrag von 46,78 DM angefallen, gefolgt von der Region Nord mit 48,98 DM. Die höchste Selbstbeteiligung pro Person wurde im Jahr 1999 in Nordrhein-Westfalen mit 62,16 DM entrichtet.

Die regionalen Versorgungsunterschiede bei den Pro-Kopf-Indikatoren Verordnungen und definierten Tagesdosen (DDD) beruhen unter anderem darauf, daß die Reichweite einer Packung bei der Betrachtung der DDD-Menge berücksichtigt ist. So sind im Bundesdurchschnitt knapp 35,5 DDD in einer Verordnung enthalten. In Bayern liegen diese bei unterdurchschnittlichen 33,2 DDD, gefolgt von Baden-Württemberg mit 33,9 DDD, der Region Mitte mit 34,2 DDD und Nordrhein-Westfalen mit 34,9 DDD. In den fünf neuen Bundesländern (Region Ost) ist die Reichweite mit 38,5 DDD überdurchschnittlich hoch. Diese Unterschiede treten auch bei der Verteilung der Normpackungsgrößen in den einzelnen Regionen zutage (Abbildung 52.6). Dabei werden hier nur die Packungsgrößen N1, N2 und N3 einzeln dokumentiert, die über 99 % der Verordnungen ausmachen. In Bayern, Baden-Württemberg, Mitte und Nordrhein-Westfalen wird häufiger eine „kleine" N1-Packung verordnet, wohingegen

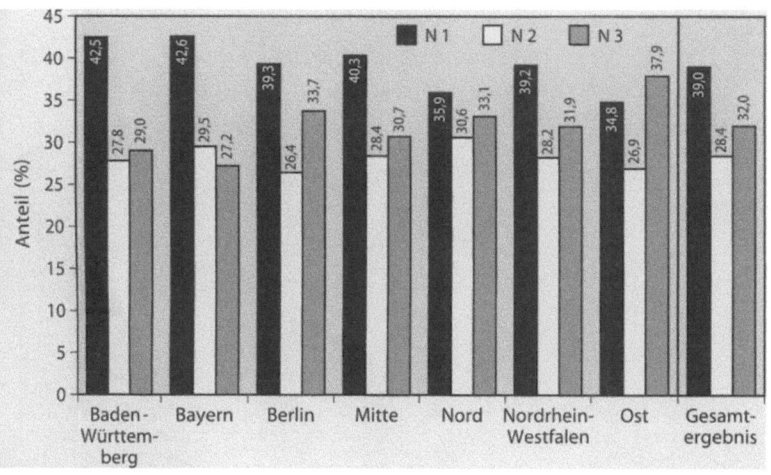

Abbildung 52.6: Anteil der Verordnungen nach Normpackungsgrößen 1999 in den Großregionen

in Berlin und insbesondere in den fünf neuen Bundesländern häufiger eine „große" N3-Packung verordnet wird. Ob die verordnete Pakkungsgröße angemessen ist oder nicht, kann mit den vorliegenden Daten nicht analysiert werden. Insbesondere können die Verteilungen nicht als Hinweis auf die Chronizität in den einzelnen Großregionen interpretiert werden. Die ersten Ergebnisse des Bundesgesundheitssurveys 1998 zu den signifikanten Ost-West-Unterschieden bei der Selbsteinschätzung zur medikamentösen Dauerbehandlung von 18- bis 45jährigen Frauen und zur Multimedikation von 46- bis 79jährigen Männern kann momentan ebenfalls nicht dahingehend interpretiert werden kann, daß die Morbidität der ostdeutschen Bevölkerung höher ist als in den alten Bundesländern (Knopf und Melchert 1999).

Wie bereits in den Vorjahren wird damit deutlich, daß eine erhebliche regionale Variabilität des Verordnungsverhaltens in Deutschland vorliegt. Führt man eine Alters- und Geschlechtsstandardisierung des Pro-Kopf-Umsatzes von Fertigarzneimitteln durch, zeigt sich je nach Region ein relativ höheres oder niedrigeres Verordnungsniveau (Abbildung 52.7). Baden-Württemberg (–8,9 %), Mitte (–7,1 %) und Bayern (–5,5 %) zeigen bei der Standardisierung einen im Vergleich zum Bundesdurchschnitt unterdurchschnittlichen, Berlin (+17,6 %) und Nordrhein-Westfalen (+7,3 %) einen überdurch

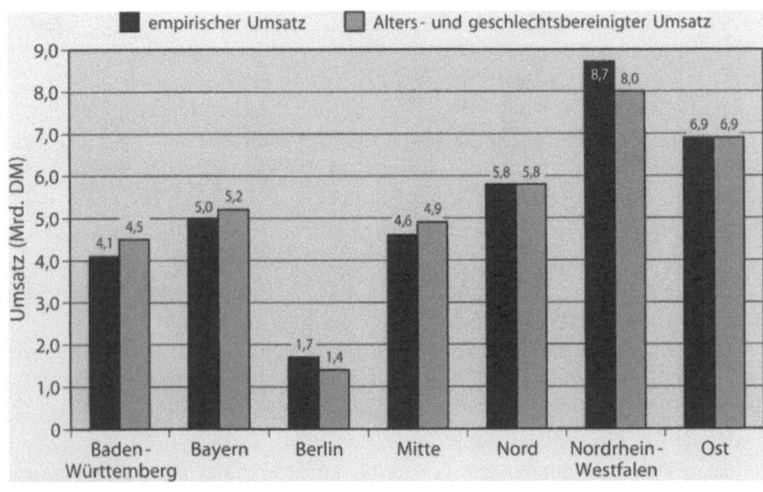

Abbildung 52.7: Faktischer und alters-/geschlechtsstandardisierter Arzneimittelumsatz nach Regionen 1999

schnittlichen Arzneimittelumsatz. Die weiteren Regionen weichen mit ihrem standardisierten Umsatz nur geringfügig vom faktisch vorliegenden Umsatz ab: Mitte mit +1,4 % und Ost mit –0,6 %. Diese Ergebnisse lassen vermuten, daß eine Analyse in noch kleineren räumlichen Bezügen sinnvoll wäre, um beispielsweise den Einfluß von Stadt-Land-Differenzen oder Unterschieden in der regionalen Vertragspolitik untersuchen zu können. Welches die Gründe für die regionale Variabilität der Arzneimittelversorgung sind, kann mit den Daten des GKV-Arzneimittelindex allerdings nicht untersucht werden.

Zuzahlung der Versicherten

Zum Januar 1999 wurden mittlerweile zum sechsten Male seit 1988 die gesetzlichen Zuzahlungsregelungen im Arzneimittelbereich geändert. Der Gesetzgeber entlastet damit erstmals seit Jahren die Patienten geringfügig und belastet im Gegenzug die Gesetzlichen Krankenkassen. Betrachtet man die historische Entwicklung der Selbstbeteiligungsregelung, so wird deutlich, daß die Haltbarkeit der gesetzlichen Regelungen zunehmend kürzer wird. Dies kann als zunehmende Orientierungslosigkeit interpretiert werden. So wurden in einem Zeitraum von 59 Jahren (1923 bis 1981) die gesetzlichen Eigenbeteiligungsregelungen insgesamt siebenmal verändert, genau so oft wie in den 16 Jahren zwischen 1982 und 1997. Dies bedeutet, daß die durchschnittliche Halbwertszeit der gesetzlichen Regelungen von 8,4 Jahren im erstgenannten Zeitraum auf unter 2,3 Jahre zwischen 1982 und 1999 gesunken ist (vgl. Arzneiverordnungs-Report 1999, Kapitel 50). Nach der Absenkung zum 1. Januar 1999 auf 8, 9 und 10 DM je nach Packungsgröße besteht die Hoffnung, daß die Änderung der Zuzahlungsregelung mittelfristig nicht mehr als Instrument zur fortschreitenden Finanzentlastung der Solidargemeinschaft auf Kosten der Kranken herangezogen wird.

Die ständigen Zuzahlungsänderungen bringen mit sich, daß die Patienten bis 1998 erheblich höhere Eigenbeteiligungen entrichten mußten (Abbildung 52.8). 1998 hatten die Versicherten durch die erstmals für ein volles Jahr gültige Zuzahlungshöhe von 9, 11, 13 DM je nach Packungsgröße im Vergleich zum Vorjahr wiederum einen deutlichen Anstieg um 1 Mrd. DM zu tragen. Nach der Absenkung auf 8, 9 und 10 DM je nach Packungsgröße leisteten die Patienten

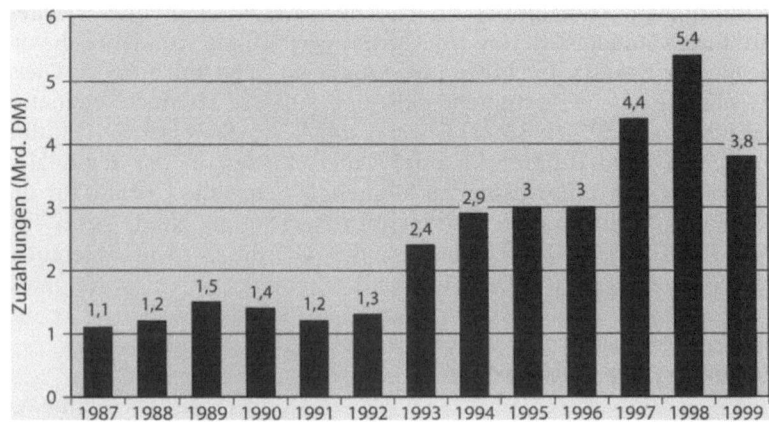

Abbildung 52.8: Eigenbeteiligung der GKV-Versicherten bei Fertigarzneimitteln seit 1987

einen Zuzahlungsbetrag für Fertigarzneimittel in Höhe von 3,8 Mrd. DM, entsprechend einem Rückgang von 29 % gegenüber dem Vorjahr.

Im Jahre 1999 waren insgesamt mehr als 45 % (1998: 39 %) der Verordnungen von der Zuzahlung befreit. Dies sind allerdings nur die nach § 61 SGB V definierten Härtefälle sowie Kinder und Schwangere. Daneben gibt es den in § 62 SGB V befreiten Personenkreis, der sich unterjährig wegen Überforderung von der Zuzahlung befreien lassen kann. Angesichts der massiven Zuzahlungserhöhung im Jahre 1997 wurde mit dem 1. NOG die gesetzlich verankerte Überforderungsgrenze abgesenkt. Damit können Patienten, deren Zuzahlungen im Laufe eines Kalenderjahres mehr als zwei Prozent ihres Brutteinkommens übersteigen, den über dieser Grenze liegenden Betrag von ihrer Krankenkasse zurückfordern. Bei chronisch Kranken liegt das entsprechende Überforderungslimit bei einem Prozent. Für das Jahr 1998 spricht das Bundesministerium für Gesundheit von 14 Millionen Kindern, 10 Millionen Zuzahlungsbefreiten, 430000 Härtefällen (Überforderungsklausel von 2 %) und 332000 Chronikern (Überforderungsklausel von 1 %). Damit hat sich die Anzahl der Härtefälle und der Chroniker mehr als verdoppelt, und zwar von insgesamt 327000 im Jahre 1997 auf 762000 zuzahlungsbefreite Versicherte im Folgejahr.

Die Frage, welchen Effekt die Absenkung der Überforderungsklausel auf den gesamten Zuzahlungsbetrag hat, kann näherungsweise beantwortet werden. Hätte man für das Verordnungsjahr 1998 bereits absehen können, daß

- sich die Verordnungsmenge um 3,0 % reduziert,
- die Verschiebungen zwischen den einzelnen Packungsgrößen im zuzahlungspflichtigen Marktsegment mit einem marginalen Effekt von −0,1 % zu Buche schlagen sowie
- die Absenkung der Zuzahlung von 9, 11, 13 DM auf 8, 9, 10 DM je nach Packungsgröße ansteht,

dann hätte man bei früheren Modellrechnungen einen Zuzahlungsbetrag von 3,7 Mrd. DM erwartet. Der Rückgang der zuzahlungspflichtigen Verordnungen des Jahres 1999 um 9,9 % im Vergleich zum Vorjahr hat dazu geführt, daß durch die Verschiebung zwischen dem zuzahlungspflichtigen und dem zuzahlungsbefreiten Verordnungssegment Mehrkosten für die Kassen und Entlastungen für die Patienten in der Höhe von knapp 550 Mio. DM zu verzeichnen sind. Welcher Teil dieses Zuzahlungsbetrags auf die angestiegene Zahl der zuzahlungspflichtigen Versicherten zurückgeführt werden kann, läßt sich mit den vorliegenden Daten nicht eindeutig quantifizieren. Ob darüber hinaus alle betroffenen Personen ihren Anspruch geltend gemacht haben, kann ebenfalls nicht beantwortet werden, jedoch ist zu befürchten, daß es aus Unkenntnis oder Scham den Intentionen des Gesetzes zum Trotz immer wieder zu großen finanziellen Härten kommt.

Damit wurde auch 1999 wiederum nur eine „kleine" Reform der Zuzahlungsregelung vorgenommen, die zwar diesmal die Patienten entlastet, sich jedoch den Problemen des Marktes nicht stellt. Es bleibt abzuwarten, ob die zukünftigen Steuerungsinstrumente wie beispielsweise die Positivliste oder medizinische Versorgungsnetze hier weitere Impulse für einen rationalen Umgang mit Arzneimitteln geben können. Angesichts der Finanzierungsprobleme im deutschen Gesundheitssystem und der Diskussionen um Leistungseinschränkungen bzw. erneute Eigenbeteiligungsanhebungen sollten alle Möglichkeiten geprüft werden, die vorhandenen Wirtschaftlichkeitspotentiale auszuschöpfen.

Literatur

Arbeitsgemeinschaft der Spitzenverbände der Krankenkassen (1999): Gemeinsame Presseerklärung: Vorschläge zur Neufestsetzung von Festbeträgen zum 1. April 1999 nach der Änderung der gesetzlichen Vorgaben bei Arzneimittel-Festbeträgen durch das GKV-Solidaritätsstärkungsgesetz. Essen.

Clement W., Kolb W. (2000): Die Entwicklung des Arzneimittelsektors am Apothekenmarkt Österreichs im internationalen Vergleich 1989–1999. Industriewissenschaftliches Institut, Wien.

Creutzfeld W. (1999): Klinische Forschung heute und ihre Förderung durch die Industrie – Vorteile und Risiken. Zeitschrift für Gastroenterologie, Suppl. 2, 1999, S. 4–11.

Erbsland M., Ulrich V., Wille E. (2000): Ökonomische Bewertung von Arzneimittelinnovationen. In: Klauber J., Schröder H., Selke G.W. (Hrsg.): Innovationen im Arzneimittelmarkt. Springer-Verlag, Berlin, S. 169–191.

Fricke U. (2000): Arzneimittelinnovationen – Neue Wirkstoffe: 1978–1999. Eine Bestandsaufnahme. In: Klauber J., Schröder H., Selke G.W. (Hrsg.): Innovationen im Arzneimittelmarkt. Springer-Verlag, Berlin, S. 85–97.

Fricke U., Klaus W. (1986–1996): Neue Arzneimittel. Wissenschaftliche Verlagsgesellschaft, Stuttgart.

Galle-Hoffmann U., Schröder H. (1999): Neue Richtlinie: Sparen die Kassen 650 Millionen Mark? Gesundheit und Gesellschaft 3/99. Bonn.

Hartmann-Besche W. (2000): Innovation: Kosten und Gewinnspannen. In: Klauber J., Schröder H., Selke G.W. (Hrsg.): Innovationen im Arzneimittelmarkt. Springer-Verlag, Berlin, S. 203–218.

Hill S.R., Mitchell A.S., Henry S.A. (2000): Problems with the interpretation of pharmacoeconomic analyses. JAMA 283: 2116–2121.

Klauber J., Niemeyer M. (2000): Auswertungen zum AOK-Arzneimittelmarkt 1999. Wissenschaftliches Institut der AOK, Bonn.

Klauber J., Schröder H. (1997): Innovationskomponente im GKV-Arzneimittelmarkt. Eine Studie des Instituts für medizinische Statistik auf dem Prüfstand. Wissenschaftliches Institut der AOK, Bonn.

Klauber J., Schröder H., Selke G.W. (Hrsg.) (2000): Innovationen im Arzneimittelmarkt. Springer-Verlag, Berlin.

Knopf H., Melchert H.-U. (1999): Subjektive Angaben zur täglichen Anwendung ausgewählter Arzneimittelgruppen – Erste Ergebnisse des Bundesgesundheitssurveys 1998. Das Gesundheitswesen 61, Sonderheft 2: S151–S157.

Meiner E., Delling B. (1997): Innovationskomponente 1990–1996. Eine Studie von IMS zur Innovation auf dem deutschen Arzneimittelmarkt. Frankfurt.

Österreichisches Bundesinstitut für Gesundheitswesen (1998): Arzneimittel. Steuerung der Arzneimittelmärkte in neun europäischen Ländern. Wien.

Regional Office for Europe der World Health Organisation (1986): European health care reforms: analysis of current strategies. WHO regional publications, European Series, No. 72.

Rennie D., Luft H.S. (2000): Pharmacoeconomic Analyses. Making them transparent, making them credible. JAMA 283: 2158–2160.

Schneider M., Hofmann U., Biene-Dietrich P., Späth B., Mill D. (1999): Die deutschen Arzneimittelpreise im europäischen Vergleich. Augsburg.

Schröder H., Selke G.W. (2000): Lebenszyklen von Arzneimittelinnovationen. In: Klauber J., Schröder H., Selke G.W. (Hrsg.): Innovationen im Arzneimittelmarkt. Springer-Verlag, Berlin, S. 219–237.

53. Arzneimittelverordnungen nach Alter und Geschlecht

H. Schröder und G. W. Selke

Zu den wesentlichen Einflußfaktoren auf die Morbidität und damit auch auf den Arzneimittelverbrauch gehört, wie seit langem allgemein akzeptiert und belegt ist, das Alter des Patienten. Dies gilt sowohl für die Art als auch für die Menge der Arzneimittel. Auch der Einfluß des Geschlechts auf die Menge der Medikation ist seit langem gut belegt. Im Rahmen dieses Werkes werden daher für die Analysen des GKV-Arzneimittelmarktes die Arzneiverordnungen unter anderem nach Alter und Geschlecht der Patienten dargestellt.

Die Größen der Altersgruppen wurden mit Hilfe der Erhebungen der Gesetzlichen Krankenversicherung (GKV) zur Struktur von Mitgliedern und mitversicherten Familienangehörigen für 1999 (KM6, Stichtag 1. Juli 1999) sowie des Statistischen Jahrbuchs 1999 ermittelt (zu den Einzelheiten vgl. z.B. Arzneiverordnungs-Report 1999). Daraus ergibt sich die in Tabelle 53.1 und Abbildung 53.1 dargestellte Alterspyramide für die GKV-Versicherten, die den folgenden Darstellungen zugrunde liegt. Setzt man die Daten der Arzneimittelverordnungen nach Altersgruppen zu den Versichertenzahlen in Beziehung, dann erhält man die in Tabelle 53.2 angegebenen Werte für die verordneten Tagesdosen der Arzneimittel nach Indikationsgruppen je Versicherter der GKV.

Die Aufschlüsselung der verordneten Mengen nach Alter und Indikationsgruppe weist interessante Unterschiede aus. Auch Arzneimittelgruppen, die im Gesamtmarkt keine große Rolle spielen, treten mitunter in einzelnen Altersgruppen deutlich hervor. Nicht immer haben diese Differenzen jedoch ihren Grund in Morbiditätsunterschieden. Vielmehr können sie auch durch die Regelungen zur Erstattung von Arzneimitteln durch die GKV begründet sein (etwa bei der Verordnung oraler Kontrazeptiva). Die hier zugrunde gelegte Stichprobe erfasst nur die von niedergelassenen Ärzten zu Lasten der GKV ausgestellten und in öffentlichen Apotheken eingelösten Rezepte

Tabelle 53.1: Alters- und Geschlechtsstruktur der GKV-Versicherten 1999

Altersgruppe	Männer (Tsd.)	Frauen (Tsd.)	Zusammen (Tsd.)
0 bis unter 5	1758,1	1674,1	3432,2
5 bis unter 10	1884,6	1787,4	3672,0
10 bis unter 15	1969,8	1892,0	3861,8
15 bis unter 20	2089,8	1991,7	4081,4
20 bis unter 25	1907,6	1983,8	3891,4
25 bis unter 30	2203,6	2260,3	4463,9
30 bis unter 35	2923,0	3028,9	5951,9
35 bis unter 40	2958,1	3108,7	6066,8
40 bis unter 45	2508,1	2687,8	5196,0
45 bis unter 50	2231,1	2470,5	4701,6
50 bis unter 55	1828,5	2034,5	3862,9
55 bis unter 60	2245,1	2463,2	4708,3
60 bis unter 65	2377,4	2628,4	5005,8
65 bis unter 70	1721,7	2014,5	3736,2
70 bis unter 75	1345,5	1947,0	3292,5
75 bis unter 80	844,8	1808,8	2653,6
80 bis unter 85	343,3	878,1	1221,4
85 bis unter 90	263,9	843,4	1107,3
90 und älter	95,1	383,0	478,0
Summe	33499,1	37886,1	71385,1

(siehe Kapitel 55). Der Selbstmedikationsmarkt wird hingegen nicht erfaßt. Dies betrifft einige Indikationsgruppen stärker, die in größerem Umfang rezeptfreie Arzneimittel umfassen – beispielsweise die Analgetika –, andere hingegen gar nicht. Zudem hat die seit 1997 deutlich gestiegene Zuzahlung trotz der leichten Absenkung zum Jahresbeginn 1999 weiterhin zur Folge, daß viele, auch rezeptpflichtige, Arzneimittel vollständig von den Patienten bezahlt werden müssen. Inwieweit diese Verschreibungen abrechnungstechnisch bedingt in der Stichprobe möglicherweise unterrepräsentiert sind, läßt sich nach wie vor nicht exakt quantifizieren. Es gibt jedoch Hinweise darauf, daß anfangs entstandene Lücken mittlerweile zumindest teilweise wieder geschlossen werden konnten.

Andererseits beziehen sich die angegebenen Mengen auf die verschriebenen, nicht aber auf die tatsächlich verbrauchten Arzneimittelmengen. Während man bei chronischen Indikationen davon ausgehen kann, daß diese beiden Mengen gleich sind, werden gerade bei akuten Erkrankungen sicherlich Packungen nicht immer vollständig aufgebraucht; vergleiche hierzu auch die Bemerkungen zu den Ophthalmika in Kapitel 54 sowie die Untersuchungen über weggeworfene

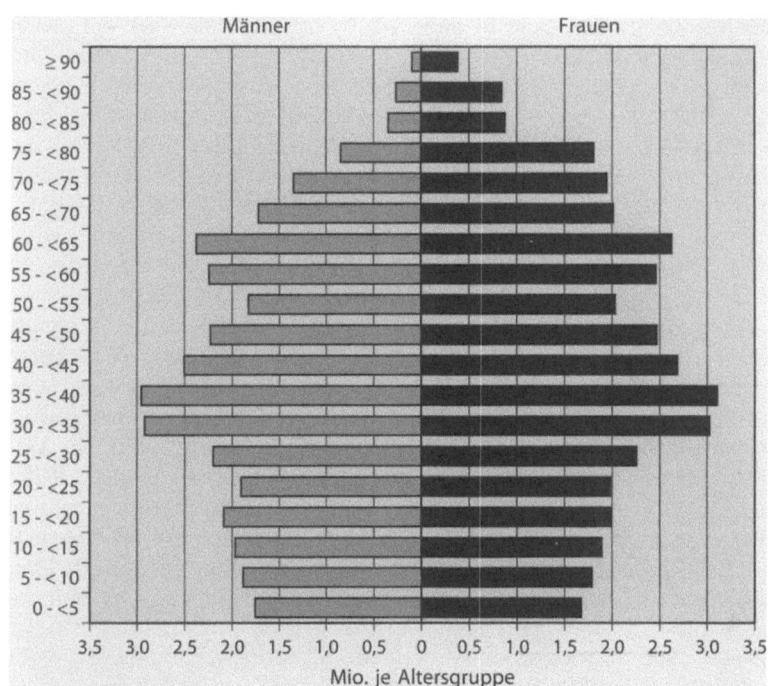

Abbildung 53.1: Alters- und Geschlechtsstruktur der GKV-Versicherten 1999

Arzneimittel (Reumann 1997, Zimmer et al. 1992, Heeke und Günther 1993).

Altersverteilung der Verschreibungen

Im Jahre 1999 wurden in Deutschland durchschnittlich 11,0 Arzneimittelpackungen mit 389 definierten Tagesdosen (DDD) für jeden Versicherten der Gesetzlichen Krankenversicherung verordnet (Tabelle 53.2). Gegenüber dem Vorjahr ist die Anzahl der Verschreibungen je Versicherter somit wiederum leicht gesunken. Nach heutigem DDD-Klassifikationsstand ist die in DDD gemessene Menge gegenüber dem Vorjahr jedoch fast konstant geblieben, d.h., es wurden geringfügig größere Arzneimittelpackungen verordnet. Wenn der Mittelwert der Tagesdosen in Fünfjahresschritten nach dem Alter aufgegliedert wird, ergibt sich die in Abbildung 53.2 dargestellte Verteilung. Sie reicht von 110 DDD bei den 20- bis 25-Jährigen bis zu 1257 DDD bei den Versicherten über 90 Jahre, entsprechend 0,3 bzw. 3,4 Tagesdosen pro Tag. Es gibt Hinweise darauf, daß gerade im Alter häufig eine Multimedikation stattfindet. Die Einnahme zahlreicher verschiedener Arzneimittel ist wegen oft schwer überschaubarer Wechselwirkungen jedoch nicht unproblematisch. „Manchmal wundere ich mich, wenn Patienten mir erzählen, daß sie gleichzeitig sechs verschiedene Medikamente einnehmen." (Erdmann 1995)

Im statistischen Mittel wurden 1999 jedem Versicherten Arzneien mit Kosten in Höhe von 515 DM verordnet. All diese Maßzahlen divergieren sehr stark zwischen den einzelnen Altersgruppen. So zeigte schon eine frühere Studie, daß auf 10 % der Versicherten bereits 53 % der Arzneimittelausgaben entfallen (Berg 1986). Die Versicherten mit einem Lebensalter ab 60 Jahren, die lediglich 24,5 % der Gesamtpopulation darstellen, vereinigten 1999 53 % des gesamten GKV-Fertigarzneimittelumsatzes auf sich, also mehr als das Doppelte des Bevölkerungsanteils. Im Durchschnitt wird jeder Versicherte über 60 Jahren mit etwa zweieinhalb Arzneimitteln täglich als Dauertherapie behandelt. Beispielhaft sei hier das Verordnungsspektrum in der

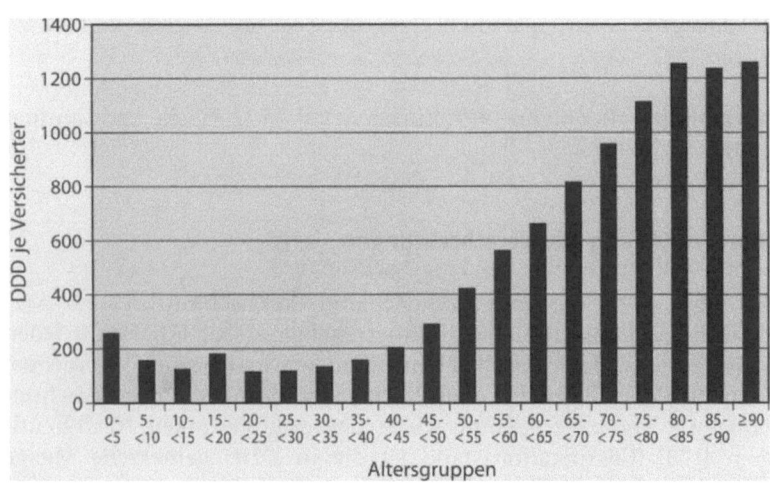

Abbildung 53.2: Arzneiverbrauch je Versicherter in der GKV 1999

Altersgruppe 70 bis unter 75 Jahre dargestellt (Tabelle 53.2, Schröder und Selke 2000). Auf jeden Versicherten in dieser Altersgruppe entfielen 1999 im Mittel 21 Arzneipackungen im Wert von 1202 DM. Besonders relevant sind dabei Erkrankungen des Herz-Kreislauf-Systems, die im Alter vor allem mit Betarezeptorenblockern/Calciumantagonisten/Angiotensin-Hemmstoffen, Antihypertonika, Koronarmitteln und Diuretika behandelt werden. Daneben sind auch die Indikationsgebiete Antidiabetika, Broncholytika/Antiasthmatika und Ophthalmika bedeutsam. Der Verbrauch nimmt mit steigendem Alter aber nicht gleichförmig zu. Während er bei Kardiaka, Koronarmitteln, Diuretika und Ophthalmika in den höheren Altersgruppen weiter stark zunimmt, bleibt er bei den übrigen genannten Gruppen weitgehend konstant.

Allerdings wäre der Schluss voreilig, daß der demographische Wandel die treibende Kraft hinter steigenden Ausgaben ist. Wie bereits früher gezeigt wurde (vgl. Arzneiverordnungs-Report '94), erklärt das Älterwerden unserer Gesellschaft den Kostenanstieg nur zu einem geringen Teil. Vielmehr scheinen Krankheitskosten ganz allgemein nicht per se mit wachsendem Alter zuzunehmen, sondern vielmehr mit der Nähe zum Tod (Braun et al. 1998). Daher können Mehrausgaben für unser Gesundheitssystem nicht pauschal mit einer wachsenden Lebenserwartung in unserer Gesellschaft erklärt werden.

Auffällig ist bei Frauen der Altersverlauf bei den Sexualhormonen. Hier zeigt sich ein deutlicher Gipfel bei den 15- bis 19-Jährigen, der durch die Erstattungsfähigkeit hormonaler Kontrazeptiva in dieser Altersgruppe verursacht wird (vgl. Tabelle 53.2). Ab etwa 45 Jahren steigt die Kurve erneut stark an, um dann bei etwa 65 Jahren wieder deutlich abzusinken. Dieser zweite, breitere Gipfel wird durch die Hormonsubstitution nach der Menopause verursacht.

Geschlechtsverteilung der Verschreibungen

In den führenden Wirkstoffen der einzelnen Altersgruppen werden die relevanten Indikationen in den einzelnen Kohorten deutlich, aufgeschlüsselt nach Männern und Frauen (Abbildungen 53.3 und 53.4). In die hier gewählte DDD-bezogene Betrachtung gehen sowohl die Anzahl verordneter Packungen als auch die Packungsgrößen ein, so daß sich die Arzneimittelmengen gut ablesen lassen. Dadurch sind bevorzugt typische Arzneimittel der Langzeitmedikation zu finden.

Tabelle 53.2: Arzneiverbrauch in definierten Tagesdosen (DDD) je Versicherter in der Gesetzlichen Krankenversicherung im Jahre 1999 nach Indikationsgruppen

Indikationsgruppe	0–4	5–9	10–14	15–19	20–24	25–29	30–34	35–39	40–44	45–49	50–54	55–59	60–64	65–69	70–74	75–79	80–84	85–89	>=90	Summe
5 Analgetika/Antirheumatika	5,3	4,5	6,2	5,6	5,4	5,9	7,1	9,6	12,3	16,5	22,5	29,2	32,4	39,8	47,9	57,2	70,3	74,3	79,5	19,9
7 Antiallergika	1,4	3,6	7,0	6,5	5,4	4,8	5,2	4,7	4,3	4,4	4,1	3,6	3,2	2,8	2,4	2,8	3,6	4,0	6,5	4,2
8 Antianämika	0,4	0,4	0,4	1,0	2,3	3,5	3,2	1,9	1,5	1,4	1,3	1,1	1,3	1,7	2,3	3,0	4,0	4,6	6,0	1,8
9 Antiarrhythmika	0,0	0,0	0,0	0,0	0,1	0,1	0,2	0,4	0,7	1,3	2,4	4,5	6,6	9,6	12,4	13,4	11,8	8,8	5,5	3,0
10 Antibiotika/Antiinfektiva	7,1	7,6	5,4	6,9	5,9	5,4	5,7	5,7	5,3	5,0	5,0	5,1	4,7	4,4	4,3	4,4	5,2	4,8	7,1	5,5
11 Antidementiva (Nootropika)	0,1	0,0	0,1	0,1	0,2	0,2	0,3	0,5	0,7	1,2	2,1	3,8	5,6	9,1	14,4	21,4	27,8	29,5	29,4	4,1
12 Antidiabetika	0,2	0,3	0,9	1,7	1,7	2,0	2,5	3,4	5,4	9,2	15,8	23,1	35,0	46,0	50,8	58,8	61,4	50,7	39,0	15,8
14 Antiemetika/Antivertiginosa	0,6	0,5	0,3	0,2	0,3	0,3	0,3	0,4	0,5	0,7	1,3	1,3	1,8	2,8	4,1	6,3	9,3	11,3	10,9	1,5
15 Antiepileptika	0,4	0,9	1,7	1,6	2,1	2,2	2,5	2,9	2,9	3,0	2,8	2,9	3,0	2,9	2,9	3,3	2,8	2,6	2,2	2,4
17 Antihypertonika	0,1	0,0	0,0	0,2	0,4	0,8	1,8	4,5	9,0	18,5	30,5	46,6	62,1	75,6	82,2	86,5	81,4	70,1	55,3	25,4
19 Antihypotonika	0,0	0,1	0,3	1,1	0,9	0,9	1,1	1,3	1,6	1,7	1,9	1,9	2,0	1,9	2,2	2,6	3,4	3,3	6,0	1,4
20 Antikoagulantia	0,0	0,0	0,1	0,3	0,3	0,5	0,6	0,8	1,0	1,7	2,7	4,3	6,1	8,7	10,3	10,4	7,5	4,6	3,1	2,8
21 Antimykotika	5,1	0,9	1,3	1,7	1,5	1,8	1,9	2,0	2,3	2,5	2,7	3,3	3,4	3,4	3,3	3,6	4,2	4,5	7,6	2,6
23 Antiphlogistika	0,2	0,4	0,7	0,8	0,5	0,5	0,6	0,7	0,7	0,8	1,0	1,0	1,3	1,5	1,6	1,9	2,3	2,2	1,9	0,9
24 Antitussiva/Expektorantia	21,0	11,0	8,3	8,4	5,4	4,8	4,9	4,9	5,0	5,4	6,5	7,6	8,5	10,3	11,8	13,2	15,2	16,8	21,9	8,3
27 Beta-, Ca-Bl., Angiotensin-Hemmst.	0,2	0,1	0,2	0,5	0,9	1,8	3,2	7,1	13,6	25,8	41,7	64,3	83,6	106,7	124,0	136,5	139,9	127,3	112,6	37,6
28 Broncholytika/Antiasthmatika	4,6	6,2	6,9	6,8	6,8	8,1	9,8	11,3	12,2	15,5	20,0	26,4	32,2	43,8	47,4	43,7	39,5	28,6	26,8	18,3
31 Corticoide (Interna)	2,1	1,2	0,7	1,0	1,6	1,8	2,5	2,7	3,2	4,0	5,0	6,2	6,6	8,3	9,4	10,3	10,0	8,5	6,5	4,1
32 Dermatika	17,5	13,2	12,5	17,2	11,5	9,3	9,0	8,4	8,6	9,5	9,6	11,0	11,4	12,3	14,1	16,0	18,3	23,0	29,2	11,9
36 Diuretika	0,3	0,1	0,1	0,1	0,3	1,0	1,0	2,3	4,8	8,8	14,9	22,1	31,9	47,9	62,9	87,9	113,9	136,5	157,5	19,6
37 Durchblutungsfördernde Mittel	0,0	0,0	0,0	0,0	0,1	0,1	0,2	0,2	0,4	0,7	1,2	2,1	3,2	5,4	7,1	9,9	12,3	11,8	11,8	2,0
44 Gichtmittel	0,0	0,0	0,0	0,1	0,1	0,3	0,5	1,1	2,0	3,4	5,7	8,1	10,3	12,0	13,1	13,2	13,2	12,2	10,2	4,3
45 Grippemittel	0,7	0,9	0,9	0,7	0,4	0,3	0,3	0,2	0,2	0,2	0,2	0,2	0,1	0,2	0,2	0,1	0,2	0,1	0,2	0,3
46 Gynäkologika	1,8	0,6	0,3	1,1	2,4	2,9	3,3	3,5	4,0	5,5	8,6	9,3	9,1	9,1	8,9	9,1	9,9	7,8	8,1	5,0
47 Hämorrhoidenmittel	0,0	0,0	0,0	0,1	0,2	0,3	0,4	0,5	0,5	0,7	0,8	0,9	1,1	1,2	1,2	1,4	1,6	1,6	1,8	0,6
48 Hepatika	0,4	0,1	0,1	0,1	0,1	0,1	0,2	0,2	0,4	0,5	0,7	1,0	1,3	1,5	2,2	3,1	5,0	7,6	11,0	0,9
49 Hypnotika/Sedativa	0,8	0,1	0,1	0,3	0,5	0,6	0,9	1,2	1,9	2,5	3,7	5,0	5,8	7,6	10,1	13,6	18,4	21,5	25,2	3,7
50 Hypophysen-, Hypothalamushormone	0,1	0,4	0,6	0,4	0,2	0,8	1,3	1,0	0,5	0,3	0,1	0,2	0,3	0,7	1,2	2,0	2,1	1,3	1,6	0,7
51 Immuntherapeutika und Zytokine	1,4	1,3	0,8	0,7	0,6	0,7	0,9	0,9	0,9	0,9	1,0	1,1	0,9	0,8	0,6	0,5	0,5	0,3	0,4	0,9

Tabelle 53.2: Arzneiverbrauch in definierten Tagesdosen (DDD) je Versicherter in der Gesetzlichen Krankenversicherung im Jahre 1999 nach Indikationsgruppen (Fortsetzung)

Indikationsgruppe	0–4	5–9	10–14	15–19	20–24	25–29	30–34	35–39	40–44	45–49	50–54	55–59	60–64	65–69	70–74	75–79	80–84	85–89	≥90	Summe
52 Infusionslösungen usw.	2,1	1,0	0,3	0,1	0,1	0,1	0,1	0,1	0,1	0,1	0,2	0,2	0,3	0,4	0,4	0,6	1,0	0,8	1,3	0,4
53 Kardiaka	0,2	0,1	0,1	0,2	0,2	0,1	0,3	0,4	0,7	1,1	2,2	4,6	8,1	15,4	25,3	40,2	56,6	63,7	69,7	7,1
54 Karies- und Parodontosemittel	46,1	52,7	26,6	8,2	0,5	0,6	0,3	0,1	0,2	0,3	0,2	0,2	0,2	0,1	0,1	0,1	0,1	0,2	4,2	7,2
55 Koronarmittel	0,1	0,0	0,0	0,0	0,0	0,1	0,1	0,3	1,0	2,5	6,0	11,9	22,5	39,9	61,6	85,1	109,1	111,3	101,6	15,3
56 Laxantia	1,2	0,5	0,4	0,2	0,2	0,3	0,3	0,4	0,5	0,9	1,1	1,9	2,2	3,2	4,8	7,8	13,6	20,8	30,0	2,1
58 Lipidsenker	0,0	0,0	0,0	0,1	0,1	0,1	0,4	2,0	4,2	7,8	13,3	21,6	29,0	33,8	33,8	27,0	17,1	7,7	4,5	10,1
60 Magen-Darm-Mittel	3,0	1,4	1,5	2,5	3,3	4,0	4,7	6,0	7,5	9,4	12,4	15,0	16,9	20,0	23,0	25,8	29,1	31,8	34,5	10,1
61 Migränemittel	0,0	0,0	0,0	0,0	0,2	0,3	0,3	0,6	0,7	0,7	0,9	1,0	0,9	0,7	0,6	0,5	0,3	0,2	0,4	0,5
62 Mineralstoffpräparate	0,2	0,3	0,6	1,0	1,9	3,2	3,2	2,3	2,4	3,4	5,0	7,8	10,0	12,5	16,3	19,5	20,6	20,3	17,8	5,7
63 Mund- und Rachentherapeutika	3,0	1,9	2,0	1,6	0,9	0,8	0,7	0,8	0,8	0,9	1,0	1,0	1,1	1,1	1,1	1,2	1,8	1,5	1,4	1,2
64 Muskelrelaxantia	0,1	0,1	0,2	0,1	0,3	0,5	0,6	0,9	1,1	1,7	1,6	2,1	2,0	2,1	2,5	2,5	3,0	2,8	2,2	1,2
66 Nebenschilddr.hor./Osteoporosem.	0,0	0,0	0,0	0,0	0,0	0,0	0,1	0,1	0,3	0,5	1,1	2,0	2,9	4,0	4,8	5,7	5,4	4,4	3,1	1,3
67 Neuropathiepräparate	0,0	0,0	0,0	0,0	0,2	0,2	0,3	0,6	0,9	1,6	2,4	3,8	4,6	6,0	6,6	8,3	8,5	7,3	5,5	2,2
68 Ophthalmika	11,5	6,7	5,0	5,0	4,6	4,8	5,4	6,5	7,7	10,6	14,3	21,4	27,9	37,4	51,2	68,2	79,5	79,8	81,2	18,4
69 Otologika	4,3	3,1	1,6	0,9	0,5	0,4	0,5	0,4	0,4	0,4	0,4	0,4	0,4	0,4	0,4	0,6	0,6	0,6	1,0	0,9
70 Parkinsonmittel usw.	0,0	0,0	0,1	0,1	0,1	0,2	0,2	0,4	0,4	0,6	0,8	1,4	2,0	3,4	5,3	7,2	8,9	8,1	6,7	1,4
71 Psychopharmaka	0,2	1,0	1,6	1,3	3,3	5,6	7,9	11,8	14,5	18,3	20,9	23,1	22,4	24,1	27,9	33,2	38,4	39,3	42,2	14,2
72 Rhinologika/Sinusitismittel	33,0	19,7	11,5	7,2	3,8	3,3	3,3	3,1	2,9	2,8	2,8	2,9	2,7	2,5	2,1	2,0	2,1	1,5	3,1	5,9
74 Schilddrüsentherapeutika	1,4	2,3	5,9	6,9	8,9	14,5	18,5	20,0	21,6	25,5	29,5	29,7	26,5	26,4	25,5	23,5	20,6	16,2	14,6	18,3
76 Sexualhormone	0,1	0,0	1,6	68,5	17,7	5,5	4,5	5,4	10,4	28,7	62,9	70,6	48,6	27,4	16,5	11,8	8,1	5,1	9,0	23,2
77 Spasmolytika	0,1	0,2	0,2	0,4	0,3	0,4	0,4	0,5	0,5	0,6	0,8	1,0	1,1	1,3	1,5	1,7	1,8	1,7	2,1	0,7
79 Thrombozyten-aggregationshemmer	0,1	0,1	0,1	0,2	0,2	0,2	0,3	0,5	1,2	2,3	5,0	9,4	13,7	20,5	25,8	31,7	37,4	37,8	32,4	7,1
82 Urologika	0,1	0,4	0,4	0,4	0,6	0,6	0,7	0,9	1,2	1,8	3,3	7,4	12,6	17,2	22,3	22,7	23,5	20,2	18,7	5,6
83 Venentherapeutika	0,2	0,4	1,0	0,6	0,6	0,7	0,9	1,0	1,5	1,9	3,0	4,3	5,6	7,8	9,9	12,5	15,5	15,2	14,9	3,4
84 Vitamine	63,9	0,9	0,6	0,9	1,1	1,1	1,5	2,3	3,0	4,4	6,9	8,7	10,9	14,3	16,8	21,0	25,8	25,9	26,7	9,2
85 Wundbehandlungsmittel	5,5	2,0	1,5	1,0	0,7	0,6	0,7	0,8	0,8	1,1	1,3	1,7	2,2	2,9	4,2	6,9	12,0	19,4	35,8	2,5
86 Zytostatika und Metastasenhemmer	0,1	0,1	0,2	0,1	0,1	0,2	0,3	0,5	0,7	1,3	1,3	2,1	2,0	2,6	2,4	2,1	1,7	0,9	0,6	1,0
Gesamter Fertigarzneimittelmarkt	251,7	153,2	119,8	176,0	110,0	113,5	130,1	154,8	195,6	286,1	418,0	557,8	657,4	809,1	952,1	1110,0	1250,8	1230,1	1257,0	388,8

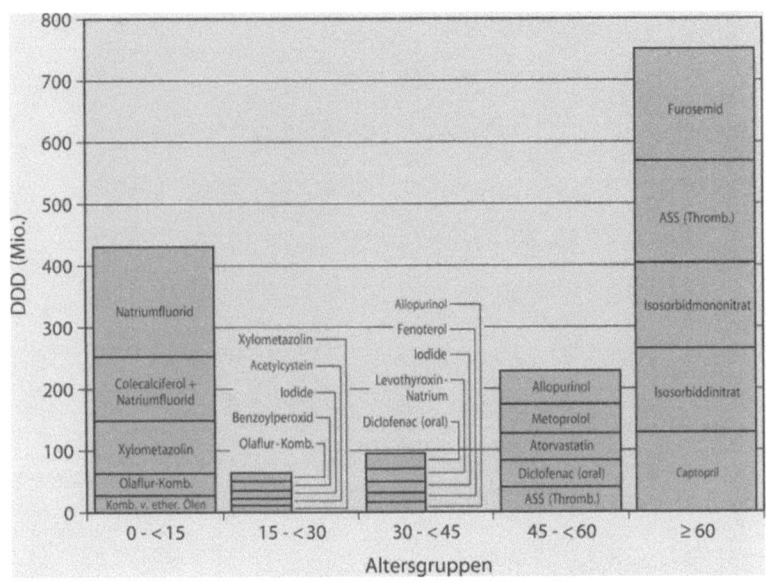

Abbildung 53.3: Führende Wirkstoffe nach DDD bei Männern 1999

Bei Kindern sind hier in erster Linie prophylaktisch eingesetzte Mittel sowie Wirkstoffe gegen Atemwegsinfekte zu finden, während sich bei der Altersmedikation auch hier die überragende Bedeutung von Erkrankungen des Herz-Kreislauf-Systems zeigt. An beiden Enden des Altersspektrums bestehen auch nur geringe Unterschiede im Arzneimittelverbrauch zwischen den Geschlechtern, während in den mittleren Altersgruppen deutliche Unterschiede zu Tage treten. Bei Frauen sind überwiegend Sexualhormone, in geringerem Maße auch Schilddrüsenhormone mengenmäßig bedeutsam, während bei Männern zunächst Atemwegspräparate, dann aber zunehmend Gicht- und Rheumamittel wichtig werden. Im Vergleich der Geschlechter zeigt sich auch, daß Herz-Kreislauf-Mittel bei Männern bereits in geringerem Lebensalter als bei Frauen verstärkt eingesetzt werden. Verglichen mit dem Vorjahr fällt auf, daß bei Frauen die in ihrer Wirksamkeit umstrittenen Johanniskrautextrakte neu unter den meistverordneten Wirkstoffen auftreten, bei Männern hingegen ein Lipidsenker. Außerdem erhielten Männer in stärkerem Maße als bisher Metopro-

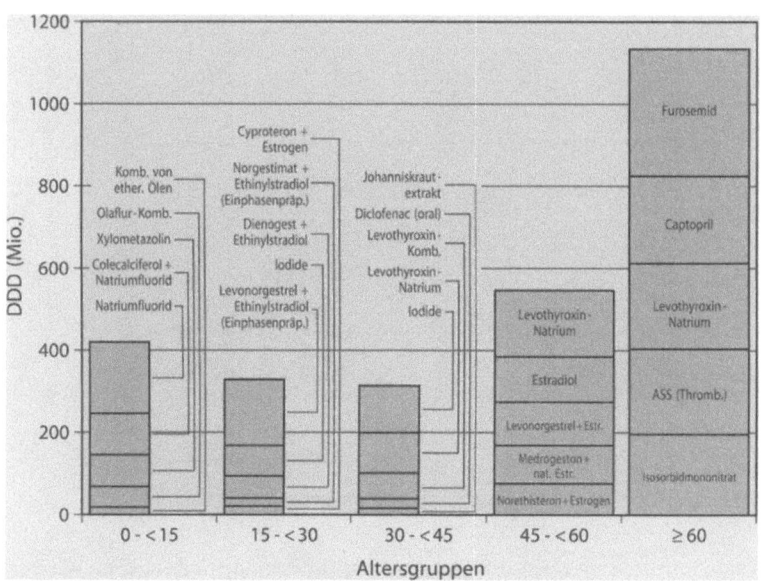

Abbildung 53.4: Führende Wirkstoffe nach DDD bei Frauen 1999

lol, obwohl mit Atenolol eine wesentlich preisgünstigere Alternative zur Verfügung steht (vgl. Tabelle 50.4)

Die Verordnungsunterschiede zwischen Männern und Frauen müssen jedoch vor dem Hintergrund gesehen werden, daß Frauen insgesamt deutlich mehr Arzneimittel erhalten. Abbildung 53.5 stellt einen Vergleich des geschlechtsspezifischen Verbrauchs für den Gesamtmarkt dar. Hier zeigt sich mit 454 Tagesdosen bei Frauen gegenüber 315 Tagesdosen bei Männern ein Mehrverbrauch von rd. 44 %. Dabei macht sich wie bereits in den vorigen Jahren bemerkbar, daß Frauen fast die doppelte Menge an Psychopharmaka erhalten, während etwa bei den Indikationsgruppen Koronarmittel und Antitussiva/Expektorantien der Geschlechtsunterschied gering ausfällt. Insbesondere findet sich in einigen typischen Indikationsgruppen (Urologika, Gichtmittel, Broncholytika/Antiasthmatika) auch ein Mehrverbrauch der Männer (vgl. Arzneiverordnungs-Report '96).

Es gibt Hinweise darauf, daß die generell hohen Verordnungszahlen bei Frauen darauf zurückzuführen sind, daß diese häufiger den Arzt konsultieren. Bezogen auf den einzelnen Arztbesuch sind die

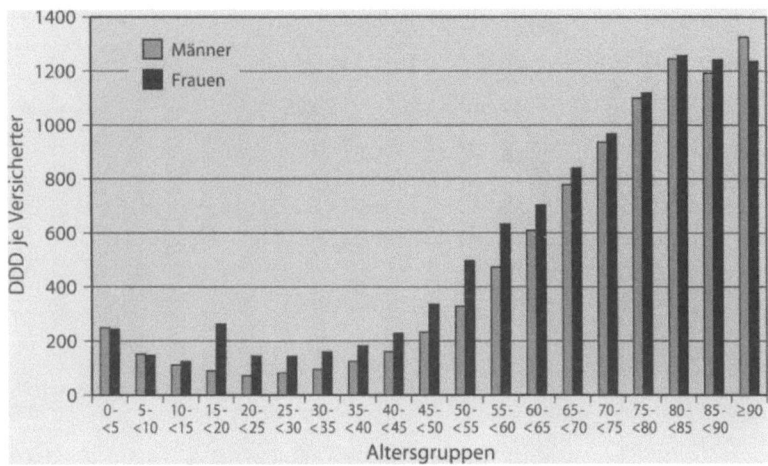

Abbildung 53.5: Arzneiverbrauch nach Alter und Geschlecht 1999

Verordnungen zwischen Männern und Frauen annähernd gleich verteilt. Dies bestätigt auch die Studie von Schoettler (1992). In der Untersuchung zu Verordnungen psychotroper Arzneimittel und orale Antidiabetika anhand einer Stichprobe von ca. 27 000 Patienten aus 50 allgemeinmedizinischen Praxen stellte sich heraus, daß Männer und Frauen pro Kopf und Arztbesuch in annähernd gleichem Umfang Arzneimittel erhalten, daß jedoch 73 % aller Arztbesuche durch Frauen absolviert werden.

Einsparpotentiale bei Analogpräparaten

Wirtschaftlichkeitsreserven im Bereich der Analogpräparate werden in den einzelnen Altersklassen unterschiedlich stark genutzt. Gliedert man die Potentiale der in Tabelle 50.4 ausgewiesenen 17 Gruppen verordnungsstarker Wirkstoffgruppen nach dem Alter auf, sieht man einen besonders niedrigen Nutzungsgrad bei jungen Versicherten unter 20 Jahren (Abbildung 53.6). In den darauf folgenden Altersklassen gelangen in stärkerem Maße preisgünstige Wirkstoffe zum Einsatz, wobei die Potentiale bei älteren Versicherten wieder leicht ansteigen. Wegen der stark unterschiedlichen Verschreibungsmengen sind die absolut noch bestehenden Reserven gleichwohl bei älteren

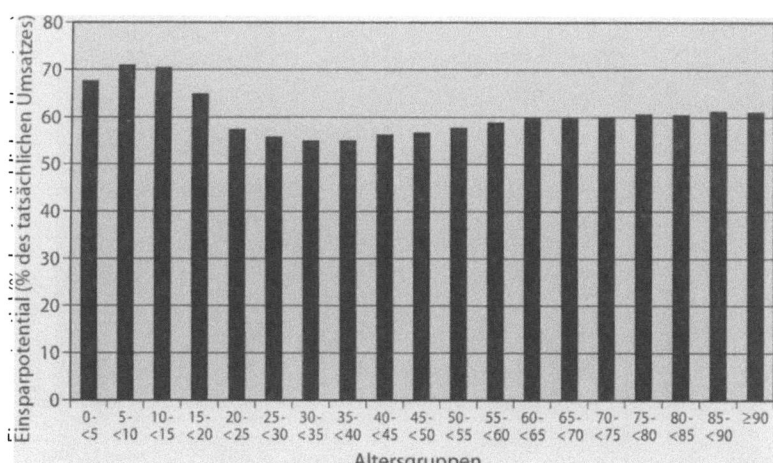

Abbildung 53.6: Einsparpotentiale bei 17 Gruppen von Analogpräparaten nach Altersgruppen 1999

Versicherten am höchsten. Allein bei den 60- bis 65-Jährigen ließen sich durch konsequente Wirkstoffsubstitution bei gleichbleibender Versorgungsqualität fast 400 Mio. DM einsparen.

Umstrittene Arzneimittel

Auch Arzneimittel, deren therapeutischer Nutzen nicht hinreichend belegt ist (vgl. Tabelle 51.1), werden bevorzugt an Frauen verschrieben (Abbildung 53.7). Zum generellen Arzneimittelmehrverbrauch bei Frauen tritt ein höherer prozentualer Anteil umstrittener Arzneimittel. Als Folge davon erhalten Frauen pro Kopf 50 % mehr umstrittene Arzneimittel als Männer, gemessen in DDD (70,3 DDD gegenüber 46,9). Mit zunehmendem Alter nivelliert sich der Unterschied zwischen den Geschlechtern allerdings.

Auch in der Aufschlüsselung nach Arzneimittelgruppen zeigt sich bei den 20 verordnungsstärksten umstrittenen Arzneimittelgruppen durchweg ein Mehrverbrauch bei den Frauen (Abbildung 53.8). Besonders hoch fällt der Unterschied bei pflanzlichen Psychopharmaka (+236 %), Venentherapeutika (+240 %) und Antihypotonika (+222 %) aus.

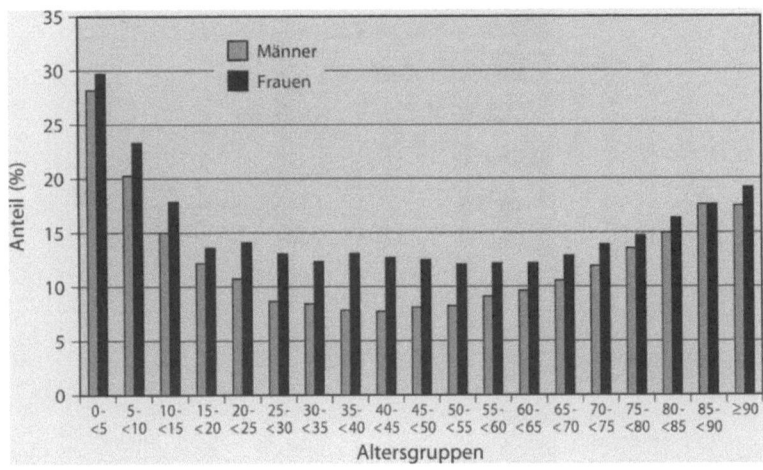

Abbildung 53.7: Umsatzanteil umstrittener Wirkstoffe nach Alter und Geschlecht 1999

Auffällig ist weiterhin, daß der Anteil der in Tabelle 51.1 genannten Arzneimittelgruppen bei Kindern besonders hoch ist und auch im Alter wieder ansteigt (Abildung 53.7). Von ärztlicher Seite wird in diesem Zusammenhang gelegentlich argumentiert, ein großer Teil der Erkrankungen werde nicht etwa im Dreischritt „eine Beschwerde – eine Diagnose – eine (kausal angreifende) Therapie" behandelt, sondern gerade in der allgemeinmedizinischen Praxis würden häufig Befindlichkeitsstörungen symptomatisch behandelt, ohne daß die Diagnoseebene zuverlässig erreicht wird. Daraus wird abgeleitet, dann müssten „symptomatisch wirkende Medikamente" zum Einsatz kommen statt solcher, deren Ursache-Wirkungs-Verhältnis geklärt ist (vgl. etwa Lau 1999).

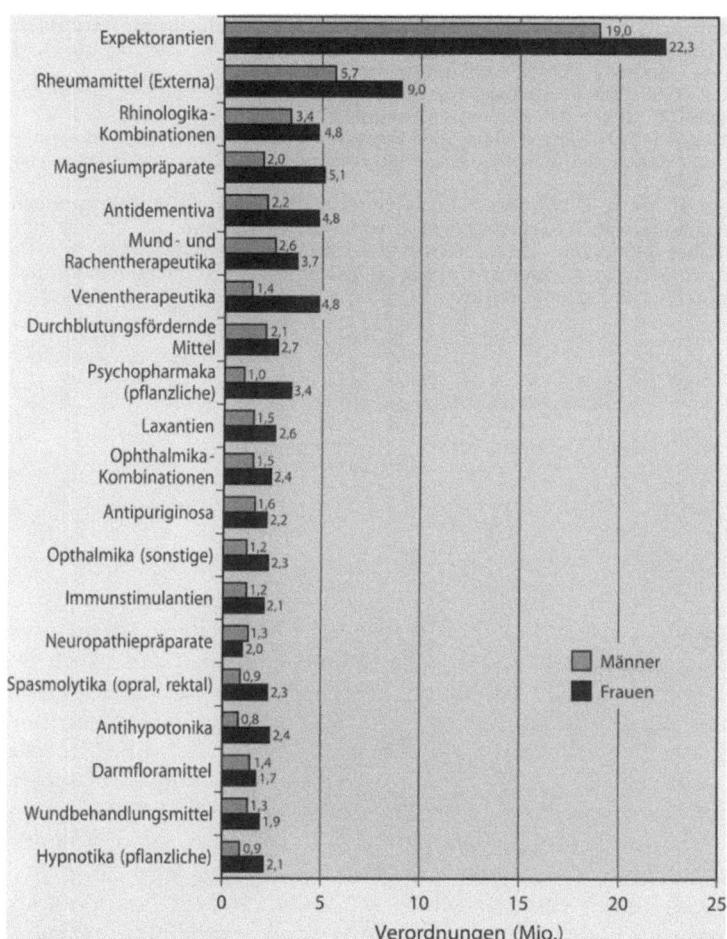

Abbildung 53.8: Verbrauch umstrittener Arzneimittelgruppen nach Geschlecht 1999

Literatur

Berg H. (1986): Bilanz der Kostendämpfungspolitik im Gesundheitswesen 1977–1984. Asgard-Verlag, Sankt Augustin.
Braun B., Kühn H., Reiners H. (1998): Das Märchen von der Kostenexplosion. Fischer, Frankfurt/Main.

Erdmann E. (1995): Werden in Deutschland zu viele Medikamente verordnet? Münch. Med. Wschr. 137 (Beilage): 11.

Heeke A., Günther J. (1993): Arzneimittel im Müll. Essen.

Lau K.-P. (1999): Die Positivliste: Was den Hausarzt erwartet. Hausarzt 36: 19–22.

Reumann C.F. (1997): Altarzneimittel-Sammelaktion. In: DOK 21: 672–674.

Schoettler P. (1992): Untersuchung der Verordnung von psychotropen Arzneimitteln und oralen Antidiabetika in der allgemeinmedizinischen Praxis (Dissertation). Kiel.

Schröder H., Selke G.W. (2000): Arzneimittelverordnungen nach Altersgruppen 1999. Manuskript. Wissenschaftliches Institut der AOK, Bonn.

Statistisches Bundesamt (1999): Statistisches Jahrbuch 1999. Wiesbaden.

Zimmer A., Zimmer A., Kreuter J. (1992): Rücklauf von Alt-Arzneimitteln in Apotheken. Pharm. Ztg. 137: 20–29.

54.   Arzneiverordnungen nach Arztgruppen

H. Schröder und G. W. Selke

Das Verordnungsverhalten der Ärzte bestimmt maßgeblich den Arzneimittelverbrauch. Im folgenden wird das Verordnungsverhalten im Vergleich der einzelnen Facharztgruppen analysiert. Aktuelle Auswertungen für das gesamte Bundesgebiet sind hier mit den Daten des GKV-Arzneimittelindex für elf Arztgruppen durchgeführt worden (vgl. Schröder und Selke 2000).

Verschreibungsmengen nach Arztgruppen

Die in Abbildung 54.1 dargestellten verordneten Tagesdosen (DDD) nach Arztgruppen zeigen ebenso wie die Analyse nach verordneten Arzneimittel*packungen*, daß Allgemein- einschließlich praktischer Ärzte (54 % der verordneten Packungen) und Internisten (17 %) weitaus am häufigsten Arzneimittel verordnen. Damit werden weiterhin mehr als sieben von zehn Verordnungen von diesen beiden Arztgruppen ausgestellt, während bei allen anderen Fachärzten die Arzneitherapie vom Anteil am Gesamtmarkt her eine geringere Rolle spielt. Die Konzentration der Verordnungstätigkeit auf diese beiden Arztgruppen ist gegenüber dem Vorjahr wiederum leicht gesunken, und zwar sowohl bei den Allgemeinmedizinern (1998: 55 %) als auch bei den Internisten (1998: 18 %). Der Umsatzanteil der Allgemeinmediziner am Gesamtmarkt (51 %) ist erneut weiter gesunken, während er bei den Internisten (23 %) unverändert blieb. Insbesondere die letztere Gruppe verschreibt also teurere Arzneimittel als der Durchschnitt aller Ärzte, wobei sich der Abstand weiter erhöht hat.

Weiterhin stellen die Allgemeinmediziner und Internisten die meisten Ärzte, so daß die Konzentration des Verordnungsgeschehens auf diese Gruppen größtenteils erklärbar ist. In Tabelle 54.1 sind deshalb zum besseren Vergleich die Verordnungen, Umsätze und definierten

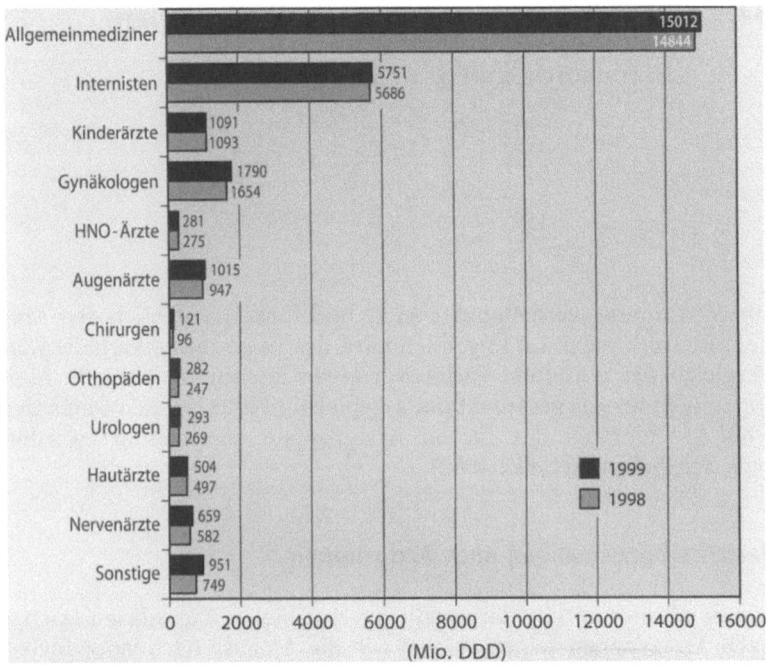

Abbildung 54.1: Arzneiverordnungen einzelner Arztgruppen 1999

Tagesdosen (DDD) je Arzt der entsprechenden Facharztgruppe ausgewiesen.

Im Jahre 1999 hat ein an der kassenärztlichen Versorgung teilnehmender Arzt im Mittel 6251 Fertigarzneimittel verordnet; das entspricht 222 Tsd. definierten Tagesdosen mit einem Umsatzvolumen von 294 Tsd. DM je Arzt. Wie schon häufig in den vergangenen Jahren verordnete der einzelne Arzt auch 1999 weniger Arzneimittelpackungen als im jeweiligen Vorjahr (–3,1 %), die allerdings wiederum größer und teurer als zuvor waren. Daher stieg der Umsatz je Arzt um 2,8 %. Der im Gesamtmarkt zu beobachtende Verordnungsrückgang verteilt sich 1999 ähnlich wie im Vorjahr unterschiedlich auf die einzelnen Arztgruppen. Überdurchschnittliche Abnahmen sind bei Internisten (–5,1 %) und HNO-Ärzten (–4,4 %) zu finden, während Chirurgen (+7,7 %), Orthopäden (+4,8 %) und Gynäkologen (+3,1 %) erneut Zuwächse verzeichnen. Der Anstieg des Arznei-

Tabelle 54.1: Arzneiverordnungen, Umsätze und definierte Tagesdosen je Arzt 1999, aufgeführt nach Facharztgruppen

Arztgruppe	Zahl der Ärzte	Verord-nungen je Arzt	Umsatz je Arzt (Tsd. DM)	DDD je Arzt (Tsd. DDD)
Allgemeinmediziner	43939	9553	425	342
Internisten	18592	7312	454	309
Kinderärzte	6616	8888	169	165
Gynäkologen	10478	3420	147	171
HNO-Ärzte	4068	4007	97	69
Augenärzte	5299	3896	96	192
Chirurgen	5288	1229	42	23
Orthopäden	5155	2677	71	55
Urologen	2731	3078	307	107
Hautärzte	3418	5913	218	147
Nervenärzte/ Psychotherapeuten	9392	2200	187	70
Sonstige	10237	2519	215	93
Alle Ärzte	125213	6251	294	222

kostenumsatzes je Arzt ist bei allen Arztgruppen zu beobachten. Besonders betroffen sind hierbei die Chirurgen (+12,0 %), Nervenärzte einschließlich Psychotherapeuten (+10,6 %), Kinderärzte (+9,6 %), Gynäkologen (+9,1 %) und Orthopäden (+8,9 %).

Bei diesen Kenngrößen werden zwischen den einzelnen Arztgruppen große Unterschiede deutlich. Besonders hoch ist die Verordnungsfrequenz bei Allgemeinmedizinern und Praktischen Ärzten, Internisten sowie Kinderärzten. Beim Umsatz und bei den mittleren Tagesdosen bleiben die Kinderärzte deutlich hinter den Allgemeinmedizinern und Internisten zurück, da sie vor allem akute Krankheiten mit in der Regel kleineren Arzneimittelpackungen behandeln und niedrig dosierte Präparate (Kinderdosen) verordnen.

Gegenüber dem Vorjahr hat sich die Arztzahl nur marginal um 142 (+0,1 %) erhöht. Deutlich gewachsen ist mit +4,8 % lediglich die Gruppe der Nervenärzte einschließlich der Psychotherapeuten, während die Anzahl der Allgemeinärzte (–2,3 %) abgenommen hat. Hierbei ist zu berücksichtigen, daß 1999 eine Altersgrenze von 68 Jahren für Kassenärzte eingeführt wurde. Die deswegen zum 1. Januar 1999 ausscheidenden Ärzte erschienen noch in der Statistik des Vorjahres (vgl. Arzneiverordnungs-Report 1999), während eine Reihe von neu zugelassenen Ärzten, die die Praxen zum Jahreswechsel übernahmen,

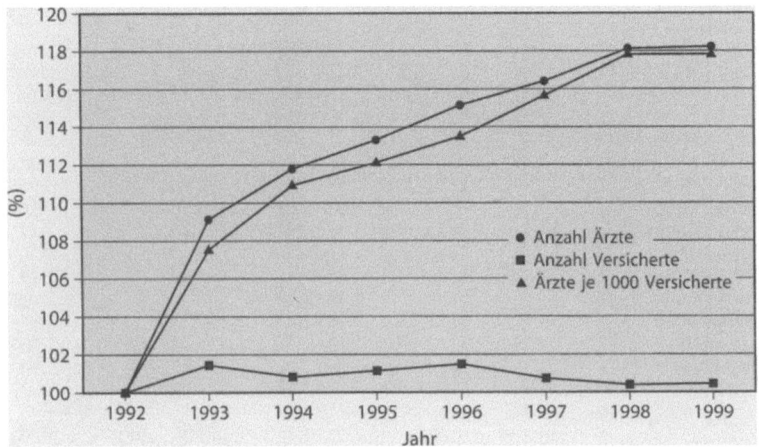

Abbildung 54.2: Entwicklung von Arzt- und Versichertenzahlen seit 1992

ebenfalls bereits mitgezählt wurden. Nimmt man die Entwicklung beider Jahre zusammen, ergibt sich insgesamt ein unterdurchschnittlicher Zuwachs der Arztzahlen. Allerdings sind seit der deutschen Vereinigung die Arztzahlen insgesamt deutlich stärker gewachsen als die Versichertenzahlen (Abbildung 54.2). Wurden 1992 je 1000 Versicherte noch von knapp 1,5 Ärzten versorgt, ist dieser Wert bis zum Jahr 1999 auf etwas über 1,75 gestiegen. Damit ist die Versorgungsdichte im statistischen Mittel um fast 18 % gestiegen. Dieser Zuwachs hat Auswirkungen darauf, wie die zur Verfügung stehenden Budgets für Arzneimittel bewirtschaftet werden.

Analyse der Verordnungszahlen

Deutliche Unterschiede im Verordnungsverhalten der einzelnen Arztgruppen zeigen sich bei den Packungsgrößen und den Verordnungskosten (Tabelle 54.2). Die Anzahl der DDD je Verordnung gibt an, wieviele Tage lang die Medikation mit einer Verordnung durchgeführt werden kann. Dies ist somit ein Maß für die Größe der Packung. Im Vergleich der Arztgruppen muß bedacht werden, daß die verschiedenen Krankheitsbilder, die von den jeweiligen Arzt-

Tabelle 54.2: Maßzahlen zur Beschreibung der arztgruppenspezifischen Besonderheiten 1999

Arztgruppe	DDD je Verordnung	Umsatz je Verordnung in DM	Umsatz je DDD in DM
Allgemeinmediziner	35,8	44,44	1,24
Internisten	42,3	62,06	1,47
Kinderärzte	18,6	19,00	1,02
Gynäkologen	49,9	42,96	0,86
HNO-Ärzte	17,2	24,26	1,41
Augenärzte	49,2	24,55	0,50
Chirurgen	18,6	34,04	1,83
Orthopäden	20,5	26,60	1,30
Urologen	34,9	99,70	2,86
Hautärzte	24,9	36,94	1,48
Nervenärzte	31,9	84,82	2,66
Sonstige	36,9	85,23	2,31
Mittelwert	35,5	46,99	1,33

gruppen behandelt werden, unterschiedliche Verläufe haben und deshalb auch eine unterschiedlich lange Therapiedauer erfordern. Wie schon mehrfach in den vergangenen Jahren bemerkt, verschreiben Augenärzte im Mittel Mengen, die für eine Standardtherapiedauer von sieben Wochen ausreichend sind, wobei im Vergleich zum Vorjahr sogar wieder ein Trend hin zu noch größeren Packungen erkennbar ist. Weiterhin fehlen hier anscheinend geeignete kleine Packungsgrößen im Angebot der Arzneimittelhersteller. Die größten Packungen verschreiben wiederum die Gynäkologen, bei denen eine Packung im Mittel für eine Therapiedauer von 49,9 Tagen ausreicht. Im Jahre 1989 hatte dieser Wert noch bei 25,7 Tagen gelegen. In der Zunahme spiegelt sich einerseits die Abgabe empfängnisverhütender Mittel an junge Frauen, andererseits aber auch die postmenopausale Hormonsubstitution wider. Bei Hals-Nasen-Ohren-Ärzten dagegen enthält eine Verordnung 17,2 DDD und reicht damit für zweieinhalb Wochen aus.

Bei der Beurteilung dieser Zahlen muß sicherlich auch der Anteil der chronisch Kranken berücksichtigt werden. Hier können hohe DDD-Volumina je Verordnung wirtschaftlich durchaus sinnvoll sein, denn größere Packungen gehen im allgemeinen mit niedrigeren Tagestherapiekosten einher. Die in Tabelle 54.2 dargestellten Umsätze je Verordnung und Umsätze je Tagesdosis (d.h.: mittlere Tagesthera-

piekosten) zeigen die großen Unterschiede in den Kosten der Arzneitherapie bei einzelnen Fachgebieten. Bezogen auf die einzelne Verordnung liegen die Verordnungskosten bei den Kinderärzten mit
19,00 DM weiterhin am niedrigsten, sind allerdings im Vergleich zum
Vorjahr um 12 % gestiegen. Dagegen kosten die urologischen Verordnungen mehr als fünfmal so viel. Hier machen sich weiterhin die
hohen Kosten der neuen Prostatamittel (Alpha$_1$-Rezeptorenblocker,
siehe Kapitel 47) bemerkbar. Auch die Nervenärzte verordnen sehr
teure Packungen.

Bezieht man den Behandlungszeitraum der verordneten Packungen in die Berechnung ein (Tagestherapiekosten im Arzneimittelbereich), fallen die Augenärzte dadurch auf, daß die hier verordneten
Medikamente mit 0,50 DM unverändert die mit Abstand niedrigsten
DDD-Kosten haben. Urologen dagegen verschreiben Medikamente,
die mit 2,86 DM je DDD fast sechsmal so teuer sind. Ebenfalls überdurchschnittlich teure Präparate verordnen die Nervenärzte mit
2,66 DM je DDD, wenngleich sie weniger Rezepte ausstellen und mit
70 Tsd. DDD deutlich unter dem durchschnittlichen DDD-Aufkom-
men je Arzt (222 Tsd. DDD) liegen. In der Gruppe der Allgemeinmediziner entsprechen alle drei Indikatoren mehr oder weniger dem
durchschnittlichen Wert, während die Internisten jeweils deutlich
darüber liegen. Einen Gesamtüberblick über die Anzahl der verordneten Tagesdosen je Arzt in den wesentlichen Indikationsgruppen
gibt Tabelle 54.3.

Umstrittene Arzneimittel

Die Arzneimittel, deren therapeutischer Nutzen nicht ausreichend
belegt ist (vgl. Tabelle 51.1), werden von den einzelnen Arztgruppen
in unterschiedlichem Maße verordnet (Abbildung 54.3). Von den
Gesamtkosten in Höhe von 4,7 Mrd. DM entfällt der größte Anteil mit
rd. 2,8 Mrd. DM auf die Allgemeinmediziner (14,8 % ihres Arzneimittelumsatzes) und die Internisten mit 832 Mio. DM (9,9 % ihres Arzneimittelumsatzes). Bei allen anderen Arztgruppen liegen die Arzneimittelkosten insgesamt deutlich niedriger, so daß absolut betrachtet
auch die Ausgaben für umstrittene Arzneimittel geringer sind. Auffällig sind jedoch die großen Unterschiede im Kostenvolumen je Arzt
der Fachgruppe. Urologen und Allgemeinmediziner nehmen hier mit
jeweils über 62 Tsd. DM pro Arzt die Spitzenstellung ein, während

Tabelle 54.3: Arzneiverordnungen in definierten Tagesdosen (DDD) je Arzt der Fachgruppe in der Gesetzlichen Krankenversicherung im Jahre 1999 nach Indikationsgruppen

Indikationsgruppe	Allgemein-mediziner	Inter-nisten	Kinder-ärzte	Gynäko-logen	HNO-Ärzte	Augen-ärzte	Chirur-gen	Ortho-päden	Uro-logen	Haut-ärzte	Nerven-ärzte	Sonsti-ge	Insge-samt
5 Analgetika/Antirheumatika	19724,2	14717,1	4427,9	1011,9	1643,2	273,9	5628,0	25783,1	1686,2	757,2	1706,4	4331,8	11329,1
7 Antiallergika	3115,5	2056,0	3065,5	151,5	8007,4	198,7	113,0	216,7	112,7	15578,3	125,7	1502,5	2415,4
8 Antianämika	1264,3	1361,7	391,8	3911,5	19,9	10,6	22,7	39,0	55,3	165,6	47,3	340,7	1034,7
9 Antiarrhythmika	3024,5	4244,4	64,2	63,2	4,1	28,6	99,2	60,7	57,8	8,4	46,6	234,0	1732,4
10 Antibiotika/Antiinfektiva	4538,3	2897,9	5828,7	944,3	7132,1	199,3	599,9	221,9	4743,0	3716,0	93,9	2877,5	3131,6
11 Antidementiva (Nootropika)	3918,4	3129,6	111,8	80,8	3135,9	406,0	180,3	135,3	103,7	41,1	3827,0	464,8	2313,1
12 Antidiabetika	17218,7	18095,8	733,8	242,9	121,1	102,8	227,6	127,7	334,9	110,7	166,6	1799,5	8981,4
14 Antiemetika/Antivertiginosa	1502,9	1150,7	460,6	175,2	1870,5	29,3	53,6	130,8	14,0	14,9	475,5	147,9	855,4
15 Antiepileptika	1557,1	797,6	1527,7	22,6	67,6	7,6	39,5	52,2	38,4	9,9	7269,9	1074,0	1388,0
17 Antihypertonika	28274,8	28419,4	298,1	403,5	144,1	219,7	554,3	296,6	626,5	175,8	374,8	2344,0	14479,2
19 Antihypotonika	1619,7	1290,3	168,1	195,8	22,4	24,5	35,7	29,8	33,1	17,6	203,1	96,6	814,1
20 Antikoagulantia	2773,0	3393,5	94,9	69,9	22,1	18,8	864,4	449,1	110,1	31,1	27,0	397,3	1582,1
21 Antimykotika	1960,4	907,5	2035,6	544,6	234,1	59,1	164,0	99,6	636,1	15724,8	34,5	366,4	1472,6
23 Antiphlogistika	912,0	415,5	344,3	124,2	500,2	23,2	566,3	1082,4	243,4	147,3	35,4	240,8	527,7
24 Antitussiva/Expektorantia	8553,4	5132,8	12001,4	165,8	5449,1	67,2	227,3	119,7	184,1	95,0	120,9	1633,6	4755,3
27 Beta-, Ca-Bl., Angiotensin-Hemmst.	41647,4	42377,8	550,4	638,9	281,6	303,0	826,6	633,2	851,2	222,6	926,7	3522,2	21454,7
28 Broncholytika/Anti-asthmatika	17338,0	18241,3	6391,3	356,0	555,9	144,6	404,3	221,3	233,3	938,8	183,8	14742,3	10460,3
31 Corticoide (Interna)	3052,8	4434,3	1396,1	261,4	902,8	322,8	644,1	2483,7	163,8	2002,6	811,8	2922,8	2355,9
32 Dermatika	7875,3	3274,8	11149,8	1537,7	1582,6	283,2	1189,4	544,4	1087,8	90147,2	160,2	2337,9	6791,4
36 Diuretika	21193,9	22414,4	244,7	461,7	106,5	193,5	434,1	244,0	1443,1	169,9	350,3	3283,6	11187,8
37 Durchblutungsfördernde Mittel	2135,3	1653,2	35,4	24,1	2175,7	311,9	141,0	64,1	116,3	101,4	360,3	207,3	1140,4
44 Gichtmittel	4722,4	4372,7	60,1	66,1	43,8	47,3	229,8	525,1	3164,4	38,7	63,8	396,1	2457,1
45 Grippemittel	378,8	128,5	712,6	6,2	131,4	2,2	3,2	7,9	5,6	3,1	2,6	18,6	196,9
46 Gynäkologika	1688,9	734,9	1080,9	23244,2	63,6	4,7	41,6	24,2	3162,1	446,9	294,6	524,2	2855,1
47 Hämorrhoidenmittel	587,4	533,6	48,1	225,0	5,7	3,3	388,3	10,2	423,5	295,1	13,1	52,5	346,4
48 Hepatika	1011,5	836,0	277,0	38,1	10,6	9,5	46,2	15,0	13,6	35,1	61,4	150,9	518,4
49 Hypnotika/Sedativa	3888,7	2897,0	426,4	128,8	147,2	46,4	112,7	111,7	176,0	77,7	3095,6	558,2	2128,0
50 Hypophysen-, Hypothala-mushormone	88,4	94,4	373,3	1673,8	16,1	2,8	29,3	7,5	5992,9	47,5	17,7	458,6	377,8
51 Immuntherapeutika und Zytokine	651,4	669,1	778,6	47,9	533,4	5,5	73,4	10,6	148,1	162,1	469,6	650,2	490,2
52 Infusionslösungen usw.	326,1	191,4	836,1	8,9	441,0	2,8	25,7	32,8	32,2	9,1	21,3	123,0	217,3

Tabelle 54.3: Arzneiverordnungen in definierten Tagesdosen (DDD) je Arzt der Fachgruppe in der Gesetzlichen Krankenversicherung im Jahre 1999 nach Indikationsgruppen (Fortsetzung)

Indikationsgruppe	Allgemein-mediziner	Inter-nisten	Kinder-ärzte	Gynäko-logen	HNO-Ärzte	Augen-ärzte	Chirur-gen	Ortho-päden	Uro-logen	Haut-ärzte	Nerven-ärzte	Sonsti-ge	Insge-samt
53 Kardiaka	8210,7	7332,4	176,7	164,0	49,1	42,2	155,3	111,3	130,4	44,0	111,7	479,6	4059,2
54 Karies- und Parodontose-mittel	2704,5	400,5	32724,3	296,9	104,1	148,5	335,4	244,1	84,6	63,1	54,9	15770,6	4093,4
55 Koronarmittel	16997,5	17445,2	162,7	196,3	169,9	100,5	305,9	158,3	275,5	166,1	197,0	1291,5	8740,1
56 Laxantia	2250,8	1839,5	880,5	104,5	24,3	27,2	131,4	43,7	164,2	17,8	129,3	513,4	1183,3
58 Lipidsenker	10319,2	13080,8	126,3	133,7	61,7	144,3	250,0	120,9	270,6	50,1	135,8	1350,7	5732,8
60 Magen-Darm-Mittel	10431,6	11635,3	1833,2	401,9	156,1	132,0	592,4	281,1	393,9	210,3	359,7	1655,8	5742,6
61 Migränemittel	554,1	351,8	19,1	40,8	30,4	10,7	27,4	20,1	21,1	4,6	258,5	74,6	280,6
62 Mineralstoffpräparate	5192,1	5249,0	365,4	3487,0	152,2	121,8	290,8	3664,9	441,5	998,8	231,6	1165,9	3235,3
63 Mund- und Rachen-therapeutika	827,6	318,3	2020,6	36,9	1224,9	42,5	126,4	60,0	42,3	386,0	35,7	2115,4	684,0
64 Muskelrelaxantia	984,5	644,1	44,4	21,4	54,5	5,7	150,3	1056,2	110,3	29,9	1143,7	1150,3	680,1
66 Nebenschilddr.hor./Osteoporosem.	1031,2	891,6	9,6	115,5	7,1	11,5	56,7	4920,2	26,6	7,0	9,1	283,0	734,7
67 Neuropathiepräparate	2013,8	1886,7	61,7	48,8	215,5	51,8	178,3	586,8	53,7	47,7	2396,6	412,8	1251,0
68 Ophthalmika	4389,1	1957,8	5828,2	572,6	4455,1	185772,0	526,8	283,5	1390,7	2206,5	332,2	1876,9	10496,2
69 Otologika	662,1	189,9	2412,6	12,6	2709,8	11,6	17,6	21,9	2,7	17,9	2,4	92,8	487,6
70 Parkinsonmittel usw.	916,4	494,1	79,9	37,6	32,0	9,8	38,2	24,8	6,8	38,1	4995,6	437,2	818,1
71 Psychopharmaka	10837,9	7407,8	1185,7	516,6	454,0	134,4	297,7	510,9	542,1	175,3	34582,8	5442,7	8118,6
72 Rhinologika/Sinusitismittel	3546,6	1324,8	21690,1	82,3	20025,0	113,2	138,7	49,1	69,3	374,3	36,1	1004,3	3354,0
74 Schilddrüsentherapeutika	18851,8	18291,8	4235,1	7214,6	1429,4	137,4	520,2	197,5	337,2	151,8	290,3	2263,1	10459,5
76 Sexualhormone	6972,5	3381,1	357,3	118192,0	315,3	227,0	291,1	216,3	3787,6	248,1	511,4	1500,7	13210,6
77 Spasmolytika	714,6	738,9	159,9	84,3	11,9	6,7	46,0	59,3	301,0	2,7	52,0	81,4	398,2
79 Thrombozytenaggrega-tionshemmer	7783,0	7649,3	219,4	161,2	125,8	322,9	265,2	111,6	172,4	95,0	851,6	584,9	4043,6
82 Urologika	3707,9	2674,1	325,0	460,2	71,1	46,6	176,4	122,2	63683,4	248,1	134,0	520,6	3219,0
83 Venentherapeutika	3758,7	2484,1	263,2	243,9	84,7	77,7	1783,4	1476,9	285,3	994,2	63,6	323,5	1928,9
84 Vitamine	6258,5	6163,1	28771,8	596,7	908,0	421,7	344,8	5599,1	493,6	402,6	1381,4	1940,8	5257,9
85 Wundbehandlungsmittel	2452,8	1400,9	2595,4	268,8	533,5	29,1	1128,1	147,2	785,7	2323,0	65,5	650,9	1439,3
86 Zytostatika und Metasta-senhemmer	681,7	1206,1	82,6	316,8	0,5	7,0	67,2	164,9	1669,7	238,7	34,6	543,1	549,1
Gesamter Fertigarzneimittel-markt	3411663,4	309301,1	1649927,2	170835,0	69120,5	191618,7	22882,9	54780,1	107285,5	147326,1	70207,5	92946,1	2216633,9

Ausgewiesen sind nur Indikationsgruppen mit mindestens 1,5 Mio. Verordnungen.

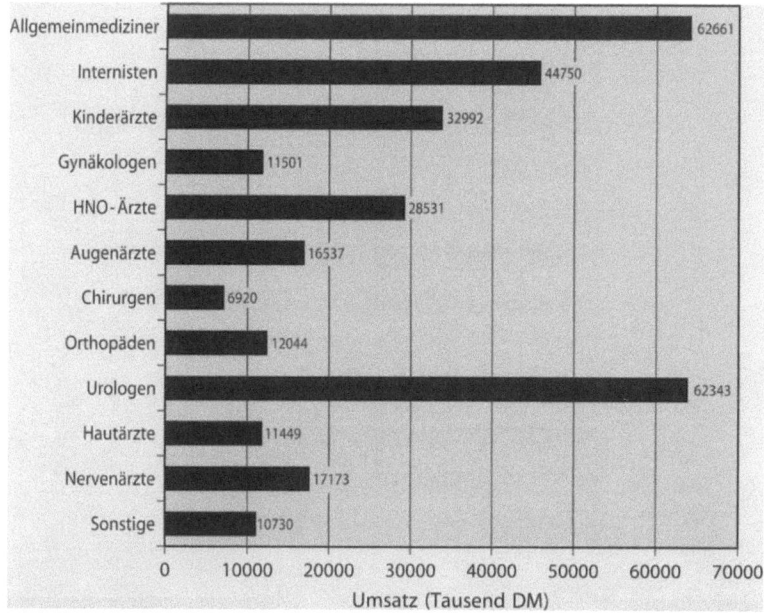

Abbildung 54.3: Umsatz umstrittener Arzneimittel je Arzt nach Arztgruppen 1999

fast alle anderen Gruppen nicht einmal die Hälfte dieses Wertes erreichen.

Einsparpotentiale bei Generika

Das in Kapitel 50 ausgewiesene weiterhin bestehende Einsparpotential von 3,0 Mrd. DM (vgl. Tabelle 50.2) durch Einsatz von Generika verteilt sich ebenfalls ungleichmäßig auf die einzelnen Arztgruppen. Ließen sich im Mittel etwas über 20 % des generikafähigen Umsatzes durch konsequenten Einsatz von Zweitanmelderpräparaten einsparen, liegt der Anteil bei Allgemeinmedizinern und bei Internisten auch in diesem Jahr ziemlich genau auf diesem Prozentwert (Abbildung 54.4). Eine deutliche Abweichung nach oben lässt sich hingegen erneut bei den Kinderärzten feststellen, bei denen sich auf diese Weise ohne Qualitätseinbuße fast 26 % des generikafähigen Umsatzes

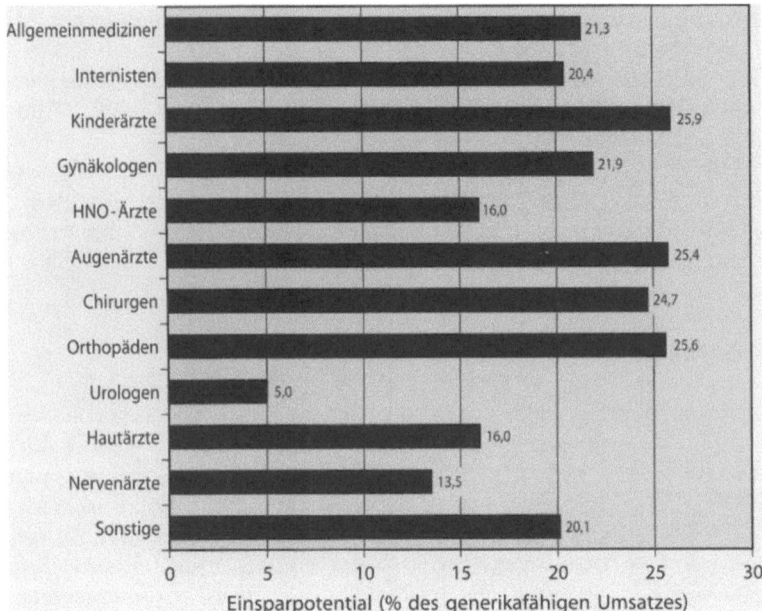

Abbildung 54.4: Einsparpotentiale bei Generika nach Arztgruppen 1999

einsparen ließen. Bei vielen anderen Facharztgruppen wird das vorhandene Generikaangebot hingegen stärker genutzt. Beispielsweise lassen sich in der urologischen Praxis in diesem Bereich nur noch etwa 5 % der Kosten zusätzlich vermeiden. In den Unterschieden spiegelt sich natürlich auch die Tatsache, daß nicht alle Marktsegmente in gleichem Maße Preisdifferenzen zwischen Originalpräparaten und günstigen Generika aufzuweisen haben. Absolut gesehen besteht im allgemeinmedizinischen Bereich ein Potential von ca. 1,7 Mrd. DM, im internistischen Bereich eines von 700 Mio. DM. Angesichts der insgesamt niedrigeren Verschreibungsmengen in den anderen Fachgruppen spielen die Reserven beispielsweise bei Kinderärzten (106 Mio. DM), Gynäkologen (104 Mio. DM) und Nervenärzten (84 Mio. DM) eine deutlich geringere Rolle. Jedoch bereiten die Verschreibungen von Fachärzten häufig den Boden für die von Hausärzten durchgeführte Folgetherapie vor. Auch in Krankenhäusern werden verstärkt Originalpräparate eingesetzt. Einer neueren Untersuchung zufolge werden Generikaverordnungen von Hausärzten bei nachfolgenden Krankenhausaufenthalten zur Hälfte durch teurere Originalpräparate ersetzt. „Der Verdacht liegt nahe, daß dieses Verhalten durch günstige Einkaufsbedingungen stimuliert wird" (Himmel und Kochen 1998).

Die Berechnungen in diesem Abschnittfolgen der Methodik, die auch in Kapitel 50 verwendet und in Kapitel 55 näher erläutert wird. Insbesondere wurde hier eine mögliche generische Substitution umstrittener Wirkstoffe gezielt nicht berücksichtigt.

Einsparpotentiale bei Analogpräparaten

Ähnliche Überlegungen gelten in gleichem Maße für die Verschreibung teurer Analogpräparate. Wenn man in Tabelle 50.4 für die dort ausgewiesenen 17 Gruppen verordnungsstarker Wirkstoffgruppen die möglichen Einsparungen aus generischer Substitution und Wirkstoffsubstitution zusammenfaßt, erhält man ein Gesamtpotential von 2,8 Mrd. DM. Dies entspricht 59 % des faktisch erzielten Umsatzes mit diesen Wirkstoffen, die im Regelfall durch andere, preiswerter erhältliche Substanzen gleicher oder ähnlicher Wirkung zu ersetzen wären. Der einzusparende Betrag verteilt sich sehr ungleich auf die einzelnen Arztgruppen (Abbildung 54.5). Bei Allgemeinmedizinern und Internisten liegt das prozentuale Einsparpotential nahe am Mittelwert aller Arztgruppen. Die meisten der übrigen Spezialisten neigen im statistischen Mittel offenbar verstärkt zum Einsatz teurer Analogpräparate. In besonderem Maße gilt dies für Hautärzte und Orthopäden mit Reserven in Höhe von 73,8 bzw. 72,1 % bei den in Tabelle 50.4 aufgeführten Präparategruppen.

Hier ist zu beachten, daß Patienten im Krankenhaus auf teure Präparate eingestellt werden, weil Krankenhäuser hierfür häufig sehr günstige Konditionen vom Hersteller erhalten. Pharmakologisch-therapeutische Gründe dürften dabei oft keine Rolle spielen (Himmel und Kochen 1998). Bei der Weiterbehandlung nach der Entlassung belasten diese Präparate dann die Budgets der niedergelassenen Ärzte in voller Höhe. Wenn medizinische Gründe nicht entgegenstehen, ist eine Umstellung der Patienten auf wirkungsgleiche, jedoch preiswertere Präparate im Sinne des Wirtschaftlichkeitsgebotes des Sozialgesetzbuches angeraten, auch wenn es dazu eines (einmaligen) höheren Beratungsaufwandes im Patientengespräch bedarf.

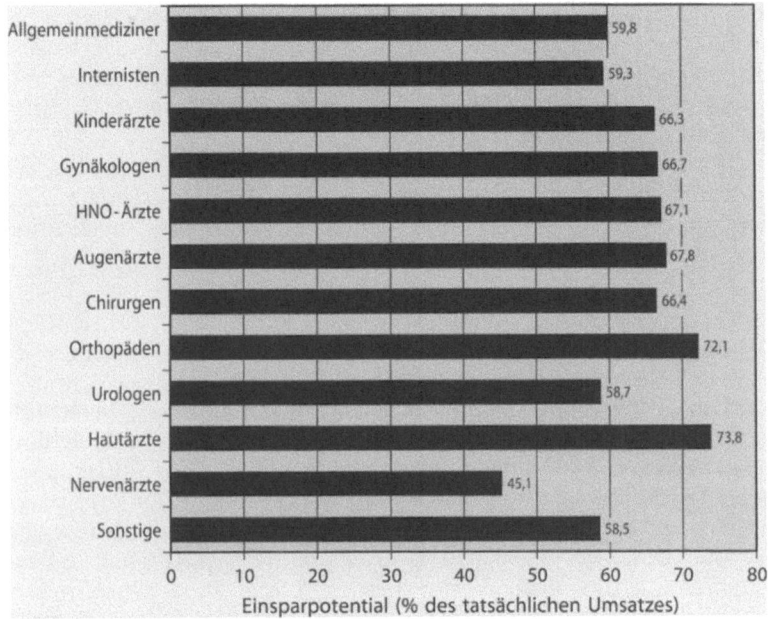

Abbildung 54.5: Einsparpotentiale bei 17 Gruppen von Analogpräparaten nach Arztgruppen 1999

Damit weisen die Abbildungen 54.3 bis 54.5 gemeinsam auf Wirtschaftlichkeitspotentiale hin, die in den kommenden Jahren noch stärker als bisher genutzt werden müssen, wenn die Effizienz der Gesundheitsversorgung in Deutschland weiter gesteigert werden soll. Angesichts der bestehenden Reserven scheint es jedenfalls durchaus möglich zu sein, den Rahmen der Arzneimittelbudgets einzuhalten.

Literatur

Himmel W., Kochen M.M. (1998): Kontinuität und Diskontinuität der hausärztlichen Medikation bei Krankenhauseinweisung. Z. Allg. Med. 74: 245–250.
Schröder H., Selke G.W. (2000): Arzneimittelverordnungen nach Arztgruppen 1999. Manuskript. Wissenschaftliches Institut der AOK, Bonn.

55.   Ergänzende statistische Übersicht

H. SCHRÖDER UND G. W. SELKE

In Ergänzung zu den Verordnungsdaten, die bereits im einleitenden Überblick (Kapitel 1) über die Arzneiverordnungen dargestellt wurden, werden im folgenden zusätzliche Erläuterungen zur Berechnung definierter Tagesdosen und zur Analyse des GKV-Fertigarzneimittelmarktes in der gesamten Bundesrepublik gegeben. In tabellarischen Übersichten werden außerdem die Entwicklung aller Indikationsgebiete, der Arzneimittelverbrauch nach ATC-Gruppen, die DDD-Analyse kleinerer Indikationsgruppen, der Anteil der Zweitanmelderpräparate sowie die 2500 verordnungshäufigsten Arzneimittel dargestellt.

Grundlage der Auswertungen dieses Kapitels sind die etwa 470 Mio. zu Lasten der GKV ausgestellten Rezeptblätter. Daraus wird eine 4-Promille-Stichprobe gezogen, so daß die Analyse letztlich auf rd. 3,6 Mio. einzelnen Verordnungen basiert. Auf das einzelne Rezept entfielen 1999 im Durchschnitt 1,66 Verordnungen.

Die statistische Analyse des Arzneimittelmarktes basiert im GKV-Arzneimittelindex auf dem Konzept der Komponentenzerlegung. Die Umsatzentwicklung wird danach in die Preis-, Mengen- und Strukturkomponenten zerlegt. Einzelheiten zur Methode der statistischen Komponentenzerlegung sind bereits vor geraumer Zeit beschrieben worden (Reichelt 1987, Reichelt 1988).

Berechnung von definierten Tagesdosen

Als Maß für die verordnete Arzneimittelmenge wird in diesem Buch in erster Linie die definierte Tagesdosis (*defined daily dose*, DDD) verwendet. Gegenüber anderen Meßgrößen wie der Anzahl der abgegebenen Packungen oder dem damit erzielten Umsatz hat die DDD den Vorteil, daß der Verbrauch von Arzneimitteln direkt gemessen

wird. Veränderungen bei anderen Einflüssen auf das Verordnungsverhalten – etwa Änderungen der Packungsgrößen, der Dosisstärken
oder der Preise – können den in DDD gemessenen Verbrauch nicht
verfälschen. Zudem bietet diese Meßgröße den Vorteil, auch international weithin verwendet zu werden, so daß vergleichende Untersuchungen des Arzneimittelverbrauchs möglich werden (Merlo et al.
1996).

Die definierte Tagesdosis basiert auf der Menge eines Wirkstoffes
bzw. eines Arzneimittels, die typischerweise für die Hauptindikation
bei Erwachsenen pro Tag angewendet wird (Nordic Council on Medicines 1985, WHO Collaborating Centre for Drug Statistics Methodology 2000). Für Arzneimittel, die ausschließlich bei Kindern angewendet werden, wird allerdings die Kinderdosis eingesetzt. Es sollte
jedoch berücksichtigt werden, daß die DDD keine Dosierungsempfehlung darstellt, sondern primär eine technische Maß- und Ver-
gleichseinheit ist.

In der Regel wird die DDD als in mg gemessene Wirkstoffmenge
definiert. Bei Kombinationspräparaten, bei denen die Wirkstoffmenge häufig nicht als Vergleichsbasis geeignet ist, wird die Zahl der
Einzeldosen in Form der einzelnen Arzneizubereitungen (Tabletten,
Kapseln, Ampullen, Suppositorien etc.) angegeben. Die DDD für Arzneimittel aus der gleichen therapeutischen Gruppe sollen nach den
Hauptprinzipien für die Festlegung von DDD-Werten zusammen
ermittelt werden, um eine gute Vergleichbarkeit zwischen den Dosierungen zu erhalten. Innerhalb einer therapeutischen Gruppe soll
nach Möglichkeit eine Äquivalenz der Wirkungsstärke (*equipotency*)
angestrebt werden (Nordic Council on Medicines, 1985). Wenn für
ein Arzneimittel sowohl eine Initialdosierung wie auch eine Erhaltungsdosis angegeben wird, bezieht sich die DDD grundsätzlich auf
die Erhaltungsdosis. Wenn Unterschiede zwischen stationärer und
ambulanter Behandlung gemacht werden, werden in der Regel die
Angaben für die ambulante Dosierung verwendet.

Für die Berechnung definierter Tagesdosen werden die Angaben
aus mehreren Quellen herangezogen. Bei Monopräparaten werden,
soweit bekannt, die DDD-Angaben der WHO (2000) benutzt. Im Rahmen einer systematischen Aktualisierung der DDD-Werte wurden
1997 ca. 50 Wirkstoffe von den älteren Angaben der Preisvergleichsliste auf die aktuellen DDD-Angaben der WHO-Liste umgestellt. In
den jeweiligen Kapiteln wurde diese Umstellung im Arzneiverordnungs-Report 1998 erwähnt, weil die Zahlenwerte nicht mehr direkt

mit den früher publizierten Werten vergleichbar sind. In den Zeitreihen der Verordnungsanalysen sind die Verordnungen auch für die früheren Jahre mit den aktualisierten DDD-Werten berechnet worden, so daß die jeweiligen Verordnungsentwicklungen korrekt dargestellt sind.

Soweit in der WHO-DDD-Liste keine Angaben enthalten sind, werden für Monopräparate und alle Kombinationspräparate die Dosierungsempfehlungen der Hersteller zugrunde gelegt (Rote Liste 1999). Wird ein Wirkstoff oder eine Zweier-Kombination von mehreren Herstellern in den Handel gebracht, wird der arithmetische Mittelwert der Dosierungsangaben aller Hersteller berechnet und für die DDD-Berechnung eingesetzt.

Die DDD sind üblicherweise für verschiedene Arzneiformen identisch. Wenn die Bioverfügbarkeit für einzelne Darreichungsformen jedoch unterschiedlich ist, können unterschiedliche DDD-Werte festgelegt werden. Bei topisch angewendeten Arzneimitteln gibt es häufig keine genauen Dosierungsempfehlungen des Herstellers. Hier wurde bei topischen Dermatika eine Standardfläche von 100 cm^2 zugrunde gelegt, für die üblicherweise als Einzeldosis 1 g Creme oder Salbe benötigt wird (Arndt und Clark 1979). Bei anderen topisch angewendeten Arzneimitteln wurden Herstellerangaben zur DDD-Berechnung verwendet, sofern keine WHO-DDD vorhanden sind. Falls auch keine genauen Herstellerdosierungsempfehlungen erhältlich waren, wurde in Analogie zu den Dermatika ebenfalls eine Standarddosis von 1 g pro Einzeldosis zugrunde gelegt. Für Ophthalmika wurde bei fehlender Dosisempfehlung als Standarddosis eine Einzeldosis von 0,1 g (d.h. je 1 Tropfen pro Auge) festgelegt.

Die in diesem Buch aufgeführten Arzneimittelnamen (Standardaggregatnamen) entsprechen den Bezeichnungen der Fertigarzneimittel und nach Möglichkeit auch den Präparatenamen der Roten Liste. Die Bezeichnungen von Packungsgrößen, Darreichungsformen oder Stärken eines Fertigarzneimittels werden nicht erwähnt, wenn sich keine Unterschiede in den Bestandteilen oder der Indikation nach dem ATC-Code ergeben. Zusätze zum Handelsnamen wie „mite", „forte" oder „semi" werden in den Arzneimittelbezeichnungen des Arzneiverordnungs-Reports üblicherweise nicht erwähnt. Von diesem Grundsatz wird nur dann abgewichen, wenn eine solche Zusatzbezeichnung zur Benennung eines Arzneimittels benötigt wird, das von einem anderen Fertigarzneimittel mit gleicher Haupt-

Tabelle 55.1: Zusammenhang zwischen GKV-Ausgaben und Fertigarzneimittelumsatz 1998/99 (gesamtes Bundesgebiet)

GKV-Ausgaben	Beträge in Mio. DM		Veränderung	
	1998	1999	in Mio. DM	in %
GKV-Ausgaben für Arzneimittel nach KV 45 und Schätzung	33371	36150	2778	8,3
Praxisbedarf (1998: 4 %) (1999: 4 %)	1335	1446	111	8,3
Zwischensumme	32037	34704	2667	8,3
Eigenanteil (1998: 13,9 %) (1999: 9,8 %)	5511	3993	−1517	−27,5
Zwischensumme	37547	38697	1150	3,1
Kassenrabatt (1998: 5 %) (1999: 5 %)	1976	2037	61	3,1
Brutto-Apotheken-Umsatz mit GKV-Rezepten	39523	40734	1210	3,1
Umsatz für Rezepturen, Verbandstoffe, Kranken-Pflegeartikel usw., sowie bei der Erfassung nicht identifizierte Rezepte (1998: 9,6 %) (1999: 9,7 %)	3800	3960	160	4,2
GKV-Fertigarzneimittelumsatz	35723	36774	1051	2,9

bezeichnung wegen anderer Bestandteile oder einer ATC-relevanten abweichenden Indikation getrennt werden muß.

Arzneimittelausgaben und Fertigarzneimittelumsatz

Der rechnerische Zusammenhang zwischen Arzneimittelausgaben und Fertigarzneimittelumsatz im GKV-Bereich ist in Tabelle 55.1 dargestellt. Vier Positionen machen eine Unterscheidung zwischen Arzneimittelausgaben und Fertigarzneimittelumsatz notwendig:

- Sprechstundenbedarf, der im Rahmen des GKV-Arzneimittelindex nicht berücksichtigt wird (ca. 4 %),

- Kassenrabatt (5 %),
- Eigenanteil der Versicherten (ab 1.7.1997: 9, 11, 13 DM nach Packungsgröße, ab 1.1.1999: 8, 9, 10 DM nach Packungsgröße),
- Verordnungen von Nichtfertigarzneimitteln (Rezepturen, Verbandstoffen, Krankenpflegeartikeln etc.)

Letztere werden im Rahmen des GKV-Arzneimittelindex nicht unter Fertigarzneimitteln geführt, sondern auf gesonderten Sammelpositionen erfaßt. Zu berücksichtigen ist dabei, daß auch nicht identifizierbare Verordnungspositionen in dieser Sammelposition summiert werden.

Von den Ausgaben der GKV in Höhe von 36150 Mio. DM wird zunächst der Sprechstundenbedarf abgezogen, der aufgrund verschiedener Arzneikostenstatistiken mit 4 % geschätzt wird. Dieser Sprechstundenbedarf ist im GKV-Arzneimittelindex nicht enthalten.

Im nächsten Schritt wird der Eigenanteil der Versicherten addiert, der im GKV-Arzneimittelindex enthalten ist, in den GKV-Ausgaben dagegen nicht. Die Angabe des Eigenanteils von 9,8 % bezieht sich dabei auf den Brutto-Apothekenumsatz. Zu diesem Betrag wird der Kassenrabatt addiert. Das Ergebnis ist der Apothekenumsatz mit GKV-Arzneimittelverordnungen in Höhe von 40734 Mio. DM. Von diesem Umsatz wird der Umsatz der Nichtfertigarzneimittel (Rezepturen, Verbandstoffe, Krankenpflegeartikel etc.) abgezogen, um schließlich zum GKV-Fertigarzneimittelumsatz zu gelangen, der im Jahre 1999 36774 Mio. DM beträgt.

Tabellarische Übersicht zu den Indikationsgruppen

Eine Übersicht der verordnungsstärksten Indikationsgruppen nach der Gliederung der Roten Liste 1999 zeigt die Tabelle 55.2. Im folgenden werden die im Jahre 1999 an Versicherte der gesetzlichen Krankenversicherung im gesamten Bundesgebiet verordneten Fertigarzneimittel, getrennt nach Indikationsgruppen gemäß der Roten Liste 1999, dargestellt. In Tabelle 55.3 (Schröder und Selke 2000) wird für jede der alphabetisch aufgeführten Indikationsgruppen angegeben:

- Nummer in der Roten Liste und Bezeichnung der Indikationsgruppe,
- Brutto-Durchschnittswert je Verordnung in der Indikationsgruppe (Apothekenverkaufspreise inklusive Mehrwertsteuer),

Tabelle 55.2: Die verordnungsstärksten Indikationsgruppen 1999

Rang 98 (97)		Indikationsgruppe	Verordnungen (Mio.)	Änderung in %	Umsatz (Mio. DM)	Änderung in %
1	(1)	Analgetika/Antirheumatika	91,5	–1,9	1871,7	2,5
2	(2)	Antitussiva/Expektorantia	53,9	–6,5	691,3	–8,9
3	(3)	Beta-, Ca-Bl., Angiotensin-Hemmst.	48,1	0,1	2980,0	1,9
4	(4)	Antibiotika/Antiinfektiva	46,3	1,0	2176,1	5,6
5	(5)	Magen-Darm-Mittel	41,4	–5,6	2259,8	–2,8
6	(6)	Psychopharmaka	39,2	–2,1	1919,8	7,7
7	(7)	Dermatika	33,4	–3,5	846,4	–4,6
8	(8)	Ophthalmika	29,5	1,1	627,6	7,7
9	(9)	Broncholytika/Antiasthmatika	28,4	0,0	1961,6	4,6
10	(10)	Rhinologika/Sinusitismittel	23,0	–9,4	229,1	–8,3
11	(11)	Sexualhormone	22,6	2,4	1208,2	4,7
12	(12)	Antihypertonika	22,5	10,4	2550,0	10,0
13	(13)	Antidiabetika	20,7	2,1	1776,8	10,2
14	(15)	Schilddrüsentherapeutika	16,9	3,1	314,9	3,6
15	(16)	Diuretika	16,5	0,7	638,8	1,6
16	(14)	Koronarmittel	16,3	–6,0	776,8	–7,2
17	(18)	Mineralstoffpräparate	13,1	–6,7	383,7	–2,8
18	(17)	Hypnotika/Sedativa	12,8	–12,1	262,1	–9,0
19	(19)	Antimykotika	11,2	–4,7	493,1	–3,2
20	(22)	Antiallergika	10,8	0,9	629,2	11,2
21	(20)	Kardiaka	10,6	–6,6	197,8	–9,2
22	(23)	Gynäkologika	10,2	–3,2	215,3	–5,8
23	(21)	Urologika	9,8	–9,5	718,5	–2,7
24	(24)	Lipidsenker	9,5	4,9	1700,6	13,7
25	(26)	Mund- und Rachentherapeutika	7,7	–8,2	97,4	–4,1
26	(29)	Corticoide (Interna)	7,5	2,9	262,5	–1,4
27	(25)	Antidementiva (Nootropika)	7,1	–18,4	483,3	–15,6
28	(28)	Wundbehandlungsmittel	7,0	–5,4	102,3	–6,7
29	(30)	Vitamine	6,5	–6,5	164,5	–8,5
30	(27)	Venentherapeutika	6,2	–23,8	209,6	–24,3
31	(31)	Antiemetika/Antivertiginosa	6,2	–1,9	204,7	0,4
32	(42)	Thrombozytenaggregationshemmer	6,0	48,5	308,2	66,0
33	(33)	Gichtmittel	5,8	5,4	113,7	2,8
Summe der Ränge 1 bis 34			698,0	–2,3	29375,4	2,9
Gesamtmarkt GKV-Rezepte mit Fertigarzneimitteln			782,6	–3,0	36773,8	2,9

Angegeben sind nur Indikationsgruppen mit mindestens 5 Mio. Verordnungen.

- Anzahl der Verordnungen in der Indikationsgruppe und stückzahl-mäßiger Marktanteil,
- Umsatz in der Indikationsgruppe (nach Apothekenverkaufspreisen inklusive Mehrwertsteuer) und umsatzmäßiger Marktanteil.

Zusätzlich werden folgende Veränderungswerte errechnet:
- Veränderung des Gesamtumsatzes (zu Brutto-Apothekenverkaufspreisen) in der Indikationsgruppe (rechts in der Tabelle),
- Veränderung der Verordnungszahl (Zahl der Packungen),
- Veränderung des durchschnittlichen Wertes je Arzneimittelverordnung,
- Preisveränderungen in der Indikationsgruppe (Preisindex nach Laspeyres als Durchschnitt der zwölf Monate),
- Warenkorbkomponente als statistischer Korrekturfaktor, der die Abweichungen des Laspeyres-Preisindex von derjenigen Preiskomponente angibt, die sich aus effektiven Umsätzen und Verordnungen ergibt (Berücksichtigung von außer Handel genommenen Präparaten und Neueinführungen sowie saisonalen Schwankungen im Warenkorb),
- Strukturkomponente: für jede der ausgewiesenen Indikationsgruppen wird errechnet, in welchem Umfang sich der Durchschnittswert je verkaufter Einheit (Packung) verändert hat aufgrund einer strukturell veränderten Nachfrage nach anderen Packungsgrößen, Darreichungsformen, Stärken oder anderen Arzneimitteln innerhalb der Indikationsgruppe.

Der Struktureffekt wird gegliedert in:
- Intermedikamenteneffekt: Veränderung des Durchschnittswertes je verkaufter Einheit (Packung) aufgrund der Veränderung der Nachfrage nach *anderen Arzneimitteln*,
- Intramedikamenteneffekt: Veränderung des Durchschnittswertes je verkaufter Einheit (Packung) aufgrund Nachfrageveränderung nach *anderen Packungsgrößen, Stärken* und *Darreichungsformen identischer Arzneimittel.*

Der Intramedikamenteneffekt wird seinerseits untergliedert in:
- Darreichungsformen/Stärken-Effekt: Veränderung des Durchschnittswertes je verkaufter Einheit (Packung) aufgrund Nachfrageveränderung nach anderen Stärken und Darreichungsformen identischer Arzneimittel,

● Packungsgrößeneffekt: Veränderung des Durchschnittswertes je verkaufter Einheit (Packung) aufgrund Nachfrageveränderung nach anderen Packungsgrößen identischer Arzneimittel.

In der ersten Summenzeile ist unter der Bezeichnung „Gesamtmarkt GKV-Rezepte mit Fertigarzneimitteln" die Entwicklung des Gesamtmarktes für Fertigarzneimittel angegeben. Der Intermedikamenteneffekt wird unter der Rubrik „Gliederung des Intermedikamenteneffektes" aufgeschlüsselt in:

● Inter-Indikationsgruppeneffekt: Veränderung des Durchschnittswertes je verkaufter Einheit (Packung) aufgrund Veränderung der Nachfrage nach Arzneimitteln anderer Indikationsgruppen,
● Intra-Indikationsgruppeneffekt: Veränderung des Durchschnittswertes je verkaufter Einheit (Packung) aufgrund Veränderung der Nachfrage nach anderen Arzneimitteln innerhalb der einzelnen Indikationsgruppen.

Unter der ersten Summenzeile werden die Verordnungen der wichtigsten Gruppen von „Nicht-Fertigarzneimitteln", also Rezepturen, Hilfsmittel, Verbandstoffe, Homöopathika und Anthroposophika usw. ausgewiesen, und in der Abschlußzeile schließlich wird zusammenfassend der gesamte Apothekenumsatz mit GKV-Rezepten dargestellt.

Zur Interpretation der einzelnen Umsatzeffekte

Die Differenzierung der Umsatzsteigerung in einzelne Umsatzeffekte orientiert sich an verschiedenen Methoden der Indexberechnung. Ganz allgemein lautet das Konzept der Berechnung eines bestimmten Umsatzeffektes
entweder:
Vergleiche den tatsächlichen Umsatz der Berichtsperiode 1999 mit einem fiktiven Umsatz der Berichtsperiode, der entstanden wäre, wenn sich ausschließlich ein bestimmter Parameter (beispielsweise die Preise bei der Berechnung des Preisindex) so, wie tatsächlich beobachtet, verändert hätte, wenn aber alle anderen Parameter von der Basis- zur Berichtsperiode 1999 hin gleich geblieben wären (Paasche-Konzept);
oder:
Vergleiche einen fiktiven Umsatz der Basisperiode 1998, der entstanden wäre, wenn in der Basisperiode bereits der ins Auge gefaßte

Erläuterung zu Tabelle 55.3: Indikationsgruppenübersicht 1999: Preis-, Mengen- und Strukturentwicklung 1999/1998 (gesamtes Bundesgebiet)

Indikationsgruppe Nr. Bezeichnung	Wert je VO in Mio.	VO in Mio.	Ant. VO	Umsatz 99 in Mio. DM	Ant. Ums.	Verord-mungen	Wert je VO	Preis-index	Waren-korbk.	Struk-turk.	Inter-med. med.	Intra-med. med.	Darr./ Strk.	Pack-größ.	Gesamt-umsatz
❶	❷	❸	❹	❺	❻	❼	❽	❾	❿	⓫	⓬	⓭	⓮	⓯	⓰
5 Analgetika/Antirheumatika	20,45	91,5	11,7	1871,7	5,1	-1,9 / -36,2	4,6 / 82,7	-1,8 / -34,3	-0,3 / -6,2	6,9 / 123,2	3,5 / 63,1	3,3 / 60,1	2,5 / 46,1	0,8 / 14,0	2,5 / 46,5
7 Antiallergika	58,52	10,8	1,4	629,2	1,7	0,9 / 5,3	10,2 / 57,9	2,0 / 12,0	-0,1 / -0,3	8,0 / 46,2	8,0 / 46,1	0,0 / 0,1	0,0 / -0,1	0,0 / 0,2	11,2 / 63,2

Veränderungswerte: 1. Zeile: Indexwert in % 2. Zeile: Äquivalent in Mio. DM

❶ Nummer und Bezeichnung der Indikationsgruppe gemäß Roter Liste

❷ Durchschnittwert brutto je Verordnung in der Indikationsgruppe

❸ Anzahl der Verordnungen (verordneten Arzneimittelpackungen) in der Indikationsgruppe in Mio.

❹ Stückzahlmäßiger Marktanteil der Indikationsgruppe in Prozent

❺ Umsatz in der Indikationsgruppe in Mio. DM

❻ Umsatzmäßiger Marktanteil der Indikationsgruppe in Prozent

❼ Veränderung der Verordnungszahl

❽ Veränderung des durchschnittlichen Wertes je Verordnung

❾ Preisindex nach Laspeyres (Durchschnitt der 12 Monate)

❿ Warenkorbkomponente; statistische Korrekturfaktor, der die Wirkung von saisonalen Schwankungen und Warenkorbveränderungen auf die Preiskomponete beschreibt

⓫ Veränderungen des durchschnittlichen Wertes je Verordnung in der Indikationsgruppe aufgrund struktureller Nachfrageveränderung gesamt

⓬ Veränderung des durchschnittlichen Wertes je Verordnung aufgrund veränderter Nachfrage nach den unterschiedlichen Arzneimitteln (Standardaggregate) der Indikationsgruppe

⓭ Veränderung des durchschnittlichen Wertes je Verordnung aufgrund veränderter Nachfrage nach Stärken, Darreichungsformen und Packungsgrößen identischer Arzneimittel

⓮ Veränderung des durchschnittlichen Wertes je Verordnung aufgrund veränderter Nachfrage nach Stärken und Darreichungsformen identischer Arzneimittel

⓯ Veränderung des durchschnittlichen Wertes je Verordnung aufgrund veränderter Nachfrage nach Packungsgröße identischer Darreichungsformen und Stärken

⓰ Veränderung des Umsatzes

Tabelle 55.3: Indikationsgruppenübersicht 1999: Preis-, Mengen- und Strukturentwicklung 1998/1999

Veränderungswerte: 1. Zeile: Indexwert in % · 2. Zeile: Äquivalent in Mio. DM

Indikationsgruppe Nr. Bezeichnung	Wert je VO	VO in Mio.	Ant. VO	Umsatz 99 in Mio. DM	Ant. Ums.	Verord-nungen	Wert je VO	Preis-index	Waren-korbk.	Struk-turk.	Inter-med.	Intra-med.	Dart./Strk.	Pack-größ.	Gesamt-umsatz
5 Analgetika/Antirheumatika	20,45	91,5	11,7	1871,7	5,1	-1,9 / -36,2	4,6 / 82,7	-1,8 / -34,3	-0,3 / -6,2	6,9 / 123,2	3,5 / 63,1	3,3 / 60,1	2,5 / 46,1	0,8 / 14,0	2,5 / 46,5
7 Antiallergika	58,52	10,8	1,4	629,2	1,7	0,9 / 5,3	10,2 / 57,9	2,0 / 12,0	-0,1 / -0,3	8,0 / 46,2	8,0 / 46,1	0,0 / 0,1	0,0 / -0,1	0,0 / 0,2	11,2 / 63,2
8 Antianämika	97,39	4,9	0,6	473,1	1,3	-4,0 / -18,6	15,2 / 63,6	0,0 / -0,1	0,0 / 0,0	15,2 / 63,7	14,9 / 62,5	0,3 / 1,2	0,3 / 4,3	-0,7 / -3,1	10,5 / 45,0
9 Antiarrhythmika	87,10	3,9	0,5	341,1	0,9	-0,8 / -2,7	-1,6 / -5,4	0,7 / 2,3	0,0 / -0,1	-2,2 / -7,6	-2,0 / -7,1	-0,1 / -0,5	0,1 / 0,5	-0,3 / -1,0	-2,3 / -8,1
10 Antibiotika/Antiinfektiva	47,01	46,3	5,9	2176,1	5,9	1,0 / 21,3	4,6 / 94,8	0,7 / 15,8	0,0 / 0,6	3,8 / 78,4	4,1 / 84,2	-0,3 / -5,8	0,2 / 3,9	-0,5 / -9,6	5,6 / 116,1
11 Antidementiva (Nootropika)	68,07	7,1	0,9	483,3	1,3	-18,4 / -107,4	3,5 / 18,1	-0,3 / -1,5	0,0 / 0,0	3,8 / 19,6	1,8 / 9,2	2,0 / 10,4	1,0 / 5,3	1,0 / 5,1	-15,6 / -89,3
12 Antidiabetika	85,79	20,7	2,6	1776,8	4,8	2,1 / 35,7	7,9 / 128,6	0,7 / 12,6	-0,6 / -0,6	7,1 / 116,6	5,5 / 91,3	1,5 / 25,3	1,0 / 16,9	0,5 / 8,4	10,2 / 164,3
14 Antiemetika/Antivertiginosa	33,15	6,2	0,8	204,7	0,6	-1,9 / -3,8	2,3 / 4,7	1,6 / 3,3	0,0 / 0,0	0,7 / 1,4	0,8 / 1,6	-0,1 / -0,2	0,1 / 0,2	-0,2 / -0,4	0,4 / 0,9
15 Antiepileptika	88,76	4,9	0,6	434,9	1,2	2,4 / 9,6	9,6 / 37,6	1,5 / 6,3	-0,2 / -0,2	8,0 / 31,5	5,8 / 23,2	2,1 / 8,4	1,1 / 4,6	0,9 / 3,7	12,2 / 47,3
17 Antihypertonika	113,42	22,5	2,9	2550,0	6,9	10,4 / 241,6	-0,4 / -9,1	0,7 / 15,8	-1,1 / -26,1	0,0 / 1,1	-2,4 / -58,7	2,5 / 59,8	0,4 / 8,8	2,1 / 51,0	10,0 / 232,5
19 Antihypotonika	33,99	3,3	0,4	112,0	0,3	-17,2 / -23,4	-1,7 / -2,1	0,7 / 0,9	-0,1 / -0,1	-2,3 / -2,9	-0,9 / -1,1	-1,4 / -1,8	-0,1 / -0,1	-1,7 / -1,7	-18,6 / -25,5
20 Antikoagulantia	98,70	3,6	0,5	358,4	1,0	8,0 / 26,0	3,1 / 10,5	2,9 / 9,6	-0,1 / -0,2	0,3 / 1,1	-2,8 / -9,5	3,2 / 10,6	2,6 / 8,6	0,6 / 2,1	11,3 / 36,5
21 Antimykotika	44,21	11,2	1,4	493,1	1,3	-4,7 / -24,4	1,6 / 8,0	3,2 / 16,0	-0,1 / -0,7	-1,5 / -7,3	-2,3 / -11,7	0,9 / 4,4	1,4 / 6,9	-0,5 / -2,5	-3,2 / -16,4
23 Antiphlogistika	28,44	3,6	0,5	101,2	0,3	-21,9 / -27,9	3,6 / 4,0	0,7 / 0,8	0,0 / -0,1	2,9 / 3,3	2,9 / 3,3	0,0 / 0,0	-2,2 / -2,5	2,5 / 2,5	-19,1 / -23,8
24 Antitussiva/Expektorantia	12,81	53,9	6,9	691,3	1,9	-6,5 / -48,4	-2,6 / -19,1	0,4 / 2,9	-0,6 / -4,1	-2,4 / -17,9	0,2 / 1,4	-2,6 / -19,3	-1,2 / -8,8	-1,4 / -10,5	-8,9 / -67,5

Tabelle 55.3: Indikationsgruppenübersicht 1999: Preis-, Mengen- und Strukturentwicklung 1998/1999 (Fortsetzung)

Veränderungswerte — 1. Zeile: Indexwert in % / 2. Zeile: Äquivalent in Mio. DM

Nr.	Indikationsgruppe Bezeichnung	Wert je VO	VO in Mio.	Ant. VO	Umsatz 99 in Mio. DM	Ant. Ums.		Verord-nungen	Wert je VO	Preis-index	Waren-korbk.	Struk-turk.	Inter-med. med.	Intra-med. med.	Darr./Strk.	Pack'-größ.	Gesamt-umsatz
26	Balneotherapeutika usw.	24,52	1,2	0,2	29,6	0,1	%	-32,2	3,3	1,6	-0,4	2,1	0,4	1,7	0,7	1,0	-30,0
							Mio. DM	-13,8	1,2	0,6	-0,2	0,7	0,2	0,6	0,2	0,4	-12,7
27	Beta-, Ca-Bl., Renin-Angiot.Hemmer	61,95	48,1	6,1	2980,0	8,1	%	0,1	1,2	-0,4	0,0	2,3	1,9	0,4	1,1	-0,7	1,9
							Mio. DM	3,4	53,3	-12,7	0,1	65,9	54,7	11,2	32,7	-21,5	56,7
28	Broncholytika/Antiasthmatika	69,16	28,4	3,6	1961,6	5,3	%	0,0	4,6	0,8	0,0	3,8	2,4	1,4	1,6	-0,2	4,6
							Mio. DM	0,4	86,4	15,0	-0,1	71,6	45,3	26,3	29,7	-3,4	86,8
29	Cholagoga und Gallenwegstherap.	62,84	1,0	0,1	64,2	0,2	%	-20,3	13,3	2,5	0,1	10,4	11,1	-0,6	-2,0	1,4	-9,7
							Mio. DM	-15,4	8,5	1,7	0,1	6,7	7,1	-0,4	-1,4	0,9	-6,9
31	Corticoide (Interna)	35,04	7,5	1,0	262,5	0,7	%	2,9	-4,2	0,2	-0,1	-4,3	-3,0	-1,4	-1,1	-0,3	-1,4
							Mio. DM	7,7	-11,4	0,6	-0,3	-11,7	-8,0	-3,7	-3,0	-0,7	-3,8
32	Dermatika	25,33	33,4	4,3	846,4	2,3	%	-3,5	-1,1	1,7	-1,2	-1,6	-0,7	-0,9	-0,3	-0,6	-4,6
							Mio. DM	-30,7	-10,0	14,2	-10,5	-13,7	-5,9	-7,8	-3,0	-4,7	-40,7
36	Diuretika	38,69	16,5	2,1	638,8	1,7	%	0,7	0,9	-0,3	0,0	1,2	1,7	-0,4	-0,4	0,0	1,6
							Mio. DM	4,4	5,7	-2,1	0,0	7,8	10,4	-2,6	-2,6	0,0	10,1
37	Durchblutungsfördernde Mittel	57,62	4,7	0,6	272,5	0,7	%	-14,8	-2,5	0,3	0,0	-2,8	-2,7	-0,1	0,5	-0,6	-17,0
							Mio. DM	-48,1	-7,6	0,9	0,0	-8,5	-8,2	-0,3	1,5	-1,7	-55,7
44	Gichtmittel	19,61	5,8	0,7	113,7	0,3	%	5,4	-2,5	0,4	0,0	-2,8	-1,7	-1,1	-1,2	0,1	2,8
							Mio. DM	5,9	-2,8	0,4	0,0	-3,2	-2,0	-1,3	-1,4	0,1	3,1
45	Grippemittel	13,27	2,4	0,3	31,4	0,1	%	-16,3	1,0	1,1	0,3	-0,5	-0,3	-0,1	0,0	-0,1	-15,4
							Mio. DM	-6,1	0,3	0,4	-0,1	-0,2	-0,1	0,0	0,0	0,0	-5,7
46	Gynäkologika	21,13	10,2	1,3	215,3	0,6	%	-3,2	-2,7	1,2	-0,3	-3,6	-3,2	-0,4	0,0	-0,4	-5,8
							Mio. DM	-7,3	-6,1	2,6	-0,6	-8,0	-7,2	-0,9	0,1	-1,0	-13,3
47	Hämorrhoidenmittel	22,67	3,5	0,4	79,7	0,2	%	-9,0	3,4	4,6	0,0	-1,2	-0,1	-1,0	-0,3	-0,7	-5,8
							Mio. DM	-7,7	2,8	3,7	0,0	-1,0	-0,1	-0,9	-0,3	-0,6	-4,9
49	Hypnotika/Sedativa	20,50	12,8	1,6	262,1	0,7	%	-12,1	3,5	4,2	-0,3	-0,3	0,0	-0,4	-0,1	-0,3	-9,0
							Mio. DM	-35,4	9,6	11,2	-0,7	-0,9	0,1	-1,0	-0,4	-0,6	-25,8
50	Hypophysen-, Hypothalamushormone	701,47	1,3	0,2	891,8	2,4	%	-6,7	6,8	-1,6	-0,3	8,8	7,4	1,3	4,8	-3,4	-0,3
							Mio. DM	-61,7	58,9	-14,1	-2,7	75,7	64,0	11,6	42,3	-30,6	-2,8

Tabelle 55.3: Indikationsgruppenübersicht 1999: Preis-, Mengen- und Strukturentwicklung 1998/1999 (Fortsetzung)

Veränderungswerte: 1. Zeile: Indexwert in % / 2. Zeile: Äquivalent in Mio. DM

Nr.	Indikationsgruppe Bezeichnung	Wert je VO	VO in Mio.	Ant. VO	Umsatz 99 in Mio. DM	Ant. Ums.	Verordnungen	Wert je VO	Preisindex	Warenkorbk.	Strukturk.	Intermed.	Intramed.	Darr./Strk.	Pack'größ.	Gesamtumsatz
51	Immuntherapeutika und Zytokine	288,88	3,5	0,5	1019,7	2,8	-17,7	42,0	0,7	0,6	40,2	43,1	-2,1	-1,3	-0,8	16,8
							-184,3	331,0	6,4	5,5	319,1	338,7	-19,6	-12,4	-7,2	146,7
52	Infusionslösungen usw.	35,64	2,5	0,3	89,3	0,2	-1,0	4,6	0,4	0,1	4,1	4,2	-0,1	6,1	-5,8	3,6
							-0,9	4,0	0,3	0,1	3,5	3,6	-0,1	5,2	-5,3	3,1
53	Kardiaka	18,71	10,6	1,4	197,8	0,5	-6,6	-2,7	1,9	-0,2	-4,4	-4,1	-0,3	0,4	-0,7	-9,2
							-14,2	-5,8	3,9	-0,3	-9,3	-8,6	-0,7	0,8	-1,4	-20,0
54	Karies- und Parodontosemittel	12,61	2,0	0,3	24,8	0,1	9,0	-2,3	0,3	-1,5	-1,1	-1,0	0,0	0,3	-0,4	6,5
							2,1	-0,5	0,1	-0,4	-0,3	-0,2	0,0	0,1	-0,1	1,5
55	Koronarmittel	47,57	16,3	2,1	776,8	2,1	-6,0	-1,2	-0,5	0,0	-0,8	-0,8	0,1	0,7	-0,6	-7,2
							-50,1	-10,1	-4,0	0,0	-6,2	-6,9	0,7	5,3	-4,6	-60,2
56	Laxantia	24,33	3,6	0,5	88,5	0,2	-10,0	4,1	0,9	-0,1	3,3	1,1	2,2	0,2	2,0	-6,3
							-9,6	3,7	0,8	-0,1	3,0	1,0	2,0	0,2	1,8	-5,9
58	Lipidsenker	179,95	9,5	1,2	1700,6	4,6	4,9	8,4	0,8	0,0	7,6	3,5	4,0	1,8	2,1	13,7
							75,8	129,2	12,3	-0,3	117,2	54,6	62,6	29,0	33,6	205,0
60	Magen-Darm-Mittel	54,60	41,4	5,3	2259,8	6,1	-5,6	3,0	0,4	-0,2	2,8	-4,9	8,1	3,3	4,6	-2,8
							-133,1	67,7	9,6	-4,4	62,5	-115,5	178,0	74,1	103,8	-65,4
61	Migränemittel	59,59	2,9	0,4	172,0	0,5	-7,8	14,9	2,5	-0,1	12,2	13,3	-1,7	-0,8	-0,1	5,9
							-13,5	23,2	4,1	-0,1	19,2	20,9	-1,7	-1,4	-0,2	9,7
62	Mineralstoffpräparate	29,34	13,1	1,7	383,7	1,0	-6,7	4,2	0,8	-0,2	3,6	2,1	1,5	0,3	1,2	-2,8
							-27,0	16,1	3,0	-0,7	13,7	8,0	5,7	1,1	4,6	-10,9
63	Mund- und Rachentherapeutika	12,70	7,7	1,0	97,4	0,3	-8,2	4,4	1,9	0,1	2,4	3,1	-0,6	0,1	-0,7	-4,1
							-8,5	4,3	1,8	0,1	3,1	3,0	-0,6	0,1	-0,7	-4,2
64	Muskelrelaxantia	42,05	4,5	0,6	191,0	0,5	-0,1	4,8	1,0	-0,1	2,4	0,8	3,0	0,6	2,3	4,7
							-0,2	8,7	1,9	-0,1	3,8	1,5	3,0	1,2	4,3	8,6
67	Neuropathiepräparate	90,61	3,4	0,4	312,1	0,8	-14,0	8,2	-1,3	0,0	9,6	8,2	1,3	1,0	0,4	-6,9
							-48,9	25,6	-4,1	0,0	29,8	25,5	5,5	3,1	1,1	-23,3
68	Ophthalmika	21,27	29,5	3,8	627,6	1,7	1,1	6,6	2,6	-0,7	4,6	3,0	1,5	0,4	1,1	7,7
							6,5	38,4	15,6	-4,2	27,0	17,9	9,1	2,6	6,5	44,9

Tabelle 55.3: Indikationsgruppenübersicht 1999: Preis-, Mengen- und Strukturentwicklung 1998/1999 (Fortsetzung)

Veränderungswerte: 1. Zeile: Indexwert in % · 2. Zeile: Äquivalent in Mio. DM

Indikationsgruppe Nr. / Bezeichnung	Wert je VO	VO in Mio.	Ant. VO	Umsatz 99 in Mio. DM	Ant. Ums.	Verordnungen	Wert je VO	Preisindex	Warenkorbk.	Strukturk.	Intermed.	Intramed.	Darr./Strk.	Pack'größ.	Gesamtumsatz
69 Otologika	14,55	2,6	0,3	37,8	0,1	-8,8 / -3,5	5,8 / 2,2	4,4 / 1,7	-0,3 / -0,1	1,6 / 0,6	1,8 / 0,7	-0,2 / -0,1	-3,4 / -1,3	3,3 / 1,3	-3,5 / -1,4
70 Parkinsonmittel usw.	107,32	4,4	0,6	469,0	1,3	1,4 / 6,2	5,1 / 22,7	1,8 / 8,2	-0,1 / -0,5	3,4 / 15,0	6,6 / 28,9	-3,0 / -13,9	3,1 / 13,7	-5,9 / -27,6	6,6 / 28,9
71 Psychopharmaka	48,93	39,2	5,0	1919,8	5,2	-2,1 / -38,6	9,9 / 175,5	0,3 / 5,9	-0,1 / -1,8	9,7 / 171,3	7,4 / 132,4	2,1 / 38,9	0,5 / 10,1	1,6 / 28,8	7,7 / 136,9
72 Rhinologika/Sinusitismittel	9,95	23,0	2,9	229,1	0,6	-9,4 / -23,6	1,2 / 2,8	1,6 / 3,8	-0,1 / -0,3	-0,3 / -0,7	1,3 / 3,0	-1,6 / -3,7	-0,2 / -0,6	-1,4 / -3,1	-8,3 / -20,9
74 Schilddrüsentherapeutika	18,62	16,9	2,2	314,9	0,9	3,1 / 9,5	0,4 / 1,3	1,2 / 3,8	-0,1 / -0,4	-0,7 / -2,1	-0,3 / -0,9	-0,4 / -1,2	-0,6 / -1,9	0,2 / 0,7	3,6 / 10,8
76 Sexualhormone	53,44	22,6	2,9	1208,2	3,3	2,4 / 28,3	2,2 / 25,5	0,8 / 9,5	-0,1 / -0,7	1,4 / 16,7	0,9 / 10,3	0,5 / 6,4	0,3 / 3,6	0,2 / 2,8	4,7 / 53,8
77 Spasmolytika	26,83	4,6	0,6	123,0	0,3	-8,2 / -10,9	2,2 / 2,7	4,2 / 5,2	0,0 / 0,0	-2,0 / -2,6	-3,0 / -3,8	1,0 / 1,2	0,2 / 0,3	0,8 / 1,0	-6,3 / -8,2
79 Thrombozytenaggregationshemmer	51,80	6,0	0,8	308,2	0,8	48,5 / 95,6	11,8 / 26,9	3,4 / 8,1	-0,7 / -1,8	8,9 / 20,6	2,7 / 6,3	6,1 / 14,2	0,2 / 0,4	5,9 / 13,8	66,0 / 122,5
82 Urologika	73,60	9,8	1,2	718,5	2,0	-9,5 / -72,5	7,5 / 52,4	1,8 / 12,9	0,1 / 0,7	5,5 / 38,8	3,8 / 27,4	1,6 / 11,4	0,2 / 1,6	1,4 / 9,8	-2,7 / -20,2
83 Venentherapeutika	33,62	6,2	0,8	209,6	0,6	-23,8 / -65,7	-0,6 / -1,4	3,1 / 6,5	0,0 / 0,0	-3,8 / -7,9	-3,1 / -6,5	-0,7 / -1,4	1,6 / 3,5	-2,3 / -4,8	-24,3 / -67,1
84 Vitamine	25,17	6,5	0,8	164,5	0,4	-6,5 / -11,6	-2,1 / -3,7	1,0 / 1,6	0,0 / 0,0	-3,1 / -5,3	-3,1 / -5,4	0,0 / 0,1	0,3 / 0,5	-0,3 / -0,4	-8,5 / -15,2
85 Wundbehandlungsmittel	14,71	7,0	0,9	102,3	0,3	-5,4 / -5,9	-1,4 / -1,5	1,7 / 1,8	0,0 / 0,0	-3,1 / -3,3	-1,7 / -1,8	-1,4 / -1,5	0,6 / 0,6	-2,0 / -2,1	-6,7 / -7,4
86 Zytostatika und Metastasenhemmer	415,75	1,6	0,2	658,0	1,8	-5,9 / -38,7	15,9 / 93,2	0,1 / 0,3	0,3 / 1,9	15,5 / 90,8	5,9 / 38,7	9,6 / 52,0	6,1 / 37,3	3,5 / 14,7	9,0 / 54,5
99 Nicht in Roter Liste	17,33	0,6	0,1	10,5	0,0	-14,9 / -1,8	0,1 / 0,0	0,0 / 0,0	-0,2 / 0,0	0,2 / 0,0	1,6 / 0,2	-1,4 / -0,2	0,5 / 0,0	-1,9 / -0,2	-14,8 / -1,8
Gesamtmarkt GKV-Rezepte mit Fertigarzneimitteln	46,99	782,6	100,0	36773,8	100,0	-3,0 / -1094,7	6,1 / 2145,2	0,6 / 217,7	-0,2 / -62,9	5,6 / 1990,5	4,2 / 1491,9	1,4 / 498,6	1,0 / 363,6	0,4 / 134,9	2,9 / 1050,5

Tabelle 55.3: Indikationsgruppenübersicht 1999: Preis-, Mengen- und Strukturentwicklung 1998/1999 (Fortsetzung)

Indikationsgruppe Nr. Bezeichnung	Wert je VO	VO in Mio.	Anl. VO	Umsatz 99 in Mio. DM	Anl. Ums.	Verord-nungen je VO	Wert je VO	Preis-index	Waren-korbk.	Struk-turk.	Inter-med. med.	Intra-med. med.	Darr./ Strk.	Pack-größ.	Gesamt-umsatz
Andere Nichtfertigarznei-mittel (einschließlich nicht identifizierter Verordnungs-positionen)	60,3	10,6	7,8	639,9	16,2										
Rezepturen und Zubereitungen	44,6	24,5	18,0	1092,9	27,6										
Hilfsmittel	23,5	66,2	48,5	1558,5	39,4										
Verbandstoffe	17,9	27,7	20,3	495,5	12,5										
Homöopathika und Anthroposophika	19,3	7,3	5,4	141,1	3,6										
Stückelung nach Ziffer 3	202,2	0,2	0,1	32,0	0,8										
Summe Nicht-Fertigarznei-mittel	29,0	136,5	100,0	3959,9	100,0										
Gesamtmarkt GKV-Rezepte	44,3	919,2	100,0	40733,7	100,0										

Header note: Veränderungswerte: 1. Zeile: Indexwert in % / 2. Zeile: Äquivalent in Mio. DM

Gliederung des Intermedikamenteneffektes bei den Fertigarzneimitteln

Intermedeffekt gesamt	davon: Inter-Indik.	davon: Intra-Indik.
4,2 1491,9	0,0 0,0	4,2 1491,9

Parameter aus dem Jahre 1999 gegolten hätte (für die Berechnung des Preisindex: wenn in der Basisperiode bereits die Preise der Berichts-periode 1999 gegolten hätten), mit dem tatsächlichen Umsatz der Basisperiode (Laspeyres-Konzept).

Diese konzeptionellen Überlegungen können auf alle ausgewiese-nen Umsatzkomponenten angewandt werden. So gibt beispielsweise die Veränderung der Verordnungshäufigkeit (–3,0 %) an: Wären die Preise von der Basisperiode 1998 zur Berichtsperiode 1999 hin unver-ändert geblieben und hätte es in der Struktur der Verordnungen keine Veränderungen gegeben, dann wäre aufgrund der Verord-nungsabnahme der Umsatz um 3,0 % gesunken. Der Preisindex (+0,6 %) gibt entsprechend an: Hätte sich die Zahl der Verordnungen von der Basisperiode 1998 zur Berichtsperiode 1999 hin nicht verän-dert und wäre auch die Struktur der Verordnungen gleich geblieben, so hätte sich der Umsatz aufgrund der Preissteigerung um 0,6 % erhöht.

In gleicher Weise kann mit der Interpretation aller anderen Umsatzeffekte, insbesondere auch aller Struktureffekte, verfahren werden. Es sei im übrigen ausdrücklich darauf hingewiesen, daß es sich bei der Darstellung der Struktureffekte als „Wanderungen" der Verordnungen lediglich um eine bildhafte Umschreibung handelt, die nicht in jedem Falle die Realität treffen muß. Rechnerisch beziehen sich die Struktureffekte auf Veränderungen der Relationen zwischen den Verordnungszahlen einzelner Produkte (Arzneimittel bzw. Packungsgrößen, Darreichungsformen, Stärken). Bei insgesamt rück-läufiger Verordnungszahl etwa würden sich die Relationen selbstver-ständlich auch dann verändern, wenn ein Produkt A in geringer Zahl verordnet würde, Produkt B jedoch eine konstante Verordnungszahl aufwiese. In diesem Fall träte ein umsatzsteigernder Effekt ein, wenn das Produkt A das preisgünstigere wäre.

Weitere Übersichten zum Arzneimittelmarkt

Die verordnungsstärksten Indikationsgruppen der Roten Liste wer-den zusätzlich nach dem anatomisch-therapeutisch-chemischen Klassifikationssystem (ATC-System) der WHO dargestellt (Ta-belle 55.4). Das ATC-System wurde bereits in der Anfangsphase der Projektarbeit für den GKV-Arzneimittelindex als international akzeptiertes Klassifikationssystem für Arzneimittel ausgewählt

Tabelle 55.4: Arzneimittelverbrauch nach ATC-Gruppen

ATC	ATC-Gruppenname	Verord-nungen (Mio.)	Umsatz (Mio. DM)	DDD (Mio.)
A01	Stomatologische Präparate	5,6	81,7	578,2
A02	Antacida, Ulkustherapeutika und Karminativa	20,6	1499,5	495,2
A03	Spasmolytika, Anticholinergika und Motilitätsfördernde Mittel	13,6	277,9	136,8
A04	Antiemetika und Mittel gegen Übelkeit	5,9	192,9	103,1
A05	Gallen- und Lebertherapeutika	2,3	147,0	64,6
A06	Laxantien	4,3	108,7	194,9
A07	Antidiarrhoika und intestinale Antiphlogistika/Antiinfektiva	9,6	385,8	84,3
A09	Digestiva, incl. Enzyme	2,3	206,9	36,5
A10	Antidiabetika	20,6	1772,8	1124,6
A11	Vitamine	5,8	165,6	511,0
A12	Mineralstoffe	13,2	415,4	433,2
B01	Antikoagulantien	9,6	671,3	705,0
B02	Antihämorrhagika	0,2	80,5	2,7
B03	Antianämika	5,2	477,7	283,1
B05	Plasmaersatzmittel und Infusionslösungen	2,4	85,8	27,3
C01	Herztherapie	30,4	1247,5	1739,4
C02	Antihypertonika	5,0	453,1	356,9
C03	Diuretika	16,7	657,3	1419,1
C04	Periphere Vasodilatatoren	4,9	283,3	158,0
C05	Vasoprotektoren	9,7	290,2	287,5
C06	Andere Herz- und Kreislaufpräparate	1,0	37,5	41,2
C07	Betarezeptorenblocker	21,7	1399,5	1161,3
C08	Calciumkanalblocker	19,7	1282,0	1193,9
C09	Hemmstoffe des Renin-Angiotensin-Systems	25,8	2490,8	1908,6
C10	Lipidsenkende Mittel	9,4	1699,5	717,8
D01	Dermatologische Antimykotika	10,0	322,7	182,7
D02	Emollentia und Hautschutzmittel	4,4	87,3	171,3
D03	Therapeutika bei Wunden und Geschwüren	3,5	54,9	106,4
D04	Antipruriginosa, incl. topische Antihistaminika, Anästhetika etc.	4,3	60,5	103,2
D05	Antipsoriatika	0,8	86,4	63,9
D06	Topische Antibiotika und Chemotherapeutika	4,7	86,6	48,9
D07	Topische Corticosteroide	12,7	307,6	307,6
D08	Dermatologische Antiseptika und Desinfizientia	3,8	51,5	94,2
D09	Arzneistoffhaltige Verbandmittel	0,4	12,4	5,5
D10	Aknemittel	3,6	122,3	90,2
D11	Andere Dermatika	3,3	74,0	119,5
G01	Gynäkologische Antiinfektiva und Antiseptika	4,6	77,6	25,8

Tabelle 55.4: Arzneimittelverbrauch nach ATC-Gruppen (Fortsetzung)

ATC	ATC-Gruppenname	Verord-nungen (Mio.)	Umsatz (Mio. DM)	DDD (Mio.)
G02	Andere Gynäkologika	2,9	95,3	114,3
G03	Sexualhormone und Modulatoren des Genitalsystems	24,7	1253,4	1825,2
G04	Urologika	9,6	712,4	402,8
H01	Hypophysen- und hypothalamische Hormone sowie Analoga	0,3	301,4	8,7
H02	Corticosteroide, systemisch	7,5	271,3	299,8
H03	Schilddrüsentherapeutika	16,8	311,0	1309,0
H05	Calciumstoffwechsel	0,3	29,9	2,5
J01	Systemische Antibiotika	44,4	1593,0	363,3
J02	Systemische Antimykotika	0,9	170,1	8,6
J04	Antimykobakterielle Pharmaka	0,1	19,4	6,1
J05	Systemische antivirale Mittel	1,1	549,2	17,9
J06	Immunsera und Immunglobuline	0,3	182,6	26,7
J07	Impfstoffe	0,6	48,4	0,6
L01	Antineoplastische Mittel	1,4	367,5	66,4
L02	Endokrine Therapie	1,1	604,5	84,8
L03	Immunstimulantien	3,2	820,0	56,2
L04	Immunsuppressiva	0,8	476,3	21,5
M01	Antiphlogistika und Antirheumatika	33,4	711,3	723,7
M02	Topische Substanzen gegen Gelenk- und Muskelschmerzen	15,1	191,4	246,0
M03	Muskelrelaxantien	4,4	234,5	82,6
M04	Gichtmittel	5,7	112,2	307,7
M05	Mittel zur Behandlung von Knochenkrankheiten	0,8	285,7	55,2
M09	Andere Mittel gegen Störungen des Bewegungsapparates	2,1	90,6	56,9
N01	Anästhetika	0,5	12,9	3,8
N02	Analgetika	46,5	1153,0	509,5
N03	Antiepileptika	4,9	434,5	173,8
N04	Antiparkinsonmittel	4,3	465,3	102,6
N05	Psychopharmaka	35,0	1176,3	747,9
N06	Psychoanaleptika	23,2	1421,0	815,2
N07	Andere Mittel für das Nervensystem	3,7	325,9	163,4
P02	Anthelmintika	0,5	13,4	1,4
P03	Ektoparasitizide	0,8	14,9	5,1
R01	Rhinologika	23,2	236,3	425,5
R02	Halsschmerzmittel	4,4	48,4	29,5
R03	Antiasthmatika	27,6	1935,5	1302,3
R04	Brusteinreibungen und andere Inhalate	2,4	32,7	71,1
R05	Husten- und Erkältungspräparate	53,2	686,6	554,2
R06	Systemische Antihistaminika	8,2	314,4	204,2
S01	Ophthalmika	28,7	624,5	1312,6
S02	Otologika	2,5	35,8	60,6
S03	Kombinierte Ophthalmologika/Otologika	0,6	7,8	7,2

Tabelle 55.4: Arzneimittelverbrauch nach ATC-Gruppen (Fortsetzung)

ATC	ATC-Gruppenname	Verord-nungen (Mio.)	Umsatz (Mio. DM)	DDD (Mio.)
V01	Allergene	0,5	265,0	75,6
V03	Alle übrigen therapeutischen Präparate	0,2	88,2	4,3
V04	Diagnostika	0,3	5,3	0,3
	Sonstige Gruppen	0,4	28,8	7,7
	Nicht klassifiziert	11,4	260,4	3,1
	Gesamtmarkt GKV-Rezepte mit Fertigarzneimitteln	782,6	36773,8	27751,4

(Schwabe 1981) und im Laufe der Jahre für die spezifischen Belange des deutschen Arzneimittelmarktes erweitert (Schwabe 1995, Fricke 2000). Dabei wurde die Kompatibilität mit dem vom WHO Collaborating Centre (2000) veröffentlichten Standard gewahrt.

Die Klassifikation des ATC-Systems folgt medizinischen Prinzipien und ist daher unabhängig von Umgruppierungen, die von Herstellern in der Roten Liste vorgenommen werden. Sie erlaubt detaillierte Aussagen über die therapeutische Verwendung eines Arzneimittels. In der Klassifikation des ATC-Systems werden Arzneimittel in Gruppen mit fünf verschiedenen Ebenen klassifiziert. Die erste Ebene besteht aus 14 anatomischen Hauptklassen, die nacheinander in therapeutische und pharmakologische Hauptgruppen untergliedert werden. Darauf folgen chemisch-therapeutische Untergruppen und schließlich die Ebene der einzelnen chemischen Substanzen. In Tabelle 55.4 sind die Verordnungen, Umsätze und Tagesdosen des Jahres 1999 auf der zweiten Gliederungsebene, also der therapeutischen Hauptgruppe, dokumentiert.

Präparate aus kleineren Indikationsgruppen der 2500 verordnungshäufigsten Arzneimittel, die nicht in den indikationsbezogenen Kapiteln erfaßt sind, werden in der Tabelle 55.5 nach Verordnungen und Umsatz zusammengefaßt. In der Tabelle 55.6 sind diese Präparate den einzelnen Indikationsgruppen mit Angabe von Bestandteilen und definierten Tagesdosen (DDD) zugeordnet.

Des weiteren finden sich in Tabelle 55.7 die Verordnungs- und Umsatzwerte für alle nicht patentgeschützten Wirkstoffe, sofern sie mindestens 50 Tsd. Verordnungen aufwiesen, sowie die jeweiligen Anteile der Generika. In den Fällen, in denen kein Patentanmelder ermittelt werden konnte oder der ehemalige Patentanmelder seine Produkte bereits vor längerer Zeit vom Markt zurückgezogen hat, wurden ersatzweise der oder die langjährigen Marktführer als Quasi-Erstanbieter gewertet.

Zum Schluß sind die Verordnungs-, Umsatz- und DDD-Werte der 2500 meistverordneten Präparate des Jahres 1999 geordnet nach ihrer Verordnungshäufigkeit aufgelistet (Tabelle 55.8).

Literatur

Arndt K.A., Clark R.A.F. (1979): Principles of topical therapy. In: Fitzpatrick T.B. et al. (eds.): Dermatology in general medicine, 2nd ed. McGraw-Hill Book Company, New York, pp. 1753–1758.

Fricke U. (2000): ATC-Code. Anatomisch-therapeutisch-chemische Klassifikation für den deutschen Arzneimittelmarkt, 4. Aufl. (Diskette). Wissenschaftliches Institut der AOK, Bonn.

Merlo J., Wessling A., Melander A. (1996): Comparison of dose standard units for drug utilization studies. Eur. J. Clin. Pharmacol. 50: 27–30.

Nordic Council on Medicines (1985): Guidelines for DDD, Oslo.

Reichelt H. (1987): Strukturkomponente „Packungsgröße" – Eine Meßzahl ohne Aussagekraft? DOK: 485–488.

Reichelt H. (1988): Eine Methode der statistischen Komponentenzerlegung. WIdO-Materialien 31, Bonn.

Rote Liste Service GmbH (Hrsg.) (1999): Rote Liste 1999. ECV Editio Cantor, Aulendorf.

Schwabe U. (1981): Pharmakologisch-therapeutische Analyse der kassenärztlichen Arzneiverordnungen in der Bundesrepublik Deutschland. Wissenschaftliches Institut der Ortskrankenkassen, Bonn.

Schwabe U. (1995): ATC-Code. Anatomisch-therapeutisch-chemische Klassifikation für den deutschen Arzneimittelmarkt. Wissenschaftliches Institut der AOK, Bonn.

Schröder H., Selke G.W. (2000): Der Fertigarzneimittelmarkt nach Indikationsgruppen 1999 im Vergleich zu 1998. Verordnungen, Umsätze und strukturelle Entwicklung. Manuskript. Wissenschaftliches Institut der AOK, Bonn.

WHO Collaborating Centre for Drug Statistics Methodology (2000): Anatomical Therapeutic Chemical (ATC) classification index including Defined Daily Doses (DDD) for plain substances. Oslo.

Tabelle 55.5: Verordnungen weiterer häufig verordneter Arzneimittel 1999 Angegeben sind die verordnungshäufigsten Präparate mit Verordnungsrang, Verordnungen und Umsatz 1999 im Vergleich zu 1998.

Rang	Präparat	Verordnungen in Tsd.	Änd. %	Umsatz Mio. DM	Änd. %
66	Meditonsin H	1468,3	−16,8	19,8	−16,7
109	Isotone Kochsalzlsg. Braun	1062,4	+1,1	19,7	−5,4
165	Fluoretten	822,7	+2,0	10,6	−0,2
263	Isot. Kochsalzlsg. Fresenius	609,3	−3,4	9,3	−10,7
264	Elmex Gelee	608,2	+23,0	8,0	+23,2
272	Effortil/Depot	583,6	−11,1	11,7	−12,2
292	Carnigen/Mono	554,9	−16,5	18,8	−19,0
323	Zymafluor Tabl.	519,1	+11,0	5,8	+8,2
473	Betaisodona Lsg. etc.	390,0	−7,6	6,0	−12,2
483	Goldgeist	385,3	−10,6	7,1	−8,7
606	Tempil N	309,1	−23,6	4,6	−20,9
608	Mercuchrom 2%	308,8	−4,4	2,1	+0,5
611	Novadral	306,7	−18,2	12,3	−19,2
624	Rivanol	300,6	+23,6	4,2	+18,7
669	DET MS	281,0	−16,6	9,1	−16,8
858	Kamillen-Bad-Robugen	217,1	−19,4	3,7	−17,3
979	Jacutin	185,7	−20,7	3,4	−22,2
1004	Effortil plus	180,6	−22,9	7,9	−19,6
1031	Helmex	174,9	+0,5	3,8	−5,0
1048	Balneum Hermal F	170,8	−25,0	4,7	−23,9
1098	Vermox	161,0	−0,9	4,3	+21,0
1159	X-Prep	152,0	−10,2	2,2	−3,2
1178	Dihydergot	148,8	−18,0	4,7	−20,7
1272	Gutron	136,8	−19,6	8,8	−18,8
1284	Balneum Hermal	135,0	−23,8	3,1	−21,5
1304	HAES-steril	132,4	−15,9	21,9	−7,9
1313	Konakion	131,4	+12,3	3,5	+14,0
1326	Engerix B	129,7	+12,7	13,9	+15,9
1391	Gripp-Heel	121,7	+2,1	1,2	+9,9
1422	Gen-H-B-Vax	118,9	−6,7	14,8	−16,0
1563	Pholedrin-longo-Isis	105,3	−21,4	4,3	−22,5
1600	Prepacol	101,7	−3,2	1,1	−3,0
1611	Molevac	101,2	−7,2	3,7	−4,3
1656	Pholedrin liquid. Meuselbach	97,2	−17,9	2,3	−21,8
1676	Thomasin	95,4	−29,6	3,1	−28,8
1681	Balneum Hermal Plus	95,0	−19,3	2,4	−19,6
1706	Emla	93,2	+1,1	4,0	+33,6
1711	Chinosol Tabletten	92,8	+12,2	0,9	+10,2
1728	FSME-Immun	91,2	−20,7	4,7	−16,2
1747	Glucagen	90,0	+23,3	5,6	+23,7
1755	Linola-Fett Ölbad	89,1	−34,1	1,7	−27,8
1784	Metavirulent	86,8	−8,7	1,6	−6,2
1830	Mestinon	84,0	−2,5	9,5	+43,0
1837	Kytta Thermopack	83,6	−42,5	3,1	−44,1
1868	Nephrotrans	81,0	+1,1	4,1	+1,4

Tabelle 55.5: Verordnungen weiterer häufig verordneter Arzneimittel 1999 (Fortsetzung)
Angegeben sind die verordnungshäufigsten Präparate mit Verordnungsrang, Verordnungen und Umsatz 1999 im Vergleich zu 1998.

Rang	Präparat	Verordnungen in Tsd.	Änd. %	Umsatz Mio. DM	Änd. %
1956	Kochsalzlösung Eifelfango	74,9	−9,5	1,6	−19,1
2062	Ubretid	69,0	+4,3	8,1	+0,2
2107	Isot. Natriumchlorid Delta	67,0	+2,5	1,0	−0,5
2111	Delitex N	66,9	−10,3	0,9	+2,8
2112	Dihydergot plus	66,8	−13,6	3,4	−10,9
2115	Doregrippin Tbl.	66,8	−23,2	0,7	−22,3
2179	Twinrix	63,1	+0,2	7,2	−2,8
2196	DHE-ratiopharm	62,3	−14,8	1,9	−9,9
2209	Infectopedicul	61,1	(neu)	0,9	(neu)
2281	Crotamitex Gel/Lotio/Salbe	57,9	+7,0	1,6	+3,4
2317	Antiscabosium	56,4	+10,4	1,4	+35,9
2364	Isotonische NaCl-Lsg.Jenaph.	54,1	+38,2	0,6	+32,7
2375	Rhesogam	53,8	−10,7	7,9	−4,7
2407	Polysept Lösung	52,5	+7,0	0,4	+0,6
2408	Meaverin	52,4	−13,3	0,9	−13,3
2416	etil von ct	51,9	+21,8	0,5	+21,5
2472	Octenisept	49,2	−13,8	1,0	−17,9
2497	Eti-Puren	48,2	−14,0	1,2	−7,9
Summe		13268,5	−7,8	344,4	−8,5

Tabelle 55.6: Verordnungen weiterer häufig verordneter Arzneimittel 1999
Angegeben sind die 1999 verordneten Tagesdosen, die Änderungen gegenüber 1998 und die mittleren Kosten je DDD 1999.

Präparat	Bestandteile	DDD in Mio.	Änderung in %	DDD-Kosten in DM
Alkalose-/Acidosetherapeutika				
Nephrotrans	Natriumhydrogencarbonat	1,1	(+1,1)	3,83
Anthelmintika				
Vermox	Mebendazol	1,1	(+32,2)	4,04
Helmex	Pyrantel	0,2	(–7,8)	19,16
Molevac	Pyrvinium	0,1	(–8,0)	38,06
		1,3	(+20,8)	8,68
Antihämorrhagika				
Konakion	Phytomenadion	1,6	(+14,0)	2,17
Antihypoglykämika				
Glucagen	Glucagon	0,1	(+23,3)	62,62
Antihypotonika				
Novadral	Norfenefrin	21,8	(–20,5)	0,56
Carnigen/Mono	Oxilofrin	11,0	(–19,8)	1,70
DET MS	Dihydroergotamin	10,1	(–16,1)	0,90
Effortil/Depot	Etilefrin	7,6	(–12,1)	1,54
Effortil plus	Dihydroergotamin Etilefrin	7,4	(–18,3)	1,08
Dihydergot	Dihydroergotamin	5,1	(–21,5)	0,94
Pholedrin-longo-Isis	Pholedrin	4,2	(–24,6)	1,03
Dihydergot plus	Dihydroergotamin Etilefrin	3,2	(–15,3)	1,07
DHE-ratiopharm	Dihydroergotamin	2,9	(–8,6)	0,66
Pholedrin liquid. Meuselbach	Pholedrin	2,8	(–29,9)	0,83
Thomasin	Etilefrin	2,5	(–26,6)	1,22
Eti-Puren	Etilefrin	0,9	(+2,5)	1,35
Gutron	Midodrin	0,8	(–20,7)	10,39
etil von ct	Etilefrin	0,3	(+27,3)	1,48
		80,6	(–18,9)	1,12

Tabelle 55.6: Verordnungen weiterer häufig verordneter Arzneimittel 1999 (Fortsetzung)
Angegeben sind die 1999 verordneten Tagesdosen, die Änderungen gegenüber 1998 und die mittleren Kosten je DDD 1999.

Präparat	Bestandteile	DDD in Mio.	Änderung in %	DDD-Kosten in DM
Antiparasitäre Mittel (extern)				
Goldgeist	Pyrethrumextrakt Piperonylbutoxid Chlorocresol Diethylenglycol	3,0	(−7,6)	2,35
Crotamitex Gel/ Lotio/Salbe	Crotamiton	1,2	(−5,0)	1,41
Delitex N	Lindan	0,7	(−10,3)	1,36
Jacutin	Lindan	0,5	(−21,8)	6,85
Infectopedicul	Permethrin	0,2	(neu)	4,19
Antiscabosium	Benzylbenzoat	0,2	(+10,4)	7,68
		5,8	(−4,8)	2,67
Balneotherapeutika				
Balneum Hermal F	Erdnußöl Paraffin, dünnflüssig	16,6	(−25,5)	0,28
Balneum Hermal	Sojabohnenöl	9,0	(−22,0)	0,35
Balneum Hermal Plus	Sojabohnenöl Polidocanol	7,7	(−19,7)	0,31
Linola-Fett Ölbad	Paraffin, dickflüssig (Hexadecyl(2-ethylhexa-noat)-Octadecyl(2-ethylhexanoat-Iso-propylmyristat α-Dodecyl-ω-hydroxy-poly(oxyethylen)-2 Dodecyl,tetradecyl)-ω-hydroxypoly(oxyethylen) -4,5-poly(oxypropylen)-5	2,2	(−33,3)	0,78
Kamillen-Bad-Robugen	Kamillenblütenextrakt	1,7	(−17,9)	2,14
Kytta Thermopack	Schweizer Jurahochmoor Fango Hartparaffin	1,3	(−42,5)	2,49
		38,5	(−24,5)	0,49
Chloralhydrat				
Chloraldurat Pohl	Chloralhydrat	3,5	(−11,7)	1,02

Tabelle 55.6: Verordnungen weiterer häufig verordneter Arzneimittel 1999 (Fortsetzung)
Angegeben sind die 1999 verordneten Tagesdosen, die Änderungen gegenüber 1998 und die mittleren Kosten je DDD 1999.

Präparat	Bestandteile	DDD in Mio.	Änderung in %	DDD-Kosten in DM
Cholinergika				
Ubretid	Distigminbromid	2,9	(−0,6)	2,75
Mestinon	Pyridostigminbromid	2,3	(−6,3)	4,20
		5,2	(−3,2)	3,38
Desinfektionsmittel und Antiseptika				
Betaisodona Lsg. etc.	Povidon-Iod	11,6	(−16,6)	0,51
Octenisept	Octenidin Phenoxyethanol	9,5	(−20,3)	0,11
Rivanol	Ethacridin	4,3	(+30,1)	0,98
Mercuchrom 2%	Merbromin	3,9	(−6,2)	0,54
Chinosol Tabletten	Chinolinolsulfat Kaliumsulfat	0,8	(+3,1)	1,08
Polysept Lösung	Povidon-Iod	0,6	(−3,4)	0,57
		30,8	(−11,5)	0,47
Diagnostika				
X-Prep	Sennesfruchtextrakt	0,2	(−10,2)	14,59
Prepacol	Bisacodyl	0,1	(−3,2)	11,31
		0,3	(−7,5)	13,28
Grippemittel				
Meditonsin H	Aconitum D5 Atropinum sulf. D5 Mercurius cyanatus D8	14,2	(−17,0)	1,39
Metavirulent	Influenzinum D30 Acid. sarcolact. D15 Aconitum D4 Ferrum posph. D8 Gelsemium D4 Luffa D12 Veratrum alb. D4 Gentiana lutea Ø	3,3	(−7,2)	0,49
Gripp-Heel	Aconitum D4 Bryonia D4 Lachesis D12 Eupatorium D3 Phosphor D5	2,0	(−0,5)	0,60

Tabelle 55.6: Verordnungen weiterer häufig verordneter Arzneimittel 1999 (Fortsetzung)
Angegeben sind die 1999 verordneten Tagesdosen, die Änderungen gegenüber 1998 und die mittleren Kosten je DDD 1999.

Präparat	Bestandteile	DDD in Mio.	Änderung in %	DDD-Kosten in DM
Tempil N	Diphenylpyralin Metamfepramon Acetylsalicylsäure	1,4	(−23,6)	3,32
Doregrippin Tbl.	Paracetamol Phenylephedrin	0,4	(−23,2)	1,91
		21,3	(−14,9)	1,31
Infusions- und Standardinjektionslösungen				
Isotone Kochsalzlsg. Braun	Natriumchlorid	7,2	(+3,5)	2,75
Isot. Kochsalzlsg. Fresenius	Natriumchlorid	3,9	(+10,1)	2,37
Kochsalzlösung Eifelfango	Natriumchlorid	1,9	(−23,8)	0,82
HAES-steril	Polyhydroxyethylstärke Natriumchlorid	0,9	(−7,8)	24,78
Isotonische NaCl-Lsg.Jenaph.	Natriumchlorid	0,5	(+38,2)	1,04
Isot. Natrium-chlorid Delta	Natriumchlorid	0,2	(−10,5)	5,70
		14,6	(+0,5)	3,70
Karies- und Parodontosemittel				
Fluoretten	Natriumfluorid	241,0	(−0,4)	0,04
Elmex Gelee	Olaflur Dectaflur Natriumfluorid	139,0	(+22,8)	0,06
Zymafluor Tabl.	Natriumfluorid	125,5	(+12,9)	0,05
		505,5	(+8,4)	0,05
Lokalanästhetika und Neuraltherapeutika				
Emla	Lidocain Prilocain	0,9	(+38,3)	4,60
Meaverin	Mepivacain	0,2	(−5,9)	4,02
		1,1	(+26,6)	4,49

Tabelle 55.6: Verordnungen weiterer häufig verordneter Arzneimittel 1999 (Fortsetzung)
Angegeben sind die 1999 verordneten Tagesdosen, die Änderungen gegenüber 1998 und die mittleren Kosten je DDD 1999.

Präparat	Bestandteile	DDD in Mio.	Änderung in %	DDD-Kosten in DM
Sera, Immunglobuline und Impfstoffe				
Engerix B	Hepatitis-B-Oberflächenantigen	0,1	(+14,7)	101,96
Gen-H-B-Vax	Hepatitis-B-Oberflächenantigen	0,1	(–9,5)	112,85
FSME-Immun	Inaktiv. FSME-Virus	0,1	(–20,7)	51,04
Twinrix	Hepatitis-A-Virus Hepatitis-B-Oberflächenantigen	0,1	(+0,2)	113,63
Rhesogam	Anti-D(rh)-Immunglobulin	0,1	(–7,6)	154,95
		0,5	(–4,9)	102,43
Summe		711,7	(–0,0)	0,49

Tabelle 55.7: Anteil der Generikapräparate an Verordnungen und Umsatz 1999

Wirkstoff	Gesamt-verordnungen absolut in Tsd.	Generika-anteil (%)	Gesamtumsatz absolut Tsd. DM	Generika-anteil (%)
Acemetacin	480,4	33,4	30598,0	17,6
Acetazolamid	89,9	36,7	4665,1	35,5
Acetylcystein	14472,5	100,0	192894,1	100,0
Acetyldigoxin	2983,2	25,6	31952,6	22,6
Acetylsalicylsäure	11079,3	90,3	70654,8	82,0
Aciclovir	1804,9	79,4	55647,5	74,0
Aescin	117,0	32,3	4096,3	45,4
Alfacalcidol	216,1	86,2	27337,3	84,2
Allopurinol	5219,8	91,8	93541,0	90,4
Almasilat	118,9	100,0	2413,0	100,0
Aluminium	269,8	100,0	10849,5	100,0
Amantadin	417,5	47,2	33760,0	28,6
Ambroxol	9535,7	54,1	87971,3	51,6
Amilorid + Hydrochlorothiazid	749,1	67,6	16071,7	64,3
Amiodaron	256,8	19,3	69967,6	14,9
Amitriptylin	2356,5	100,0	61308,9	100,0
Amitriptylinoxid	179,1	0,0	7594,6	0,0
Amorolfin	166,2	0,0	16203,8	0,0
Amoxicillin	5136,3	99,5	129601,2	99,5
Amoxicillin + Clavulansäure	412,2	10,0	38876,4	6,9
Ampicillin	106,0	98,7	3177,8	96,7
Arnikaextrakt	97,4	100,0	1782,5	100,0
Artischockenextrakt	170,0	15,7	9326,8	12,9
Ascorbinsäure	217,1	92,7	3099,5	94,9
Atenolol	2233,3	82,6	74096,0	80,3
Atropin	206,3	100,0	3786,5	100,0
Azathioprin	302,2	33,4	66848,3	29,2
Azelastin	203,2	29,2	5876,4	26,1
Baclofen	478,5	33,3	33072,5	35,1
Baldrianextrakt	305,8	100,0	7822,3	100,0
Bamipin	103,8	0,0	1079,5	0,0
Bärentraubenextrakt	182,6	100,0	3178,9	100,0
Beclometason	1289,5	78,7	119927,6	73,0
Benperidol	115,7	42,7	8655,5	44,8
Benzbromaron	107,8	100,0	1957,7	100,0
Benzocain	201,1	36,0	2504,2	27,3
Benzoylperoxid	1064,6	82,4	16577,9	79,9
Benzylpenicillin	82,9	100,0	2612,6	100,0
Betahistin	1155,8	100,0	37701,3	100,0
Betamethason	1468,2	57,9	40515,2	39,5
Bezafibrat	1015,6	80,4	69929,8	72,4
Bibrocathol	207,4	40,3	2522,7	23,9
Biperiden	622,7	33,7	20766,0	21,0
Bisacodyl	218,1	34,9	2191,1	21,7

Tabelle 55.7: Anteil der Generikapräparate an Verordnungen und Umsatz 1999 (Fortsetzung)

Wirkstoff	Gesamt-verordnungen absolut in Tsd.	Generika-anteil (%)	Gesamtumsatz absolut Tsd. DM	Generika-anteil (%)
Bisoprolol	2825,2	63,7	158186,0	61,2
Bituminosulfonate	323,5	99,9	6770,0	100,0
Brennesselextrakt	599,8	54,3	40592,8	38,5
Bromazepam	1993,1	85,7	27177,5	84,0
Bromelaine	416,3	83,5	17284,8	68,9
Bromhexin	487,2	85,8	3994,9	79,2
Bromocriptin	292,2	55,6	28002,2	49,2
Bromperidol	69,1	34,0	5121,3	38,2
Budesonid	2867,8	37,1	327555,6	31,6
Bufexamac	895,0	52,6	14245,3	46,7
Buflomedil	292,5	60,3	20340,0	58,1
Butylscopolamin	1315,3	24,8	15830,2	21,8
Calcitonin	294,8	100,0	29860,3	100,0
Calciumcarbonat	711,5	99,6	23874,2	99,8
Calciumdobesilat	329,6	36,3	26256,6	26,2
Calciumfolinat	78,9	67,9	53514,7	71,1
Calciumsalze	1042,7	100,0	35886,0	100,0
Captopril	7895,0	88,6	280890,7	73,8
Carbachol	70,9	37,3	2547,8	43,2
Carbamazepin	1990,8	58,5	164773,2	56,5
Carbimazol	699,9	100,0	14027,0	100,0
Carbocistein	88,7	12,3	1668,9	11,8
Carbomer	1034,3	78,2	13337,4	76,4
Carteolol	128,7	100,0	7204,3	100,0
Cefaclor	1406,6	92,0	61345,0	89,6
Cefadroxil	523,4	99,5	25883,7	99,3
Cefalexin	137,8	94,1	6345,1	94,4
Cefuroximaxetil	649,6	0,0	65801,9	0,0
Celiprolol	406,5	20,3	28034,4	16,9
Cetylpyridinium	324,2	2,3	2561,6	2,4
Chinidin	63,5	100,0	5960,4	100,0
Chinin	327,2	100,0	15288,6	100,0
Chloralhydrat	315,3	4,0	3808,2	5,0
Chloramphenicol	88,9	100,0	531,6	100,0
Chlordiazepoxid	166,2	68,5	4877,0	55,6
Chlorhexidin	1468,0	31,4	18898,2	33,1
Chloroquin	73,6	1,8	2907,5	1,0
Chlorprothixen	543,5	100,0	12458,4	100,0
Choriongonadotropin	139,9	72,5	9556,6	75,6
Cimetidin	380,1	90,2	17349,0	88,6
Cinnarizin	285,3	100,0	4437,7	100,0
Clemastin	464,0	17,8	8443,9	10,0
Clenbuterol	185,5	0,0	6856,5	0,0
Clindamycin	1422,1	63,5	74207,7	54,0

Tabelle 55.7: Anteil der Generikapräparate an Verordnungen und Umsatz 1999 (Fortsetzung)

Wirkstoff	Gesamt-verordnungen		Gesamtumsatz	
	absolut in Tsd.	Generika-anteil (%)	absolut Tsd. DM	Generika-anteil (%)
Clioquinol	83,8	100,0	809,3	100,0
Clobetasol	646,7	44,7	17993,0	36,8
Clobutinol	784,6	21,8	7198,3	19,2
Clodronsäure	52,3	29,6	52465,4	27,0
Clomifen	142,9	89,2	4985,3	88,1
Clomipramin	409,2	100,0	21977,7	100,0
Clonazepam	249,2	19,3	9238,3	8,6
Clonidin	1058,6	45,7	37904,5	39,8
Clotrimazol	4693,2	96,0	57870,5	96,3
Clozapin	481,1	18,6	72490,5	16,9
Codein	2455,5	90,7	26842,8	90,8
Colecalciferol	1070,6	31,9	12911,9	31,3
Colestyramin	106,5	49,0	18380,8	34,7
Co-trimoxazol	4310,5	96,4	27462,9	94,7
Cromoglicinsäure	2547,1	93,5	76896,5	85,6
Crotamiton	64,0	90,5	1775,3	92,2
Cyanocobalamin	488,1	90,9	6095,8	88,1
Cyclandelat	319,6	0,0	27717,7	0,0
Cyproteron	174,4	4,2	26909,7	8,2
Dequalinium	250,3	97,5	5740,4	99,3
Dexamethason	1651,6	92,2	47040,8	58,4
Dexpanthenol	4880,6	57,2	37556,5	61,0
Dextromethorphan	133,0	94,4	1266,8	95,5
Diazepam	2346,3	96,8	12191,5	95,0
Diclofenac	26360,1	61,8	303757,0	59,8
Diflucortolon	56,0	0,0	1481,4	0,0
Digitoxin	3393,7	47,0	46045,8	45,5
Digoxin	284,6	70,0	5172,9	70,5
Dihydralazin	215,8	63,1	11550,5	63,9
Dihydrocodein	2677,2	6,4	40361,6	38,3
Dihydroergotamin	787,9	81,1	25635,9	81,5
Dihydroergotoxin	470,5	71,7	26557,3	70,4
Dihydrotachysterol	105,7	28,4	11737,3	23,3
Diltiazem	1324,1	53,8	80028,2	47,7
Dimeticon/Simethicon	2140,0	50,8	47262,0	55,5
Dimetinden	2236,6	32,2	37775,9	20,6
Diphenhydramin	3010,0	47,9	51361,7	58,2
Dipivefrin	59,6	46,7	3717,1	45,4
Dipyridamol	62,7	38,5	2160,2	47,5
Doxazosin	1250,3	46,5	150309,6	37,1
Doxepin	2350,3	48,4	81009,7	45,4
Doxycyclin	4901,6	99,7	43653,3	98,2
Doxylamin	118,0	60,4	1601,1	53,6
Efeuextrakt	3515,4	35,7	42245,0	32,0

Tabelle 55.7: Anteil der Generikapräparate an Verordnungen und Umsatz 1999 (Fortsetzung)

Wirkstoff	Gesamt-verordnungen		Gesamtumsatz	
	absolut in Tsd.	Generika-anteil (%)	absolut Tsd. DM	Generika-anteil (%)
Eisen(II)-Salze	3406,2	99,8	89703,3	99,7
Eisen(III)-Salze	216,3	100,0	7253,2	100,0
Enalapril	2682,9	34,2	235746,4	21,1
Epinephrin	56,6	100,0	3329,4	100,0
Ergotamin	104,4	100,0	2983,6	100,0
Erythromycin	3278,7	93,6	72684,0	92,9
Estradiol	3591,2	100,0	146410,5	100,0
Estriol	1971,4	63,4	31123,0	56,7
Estrogene, konjugierte	699,9	100,0	20239,7	100,0
Ethacridin	354,6	15,2	5287,6	20,4
Ethosuximid	63,1	84,2	5222,5	83,5
Etilefrin	878,8	33,6	18097,3	35,2
Etofenamat	287,8	15,3	4439,5	15,8
Famotidin	213,0	0,0	29045,7	0,0
Fenofibrat	679,4	94,1	74493,6	94,7
Fenoterol	1160,5	0,3	41125,4	0,2
Fentanyl	359,5	3,2	110169,7	1,1
Flavoxat	70,7	0,0	4281,4	0,0
Flohsamenschalen	239,8	85,8	7655,8	86,7
Flumetason	79,1	90,5	2125,3	93,0
Flunarizin	109,7	28,7	7509,3	22,7
Flunisolid	293,2	62,5	36433,1	91,8
Flunitrazepam	1153,1	43,4	14393,1	33,2
Fluocortin	115,8	100,0	2169,4	100,0
Fluocortolon	354,2	0,0	18676,6	0,0
Fluorometholon	159,5	30,0	2259,6	28,0
Fluorouracil	61,6	100,0	2961,4	100,0
Fluoxetin	342,7	62,2	60727,2	50,6
Fluphenazin	257,3	20,1	26104,0	20,9
Flupredniden	51,8	0,5	1268,7	0,6
Flurazepam	650,2	49,6	9780,6	50,2
Flurbiprofen	120,1	0,0	5363,7	0,0
Fluspirilen	672,0	49,1	26268,0	43,6
Flutamid	109,0	76,2	12192,4	59,1
Fluvoxamin	121,2	21,7	19893,7	17,9
Folsäure	331,8	100,0	9246,3	100,0
Foscarnet	83,2	0,3	2569,8	9,6
Fosfomycin	120,1	100,0	2282,8	100,0
Framycetin	333,0	16,2	8785,4	22,6
Furosemid	5678,7	81,7	145737,4	77,7
Fusidinsäure	1521,4	17,0	24817,4	14,4
Gallopamil	216,4	3,3	19822,8	1,5
Gentamicin	1686,9	37,2	17234,5	37,4
Ginkgo-biloba-Extrakt	4077,6	70,6	242149,4	63,5

Tabelle 55.7: Anteil der Generikapräparate an Verordnungen und Umsatz 1999 (Fortsetzung)

Wirkstoff	Gesamt-verordnungen		Gesamtumsatz	
	absolut in Tsd.	Generika-anteil (%)	absolut Tsd. DM	Generika-anteil (%)
Glibenclamid	5579,3	70,7	103857,9	62,7
Glucagon	90,0	100,0	5637,2	100,0
Glycerol	140,0	63,7	1067,7	55,7
Glyceroltrinitrat	2260,7	23,3	56753,7	27,9
Goldrutenkrautextrakt	178,3	100,0	8105,6	100,0
Goserelin	110,6	0,0	107645,0	0,0
Haloperidol	877,8	54,0	38771,5	31,7
Hamamelisextrakt	295,7	100,0	4598,9	100,0
Harnstoff	702,3	67,1	14286,4	67,0
Heparin	3714,0	99,4	53762,0	96,5
Hexamidin	98,4	100,0	1915,8	100,0
Hexetidin	577,8	56,3	7724,6	54,9
Hydrochlorothiazid	900,0	64,5	24940,1	50,4
Hydrocortison	1763,7	89,0	46953,5	96,1
Hydrotalcit	546,4	8,2	11951,1	5,9
Hydroxycarbamid	75,9	19,9	22988,0	18,3
Hydroxyethylrutoside	523,6	0,0	47282,9	0,0
Hydroxyethylsalicylat	1289,0	100,0	8854,8	100,0
Hydroxyzin	236,9	31,5	7016,5	30,2
Hymecromon	348,8	100,0	10301,2	100,0
Hypromellose	710,1	100,0	12040,0	100,0
Ibuprofen	8013,4	99,9	146110,7	99,9
Imipramin	214,0	62,9	8224,4	64,8
Immunglobulin	253,3	100,0	167940,5	100,0
Indapamid	248,6	10,6	17639,3	9,9
Indometacin	1626,2	92,0	31913,3	90,7
Insulin	6750,3	100,0	1099502,7	100,0
Interferon	129,9	100,0	256348,6	100,0
Ipratropiumbromid	615,9	10,9	32828,0	36,9
Isosorbiddinitrat	4964,1	43,9	184445,9	36,7
Isosorbidmononitrat	4403,8	82,9	284870,4	87,0
Isotretinoin	237,1	23,2	51141,9	3,3
Johanniskrautextrakt	3517,9	93,6	140329,0	96,8
Kaliumiodid	2977,8	74,1	39265,6	71,6
Kaliumsalze	770,1	70,5	22236,9	74,8
Kamillenextrakt	683,2	100,0	12177,8	100,0
Kanamycin	1001,3	100,0	9270,9	100,0
Kava-Kava-Extrakt	370,4	83,5	16405,3	84,3
Ketoprofen	303,1	84,7	9539,2	62,1
Ketorolac	82,6	0,0	3223,8	0,0
Ketotifen	294,1	67,5	9346,8	58,8
Kohle, medizinische	80,2	13,2	1004,4	6,7
Kohlenhydrate	60,3	100,0	1516,8	100,0
Kürbissamenextrakt	350,7	100,0	18584,5	100,0

Tabelle 55.7: Anteil der Generikapräparate an Verordnungen und Umsatz 1999 (Fortsetzung)

Wirkstoff	Gesamt-verordnungen		Gesamtumsatz	
	absolut in Tsd.	Generika-anteil (%)	absolut Tsd. DM	Generika-anteil (%)
Lactobacillus acidophilus	313,6	100,0	6558,2	100,0
Lactulose	2460,3	73,6	69816,5	69,6
Leuprorelin	162,1	100,0	177042,6	100,0
Levocarnitin	55,3	100,0	5320,7	100,0
Levomepromazin	476,3	42,7	18109,7	45,0
Levothyroxin	9664,3	74,4	162804,1	74,0
Lidocain	293,5	77,8	5348,9	78,4
Lindan	286,2	35,1	4745,0	28,9
Liponsäure	1239,9	76,9	192284,5	74,2
Lisinopril	970,6	0,0	97073,4	0,0
Lisurid	99,9	0,0	15321,1	0,0
Lithiumsalze	492,6	57,0	20391,4	51,0
Lonazolac	55,8	100,0	2864,3	100,0
Loperamid	2784,3	63,8	28596,1	58,4
Lorazepam	1423,9	25,4	26141,4	23,9
Lormetazepam	1341,5	10,5	23255,1	10,8
Lynestrenol	113,3	6,4	4187,1	5,7
Lysin-Acetylsalicylat	243,1	34,6	8966,3	11,6
Magaldrat	1458,9	50,2	35422,0	37,2
Magnesiumsalze	4932,7	100,0	113322,8	100,0
Maprotilin	453,3	61,3	13417,7	53,2
Mariendistelextrakt	461,8	63,5	37060,4	54,9
Mebeverin	395,1	26,3	25786,1	17,8
Meclozin	73,7	86,8	1108,8	90,1
Medazepam	396,2	100,0	10456,9	100,0
Medroxyprogesteron	281,5	69,9	22896,7	73,9
Melissenextrakt	151,9	100,0	2283,3	100,0
Melperon	1668,6	42,1	48470,1	35,5
Mepivacain	78,5	71,2	1308,6	69,3
Meprobamat	69,5	100,0	906,7	100,0
Mesalazin	688,1	12,2	164598,9	14,4
Metamizol	5629,1	72,7	51606,7	70,2
Metformin	3779,1	68,2	144875,9	64,2
Methotrexat	375,0	53,2	60302,4	53,4
Methyldopa	103,8	53,9	5754,4	54,3
Methylergometrin	241,8	1,2	2156,2	1,2
Methylprednisolon	856,6	35,1	68850,5	29,7
Metipranolol	260,2	100,0	8017,5	100,0
Metixen	196,0	0,0	8705,8	0,0
Metoclopramid	7179,8	72,7	62517,9	72,1
Metoprolol	7030,4	46,1	387333,5	30,4
Metronidazol	1071,9	85,5	21531,6	85,9
Mianserin	199,7	100,0	12414,6	100,0
Miconazol	670,1	54,4	11962,2	48,6

Tabelle 55.7: Anteil der Generikapräparate an Verordnungen und Umsatz 1999 (Fortsetzung)

Wirkstoff	Gesamt-verordnungen		Gesamtumsatz	
	absolut in Tsd.	Generika-anteil (%)	absolut Tsd. DM	Generika-anteil (%)
Milchsäure	114,3	100,0	1750,8	100,0
Minocyclin	590,8	95,0	24596,7	92,9
Mistelkrautextrakt	596,2	38,8	60702,9	46,9
Moclobemid	187,2	0,0	32904,7	0,0
Molsidomin	2548,7	63,5	128715,3	52,1
Mönchspfefferextrakt	493,1	74,4	15449,9	69,8
Morphin	822,3	83,8	148791,7	94,2
Moxaverin	92,3	10,7	5024,9	9,1
Nachtkerzensamenöl	60,4	100,0	5630,0	100,0
Naftidrofuryl	1682,5	25,8	81290,0	25,8
Naftifin	81,4	0,0	2119,0	0,0
Naphazolin	580,2	99,2	3594,6	98,3
Naproxen	334,1	80,9	15443,4	63,8
Natamycin	60,1	13,5	1521,9	10,4
Natriumchlorid	2407,3	100,0	47135,7	100,0
Natriumfluorid	1616,3	67,9	20950,6	72,4
Natriumhydrogencarbonat	131,3	100,0	6691,2	100,0
Natriumpicosulfat	244,3	9,0	4858,6	5,7
Neomycin	187,7	100,0	11634,6	100,0
Nicergolin	238,9	62,0	31374,4	50,0
Nifedipin	6145,7	84,5	264550,4	83,1
Nitrazepam	911,3	92,6	6311,2	91,2
Nitrendipin	2145,5	82,0	84053,6	41,6
Nitrofurantoin	366,3	56,4	6159,1	61,3
Nitroxolin	100,8	100,0	5578,7	100,0
Norethisteron	458,7	69,2	5089,9	52,8
Norfenefrin	349,9	12,3	13498,0	8,9
Norfloxacin	523,9	57,5	19071,9	46,2
Nystatin	2011,6	85,0	50816,6	82,0
Omeprazol	3821,5	45,4	570385,7	34,9
Orotsäure	235,9	100,0	5817,4	100,0
Oxazepam	2725,7	54,4	25607,9	49,4
Oxiconazol	59,1	100,0	1136,7	100,0
Oxybutynin	381,1	63,0	31310,0	40,3
Oxyfedrin	73,9	41,5	5046,9	37,5
Oxymetazolin	640,9	0,6	5493,4	0,4
Oxytetracyclin	162,2	100,0	1674,3	100,0
Pankreatin	1475,2	97,2	163507,8	96,1
Paracetamol	15986,8	81,2	57061,1	76,2
Paraffin	92,3	100,0	1370,0	100,0
Paroxetin	301,7	100,0	65964,7	100,0
Pentaerythrityltetranitrat	1558,2	98,5	84848,1	98,1
Pentoxifyllin	2215,7	61,2	114915,3	58,7
Pentoxyverin	1199,7	0,1	14068,8	0,1

Tabelle 55.7: Anteil der Generikapräparate an Verordnungen und Umsatz 1999 (Fortsetzung)

Wirkstoff	Gesamt-verordnungen		Gesamtumsatz	
	absolut in Tsd.	Generika-anteil (%)	absolut Tsd. DM	Generika-anteil (%)
Perazin	419,1	36,5	21881,0	37,9
Perphenazin	137,8	22,1	7211,3	23,8
Pethidin	58,7	16,8	2430,7	8,7
Phenobarbital	205,0	84,8	2140,3	76,9
Phenoxymethylpenicillin	6023,3	83,2	97980,3	82,9
Phenprocoumon	1802,0	23,9	65781,8	23,4
Phenylbutazon	133,9	94,7	3194,1	95,1
Phenylephrin	51,2	100,0	453,9	100,0
Phenytoin	473,9	63,4	9875,6	66,0
Phytomenadion	145,3	100,0	3813,5	100,0
Pilocarpin	502,4	100,0	7188,9	100,0
Pimozid	53,5	0,0	3560,2	0,0
Pindolol	109,1	24,2	5637,7	17,6
Piracetam	1249,7	80,0	64869,0	76,8
Pirenzepin	106,9	60,4	3735,3	53,0
Piroxicam	1383,8	84,1	34769,6	78,3
Povidon-Iod	4475,6	65,1	64781,2	60,3
Prazosin	179,3	79,4	13519,4	78,4
Prednicarbat	1213,7	0,0	27893,6	0,0
Prednisolon	4326,2	65,2	76211,4	64,4
Prednison	1340,3	14,7	35459,3	15,6
Pridinol	87,0	97,6	1979,5	94,8
Primidon	275,4	45,2	13192,4	39,5
Procain	59,8	75,9	875,0	69,2
Promethazin	1410,4	51,4	29749,8	54,7
Propafenon	556,0	38,8	43811,4	24,5
Propicillin	282,5	0,1	14674,8	0,2
Propranolol	1594,2	74,1	45531,1	75,8
Propyphenazon	50,8	100,0	335,9	100,0
Pyridostigmin	94,7	11,3	9993,7	4,6
Pyridoxin	69,6	88,7	1089,1	80,2
Ranitidin	5246,2	93,6	233424,3	83,0
Retinol	535,5	100,0	6830,2	100,0
Rosskastanienextrakt	998,9	100,0	63507,5	100,0
Roxithromycin	2951,5	26,3	143045,3	25,4
Saccharomyces boulardii	2511,2	28,9	43027,8	22,8
Sägepalmenextrakt	778,3	100,0	50270,9	100,0
Salbutamol	4375,0	67,3	125728,9	62,7
Salicylsäure	767,4	75,1	8714,4	76,1
Schlangenwurzelextrakt	474,7	35,6	9559,7	41,4
Schöllkrautextrakt	162,2	100,0	6981,8	100,0
Selegilin	131,1	74,8	20109,1	68,7
Selendisulfid	62,5	63,6	1368,5	63,6
Sitosterin	692,0	100,0	40322,1	99,9

Tabelle 55.7: Anteil der Generikapräparate an Verordnungen und Umsatz 1999 (Fortsetzung)

Wirkstoff	Gesamtverordnungen absolut in Tsd.	Generikaanteil (%)	Gesamtumsatz absolut Tsd. DM	Generikaanteil (%)
Sojaöl	166,9	100,0	3971,1	100,0
Sonnenhutextrakt	495,9	100,0	8069,7	100,0
Sotalol	2396,9	68,3	134373,3	61,7
Spiramycin	52,4	100,0	3239,4	100,0
Spironolacton	665,9	66,2	40986,8	71,2
Sucralfat	161,7	10,9	6977,0	11,2
Sulfasalazin	334,2	73,0	50379,3	73,2
Sulpirid	1020,8	76,4	58464,5	73,9
Tamoxifen	475,6	91,7	72193,1	86,9
Temazepam	1003,0	12,9	14542,3	13,2
Terbutalin	892,3	44,7	27700,4	59,9
Terfenadin	440,0	80,5	9310,4	71,7
Testosteron	196,2	46,0	18173,3	52,1
Tetracyclin	202,7	91,6	4082,8	94,8
Tetrazepam	2053,9	68,8	45902,1	50,6
Tetryzolin	589,9	54,2	4476,3	57,2
Teufelskrallenextrakt	169,9	100,0	8319,1	100,0
Theophyllin	5428,2	99,9	253172,9	99,9
Thiamazol	582,0	75,2	10636,5	72,9
Thiamin	58,7	100,0	989,1	100,0
Thioridazin	351,0	21,9	16383,9	20,9
Thymianextrakt	965,0	100,0	10559,9	100,0
Tiaprofensäure	90,2	0,0	4642,0	0,0
Ticlopidin	428,9	9,1	83955,3	6,9
Tilidin und Naloxon	2376,7	100,0	188772,7	100,0
Timolol	1882,4	100,0	48465,9	100,0
Tinidazol	71,1	0,0	1984,8	0,0
Tioconazol	52,8	98,8	1387,5	99,1
Tobramycin	103,2	50,3	10335,6	7,7
Tocopherol	327,3	98,9	19461,6	99,6
Tolnaftat	56,5	24,1	1497,5	15,9
Tolperison	742,2	0,0	30126,0	0,0
Tramadol	4818,5	69,5	215694,4	60,0
Tramazolin	325,7	91,1	2848,6	92,5
Tretinoin	112,7	22,3	2154,4	36,2
Triamcinolon	1913,8	98,8	40923,8	96,5
Triamteren + Hydrochlorothiazid	3545,3	67,3	72850,5	64,2
Trimethoprim	136,1	100,0	1911,3	100,0
Trimipramin	1018,9	100,0	58494,7	100,0
Trospiumchlorid	900,9	57,7	69443,3	53,4
Troxerutin	287,1	100,0	9793,7	100,0
Urogonadotropin	84,3	81,3	32982,8	82,6
Ursodeoxycholsäure	190,7	100,0	27750,3	100,0
Valproinsäure	987,6	58,7	83957,0	55,6

Tabelle 55.7: Anteil der Generikapräparate an Verordnungen und Umsatz 1999 (Fortsetzung)

Wirkstoff	Gesamt-verordnungen		Gesamtumsatz	
	absolut in Tsd.	Generika-anteil (%)	absolut Tsd. DM	Generika-anteil (%)
Verapamil	5547,2	67,6	204580,5	63,1
Vincamin	53,0	83,5	4959,2	76,9
Weißdornextrakt	1336,7	100,0	49500,2	100,0
Xantinolnicotinat	96,1	7,3	4136,3	8,9
Xylometazolin	11402,0	82,6	50165,1	83,2
Zopiclon	1250,0	13,3	38679,5	9,7
Zuclopenthixol	132,4	0,0	11325,4	0,0
Alle 403 Wirkstoffe mit mind. 50 Tsd. Verordnungen	512756,6	70,4	17382895,0	65,1
Alle generikafähigen Wirkstoffe	515272,9	70,4	18170000,0	64,3
Gesamtmarkt GKV-Rezepte mit Fertigarzneimitteln	782647,7	46,4	36773803,9	31,8

Tabelle 55.8: Führende Arzneimittel 1999 nach Verordnungen

Rang	Präparat	Verordnung in Tsd.	Umsatz in Tsd. DM	DDD in Tsd.
1	Paracetamol-ratiopharm	6147,0	22064,9	29052,6
2	L-Thyroxin Henning	5981,0	101790,0	371643,2
3	ACC	5381,1	77809,2	97660,4
4	Voltaren Emulgel	5349,6	58450,2	48611,5
5	Voltaren	4561,4	56090,5	93849,1
6	Olynth	4431,0	19166,4	90907,7
7	Mucosolvan	4375,0	42548,7	41249,7
8	ASS-ratiopharm	4124,4	23486,1	137335,7
9	NAC-ratiopharm	3922,7	44663,8	54201,2
10	Nasengel/Spray/Tr.-ratiopharm	3728,3	16670,0	74335,3
11	Beloc	3701,4	264798,6	157021,3
12	Diclofenac-ratiopharm	3598,2	40216,1	81540,2
13	Sinupret	3301,9	47224,4	34955,4
14	ben-u-ron	2999,4	13553,4	13587,4
15	Isoket	2785,2	116699,6	208672,1
16	MCP-ratiopharm	2643,3	20144,4	22342,9
17	Norvasc	2542,8	376984,6	250313,5
18	Euthyrox	2476,0	42250,9	154584,9
19	HerzASS-ratiopharm	2452,2	15175,0	239885,4
20	Gelomyrtol/-forte	2447,4	40181,5	38604,9
21	Paracodin/retard	2375,4	22776,7	10073,4
22	Prospan	2260,6	28723,4	10538,6
23	Berodual	2229,2	176779,2	195558,9
24	Allopurinol-ratiopharm	2227,4	38739,8	114294,4
25	Novodigal Tabl.	2220,0	24723,9	77853,2
26	Rulid	2175,9	106686,1	15089,2
27	Sortis	2147,3	464995,0	223231,9
28	Fluimucil	2105,8	25273,6	22143,4
29	Klacid	2104,0	127513,1	14385,9
30	Antra	2077,4	370092,7	70701,7
31	Spasmo-Mucosolvan	2066,8	38868,7	14243,7
32	Zithromax	2065,5	97554,7	9661,0
33	Lisino	2049,4	88074,8	56289,3
34	Zyrtec	2047,0	104244,6	66474,6
35	Presomen comp. Drag.	2016,4	92564,5	164646,6
36	Paspertin	1958,5	17449,4	16071,0
37	Otriven Lösung etc.	1922,7	7591,6	37336,7
38	Jodid Tabletten	1896,7	24618,8	210691,8
39	Glucobay	1858,3	145225,6	56862,0
40	Paracetamol Stada	1829,3	5423,8	6427,8
41	Digimerck	1799,3	25073,8	124095,9
42	Isoptin	1795,7	75484,5	78240,2
43	Perenterol	1786,6	33224,2	5099,2
44	Diclac	1774,5	18932,8	39295,6
45	Magnesium Verla N Drag.	1764,2	31833,8	40206,0
46	Furosemid-ratiopharm	1699,0	37958,1	166974,5
47	Captohexal	1687,9	41916,3	97109,0
48	Euglucon	1636,3	38703,8	92954,3
49	Nitrolingual	1630,5	28880,3	55391,5
50	Amaryl	1621,4	130915,3	169910,9
	Summe	135.778,4	3.910.811,0	4.502.206,3
	Kumulativer Anteil	17,35 %	10,63 %	16,22 %

Tabelle 55.8: Führende Arzneimittel 1999 nach Verordnungen (Fortsetzung)

Rang	Präparat	Verordnung in Tsd.	Umsatz in Tsd. DM	DDD in Tsd.
51	Pulmicort	1621,2	214175,7	77869,5
52	Insidon	1616,6	58236,0	37649,3
53	Insulin Actraphane HM	1578,4	277954,4	95695,9
54	Stilnox	1577,3	50356,2	29519,9
55	Ciprobay	1574,0	128033,8	5823,6
56	Vomex A/N	1569,0	21478,7	8908,2
57	Ambroxol-ratiopharm	1546,6	15326,5	17083,5
58	Novalgin	1538,7	15403,7	8304,1
59	Pentalong	1535,0	83232,9	73351,5
60	Fenistil/-retard	1515,6	29985,3	16047,2
61	Xanef	1484,7	155728,3	111996,4
62	Ranitidin-ratiopharm	1478,3	58608,1	54103,6
63	Digitoxin AWD	1473,8	19290,1	94534,7
64	Tramal	1471,9	86203,3	20945,5
65	Novaminsulfon-ratiopharm	1470,8	16675,4	10510,8
66	Meditonsin H	1468,3	19764,4	14202,1
67	Cotrim-ratiopharm	1447,9	8681,4	9543,9
68	Bronchoretard	1430,1	81819,1	103387,7
69	Sultanol inhalativ	1428,4	46921,8	39112,3
70	D-Fluoretten	1412,8	16201,1	127509,9
71	Marcumar	1370,5	50386,4	126425,0
72	Gelonida Schmerz	1368,5	12326,9	4973,6
73	Berlosin	1345,8	7280,3	3636,1
74	Diclophlogont	1337,8	16450,6	30503,3
75	Kliogest N	1327,0	74716,1	108170,1
76	Valoron N	1302,6	125269,7	26158,5
77	Capval	1293,7	12640,1	5386,5
78	Aquaphor	1292,4	74241,1	101731,0
79	Bepanthen Augen-/Nasensalbe	1285,4	6161,7	32828,5
80	Fucidine Gel etc.	1262,2	21064,8	8088,4
81	Diazepam-ratiopharm	1254,7	4320,0	28751,8
82	Dusodril	1248,0	60284,6	22114,6
83	Zocor	1247,0	293566,3	100959,0
84	Adumbran	1241,8	12953,1	13181,6
85	ACE-Hemmer-ratiopharm	1232,8	29840,9	67611,6
86	Amoxicillin-ratiopharm	1227,2	32293,7	16130,6
87	Dermatop	1213,7	27893,6	39389,4
88	Glucophage	1202,6	51829,0	55442,2
89	Noctamid	1200,5	20738,6	36449,9
90	Sedotussin	1198,2	14052,5	9398,8
91	Tebonin	1197,0	88268,3	57551,1
92	Tromcardin Amp./Drag./Tabl.	1180,6	37415,6	26914,8
93	Diclo KD	1173,7	9367,5	20397,6
94	Maaloxan	1173,4	37295,7	8060,4
95	Madopar	1169,9	88166,8	16776,6
96	ferro sanol/duodenal	1168,5	34333,7	31180,0
97	Dytide H	1159,2	26077,1	87123,1
98	Saroten	1151,8	34092,4	39893,3
99	Jodthyrox	1146,4	33430,7	110659,5
100	Ranitic	1128,0	43083,1	39701,4
	Summe	203.118,6	6.694.727,8	6.733.894,3
	Kumulativer Anteil	25,95 %	18,21 %	24,27 %

Tabelle 55.8: Führende Arzneimittel 1999 nach Verordnungen (Fortsetzung)

Rang	Präparat	Verordnung in Tsd.	Umsatz in Tsd. DM	DDD in Tsd.
101	Batrafen Creme etc.	1107,6	42570,2	16085,0
102	Estraderm TTS/MX	1103,0	55157,7	70579,7
103	Iberogast	1096,5	22164,6	16289,1
104	Maninil	1090,2	24174,7	52153,0
105	Berotec	1085,2	37624,9	118108,3
106	Ximovan	1083,3	34935,5	20224,0
107	Lanitop	1078,6	19741,8	51720,9
108	Codipront	1073,4	13857,0	5213,9
109	Isotone Kochsalzlsg. Braun	1062,4	19715,2	7178,6
110	Tavor	1062,3	19886,8	21308,7
111	Linola	1061,5	26150,9	34754,6
112	Insuman Comb	1046,0	168797,3	61190,6
113	Lefax	1043,1	20787,8	6315,6
114	Lasix	1037,3	32525,4	114838,4
115	Propulsin	1036,7	73149,2	15120,2
116	Kadefungin	1036,4	13657,7	5832,7
117	Godamed	1031,4	6630,7	86180,4
118	Concor	1024,3	61430,6	52433,0
119	Glibenclamid-ratiopharm	1018,1	13492,0	55391,1
120	Buscopan plus	1014,1	15880,9	3772,0
121	Isocillin	1012,6	16766,4	5878,9
122	Imodium	1008,7	11898,8	4510,4
123	Aspirin protect	1008,5	12238,2	93693,2
124	Chlorhexamed	1004,8	12603,7	6698,9
125	Aponal	996,6	36913,4	19352,9
126	Flutide	995,2	122530,8	34418,7
127	paracetamol von ct	993,8	2917,7	3425,1
128	Arelix	993,1	55287,4	67278,1
129	Buscopan	988,5	12383,3	3504,9
130	Jarsin	987,3	43366,2	30636,5
131	Penicillin V-ratiopharm	978,7	14812,3	7015,3
132	Pantozol	977,4	152572,5	26565,1
133	Acemuc	970,4	11602,6	15318,6
134	Eunerpan	966,2	31242,2	5224,5
135	Gastrosil	958,4	9627,3	9653,7
136	Adalat	953,2	44779,0	56106,6
137	Thyronajod	944,6	25007,9	96329,8
138	Rhinomer	943,4	9514,2	8350,9
139	Betaisodona Salbe etc.	939,7	14491,9	12416,2
140	diclo von ct	938,5	8345,4	15673,3
141	Presomen Drag.	935,1	37850,1	70702,1
142	ParaCetaMol Lichtenstein	929,4	3009,4	3758,7
143	Corvaton	929,3	61667,3	75022,8
144	Metoprolol-ratiopharm	926,4	32842,4	44013,8
145	Delix	926,1	112461,5	102334,3
146	Vertigoheel	918,2	18232,5	22439,2
147	Lipobay	915,7	170241,7	78545,7
148	Calcium Sandoz Brausetabl.	912,8	33610,1	69912,5
149	Paracetamol BC	907,6	2449,6	2391,4
150	dolomo TN	900,5	7774,7	3709,5
	Summe	253.070,9	8.546.099,4	8.543.465,9
	Kumulativer Anteil	32,34 %	23,24 %	30,79 %

Tabelle 55.8: Führende Arzneimittel 1999 nach Verordnungen (Fortsetzung)

Rang	Präparat	Verordnung in Tsd.	Umsatz in Tsd. DM	DDD in Tsd.
151	Kepinol	900,4	6999,6	6246,1
152	Tramadolor	885,9	33930,2	10216,7
153	Corinfar	880,7	42513,2	47495,7
154	Arthotec	873,0	36763,6	20197,9
155	Magnetrans forte	871,1	23000,2	31932,1
156	Trental	859,4	47485,0	31408,2
157	Ecural	839,7	19753,5	23119,3
158	Dipiperon	838,7	31385,4	6720,0
159	Stangyl	828,4	51797,8	20226,7
160	Aarane/N	828,1	110345,1	34161,9
161	Tegretal	826,8	71724,5	32020,9
162	Dexa-Gentamicin	825,4	8796,0	14698,1
163	Zymafluor D	825,1	9516,4	74524,4
164	Gingium	823,1	40726,7	27229,7
165	Fluoretten	822,7	10641,9	241041,4
166	Benalapril	822,4	44216,3	36689,9
167	Otobacid N	819,1	10890,9	8936,2
168	Acerbon	818,4	80976,4	56751,9
169	Agopton	804,4	114518,9	18604,3
170	sab simplex	787,0	20982,4	6354,3
171	Amoxypen	778,7	19299,1	8924,8
172	Decortin-H	775,7	15948,3	45440,2
173	Roxigrün	775,6	36359,2	5284,7
174	Ibuhexal	773,6	15623,4	13870,9
175	Jodetten	771,5	11154,4	127860,1
176	Megacillin oral	770,1	12269,3	5484,3
177	Panthenol-ratiopharm	760,2	5849,6	28857,8
178	Briserin N	759,2	44637,6	69873,6
179	Tannosynt	759,0	11446,5	35828,8
180	Sotalex	758,7	51415,1	46040,1
181	Locabiosol	758,0	20452,0	12660,6
182	Rewodina	755,1	13733,3	23931,5
183	Verapamil-ratiopharm	754,9	22025,6	27792,7
184	Advantan	753,0	15228,9	19691,2
185	Corangin	744,0	71602,0	70164,6
186	Allergospasmin-Aerosol	743,9	101293,7	31461,6
187	Glibenhexal	742,9	9493,9	43915,2
188	Mydocalm	742,2	30126,0	7652,1
189	Valette	737,1	34129,9	59413,8
190	Lemocin	734,6	6508,4	2677,2
191	Riopan	727,2	22240,7	8236,9
192	ASS-Hexal	725,0	3996,8	20112,0
193	Lopedium	723,4	6864,8	2366,8
194	Obsidan	723,4	21976,4	15689,4
195	Fenistil Gel	721,0	7790,6	6375,9
196	Furorese	719,2	29887,8	112485,9
197	Vetren Gel/Salbe	712,7	8342,4	28495,2
198	Eferox	711,5	10701,5	42097,5
199	Tarivid	711,3	50496,8	4690,9
200	Novaminsulfon Lichtenstein	708,8	8995,8	5861,5
	Summe	292.182,3	10.082.952,9	10.225.279,4
	Kumulativer Anteil	37,33 %	27,42 %	36,85 %

Tabelle 55.8: Führende Arzneimittel 1999 nach Verordnungen (Fortsetzung)

Rang	Präparat	Verordnung in Tsd.	Umsatz in Tsd. DM	DDD in Tsd.
201	Dilatrend	707,4	93725,1	29797,8
202	Mirfulan	705,5	11374,8	24483,3
203	Contramutan D/N	704,6	14191,5	4140,7
204	Doxy Wolff	704,0	6526,6	9838,4
205	Rifun	703,8	110478,3	19512,7
206	Captohexal comp.	701,5	24675,1	60458,1
207	Lorzaar	700,3	114198,7	54189,4
208	Depot-H-Insulin Hoechst	699,0	109874,5	40047,1
209	Verahexal	698,8	28464,0	32526,9
210	Crataegutt	697,7	31031,6	26079,3
211	Foradil	696,5	74465,2	28921,7
212	Serevent	695,5	69853,1	25532,3
213	Ritalin	695,1	25110,8	8423,6
214	Delix plus	693,3	102782,7	54191,7
215	Insulin Actrapid HM	691,7	115742,6	40821,1
216	Euphylong	691,6	35109,8	40046,6
217	Faktu	690,6	19222,5	8859,1
218	Carbimazol Henning	689,6	13784,6	29885,0
219	Vigantoletten	686,6	8520,1	98132,3
220	Atosil	685,8	13468,6	13183,1
221	Sotahexal	680,9	34126,1	39415,4
222	Kanamytrex	679,5	7118,7	14773,2
223	Oxis	679,0	62822,7	16026,1
224	Bikalm	674,8	21622,2	12465,0
225	Ginkobil	673,5	36761,9	25169,9
226	ibuprof von ct	671,9	12502,8	10239,4
227	Mobec	671,0	34359,3	17042,2
228	Nifedipin-ratiopharm	665,2	23947,4	33796,0
229	Ambrohexal	652,8	5043,6	5066,8
230	Decortin	652,5	20553,9	35883,9
231	Rohypnol	652,3	9617,4	12647,4
232	Fungizid-ratioph. Creme etc.	651,5	6211,2	11378,4
233	Bifiteral	650,5	21250,1	43263,9
234	ASS von ct	649,9	3411,6	18967,3
235	Bronchipret Saft/Tr.	648,2	5607,2	6296,9
236	Ismo	647,4	28746,2	33878,2
237	Tramadol-ratiopharm	642,9	19499,3	7014,2
238	Euphorbium compositum Spray	641,9	5680,5	7406,2
239	Cynt	641,6	79302,3	52976,1
240	Musaril	641,3	22655,9	11838,0
241	Nasivin	637,3	5469,5	17422,0
242	OeKolp vaginal	635,6	7989,4	45514,6
243	Falicard	634,9	18764,2	19763,0
244	Effekton Creme	629,8	7014,8	6112,8
245	Rhinotussal Saft	629,3	8149,3	2097,7
246	Lopirin	628,6	51060,1	27196,2
247	Corneregel	628,2	5662,5	56505,4
248	Mevinacor	624,0	131049,0	38399,5
249	Tannolact	623,4	10511,2	10755,3
250	Lorzaar plus	621,3	104185,7	49636,5
	Summe	325.582,1	11.916.248,9	11.563.296,8
	Kumulativer Anteil	41,60 %	32,40 %	41,67 %

Tabelle 55.8: Führende Arzneimittel 1999 nach Verordnungen (Fortsetzung)

Rang	Präparat	Verordnung in Tsd.	Umsatz in Tsd. DM	DDD in Tsd.
251	Ibuprofen Stada	621,3	12534,7	10423,9
252	Refobacin Augensalbe/Tropf.	621,0	4099,1	10727,2
253	Korodin Herz-Kreislauf	619,8	13930,9	24574,3
254	Indomet-ratiopharm	618,9	14175,2	17667,3
255	Bepanthen Roche Salbe	616,4	6476,1	22082,3
256	Bisoprolol-ratiopharm	615,0	34442,9	32437,7
257	Silomat	613,9	5816,9	3763,9
258	Insulin Protaphan HM	612,7	99294,7	34736,1
259	Dilzem	612,0	41824,4	24442,9
260	Nifehexal	610,3	29119,7	45390,4
261	Keimax	610,3	41570,8	3370,6
262	Apsomol Dosieraerosol	610,0	13094,1	18351,9
263	Isot. Kochsalzlsg. Fresenius	609,3	9325,2	3936,1
264	Elmex Gelee	608,2	8006,4	139010,1
265	Telfast	603,4	31152,3	22613,4
266	Dexa-Rhinospray N	602,8	15612,9	21098,5
267	Floxal	600,2	8339,2	15145,9
268	Ibuflam Lichtenstein	598,0	7896,9	8613,2
269	Soledum Kapseln	592,6	8348,6	5645,5
270	Baycuten	592,4	19740,6	7515,1
271	Oxazepam-ratiopharm	591,9	3761,6	6124,1
272	Effortil/Depot	583,6	11736,1	7596,5
273	Cyclo-Menorette	583,4	28626,5	47639,8
274	Klimonorm	581,6	25652,4	47894,4
275	Tavanic	580,0	37354,2	6119,3
276	Normoc	576,1	8491,2	12624,1
277	Paracetamol-1A Pharma	571,7	1907,7	2730,8
278	Verrumal	570,8	13110,6	14840,6
279	Bromuc	570,1	11911,4	12438,6
280	talvosilen	570,0	4700,9	2276,4
281	Paracetamol Hexal	569,2	2035,6	2796,6
282	Katadolon	568,2	23546,3	4903,2
283	Gynodian Depot	568,0	33147,2	45478,2
284	Panthenol Lichtenstein	567,0	3967,9	22943,1
285	Denan	560,8	127273,0	40856,2
286	Heparin-ratiopharm	557,3	7162,0	22632,2
287	Cordanum	556,9	25283,3	23339,1
288	Amoxihexal	556,9	14472,6	7222,0
289	Sedariston Konzentrat Kaps.	556,6	19052,4	11361,0
290	Panotile N	556,2	13209,2	8228,2
291	Doxy-ratiopharm	555,5	4449,1	8660,4
292	Carnigen/Mono	554,9	18799,5	11037,8
293	Diclo-Divido	553,7	7877,0	14722,0
294	Aequamen	551,3	18621,7	15328,6
295	Sinuc	550,7	5334,3	8538,6
296	Trusopt	550,3	61844,4	26868,9
297	Atrovent	548,5	20724,6	20825,1
298	Bromazanil	546,9	6598,4	11397,7
299	Kalinor-Brausetabl.	546,4	21373,6	11058,8
300	Doxam	545,7	4672,5	5767,9
	Summe	354.679,7	12.927.748,3	12.519.093,3
	Kumulativer Anteil	45,32 %	35,15 %	45,11 %

Tabelle 55.8: Führende Arzneimittel 1999 nach Verordnungen (Fortsetzung)

Rang	Präparat	Verordnung in Tsd.	Umsatz in Tsd. DM	DDD in Tsd.
301	Inflanefran	543,7	8006,2	11303,4
302	Dolobene Gel	542,2	9291,8	14567,9
303	Kreon	541,1	66684,0	6740,0
304	Captobeta	540,1	12437,3	31990,6
305	Ovestin Creme/Ovula	538,5	8381,8	91851,7
306	Diclo-ratiopharm Gel	536,0	5072,9	4683,8
307	Acercomp	536,0	81756,9	44664,1
308	Livocab Augentropfen	534,9	23058,0	9041,5
309	Remifemin plus	533,4	17905,2	25378,9
310	Tridin	533,2	30524,3	13383,8
311	Torem	531,9	51754,3	36790,9
312	Lactulose-ratiopharm	531,6	13133,5	33965,7
313	Penhexal	529,9	8303,1	4163,0
314	Erythromycin-ratiopharm	528,4	10814,1	3384,2
315	Tramundin	526,9	36091,8	8192,5
316	Lendormin	523,3	7772,6	10176,2
317	Remestan	523,2	7457,9	9236,2
318	Analgin	521,7	2799,3	1441,3
319	Siofor	521,5	21945,3	22918,8
320	Ossofortin forte	520,3	30475,5	24537,6
321	Accuzide	520,0	67689,5	43703,6
322	Spasmo-Cibalgin comp. S	519,2	28537,3	3818,5
323	Zymafluor Tabl.	519,1	5785,9	125481,7
324	Neuro-ratiopharm N	518,8	11206,3	21075,3
325	Keltican N	517,0	35891,4	12692,0
326	Eryhexal	516,3	10972,0	3812,8
327	Pravasin	512,5	110428,1	31599,8
328	Venoruton/-intens Kaps. etc.	508,5	46860,0	28834,4
329	Allvoran	508,2	7263,6	12082,6
330	Thrombareduct	508,0	7523,6	20540,0
331	Grüncef	503,8	24694,9	2608,7
332	Molsihexal	503,6	19391,0	41018,6
333	Unat	501,8	50096,2	42711,9
334	Talcid	501,8	11246,8	4940,3
335	Arlevert	501,1	17640,2	11764,1
336	Dolo Posterine N	500,7	12394,4	6499,2
337	Plastulen N	500,2	14985,9	27744,1
338	allo von ct	499,1	7625,3	28118,2
339	Urbason	498,9	44593,5	27677,1
340	furo von ct	497,7	8896,5	40420,9
341	Kytta-Sedativum f	496,5	13215,7	15717,0
342	Elobact	496,0	49382,3	4363,3
343	Omep	494,1	52684,2	15177,6
344	Atacand	493,3	86625,2	57364,9
345	Atenolol-ratiopharm	493,0	14741,5	27078,0
346	Ambroxol Heumann	492,9	4315,8	5474,9
347	Afonilum	492,5	26851,0	32298,3
348	Rectodelt	491,0	9358,1	11940,1
349	Isopto-Max	488,7	8471,3	5831,1
350	Modip	487,3	70302,2	47155,7
	Summe	380.389,9	14.261.084,2	13.668.750,1
	Kumulativer Anteil	48,60 %	38,78 %	49,32 %

Tabelle 55.8: Führende Arzneimittel 1999 nach Verordnungen (Fortsetzung)

Rang	Präparat	Verordnung in Tsd.	Umsatz in Tsd. DM	DDD in Tsd.
351	Amoxi-Wolff	487,1	11411,5	5359,9
352	Doxyhexal	486,5	4390,6	7372,3
353	Otalgan	484,6	3879,2	29062,1
354	Cibadrex	483,0	59672,7	38409,6
355	Renacor	479,9	71816,5	40947,9
356	Codipront mono/retard	479,1	5207,9	1755,2
357	Cibacen	478,5	50267,9	49394,2
358	Decoderm tri	478,1	13879,7	6478,6
359	Uniphyllin	476,2	30125,1	42087,5
360	Alfason	475,7	10772,9	6277,5
361	Lacrisic	474,4	6798,9	28270,2
362	Timonil	473,9	43308,5	19367,8
363	Ranibeta	473,7	17033,5	16136,1
364	Pentoxifyllin-ratiopharm	473,5	21945,9	16658,7
365	Diane	473,2	22337,3	38343,7
366	Lacophtal	471,3	6718,9	28504,9
367	Lotricomb	465,8	18185,3	13440,5
368	Tonsilgon N	465,2	6127,5	5819,5
369	Viani	464,6	72995,8	13937,0
370	Nasengel/Spray/Tropfen AL	464,1	1898,9	7352,9
371	Ambroxol AL	464,0	2967,4	3429,0
372	Theophyllin-ratiopharm	463,5	13533,6	30064,2
373	IbuTAD	462,7	11736,8	10029,1
374	Sobelin	462,1	31773,2	2067,8
375	Nebacetin	462,1	9396,6	2436,8
376	Tim Ophthal	460,7	9318,0	33983,0
377	Mono Mack	459,2	47501,2	65415,0
378	Mobilat Gel/Salbe	458,9	9011,7	2754,7
379	Lactulose Stada	457,3	12792,8	33038,1
380	Accupro	457,0	49017,9	28508,7
381	Tilidin-ratiopharm plus	455,4	27514,3	10116,3
382	Solosin	455,2	13402,8	12811,8
383	Broncho Spray	454,8	15024,0	18497,6
384	Artelac	454,7	9160,3	28481,1
385	Vertigo-Vomex S	452,7	21225,6	12140,6
386	Bronchicum Elixir N	451,5	5407,7	2908,0
387	Prednisolon-ratiopharm Tabl.	450,7	6465,3	23003,9
388	Viburcol	450,4	3621,6	2247,1
389	duranifin	450,4	20311,6	25701,5
390	Diclac-Gel	449,9	4464,8	15043,9
391	ISDN-ratiopharm	448,0	12780,5	21984,5
392	Cranoc	447,6	67187,0	23808,9
393	Vomacur	447,0	3173,9	1171,6
394	Doxycyclin-ratiopharm	442,0	2809,4	5132,3
395	Ibu KD	441,0	6113,6	6398,9
396	Terzolin	440,3	13839,6	18203,1
397	Monoflam	439,5	3623,7	8557,9
398	MonoStep	438,5	11193,1	35553,5
399	Gastronerton	436,7	2956,4	2653,9
400	Berlthyrox	435,9	7034,4	24725,9
	Summe	403.448,4	15.194.217,8	14.612.895,6
	Kumulativer Anteil	51,55 %	41,32 %	52,66 %

Tabelle 55.8: Führende Arzneimittel 1999 nach Verordnungen (Fortsetzung)

Rang	Präparat	Verordnung in Tsd.	Umsatz in Tsd. DM	DDD in Tsd.
401	Penicillat	435,7	6860,5	3466,3
402	Magnesiocard	435,3	7860,2	10462,3
403	Magnesium-Diasporal N/orange	433,7	15185,4	22719,5
404	Acenorm	432,9	27293,2	23123,5
405	Radedorm	432,6	2526,0	8417,6
406	Amitriptylin-neuraxpharm	432,4	9573,8	14655,1
407	Ödemase Tabl./30 mg ret.	431,9	10408,6	41615,8
408	Nebilet	431,0	51383,4	32095,7
409	Zyloric	429,6	8973,9	23676,6
410	Fraxiparin	429,4	76949,0	7250,2
411	Mediabet	429,2	14303,5	13019,6
412	Pidilat	428,8	16213,1	20494,4
413	Monapax Saft/Supp./Tropfen	427,6	7140,3	1488,9
414	Truxal	425,8	9543,9	5739,9
415	Omeprazol-ratiopharm	425,0	53340,8	14755,7
416	Suprax	424,9	28513,9	2316,9
417	Mucotectan	424,7	5677,3	4608,1
418	Parfenac	424,0	7595,2	10023,9
419	Captogamma	423,7	10737,8	25140,3
420	Anaesthesulf	423,4	5398,0	11020,8
421	Risperdal	423,2	107762,3	8140,9
422	Vesdil plus	422,8	66038,0	35234,0
423	Blopress	422,8	73120,6	49137,8
424	Climopax	422,5	20086,3	34091,1
425	Hedelix	421,9	4912,1	3183,9
426	IS 5 mono-ratiopharm	421,4	18573,2	31924,5
427	Bricanyl/Duriles	417,4	8531,4	5830,1
428	Humalog	417,0	92760,1	24724,1
429	Orelox	416,2	26672,2	2050,0
430	Metohexal	415,5	14483,4	18810,7
431	Salofalk	415,5	101469,7	19613,6
432	Querto	414,8	54582,4	17790,3
433	Multilind Heilpaste	414,4	10576,1	8922,1
434	Fucidine plus	414,3	9060,5	2627,8
435	Sigamuc retard	414,3	5259,8	4415,0
436	Uro-Tarivid	413,4	10353,1	620,1
437	Triampur comp.	413,2	5903,4	35787,2
438	Dociton	413,1	11030,6	7534,8
439	Akineton	412,7	16406,8	10386,3
440	Magium K	412,5	10771,0	12124,1
441	Sandimmun	411,9	268915,5	8549,7
442	MST Mundipharma	410,4	97437,0	9402,7
443	Arufil/uno	409,7	3820,5	21798,3
444	Trisequens	407,9	23771,7	33323,5
445	rökan	407,9	31069,4	20339,9
446	Ergenyl	407,5	37252,8	15587,7
447	Phlogenzym	406,8	30289,1	8367,6
448	Bronchicum Tropfen N	406,5	5335,4	5145,0
449	Mono Embolex	406,3	61725,1	5643,0
450	Vesdil	405,1	50117,9	44405,6
	Summe	424.448,9	16.847.783,2	15.414.498,3
	Kumulativer Anteil	54,23 %	45,81 %	55,54 %

Tabelle 55.8: Führende Arzneimittel 1999 nach Verordnungen (Fortsetzung)

Rang	Präparat	Verordnung in Tsd.	Umsatz in Tsd. DM	DDD in Tsd.
451	Imigran	404,6	55958,1	1792,5
452	Leios	404,2	16558,9	32759,0
453	Haldol	404,1	26494,4	17955,1
454	cotrim forte von ct	403,8	1704,2	2432,7
455	Vidisic	403,1	4114,0	21487,8
456	Diutensat	402,2	9234,8	31592,9
457	Ibuprofen Klinge	400,6	10390,3	8164,2
458	Sempera	400,4	101532,9	4935,9
459	Felis	399,0	15951,5	20366,2
460	Hepa-Gel/Salbe Lichtenstein	398,2	3505,7	15929,9
461	Promethazin-neuraxpharm	398,0	8671,0	11859,0
462	Nitrendipin-ratiopharm	397,8	7009,7	29625,7
463	Oculotect	396,3	5955,7	22969,0
464	Enzym-Lefax Neu/Forte	394,7	20416,2	8423,1
465	Didronel-Kit	393,4	84964,0	35407,0
466	Vividrin Augentropfen	392,9	6411,3	5978,7
467	Codiovan	392,6	65741,4	31311,0
468	Veramex	392,5	17976,5	19659,0
469	Doxepin-neuraxpharm	391,8	15547,0	12135,3
470	Leponex	391,5	60271,2	8192,0
471	Nifedipat	390,3	18503,8	24951,8
472	Falithrom	390,2	14026,5	37116,6
473	Betaisodona Lsg. etc.	390,0	5966,3	11615,3
474	Nacom	390,0	40969,8	7188,6
475	Tiklyd	389,8	78189,3	15611,8
476	Oestrofeminal	389,7	9751,3	24518,2
477	Diovan	389,1	65786,0	32484,1
478	Tenormin	388,6	14610,4	20240,3
479	Paracetamol comp. Stada	388,5	2581,3	1464,5
480	Fosinorm	387,2	40016,4	28810,8
481	Bromhexin-8-Tropfen N	386,7	3154,4	2962,3
482	Bayotensin	386,5	49072,9	27539,0
483	Goldgeist	385,3	7116,7	3034,8
484	Posterisan Salbe/Supp.	383,8	7110,2	5396,3
485	Faustan	383,5	1528,9	6398,4
486	Rudotel	382,1	10219,8	9546,0
487	Betagalen	381,7	6290,4	7588,7
488	Tavegil	381,2	7595,7	5349,0
489	Rhinex	380,8	2044,7	5993,7
490	Uripurinol	380,1	7983,3	21330,5
491	Ambrodoxy Hexal	379,0	4235,3	4058,3
492	Catapresan	378,3	17158,2	13776,7
493	Cyclo-Progynova	377,8	17001,1	30324,7
494	Tranxilium	377,5	10743,0	9219,9
495	Beloc comp	377,2	40929,0	33564,0
496	Cefaclor-ratiopharm	376,9	15541,7	2178,7
497	Orfiril	376,6	30240,7	11819,3
498	CEC	375,0	15734,5	2213,1
499	Dolo-Dobendan	374,9	3588,3	1420,7
500	Aspecton N	374,5	5275,3	3793,7
	Summe	443.903,5	17.939.157,1	16.168.983,9
	Kumulativer Anteil	56,72 %	48,78 %	58,26 %

Tabelle 55.8: Führende Arzneimittel 1999 nach Verordnungen (Fortsetzung)

Rang	Präparat	Verordnung in Tsd.	Umsatz in Tsd. DM	DDD in Tsd.
501	ISDN Stada	373,6	17004,0	34118,9
502	Mykundex Heilsalbe	373,3	6876,4	4424,6
503	Augmentan	371,2	36177,9	2605,9
504	Spasmex Tabl.	370,4	32263,2	9469,1
505	Dexamytrex	368,3	4434,8	6152,9
506	Salbutamol-ratiopharm	365,9	7156,2	14493,0
507	Tryasol Codein	365,6	3403,2	1502,7
508	Iscador	364,8	32214,0	9473,8
509	Ibuprofen Heumann	364,5	6458,4	5222,4
510	Loperamid-ratiopharm	364,5	3903,3	1446,2
511	Nedolon P	363,8	2804,0	1051,6
512	Spiro comp.-ratiopharm	362,5	26100,7	25391,0
513	Alna	361,7	60064,2	28631,8
514	Lumbinon 10/Softgel	360,8	2181,6	7377,2
515	Canifug Vaginal	360,1	5227,7	1675,8
516	Nitrepress	359,6	6425,4	26518,6
517	Clexane	357,9	72237,5	7073,2
518	Dermoxin/Dermoxinale	357,6	11374,0	12568,2
519	Coldastop	357,5	4587,1	12868,5
520	Vasomotal	357,4	14230,4	13453,9
521	Zyprexa	357,0	131645,5	9656,5
522	Tetra-Gelomyrtol	356,4	8395,7	1961,7
523	Diblocin	355,8	49970,9	30316,4
524	Linola-H N	355,8	8388,2	7353,4
525	Molsidomin-ratiopharm	353,9	13724,8	31229,7
526	Allopurinol AL	353,7	5202,8	19512,8
527	Venostasin retard/-S etc.	351,6	26679,0	15633,3
528	Planum	350,4	5160,5	6543,7
529	Baymycard	349,9	39272,8	14894,8
530	Diabetase	349,9	11759,8	15000,6
531	Bactoreduct	349,0	1625,7	2370,5
532	dehydro tri mite/-sanol tri	348,0	15372,0	22344,3
533	Beofenac	347,4	9753,9	6089,0
534	arthrex Cellugel	346,1	3470,1	3086,8
535	Tetrazepam-ratiopharm	345,3	5926,7	4085,3
536	Diclofenbeta	344,5	3582,6	8385,9
537	Timomann	343,6	7241,0	24973,3
538	Xalatan	343,1	44738,5	21365,9
539	Climen	342,9	18508,1	27860,6
540	Optiderm/-F	342,8	9755,7	15365,1
541	Tafil	342,6	9426,2	10059,0
542	Cromohexal-Augentropfen	342,4	5262,0	5179,1
543	Durogesic	342,3	108677,8	15484,9
544	Merigest	341,9	17075,6	27450,4
545	Monostenase	340,9	17451,3	24370,9
546	Femigoa	340,7	8773,7	27884,8
547	Microgynon	340,2	8033,0	27781,2
548	Rytmonorm	340,2	33056,8	20163,2
549	HCT von ct	340,0	5098,7	24666,6
550	Omnic	339,8	57063,6	27233,4
	Summe	461.582,4	18.984.374,1	16.892.806,4
	Kumulativer Anteil	58,98 %	51,62 %	60,87 %

Tabelle 55.8: Führende Arzneimittel 1999 nach Verordnungen (Fortsetzung)

Rang	Präparat	Verordnung in Tsd.	Umsatz in Tsd. DM	DDD in Tsd.
551	Sotalol-ratiopharm	338,5	17648,0	21055,3
552	Aciclovir-ratiopharm Creme	337,1	3658,8	2232,1
553	Arilin	336,8	3565,9	891,1
554	Magnesium Verla Tabl./N Konz	336,8	6859,6	10414,5
555	Dolo-Visano M	336,7	9003,7	1602,8
556	Oralpädon	336,5	3031,2	841,3
557	Cycloöstrogynal	335,7	15626,3	27312,3
558	Diclofenac AL	335,3	2564,1	6490,4
559	Erypo	334,7	218963,2	2809,2
560	Betnesol-V	333,9	12014,7	10385,0
561	doxy von ct	332,9	3615,3	4677,2
562	Lamisil Tabletten	332,8	76933,3	7929,6
563	ASS Stada	332,4	1342,3	5423,6
564	Ecolicin	332,2	3849,7	3828,6
565	Allopurinol Heumann	331,8	6019,9	16583,5
566	Arcasin	329,7	5186,6	2194,4
567	Doxycyclin Heumann	329,5	2742,5	5309,9
568	Sinuforton	328,6	5147,8	3206,3
569	Dynexan A Gel	327,9	3725,0	9749,2
570	Dalmadorm	327,8	4870,8	6344,2
571	Infectocillin	327,8	5941,0	2402,2
572	Gentamicin-POS	327,3	1910,0	5308,6
573	Bronchoforton Salbe	326,5	5923,2	12307,7
574	Locol	326,3	49852,9	17984,3
575	Prednisolon Jenapharm	326,1	5001,6	12970,6
576	Amineurin	326,0	7538,0	11149,6
577	Tepilta Suspension	325,2	13551,1	4902,5
578	Selectol	323,9	23290,0	28591,8
579	Claudicat	322,6	16235,0	13457,8
580	Oculotect fluid	321,7	4423,6	19442,2
581	Plavix	321,1	96455,5	17163,1
582	Ibuprofen AL	320,8	4696,9	5330,4
583	Rantudil	320,2	25216,0	11628,6
584	Akatinol Memantine	319,4	60194,0	12878,2
585	Esidrix	319,3	12365,7	23899,2
586	Lioresal	319,2	21462,6	6833,2
587	Perocur	319,1	3994,5	1193,0
588	Mobloc	319,0	48672,3	26409,4
589	Meglucon	318,6	11032,1	14718,1
590	Progynova	316,8	6251,9	13832,1
591	Imbun	316,7	7053,0	4877,8
592	Dobendan	316,6	2501,1	831,8
593	Esberitox N	315,3	5542,8	2799,3
594	Herviros Lösung	315,1	3968,9	3938,2
595	Freka-cid	314,7	3485,2	3050,7
596	Halcion	314,5	3285,3	4000,5
597	MCP von ct	313,1	2488,6	3207,5
598	Kompensan Liquid/Tabl.	312,8	7613,7	3985,3
599	Cardular	312,6	44512,0	27056,8
600	Tilidalor Hexal	312,4	18112,0	6574,0
	Summe	477.840,6	19.913.313,5	17.364.811,6
	Kumulativer Anteil	61,05 %	54,15 %	62,57 %

Tabelle 55.8: Führende Arzneimittel 1999 nach Verordnungen (Fortsetzung)

Rang	Präparat	Verordnung in Tsd.	Umsatz in Tsd. DM	DDD in Tsd.
601	Traumeel S	311,7	4634,3	6917,3
602	Refobacin Creme	310,4	3380,3	1612,4
603	Psorcutan	310,2	30171,7	10262,5
604	Natil	310,1	27059,5	18403,1
605	Miranova	309,9	12828,7	25398,3
606	Tempil N	309,1	4556,3	1373,8
607	Kaban/Kabanimat	308,9	6797,9	10746,5
608	Mercuchrom 2 %	308,8	2123,1	3902,1
609	Arelix ACE	307,2	49966,7	24450,9
610	Limptar N	307,1	14884,7	15015,4
611	Novadral	306,7	12290,7	21790,4
612	Mescorit	306,5	12982,1	13014,0
613	Piracetam-ratiopharm	306,3	11268,3	9881,4
614	Remifemin	305,8	5600,5	15097,4
615	Prostagutt forte	305,3	24258,4	21844,7
616	Optipect Kodein forte	304,1	3374,1	1281,3
617	arthrex	303,3	4403,5	8252,0
618	Dolgit Creme/Gel	303,1	4790,1	2394,4
619	Azumetop	303,1	13314,7	19055,1
620	Chloraldurat Pohl	302,6	3618,1	3535,8
621	Atehexal	302,3	8948,6	16599,0
622	Penicillin V Stada	302,0	5153,6	2368,9
623	Staurodorm Neu	301,1	4609,8	6022,1
624	Rivanol	300,6	4209,3	4287,5
625	Tri.-Thiazid Stada	300,5	6933,4	23308,6
626	Iscover	300,2	91250,3	16239,7
627	Cholspasmin forte	299,7	8750,7	8689,4
628	Babix-Inhalat N	298,5	2721,7	20380,7
629	Vistagan	298,2	8950,9	23371,6
630	Remergil	297,3	59755,9	14737,0
631	Azubronchin	297,0	4322,8	5068,9
632	Nitrendepat	296,7	7447,3	22116,9
633	Ranitidin Stada	296,6	12196,1	11373,9
634	Ergo-Lonarid PD	296,5	5970,3	3228,4
635	Ascotop	296,2	30591,9	1493,9
636	Anafranil	295,7	18740,0	8245,0
637	Amoxibeta	295,5	7003,6	3955,3
638	Epi-Pevaryl Creme etc.	293,6	7772,1	4293,2
639	Antifungol Vaginal	293,2	3922,2	1590,0
640	Guttaplast	293,1	1606,3	7913,4
641	BS-ratiopharm	292,7	3055,2	1132,4
642	Kortikoid-ratiopharm/F	292,6	3681,3	4021,7
643	Cilest	292,3	7415,0	23551,7
644	Furosemid Heumann	292,3	5616,0	25174,1
645	Azudoxat	291,8	2713,3	3916,7
646	Duspatal	291,4	21187,5	9918,1
647	Molsidomin Heumann	291,2	15820,2	22770,2
648	Bronchicum Mono Codein	291,2	4585,9	2096,4
649	Methizol	290,8	5088,3	14115,0
650	Posterisan forte	289,8	7135,3	1980,6
	Summe	492.851,3	20.542.772,0	17.913.000,9
	Kumulativer Anteil	62,97 %	55,86 %	64,55 %

Tabelle 55.8: Führende Arzneimittel 1999 nach Verordnungen (Fortsetzung)

Rang	Präparat	Verordnung in Tsd.	Umsatz in Tsd. DM	DDD in Tsd.
651	Novothyral	288,8	12378,8	34801,2
652	Blocotenol	288,7	10420,7	14522,5
653	Harzol	288,6	15663,0	15423,1
654	Prothazin	288,2	6798,6	6848,9
655	Tiapridex	288,0	37633,1	6283,8
656	Rhinotussal Kaps.	287,8	4434,1	1838,6
657	Spasmo-Urgenin TC	286,3	14553,9	1664,8
658	Thioctacid	285,8	49639,8	19582,3
659	Lexotanil	285,7	4358,3	6057,4
660	Azuprostat M	285,5	18072,7	20565,9
661	Mizollen	284,2	14464,5	9143,6
662	Neurotrat S	283,6	9319,9	7525,6
663	Mucophlogat	283,3	2708,9	2959,4
664	Cipramil	283,3	52898,7	18506,2
665	Haemo-Exhirud	282,7	8425,1	6446,2
666	Doxepin-Dura	282,4	5844,0	3793,4
667	Baycillin	282,1	14649,2	3343,0
668	Emesan	281,4	2465,8	1109,1
669	DET MS	281,0	9120,2	10133,8
670	Pres	280,9	30353,1	22267,9
671	Titretta S/T	280,6	5774,5	2104,7
672	Microklist	280,1	6332,7	2316,1
673	Sofra-Tüll	279,2	6800,7	2946,2
674	Kerlone	278,6	20906,2	20694,6
675	Anco	278,1	7145,5	5862,1
676	durazanil	277,1	4015,4	6288,3
677	Siccaprotect	276,9	3098,2	17340,7
678	Physiotens	275,6	35161,7	24324,6
679	Amoxicillin AL	274,9	6212,8	3555,3
680	Neo-Eunomin	274,9	12896,1	22391,5
681	Bazoton	274,0	24960,3	21218,3
682	Munobal	273,7	39765,0	27534,3
683	Aerodur	273,6	12516,7	13679,4
684	Neurocil	272,9	9966,2	2483,1
685	Doxymono	272,1	1829,7	3886,9
686	Nifedipin Stada	271,2	12065,8	14904,4
687	Bromelain-POS	271,1	10761,5	6903,7
688	Captopril Heumann	270,9	6408,0	13893,2
689	tensobon	270,2	22542,2	12029,7
690	Solupen D	269,4	3976,9	6735,7
691	Zentramin Bastian N Tabl.	268,5	11834,6	5244,8
692	triazid von ct	267,5	4249,4	20370,5
693	Ditec	267,4	31233,9	10197,5
694	Minisiston	267,3	6781,1	21529,4
695	Ell-Cranell	267,0	9373,4	10835,7
696	Aprovel	266,7	48318,2	27697,4
697	Bezafibrat-ratiopharm	266,6	16742,6	14200,4
698	Zovirax Creme	266,3	4606,8	1886,7
699	Taxilan	266,1	13580,8	12246,0
700	Trancopal Dolo	265,8	8687,5	1689,1
	Summe	506.714,1	21.275.518,8	18.482.807,8
	Kumulativer Anteil	64,74 %	57,86 %	66,60 %

Tabelle 55.8: Führende Arzneimittel 1999 nach Verordnungen (Fortsetzung)

Rang	Präparat	Verordnung in Tsd.	Umsatz in Tsd. DM	DDD in Tsd.
701	Clindahexal	265,4	11865,9	1153,2
702	Gelusil/Lac	265,2	7776,3	3072,3
703	TriamSalbe/Creme Lichtenst.	264,6	2646,7	4487,1
704	Sympal	264,2	4945,4	1692,2
705	Phlogont Salbe/Gel	263,7	1652,8	5963,7
706	Fungata	263,5	7616,4	197,6
707	Symbioflor I	263,5	8581,5	3387,7
708	Dona 200-S Drag.	263,3	15598,1	4387,6
709	Umckaloabo	263,2	6550,6	3661,6
710	Climarest	262,5	7741,8	24235,4
711	Teveten	262,5	27293,2	12422,1
712	Insuman Rapid	262,3	44946,3	16269,4
713	Praxiten	262,3	3982,5	5290,2
714	Urem/-forte	262,2	3251,3	1944,1
715	Singulair	261,1	54969,1	12501,2
716	Kaveri	261,0	15183,7	10457,3
717	Lactulose Neda	261,0	7965,7	15742,3
718	Capozide	260,9	38813,8	23956,1
719	Pres plus	260,3	39698,5	22680,2
720	Bronchospray Novo	260,3	7410,0	10358,8
721	Betamann	260,2	8017,5	19160,7
722	Canifug-Creme etc.	260,0	2801,4	4436,5
723	Polyspectran Augen-/Ohrentr.	259,8	2605,8	3583,5
724	ISDN von ct	259,4	5936,6	13039,2
725	Flunitrazepam-ratiopharm	259,3	2463,0	4963,6
726	Isomonit	259,1	10656,6	18819,2
727	Fucithalmic	258,6	3581,0	7756,7
728	Bisobloc	258,5	13764,7	13435,0
729	Emser Nasenspray	258,2	2323,7	4303,2
730	Diclofenac Stada	257,9	2541,0	4634,9
731	Atemur	257,0	30608,3	8509,7
732	Predni H Tablinen	257,0	3593,9	12877,8
733	Imap 1,5 mg	255,6	9331,8	7798,7
734	Ultralan Creme etc.	255,4	9716,7	12510,9
735	Detrusitol	255,0	31759,8	7819,9
736	Fibrolan	254,6	16742,9	3922,8
737	Diclo Dispers	254,4	2292,0	3756,0
738	Neuroplant	254,2	9948,8	9110,9
739	Tantum Verde Lösung	253,3	2855,1	1013,2
740	Podomexef	252,9	15827,4	1162,1
741	Hexoral	252,7	3482,8	1305,8
742	Remotiv	251,0	10111,4	10694,9
743	amoxi von ct	250,6	7333,4	3793,2
744	Yxin	250,1	1785,9	18646,2
745	β-Acetyldigoxin-ratiopharm	250,1	2043,5	8421,0
746	Normabrain	250,0	15076,7	9116,4
747	Luvased	249,9	5098,5	6793,5
748	Transpulmin Kinderbalsam S	249,8	3176,1	6532,1
749	Piroxicam-ratiopharm	249,6	6749,9	6426,3
750	Tussamag N Saft/Trop.	249,3	2389,2	1087,9
	Summe	519.610,1	21.838.624,0	18.902.099,9
	Kumulativer Anteil	66,39 %	59,39 %	68,11 %

Tabelle 55.8: Führende Arzneimittel 1999 nach Verordnungen (Fortsetzung)

Rang	Präparat	Verordnung in Tsd.	Umsatz in Tsd. DM	DDD in Tsd.
751	Chibro-Timoptol	249,1	7131,2	18024,9
752	Capto-Isis	248,4	17271,3	12590,4
753	Bisomerck	247,9	13475,8	12449,6
754	Enoxor	247,7	5844,7	785,7
755	Karvea	247,3	44269,2	24809,6
756	Jellin	246,8	6417,9	5217,2
757	Phardol Rheuma-Balsam	245,8	2698,9	4681,6
758	Jellin polyvalent	245,5	6940,4	2825,4
759	Santax S	245,4	3987,7	1049,1
760	Acimethin	244,6	16239,6	5056,1
761	frenopect	244,6	1650,4	1546,9
762	Transpulmin Balsam/E	244,0	4276,8	5934,9
763	Acenorm HCT	243,8	8699,7	20841,5
764	Migränerton	243,5	5636,2	3739,3
765	Acic Creme	243,1	2451,8	1546,3
766	Ibubeta	242,7	3928,9	4211,9
767	Moduretik	242,7	5732,9	19929,9
768	Doxycyclin Stada	242,1	2452,8	3589,3
769	Neuro-Lichtenstein N	241,7	4320,5	8599,4
770	Rheuma-Salbe Lichtenstein	241,5	1851,2	9661,8
771	Dogmatil/-forte	241,2	15260,3	1901,5
772	Tethexal	240,5	3867,6	2739,9
773	Fragmin	240,5	42679,8	4450,0
774	Protagent	240,4	5871,7	13052,3
775	Penbeta Mega	240,2	3009,5	1658,4
776	Supracyclin	239,3	2615,1	3102,0
777	Methergin	238,9	2131,2	2992,0
778	Kanamycin-POS	238,8	1514,6	4778,8
779	Activelle	238,5	12774,3	18422,1
780	Penicillin V Heumann	238,1	3623,8	1863,8
781	Amoxicillin Heumann	238,0	6800,2	3482,7
782	Nasicur	237,7	2305,2	4321,0
783	Diastabol	237,2	16567,7	5312,9
784	Kamillosan Lösung	237,0	4929,9	1380,9
785	Triamgalen	236,9	3423,9	4594,5
786	Sirdalud	236,8	10695,7	3773,4
787	Aknemycin Lösung/2000 Salbe	236,7	3774,2	3464,7
788	Ossofortin	236,3	7952,6	5634,6
789	Alphagan	235,8	22045,7	14615,9
790	Spasman	235,7	7514,4	3867,1
791	Furosemid AL	235,4	3272,3	18874,1
792	Exhirud-Gel etc.	234,6	5435,0	5491,0
793	Cephoral	234,6	17144,4	1379,5
794	Melrosum Hustensirup N	234,3	2592,6	764,0
795	Linoladiol N Creme	234,2	4511,6	9257,8
796	Rocornal	233,5	23877,6	8619,7
797	Melleril	233,4	12549,9	3058,9
798	Duofilm	233,3	3012,0	6999,3
799	Fluspi	232,7	8407,0	6253,5
800	Ebrantil	232,4	34013,5	10261,2
	Summe	531.611,3	22.298.075,1	19.245.557,9
	Kumulativer Anteil	67,92 %	60,64 %	69,35 %

Tabelle 55.8: Führende Arzneimittel 1999 nach Verordnungen (Fortsetzung)

Rang	Präparat	Verordnung in Tsd.	Umsatz in Tsd. DM	DDD in Tsd.
801	Concor plus	232,2	23035,7	18855,1
802	Budesonid-ratiopharm	231,7	15442,0	13331,3
803	Fosamax	231,6	57659,7	17642,4
804	Basodexan	231,3	4716,9	9608,1
805	Dexa-Polyspectran N	230,9	3399,9	3184,6
806	Doximucol	230,2	2579,7	2465,5
807	Nootrop	229,8	15781,8	7244,4
808	Urospasmon Tabl.	229,3	8862,8	1850,5
809	Naftilong	228,7	10718,9	5193,5
810	Oxytetracycl. Pred. Jenapharm	228,6	3277,7	3265,7
811	Codicaps	227,9	3600,5	1531,7
812	Lacrimal	227,7	2511,9	13629,8
813	Ranitidin von ct	227,3	8400,7	7755,0
814	Kalinor/retard	227,3	5593,8	3766,4
815	Agnucaston	227,3	7091,8	17109,5
816	Sic Ophtal	227,1	2240,0	11847,6
817	Minirin	226,6	35893,0	4243,6
818	Erythromycin Wolff	226,2	4227,1	1424,2
819	Hyperforat	226,1	4425,4	4232,1
820	Omeprazol-Azupharma	225,7	26845,5	7650,9
821	Gynokadin	225,3	6773,5	18644,0
822	Liposic	225,2	3147,4	11147,0
823	Uroxatral	225,1	23122,6	10632,3
824	Epipevisone	224,8	5885,0	3472,6
825	Aldactone Drag./Kaps.	224,8	11793,5	8733,6
826	Seroxat	224,7	48553,7	12517,2
827	Azur compositum	224,5	1781,3	921,8
828	Lipidil	223,7	29676,8	18709,1
829	Benzaknen	223,6	3795,3	8601,6
830	Aeromax	223,3	21886,8	7968,4
831	Soledum Hustensaft/-Tropfen	222,8	2659,0	810,6
832	Barazan	222,6	10262,3	1481,8
833	Lamictal	222,5	81476,8	7119,3
834	Liquifilm	222,4	2552,0	13827,2
835	Natrilix	222,4	15900,0	15016,5
836	Laxoberal	222,3	4581,3	11734,0
837	Nasonex	222,2	5655,3	3642,6
838	Thyreotom	221,4	6145,1	7701,1
839	PVP Jod-ratiopharm	221,0	2484,3	2161,7
840	PK-Merz	220,5	24110,1	11257,4
841	Jodid-ratiopharm	220,5	2263,9	21954,4
842	Indometacin Berlin-Ch.	220,5	4752,3	5408,7
843	Diltahexal	220,4	11509,2	8385,5
844	Bromhexin Berlin-Chemie	220,3	1566,9	3571,0
845	Zolim	220,2	10756,2	6757,7
846	Pariet	220,1	21408,0	4178,3
847	Fungizid-ratiopharm Vaginal	219,7	3060,9	1169,4
848	Zentropil	219,3	4671,0	11703,7
849	Traumeel Salbe	218,9	2969,1	7765,9
850	Zinkorotat	218,9	5412,0	8200,5
	Summe	542.848,8	22.924.991,5	19.656.584,3
	Kumulativer Anteil	69,36 %	62,34 %	70,83 %

Tabelle 55.8: Führende Arzneimittel 1999 nach Verordnungen (Fortsetzung)

Rang	Präparat	Verordnung in Tsd.	Umsatz in Tsd. DM	DDD in Tsd.
851	Corsodyl	218,7	3475,4	4206,3
852	Insuman Basal	218,6	35729,3	12889,8
853	capto von ct	217,9	4752,8	10696,7
854	NovoNorm	217,8	18829,6	4216,9
855	Prostess	217,7	12738,3	20796,2
856	Infectomycin	217,5	9036,7	1171,8
857	Nif-Ten	217,2	26097,1	20039,1
858	Kamillen-Bad-Robugen	217,1	3724,0	1742,9
859	Practo-Clyss	216,9	3623,8	1072,8
860	Furobeta	216,8	4823,8	24137,2
861	MCP-Hexal	216,3	1570,2	1652,8
862	Theophyllard	216,2	11813,7	13942,3
863	Propra-ratiopharm	215,9	5659,3	4453,3
864	Sinquan	215,3	7313,8	4322,3
865	bisoprolol von ct	215,2	10734,5	10927,5
866	Phytodolor/N	214,8	5757,8	4870,7
867	Calcium-Dura	214,8	6152,5	9106,9
868	Estragest TTS	214,6	10654,7	15263,1
869	Estramon	213,6	7718,3	13855,4
870	Oestronara	213,3	11239,8	17535,1
871	Meto Tablinen	213,3	7854,0	11154,3
872	Fluomycin N	213,3	5348,2	639,8
873	Betadermic	212,4	3618,6	4131,1
874	Estracomb TTS	212,4	12872,6	16196,6
875	Quilonum	212,1	9995,5	10205,9
876	Dynacil	211,6	21514,9	15041,2
877	Mitosyl	211,6	4055,1	8861,6
878	Azuranit	211,3	8944,6	8163,9
879	Vidisept	211,1	2574,5	12958,1
880	Dispatenol	210,5	2407,3	13017,5
881	Enelbin-Paste N	210,5	3590,8	1262,7
882	Dexium	210,0	19378,3	19155,7
883	Euvegal-Dragees forte	209,9	7483,7	4433,5
884	Hylak forte N	209,9	4666,4	2503,9
885	Diuretikum Verla	209,9	3951,2	16055,3
886	Procorum	209,4	19518,5	10865,0
887	Calcimagon-D3	209,3	8002,2	9722,7
888	Thymipin N	209,2	2401,7	1048,3
889	ZUK Rheumagel/Salbe	209,0	1720,9	5226,0
890	Coversum	208,7	21618,0	14960,1
891	Monoclair	208,7	11460,2	17221,6
892	Doxycyclin AL	208,4	1390,6	3297,5
893	oxa von ct	208,3	1336,1	2236,7
894	Volon A/Volonimat antib.frei	208,2	3820,0	3595,1
895	Aerobec	208,0	23599,7	13079,1
896	Mericomb	207,4	7936,7	16521,7
897	Cordarex	207,2	59575,6	16480,7
898	Combaren	207,1	12075,7	2241,4
899	Dynorm	207,1	24395,4	20513,2
900	NAC Stada	206,8	2329,8	2757,3
	Summe	553.467,9	23.445.873,7	20.137.031,1
	Kumulativer Anteil	70,72 %	63,76 %	72,56 %

Tabelle 55.8: Führende Arzneimittel 1999 nach Verordnungen (Fortsetzung)

Rang	Präparat	Verordnung in Tsd.	Umsatz in Tsd. DM	DDD in Tsd.
901	Diprogenta	206,7	9244,2	4234,2
902	Hexoraletten N	206,3	1827,4	1031,3
903	Ibu-ratiopharm	205,8	2930,4	2473,4
904	Triamteren comp.-ratiopharm	205,5	4411,2	16092,9
905	Dispatim	205,3	6130,4	15328,8
906	Lorazepam-neuraxpharm	204,9	2858,1	4731,6
907	Ophtalmin	204,8	1957,1	16938,4
908	Decaprednil	204,7	3301,2	10353,1
909	Skinoren	204,6	7947,3	3513,6
910	Miroton N forte	204,0	12480,7	7606,9
911	Flotrin	203,2	17220,3	8850,2
912	Ellatun/N	202,8	1905,7	9379,4
913	Neurium	202,5	31147,3	17875,7
914	Sisare	201,8	10450,3	16504,3
915	Dolgit Drag./-akut Caps	201,8	5309,6	4369,5
916	Kamistad-Gel	201,7	1948,4	6723,2
917	Imurek	201,3	47356,1	6356,3
918	Rivotril	201,1	8439,6	3765,8
919	Kalium-Mag.-Apogepha	201,0	4135,8	4875,8
920	Eucabal Balsam S	200,9	2362,2	1420,7
921	Hypnorex	200,8	8408,1	8650,7
922	Imidin N/S	200,3	1073,5	2547,0
923	Migräne-Kranit N Tabletten	200,1	5364,6	3407,8
924	Estradiol Jenapharm	199,9	4961,1	14809,6
925	Cedur	199,1	19275,2	11680,3
926	Progestogel	199,0	6171,7	7164,2
927	Hepathromb	198,8	2243,9	7215,0
928	Panzytrat	198,2	29995,4	3131,5
929	Soledum Balsam Lösung	197,9	2262,3	5994,4
930	Codicaps mono/N	197,8	2227,1	1071,9
931	Huminsulin Profil	197,2	27509,0	9960,1
932	Amciderm	197,0	6164,7	5094,5
933	Liprevil	196,6	40895,9	11367,1
934	Isoglaucon	196,2	5649,9	22479,6
935	Pepdul	195,6	26466,5	8788,0
936	Unilair	195,6	9375,7	12011,8
937	Duraglucon	195,5	4303,1	11092,4
938	Azupamil	195,5	5833,2	6821,8
939	Trevilor	195,4	39520,8	8595,5
940	Distraneurin	195,2	8930,0	1932,7
941	Lorafem	195,2	15938,6	961,3
942	Ficortril Augensalbe	194,7	1835,9	1946,8
943	Aescusan/retard	194,5	10116,8	6235,9
944	Belara	194,4	8885,0	15395,0
945	Colchicum-Dispert	193,9	4711,5	3494,2
946	Migrätan S	193,9	6003,8	3740,3
947	Terracortril Augensalbe/-Tr.	193,3	1613,1	2015,7
948	Nitrangin Isis	193,2	2461,6	5094,2
949	Spasmo-lyt	193,2	18722,3	5694,1
950	Cysto Fink	192,9	8242,0	4722,7
	Summe	563.429,5	23.964.399,8	20.512.572,0
	Kumulativer Anteil	71,99 %	65,17 %	73,92 %

Tabelle 55.8: Führende Arzneimittel 1999 nach Verordnungen (Fortsetzung)

Rang	Präparat	Verordnung in Tsd.	Umsatz in Tsd. DM	DDD in Tsd.
951	Paediathrocin	192,6	4571,3	1013,5
952	Neorecormon	192,6	137532,1	1782,6
953	Penicillin V AL	192,4	2154,0	1232,6
954	Procto-Jellin	192,4	2919,0	1474,6
955	Volon A Kristallsusp.	192,0	6663,2	5783,7
956	Flutide Nasal	191,5	8422,3	7179,9
957	Sophtal-POS N	191,3	2083,6	13919,8
958	Ichtholan	191,3	3177,9	16881,7
959	Otovowen	190,9	3159,6	5085,0
960	Ferrlecit Amp.	190,8	6446,9	596,4
961	Aknemycin Plus	190,8	4793,0	3327,3
962	Karison	190,7	4776,0	5996,7
963	molsidomin von ct	190,5	7088,6	14194,5
964	Sanasthmax	190,4	26831,2	13873,8
965	Aminophyllin OPW	190,0	6648,1	4750,0
966	Estriol Jenapharm Ovula	189,9	2197,2	7550,4
967	Canesten	189,9	2127,9	2927,8
968	Amoxi Lichtenstein	189,4	4576,8	2637,0
969	Tramadol Stada	189,3	7498,7	2667,1
970	Claversal	188,7	39452,7	7881,4
971	Triniton	188,1	8910,1	17917,9
972	Diarrhoesan	188,1	2547,3	209,0
973	Nifical	187,9	6940,3	7833,3
974	Mycospor Creme etc.	187,6	4240,7	5678,4
975	Aurorix	187,2	32904,7	8942,2
976	omeprazol von ct	187,2	21492,3	6132,3
977	PanOxyl	187,0	3324,1	10055,7
978	Milgamma NA/100	187,0	15047,2	5670,0
979	Jacutin	185,7	3373,5	492,5
980	Tremarit	185,5	8256,8	2400,8
981	Verabeta	185,4	6512,7	8975,8
982	Ibuphlogont	184,9	3824,0	3169,1
983	Ultracortenol	184,8	3185,5	4528,4
984	Lipotalon Amp.	184,6	3334,4	703,4
985	Nystatin Lederle Filmtab. etc.	184,1	6599,0	1348,5
986	Scheriproct	183,8	3991,9	1919,7
987	Antikataraktikum N	183,6	4056,1	34021,0
988	Rinofluimucil-S	183,6	3616,2	2039,6
989	Schmerz-Dolgit	183,5	2304,3	1454,2
990	Elacutan	183,3	3684,3	7435,2
991	Inhacort	183,3	33441,5	13333,7
992	Ambrobeta	183,2	1200,8	1362,7
993	Captopril AL	182,8	3595,6	9747,9
994	Magaldrat-ratiopharm	182,8	3379,7	1320,6
995	Pulmicort nasal	182,6	9720,9	6087,6
996	Metoprolol Stada	182,4	6348,5	7883,6
997	ambroxol von ct	182,4	1501,2	1645,9
998	Roaccutan	182,2	49455,9	5279,3
999	Marax	181,8	3658,4	1207,0
1000	Trigoa	181,7	4630,7	14707,0
	Summe	572.785,5	24.512.598,6	20.826.830,2
	Kumulativer Anteil	73,19 %	66,66 %	75,05 %

Tabelle 55.8: Führende Arzneimittel 1999 nach Verordnungen (Fortsetzung)

Rang	Präparat	Verordnung in Tsd.	Umsatz in Tsd. DM	DDD in Tsd.
1001	Diclo-Puren	181,1	2506,1	3988,3
1002	Vagiflor	181,0	3446,5	1328,4
1003	Candio-Hermal Creme etc.	180,9	3263,4	2155,1
1004	Effortil plus	180,6	7916,8	7357,1
1005	Huminsulin Basal	180,6	27371,0	9805,2
1006	Kytta Plasma F/Salbe F	180,2	3875,1	2538,2
1007	Ilon-Abszeß-Salbe	179,9	2062,0	5171,2
1008	Aerobin	179,9	6102,1	11755,3
1009	Haloperidol-ratiopharm	179,8	4070,2	4303,0
1010	Echinacin	179,3	4286,2	1743,2
1011	Tannacomp	179,2	3165,3	828,1
1012	Equilibrin	179,1	7594,6	10721,8
1013	Thilo-Tears	178,9	2913,8	9176,5
1014	Triamhexal	178,9	3179,6	6464,2
1015	Vitamin-B-Kompl.N Lichtenst.	178,8	2622,1	5482,0
1016	Adocor	178,4	5000,0	9117,4
1017	Codeinum phosph. Berlin-Chem.	178,4	1293,7	534,7
1018	Zoloft	177,6	30831,7	10816,8
1019	Blephamide Augensalbe/Tr.	177,4	2865,4	6882,2
1020	Motens	176,8	20427,8	11302,9
1021	Bepanthen Roche Tabletten	176,8	1940,3	2273,6
1022	Mykoderm	176,2	2060,6	2217,2
1023	H-Insulin Hoechst	176,1	27357,7	9887,5
1024	Terramycin Augensalbe	175,5	707,1	877,5
1025	Ludiomil	175,5	6283,7	5446,4
1026	Topisolon Salbe etc.	175,5	5417,1	4499,9
1027	Vitaferro Kaps.	175,4	4463,6	4705,1
1028	Phlogont Thermalsalbe	175,4	2596,1	2549,8
1029	Vaxar	175,0	12505,1	1119,6
1030	Metoprolol Heumann	175,0	7080,0	8422,3
1031	Helmex	174,9	3763,2	196,4
1032	Omeprazol Stada	174,3	19472,0	5598,7
1033	Kytta-Gel	174,2	1116,9	4111,0
1034	Gynoflor	,0	3229,9	827,3
1035	Osyrol-Lasix Kaps.	173,8	14537,9	12899,8
1036	Arutimol	173,5	5342,2	15405,8
1037	Linoladiol-H N Creme	173,4	3726,5	2587,6
1038	Phenhydan	173,3	3342,6	8225,2
1039	Sedariston Tropfen	173,3	4314,4	5222,8
1040	Zantic	173,1	21250,7	6922,5
1041	Levomepromazin-neuraxpharm	173,0	7167,0	2482,3
1042	Maxalt	172,9	16306,5	761,2
1043	Andante	172,1	22981,5	12677,3
1044	Monolong	171,8	14099,7	15207,4
1045	Doloreduct	171,8	623,7	864,4
1046	Monomycin	171,4	3176,0	722,1
1047	Zineryt	171,1	6531,0	3190,2
1048	Balneum Hermal F	170,8	4655,3	16561,0
1049	Differin	170,2	3843,9	5330,6
1050	Supertendin-Depot N	170,0	4647,9	7198,3
	Summe	581.581,4	24.891.932,4	21.117.292,6
	Kumulativer Anteil	74,31 %	67,69 %	76,09 %

Tabelle 55.8: Führende Arzneimittel 1999 nach Verordnungen (Fortsetzung)

Rang	Präparat	Verordnung in Tsd.	Umsatz in Tsd. DM	DDD in Tsd.
1051	Esbericum	169,5	6135,5	7179,7
1052	Voltaren ophtha	169,2	7431,8	4784,6
1053	Dolviran N	169,1	2425,2	527,9
1054	Hepathrombin	169,1	2272,4	7671,8
1055	Isostenase	169,0	4632,0	7247,4
1056	Spiropent	169,0	6295,3	4803,9
1057	Legalon	168,6	16730,3	2634,9
1058	Tonsiotren	168,1	2271,3	2241,6
1059	Berlocombin	167,9	1563,7	1142,1
1060	Tensiomin	167,9	5455,6	8864,2
1061	Tussoret	167,8	2013,5	944,4
1062	Azulfidine RA	167,7	26296,0	8621,8
1063	Tramagit	167,3	6856,7	2370,7
1064	Androcur	167,1	24689,7	3031,4
1065	Espumisan	167,1	3125,7	929,7
1066	Skid	166,9	5940,3	2030,8
1067	Ospur D3	166,8	2351,9	31220,6
1068	Kalium-Duriles	166,5	4350,7	3664,1
1069	Quadropril	166,3	16286,7	13307,5
1070	Loceryl	166,2	16203,8	3870,1
1071	Fluanxol depot	165,9	22184,6	4890,0
1072	Paveriwern	165,7	1934,3	1985,6
1073	Venalot-Depot	165,5	10514,3	3290,0
1074	Verapamil AL	165,1	4140,9	6296,6
1075	Talso	164,9	11854,8	17298,0
1076	Doxepin-ratiopharm	164,6	6032,4	5372,6
1077	Spilan	163,8	7751,3	8811,9
1078	Vascal	163,8	21852,7	12579,5
1079	InfectoBicillin	163,6	7040,0	1443,3
1080	Hametum Salbe etc.	163,5	2823,4	3346,0
1081	Magnesium Jenapharm	163,4	3746,9	4372,7
1082	Mykundex Drag. etc.	163,2	4304,9	980,2
1083	tensobon comp	163,1	24743,3	14767,7
1084	Braunovidon	162,9	2559,5	2101,3
1085	Tramagetic	162,9	4493,0	1571,1
1086	galacordin	162,8	4202,1	3665,3
1087	Ell-Cranell alpha	162,4	5612,4	6540,2
1088	Jenacard	162,4	4847,1	7640,2
1089	Atarax	162,3	4896,2	2469,8
1090	Cromoglicin-ratioph. Augentr.	162,3	2566,7	2321,9
1091	Allopurinol Hexal	162,2	2341,0	8514,7
1092	Ampho-Moronal Lutschtabl.	162,1	4319,9	1566,6
1093	Berlinsulin H	161,9	27371,4	9809,3
1094	Laif 600	161,8	10354,6	12773,7
1095	Stillacor	161,5	1724,5	5410,6
1096	Lymphomyosot	161,4	3080,4	3681,0
1097	Spironolacton-ratiopharm	161,3	10620,7	10016,1
1098	Vermox	161,0	4253,1	1052,8
1099	Cosopt	160,6	22630,0	7234,5
1100	Dynorm Plus	160,5	24920,5	13255,4
	Summe	589.826,9	25.324.977,1	21.419.440,6
	Kumulativer Anteil	75,36 %	68,87 %	77,18 %

Tabelle 55.8: Führende Arzneimittel 1999 nach Verordnungen (Fortsetzung)

Rang	Präparat	Verordnung in Tsd.	Umsatz in Tsd. DM	DDD in Tsd.
1101	Sostril	160,4	18515,9	5950,1
1102	Tranquase	160,1	595,0	5298,8
1103	Medivitan N	159,8	9339,4	2051,9
1104	Furadantin	159,7	2382,6	2371,9
1105	Texx	159,5	4766,8	6703,7
1106	Theophyllin Stada	159,3	3205,4	8189,0
1107	TRI-Normin	159,3	24375,4	14005,6
1108	Gelonida NA Saft	159,2	2335,8	565,7
1109	Hydrocortison-Wolff	159,1	2030,3	2004,8
1110	Remid	159,0	3345,7	8856,6
1111	Clin-Sanorania	159,0	6799,2	621,2
1112	Aspisol	158,9	7926,8	857,8
1113	Lactulose AL	158,8	3746,9	10589,6
1114	Clotrimazol AL	158,7	1045,7	2665,9
1115	Sigafenac Gel	158,7	1703,5	1460,1
1116	Sovel	158,6	754,6	5748,6
1117	Asche Basis	158,5	2292,4	7151,3
1118	Daktar Mundgel	158,5	2706,7	368,9
1119	Mastodynon N	158,2	4521,5	8355,0
1120	Flammazine	158,1	4306,4	7230,9
1121	Lindofluid N	158,1	2718,4	12724,7
1122	AHP 200	158,0	10826,5	5265,5
1123	Nephral	157,9	3696,9	12399,3
1124	Aciclostad Creme	157,7	1850,2	1214,8
1125	Mutaflor	157,4	12977,4	3292,3
1126	Dexa-Phlogont L	156,7	2474,9	627,0
1127	Novoprotect	156,7	3310,7	4951,9
1128	Lanzor	156,5	23309,8	3980,7
1129	Corotrend	156,2	6533,3	7312,5
1130	Chol-Kugeletten Neu	156,0	3909,8	3100,2
1131	Avalox	155,8	10581,3	902,2
1132	Biperiden-neuraxpharm	155,6	3335,8	3211,9
1133	Zeel Tabl./Amp.	155,3	4695,3	4969,5
1134	Orthangin N	154,9	3778,8	5970,4
1135	Frisium	154,9	3747,0	3785,7
1136	NAC von ct	154,6	1769,0	2266,0
1137	Meprolol	154,5	5563,3	9201,9
1138	Mictonorm	154,4	19355,8	6240,4
1139	Dermatop Basis	154,2	2716,1	5738,0
1140	Neuro-ratiopharm	154,1	2326,1	1405,4
1141	Budes	153,9	9930,5	8393,8
1142	Lsferron	153,9	3525,0	2935,7
1143	Optalidon spezial NOC	153,9	5629,1	3732,2
1144	Zinnat	153,6	16419,7	1491,0
1145	Rheuma-Hek	153,4	5682,0	3524,7
1146	Sanoxit/MT	153,4	2283,5	4755,6
1147	Lindoxyl	153,3	1462,2	1395,4
1148	Capto-ISIS plus	153,2	5495,8	13356,6
1149	Myospasmal	153,2	1942,9	1328,7
1150	Ambroxol comp.-ratiopharm	153,0	1764,8	1663,3
	Summe	597.662,6	25.615.285,2	21.661.625,3
	Kumulativer Anteil	76,36 %	69,66 %	78,06 %

Tabelle 55.8: Führende Arzneimittel 1999 nach Verordnungen (Fortsetzung)

Rang	Präparat	Verordnung in Tsd.	Umsatz in Tsd. DM	DDD in Tsd.
1151	Perazin-neuraxpharm	153,0	8300,2	9056,5
1152	Ginkgo biloba comp.	152,9	4798,4	7048,4
1153	Celestamine N	152,7	4041,4	1601,8
1154	Normalip	152,6	21171,2	13442,0
1155	Hyperesa	152,4	5283,9	7275,4
1156	Makatussin Tropfen forte	152,3	2375,8	1355,2
1157	Ranicux	152,2	4802,8	4788,8
1158	CORIC	152,2	16097,1	11519,0
1159	X-Prep	152,0	2217,6	152,0
1160	Glukovital	151,9	2146,7	8633,2
1161	Elmetacin	151,8	1574,8	889,2
1162	Beclomet-Nasal Orion	151,7	5383,0	4312,9
1163	Dontisolon D	151,1	2098,7	3331,0
1164	Mylepsinum	151,0	7985,1	4621,7
1165	Flunitrazepam-neuraxpharm	151,0	1469,6	2952,3
1166	TMS Tabletten/Kindersaft	150,9	1127,0	981,2
1167	Metformin-Basics	150,8	4504,2	5236,3
1168	Bromhexin Meuselbach	150,6	1144,1	1863,2
1169	Proscar	150,4	37431,1	12115,7
1170	Digotab	150,2	1683,0	5165,2
1171	Eisendragees-ratiopharm	150,1	2286,9	2575,0
1172	Vit.B-Komplex forte-ratioph.	150,1	3834,4	3335,0
1173	duradermal	150,0	2339,6	3506,5
1174	Fluanxol	149,6	5580,8	5045,5
1175	Neotri	149,5	10504,3	12098,1
1176	Conpin	148,9	7366,8	12623,0
1177	Verrucid	148,8	2117,3	2976,4
1178	Dihydergot	148,8	4746,4	5061,5
1179	Hot Thermo	148,8	1103,1	2975,4
1180	Ranitidin AL	148,7	4816,3	5572,6
1181	Pangrol	148,6	15861,1	1961,8
1182	Ampho-Moronal Suspension	148,4	7314,2	1474,2
1183	Spersadexolin	148,3	2894,7	3707,4
1184	durasoptin	148,0	5168,5	5658,2
1185	Iruxol	147,9	8143,5	6906,0
1186	MCP-Isis	147,7	1074,0	1119,6
1187	Finlepsin	147,4	11473,2	5033,1
1188	Leioderm P	147,1	2546,7	1413,0
1189	Nomon mono	147,0	5634,8	5641,4
1190	Melneurin	147,0	3461,6	804,4
1191	Unacid PD oral	146,8	9200,7	573,6
1192	Chlormadinon Jenapharm	146,6	3761,9	3693,9
1193	Thombran	146,5	8390,6	2055,0
1194	Lacrimal O.K.	146,5	5755,9	9122,7
1195	Sulmycin mit Celestan-V	146,4	5918,5	1706,4
1196	Nitrangin compositum	146,3	3228,8	2243,2
1197	Betaisodona Mundantiseptikum	146,2	2354,1	974,7
1198	Penicillin V Wolff	145,9	2126,6	859,8
1199	Folsan	145,7	5437,5	5037,6
1200	Liponsäure-ratiopharm	145,5	15822,3	8477,7
	Summe	612.234,8	26.196.047,5	22.148.072,7
	Kumulativer Anteil	78,23 %	71,24 %	79,81 %

Tabelle 55.8: Führende Arzneimittel 1999 nach Verordnungen (Fortsetzung)

Rang	Präparat	Verordnung in Tsd.	Umsatz in Tsd. DM	DDD in Tsd.
1201	Allopurinol 300 Stada	145,4	3396,5	9706,1
1202	Lovelle	145,4	5947,1	11763,9
1203	Heparin AL	145,0	1095,4	4541,0
1204	Metoprolol von ct	145,0	5076,8	6759,9
1205	Normoglaucon	144,9	9410,9	10520,7
1206	Eryfer 100	144,5	4772,9	4491,4
1207	Dominal	144,5	5356,6	1712,8
1208	Solu-Decortin H	144,4	6992,7	4292,2
1209	Favistan	144,1	2885,1	18364,5
1210	Gabrilen	144,1	2347,0	3247,9
1211	Ulcogant	144,0	6195,7	1891,0
1212	Solan M	143,9	2277,2	22894,9
1213	Basal-H-Insulin Hoechst	143,9	22517,0	8171,7
1214	Ovestin Tabl.	143,8	4007,5	4244,8
1215	Cystinol	143,6	2049,2	1170,5
1216	Mykohaug C Creme	143,5	1031,3	2534,8
1217	Ferro-Folsan Drag.	143,5	2517,8	3093,1
1218	Captin	143,4	568,9	559,3
1219	Paracetamol Heumann	143,3	403,4	492,0
1220	Hepar SL	143,3	8119,4	2993,7
1221	Captopril Pfleger	143,2	3596,2	7728,9
1222	Nimotop	143,1	17427,6	1346,9
1223	Tensostad	142,9	3901,3	8466,1
1224	Lyogen/Depot	142,7	13744,2	8059,2
1225	Melperon-Stada	142,7	3189,5	675,3
1226	Contractubex	142,5	4789,3	1356,8
1227	Carminativum-Hetterich N	142,3	1914,3	3880,1
1228	Dulcolax	141,9	1715,6	2219,8
1229	Proculin	141,9	1007,7	9459,8
1230	Metformin ratiopharm	141,8	4970,9	6663,0
1231	Primolut-Nor	141,4	2402,3	4730,7
1232	Diclofenac Heumann	141,3	1587,4	3169,4
1233	Atenolol-Heumann	140,9	5005,2	7227,5
1234	Livocab Nasenspray	140,9	4249,1	1366,6
1235	Dridase	140,9	18705,3	3738,7
1236	Hamadin	140,2	1608,6	481,3
1237	Meresa/-forte	140,1	10458,9	1347,5
1238	Cotrim Hexal	140,1	654,8	878,8
1239	Volmac	139,8	6533,0	5663,3
1240	Metobeta	139,7	4045,8	6551,3
1241	Biaxin HP	139,6	20689,7	1985,6
1242	Prostagutt mono	139,5	8809,2	13998,2
1243	Tachmalcor	139,3	14885,3	2454,0
1244	Effekton	139,3	2290,3	4458,7
1245	Spasmo Gallo Sanol	139,2	6808,2	1855,1
1246	Sinuforton Saft	139,2	1726,3	928,1
1247	Mykosert	139,1	2892,2	2024,1
1248	Oxytetracyclin Augensalbe	139,1	1251,7	1986,8
1249	Clonid Ophtal	138,8	2980,8	15414,9
1250	Oleo-Tüll	138,8	4052,2	2310,8
	Summe	619.036,1	26.506.562,7	22.391.720,4
	Kumulativer Anteil	79,10 %	72,08 %	80,69 %

Tabelle 55.8: Führende Arzneimittel 1999 nach Verordnungen (Fortsetzung)

Rang	Präparat	Verordnung in Tsd.	Umsatz in Tsd. DM	DDD in Tsd.
1251	Iso Mack/Retard	138,6	5525,0	9667,2
1252	Desitin Salbe/Salbenspray	138,6	1654,7	4443,6
1253	Coaprovel	138,5	22728,7	9591,6
1254	Piroxicam Stada	138,4	3053,0	2465,1
1255	Pirorheum	138,3	3157,6	2984,8
1256	Kytta-Cor	138,3	3997,0	5224,6
1257	Bisoprolol Stada	138,1	7144,1	6840,8
1258	Hct-Isis	138,0	4078,9	7862,5
1259	ISDN AL	138,0	3238,1	7626,6
1260	Maalox	137,8	5629,6	1277,6
1261	Expit	137,8	930,9	787,0
1262	Utrogest	137,8	5630,3	2684,2
1263	Basocin	137,7	3955,8	2355,1
1264	Pankreon	137,7	16680,2	2048,4
1265	Aquaretic	137,6	3108,7	11155,7
1266	Ursofalk	137,6	20332,0	4399,9
1267	Urion	137,3	14742,6	6983,4
1268	Ichthoseptal	137,3	3747,1	2973,1
1269	Bronchocort/-mite	137,2	19007,3	10304,3
1270	Antifungol Creme etc.	137,1	1444,1	2441,6
1271	Diclofenac Heumann Gel	137,0	1357,3	1196,5
1272	Gutron	136,8	8765,8	844,0
1273	Systral Gel/Creme	136,4	1332,5	1052,5
1274	Harntee 400	136,3	2186,4	1795,8
1275	nife von ct	136,3	4128,9	6743,6
1276	Ferrum Hausmann Sirup/Tr.	136,1	2478,8	2797,2
1277	Dacrin	136,0	1318,9	6798,7
1278	tetrazep von ct	136,0	1845,3	1258,3
1279	Omniflora N	135,8	4663,9	2175,6
1280	Finalgon-Salbe	135,5	1639,7	5479,1
1281	Bronchobest	135,3	1464,8	1667,7
1282	Berberil N	135,3	943,2	8606,9
1283	Bronchipret Filmtabletten	135,3	2015,6	1479,8
1284	Balneum Hermal	135,0	3122,2	9046,9
1285	Cordes BPO	134,8	1801,4	3271,7
1286	Codeinum phosph. Compr.	134,7	1404,3	585,4
1287	H-Tronin	134,6	22497,5	5410,3
1288	Metoprolol AL	134,6	3938,0	6402,0
1289	Fem7	134,5	6532,7	11136,4
1290	Tambocor	134,3	23838,9	5662,2
1291	Mykohaug C vaginal	134,1	1539,8	719,4
1292	Dexa-sine	133,6	2486,3	2592,5
1293	Digostada	133,5	1143,1	4556,6
1294	Tarka	133,4	21163,5	11003,6
1295	Sinfrontal	133,2	2054,0	2103,9
1296	Psychotonin M/N/300	133,1	7198,8	7917,1
1297	Beclomet Orion	133,1	16524,5	7908,2
1298	Tetrilin	133,1	1139,3	1630,3
1299	Nitrendipin Stada	133,0	2341,6	9939,2
1300	Hydergin	133,0	7862,5	7749,0
	Summe	625.519,2	26.810.066,0	22.643.130,8
	Kumulativer Anteil	79,92 %	72,91 %	81,59 %

Tabelle 55.8: Führende Arzneimittel 1999 nach Verordnungen (Fortsetzung)

Rang	Präparat	Verordnung in Tsd.	Umsatz in Tsd. DM	DDD in Tsd.
1301	Morphin Merck/-retard	132,8	8605,2	952,4
1302	Ingelan Puder	132,8	1677,2	3968,9
1303	Ranidura T	132,7	5314,5	5043,2
1304	HAES-steril	132,4	21924,0	884,6
1305	Prednisolon Salbe LAW	132,4	2306,0	4525,8
1306	Ciatyl-Z	132,4	11325,4	4259,1
1307	Kaoprompt-H	132,2	2452,5	72,0
1308	Vagi C	132,1	1722,5	938,5
1309	Doneurin	132,1	3630,3	2756,7
1310	Menorest	131,9	6491,8	8194,8
1311	Cotrimoxazol AL	131,6	567,4	881,6
1312	Monobeta	131,5	5737,7	11523,6
1313	Konakion	131,4	3535,4	1628,9
1314	Sandocal D	131,2	9962,3	8357,7
1315	Capto Puren	131,2	4809,8	7287,2
1316	Naramig	131,2	13909,4	686,2
1317	Uzara	131,1	1589,8	853,9
1318	Diazepam Stada	130,7	781,2	5896,2
1319	Estrafemol	130,3	6040,6	10439,3
1320	ASS-Isis	130,3	624,6	12613,1
1321	Remedacen	130,3	2122,5	1802,3
1322	Sinuselect	130,1	1980,2	3041,7
1323	Biso-Puren	130,1	6690,6	6885,4
1324	Clinofem	129,9	4147,8	6495,4
1325	DHC Mundipharma	129,7	15058,9	2520,1
1326	Engerix B	129,7	13862,6	136,0
1327	Fluctin	129,6	29973,8	7498,0
1328	diucomb	128,9	8585,5	10738,9
1329	Cerucal	128,9	3092,9	3616,9
1330	Panthogenat	128,9	1057,3	4832,3
1331	Helixor	128,9	10876,8	3358,5
1332	Rentylin	128,8	7349,1	4615,0
1333	Cordichin	128,6	17954,7	6133,8
1334	Miniasal	128,6	565,8	12849,6
1335	Fortecortin	128,5	19545,6	14604,2
1336	Trovan	128,5	8995,5	738,6
1337	Freka Drainjet NaCl	128,3	5924,9	1283,3
1338	Hexetidin-ratiopharm	128,0	1013,7	853,5
1339	Amoxi-Diolan	127,6	2800,3	1370,4
1340	Dolo-Puren	127,5	2548,5	2080,1
1341	Loperamid Heumann	127,5	999,3	302,2
1342	Halicar	127,1	2656,5	3280,0
1343	Fluor-Vigantoletten	127,1	1433,6	11290,0
1344	Echinacea-ratioph. Tbl./Tr.	127,0	853,6	1585,1
1345	Nystaderm Creme/Paste	126,9	2105,9	1627,6
1346	Cinnarizin-ratiopharm	126,9	2304,1	5678,0
1347	Elotrans Neu	126,8	1350,9	388,6
1348	Turfa-BASF	126,8	2853,6	9693,9
1349	Spondyvit	126,5	10584,9	29878,7
1350	Dorithricin	126,4	1206,2	468,4
	Summe	625.519,2	26.810.066,0	22.643.130,8
	Kumulativer Anteil	79,92 %	72,91 %	81,59 %

Tabelle 55.8: Führende Arzneimittel 1999 nach Verordnungen (Fortsetzung)

Rang	Präparat	Verordnung in Tsd.	Umsatz in Tsd. DM	DDD in Tsd.
1351	Dysmenalgit N	126,4	2984,1	1263,9
1352	Agnolyt	126,4	4671,1	9941,3
1353	Carbium	126,3	9621,3	5601,6
1354	Felden	125,8	6007,5	4515,0
1355	Oculotect Gel/sine Tropfen	125,7	2163,2	7571,5
1356	Pento-Puren	125,7	6409,0	5105,1
1357	Lederlind Heilpaste	125,7	2698,8	1956,8
1358	Lantarel	125,7	22033,7	13026,9
1359	Venoplant retard S	125,6	8332,9	5636,7
1360	Ambrols	125,6	1125,3	1181,1
1361	Protaxon	125,4	10032,2	4225,5
1362	Cloderm	125,3	2510,4	4208,9
1363	Doxysolvat	125,0	1124,0	1284,3
1364	Kamillan plus	124,8	1491,9	1045,5
1365	Hämatopan F	124,7	1915,1	2119,2
1366	Irtan	124,5	4788,9	1715,8
1367	Aquapred Augentropfen	124,3	1165,7	6216,1
1368	Ambene	124,3	3002,1	949,9
1369	Telos	124,2	4695,9	2767,7
1370	Noviform Augensalbe	123,8	1919,3	1547,2
1371	Doxacor	123,8	11311,7	8244,6
1372	Trimipramin-neuraxpharm	123,7	3746,8	1463,7
1373	Dilanacin	123,5	2432,5	12328,8
1374	Furosemid Stada	123,5	2643,3	10429,3
1375	Amuno/Retard	123,4	2865,9	4328,1
1376	Vitamin A-POS	123,1	959,4	2051,5
1377	L-Polamidon	123,0	7997,2	3753,8
1378	Hydrocortison-POS N	122,9	1205,2	768,2
1379	Calcium Hexal	122,7	3972,9	4259,0
1380	Collomack	122,6	946,5	2452,9
1381	Vidirakt S mit PVP	122,2	1457,7	8335,4
1382	Rhinopront Saft	122,2	1167,0	366,7
1383	Mar plus	122,2	1100,0	1901,2
1384	NAC ABZ	122,1	1144,9	1567,3
1385	Treupel comp.	122,1	625,2	335,8
1386	Nitrosorbon	122,0	4532,2	10726,0
1387	Fenofibrat-ratiopharm	122,0	9038,2	9866,0
1388	Unimax	121,9	19312,6	8294,7
1389	Temgesic	121,9	10800,1	1036,7
1390	MCP-beta	121,8	725,1	769,6
1391	Gripp-Heel	121,7	1187,1	1971,4
1392	clotrimazol v. ct Creme etc.	121,7	1156,7	2177,5
1393	Psychotonin-sed.	121,4	3925,9	6720,5
1394	Pyolysin	121,3	1589,9	3294,5
1395	Rekawan	121,2	1915,1	2102,3
1396	Triam Lichtenstein Amp.	121,2	2153,5	1141,3
1397	Doxazosin-ratiopharm	121,1	10819,9	7684,3
1398	Totocortin	121,1	1065,9	5032,1
1399	Mycinopred	121,1	1640,6	3459,3
1400	Doxy Komb	121,0	1021,5	1116,4
	Summe	631.689,8	27.023.219,2	22.852.989,3
	Kumulativer Anteil	80,71 %	73,48 %	82,35 %

Tabelle 55.8: Führende Arzneimittel 1999 nach Verordnungen (Fortsetzung)

Rang	Präparat	Verordnung in Tsd.	Umsatz in Tsd. DM	DDD in Tsd.
1401	Pilomann	121,0	1990,6	7069,5
1402	Erythromycin Stada	120,7	2253,8	953,7
1403	Convulex	120,5	10033,5	4980,4
1404	Lactocur	120,5	3044,3	7066,2
1405	Loperamid Stada	120,3	1215,7	429,7
1406	Diazepam Desitin Rectiole	120,2	3491,3	490,4
1407	Zinkoxidemulsion/Salbe LAW	120,2	1210,7	3077,1
1408	Monuril	120,1	2282,8	120,1
1409	Ibutop Creme/Gel	120,1	2272,8	1158,1
1410	Benadryl Infant N	119,9	1391,8	479,7
1411	Tramadura	119,9	3503,0	1277,4
1412	Molsicor	119,9	4650,5	10157,5
1413	Triamteren HCT AL	119,6	1937,1	9513,4
1414	Azudoxat comp.	119,6	1363,7	1292,4
1415	Dobica	119,6	6878,3	5979,0
1416	Panchelidon	119,2	5723,6	2531,7
1417	Diacard Liquidum	119,1	3427,5	9192,7
1418	Rheumon	119,0	2167,7	1173,2
1419	Nasacort	119,0	5235,7	3570,6
1420	Dolo Arthrosenex N	119,0	985,4	3498,4
1421	Thyreocomb N	119,0	3094,1	11329,4
1422	Gen-H-B-Vax	118,9	14792,7	131,1
1423	Sedonium	118,8	4505,6	4892,3
1424	Delmuno	118,2	18707,6	8168,4
1425	duravolten	118,1	2208,4	3886,0
1426	Vitamin-B12-ratiopharm	118,1	957,8	5298,2
1427	Heparin-POS	118,0	1201,2	3427,7
1428	Sulmycin	117,8	2672,8	1419,9
1429	Clonidin-ratiopharm	117,7	4244,4	3865,0
1430	Baclofen-ratiopharm	117,7	8466,3	3422,6
1431	Gelonasal	117,7	590,3	1731,5
1432	Chlorothixen	117,7	2914,6	2096,4
1433	Mykofungin Vaginal	117,5	2277,6	619,3
1434	Jellin-Neomycin	117,5	2650,6	2004,1
1435	Eusaprim	117,4	989,8	812,7
1436	Terracortril	117,4	2575,6	892,7
1437	Carbamazepin-ratiopharm	117,3	7358,0	4216,0
1438	Prednihexal	117,3	972,4	856,9
1439	Depressan	117,3	6387,7	3909,0
1440	Olynth Salin	117,2	757,3	942,2
1441	Indo Top-ratiopharm	117,0	1053,6	627,8
1442	Ozym	117,0	8129,7	1076,9
1443	Parkotil	116,9	37985,1	1701,6
1444	Valocordin-Diazepam	116,8	474,5	2918,8
1445	Prednison Dorsch	116,7	3412,5	6896,5
1446	Helarium Hypericum	116,6	4242,6	3663,3
1447	Norfloxacin-Stada	116,4	4112,8	789,2
1448	Dolgit Diclo	116,3	899,9	1967,7
1449	dysto-loges	116,3	2112,4	3601,3
1450	Optalidon N	116,1	1054,9	1880,3
	Summe	643.281,7	27.455.988,0	23.218.073,3
	Kumulativer Anteil	82,19 %	74,66 %	83,66 %

Tabelle 55.8: Führende Arzneimittel 1999 nach Verordnungen (Fortsetzung)

Rang	Präparat	Verordnung in Tsd.	Umsatz in Tsd. DM	DDD in Tsd.
1451	Glibenclamid Heumann	116,1	1729,3	6777,0
1452	Polyspectran Augensalbe	116,1	1164,1	725,4
1453	Bufedil	116,0	8523,9	3494,9
1454	Solcoseryl	116,0	1315,4	1450,0
1455	Acesal	115,8	702,3	437,7
1456	Gevilon	115,8	10833,3	5885,4
1457	Diltiazem-ratiopharm	115,8	5890,2	4344,9
1458	Melperon-ratiopharm	115,6	2602,1	561,5
1459	Neo Tussan	115,4	1111,9	142,3
1460	Gyno-Pevaryl	115,3	2340,0	422,3
1461	Alpicort	115,2	2073,6	2303,6
1462	Ortoton	115,1	6453,0	1035,2
1463	B12-Steigerwald	115,0	1606,6	54449,9
1464	Aprical	114,8	5749,0	9107,4
1465	Troxerutin-ratiopharm	114,6	4618,4	3159,2
1466	Faros	114,5	4372,4	3632,0
1467	Ranitidin Heumann	114,4	4683,6	4346,7
1468	Belnif	114,3	12657,2	10932,1
1469	Ocuflur	114,2	5011,3	3496,8
1470	Mucofalk	114,0	3733,1	3493,2
1471	Bambec	113,7	14838,7	4250,7
1472	Salbuhexal	113,6	2379,9	5062,5
1473	P-Mega-Tablinen	113,4	1247,1	729,0
1474	Ideos	113,3	5837,4	5063,2
1475	Isicom	113,2	8649,4	2368,7
1476	Anaesthesulf P	113,0	1497,7	3301,9
1477	Neogama	112,9	8185,1	1072,8
1478	Cafergot N	112,8	7026,4	2213,5
1479	Predni Lichtenstein Amp.	112,7	1047,4	886,2
1480	Obsilazin	112,7	2864,7	5548,0
1481	Allobeta	112,6	1753,2	6620,4
1482	Panoral	112,6	6406,6	751,8
1483	Cutanum	112,6	7079,0	9984,2
1484	Clivarin	112,5	11575,9	1495,0
1485	Pravidel Tabl.	112,2	9048,3	3044,9
1486	Sormodren	112,1	5619,4	3540,4
1487	loperamid von ct	111,9	937,7	409,9
1488	Diclo-Puren Gel	111,9	1156,1	1019,2
1489	Biofanal Drag. etc.	111,9	5604,8	1404,9
1490	Anaesthesin Creme etc.	111,8	1677,1	5498,1
1491	Avamigran N	111,8	3380,5	1460,7
1492	Otodolor	111,7	617,3	236,9
1493	Efflumidex	111,7	1627,7	2233,0
1494	Loftan	111,6	5322,1	4806,7
1495	Lonarid	111,4	933,2	348,0
1496	Vertigo-Neogama	111,4	5032,1	2092,5
1497	Hydrodexan/-S	111,4	3856,0	2425,4
1498	Toxi-Loges N	111,3	1201,3	1232,7
1499	Thomapyrin	111,2	778,1	582,9
1500	Bufexamac-ratiopharm/-F	111,2	1555,7	2146,3
	Summe	648.718,5	27.787.848,6	23.386.978,6
	Kumulativer Anteil	82,89 %	75,56 %	84,27 %

Tabelle 55.8: Führende Arzneimittel 1999 nach Verordnungen (Fortsetzung)

Rang	Präparat	Verordnung in Tsd.	Umsatz in Tsd. DM	DDD in Tsd.
1501	Cholecysmon-Dragees	111,2	2798,4	4851,4
1502	Codeinsaft/-Tropfen von ct	111,1	924,2	403,0
1503	Zoladex	110,6	107645,0	6654,1
1504	Nasan	110,5	507,8	1736,7
1505	Respicort	110,5	9364,8	6820,3
1506	Bronchoforton Saft/Tropfen	110,5	1504,9	709,0
1507	Rocaltrol	110,4	19901,8	2966,0
1508	Nystaderm Filmtbl. etc.	110,2	4115,8	1160,2
1509	Kompensan-S Liquid/Tabl.	110,1	2890,6	1210,8
1510	Melperon neuraxpharm	109,9	3322,7	871,2
1511	Syntaris	109,9	2991,6	3739,1
1512	Karil	109,8	17321,6	910,7
1513	Ossin	109,8	2309,7	4641,9
1514	Pantederm	109,8	1170,6	2653,1
1515	Gentamycin medphano Slb. etc.	109,5	1848,6	1342,8
1516	Sedacur	109,4	2324,8	3152,4
1517	Ambril	109,4	1168,5	1267,9
1518	DNCG Stada	109,3	5945,3	1683,0
1519	Antares	109,3	6179,9	8214,7
1520	Amoxillat	109,2	2844,6	1561,3
1521	Polyspectran HC	109,2	1831,7	419,6
1522	Moronal Suspension	109,1	2386,3	284,3
1523	Pro-Symbioflor	109,1	3018,1	1858,3
1524	Visc ophtal	109,0	960,7	5009,8
1525	Orphol	108,8	5588,1	5180,6
1526	Flexase	108,7	2210,3	1777,2
1527	Sedalipid	108,5	7559,4	3616,4
1528	Captoflux	108,5	3054,2	7501,3
1529	Lafol	108,4	1974,5	8076,7
1530	Eryaknen	108,4	1809,0	1614,4
1531	Clindastad	108,3	5316,7	457,8
1532	Maliasin	108,3	5608,2	2537,0
1533	Nifedipin AL	108,2	3101,2	5654,5
1534	Rhinopront Kaps.	108,1	1304,4	692,9
1535	Neurontin	108,1	23774,6	2203,2
1536	Duphaston	107,8	3326,0	4259,3
1537	Nifedipin Heumann	107,7	3944,9	5559,4
1538	Betoptima	107,7	3061,7	7610,6
1539	Nubral	107,7	2850,7	6390,8
1540	Timohexal	107,6	2676,4	7844,5
1541	vera von ct	107,6	2582,0	3477,5
1542	Magnerot N	107,5	1879,6	2587,7
1543	Decentan	107,4	5495,5	1577,7
1544	Intal	107,3	8157,3	1987,9
1545	Kytta Balsam f	107,1	1995,2	3119,6
1546	Isodinit	106,7	2643,7	7036,8
1547	Haemoprotect	106,6	2099,5	2447,2
1548	Anti-Phosphat	106,4	4771,4	1029,3
1549	Pulmotin-N-Salbe	106,3	627,3	1230,6
1550	Zenas	106,2	19170,8	9312,9
	Summe	653.909,7	28.075.656,5	23.578.827,8
	Kumulativer Anteil	83,55 %	76,35 %	84,96 %

Tabelle 55.8: Führende Arzneimittel 1999 nach Verordnungen (Fortsetzung)

Rang	Präparat	Verordnung in Tsd.	Umsatz in Tsd. DM	DDD in Tsd.
1551	Orgametril	106,1	3947,1	5188,1
1552	Testoviron	106,0	8712,2	4049,9
1553	Liskantin	106,0	4540,8	2198,5
1554	Micardis	105,9	16313,4	10067,3
1555	Ginkgo Stada	105,8	4897,3	3255,6
1556	Modenol	105,7	6400,0	10004,6
1557	Huminsulin Normal	105,7	14547,3	5209,5
1558	Doss	105,6	15096,4	6753,4
1559	CORIC plus	105,6	15982,6	8778,5
1560	Bisoprolol Heumann	105,5	5166,5	4945,0
1561	ParacetaCod-ratiopharm	105,4	536,6	282,2
1562	Tetra-saar	105,3	1721,7	1067,6
1563	Pholedrin-longo-Isis	105,3	4308,4	4167,2
1564	Zofran	105,2	39736,3	374,0
1565	Unizink	105,0	2862,9	5133,3
1566	Radepur	104,8	2478,1	1521,3
1567	Phlebodril Kaps.	104,6	3982,2	2483,7
1568	Bromazep	104,6	1082,8	2055,7
1569	Primosiston Tabl.	104,4	1795,0	1044,1
1570	Vaspit	104,2	1396,6	2547,9
1571	Estrifam	104,2	4032,9	9578,0
1572	Tussed Hustenstiller	103,9	820,0	637,3
1573	Lido Posterine	103,9	2463,8	1475,1
1574	Gityl	103,8	1526,1	2268,2
1575	Kelofibrase	103,8	2548,3	792,6
1576	Mebemerck	103,7	4598,5	2813,1
1577	Elantan	103,6	8353,1	9202,6
1578	Allergodil	103,5	3277,9	1978,9
1579	Beclorhinol	103,5	3167,1	2765,4
1580	Recessan	103,4	1186,2	3445,6
1581	Pilocarpin Ankerpharm	103,3	1413,4	6329,6
1582	Corangin Nitro	103,1	1749,2	4617,6
1583	Sweatosan N	103,0	3637,3	3585,6
1584	Karvezide	103,0	16771,1	7127,3
1585	Diligan	102,7	4770,9	2795,7
1586	Diursan	102,6	2379,9	8308,9
1587	Salbutamol Stada	102,6	1861,7	4406,6
1588	Entocort	102,5	28138,8	2135,7
1589	Cholagogum F	102,4	6233,4	2887,0
1590	Metohexal comp.	102,3	4664,1	8551,2
1591	Paedisup K/S	102,3	687,5	511,5
1592	Optipect N/Neo	102,3	1020,8	974,3
1593	gyno Canesten	102,0	1809,3	538,9
1594	Nipolept	102,0	7150,6	3320,3
1595	Sinusitis Hevert N	102,0	1873,2	1020,9
1596	Azuglucon	101,9	1669,9	5784,1
1597	Cordicant	101,9	5185,5	6953,0
1598	Meteozym	101,9	4845,0	2279,6
1599	Haloperidol-neuraxpharm	101,9	3318,3	3535,5
1600	Prepacol	101,7	1149,7	101,7
	Summe	653.909,7	28.075.656,5	23.578.827,8
	Kumulativer Anteil	83,55 %	76,35 %	84,96 %

Tabelle 55.8: Führende Arzneimittel 1999 nach Verordnungen (Fortsetzung)

Rang	Präparat	Verordnung in Tsd.	Umsatz in Tsd. DM	DDD in Tsd.
1601	Cefa Wolff	101,6	3738,8	540,0
1602	Tolvin	101,6	6656,3	2464,6
1603	Fucicort	101,5	2125,1	495,7
1604	Diabesin	101,5	3290,7	4299,8
1605	Traumon	101,5	1437,3	997,5
1606	Budecort	101,4	7770,9	5509,3
1607	Demetrin/Mono Demetrin	101,4	2462,5	1624,9
1608	Cystinol akut	101,4	2103,2	1133,5
1609	Cromohexal Nasenspray	101,3	1321,6	821,2
1610	Lymphozil K/E	101,3	1286,8	1774,6
1611	Molevac	101,2	3663,4	96,2
1612	Ciloxan	101,1	1266,3	2527,9
1613	Petadolex	101,0	4493,4	1771,1
1614	Fenizolan	100,9	1104,7	605,3
1615	Nitroxolin Chephasaar	100,8	5578,7	893,8
1616	Treloc	100,8	15349,6	9310,5
1617	Loperhoe	100,5	743,0	319,0
1618	Phardol mono	100,5	701,0	2512,2
1619	Pandel	100,4	1783,0	973,2
1620	Inderm	100,4	1717,1	2391,4
1621	inimur Vaginal	100,3	3125,8	617,5
1622	Hirudoid/-forte	100,2	2397,8	3382,7
1623	NAC-AL	99,9	929,3	1263,7
1624	Estriol LAW	99,8	1426,4	19100,1
1625	Oxygesic	99,6	26002,1	4112,9
1626	Ivel	99,6	3174,1	3995,6
1627	Thrombocutan N/-Ultra	99,5	621,0	3981,5
1628	Coleb	99,4	11696,1	13112,7
1629	Nortrilen	99,4	3217,3	1986,2
1630	Climopax Cyclo	99,4	4558,3	8038,5
1631	Vagi-Hex	99,4	2094,4	596,4
1632	Cefallone	99,4	4331,1	600,9
1633	duraprednisolon	99,2	1293,4	4128,5
1634	Doxy Wolff Mucol.	99,1	1180,2	1050,8
1635	Ultralan-oral	98,9	8959,9	5433,7
1636	Haemiton Tabl.	98,8	3871,3	2607,7
1637	Ossiplex retard	98,8	3128,6	2893,0
1638	Nitregamma	98,7	1732,1	7151,1
1639	Fluoxetin-ratiopharm	98,6	14697,0	5659,1
1640	Emser Inhalationslsg.	98,6	3127,0	1078,0
1641	Polysept Salbe	98,4	932,2	838,9
1642	Zerit	98,3	58333,5	2619,2
1643	Nifuran	98,3	1347,8	317,1
1644	Motilium	98,1	7142,4	2133,6
1645	Nystalocal	98,1	3185,1	937,1
1646	Adocomp	97,8	3403,5	8343,4
1647	toxi-loges Tropfen	97,8	1961,6	2491,5
1648	Beta-Lichtenstein	97,7	1563,2	2768,0
1649	Lemocin CX Gurgellösung	97,6	1103,2	650,9
1650	Terfenadin-ratiopharm	97,5	1772,5	1987,7
	Summe	658.898,1	28.326.558,6	23.733.767,4
	Kumulativer Anteil	84,19 %	77,03 %	85,52 %

Tabelle 55.8: Führende Arzneimittel 1999 nach Verordnungen (Fortsetzung)

Rang	Präparat	Verordnung in Tsd.	Umsatz in Tsd. DM	DDD in Tsd.
1651	Kollateral A+E Drag.	97,5	5661,4	2885,8
1652	Amoxicillin Stada	97,5	2587,9	1314,2
1653	Broncho-Vaxom	97,4	7500,4	6120,3
1654	Arteoptic	97,4	2898,6	7099,3
1655	Alomide	97,3	1484,3	1456,1
1656	Pholedrin liquid. Meuselbach	97,2	2324,5	2793,3
1657	Staphylex	97,1	6577,3	431,0
1658	Triamcinolon Wolff	97,1	1319,6	1343,0
1659	Infectomox	97,1	2193,7	985,5
1660	Salbutamol Trom	96,9	1641,2	750,6
1661	Betahistin-ratiopharm	96,9	1719,3	1948,6
1662	Reparil-Gel N	96,8	1812,9	607,0
1663	xylo von ct	96,7	409,6	1381,3
1664	Diflucan/-Derm	96,7	45506,5	2095,0
1665	Biofanal Vaginal	96,5	1645,7	678,3
1666	gliben von ct	96,2	1001,3	5070,4
1667	Urol mono	96,0	5201,3	1474,0
1668	Doxy-Tablinen	95,9	600,6	1276,8
1669	Udramil	95,8	15382,9	7999,4
1670	Sanasepton	95,7	2393,9	648,2
1671	Dexa-Siozwo N	95,6	1347,1	1365,8
1672	Zaditen	95,4	3849,8	3260,3
1673	Canephron N	95,4	2482,1	1620,9
1674	Enantone	95,4	73246,2	4132,4
1675	Hydrogalen	95,4	1218,4	1718,6
1676	Thomasin	95,4	3108,5	2541,9
1677	Uro-Vaxom	95,3	11619,5	4733,7
1678	Micotar Mundgel	95,2	1238,9	219,1
1679	Mareen 50	95,2	3276,9	2540,5
1680	MCP Stada	95,1	783,1	820,3
1681	Balneum Hermal Plus	95,0	2420,2	7707,0
1682	Fevarin	94,9	16338,6	4208,0
1683	atenolol von ct	94,9	2893,6	5575,2
1684	Prosiston	94,8	1901,6	1895,8
1685	Felden Top	94,7	1534,9	2358,0
1686	Mirfulan Spray N	94,5	1506,9	4726,9
1687	Klysma-Salinisch	94,5	1614,5	324,5
1688	Salbulair Dosieraerosol	94,5	3279,2	2894,7
1689	Codicompren	94,5	1053,5	477,0
1690	Gladem	94,4	16469,6	5922,7
1691	Biomagnesin	94,4	1932,9	1884,5
1692	Venopyronum N forte/retard	94,4	7116,7	3725,8
1693	Diurapid	94,4	2776,7	12108,0
1694	Cystium wern	94,3	1671,0	1155,7
1695	Soventol Gel	94,1	885,4	703,1
1696	Soderm	94,0	1448,2	2339,8
1697	Neuralgin	94,0	691,9	537,2
1698	Gonal	93,9	107045,1	1143,2
1699	Pilocarpol	93,9	1240,5	5935,4
1700	Biciron	93,8	729,6	6254,6
	Summe	663.675,0	28.713.142,3	23.876.956,3
	Kumulativer Anteil	84,80 %	78,08 %	86,04 %

Tabelle 55.8: Führende Arzneimittel 1999 nach Verordnungen (Fortsetzung)

Rang	Präparat	Verordnung in Tsd.	Umsatz in Tsd. DM	DDD in Tsd.
1701	Biviol	93,7	2433,5	7269,9
1702	Solugastril	93,7	3316,9	1033,8
1703	Parkinsan	93,6	21641,9	3734,9
1704	Colina	93,6	2191,5	621,6
1705	Theo von ct	93,4	1804,6	3704,0
1706	Emla	93,2	4010,4	871,3
1707	Glibenclamid AL	93,2	958,9	5466,4
1708	Ibu-1A Pharma	93,0	1113,1	1295,8
1709	Lacrigel	92,8	939,9	5108,0
1710	Methotrexat medac	92,8	20780,6	9967,4
1711	Chinosol Tabletten	92,8	902,6	832,8
1712	Regepithel	92,7	925,1	1853,9
1713	Obstinol mild/M	92,3	1370,0	507,8
1714	Sisare Gel mono	92,3	4843,7	6629,5
1715	Aknefug simplex	92,2	1486,3	1605,9
1716	Dopergin	92,1	15013,8	1342,2
1717	Captopril HCT comp. Stada	92,1	3348,0	8083,9
1718	Tamoxifen Hexal	92,1	11954,1	9720,7
1719	Indo-Phlogont	92,1	1969,4	2335,6
1720	DCCK	91,9	5279,6	5203,5
1721	Sotabeta	91,7	3934,5	5756,7
1722	Prednisolon Augens. Jenapharm	91,7	1228,1	1309,8
1723	Pyralvex	91,6	1279,1	2945,5
1724	Espa Tussin	91,5	942,3	995,5
1725	doxy comp. von ct	91,4	1023,8	971,4
1726	durafenat	91,3	7164,5	7944,0
1727	Enzynorm forte	91,2	5554,9	2917,7
1728	FSME-Immun	91,2	4656,1	91,2
1729	Sigacalm	91,0	967,3	1008,8
1730	Symbioflor II	91,0	2548,7	2544,5
1731	Supracombin	91,0	707,1	710,0
1732	Capto Dura M	90,9	2822,0	4563,4
1733	Aciclovir-ratioph. Tabl./p.i.	90,8	6796,0	440,4
1734	Ospolot	90,8	4766,8	1399,2
1735	Amadol TAD	90,8	2102,1	839,0
1736	Sermion	90,8	15701,5	7798,8
1737	Cotrim Heumann	90,7	616,3	556,3
1738	Captopril Stada	90,6	2279,1	4754,4
1739	Movicol Pulver	90,5	4130,2	1324,4
1740	Mono Praecimed	90,3	356,7	402,2
1741	Sulpirid-ratiopharm	90,2	4224,6	720,9
1742	Lösnesium	90,2	2995,9	2687,5
1743	Azulfidine	90,2	13514,6	4235,2
1744	Surgam	90,2	4642,0	2234,7
1745	Flui-DNCG	90,2	5155,4	1600,1
1746	Oestro Gynaedron M	90,1	1033,0	13206,9
1747	Glucagen	90,0	5637,2	90,0
1748	Syntestan	89,9	9615,3	3575,5
1749	Baldrian-Dispert/-Stark	89,7	1590,3	1180,3
1750	Thiamazol Henning	89,7	1665,2	5984,8
	Summe	668.252,2	28.939.076,2	24.038.934,4
	Kumulativer Anteil	85,38 %	78,69 %	86,62 %

Tabelle 55.8: Führende Arzneimittel 1999 nach Verordnungen (Fortsetzung)

Rang	Präparat	Verordnung in Tsd.	Umsatz in Tsd. DM	DDD in Tsd.
1751	Erybeta	89,5	1602,6	649,9
1752	Cernilton N	89,3	5536,5	4633,1
1753	Dexaflam Amp./Tabl.	89,2	585,9	659,7
1754	Dentinox N	89,1	821,7	2190,1
1755	Linola-Fett lbad	89,1	1727,6	2220,0
1756	Pinimenthol S mild	88,9	814,5	1265,0
1757	Kivat	88,8	2812,4	2808,5
1758	Erysec	88,8	4769,8	627,9
1759	Imeson	88,5	699,9	1727,4
1760	Pinimenthol/N	88,5	1204,7	2221,7
1761	Amoxi Hefa	88,5	2135,4	1210,3
1762	Cotrimstada	88,5	649,9	635,7
1763	Piracetam-neuraxpharm	88,5	5606,4	3266,2
1764	Alpicort F	88,3	2345,0	1766,8
1765	Volon A Tinktur	88,1	2179,2	1351,5
1766	Clont i.v./-400	88,0	2278,3	703,7
1767	Ginkopur	87,9	4674,4	3187,2
1768	Lactulose-saar	87,9	2144,4	5625,6
1769	Dexa-Allvoran Amp.	87,7	762,7	616,5
1770	Siros	87,6	3618,8	175,3
1771	Mycospor Nagelset	87,6	4560,7	875,7
1772	Tamoxifen-ratiopharm	87,5	10959,3	8835,0
1773	Cefavora	87,5	2938,5	3661,8
1774	Atenolol Stada	87,4	3254,5	4738,4
1775	Fungisan	87,3	1385,2	3433,9
1776	Sandrena	87,3	4588,0	6383,4
1777	Timolol-POS	87,3	2108,9	6330,4
1778	Diclo ABZ	87,2	519,9	1285,5
1779	Berniter	87,1	2548,6	8955,4
1780	Perivar/-forte	87,1	6005,5	3932,6
1781	Nitroderm TTS	87,0	9892,2	6375,5
1782	Globocef	86,9	5932,7	583,0
1783	Mevalotin	86,9	18093,8	5535,0
1784	Metavirulent	86,8	1622,5	3323,2
1785	Imap	86,7	5473,4	1785,3
1786	Complamin	86,3	3439,7	2080,3
1787	Uro-Nebacetin N	86,3	7025,3	862,9
1788	Lamisil Creme	86,1	1830,9	861,1
1789	Mg 5-Longoral	86,1	1993,4	3130,9
1790	Azufibrat	86,0	5690,8	4685,8
1791	Instillagel	86,0	5481,2	2138,0
1792	Imipramin-neuraxpharm	86,0	3659,9	2470,7
1793	Cotrimox-Wolff	86,0	804,1	623,5
1794	Gestakadin	85,9	889,2	7606,8
1795	Traumasept	85,9	784,2	594,8
1796	Corto-Tavegil Gel	85,8	1628,2	911,2
1797	Aknefug-EL	85,8	1316,1	1869,4
1798	Tilade	85,8	8283,7	3058,1
1799	Uvirgan mono	85,8	5086,6	2896,3
1800	Gingopret	85,8	3421,3	2133,3
	Summe	672.620,0	29.117.264,5	24.176.945,5
	Kumulativer Anteil	85,94 %	79,18 %	87,12 %

Tabelle 55.8: Führende Arzneimittel 1999 nach Verordnungen (Fortsetzung)

Rang	Präparat	Verordnung in Tsd.	Umsatz in Tsd. DM	DDD in Tsd.
1801	Natriumfluorid 25 Baer	85,7	1154,6	2273,2
1802	Teldane	85,7	2638,9	1650,0
1803	Aknefug-oxid	85,6	1015,1	1461,9
1804	Tradelia	85,5	4919,7	6668,8
1805	Nivadil	85,5	13059,4	8740,9
1806	Lanicor	85,5	1524,7	7539,0
1807	Allergopos N	85,2	713,3	4870,2
1808	Tramabeta	85,2	1923,3	757,6
1809	Mobiforton	85,2	1631,5	976,6
1810	Prosta Fink N	85,1	4534,6	4043,5
1811	Lopresor	85,0	4926,8	3607,3
1812	Myoson	84,9	1877,5	578,8
1813	Clomipramin-neuraxpharm	84,9	2457,6	1343,8
1814	Udrik	84,8	8661,4	6012,2
1815	Allergocrom Augentropfen	84,8	1153,2	1657,7
1816	Zinksalbe von ct	84,8	861,5	2074,5
1817	Ila-Med M	84,7	1115,3	384,0
1818	Befibrat	84,6	5294,5	4470,8
1819	Nafti-ratiopharm	84,6	3739,2	1762,9
1820	Klimaktoplant	84,5	2669,7	3680,6
1821	Piracebral	84,5	3853,4	3660,4
1822	Sinophenin	84,5	1744,5	423,3
1823	Aniflazym	84,5	2940,7	541,1
1824	Sanasthmyl	84,3	5511,7	2137,8
1825	Delgesic	84,2	1039,5	561,8
1826	Spersallerg	84,1	1481,5	6727,1
1827	Aciclostad	84,0	6466,1	428,2
1828	Salbupur	84,0	2083,4	2960,0
1829	Metypred	84,0	7773,9	5006,9
1830	Mestinon	84,0	9535,1	2270,7
1831	Linola-sept	83,8	809,3	1074,1
1832	Ostochont Gel/Salbe	83,8	2053,9	2095,8
1833	Furacin-Sol	83,8	1382,2	570,5
1834	Ginkodilat	83,7	3872,7	2570,7
1835	Megalac Almasilat	83,7	1810,3	591,1
1836	Posiformin	83,6	603,4	1045,3
1837	Kytta Thermopack	83,6	3123,5	1254,2
1838	cinna von ct	83,6	1087,1	3441,8
1839	Blemaren N	83,4	6111,4	2085,3
1840	temazep von ct	83,4	1235,0	1632,5
1841	Travocort	83,4	2241,9	871,4
1842	TMP-ratiopharm	83,3	810,5	530,4
1843	sulpirid von ct	83,3	3723,4	640,1
1844	Triapten	83,0	2323,8	347,2
1845	Diclophlogont Gel	82,8	814,0	718,8
1846	Gingobeta	82,8	3621,6	2415,1
1847	Visken	82,7	4647,9	2574,9
1848	Acular	82,6	3223,8	2417,3
1849	Tavegil Gel	82,6	845,0	675,0
1850	Dreisafer	82,5	2289,2	2590,0
	Summe	676.829,4	29.272.195,7	24.296.358,5
	Kumulativer Anteil	86,48 %	79,60 %	87,55 %

Tabelle 55.8: Führende Arzneimittel 1999 nach Verordnungen (Fortsetzung)

Rang	Präparat	Verordnung in Tsd.	Umsatz in Tsd. DM	DDD in Tsd.
1851	Timpilo	82,5	8981,9	6419,4
1852	Kollateral	82,4	4565,6	2899,3
1853	Pan Ophtal	82,0	569,5	5125,2
1854	ACE-Hemmer-ratiopharm comp	82,0	2690,9	6506,1
1855	Depo-Clinovir	81,7	4332,6	7343,7
1856	Nitrazepam-neuraxpharm	81,7	534,5	2352,6
1857	Parkopan	81,7	2346,1	2658,6
1858	Borocarpin S	81,7	1242,9	5781,4
1859	Rani-Puren	81,6	4029,6	3201,2
1860	Predni-POS	81,5	1050,0	6456,5
1861	Teneretic	81,5	8866,2	7346,0
1862	Celipro Lich	81,5	4688,4	6693,0
1863	Exoderil	81,4	2119,0	2452,7
1864	Tromlipon	81,4	13945,1	6656,4
1865	Predni-M-Tablinen	81,1	4991,8	3836,1
1866	Tardyferon-Fol Drag.	81,1	2281,0	3925,5
1867	Elcrit	81,0	10988,8	1975,0
1868	Nephrotrans	81,0	4130,6	1079,7
1869	Dysurgal N	80,9	2615,0	2580,6
1870	Schnupfen Endrine	80,9	424,4	1315,4
1871	Timosine	80,9	4962,7	8049,0
1872	Nystatin Lederle Creme etc.	80,8	1763,6	1284,7
1873	Betasemid	80,7	11688,6	7311,0
1874	Liviella	80,7	11193,8	5500,7
1875	Vagimid	80,6	1041,3	288,4
1876	Bondiol	80,6	7911,5	3173,0
1877	Sedotussin Efeu	80,3	828,0	1109,9
1878	Protactyl	80,2	1351,2	390,7
1879	Acetabs	80,2	927,8	1161,5
1880	Lipox	80,1	4859,6	4602,1
1881	Arubendol Salbutamol	80,1	2240,0	3003,2
1882	Prostamed	80,1	1757,1	1516,4
1883	piracetam von ct	80,1	3382,5	3270,4
1884	Dermestril	80,1	4638,8	6373,7
1885	ISMN STADA	80,0	4142,0	6425,6
1886	Glysan	79,9	1387,6	558,9
1887	Doxazosin-Azupharma	79,8	6988,2	4952,7
1888	ISMN von ct	79,7	3408,4	5754,6
1889	Prothyrid	79,7	2385,0	7733,5
1890	Nepresol	79,6	4172,4	2611,1
1891	Desmin	79,6	2541,7	6434,1
1892	Tofranil	79,4	2898,3	1446,1
1893	Dexa Loscon mono	79,4	3076,8	1814,2
1894	Cabaseril	79,4	41560,6	1958,9
1895	Dexpanthenol Heumann	79,2	635,5	2301,6
1896	Merimono	79,2	1692,3	4733,4
1897	Ventolair	79,2	7144,3	1363,6
1898	ZUK Thermocreme	79,2	934,4	3960,5
1899	Reparil-Amp./Drag.	79,2	2236,6	1017,5
1900	biomo-lipon	79,0	13180,7	7347,5
	Summe	680.857,1	29.514.520,8	24.490.411,4
	Kumulativer Anteil	86,99 %	80,26 %	88,25 %

Tabelle 55.8: Führende Arzneimittel 1999 nach Verordnungen (Fortsetzung)

Rang	Präparat	Verordnung in Tsd.	Umsatz in Tsd. DM	DDD in Tsd.
1901	Fluninoc	78,9	738,8	1513,2
1902	Ginkgo Syxyl	78,9	1760,7	1535,1
1903	Infectosoor Zinksalbe	78,7	1333,7	397,2
1904	Cephalexin-ratiopharm	78,6	3370,3	418,6
1905	Harmosin	78,6	1895,2	411,4
1906	Cromohexal	78,3	3732,1	987,2
1907	Sibelium	78,3	5801,2	5880,9
1908	Atenolol AL	78,1	2209,6	3394,2
1909	Aknichthol N/-soft N	78,0	2552,8	1725,1
1910	Doreperol N	77,8	951,4	336,9
1911	Transbronchin	77,8	1471,5	673,4
1912	Combivir	77,8	105882,9	2333,0
1913	Delagil	77,5	912,7	2143,9
1914	Diltiuc	77,4	5406,4	3301,9
1915	LentoNit	77,4	1248,6	9112,3
1916	Osmil	77,4	3412,7	6317,4
1917	Triarese-Hexal	77,4	1215,1	5749,9
1918	Aredia	77,4	62771,7	123,3
1919	Tetramdura	77,3	1628,0	1012,7
1920	Procyclo	77,2	4194,1	6207,7
1921	Panthenol von ct	77,1	454,7	2098,4
1922	Epivir	77,1	42596,7	2234,2
1923	Kan Ophtal	77,0	577,8	1788,2
1924	Cordes Beta	76,9	1823,9	2017,5
1925	Thioridazin-neuraxpharm	76,9	3430,1	1497,5
1926	Nifeclair	76,8	2564,0	3963,9
1927	Spiro von ct	76,8	5379,9	5411,9
1928	Tagonis	76,7	17408,5	4323,0
1929	DNCG Mundipharma	76,7	5008,7	1200,0
1930	Daivonex	76,7	7149,7	2388,8
1931	Aureomycin Salbe	76,6	1686,8	1277,3
1932	Amilorid comp.-ratiopharm	76,6	1207,3	6358,3
1933	Esprenit	76,6	2046,6	1645,7
1934	Myko Cordes Creme etc.	76,6	992,0	1579,5
1935	Soventol Hydrocortison	76,6	1082,4	1094,5
1936	Nitre Puren	76,5	1893,9	5740,9
1937	PulmiDur	76,4	4115,6	4728,5
1938	Aricept	76,4	40940,9	4146,1
1939	Proteozym	76,4	1154,9	363,9
1940	Heuschnupfenmittel DHU	76,1	2097,8	3064,9
1941	Procto-Kaban	76,1	1636,0	765,5
1942	Daktar Creme etc.	76,1	1818,3	1250,7
1943	Amantadin-ratiopharm	76,1	3642,3	4068,3
1944	Bricanyl Aerosol	76,0	2585,5	3132,7
1945	Cisday	75,8	5019,7	9004,6
1946	A.T. 10	75,7	9003,1	3297,6
1947	Ibu-AbZ	75,6	807,5	919,7
1948	Timo Comod	75,5	1631,4	3775,3
1949	Plastufer	75,4	2400,9	2227,2
1950	Ampicillin-ratiopharm	75,4	2210,2	609,5
	Summe	684.706,9	29.901.377,1	24.629.961,0
	Kumulativer Anteil	87,49 %	81,31 %	88,75 %

Tabelle 55.8: Führende Arzneimittel 1999 nach Verordnungen (Fortsetzung)

Rang	Präparat	Verordnung in Tsd.	Umsatz in Tsd. DM	DDD in Tsd.
1951	Metoprolol-ratiopharm comp.	75,2	3447,5	6342,8
1952	Eve	75,2	2961,8	5972,8
1953	Dequonal	75,1	872,3	625,5
1954	Clobegalen	75,0	1243,5	2256,5
1955	Dexapos	74,9	561,7	1228,2
1956	Kochsalzlösung Eifelfango	74,9	1555,8	1887,6
1957	Asasantin	74,9	4918,0	2057,3
1958	Allomaron	74,8	4672,2	6760,6
1959	Nizoral Creme	74,8	1142,8	988,6
1960	Hydrocortison Hoechst Tbl.	74,6	9117,5	2316,9
1961	amitriptylin von ct	74,5	1536,3	2349,5
1962	Jomax	74,5	917,6	1219,3
1963	Bronchicum plus	74,4	1799,2	506,4
1964	MTX Hexal	74,3	8288,8	11160,7
1965	Progastrit	74,2	1326,9	753,1
1966	Crom Ophtal	74,1	919,4	2077,3
1967	Arbid N	74,0	603,4	207,4
1968	Oxazepam AL	74,0	381,4	623,2
1969	Benzbromaron-ratiopharm	73,9	1347,9	6302,6
1970	Spasmo-Cibalgin S	73,8	1995,0	380,6
1971	Humalog Mix	73,8	15640,2	4129,1
1972	Frubienzym	73,8	685,0	320,8
1973	Kaliumiodid BC	73,8	1040,3	9042,3
1974	Siozwo N	73,7	578,1	921,6
1975	Dexa Biciron	73,6	1304,1	2454,7
1976	Haematopan	73,6	1993,6	1783,4
1977	Neuro-Lichtenstein	73,6	894,3	1497,2
1978	Anusol	73,6	1258,0	852,8
1979	Kalitrans-Brausetabletten	73,5	1921,6	2033,6
1980	Lektinol	73,4	14969,4	10025,3
1981	Gynamon	73,3	2774,9	5774,8
1982	Tramadol AL	73,3	2137,2	880,3
1983	Milupa GES	73,2	545,6	146,5
1984	pirox von ct	73,2	1276,1	1338,7
1985	Pentofuryl	73,2	1308,7	324,9
1986	Acemetacin Stada	73,1	2394,7	1669,2
1987	Phenytoin AWD	73,1	1592,7	4003,5
1988	ASS light	73,0	417,6	7018,7
1989	Hisfedin	73,0	1426,2	1282,4
1990	Lygal Kopftinktur	73,0	1429,9	973,3
1991	Fluoril	72,9	3330,9	2875,8
1992	Acic Hexal Tbl.	72,9	5934,8	359,1
1993	Trama KD	72,7	1264,5	487,5
1994	Timolol CV	72,7	1076,0	5065,6
1995	Vividrin Nasenspray	72,6	1020,4	544,7
1996	Doxy-1A Pharma	72,5	407,5	1050,0
1997	Azulon	72,4	1110,8	1071,8
1998	Diclo-1A Pharma	72,4	528,2	1445,9
1999	Lederderm	72,4	3708,0	1135,9
2000	Frubiase Calcium forte	72,3	3489,1	1427,5
	Summe	688.391,7	30.028.444,1	24.757.914,9
	Kumulativer Anteil	87,96 %	81,66 %	89,21 %

Tabelle 55.8: Führende Arzneimittel 1999 nach Verordnungen (Fortsetzung)

Rang	Präparat	Verordnung in Tsd.	Umsatz in Tsd. DM	DDD in Tsd.
2001	Prosta Fink forte	72,2	5129,1	5398,9
2002	Lomaherpan	72,2	1043,9	1204,1
2003	Insulin Novo Semilente	72,2	9423,8	3610,1
2004	Polybion N	72,0	989,2	793,7
2005	Betahistin Stada	72,0	1219,0	1327,4
2006	Verasal	72,0	2459,1	3615,6
2007	Climarest plus	72,0	3255,5	5825,1
2008	Frubilurgyl	72,0	776,2	234,1
2009	Fumaderm	71,9	22994,9	1912,1
2010	Capto ABZ	71,6	1409,4	3889,4
2011	Cerson	71,6	1977,3	2828,3
2012	Monopur	71,5	2999,6	5367,0
2013	Ergocalm	71,5	1356,7	2603,4
2014	Byk Metronidazol	71,4	1361,5	400,8
2015	Gastrovegetalin	71,3	948,8	788,7
2016	Sedotussin plus Kaps.	71,2	1384,6	459,0
2017	Clomhexal	71,1	2432,6	3951,5
2018	Simplotan Tabl.	71,1	1984,8	107,4
2019	H2 Blocker-ratiopharm	71,1	3168,5	2246,8
2020	ISMN AL	71,0	2610,7	5900,2
2021	Fensum	71,0	186,9	261,4
2022	Defluina peri	70,9	5444,9	1677,9
2023	Osspulvit S	70,9	1281,7	968,4
2024	Tampositorien H	70,9	1049,7	331,4
2025	Azutrimazol Creme	70,8	732,8	1337,8
2026	Eatan N	70,8	857,0	2814,4
2027	Prograf	70,7	68088,8	1549,0
2028	Spasuret	70,7	4281,4	1121,5
2029	Sepram	70,6	11872,1	4002,3
2030	Lomir	70,6	9540,1	5531,8
2031	Rentibloc	70,5	3335,0	3111,7
2032	Somnosan	70,5	1676,9	1230,9
2033	Isoptin RR plus	70,4	8410,5	6364,2
2034	Miroton	70,4	2191,3	1635,1
2035	Maprolu	70,3	1600,9	1643,4
2036	Cef Diolan	70,3	2759,5	405,4
2037	Neobac	70,2	701,6	172,3
2038	Novanox	70,1	589,6	1960,7
2039	Intron A	70,0	143176,1	2501,3
2040	Hepa-Merz Amp./Gran./Kautbl.	70,0	15282,8	1821,5
2041	Amioxid-neuraxpharm	70,0	1903,2	3309,2
2042	Migralave N	69,8	2020,5	1278,5
2043	Brasivil	69,8	1451,6	3489,4
2044	Furosal	69,7	1826,0	9356,1
2045	Partusisten	69,7	3345,3	752,2
2046	Nitro Mack	69,6	2612,0	3877,7
2047	Gyno-Daktar	69,6	1480,6	513,2
2048	Kohle-Compretten/Granulat	69,6	937,2	123,6
2049	Mundisal	69,6	690,2	1385,9
2050	Remederm Widmer	69,5	1920,7	5967,7
	Summe	691.932,3	30.398.616,1	24.880.874,6
	Kumulativer Anteil	88,41 %	82,66 %	89,66 %

Tabelle 55.8: Führende Arzneimittel 1999 nach Verordnungen (Fortsetzung)

Rang	Präparat	Verordnung in Tsd.	Umsatz in Tsd. DM	DDD in Tsd.
2051	Valdispert	69,5	1128,0	748,4
2052	Dexagel	69,5	899,6	1315,8
2053	Dderlein Med	69,5	1298,8	694,6
2054	Linola urea	69,3	1092,8	3119,0
2055	Aknemycin Emulsion	69,3	1448,4	577,5
2056	Pankreatin-ratiopharm	69,3	6264,8	767,4
2057	Cellidrin	69,2	1474,5	3978,3
2058	Magaldrat Heumann	69,1	1037,5	400,5
2059	Antagonil	69,1	6803,0	1748,3
2060	Flosa	69,1	2388,4	1888,6
2061	Bisolvon	69,1	829,4	846,2
2062	Ubretid	69,0	8084,9	2934,7
2063	Magnesium-Optopan	69,0	759,6	1724,8
2064	Bisolvonat	69,0	2699,8	281,8
2065	Pentohexal	69,0	3383,1	2671,8
2066	Gentamytrex	68,9	478,0	1256,5
2067	Zalain	68,9	1552,0	1106,0
2068	Deprilept	68,9	1735,0	1904,9
2069	Kava-ratiopharm	68,9	2455,6	3528,5
2070	Dexamethason LAW	68,9	1838,3	2596,0
2071	traumanase/-forte Drag.	68,9	5368,3	522,9
2072	Psyquil	68,8	1780,6	814,1
2073	Windol	68,7	962,0	1340,1
2074	stas Hustenlser	68,6	495,0	428,1
2075	Pulbil	68,6	4041,3	815,3
2076	Eryfer comp.	68,5	2099,7	1991,7
2077	Glycilax	68,5	435,0	346,6
2078	Panthenol-Augensalbe	68,5	343,9	1370,4
2079	Thymiverlan	68,5	526,0	739,9
2080	Noctazepam	68,3	540,1	523,4
2081	Neurobion N	68,3	1686,6	1266,7
2082	Liniplant	68,2	1080,6	3488,9
2083	Metodura	68,2	2022,3	3096,2
2084	Osanit	68,1	738,8	319,2
2085	Theophyllin Heumann	68,0	1802,8	3943,9
2086	Multibionta Tropfen	67,8	599,1	848,1
2087	Stiemycine	67,8	1043,3	951,5
2088	Mictonetten	67,8	4016,7	800,4
2089	Cysto-Myacyne N	67,8	3733,3	499,5
2090	Minakne	67,7	2703,2	1022,1
2091	Furanthril	67,7	1299,7	5987,1
2092	Norethisteron Jenapharm	67,6	811,7	3023,1
2093	Omeprazol dura	67,6	7657,3	2198,5
2094	Iso-Puren	67,6	2029,1	3011,7
2095	Mogadan	67,5	553,3	1330,3
2096	duralipon	67,4	12512,9	5446,1
2097	Panthenol Jenapharm	67,4	1079,9	1190,9
2098	Tromphyllin	67,4	2609,8	4825,0
2099	Itrop	67,4	12103,4	1831,3
2100	Konjunktival	67,4	919,2	2900,4
	Summe	695.355,2	30.523.862,5	24.971.837,3
	Kumulativer Anteil	88,85 %	83,00 %	89,98 %

Tabelle 55.8: Führende Arzneimittel 1999 nach Verordnungen (Fortsetzung)

Rang	Präparat	Verordnung in Tsd.	Umsatz in Tsd. DM	DDD in Tsd.
2101	Colchysat Bürger	67,3	1156,4	1262,5
2102	Disalunil	67,2	2684,5	5200,2
2103	Innohep	67,1	11022,4	1139,9
2104	Clont	67,1	752,7	140,3
2105	Veno SL	67,1	2798,4	1797,7
2106	Pentasa	67,0	19784,1	4353,5
2107	Isot. Natriumchlorid Delta	67,0	976,2	171,1
2108	Pregnesin	67,0	4788,6	4018,4
2109	Magnesium 500 von ct	66,9	858,6	984,3
2110	Uvalysat	66,9	863,4	458,6
2111	Delitex N	66,9	908,7	668,6
2112	Dihydergot plus	66,8	3400,1	3169,0
2113	Sigadoxin	66,8	756,9	893,4
2114	Herphonal	66,8	2950,1	958,3
2115	Doregrippin Tbl.	66,8	727,6	381,5
2116	Aspirin	66,7	490,8	559,9
2117	Trenantone	66,7	103796,5	6516,9
2118	Isla-Moos	66,6	519,6	429,0
2119	AH3 N	66,6	1899,5	1257,4
2120	Raniprotect	66,6	3115,5	2805,6
2121	Nitrendipin beta	66,4	1078,4	4629,8
2122	Fusid	66,4	1449,4	6620,7
2123	Glianimon	66,3	4778,7	8326,3
2124	Cholagogum N Tropfen	66,3	3138,1	2340,5
2125	Candio-Hermal Drag. etc.	66,2	1678,3	265,7
2126	Colina spezial	66,2	1864,8	515,4
2127	Doxy Duramucal	66,1	830,4	697,2
2128	Nifelat	66,1	2538,3	3264,5
2129	Dexahexal	66,1	768,1	820,1
2130	Diclofenac-Wolff	66,1	999,0	1791,9
2131	Epaq Dosieraerosol	66,1	1659,4	2264,8
2132	Diprosalic	66,1	4083,0	1703,7
2133	Luminaletten	66,0	487,7	887,3
2134	Venalitan/-N	65,9	1742,7	2880,8
2135	espa-lipon	65,9	12407,2	6294,6
2136	Carbamazepin-neuraxpharm	65,7	3990,5	2294,9
2137	Nitrendipin Heumann	65,6	1080,2	4536,9
2138	sotalol von ct	65,6	3149,6	3981,4
2139	Ambroxol AL comp.	65,6	605,8	708,8
2140	Cotrim Diolan	65,6	485,1	574,8
2141	Comtess	65,6	15100,2	1212,8
2142	Nystatin Stada	65,6	3235,9	1437,2
2143	Lactuflor	65,5	1882,6	3598,8
2144	Erythromycin Heumann	65,4	1540,4	584,3
2145	Ortho-Gynest	65,3	922,8	2553,9
2146	cromo pur von ct Nasenspray	65,1	1040,5	514,0
2147	Dispadex comp.	65,1	604,1	1302,0
2148	ISMN Heumann	65,1	2905,3	4202,3
2149	stro-Primolut	64,9	566,3	778,6
2150	Emser Sole Siemens	64,8	1623,2	1344,6
	Summe	698.665,7	30.766.349,2	25.081.931,9
	Kumulativer Anteil	89,27 %	83,66 %	90,38 %

Tabelle 55.8: Führende Arzneimittel 1999 nach Verordnungen (Fortsetzung)

Rang	Präparat	Verordnung in Tsd.	Umsatz in Tsd. DM	DDD in Tsd.
2151	Glandosane	64,8	1867,9	509,6
2152	Metronidazol Artesan	64,8	852,0	292,4
2153	Tardyferon	64,7	1748,1	1493,6
2154	Flui-Amoxicillin	64,7	1087,4	613,9
2155	Aescorin N/forte	64,7	3460,7	3222,4
2156	Maprotilin Neurax	64,6	1780,8	1951,8
2157	Vitamin B12 Jenapharm	64,6	889,9	29988,4
2158	Rewodina Schmerzgel	64,5	661,4	540,0
2159	Paedialgon	64,3	209,1	220,9
2160	almag von ct Suspension	64,2	1460,6	635,8
2161	Lecicarbon CO_2-Laxans	64,1	988,2	1215,2
2162	Atebeta	64,1	1806,2	3521,8
2163	Vagisan	64,1	957,8	448,5
2164	Septacord	64,0	1843,8	1347,1
2165	Metformin Stada	63,9	2170,1	2863,6
2166	Heparin Riker Salbe/Gel	63,9	782,6	2556,4
2167	Kamillosan Mundspray N	63,9	827,6	4564,8
2168	Otosporin	63,9	924,4	613,3
2169	Azathioprin-ratiopharm	63,8	12202,2	1940,9
2170	Spasmo-Solugastril	63,6	2530,0	593,4
2171	Clabin N/plus	63,5	666,5	1451,4
2172	Berlinsulin H-Normal	63,5	10778,0	3870,0
2173	Captobeta comp.	63,5	2127,8	5340,8
2174	Paracetamol Saar	63,5	152,2	145,6
2175	Locacorten-Vioform	63,4	2184,8	616,2
2176	Femoston	63,4	3306,9	4930,5
2177	Rhinoguttae pro infantibus	63,4	601,2	301,7
2178	Levophta	63,2	1726,8	2106,2
2179	Twinrix	63,1	7174,4	63,1
2180	Crino-Kaban N	63,1	2481,1	2102,3
2181	Fosinorm comp	63,0	7900,4	4554,8
2182	Gabrilen Gel	62,9	742,0	572,1
2183	Proxen	62,9	5531,8	3104,7
2184	Nystaderm Mundgel	62,9	936,1	394,9
2185	Aclinda	62,9	2810,6	275,4
2186	Enahexal	62,8	3881,5	4601,1
2187	Prothil	62,8	2488,3	1792,0
2188	Serenoa-ratiopharm	62,8	3346,9	5731,2
2189	Clotrimazol vaginal AL	62,6	642,2	321,5
2190	Fondril	62,4	3618,5	3068,2
2191	Doxazomerck	62,4	5555,7	3941,7
2192	Laubeel	62,4	1417,2	1636,9
2193	Brevoxyl	62,4	989,2	997,9
2194	Kirim/-Gyn	62,3	4418,8	1906,2
2195	Posorutin Augentropfen	62,3	570,5	4152,8
2196	DHE-ratiopharm	62,3	1898,5	2892,0
2197	UTK	62,1	4318,3	5996,7
2198	Methylprednisolon Jenapharm	62,1	3657,4	2752,8
2199	NAC-1A Pharma	62,0	586,2	815,6
2200	Sirtal	61,8	6049,2	2751,0
	Summe	701.834,9	30.897.959,2	25.214.253,2
	Kumulativer Anteil	89,67 %	84,02 %	90,86 %

Tabelle 55.8: Führende Arzneimittel 1999 nach Verordnungen (Fortsetzung)

Rang	Präparat	Verordnung in Tsd.	Umsatz in Tsd. DM	DDD in Tsd.
2201	Diprosis	61,8	2268,8	1938,5
2202	Aristochol Konzentrat Gran.	61,6	1068,0	1589,7
2203	Betaisodona Vaginal	61,5	2439,9	1119,7
2204	Asthma Spray v. ct	61,4	1253,3	3101,7
2205	Calci	61,3	3889,4	507,7
2206	Nurofen Fiebersaft	61,2	548,4	244,9
2207	Folicombin	61,2	1634,4	2448,6
2208	Quensyl	61,2	3035,7	3587,2
2209	Infectopedicul	61,1	909,4	216,9
2210	Kavosporal Forte	61,1	2571,7	1763,9
2211	Rhefluin	61,0	1472,0	5265,4
2212	pentox von ct	60,9	2983,2	2252,9
2213	Litalir	60,8	18769,9	1736,8
2214	Myxofat	60,6	1371,8	1670,1
2215	Sigacap	60,6	1717,8	3229,9
2216	Lepinal/Lepinaletten	60,5	492,4	1293,9
2217	CellCept	60,5	67023,5	1931,7
2218	Sigaprim	60,5	462,7	431,2
2219	Gemzar	60,5	24915,3	191,9
2220	Oxazepam Stada	60,4	507,4	479,5
2221	Corsotalol	60,3	3619,0	3858,4
2222	MSI Mundipharma	60,3	5600,4	747,3
2223	ergo sanol spezial N	60,2	2184,9	356,5
2224	Indomet-m-ratiopharm	60,2	721,7	910,9
2225	Clinda-saar	60,1	3817,8	341,6
2226	Muco Tablinen	60,1	902,1	1433,9
2227	Nebacetin Augensalbe	60,1	410,3	375,4
2228	Cassadan	60,1	1215,4	1098,5
2229	Uvirgan N	60,0	2032,1	1316,5
2230	Allo. comp.-ratiopharm	60,0	2978,8	5649,0
2231	Magnesium-Diasporal 150	60,0	1453,5	2381,4
2232	Resochin	60,0	2413,2	4285,0
2233	Efemolin	59,9	1136,4	1711,6
2234	Thevier	59,9	1027,4	2337,0
2235	Angocin Anti-Infect N	59,8	1457,2	483,6
2236	diazep von ct	59,8	178,6	1181,0
2237	Topsym/-F	59,7	1738,4	1437,9
2238	Migräflux (orange/grün)/-N	59,6	1460,8	1005,0
2239	Nifecor	59,6	1853,8	3317,0
2240	Augentonikum Stulln	59,5	916,7	6153,6
2241	Kytta Femin	59,4	1215,2	3230,5
2242	Menogon	59,4	23533,9	2799,1
2243	Sulp Hexal	59,3	2820,5	490,1
2244	duracoron	59,2	2351,8	4688,5
2245	Dexabene Amp.	59,1	918,0	815,8
2246	Zovirax oral/i.v.	59,1	7828,1	167,9
2247	Otriven Augentropfen	59,1	844,0	4728,2
2248	Metysolon	59,1	3137,8	2376,8
2249	Dexamethason Jenapharm	59,1	2236,6	2460,4
2250	Spasmo-Nervogastrol	59,0	1568,5	1168,2
	Summe	704.845,4	31.130.866,8	25.312.562,0
	Kumulativer Anteil	90,06 %	84,63 %	91,21 %

Tabelle 55.8: Führende Arzneimittel 1999 nach Verordnungen (Fortsetzung)

Rang	Präparat	Verordnung in Tsd.	Umsatz in Tsd. DM	DDD in Tsd.
2251	Thermo Rheumon	59,0	1184,4	1073,0
2252	Bezacur	59,0	3702,4	3146,4
2253	Coronorm	59,0	1982,5	3047,5
2254	Hismanal	58,9	2631,0	1777,9
2255	Ketotifen-ratiopharm	58,9	1696,5	1379,6
2256	Zincum valerianicum-Hevert	58,8	2092,6	1577,1
2257	Spasyt 5	58,8	2912,4	1271,2
2258	Amitriptylin beta	58,7	902,0	1360,9
2259	Triam-Injekt	58,7	1215,0	2060,6
2260	duracroman Nasenspray	58,7	1098,8	440,0
2261	Ome-Puren	58,5	6503,4	1873,6
2262	Mucret	58,5	2467,5	2665,3
2263	OeKolp Tabl.	58,4	1760,7	3708,3
2264	Ranitidin-1A Pharma	58,4	1740,9	2029,9
2265	Tramadol-Lichtenstein	58,4	1423,4	535,2
2266	Digitoxin Didier	58,4	912,5	4487,7
2267	Campral	58,4	7761,2	1172,2
2268	DNCG Trom	58,4	3643,6	1062,5
2269	Flanamox	58,2	2824,9	441,7
2270	Arilin 500	58,1	1062,1	375,7
2271	Ginkgo Duopharm	58,1	1945,1	1861,8
2272	Betaferon	58,1	138073,6	1741,8
2273	Medivitan N Neuro	58,1	1577,7	1590,4
2274	Sabril	58,0	15995,3	1826,5
2275	Curatoderm	58,0	4732,2	2189,6
2276	Molsiket	58,0	2407,8	4978,8
2277	Mino-Wolff	58,0	2370,3	789,8
2278	Laryngomedin N	58,0	1318,8	1402,5
2279	Ambroxin	57,9	373,1	289,2
2280	Juvental	57,9	2040,4	2930,6
2281	Crotamitex Gel/Lotio/Salbe	57,9	1637,2	1165,2
2282	Doxy plus Stada	57,7	720,6	620,6
2283	Thiogamma	57,7	10848,0	4652,9
2284	Glucoremed	57,7	641,0	3452,3
2285	Gent Ophtal	57,7	420,0	1204,9
2286	Atenolol-ratiopharm comp.	57,6	5895,7	5087,0
2287	Cuxanorm	57,6	1654,8	3226,1
2288	Celestan-V	57,5	2329,0	1036,5
2289	Novuxol	57,5	2503,9	2046,8
2290	Komb-H-Insulin Hoechst	57,4	9015,4	3269,0
2291	Digacin	57,4	933,5	4491,8
2292	Heparin-ratiopharm comp.	57,3	881,8	2425,4
2293	Captomerck	57,3	1304,3	2743,0
2294	Hyperimerck	57,3	2202,3	2167,6
2295	Infectosoor Mundgel	57,2	891,9	119,1
2296	Cyclosa	57,2	2125,1	4215,8
2297	Cibaflam	57,2	652,9	4634,4
2298	Thyrozol	57,1	993,1	3322,2
2299	Penanyst	57,0	688,2	595,1
2300	Nizax	57,0	7565,1	2532,1
	Summe	**707.745,8**	**31.395.122,7**	**25.420.656,6**
	Kumulativer Anteil	**90,43 %**	**85,37 %**	**91,60 %**

Tabelle 55.8: Führende Arzneimittel 1999 nach Verordnungen (Fortsetzung)

Rang	Präparat	Verordnung in Tsd.	Umsatz in Tsd. DM	DDD in Tsd.
2301	Tamokadin	57,0	7337,1	6086,2
2302	Munitren H	57,0	383,9	294,9
2303	Norflox-AZU	57,0	1750,9	330,9
2304	Sobelin Vaginal	56,9	2360,4	455,2
2305	Diamox	56,9	3008,0	960,2
2306	Tilidin comp. Stada	56,8	3359,2	1231,0
2307	Lopalind	56,8	591,3	175,9
2308	Homviotensin	56,7	2269,6	5758,2
2309	Dapotum	56,7	6755,2	4789,5
2310	Oculosan N	56,7	1238,4	5706,1
2311	Klimadynon	56,6	1265,0	2690,3
2312	Requip	56,5	13043,8	887,1
2313	Kavosporal comp.	56,5	1367,5	1115,2
2314	Skid Gel	56,4	708,4	846,5
2315	Berlocid	56,4	383,4	308,2
2316	Videx	56,4	20003,7	898,0
2317	Antiscabosium	56,4	1441,9	187,9
2318	Emadine	56,3	1682,3	1406,6
2319	MinitranS	56,3	6568,0	4171,5
2320	capto comp. v. ct	56,2	1835,4	4546,8
2321	Terfenadin Stada	56,0	981,3	1099,9
2322	M Long	56,0	11388,5	1229,7
2323	Nerisona	56,0	1481,4	1760,6
2324	Uro-Tablinen	56,0	1110,0	972,7
2325	Leptilan	55,9	4363,4	1827,5
2326	Glimidstada	55,9	1257,8	3076,1
2327	Bezafibrat Heumann	55,8	2942,9	2309,4
2328	Vitreolent Plus	55,7	1887,2	9024,8
2329	Colifoam	55,6	6899,2	3841,0
2330	Propafenon ratiopharm	55,6	2356,3	3243,9
2331	Osspulvit S forte	55,6	1881,0	2778,3
2332	Pankreaplex Neu	55,6	911,5	577,2
2333	Diu Venostasin	55,5	2900,2	1439,5
2334	Meprobamat Philopharm	55,5	573,0	372,0
2335	Ralofekt	55,5	2572,1	1527,9
2336	Roferon	55,4	111285,4	2101,5
2337	Byk Amoxicillin	55,4	1589,9	775,6
2338	Vitamin D3-Hevert	55,3	624,3	10550,3
2339	Nystaderm-comp.	55,2	1218,4	504,3
2340	Ferrum Verla	55,1	893,1	729,9
2341	Gastrotranquil	55,0	438,5	517,3
2342	Neostrogynal	55,0	2601,9	4547,6
2343	Venoruton Emulgel	55,0	840,8	2198,3
2344	Ophtopur N	54,9	523,0	5131,3
2345	Nitrensal	54,9	903,2	4037,2
2346	Euphrasia Augentropfen	54,9	882,5	748,8
2347	Isotrex	54,9	1686,0	1164,1
2348	Bronchicum Thymian	54,8	1276,6	554,3
2349	Actihaemyl-Augengel	54,8	847,2	2802,3
2350	Sotaryt	54,7	2759,1	3319,4
	Summe	710.539,7	31.644.351,8	25.538.265,9
	Kumulativer Anteil	90,79 %	86,05 %	92,03 %

Tabelle 55.8: Führende Arzneimittel 1999 nach Verordnungen (Fortsetzung)

Rang	Präparat	Verordnung in Tsd.	Umsatz in Tsd. DM	DDD in Tsd.
2351	ISDN Heumann	54,6	1074,4	2210,3
2352	Bresben	54,5	6790,0	4997,6
2353	Betagentam	54,5	542,0	1090,3
2354	Duolip	54,4	6506,5	4520,1
2355	Hydrocortison Jenapharm	54,4	5543,7	1654,3
2356	Inconturina SR	54,3	2065,2	2566,8
2357	Urbason solubile	54,3	3545,1	1105,7
2358	Poloris	54,3	1290,9	29069,8
2359	Quantalan 50	54,3	12005,6	1370,2
2360	Doxepin Holsten	54,3	1873,7	1515,7
2361	Alupent Tabl./Drag.	54,3	1409,7	1717,8
2362	Mundil	54,2	2176,6	3010,1
2363	Hypericum Stada	54,1	1778,1	2928,8
2364	Isotonische NaCl-Lsg. Jenaph.	54,1	562,2	540,6
2365	Turimycin	54,1	3167,2	273,1
2366	Wobe-Mugos E	54,0	15131,0	442,6
2367	Fenint	54,0	10376,6	4029,2
2368	Imex	53,9	1748,8	539,3
2369	Captopril Basics	53,9	1219,9	2507,5
2370	Sensit	53,9	5400,6	2060,0
2371	tramadol von ct	53,8	1738,1	657,6
2372	Cromoglicin-ratioph. Nasensp.	53,8	699,9	424,8
2373	Leukase N Puder ect.	53,8	1984,7	1418,6
2374	silymarin von ct	53,8	3427,8	620,9
2375	Rhesogam	53,8	7896,4	51,0
2376	Antistax	53,8	2078,7	2738,9
2377	Enelbin-Salbe N	53,7	921,0	1593,3
2378	Eufimenth Balsam N	53,7	669,3	1007,7
2379	Lipo-Merz	53,7	6770,4	4731,5
2380	Uralyt-U Granulat	53,7	3496,7	1599,2
2381	Echinacea-ratiopharm Liq.	53,6	768,3	400,5
2382	Reasec	53,5	1922,6	277,3
2383	Decapeptyl	53,5	33509,5	2080,3
2384	Akneroxid	53,4	1010,5	1968,6
2385	Dexa-ratiopharm	53,4	764,0	696,8
2386	paracet comp. von ct	53,3	276,1	152,5
2387	duramucal	53,2	573,7	613,3
2388	Milurit	53,1	757,6	1853,0
2389	Agiolax	53,0	811,1	2498,8
2390	Trepress	53,0	6860,9	4968,2
2391	Bronchoforton Kapseln	53,0	950,9	624,9
2392	Tramadol Heumann	52,9	2044,0	656,4
2393	Neupogen	52,9	110065,8	258,6
2394	Aciclovir Heumann Creme	52,8	640,8	309,7
2395	Isomol Pulver	52,8	2058,5	645,8
2396	Propaphenin	52,7	1742,2	405,6
2397	Xapro	52,7	825,9	11410,7
2398	duranitrat	52,7	1243,5	2545,0
2399	Sevredol	52,7	4762,2	323,0
2400	Bifomyk	52,7	722,9	1122,1
	Summe	713.222,5	31.930.553,7	25.655.070,4
	Kumulativer Anteil	91,13 %	86,83 %	92,45 %

Tabelle 55.8: Führende Arzneimittel 1999 nach Verordnungen (Fortsetzung)

Rang	Präparat	Verordnung in Tsd.	Umsatz in Tsd. DM	DDD in Tsd.
2401	Chibroxin	52,6	717,3	1314,7
2402	Infectotrimet	52,6	1098,9	349,1
2403	Striaton	52,5	6489,5	1517,6
2404	Benadryl N	52,5	682,4	78,1
2405	Hylak N	52,5	820,9	548,4
2406	Rani AbZ	52,5	1748,2	2036,9
2407	Polysept Lösung	52,5	354,5	617,3
2408	Meaverin	52,4	857,7	213,5
2409	Librium	52,3	2167,3	1799,1
2410	Mykontral	52,1	1374,3	966,7
2411	Rhoival Drag./Tropfen	52,1	2391,5	1085,6
2412	Solidagoren	52,1	1006,6	1170,4
2413	Micotar Creme	52,1	780,7	841,2
2414	Alpha-Lipon Stada	52,0	5292,1	2515,0
2415	Vobaderm	52,0	695,2	320,8
2416	etil von ct	51,9	482,6	325,7
2417	Nifedipin Verla	51,9	1575,0	2269,9
2418	Feminon N	51,8	1493,8	1795,8
2419	Decoderm Creme etc.	51,6	1260,8	859,5
2420	Venostasin-Gel	51,5	1324,2	1268,2
2421	Prosta-Urgenin	51,5	4379,1	6643,7
2422	Tobramaxin	51,5	723,3	1595,4
2423	ASS 100 Lichtenstein	51,5	351,3	1693,4
2424	Clavigrenin	51,4	1539,4	1755,3
2425	Clomifen-ratiopharm	51,3	1782,7	2849,5
2426	Cerella	51,3	3311,0	4802,0
2427	Gernebcin	51,2	9541,6	152,6
2428	Amiloretik	51,2	779,5	4138,0
2429	Calcimagon	51,1	2296,6	1946,3
2430	Spiro-D-Tablinen	51,1	3392,6	3461,8
2431	Verapamil-Wolff	51,1	1937,7	2330,7
2432	Aureomycin Augensalbe	51,1	293,9	425,5
2433	Sifrol	50,9	16724,2	944,3
2434	Ultraproct	50,8	1165,1	527,9
2435	Cardular Uro	50,8	6355,1	3481,9
2436	Babylax	50,8	473,3	166,3
2437	Dilaudid-Atropin	50,8	828,6	213,0
2438	Avonex	50,8	113039,1	1416,3
2439	PVP-Jod Lichtenstein	50,7	661,7	732,5
2440	KCl-retard Zyma	50,6	1321,2	897,8
2441	Johanniskraut-ratiopharm	50,6	1374,6	2030,0
2442	Syneudon	50,5	1410,6	2003,8
2443	Nifuretten	50,5	830,1	252,6
2444	Dipidolor	50,4	1062,9	84,1
2445	hydrocort von ct	50,4	649,1	1546,6
2446	Tredalat	50,4	3683,9	4876,8
2447	Fasax	50,4	1304,9	1249,9
2448	Carbabeta retard	50,3	3987,2	2332,3
2449	Urtias	50,3	1134,2	3078,2
2450	Jellisoft	50,2	762,1	802,9
	Summe	715.791,7	32.150.263,6	25.735.395,3
	Kumulativer Anteil	91,46 %	87,43 %	92,74 %

Tabelle 55.8: Führende Arzneimittel 1999 nach Verordnungen (Fortsetzung)

Rang	Präparat	Verordnung in Tsd.	Umsatz in Tsd. DM	DDD in Tsd.
2451	cutistad	50,2	513,2	746,0
2452	Verapamil Riker	50,2	1348,6	1588,1
2453	Ospur F 25	50,0	692,7	1367,5
2454	Bronchodurat-N-Salbe	50,0	588,1	912,1
2455	Mycofug	50,0	554,8	853,8
2456	Adenylocrat F	49,9	1563,5	2046,1
2457	Methotrexat Lederle	49,8	6038,4	7319,1
2458	Candio-Hermal Plus	49,8	1838,5	552,8
2459	Piroflam	49,7	807,9	961,8
2460	Vitasprint B12	49,7	4222,2	1697,7
2461	Futuran	49,7	1927,5	1875,8
2462	Amdox Puren	49,7	645,5	532,0
2463	Vitadral-Tropfen	49,6	424,5	2137,6
2464	Nitrazepam AL	49,6	259,3	1232,0
2465	Oxazepam-neuraxpharm	49,5	474,5	1009,8
2466	Eugalac	49,5	886,1	458,7
2467	Cerutil	49,5	3588,1	1267,8
2468	Benperidol-neuraxpharm	49,4	3876,8	8410,6
2469	Nifurantin B6	49,3	1660,9	815,3
2470	Polydona	49,3	544,4	480,2
2471	Argun	49,3	2345,6	1319,6
2472	Octenisept	49,2	1046,5	9518,3
2473	indo von ct	49,2	910,9	1276,2
2474	Cimehexal	49,1	2049,5	1596,7
2475	Rani-BASF	49,1	1800,7	1626,3
2476	Cerumenex N	49,1	876,5	2453,9
2477	Abdomilon N	49,1	765,2	156,0
2478	Trigastril	49,0	2075,4	539,5
2479	Tranxilium N	49,0	844,9	489,8
2480	Doxyderma	49,0	697,7	975,6
2481	Gelonida NA Tabl./Supp.	49,0	550,8	319,5
2482	Luivac	48,9	2970,9	2545,1
2483	Dolantin	48,9	2219,2	197,3
2484	Omebeta	48,8	5362,4	1553,0
2485	Diltaretard	48,8	2463,8	2053,8
2486	Topsym polyvalent	48,8	1202,0	474,7
2487	Beconase	48,8	1777,8	1261,7
2488	Gastripan	48,8	932,0	338,2
2489	Sulpivert	48,7	2257,6	360,4
2490	Foligan	48,7	1004,6	2633,3
2491	Muskelat	48,7	990,8	623,5
2492	Pryleugan	48,6	1666,2	779,8
2493	Dekristol	48,6	488,7	3438,5
2494	Fokalepsin	48,5	3607,7	2072,0
2495	Nitrofurantoin-ratiopharm	48,4	817,2	1210,4
2496	Dolormin	48,3	386,2	158,2
2497	Eti-Puren	48,2	1195,0	884,8
2498	Omnisept	48,2	961,0	242,5
2499	acemetacin von ct	48,2	1555,7	1089,8
2500	Cytotec	48,1	3268,5	915,4
	Summe	718.249,4	32.231.810,0	25.814.764,0
	Kumulativer Anteil	91,77 %	87,65 %	93,02 %

Sachverzeichnis

Die Zahlen, denen ein R vorangestellt ist, geben den Verordnungsrang des betreffenden Präparates an. Damit besteht eine schnelle Zugriffsmöglichkeit zu den wichtigsten Verordnungsdaten über die Tabelle 55.8 (S. 832 ff), in der die Präparate nach ihrer Verordnungshäufigkeit sortiert abgedruckt sind. Alle übrigen Zahlen beziehen sich auf die Seiten des Arzneiverordnungs-Reports 2000.